U0307554

国家公共卫生标准
实用指南丛书

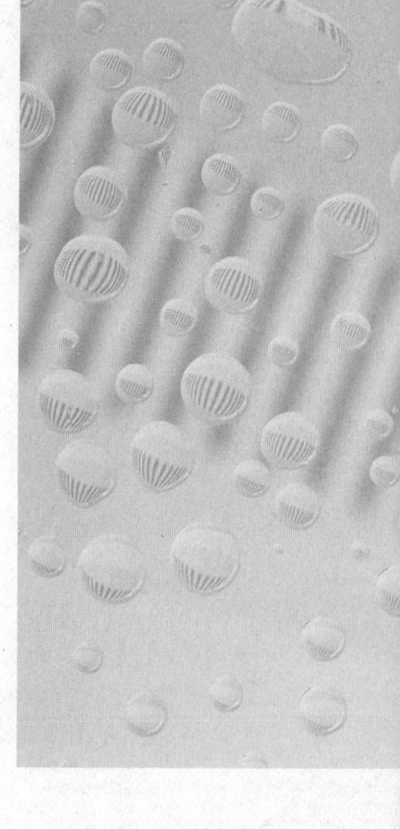

环境卫生标准实用指南

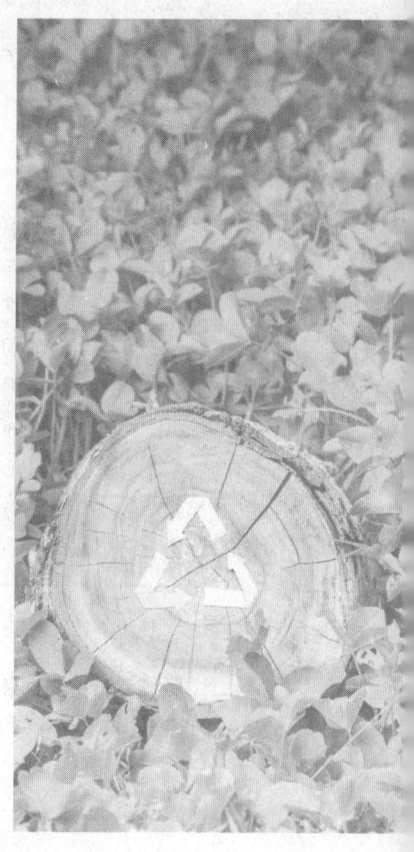

中国疾病预防控制中心
国家卫生标准委员会环境卫生标准专业委员会　编著

中国标准出版社
北京

图书在版编目（CIP）数据

环境卫生标准实用指南 / 中国疾病预防控制中心，国家卫生标准委员会环境卫生标准专业委员会编著．—北京：中国标准出版社，2019.1

（国家公共卫生标准实用指南丛书）

ISBN 978-7-5066-9200-7

Ⅰ．①环… Ⅱ．①中… ②国… Ⅲ．①环境卫生—卫生标准—中国 Ⅳ．① R194

中国版本图书馆 CIP 数据核字（2018）第 286156 号

出版发行	中国标准出版社	印　刷	中国标准出版社秦皇岛印刷厂印刷
	北京市朝阳区和平里西街甲 2 号（100029）	版　次	2019 年 1 月第一版　2019 年 1 月第一次印刷
	北京市西城区三里河北街 16 号（100045）	开　本	880mm × 1230mm　1/16
	总编室：（010）68533533	印　张	69.75
	发行中心：（010）51780238	字　数	2103 千字
	读者服务部：（010）68523946	书　号	ISBN 978-7-5066-9200-7
网　址	www.spc.net.cn	定　价	280.00 元

如有印装差错　由本社发行中心调换

《国家公共卫生标准实用指南丛书》

编著委员会

主　　任　刘剑君

副 主 任　雷苏文　臧照芳　冯　岚

编著人员　（按姓氏笔画排序）

丁钢强　中国疾病预防控制中心营养与健康所所长

马　军　北京大学儿童青少年卫生研究所所长

王　宇　中国疾病预防控制中心研究员

王　林　中国疾病预防控制中心环境与健康相关产品安全所党委书记

王建书　苏州市疾病预防控制中心环境卫生科

卢金星　中国疾病预防控制中心传染病预防控制所党委书记

白雪涛　中国疾病预防控制中心环境与健康相关产品安全所研究员

冯　岚　中国疾病预防控制中心卫生标准处

朱宝立　江苏省疾病预防控制中心党委书记

朱秋鸿　中国疾病预防控制中心职业卫生与中毒所职业卫生标准研究室主任

刘　芳　苏州市疾病预防控制中心主任

刘剑君　中国疾病预防控制中心副主任

孙乃玲　中国疾病预防控制中心卫生标准处

孙贤理　北京市爱国卫生运动委员会主任医师

孙殿军　中国疾病预防控制中心地方病控制中心主任

苏　旭　中国疾病预防控制中心辐射安全首席专家

李　涛　中国疾病预防控制中心职业卫生与中毒控制所研究员

杨晓光　中国疾病预防控制中心营养与健康所研究员

宋　彬　苏州市疾病预防控制中心职业卫生与放射卫生科

张玉琼　贵州省疾病预防控制中心主任

张　群　中国疾病预防控制中心学术出版编辑部副主任

陈尔东　中国疾病预防控制中心辐射防护与核安全医学所
政策标准研究室主任

岳立达　天津市河西区疾病预防控制中心食品安全与环境健康科

周志荣　中国疾病预防控制中心环境与健康相关产品安全所
政策与法规标准室副研究员

周晓农　中国疾病预防控制中心寄生虫病预防控制所所长

周菊平　苏州市吴江区疾病预防控制中心综合业务科科长

胡　佳　苏州市疾病预防控制中心食品和学校卫生科

姚孝元　中国疾病预防控制中心环境与健康相关产品安全所副所长

姚竗洁　中国疾病预防控制中心卫生标准处

钱菊良　苏州市吴江区疾病预防控制中心质管办副主任

徐东群　中国疾病预防控制中心环境与健康相关产品安全所副所长

高涵昌　苏州市疾病预防控制中心健康教育所副主任医师

郭　欣　北京市疾病预防控制中心学校卫生所所长

陶　勇　中国疾病预防控制中心农村改水技术指导中心主任

曾晓芃　北京市疾病预防控制中心副主任

雷苏文　中国疾病预防控制中心卫生标准处研究员

臧照芳　中国疾病预防控制中心卫生标准处副研究员

《环境卫生标准实用指南》

编著委员会

主　　编　徐东群　程义斌

副 主 编　刘　凡　孙　波

编著人员（按姓氏笔画排序）

王　艳　中国疾病预防控制中心环境与健康相关产品安全所副研究员

王俊起　中国疾病预防控制中心环境与健康相关产品安全所副主任技师

孙　波　中国疾病预防控制中心环境与健康相关产品安全所副研究员

孙宗科　中国疾病预防控制中心环境与健康相关产品安全所副研究员

刘　凡　中国疾病预防控制中心环境与健康相关产品安全所研究员

刘金忠　辽宁省疾病预防控制中心副主任医师

张　岚　中国疾病预防控制中心环境与健康相关产品安全所水质安全监测室主任

张振伟　中国疾病预防控制中心环境与健康相关产品安全所助理研究员

吴亚西　中国疾病预防控制中心环境与健康相关产品安全所空气质量安全监测室主任

何英华　吉林省疾病预防控制中心环境与健康危害因素预防控制所所长

余淑苑　深圳市疾病预防控制中心主任医师

陈连生　江苏省疾病预防控制中心主任医师

林少彬　中国疾病预防控制中心环境与健康相关产品安全所研究员

范　春　厦门大学公共卫生学院教授

周志荣　中国疾病预防控制中心环境与健康相关产品安全所副研究员

金银龙　中国疾病预防控制中心环境与健康相关产品安全所研究员

姚孝元　中国疾病预防控制中心环境与健康相关产品安全所副所长

郭常义　上海市疾病预防控制中心副主任

袁　东　上海市疾病预防控制中心主任医师

陶　勇　中国疾病预防控制中心改水中心主任

徐东群　中国疾病预防控制中心环境与健康相关产品安全所副所长

程义斌　中国疾病预防控制中心环境与健康相关产品安全所
政策与法规标准室主任

程锦泉　深圳市疾病预防控制中心主任医师

潘力军　中国疾病预防控制中心环境与健康相关产品安全所副研究员

序

习近平主席在致第39届国际标准化组织（ISO）大会的贺信中强调，中国将积极实施标准化战略，以标准助力创新发展、协调发展、绿色发展、开放发展、共享发展。近些年来，我国标准化工作成果显著，有效地推动了经济持续健康发展和社会全面进步。卫生标准是卫生法律、法规体系的重要组成部分，是贯彻卫生法律、法规的重要技术依据，在促进经济社会协调发展，助推健康中国战略实施中发挥重要作用。

根据《国务院办公厅关于印发强制性标准整合精简工作方案的通知》（国办发〔2016〕3号）和《国家标准委关于印发推荐性标准集中复审工作方案的通知》（国标委综合〔2016〕28号），原国家卫生和计划生育委员会（以下简称原国家卫生计生委）对现行卫生标准进行了全面清理。为加强现行有效卫生标准的贯彻实施，方便相关机构和公众查阅，在原国家卫生计生委法制司和疾病预防控制局（全国爱国卫生运动委员会办公室）指导下，中国疾病预防控制中心联合国家卫生标准委员会相关标准专业委员会，编纂了《国家公共卫生标准实用指南丛书》。本丛书包括《传染病标准实用指南》《寄生虫病标准实用指南》《地方病标准实用指南》《营养标准实用指南》《病媒生物控制标准实用指南》《职业卫生标准实用指南》《放射卫生标准实用指南》《环境卫生标准实用指南》《学校卫生标准实用指南》《消毒标准实用指南》等分册。

本丛书系统地介绍了2013—2017年发布的公共卫生标准，包括标准全文和详细解读；同时汇编了相关领域国家法律、法规、部门规章等。

希望本丛书能够为公共卫生领域的管理和技术等工作提供支持。如有遗漏与谬误之处，敬请读者批评指正。

丛书编著委员会

2018年3月

前言

环境卫生标准是从保护人群健康和保护人类生活质量出发，对生活环境中与人群健康有关的各种因素的限值及技术行为作出的技术规定。我国环境卫生标准经历了从少到多、从易到难的发展过程；经历了从照搬国外标准到充分运用国内科研成果，积极引进国际标准和国外先进标准，并重视标准可行性的实践过程；也经历了从单一制标到制标必须与立法相结合重要性的认识过程。

为便于各地疾病预防控制系统、卫生监督系统的专业技术人员以及相关行业管理部门的理解和查询，推动环境卫生标准的实施应用，中国疾病预防控制中心联合国家卫生标准委员会环境卫生标准专业委员会，组织专家编写了《环境卫生标准实用指南》。

本书包括“概况”“标准解读”和“附录”三部分。其中，第一章“概况”部分简要介绍了环境卫生标准现状以及国际相关标准情况，对环境卫生标准的沿革和发展过程进行了说明。第二章“标准解读”部分对2013—2017年发布的9项国家标准和行业标准进行了解读，包括公共场所卫生检验方法标准GB/T 18204.1～18204.6及GB/T 31713—2015《抗菌纺织品安全性卫生要求》、GB/T 32470—2016《生活饮用水臭味物质　土臭素和2-甲基异莰醇检验方法》、WS/T 454—2014《从业人员预防性健康检查　沙门菌、志贺菌检验方法》的解读。“附录”部分收集了环境卫生标准相关的法律、法规和截至2017年12月31日的现行有效标准。

本书中对标准的解读为编纂专家（组）个人观点，仅便于读者在标准实施中参考和学习之用，不作为任何纠纷和诉讼之依据。

编著者

2018 年 10 月

目 录

注：本书收集的标准的属性已在目录上标明（GB 或 GB/T、WS 或 WS/T），年号用四位数字表示。鉴于部分国家标准和行业标准是在标准清理整顿前出版的，现尚未修订，故正文部分仍保留原样，读者在使用这些标准时，其属性以本目录上标明的为准（标准正文“引用标准”中的标准的属性请读者注意查对）。

第一章　概　况

一、标准现状

我国现行的环境卫生标准包括生活饮用水标准、室内空气质量标准、公共场所卫生标准、卫生防护距离标准等。截至 2017 年 12 月 31 日，我国现行环境卫生标准共 100 项，其中国家标准 92 项、卫生行业标准 8 项；按照标准属性划分，强制性标准 18 项、推荐性标准 82 项。

生活饮用水标准是饮用水对人群健康、生活质量影响的衡量尺度，是饮用水法制管理的核心和基础，其对饮用水安全保障工作及改善和提高公众饮用水质量起着重要作用。我国 GB 5749—2006《生活饮用水卫生标准》于 2006 年 12 月 29 日发布，2007 年 7 月 1 日部分实施，2012 年 7 月 1 日全面实施。随着我国社会和经济的发展，我国环境状况和饮用水卫生状况也不断发展变化，水质检验技术和设备也发生了巨大变化，2017 年，GB 5749—2006 及配套检验方法（GB/T 5750—2006）启动修订工作并列入 2018 年度卫生标准制修订计划。

室内空气质量标准是室内空气质量管理的依据，为室内空气质量的评价提供了科学依据，对控制室内空气污染，切实提高我国的室内空气质量，保护人群健康具有重要的意义。我国 2003 年开始实施的 GB/T 18883—2002《室内空气质量标准》规定室内空气应无毒、无害、无异常嗅味，室内空气质量参数共 19 项，分为化学性、物理性、生物性及放射性污染指标。在标准的制定过程中，起草组参考了包括国内外标准在内的大量文献，在保证标准先行性和合理性的基础上，特别强调了标准的可操作性。GB/T 18883—2002 也于 2018 年进入修订阶段。

公共场所卫生标准包括室内空气质量和微小气候标准、洗浴水和泳池水卫生标准、集中空调系统卫生标准、用品用具卫生标准及相应检验方法标准。1987 年，国务院颁布了《公共场所卫生管理条例》。为配合该条例的实施，1988 年，卫生部发布了《公共场所卫生标准》；1996 年，根据上述法规、标准的执行情况，对此标准进行了修订，发布了现行的 12 项公共场所卫生标准。随后，公共场所卫生标准的修订列入环境卫生标准专业委员会（以下简称标委会）修订计划，新修订的公共场所系列卫生标准由《公共场所卫生指标及限值要求》《公共场所设计卫生规范》《公共场所卫生管理规范》《公共场所卫生学评价规范》和《公共场所卫生检验方法》5 项标准组成。《公共场所卫生指标及限值要求》主要修订方向是指标由按场所的分类改为按介质进行分类，该标准已于 2019 年 4 月发布，本书暂不解读。从 2013 年开始，公共场所检验方法标准 GB/T 18204.1 ~ 18204.6 陆续发布实施，该系列标准在公共场所健康危害因素监测中发挥了重要的作用，本书在第二章对公共场所检验方法系列标准进行了解读。

卫生防护距离标准是根据我国工业企业发展的状况，优先考虑对国民经济影响较大、环境污染较严重的工业企业制定的，初步覆盖了工业企业排放的各类污染物，并根据排放污染物的性质不同分为气态化学污染物类、尘粒污染物类、恶臭污染物类、物理因素污染物类和环境风险因素危害类5个子体系，共涉及30余类工业企业。我国卫生防护距离标准体系的建立，不仅为我国环境卫生标准体系填补了卫生防护距离标准方面的空白，还为今后提出我国全套工业企业卫生防护距离标准打下了坚实的基础。在标准的实施过程中，卫生防护距离标准由卫生部门制定并负责解释，标准的实施却在环保部门，造成该标准的实施存在一定协调方面的问题。进入21世纪，卫生防护距离标准由强制性标准转变为推荐性标准；2018年，标委会已经将卫生防护距离标准的整合修订列入年度标准制修订计划。

二、标准体系建设

环境卫生标准体系在20世纪末形成了公共场所、化妆品、生活饮用水、涉水产品、室内空气、卫生防护距离、住宅卫生、医院污水排放、固体废弃物排放、健康危害判定、环境医学评价、生物监测、环境电磁辐射13类环境卫生标准的体系框架。进入21世纪，环境卫生标准体系由于国家部委职能转变而发生了相应的变化，固体废弃物排放、医院污水排放标准纳入原环境保护部，化妆品标准纳入原国家食品药品监督管理总局，工业企业设计卫生标准纳入职业卫生标准，居住区大气标准、水源水标准纳入原环境保护部。

目前，我国环境卫生标准体系可分为专业基础标准和个性标准两大部分，专业基础标准包括名词术语标准、标准编写指南以及危险度评价标准，个性标准包括生活饮用水标准、环境空气标准、公共场所卫生标准、卫生防护距离标准、健康影响评价和健康危害判定标准、村镇卫生标准以及其他标准，见图1–1。

生活饮用水标准包括：城市集中供水、农村饮水水质卫生标准，二次供水、分质供水等水质标准，配套的检验方法标准，水化学处理剂、水质处理器、输配水设备与材料等涉水产品的卫生安全评价标准，以及集中供水单位卫生管理规范。

环境空气标准包括：居住区大气卫生标准、室内空气环境卫生标准、空气净化产品（净化器、净化材料、家用化学品等）效果评价标准、卫生安全性评价标准以及配套检验方法标准。

公共场所卫生标准包括公共场所卫生指标与限值要求、设计卫生规范、卫生学评价规范、卫生管理规范和公共场所卫生检验方法等。

健康影响评价和健康危害判定标准是指饮用水和空气中的污染物、材料中释放或溶出的污染物对人群健康的影响程度（如基因突变、DNA损伤、疾病、症状等）的评价判定标准。主要包括公害病判断标准、重金属污染健康危害监测与评价标准、环境污染健康影响评价方法、生物监测方法等。

村镇卫生标准包括村镇规划环境卫生标准，农村住宅卫生标准，改水、改厕、改炉、改灶效果评价标准等。

防护距离标准主要包括工业企业防护距离标准、垃圾处理厂防护距离标准、医疗卫生机构防护距离标准等。

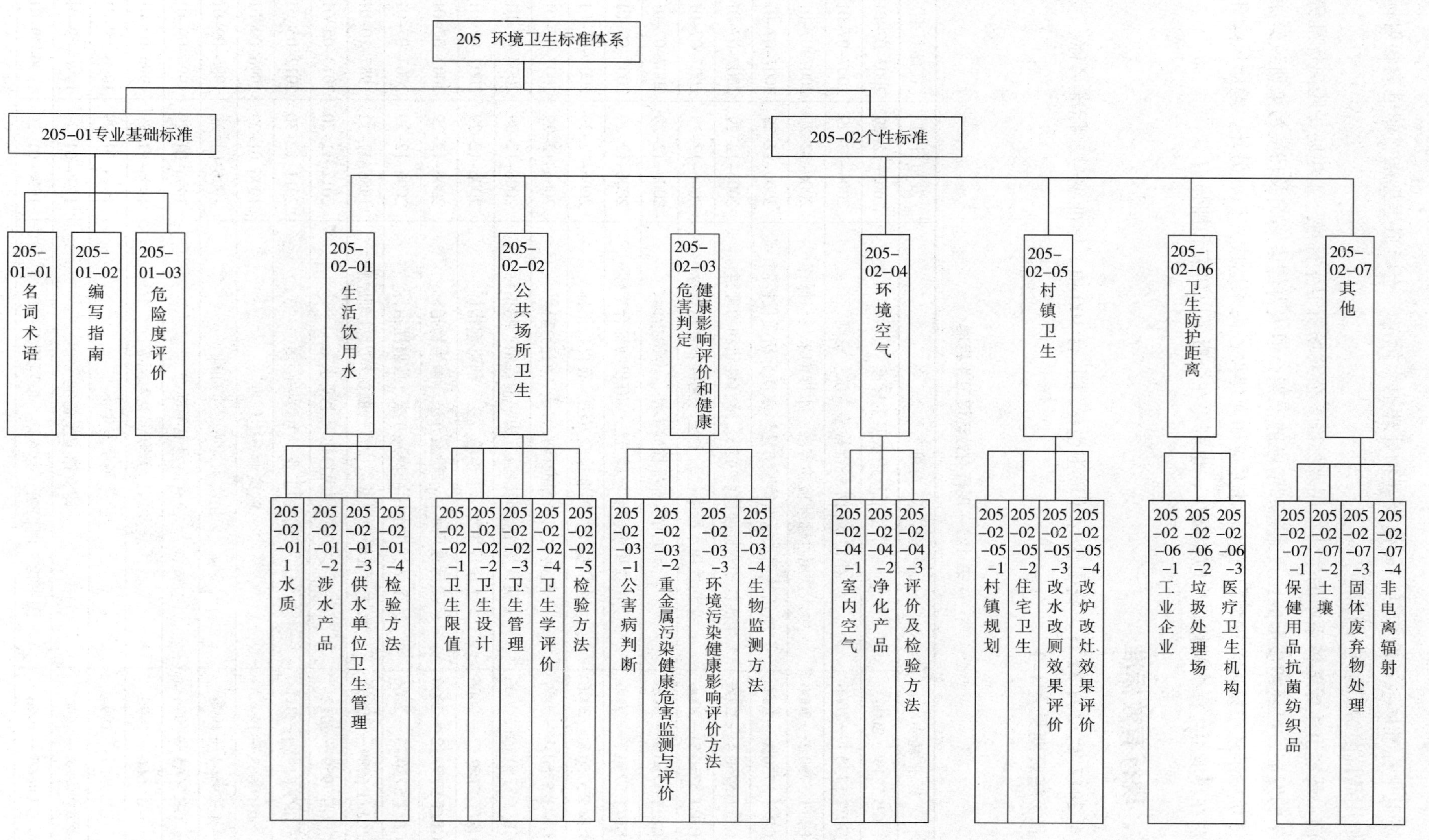

图1-1 环境卫生标准体系框架图

环境卫生标准体系还应包括：固体废弃物处理卫生标准、土壤卫生标准、非电离辐射标准、保健用品抗菌纺织品卫生标准等。

目前，环境卫生标准体系中的生活饮用水标准、公共场所卫生标准、卫生防护距离标准等经过几年的发展，已经初步形成比较完整和清晰的框架，但人群健康影响及环境污染所致健康危害的评价标准还很缺乏，这部分标准分体系应如何建设，尚未达成共识。另外，健康风险评估的方法在环境卫生标准制修订中应用较少，也需要在今后予以研究和加强。

三、现行有效标准

截至2017年12月31日，我国现行环境卫生标准共有100项，标准编号、标准名称、发布日期和实施日期见表1–1。

表1–1 现行有效环境卫生标准

序号	标准编号	标准名称	发布日期	实施日期
1	GB 5749—2006	生活饮用水卫生标准	2006–12–29	2007–07–01
2	GB/T 5750.1—2006	生活饮用水标准检验方法 总则	2006–12–29	2007–07–01
3	GB/T 5750.2—2006	生活饮用水标准检验方法 水样的采集与保存	2006–12–29	2007–07–01
4	GB/T 5750.3—2006	生活饮用水标准检验方法 水质分析质量控制	2006–12–29	2007–07–01
5	GB/T 5750.4—2006	生活饮用水标准检验方法 感官性状和物理指标	2006–12–29	2007–07–01
6	GB/T 5750.5—2006	生活饮用水标准检验方法 无机非金属指标	2006–12–29	2007–07–01
7	GB/T 5750.6—2006	生活饮用水标准检验方法 金属指标	2006–12–29	2007–07–01
8	GB/T 5750.7—2006	生活饮用水标准检验方法 有机物综合指标	2006–12–29	2007–07–01
9	GB/T 5750.8—2006	生活饮用水标准检验方法 有机物指标	2006–12–29	2007–07–01
10	GB/T 5750.9—2006	生活饮用水标准检验方法 农药指标	2006–12–29	2007–07–01
11	GB/T 5750.10—2006	生活饮用水标准检验方法 消毒副产物指标	2006–12–29	2007–07–01
12	GB/T 5750.11—2006	生活饮用水标准检验方法 消毒剂指标	2006–12–29	2007–07–01
13	GB/T 5750.12—2006	生活饮用水标准检验方法 微生物指标	2006–12–29	2007–07–01
14	GB/T 5750.13—2006	生活饮用水标准检验方法 放射性指标	2006–12–29	2007–07–01
15	GB/T 6989—1986	水体污染慢性甲基汞中毒诊断标准及处理原则	1986–11–12	1987–10–01
16	GB 7959—2012	粪便无害化卫生要求	2012–11–20	2013–05–01
17	GB/T 8195—2011	石油加工业卫生防护距离	2011–12–30	2012–05–01
18	GB 9663—1996	旅店业卫生标准	1996–01–29	1996–09–01
19	GB 9664—1996	文化娱乐场所卫生标准	1996–01–29	1996–09–01
20	GB 9665—1996	公共浴室卫生标准	1996–01–29	1996–09–01
21	GB 9666—1996	理发店、美容店卫生标准	1996–01–29	1996–09–01
22	GB 9667—1996	游泳场所卫生标准	1996–01–29	1996–09–01
23	GB 9668—1996	体育馆卫生标准	1996–01–29	1996–09–01
24	GB 9669—1996	图书馆、博物馆、美术馆、展览馆卫生标准	1996–01–29	1996–09–01

表 1-1（续）

序号	标准编号	标准名称	发布日期	实施日期
25	GB 9670—1996	商场（店）、书店卫生标准	1996-01-29	1996-09-01
26	GB 9671—1996	医院候诊室卫生标准	1996-01-29	1996-09-01
27	GB 9672—1996	公共交通等候室卫生标准	1996-01-29	1996-09-01
28	GB 9673—1996	公共交通工具卫生标准	1996-01-29	1996-09-01
29	GB/T 9981—2012	农村住宅卫生规范	2012-11-20	2013-05-01
30	GB/T 11654.1—2012	造纸及纸制品业卫生防护距离　第 1 部分：纸浆制造业	2012-11-20	2013-05-01
31	GB/T 11655.1—2012	合成材料制造业卫生防护距离　第 1 部分：聚氯乙烯制造业	2012-11-20	2013-05-01
32	GB/T 11655.6—2012	合成材料制造业卫生防护距离　第 6 部分：氯丁橡胶制造业	2012-11-20	2013-05-01
33	GB/T 11657—1989	铜冶炼厂（密闭鼓风炉型）卫生防护距离标准	1989-07-24	1990-06-01
34	GB/T 11659—1989	铅蓄电池厂卫生防护距离标准	1989-07-24	1990-06-01
35	GB/T 11660—1989	炼铁厂卫生防护距离标准	1989-07-24	1990-06-01
36	GB/T 11661—2012	炼焦业卫生防护距离	2012-06-29	2012-08-01
37	GB/T 11662—2012	烧结业卫生防护距离	2012-11-20	2013-05-01
38	GB/T 11666.1—2012	肥料制造业卫生防护距离　第 1 部分：氮肥制造业	2012-11-20	2013-05-01
39	GB/T 11666.2—2012	肥料制造业卫生防护距离　第 2 部分：磷肥制造业	2012-11-20	2013-05-01
40	GB/T 11730—1989	农村生活饮用水量卫生标准	1989-02-10	1990-07-01
41	GB/T 16124—1995	水利水电工程环境影响医学评价技术规范	1996-01-23	1996-07-01
42	GB/T 16125—2012	大型溞急性毒性实验方法	2012-11-20	2013-05-01
43	GB/T 16126—1995	生物监测质量保证规范	1996-01-23	1996-07-01
44	GB/T 16127—1995	居室空气中甲醛的卫生标准	1995-12-15	1996-07-01
45	GB 16153—1996	饭馆（餐厅）卫生标准	1996-01-29	1996-09-01
46	GB 17051—1997	二次供水设施卫生规范	1997-11-11	1998-12-01
47	GB/T 17093—1997	室内空气中细菌总数卫生标准	1997-11-11	1998-12-01
48	GB/T 17094—1997	室内空气中二氧化碳卫生标准	1997-11-11	1998-12-01
49	GB/T 17095—1997	室内空气中可吸入颗粒物卫生标准	1997-11-11	1998-12-01
50	GB/T 17096—1997	室内空气中氮氧化物卫生标准	1997-11-11	1998-12-01
51	GB/T 17097—1997	室内空气中二氧化硫卫生标准	1997-11-11	1998-12-01
52	GB/T 17216—2012	人防工程平时使用环境卫生要求	2012-06-29	2012-10-01
53	GB/T 17217—1998	城市公共厕所卫生标准	1998-01-21	1998-10-01
54	GB/T 17218—1998	饮用水化学处理剂卫生安全性评价	1998-01-21	1998-10-01
55	GB/T 17219—1998	生活饮用水输配水设备及防护材料的安全性评价标准	1998-01-21	1998-10-01
56	GB/T 17221—1998	环境镉污染健康危害区判定标准	1998-01-21	1998-10-01
57	GB/T 17222—2012	煤制气业卫生防护距离	2012-11-20	2013-05-01
58	GB 18055—2012	村镇规划卫生规范	2012-11-20	2013-05-01

表 1-1（续）

序号	标准编号	标准名称	发布日期	实施日期
59	GB/T 18068.1—2012	非金属矿物制品业卫生防护距离　第 1 部分：水泥制造业	2012-06-29	2012-08-01
60	GB/T 18068.2—2012	非金属矿物制品业卫生防护距离　第 2 部分：石灰制造业	2012-06-29	2012-08-01
61	GB/T 18068.3—2012	非金属矿物制品业卫生防护距离　第 3 部分：石棉制造业	2012-06-29	2012-08-01
62	GB/T 18068.4—2012	非金属矿物制品业卫生防护距离　第 4 部分：石墨碳素制品业	2012-06-29	2012-08-01
63	GB/T 18070—2000	油漆厂卫生防护距离标准	2000-04-10	2001-01-01
64	GB/T 18071.1—2012	基础化学原料制造业卫生防护距离　第 1 部分：烧碱制造业	2012-06-29	2012-08-01
65	GB/T 18071.3—2012	基础化学原料制造业卫生防护距离　第 3 部分：硫酸制造业	2012-06-29	2012-08-01
66	GB/T 18071.6—2012	基础化学原料制造业卫生防护距离　第 6 部分：硫化碱制造业	2012-06-29	2012-08-01
67	GB/T 18071.7—2012	基础化学原料制造业卫生防护距离　第 7 部分：黄磷制造业	2012-06-29	2012-08-01
68	GB/T 18071.8—2012	基础化学原料制造业卫生防护距离　第 8 部分：氢氟酸制造业	2012-11-20	2013-05-01
69	GB/T 18072—2000	塑料厂卫生防护距离标准	2000-04-10	2001-01-01
70	GB/T 18074—2000	内燃机厂卫生防护距离标准	2000-04-10	2001-01-01
71	GB/T 18075.1—2012	交通运输设备制造业卫生防护距离　第 1 部分：汽车制造业	2012-06-29	2012-08-01
72	GB/T 18078.1—2012	农副食品加工业卫生防护距离　第 1 部分：屠宰及肉类加工业	2012-06-29	2012-08-01
73	GB/T 18079—2012	动物胶制造业卫生防护距离	2012-11-20	2013-05-01
74	GB/T 18080.1—2012	纺织业卫生防护距离　第 1 部分：棉、化纤纺织及印染精加工业	2012-06-29	2012-08-01
75	GB/T 18081—2000	火葬场卫生防护距离标准	2000-04-10	2001-01-01
76	GB/T 18082.1—2012	皮革、毛皮及其制品业卫生防护距离　第 1 部分：皮革鞣制加工业	2012-11-20	2013-05-01
77	GB/T 18083—2000	以噪声污染为主的工业企业卫生防护距离标准	2000-04-10	2001-01-01
78	GB/T 18202—2000	室内空气中臭氧卫生标准	2000-09-30	2001-01-01
79	GB/T 18203—2000	室内空气中溶血性链球菌卫生标准	2000-09-30	2001-01-01
80	GB/T 18204.1—2013	公共场所卫生检验方法　第 1 部分：物理因素	2013-12-31	2014-12-01
81	GB/T 18204.2—2014	公共场所卫生检验方法　第 2 部分：化学污染物	2014-09-03	2014-12-01
82	GB/T 18204.3—2013	公共场所卫生检验方法　第 3 部分：空气微生物	2013-12-31	2014-12-01
83	GB/T 18204.4—2013	公共场所卫生检验方法　第 4 部分：公共用品用具微生物	2013-12-31	2014-12-01
84	GB/T 18204.5—2013	公共场所卫生检验方法　第 5 部分：集中空调通风系统	2013-12-31	2014-12-01

序号	标准编号	标准名称	发布日期	实施日期
85	GB/T 18204.6—2013	公共场所卫生检验方法　第6部分：卫生监测技术规范	2013-12-31	2014-12-01
86	GB/T 18204.9—2000	游泳池水微生物检验方法　细菌总数测定	2000-09-30	2001-01-01
87	GB/T 8204.10—2000	游泳池水微生物检验方法　大肠菌群测定	2000-09-30	2001-01-01
88	GB/T 18468—2001	室内空气中对二氯苯卫生标准	2001-10-22	2002-03-01
89	GB/T 18883—2002	室内空气质量标准	2002-11-19	2003-03-01
90	GB 19379—2012	农村户厕卫生规范	2012-11-20	2013-05-01
91	GB/T 31713—2015	抗菌纺织品安全性卫生要求	2015-06-02	2016-01-01
92	GB/T 32470—2016	生活饮用水臭味物质　土臭素和2-甲基异莰醇检验方法	2016-06-14	2016-11-01
93	WS/T 182—1999	室内空气中苯并（a）芘卫生标准	1999-12-09	2000-05-01
94	WS/T 183—1999	环境砷污染致居民慢性砷中毒病区判定标准	1999-12-09	2000-05-01
95	WS/T 199—2001	公共场所卫生综合评价方法	2001-07-20	2002-01-01
96	WS/T 206—2001	公共场所空气中可吸入颗粒物（PM_{10}）测定方法　光散射法	2001-11-14	2002-05-01
97	WS 394—2012	公共场所集中空调通风系统卫生规范	2012-09-19	2013-04-01
98	WS/T 395—2012	公共场所集中空调通风系统卫生学评价规范	2012-09-19	2013-04-01
99	WS/T 396—2012	公共场所集中空调通风系统清洗消毒规范	2012-09-19	2013-04-01
100	WS/T 454—2014	从业人员预防性健康检查　沙门菌、志贺菌检验方法	2014-03-15	2014-10-01

四、相关国际标准情况

（一）饮用水卫生标准

（1）在生活饮用水标准方面，世界卫生组织（World Health Organization，WHO）制定的《饮用水水质准则》（Guidelines for Drinking Water Quality）得到最广泛应用。2011年7月4日发布的第四版《饮用水水质准则》根据卫生学意义提出水质指标应分为微生物指标、化学物质指标、放射性指标、由于感官可能引发消费者不满的指标等类别。WHO推荐的饮用水限量值不同于国家正式发布的标准值，不具有约束力。限量值是从保护人群健康出发制定的，可作为各国制定卫生标准的重要依据和参考。在微生物方面共评估了19种致病菌、7种病毒、11种致病原虫和寄生虫，也对有毒蓝藻和蓝藻毒素进行了关注。此外还评估了187种化学物，其中对25种极少在饮用水中出现的农药并未建立限量值，对72种因现有数据不足或饮用水中不大可能达到对人体健康产生危害的浓度水平也没有建立限量值，对剩余的90种化学物已经建立了限量值。

（2）美国国家饮用水标准由美国环保局（United States Environmental Protection Agency，EPA）发布，分为国家一级饮用水规程（National Primary Drinking Water Regulations，NPDWRs）和国家二级饮用水规程（National Secondary Drinking Water Regulations，NSDWRs）。国家一级饮用水规程（NPDWRs或一级标准）是法定强制性的标准，共有97项指标，其中主要为重金属和有机污染物指标。它适用于公用给水系统，限制了那些有害公众健康的及已知的或在公用给水系统中出现的有害污染物浓度，从而保护饮用水水质。国家二级饮用水规程（NSDWRs或二级标准）为非强制性准则，共有

15 项指标，用于控制水中对美容（皮肤、牙齿变色）或对感官（如嗅、味、色度）有影响的污染物浓度。美国 EPA 为给水系统推荐二级标准但没有规定必须遵守，各州可选择性采纳将其作为强制性标准。

（3）美国国家卫生基金会（National Sanitation Foundation，NSF）有几十项标准和准则，与环境卫生标准相关的方面有：饮用水处理装置、饮用水添加剂、水处理技术、水管和配件。在饮用水处理装置（涉水产品）标准方面主要有：处理后饮水水质感官要求标准、水质卫生要求标准、水软化剂标准、水紫外消毒标准、反渗透处理器标准、水蒸馏标准、水化学处理剂标准。

（4）欧盟（European Union，EU）于 2015 年对 1998 年发布实施的饮用水水质指令 98/83/EC 附录Ⅱ和附录Ⅲ进行修订，并要求自 2017 年 10 月 27 日起，各成员国的法律、法规、行政规章必须符合指令要求。该指令主要有微生物指标、化学物质指标和指示指标 3 类共 48 项。欧盟指令中指标的数量最少，但是其限值十分严格。各成员国家还可以针对各自的水质调查结果增加特征指标。

（5）欧洲标准化委员会（CEN）的标准涉及饮用水、涉水产品、输配水设备与材料、空气质量等。在饮用水方面，欧盟的标准体系有 3 个层次，分别为饮用水法规、CEN 标准和验收方案。在 CEN 标准中，包括饮水水质标准（51 项指标）、输配水设备标准、水管标准、与饮水接触的材料标准、阀门和配件标准、水龙头标准、水处理标准、水生产企业标准、水处理设备标准、水过滤器标准、水化学处理剂标准等。

（6）日本最新饮用水水质基准于 2015 年 4 月起开始实施。该标准包括 3 类指标：1）根据日本《自来水法》第 4 条规定必须要达到的标准，即法定标准项目，共 51 项；2）可在自来水中检出，水质管理上需要留意的项目，即水质目标管理项目，共 26 项；3）毒性评价还未确定，或自来水中的存在水平还不大清楚，未被定为水质基准项目或水质目标管理项目的指标，即需要检讨的项目，共 47 项。

（二）空气标准

（1）国际标准化组织（ISO）在环境卫生标准方面主要有热环境、空气污染物相关的检验方法标准。如：ISO 7730:2005《热环境的人类工效学　使用 PMV 和 PPD 指数及局部热舒适度标准的分析测定和热舒适解释》（Ergonomics of the thermal environment—Analytical determination and interpretation of thermal comfort using calculation of the PMV and PPD indices and local thermal comfort criteria）。

（2）WHO 在 2009 年发布了针对潮湿和霉菌的室内空气质量指南，2010 年发布了针对室内普遍存在的 9 种空气污染物的室内空气质量指南，2014 年发布了针对室内燃料燃烧的室内空气质量指南。针对细颗粒物（$PM_{2.5}$）不仅提出了限值要求，还确定了燃料燃烧的排放指标要求。

（3）欧洲标准化委员会（CEN）在室内空气质量管理方面做了大量工作，欧盟负责建筑装饰材料和室内产品卫生学评价的官方机构为“议会管理委员会”（Council Directive Committee），负责执行会员国与建筑产品相关的法律、法规。相应的民间组织为“欧洲室内空气质量及其健康影响联合行动委员会”（European Collaborative Action/Indoor Air Quality and Its Impact on Man），该委员会自 1987 年至今已经发布了十几本相关报告，提出了一系列指导限值。

欧共体也发布了使用小型环境测试舱测试指南和建筑材料挥发性有机化合物（VOCs）及板材甲醛释放测试的标准方法，如：ENV 13419-1《建筑产品　挥发性有机化合物的测定　第1部分：排放试验舱法》（Building products—Determination of the emission of volatile organic compounds—Part 1 : Emission test chamber method，CEN，2002）。

（4）美国EPA根据《清洁空气法案》（The Clean Air Act）制定了国家环境空气质量标准（National ambient air quality standards，NAAQS），对一氧化碳、铅、二氧化氮、颗粒物（PM_{10}、$PM_{2.5}$）、二氧化硫和臭氧6类污染物提出了标准限值。此外，EPA还发布了一系列空气质量标准，如：EPA 1991《一氧化碳空气质量标准》（Air quality criteria for carbon monoxide，EPA-600/9-90/045，EPA，Washington，D.C），这些标准在全球范围内被世界各国广泛采用。

（5）EPA和美国消费者产品安全委员会（United States Consumer Product Safety Commission，CPSC）也提出了《室内空气指南》（EPA Document#402-K-93-007），对居室中的主要污染物氡、环境烟草烟雾（ETS）、一氧化碳、二氧化氮、有机气体、可吸入颗粒物、甲醛、杀虫剂、石棉、铅、生物污染物限值提出了参考指南，并提出了改善室内空气质量的3种策略：源控制、改善通风和空气净化。

（6）美国试验与材料协会（American Society for Testing and Materials，ASTM）也发布了一系列空气污染物相关的检验方法、评价空气质量和通风的标准，如：ASTM D 3686-13《用收集有机化合物蒸气进行大气取样的标准方法》[Standard practice for sampling atmospheres to collect organic compound vapors（Activated charcoal tube adsorption method）]、ASTM D 5197-09《测定空气中甲醛和其他羰基化合物的标准试验方法（活性取样法）》[Standard Test method for determination of formaldehyde and other carbonyl compounds in air（Active sampler methodology）]。

（7）美国采暖制冷与空调工程师学会（American Society of Heating Refrigerating and Airconditioning Engineers，ASHRAE）在室热环境和空气质量管理方面主要依据以下两个国家标准：ANSI/ASHRAE 55—2017《适合人体的室内热环境条件》（Thermal environmental conditions for human occupancy，ASHRAE，Atlanta，Ga.），ANSI/ASHRAE 62—2017《可接受的室内空气通风质量》（Ventilation for acceptable indoor air quality，ASHRAE，Atlanta，Ga）。

以上标准对影响室内空气质量的各个环节作出了明确且严格的规定，主要涉及的方面有：增加新风量、保证新风品质和送风效率；重视湿度控制，减少微生物污染；提高空气过滤效率，控制吸入尘浓度，禁止吸烟；对设备及建筑材料提出新的要求（即应考虑其是否缓慢释放VOC及数量）等。

（三）其他标准

在综合性标准方面，1976年由WHO和联合国环境规划署、国际劳工组织联合发布了《环境卫生基准》（Environmental Health Criteria，EHC），截至2013年，已发布了243本报告。EHC有两类不同系列的报告，一类是特定化学物质或一组性质相似的化学物质；另一类是危险度评价方法学。EHC报告提供关于化学物质或化学物质与物理和生物试剂结合对人类健康和环境影响的世界范围的评论性综述。EHC报告通常由暴露来源，在环境中的迁移、分布和转化，环境水平和人类暴露，实验动物和人类的动力学和代谢，实验动物和体外试验系统的效应，人类效应，实验室和现场其他生物体的效应，保护人类健康和环境的总体评价和结论以及需要进一步的研究和前期其他国际组织如国际癌症研究中心（IARC）、联合国粮农组织（FAO）和世界卫生组织（WHO）食品添加剂联合专家委员会（Joint FAO/WHO Expert Committee on Food Additives，JEFCA）等的评价细节组成。该报告被世界各国广泛采用。

第二章　标准解读

第一节　GB/T 18204.1—2013《公共场所卫生检验方法　第1部分：物理因素》解读

GB/T 18204.1—2013《公共场所卫生检验方法　第1部分：物理因素》是在12项国家标准任务和1项原卫生部标准任务的基础上，经整合修订而成的，本标准主要变化如下：

一、文本结构的变化

将GB/T 18204.13～18204.22和GB/T 17220中关于现场测点选择、要求及数据整理合并为统一要求的规范性附录。

二、删除的内容

删除了测量仪器的检定方法，保留了使用前的校准要求。

删除了毛发湿度表测定相对湿度测量的方法，因为该湿度表容易损坏。

删除了叶轮式风速表测定室内风速的方法，因为该仪器测定室内这种低风速时误差较大。

三、修改的内容

将GB/T 18204.13～18204.22和GB/T 17220中室内新风量与换气次数的检测方法合并为统一的测定方法，因为两个指标描述的是同一问题，而且检测方法也相同，只是最后结果计算略有不同。

将新风量测定结果的单位由m^3/h改为$m^3/$（人·h），这样与卫生限值的单位一致，便于方法的实施和使用。

四、增加的测定方法

1.电阻电容法测定湿度

电阻式湿度计和电容式湿度计应用广泛，技术成熟，测量范围宽，使用方便，

GB/T 11605—2005《湿度测量方法》中已经将其纳入，而 GB/T 18204.14—2000《公共场所空气湿度测定方法》中未纳入。本次修订为推动公共场所检验检测技术发展，同时为了便于卫生检验人员使用，没有直接引用 GB/T 11605 的测定方法，而是将其中的主要技术内容根据公共场所检测的实际情况进行了重新编写。

2. 风管法测定新风量

GB/T 18204.18—2000《公共场所室内新风量测定方法》中规定采用示踪气体法测定公共场所的室内新风量，这种方法受到室内换气量的影响。本次修订规定自然通风场所（换气次数小于 5 次）采用示踪气体法测定室内新风量或换气次数，而机械通风的场所（带有集中空调系统，换气次数大于 5 次的）采用 WS 394《公共场所集中空调通风系统卫生规范》中测定空调系统新风量的风管法，这一方法已在全国推广应用，成为一种常规方法。

3. 有限时域法测定电磁辐射

本方法规定公共场所环境电磁场测量的仪器应满足 HJ/T 10.2《辐射环境保护管理导则　电磁辐射监测仪器和方法》中对测量仪器的规定。另外，不同公共场所的环境电磁辐射可能因其周边辐射体的工作周期而有所不同，因而本方法参考 HJ/T 10.2 规定公共场所环境电磁场的测定时间要求，在辐射体的工作状态时间段、用电量高峰时段及通信忙时进行。

4. 频谱分析剂量法测定紫外线辐射

本方法参考国际非电磁辐射防护委员会（ICNIRP）、国际劳工组织（ILO）和世界卫生组织（WHO）联合发布的《紫外线辐射职业暴露指南》（ICNIRP，ILO and WHO，Protecting Workers from Ultraviolet Radiation）、ACGIH 标准《工作环境物理因素阈限值　紫外线辐射》（Threshold limit values for physical agents in the work environment—Ultraviolet radiation）和澳大利亚辐射防护和核安全局发布的标准《紫外线职业暴露测量方法》（Australian Radiation Protection and Nuclear Safety Agency, Occupational exposure to ultraviolet radiation），以紫外线频谱分析剂量法作为我国公共场所紫外线暴露的测量方法。

5. 热舒适 PMV 指数测定方法

随着我国社会经济的发展，人民生活水平的提高，公共场所作为公众经常光顾的工作生活场所，在保证其卫生安全的前提下应适当提高其舒适性能，以符合公众的需求。本次修订将 GB/T 18049《中等热环境　PMV 和 PPD 指数的测定及热舒适条件的规定》中 PMV 热舒适指数的测定方法引用成为公共场所卫生检测方法。

6. 室内空气中氡浓度测定方法

GB 9663《旅店业卫生标准》中增加了公共场所空气中氡浓度限值要求，需要有相应配套的检测方法，本标准将 GB/T 18883—2002《室内空气质量标准》附录 A.6 中室内空气中氡 ^{222}Rn 的测定方法引用为公共场所卫生检测方法。

（金银龙、刘凡、姚孝元、吴亚西）

第二节 GB/T 18204.2—2014
《公共场所卫生检验方法 第2部分：化学污染物》解读

本标准与GB/T 18204.23 ~ 18204.27—2000、GB/T 18204.29—2000和GB/T 17220—1998相比，主要变化如下：

一、文本结构的变化

将GB/T 17220《公共场所卫生监测技术规范》中关于现场测点选择、要求及数据整理放到相应的检验方法中。

二、删除的内容

删除了汞置换测定一氧化碳的方法，因为该方法在实验过程中产生有毒有害气体。

三、修改的内容

将空气中甲醛检验的AHMT分光光度法和臭氧检验的紫外光度法修改为仲裁法。

四、增加的测定方法

1. 滤膜称重法测定可吸入颗粒物PM_{10}浓度

本次修订为方便公共场所检验检测人员使用，在主要参照GB/T 18883《室内空气质量标准》中可吸入颗粒物PM_{10}测定方法的基础上，将惯性冲击－滤膜称重法写入公共场所检测方法中。

2. 光散射法测定可吸入颗粒物PM_{10}浓度

WS/T 206—2001《公共场所空气中可吸入颗粒物（PM_{10}）测定方法 光散射法》中规定采用光散射仪器测定公共场所室内空气中PM_{10}浓度，该方法在公共场所监测中应用时间较长，已成为公共场所室内PM_{10}检测的主要方法。

3. 电化学传感器法测定空气中甲醛

本次修订将2005年由第五届标委会审查通过的电化学传感器法甲醛测定仪的实验室性能评价（包括仪器测定范围、检测限、准确度和精密度、仪器校准等）方法标准，纳入公共场所卫生检验方法标准中。

4. 光电光度法测定空气中甲醛

光电光度法是一种现场测定空气中甲醛的方法，当甲醛气体通过检测单元时，检测单元中浸有发色剂的纸因化学反应，其颜色由白色变成黄色。变色的程度所引起反射光强度的变化与甲醛浓度呈函数关系。根据反射光量强度变化率测定甲醛的浓度。

5. 便携式气相色谱法测定苯系物

苯系物的检测在国内、国际（国外）均规定采用实验室气相色谱法，该方法虽然检测灵敏度高、重现性好、准确度高，但是过程繁琐、分析周期长，不能满足快速现场测定的要求。美国 EPA、NIOSH 在规定了采用气相色谱法的同时还提出了便携式直读仪器法，如 NIOSH method 3800、EPA method 320 采用傅里叶转换红外分光度法，NIOSH method 3700 采用便携式气相色谱法。近年来，便携式气相色谱法已逐渐发展为采用内置泵和预浓缩进样装置对空气样品进行富集，提高了分析方法的灵敏度，使用微氩离子检测器（MAID）可提高环境低浓度苯系物的检测能力。

五、直接引用的方法

为方便卫生检验人员使用，丰富公共场所空气中化学污染物检测检验技术，本次修订引用了部分国家标准检验方法作为公共场所空气中化学污染物的检验方法。主要包括：GB/T 16129《居住区大气中甲醛卫生检验标准方法　分光光度法》、GB/T 14669《空气质量　氨的测定　离子选择电极法》、GB/T 15438《环境空气　臭氧的测定　紫外光度法》、GB/T 18883《室内空气质量标准》中测定总挥发性有机物（TVOC）方法和 GB/T 11742《居住区大气中硫化氢卫生检验标准方法　亚甲蓝分光光度法》等。

六、公共场所化学污染物的现场采样时间

现场采样时间一般规定不应低于标准采样时间的 75%。如标准规定为 1 h，则采样时间不得少于 45 min。

（吴亚西、刘凡、姚孝元、刘金忠）

第三节　GB/T 18204.3—2013《公共场所卫生检验方法　第 3 部分：空气微生物》解读

本标准与 GB/T 18204.1—2000 和 GB/T 17220—1998 相比，主要变化如下：

一、文本结构的变化

将 GB/T 18204.1 和 GB/T 17220 中关于现场测点选择、要求及数据整理合并为统一要求的规范性附录。

二、增加的测定方法

1. 撞击法和自然沉降法测定空气中的真菌总数

室内空气中真菌的检测是一种应用广泛且技术成熟的方法，WS 394《公共场所集中空调通风系统卫生规范》中就包括真菌总数的检测方法，在全国疾病预防控制机构中已推广应用。本次公共场所卫生检验方法修订将其纳入，包括撞击法测定空气中真菌总数和自然沉降法测定空气中真菌总数的方法。

撞击法采样要求流量为28.3 L/min，采样时间为5 min ~ 15 min。GB/T 18883—2002《室内空气质量标准》规定室内空气菌落总数限值为2 500 CFU/m^3，WS 394规定送风中细菌总数和真菌总数均应≤500 CFU/m^3。采样应用六级筛孔撞击式微生物采样器，在5 min ~ 15 min的采集时间内，六级平板上每块平板的菌落数分布在数个至数十个之间，便于菌落计数，减少因计数而产生的误差。自然沉降法为经典的方法，测定空气中因自然重力作用而沉降在暴露于空气中采样琼脂表面的菌落数，暴露时间5 min，该方法操作简单，便于现场测试；但菌落的计数受环境条件影响较大，结果的记录方式（CUF/皿）与室内微生物浓度的记录方法（CFU/m^3）无明确的换算关系，使该方法应用受到一定的限制。

2. 撞击法测定空气中的β-溶血性链球菌

室内空气中β-溶血性链球菌的检测是一种应用较为广泛的方法，GB/T 18203—2000《室内空气中溶血性链球菌卫生标准》规定了室内空气中溶血性链球菌的标准限值及检测方法，WS 394《公共场所集中空调通风系统卫生规范》中也包括β-溶血性链球菌的检测方法，在全国疾病预防控制机构中已推广应用。本次公共场所卫生检验方法修订将其纳入。

3. 液体撞击法测定空气中的嗜肺军团菌

WS 394《公共场所集中空调通风系统卫生规范》规定了空调冷却水中嗜肺军团菌的实验室分离培养方法，在全国疾病预防控制机构中已推广应用，方法成熟。本次修订，公共场所空气中嗜肺军团菌检验方法主要需要解决的是低浓度嗜肺军团菌气溶胶采集问题，后续的实验室分析直接采用WS 394中的方法。

（潘力军、孙宗科、王俊起）

第四节　GB/T 18204.4—2013《公共场所卫生检验方法　第4部分：公共用品用具微生物》解读

本标准与GB/T 18204.2 ~ 18204.8—2000、GB/T 18204.11 ~ 18204.12—2000和GB/T 17220—1998相比，主要变化如下：

一、文本结构的变化

将 GB/T 18204.2 ~ 18204.8、GB/T 18204.11 ~ 18204.12 和 GB/T 17220 中关于采样部位选择、要求及数据整理合并为统一要求的规范性附录。

二、修改的方法

修改了菌落计数公式。

三、增加的方法

培养法测定公共用品用具的溶血性链球菌。GB/T 18203—2000《室内空气中溶血性链球菌卫生标准》和 WS 394 中包括溶血性链球菌和 β-溶血性链球菌的检测方法，在全国疾病预防控制机构中已推广应用。本次公共场所卫生检验方法修订，在公共用品用具微生物指标中增加溶血性链球菌检验方法，该方法主要依据 GB/T 4789.11—2003《食品卫生微生物学检验　溶血性链球菌检验》进行编写。

（陈连生、潘力军、孙宗科）

第五节　GB/T 18204.5—2013《公共场所卫生检验方法　第 5 部分：集中空调通风系统》解读

本标准主要根据 WS 394 附录中的检验检测方法修订而成，重点内容如下：

一、培养法测定集中空调系统冷却水嗜肺军团菌

嗜肺军团菌（*Legionella pneumophila*）能够造成公众感染，甚至引起军团菌病暴发。集中空调系统冷却水是嗜肺军团菌的重要来源，WS 394 规定了集中空调系统冷却水中嗜肺军团菌的现场采样和实验室分离培养方法，在全国疾病预防控制机构中已推广应用，方法成熟。本次修订，将其纳入公共场所卫生检验方法标准中。

二、风管法测定新风量

GB/T 18204.18—2000《公共场所室内新风量测定方法》中规定采用示踪气体法测定公共场所的室内新风量，这种方法受到室内换气量的影响。因此，本次修订规定，集中空调系统新风量采用 WS 394 中测定空调系统新风量的风管法，这一方法已在全国推广应用，成为一种常规方法。

三、光散射法测定空调送风中可吸入颗粒物（PM_{10}）

WS/T 206—2001《公共场所空气中可吸入颗粒物（PM_{10}）测定方法　光散射法》中规定采用光散射仪器测定公共场所室内空气中 PM_{10} 浓度，该方法已在公共场所监测中应用，成为公共场所室内 PM_{10} 检测的主要方法。本次修订将卫生行业标准中的相关内容加上现场采样要求一起引入国家标准检测方法中。

四、液体撞击法测定空调送风中的嗜肺军团菌

WS 394 规定了空调冷却水中嗜肺军团菌的实验室分离培养方法，在全国疾病预防控制机构中已推广应用，方法成熟。本次修订，公共场所集中空调系统送风中嗜肺军团菌检验方法主要需要解决的是低浓度嗜肺军团菌气溶胶采集问题，后续的实验室分析直接采用 WS 394 中的方法。

液体撞击法是 WHO 和美国 CDC 目前比较推荐的一种空气微生物采样方法，也是目前大量国外文献报道中采用的空气微生物采样方法。它的优点是可以避免固体撞击式采样器的重叠效应，可以将一次采集的样品采用不同的方法进行分析，捕集效率高，可捕获 0.5μm 的小粒子，采样液对脆弱微生物有保护作用，使用方便，可反复消毒，反复使用。

（孙宗科、吴亚西、刘凡）

第六节　GB/T 18204.6—2013《公共场所卫生检验方法　第 6 部分：卫生监测技术规范》解读

本标准与 GB/T 17220—1998 相比，主要变化如下：

一、删除的内容

删除了选点原则、公共用品采样部位要求、监测项目、检验方法及数据整理的内容，将此部分内容整理合并为统一要求的各部分标准的规范性附录。删除了有关发证监测、复证监测的内容。

二、修改的内容

根据当前公共场所卫生管理的需要，增加了“各类公共场所内的集中空调通风系统卫生监测按 WS/T 395 中要求的频次与样本量进行”的内容。

（刘凡、姚孝元、高旭东、潘力军）

第七节　GB/T 31713—2015《抗菌纺织品安全性卫生要求》解读

抗菌纺织品因其具有抗菌功能，受到消费者的欢迎，主要满足健康人群的防异味、衣物的防霉变、医院的医护人员和患者的防传染、野外作业者的防意外创伤感染、野战军人的防战伤感染等需求。经抗菌剂改性或后整理的纺织品及其制成品，其安全性取决于抗菌剂的安全性、抗菌剂从抗菌纺织品中溶出的剂量、过高抗菌性能对皮肤正常菌群的影响。本标准的制定，可防止市场上抗菌纺织产品的良莠不齐，防止有的企业片面追求高抗菌功能而不关注对人体影响的问题。

一、关于卫生要求

（1）本标准范围没有涉及抗菌剂问题，提出禁止使用未经卫生安全性评价的抗菌剂生产抗菌纺织品。

（2）抗菌纺织品的抗菌功能必须符合 GB/T 20944《纺织品　抗菌性能的评价》和 FZ/T 73023《抗菌针织品》的要求，其内容与 ISO 标准内容基本相似。

（3）对抗菌纺织品提出了不得使用溶出性抗菌纺织品的要求，原因是采用简单工艺、粗糙生产的抗菌纺织品和使用抗菌素类高抗菌作用的抗菌剂，有较高的溶出性，继而对人体产生损害。

（4）抗菌纺织品应经遗传毒性试验（至少应包括一项基因突变试验和一项染色体畸变试验）检测，检测结果应为阴性。

（5）关于与人体皮肤直接接触的抗菌纺织品不应使人体皮肤正常菌群受到影响的要求，是由于人体皮肤微生态处于平衡状态，皮肤菌群失调可引起相应的皮肤病。

（6）关于不得使用抗菌纺织品制作 3 周岁以内婴幼儿的用品，其目的是为了让婴幼儿的皮肤产生自身免疫力。

（7）为了便于追踪检查和监督，抗菌纺织品产品的标签必须注明采用抗菌剂或纳米抗菌剂的名称、生产企业、产地、批号、忌用范围等内容。

二、关于检测指标

1. 抗菌纺织品安全性检测

抗菌纺织品安全性检测基本内容：动物皮肤刺激试验、动物皮肤变态反应试验。

2. 皮肤正常菌群影响检测

对于某些特殊行业需要贴身穿着抗菌纺织品连续 3 个月以上时，则需经皮肤正常菌群影响的检测。采用的检测指标菌为丙酸杆菌、表皮葡萄球菌、在厌氧条件下可生长的葡萄球菌。

（王俊起、潘力军）

第八节 GB/T 32470—2016 《生活饮用水臭味物质 土臭素和2-甲基异莰醇检验方法》解读

随着生活水平的提高，人们对饮用水质量的要求也不断提高，对臭味问题日益重视。土臭素（geosmin）和2-甲基异莰醇（2-methylisoborneol，2-MIB）是藻污染水源中最为常见的两种致臭物质，无论河流还是湖库型水源，土臭素和2-甲基异莰醇在水源中常被检出。在GB 5749—2006《生活饮用水卫生标准》中，增加的附录A规定了臭味物质——土臭素和2-甲基异莰醇的限值作为参考。

土臭素和2-甲基异莰醇在饮用水中的含量极低，测定时容易受到其他杂质的干扰，不易进行富集检测。虽然我国生活饮用水标准检验方法中建立了“臭和味”的检验方法，但其为感官定性测试，无法准确地定性定量分析。目前，国内尚未建立水中致臭物质的定性定量标准检验方法，多数水厂也不具备测定水中臭味物质的设备和技术力量。因此，本标准的制定和实施将具有重要的现实意义。

（张振伟、张岚）

第九节 WS/T 454—2014 《从业人员预防性健康检查 沙门菌、志贺菌检验方法》解读

沙门菌和志贺菌分别是引起伤寒、副伤寒和细菌性痢疾的病原菌。《中华人民共和国传染病防治法》将伤寒、副伤寒和细菌性痢疾归为乙类传染病，按乙类传染病进行预防、控制和处理;《中华人民共和国食品安全法》和《公共场所卫生管理条例》等法律法规规定从业人员在取得有效健康合格证明后方可上岗，患有伤寒、痢疾等传染病的人员，治愈前不得从事接触直接入口食品的工作和从事直接为顾客服务的工作。

目前，在我国公共场所从业人员预防性健康检查中，对沙门菌和志贺菌的检测没有标准化的检测流程，大多数实验室按照WS 280—2008《伤寒和副伤寒诊断标准》和WS 287—2008《细菌性和阿米巴性痢疾诊断标准》采用传统培养法进行检测，需要5 d~7 d时间才能出具体检报告。传统培养法存在操作繁琐、检测时间长、工作量大、工作效率低的缺点，现行的国家标准无法满足中国每年4 000万名以上食品生产经营人员及公共场所从业人员体检的快速筛查需求。本标准的制定符合我国国情，有助于从业人员沙门菌、志贺菌的快速筛查。

（程锦泉）

附录 1

公共场所卫生管理条例

（1987 年 4 月 1 日国务院发布　根据 2016 年 2 月 6 日《国务院关于修改部分行政法规的决定》修订）

第一章　总　则

第一条　为创造良好的公共场所卫生条件，预防疾病，保障人体健康，制定本条例。

第二条　本条例适用于下列公共场所：

（一）宾馆、饭馆、旅店、招待所、车马店、咖啡馆、酒吧、茶座；

（二）公共浴室、理发店、美容店；

（三）影剧院、录像厅（室）、游艺厅（室）、舞厅、音乐厅；

（四）体育场（馆）、游泳场（馆）、公园；

（五）展览馆、博物馆、美术馆、图书馆；

（六）商场（店）、书店；

（七）候诊室、候车（机、船）室、公共交通工具。

第三条　公共场所的下列项目应符合国家卫生标准和要求：

（一）空气、微小气候（湿度、温度、风速）；

（二）水质；

（三）采光、照明；

（四）噪音；

（五）顾客用具和卫生设施。

公共场所的卫生标准和要求，由卫生部负责制定。

第四条　国家对公共场所以及新建、改建、扩建的公共场所的选址和设计实行“卫生许可证”制度。

“卫生许可证”由县以上卫生行政部门签发。

第二章　卫生管理

第五条　公共场所的主管部门应当建立卫生管理制度，配备专职或者兼职卫生管理人员，对所属经营单位（包括个体经营者，下同）的卫生状况进行经常性检查，并提供必要的条件。

第六条　经营单位应当负责所经营的公共场所的卫生管理，建立卫生责任制度，对本单位的从业人员进行卫生知识的培训和考核工作。

第七条　公共场所直接为顾客服务的人员，持有“健康合格证”方能从事本职工作。患有痢疾、伤寒、病毒性肝炎、活动期肺结核、化脓性或者渗出性皮肤病以及其他有碍公共卫生的疾病的，治愈前不得从事直接为顾客服务的工作。

第八条　除公园、体育场（馆）、公共交通工具外的公共场所，经营单位应当及时向卫生行政部门申请办理“卫生许可证”。“卫生许可证”两年复核一次。

第九条　公共场所因不符合卫生标准和要求造成危害健康事故的，经营单位应妥善处理，并及时报告卫生防疫机构。

第三章　卫生监督

第十条　各级卫生防疫机构，负责管辖范围内的公共场所卫生监督工作。

民航、铁路、交通、厂（场）矿卫生防疫机构对管辖范围内的公共场所，施行卫生监督，并接受当地卫生防疫机构的业务指导。

第十一条　卫生防疫机构根据需要设立公共场所卫生监督员，执行卫生防疫机构交给的任务。公共场所卫生监督员由同级人民政府发给证书。

民航、铁路、交通、工矿企业卫生防疫机构的公共场所卫生监督员，由其上级主管部门发给证书。

第十二条　卫生防疫机构对公共场所的卫生监督职责：

（一）对公共场所进行卫生监测和卫生技术指导；

（二）监督从业人员健康检查，指导有关部门对从业人员进行卫生知识的教育和培训；

（三）对新建、扩建、改建的公共场所的选址和设计进行卫生审查，并参加竣工验收。

第十三条　卫生监督员有权对公共场所进行现场检查，索取有关资料，经营单位不得拒绝或隐瞒。卫生监督员对所提供的技术资料有保密的责任。

公共场所卫生监督员在执行任务时，应佩戴证章、出示证件。

第四章　罚　则

第十四条　凡有下列行为之一的单位或者个人，卫生防疫机构可以根据情节轻重，给予警告、罚款、停业整顿、吊销“卫生许可证”的行政处罚：

（一）卫生质量不符合国家卫生标准和要求，而继续营业的；

（二）未获得“健康合格证”，而从事直接为顾客服务的；

（三）拒绝卫生监督的；

（四）未取得“卫生许可证”，擅自营业的。

罚款一律上交国库。

第十五条　违反本条例的规定造成严重危害公民健康的事故或中毒事故的单位或者个人，应当对受害人赔偿损失。

违反本条例致人残疾或者死亡，构成犯罪的，应由司法机关依法追究直接责任人员的刑事责任。

第十六条　对罚款、停业整顿及吊销“卫生许可证”的行政处罚不服的，在接到处罚通知之日起十五天内，可以向当地人民法院起诉。但对公共场所卫生质量控制的决定应立即执行。对处罚的决定不履行又逾期不起诉的，由卫生防疫机构向人民法院申请强制执行。

第十七条　公共场所卫生监督机构和卫生监督员必须尽职尽责，依法办事。对玩忽职守，滥用职权，收取贿赂的，由上级主管部门给予直接责任人员行政处分。构成犯罪的，由司法机关依法追究直接责任人员的刑事责任。

第五章　附　则

第十八条　本条例的实施细则由卫生部负责制定。

第十九条　本条例自发布之日起施行。

附录 2

生活饮用水卫生监督管理办法

（1996 年 9 月 1 日建设部、卫生部令第 53 号发布 根据 2010 年 2 月 12 日《卫生部关于修改〈公共场所卫生管理条例实施细则〉等规范性文件部分内容的通知》第一次修改 根据 2016 年 4 月 17 日住房城乡建设部、国家卫生计生委令第 31 号《住房城乡建设部、国家卫生计生委关于修改〈生活饮用水卫生监督管理办法〉的决定》第二次修改）

第一章 总 则

第一条 为保证生活饮用水（以下简称饮用水）卫生安全，保障人体健康，根据《中华人民共和国传染病防治法》及《城市供水条例》的有关规定，制定本办法。

第二条 本办法适用于集中式供水、二次供水单位（以下简称供水单位）和涉及饮用水卫生安全的产品的卫生监督管理。

凡在中华人民共和国领域内的任何单位和个人均应遵守本办法。

第三条 国务院卫生计生主管部门主管全国饮用水卫生监督工作。县级以上地方人民政府卫生计生主管部门主管本行政区域内饮用水卫生监督工作。

国务院住房和城乡建设主管部门主管全国城市饮用水卫生管理工作。县级以上地方人民政府建设行政主管部门主管本行政区域内城镇饮用水卫生管理工作。

第四条 国家对供水单位和涉及饮用水卫生安全的产品实行卫生许可制度。

第五条 国家鼓励有益于饮用水卫生安全的新产品、新技术、新工艺的研制开发和推广应用。

第二章 卫生管理

第六条 供水单位供应的饮用水必须符合国家生活饮用水卫生标准。

第七条 集中式供水单位取得工商行政管理部门颁发的营业执照后，还应当取得县级以上地方人民政府卫生计生主管部门颁发的卫生许可证，方可供水。

第八条 供水单位机关报建、改建、扩建的饮用水供水工程项目，应当符合卫生要求，选址和设计审查、竣工验收必须有建设卫生计生主管部门参加。

新建、改建、扩建的城市公共饮用水供水工程项目由建设行政主管部门负责组织选址、设计审查和竣工验收，卫生计生主管部门参加。

第九条 供水单位应建立饮用水卫生管理规章制度，配备专职或兼职人员，负责饮用水卫生管理工作。

第十条 集中式供水单位必须有水质净化消毒设施及必要的水质检验仪器、设备和人员，对水质进行日常性检验，并向当地人民政府卫生计生主管部门和建设行政主管部门报送检测资料。

城市自来水供水企业和自建设施对外供水的企业，其生产管理制度的建立和执行、人员上岗的资格和水质日常检测工作由城市建设行政主管部门负责管理。

第十一条 直接从事供、管水的人员必须取得体检合格证后方可上岗工作，并每年进行一次健康检查。

凡患有痢疾、伤寒、病毒性肝炎、活动性肺结核、化脓性或渗出性皮肤病及其他有碍饮用水卫生的疾病的和病原携带者，不得直接从事供、管水工作。

直接从事供、管水的人员，未经卫生知识培训不得上岗工作。

第十二条 生产涉及饮用水卫生安全的产品的单位和个人，必须按规定向政府卫生计生主管部门申请办理产品卫生许可批准文件，取得批准文件后，方可生产和销售。

任何单位和个人不得生产、销售、使用无批准文件的前款产品。

第十三条 饮用水水源地必须设置水源保护区。保护区内严禁修建任何可能危害水源水质卫生的设施及一切有碍水源水质卫生的行为。

第十四条 二次供水设施选址、设计、施工及所用材料，应保证不使饮用水水质受到污染，并有利于清洗和消毒。各类蓄水设施要加强卫生防护，定期清洗和消毒。具体管理办法由省、自治区、直辖市根据本地区情况另行规定。

第十五条 当饮用水被污染，可能危及人体健康时，有关单位或责任人应立即采取措施，消除污染，并向当地人民政府卫生计生主管部门和建设行政主管部门报告。

第三章 卫生监督

第十六条 县级以上人民政府卫生计生主管部门负责本行政区域内饮用水卫生监督监测工作。供水单位的供水范围在本行政区域内的，由该行政区人民政府卫生计生主管部门负责其饮用水卫生监督监测工作；供水单位的供水范围超出其所在行政区域的，由供水单位所在行政区域的上一级人民政府卫生计生主管部门负责其饮用水卫生监督监测工作；供水单位的供水范围超出其所在省、自治区、直辖市的，由该供水单位所在省、自治区、直辖市人民政府卫生计生主管部门负责其饮用水卫生监督监测工作。

铁道、交通、民航行政主管部门设立的卫生监督机构，行使国务院卫生计生主管部门会同国务院有关部门规定的饮用水卫生监督职责。

第十七条 新建、改建、扩建集中式供水项目时，当地人民政府卫生计生主管部门应做好预防性卫生监督工作，并负责本行政区域内饮用水的水源水质监测和评价。

第十八条 医疗单位发现因饮用水污染出现的介水传染病或化学中毒病例时，应及时向当地人民政府卫生计生主管部门和卫生防疫机构报告。

第十九条 县级以上地方人民政府卫生计生主管部门负责本行政区域内饮用水污染事故对人体健康影响的调查。当发现饮用水污染危及人体健康，须停止使用时，对二次供水单位应责令其立即停止供水；对集中式供水单位应当会同城市建设行政主管部门报同级人民政府批准后停止供水。

第二十条 供水单位卫生许可证由县级以上人民政府卫生计生主管部门按照本办法第十六规定的管理范围发放，有效期四年。有效期满前六个月重新提出申请换发新证。

第二十一条 涉及饮用水卫生安全的产品，应当按照有关规定进行卫生安全性评价，符合卫生标准和卫生规范要求。

利用新材料、新工艺和新化学物质生产的涉及饮用水卫生安全产品应当取得国务院卫生计生主管部门颁发的卫生许可批准文件；除利用新材料、新工艺和新化学物质外生产的其他涉及饮用水卫生安全产品应当取得省级人民政府卫生计生主管部门颁发的卫生许可批准文件。

涉及饮用水卫生安全产品的卫生许可批准文件的有效期为四年。

第二十二条 凡取得卫生许可证的单位或个人，以及取得卫生许可批准文件的饮用水卫生安全的产品，经日常监督检查，发现已不符合卫生许可证颁发条件或不符合卫生许可批准文件颁发要求的，原批准机关有权收回有关证件或批准文件。

第二十三条 县级以上人民政府卫生计生主管部门设饮用水卫生监督员，负责饮用水卫生监督工作。县级人民政府卫生计生主管部门可聘任饮用水卫生检查员，负责乡、镇饮用水卫生检查工作。

饮用水卫生监督员由县级以上人民政府卫生计生主管部门发给证书，饮用水卫生检查员由县级人民政府卫生计生主管部门发给证书。

铁道、交通、民航的饮用水卫生监督员，由其上级行政主管部门发给证书。

第二十四条 饮用水卫生监督员应秉公执法，忠于职守，不得利用职权谋取私利。

第四章 罚 则

第二十五条 集中式供水单位安排未取得体检合格证的人员从事直接供、管水工作或安排患有有碍饮用水卫生疾病的或病原携带者从事直接供、管水工作的，县级以上地方人民政府卫生计生主管部门应当责令限期改进，并可对供水单位处以20元以上1 000元以下的罚款。

第二十六条 违反本办法规定，有下列情形之一的，县级以上地方人民政府卫生计生主管部门应当责令限期改进，并可处以 20 元以上 5 000 元以下的罚款：

（一）在引用水水源保护区修建危害水源水质卫生的设施或进行有碍水源水质卫生的作业的；

（二）新建、改建、扩建的饮用水供水项目未经卫生计生主管部门参加选址、设计审查和竣工验收而擅自供水的；

（三）供水单位未取得卫生许可证而擅自供水的；

（四）供水单位供应的饮用水不符合国家规定的生活饮用水卫生标准的。

第二十七条 违反本办法规定，生产或者销售无卫生许可批准文件的涉及饮用水卫生安全的产品的，县级以上地方人民政府卫生计生主管部门应当责令改进，并可处以违法所得 3 倍以下的罚款，但最高不超过 30 000 元，或处以 500 元以上 10 000 元以下的罚款。

第二十八条 城市自来水供水企业和自建设施对外供水的企业，有下列行为之一的，由建设行政主管部门责令限期改进，并可处以违法所得 3 倍以下的罚款，但最高不超过 30 000 元，没有违法所得的可处以 10 000 元以下罚款：

（一）新建、改建、扩建的饮用水供水工程项目未经建设行政主管部门设计审查和竣工验收而擅自建设并投入使用的；

（二）未按规定进行日常性水质检验工作的。

第五章 附 则

第二十九条 本办法下列用语的含义是：

集中式供水：由水源集中取水，经统一净化处理和消毒后，由输水管网送至用户的供水方式（包括公共供水和单位自建设施供水）。

二次供水：将来自集中式供水的管道水另行加压、贮存，再送至水站或用户的供水设施；包括客运船舶、火车客车等交通运输工具上的供水（有独自制水设施者除外）。

涉及饮用水卫生安全的产品：凡在饮用水生产和供水过程中与饮用水接触的连接止水材料、塑料及有机合成管材、管件、防护涂料、水处理剂、除垢剂、水质处理顺及其他新材料和化学物质。

直接从事供、管水的人员：从事净水、取样、化验、二次供水卫生管理及水池、水箱清洗人员。

第三十条 本办法由国务院卫生计生主管部门、国务院住房和城乡建设主管部门负责解释。

第三十一条 本办法自二零一六年六月一日起施行。

附录3

公共场所卫生管理条例实施细则

（2011年3月10日卫生部令第80号公布　根据2016年1月19日国家卫生和计划生育委员会令第8号《国家卫生计生委关于修改〈外国医师来华短期行医暂行管理办法〉等8件部门规章的决定》第一次修正　根据2017年12月26日国家卫生和计划生育委员会令第18号《国家卫生计生委关于修改〈新食品原料安全性审查管理办法〉等7件部门规章的决定》第二次修正）

第一章　总　则

第一条　根据《公共场所卫生管理条例》的规定，制定本细则。

第二条　公共场所经营者在经营活动中，应当遵守有关卫生法律、行政法规和部门规章以及相关的卫生标准、规范，开展公共场所卫生知识宣传，预防传染病和保障公众健康，为顾客提供良好的卫生环境。

第三条　卫生部主管全国公共场所卫生监督管理工作。

县级以上地方各级人民政府卫生行政部门负责本行政区域的公共场所卫生监督管理工作。

国境口岸及出入境交通工具的卫生监督管理工作由出入境检验检疫机构按照有关法律法规的规定执行。

铁路部门所属的卫生主管部门负责对管辖范围内的车站、等候室、铁路客车以及主要为本系统职工服务的公共场所的卫生监督管理工作。

第四条　县级以上地方各级人民政府卫生行政部门应当根据公共场所卫生监督管理需要，建立健全公共场所卫生监督队伍和公共场所卫生监测体系，制定公共场所卫生监督计划并组织实施。

第五条　鼓励和支持公共场所行业组织开展行业自律教育，引导公共场所经营者依法经营，推动行业诚信建设，宣传、普及公共场所卫生知识。

第六条　任何单位或者个人对违反本细则的行为，有权举报。接到举报的卫生行政部门应当及时调查处理，并按照规定予以答复。

第二章　卫生管理

第七条　公共场所的法定代表人或者负责人是其经营场所卫生安全的第一责任人。

公共场所经营者应当设立卫生管理部门或者配备专（兼）职卫生管理人员，具体负责本公共场所的卫生工作，建立健全卫生管理制度和卫生管理档案。

第八条　公共场所卫生管理档案应当主要包括下列内容：

（一）卫生管理部门、人员设置情况及卫生管理制度；

（二）空气、微小气候（湿度、温度、风速）、水质、采光、照明、噪声的检测情况；

（三）顾客用品用具的清洗、消毒、更换及检测情况；

（四）卫生设施的使用、维护、检查情况；

（五）集中空调通风系统的清洗、消毒情况；

（六）安排从业人员健康检查情况和培训考核情况；

（七）公共卫生用品进货索证管理情况；

（八）公共场所危害健康事故应急预案或者方案；

（九）省、自治区、直辖市卫生行政部门要求记录的其他情况。

公共场所卫生管理档案应当有专人管理，分类记录，至少保存两年。

第九条　公共场所经营者应当建立卫生培训制度，组织从业人员学习相关卫生法律知识和公共场所卫生知识，并进行考核。对考核不合格的，不得安排上岗。

第十条　公共场所经营者应当组织从业人员每年进行健康检查，从业人员在取得有效健康合格证明后方可上岗。

患有痢疾、伤寒、甲型病毒性肝炎、戊型病毒性肝炎等消化道传染病的人员，以及患有活动性肺结核、化脓性或者渗出性皮肤病等疾病的人员，治愈前不得从事直接为顾客服务的工作。

第十一条　公共场所经营者应当保持公共场所空气流通，室内空气质量应当符合国家卫生标准和要求。

公共场所采用集中空调通风系统的，应当符合公共场所集中空调通风系统相关卫生规范和规定的要求。

第十二条　公共场所经营者提供给顾客使用的生活饮用水应当符合国家生活饮用水卫生标准要求。游泳场（馆）和公共浴室水质应当符合国家卫生标准和要求。

第十三条　公共场所的采光照明、噪声应当符合国家卫生标准和要求。

公共场所应当尽量采用自然光。自然采光不足的，公共场所经营者应当配置与其经营场所规模相适应的照明设施。

公共场所经营者应当采取措施降低噪声。

第十四条　公共场所经营者提供给顾客使用的用品用具应当保证卫生安全，可以反复使用的用品用具应当一客一换，按照有关卫生标准和要求清洗、消毒、保洁。禁止重复使用一次性用品用具。

第十五条 公共场所经营者应当根据经营规模、项目设置清洗、消毒、保洁、盥洗等设施设备和公共卫生间。

公共场所经营者应当建立卫生设施设备维护制度，定期检查卫生设施设备，确保其正常运行，不得擅自拆除、改造或者挪作他用。公共场所设置的卫生间，应当有单独通风排气设施，保持清洁无异味。

第十六条 公共场所经营者应当配备安全、有效的预防控制蚊、蝇、蟑螂、鼠和其他病媒生物的设施设备及废弃物存放专用设施设备，并保证相关设施设备的正常使用，及时清运废弃物。

第十七条 公共场所的选址、设计、装修应当符合国家相关标准和规范的要求。

公共场所室内装饰装修期间不得营业。进行局部装饰装修的，经营者应当采取有效措施，保证营业的非装饰装修区域室内空气质量合格。

第十八条 室内公共场所禁止吸烟。公共场所经营者应当设置醒目的禁止吸烟警语和标志。

室外公共场所设置的吸烟区不得位于行人必经的通道上。

公共场所不得设置自动售烟机。

公共场所经营者应当开展吸烟危害健康的宣传，并配备专（兼）职人员对吸烟者进行劝阻。

第十九条 公共场所经营者应当按照卫生标准、规范的要求对公共场所的空气、微小气候、水质、采光、照明、噪声、顾客用品用具等进行卫生检测，检测每年不得少于一次；检测结果不符合卫生标准、规范要求的应当及时整改。

公共场所经营者不具备检测能力的，可以委托检测。

公共场所经营者应当在醒目位置如实公示检测结果，并对其卫生检测的真实性负责，依法依规承担相应后果。

第二十条 公共场所经营者应当制定公共场所危害健康事故应急预案或者方案，定期检查公共场所各项卫生制度、措施的落实情况，及时消除危害公众健康的隐患。

第二十一条 公共场所发生危害健康事故的，经营者应当立即处置，防止危害扩大，并及时向县级人民政府卫生行政部门报告。

任何单位或者个人对危害健康事故不得隐瞒、缓报、谎报或者授意他人隐瞒、缓报、谎报。

第三章　卫生监督

第二十二条 国家对公共场所实行卫生许可证管理。

公共场所经营者应当按照规定向县级以上地方人民政府卫生行政部门申请卫生许可证。未取得卫生许可证的，不得营业。

公共场所卫生监督的具体范围由省、自治区、直辖市人民政府卫生行政部门公布。

第二十三条 公共场所经营者申请卫生许可证的，应当提交下列资料：

（一）卫生许可证申请表；

（二）法定代表人或者负责人身份证明；

（三）公共场所地址方位示意图、平面图和卫生设施平面布局图；

（四）公共场所卫生检测或者评价报告；

（五）公共场所卫生管理制度；

（六）省、自治区、直辖市卫生行政部门要求提供的其他材料。

使用集中空调通风系统的，还应当提供集中空调通风系统卫生检测或者评价报告。

第二十四条 县级以上地方人民政府卫生行政部门应当自受理公共场所卫生许可申请之日起20日内，对申报资料进行审查，对现场进行审核，符合规定条件的，作出准予公共场所卫生许可的决定；对不符合规定条件的，作出不予行政许可的决定并书面说明理由。

第二十五条 公共场所卫生许可证应当载明编号、单位名称、法定代表人或者负责人、经营项目、经营场所地址、发证机关、发证时间、有效期限。

公共场所卫生许可证有效期限为四年。

公共场所卫生许可证应当在经营场所醒目位置公示。

第二十六条 公共场所进行新建、改建、扩建的，应当符合有关卫生标准和要求，经营者应当按照有关规定办理预防性卫生审查手续。

预防性卫生审查程序和具体要求由省、自治区、直辖市人民政府卫生行政部门制定。

第二十七条 公共场所经营者变更单位名称、法定代表人或者负责人的，应当向原发证卫生行政部门办理变更手续。

公共场所经营者变更经营项目、经营场所地址的，应当向县级以上地方人民政府卫生行政部门重新申请卫生许可证。

公共场所经营者需要延续卫生许可证的，应当在卫生许可证有效期届满30日前，向原发证卫生行政部门提出申请。

第二十八条 县级以上人民政府卫生行政部门应当组织对公共场所的健康危害因素进行监测、分析，为制定法律法规、卫生标准和实施监督管理提供科学依据。

县级以上疾病预防控制机构应当承担卫生行政部门下达的公共场所健康危害因素监测任务。

第二十九条 县级以上地方人民政府卫生行政部门应当对公共场所卫生监督实施量化分级管理，促进公共场所自身卫生管理，增强卫生监督信息透明度。

第三十条 县级以上地方人民政府卫生行政部门应当根据卫生监督量化评价的结果确定公共场所的卫生信誉度等级和日常监督频次。

公共场所卫生信誉度等级应当在公共场所醒目位置公示。

第三十一条 县级以上地方人民政府卫生行政部门对公共场所进行监督检查，应当依据有关卫生标准和要求，采取现场卫生监测、采样、查阅和复制文件、询问等方法，有关单位和个人不得拒绝或者隐瞒。

第三十二条 县级以上人民政府卫生行政部门应当加强公共场所卫生监督抽检，并将抽检结果向社会公布。

第三十三条 县级以上地方人民政府卫生行政部门对发生危害健康事故的公共场所，可以依法采取封闭场所、封存相关物品等临时控制措施。

经检验，属于被污染的场所、物品，应当进行消毒或者销毁；对未被污染的场所、物品或者经消毒后可以使用的物品，应当解除控制措施。

第三十四条 开展公共场所卫生检验、检测、评价等业务的技术服务机构，应当具有相应专业技术能力，按照有关卫生标准、规范的要求开展工作，不得出具虚假检验、检测、评价等报告。

第四章 法律责任

第三十五条 对未依法取得公共场所卫生许可证擅自营业的，由县级以上地方人民政府卫生行政部门责令限期改正，给予警告，并处以五百元以上五千元以下罚款；有下列情形之一的，处以五千元以上三万元以下罚款：

（一）擅自营业曾受过卫生行政部门处罚的；

（二）擅自营业时间在三个月以上的；

（三）以涂改、转让、倒卖、伪造的卫生许可证擅自营业的。

对涂改、转让、倒卖有效卫生许可证的，由原发证的卫生行政部门予以注销。

第三十六条 公共场所经营者有下列情形之一的，由县级以上地方人民政府卫生行政部门责令限期改正，给予警告，并可处以二千元以下罚款；逾期不改正，造成公共场所卫生质量不符合卫生标准和要求的，处以二千元以上二万元以下罚款；情节严重的，可以依法责令停业整顿，直至吊销卫生许可证：

（一）未按照规定对公共场所的空气、微小气候、水质、采光、照明、噪声、顾客用品用具等进行卫生检测的；

（二）未按照规定对顾客用品用具进行清洗、消毒、保洁，或者重复使用一次性用品用具的。

第三十七条 公共场所经营者有下列情形之一的，由县级以上地方人民政府卫生行政部门责令限期改正；逾期不改的，给予警告，并处以一千元以上一万元以下罚款；对拒绝监督的，处以一万元以上三万元以下罚款；情节严重的，可以依法责令停业整顿，直至吊销卫生许可证：

（一）未按照规定建立卫生管理制度、设立卫生管理部门或者配备专（兼）职卫生管理人员，或者未建立卫生管理档案的；

（二）未按照规定组织从业人员进行相关卫生法律知识和公共场所卫生知识培训，或者安排未经相关卫生法律知识和公共场所卫生知识培训考核的从业人员上岗的；

（三）未按照规定设置与其经营规模、项目相适应的清洗、消毒、保洁、盥洗等设施设备和公共卫生间，或者擅自停止使用、拆除上述设施设备，或者挪作他用的；

（四）未按照规定配备预防控制鼠、蚊、蝇、蟑螂和其他病媒生物的设施设备以及废弃物存放专用设施设备，或者擅自停止使用、拆除预防控制鼠、蚊、蝇、蟑螂和其他病媒生物的设施设备以及废弃物存放专用设施设备的；

（五）未按照规定索取公共卫生用品检验合格证明和其他相关资料的；

（六）未按照规定对公共场所新建、改建、扩建项目办理预防性卫生审查手续的；

（七）公共场所集中空调通风系统未经卫生检测或者评价不合格而投入使用的；

（八）未按照规定公示公共场所卫生许可证、卫生检测结果和卫生信誉度等级的。

第三十八条 公共场所经营者安排未获得有效健康合格证明的从业人员从事直接为顾客服务工作的，由县级以上地方人民政府卫生行政部门责令限期改正，给予警告，并处以五百元以上五千元以下罚款；逾期不改正的，处以五千元以上一万五千元以下罚款。

第三十九条 公共场所经营者对发生的危害健康事故未立即采取处置措施，导致危害扩大，或者隐瞒、缓报、谎报的，由县级以上地方人民政府卫生行政部门处以五千元以上三万元以下罚款；情节严重的，可以依法责令停业整顿，直至吊销卫生许可证。构成犯罪的，依法追究刑事责任。

第四十条 公共场所经营者违反其他卫生法律、行政法规规定，应当给予行政处罚的，按照有关卫生法律、行政法规规定进行处罚。

第四十一条 县级以上人民政府卫生行政部门及其工作人员玩忽职守、滥用职权、收取贿赂的，由有关部门对单位负责人、直接负责的主管人员和其他责任人员依法给予行政处分。构成犯罪的，依法追究刑事责任。

第五章 附 则

第四十二条 本细则下列用语的含义：

集中空调通风系统，指为使房间或者封闭空间空气温度、湿度、洁净度和气流速度等参数达到设定的要求，而对空气进行集中处理、输送、分配的所有设备、管道及附件、仪器仪表的总和。

公共场所危害健康事故，指公共场所内发生的传染病疫情或者因空气质量、水质不符合卫生标准、用品用具或者设施受到污染导致的危害公众健康事故。

第四十三条 本细则自 2011 年 5 月 1 日起实施。卫生部 1991 年 3 月 11 日发布的《公共场所卫生管理条例实施细则》同时废止。

附录4

现行有效标准文本

（截至2017年12月31日）

ICS 13.060
C 51

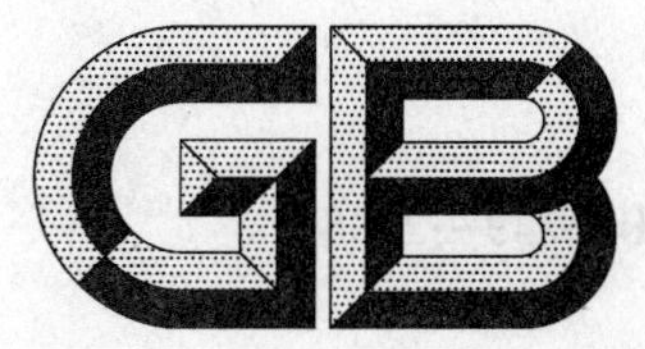

中华人民共和国国家标准

GB 5749—2006
代替 GB 5749—1985

生活饮用水卫生标准

Standards for drinking water quality

2006-12-29 发布　　　　2007-07-01 实施

中华人民共和国卫生部
中国国家标准化管理委员会　发布

前　言

本标准的全部技术内容为强制性。

本标准自实施之日起代替 GB 5749—1985《生活饮用水卫生标准》。

本标准与 GB 5749—1985 相比主要变化如下：

——水质指标由 GB 5749—1985 的 35 项增加至 106 项，增加了 71 项；修订了 8 项；其中：

a) 微生物指标由 2 项增至 6 项，增加了大肠埃希氏菌、耐热大肠菌群、贾第鞭毛虫和隐孢子虫；修订了总大肠菌群；

b) 饮用水消毒剂由 1 项增至 4 项，增加了一氯胺、臭氧、二氧化氯；

c) 毒理指标中无机化合物由 10 项增至 21 项，增加了溴酸盐、亚氯酸盐、氯酸盐、锑、钡、铍、硼、钼、镍、铊、氯化氰；并修订了砷、镉、铅、硝酸盐；

毒理指标中有机化合物由 5 项增至 53 项，增加了甲醛、三卤甲烷、二氯甲烷、1,2-二氯乙烷、1,1,1-三氯乙烷、三溴甲烷、一氯二溴甲烷、二氯一溴甲烷、环氧氯丙烷、氯乙烯、1,1-二氯乙烯、1,2-二氯乙烯、三氯乙烯、四氯乙烯、六氯丁二烯、二氯乙酸、三氯乙酸、三氯乙醛、苯、甲苯、二甲苯、乙苯、苯乙烯、2,4,6-三氯酚、氯苯、1,2-二氯苯、1,4-二氯苯、三氯苯、邻苯二甲酸二(2-乙基己基)酯、丙烯酰胺、微囊藻毒素-LR、灭草松、百菌清、溴氰菊酯、乐果、2,4-滴、七氯、六氯苯、林丹、马拉硫磷、对硫磷、甲基对硫磷、五氯酚、莠去津、呋喃丹、毒死蜱、敌敌畏、草甘膦；修订了四氯化碳；

d) 感官性状和一般化学指标由 15 项增至 20 项，增加了耗氧量、氨氮、硫化物、钠、铝；修订了浑浊度；

e) 放射性指标中修订了总 α 放射性。

——删除了水源选择和水源卫生防护两部分内容。

——简化了供水部门的水质检测规定，部分内容列入《生活饮用水集中式供水单位卫生规范》。

——增加了附录 A。

——增加了参考文献。

本标准的附录 A 为资料性附录。

本标准“表 3 水质非常规指标及限值”所规定指标的实施项目和日期由省级人民政府根据当地实际情况确定，并报国家标准化管理委员会、建设部和卫生部备案，从 2008 年起三个部门对各省非常规指标实施情况进行通报，全部指标最迟于 2012 年 7 月 1 日实施。

本标准由中华人民共和国卫生部、建设部、水利部、国土资源部、国家环境保护总局等提出。

本标准由中华人民共和国卫生部归口。

本标准负责起草单位：中国疾病预防控制中心环境与健康相关产品安全所。

本标准参加起草单位：广东省卫生监督所、浙江省卫生监督所、江苏省疾病预防控制中心、北京市疾病预防控制中心、上海市疾病预防控制中心、中国城镇供水排水协会、中国水利水电科学研究院、国家环境保护总局环境标准研究所。

本标准主要起草人：金银龙、鄂学礼、陈昌杰、陈西平、张岚、陈亚妍、蔡祖根、甘日华、申屠杭、郭常义、魏建荣、宁瑞珠、刘文朝、胡林林。

本标准参加起草人：蔡诗文、林少彬、刘凡、姚孝元、陆坤明、陈国光、周怀东、李延平。

本标准于 1985 年 8 月首次发布，本次为第一次修订。

生活饮用水卫生标准

1 范围

本标准规定了生活饮用水水质卫生要求、生活饮用水水源水质卫生要求、集中式供水单位卫生要求、二次供水卫生要求、涉及生活饮用水卫生安全产品卫生要求、水质监测和水质检验方法。

本标准适用于城乡各类集中式供水的生活饮用水，也适用于分散式供水的生活饮用水。

2 规范性引用文件

下列文件中的条款通过本标准的引用而成为本标准的条款。凡是标注日期的引用文件，其随后所有的修改单(不包括勘误内容)或修订版均不适用于本标准，然而，鼓励根据本标准达成协议的各方研究是否可使用这些文件的最新版本。凡是不注日期的引用文件，其最新版本适用于本标准。

GB 3838 地表水环境质量标准

GB/T 5750(所有部分) 生活饮用水标准检验方法

GB/T 14848 地下水质量标准

GB 17051 二次供水设施卫生规范

GB/T 17218 饮用水化学处理剂卫生安全性评价

GB/T 17219 生活饮用水输配水设备及防护材料的安全性评价标准

CJ/T 206 城市供水水质标准

SL 308 村镇供水单位资质标准

生活饮用水集中式供水单位卫生规范 卫生部

3 术语和定义

下列术语和定义适用于本标准。

3.1

生活饮用水 drinking water

供人生活的饮水和生活用水。

3.2

供水方式 type of water supply

3.2.1

集中式供水 central water supply

自水源集中取水，通过输配水管网送到用户或者公共取水点的供水方式，包括自建设施供水。为用户提供日常饮用水的供水站和为公共场所、居民社区提供的分质供水也属于集中式供水。

3.2.2

二次供水 secondary water supply

集中式供水在入户之前经再度储存、加压和消毒或深度处理，通过管道或容器输送给用户的供水方式。

3.2.3

小型集中式供水 small central water supply

农村日供水在1 000 m^3 以下(或供水人口在1万人以下)的集中式供水。

3.2.4

分散式供水　non-central water supply

分散居户直接从水源取水，无任何设施或仅有简易设施的供水方式。

3.3

常规指标　regular indices

能反映生活饮用水水质基本状况的水质指标。

3.4

非常规指标　non-regular indices

根据地区、时间或特殊情况需要实施的生活饮用水水质指标。

4　生活饮用水水质卫生要求

4.1　生活饮用水水质应符合下列基本要求，保证用户饮用安全。

4.1.1　生活饮用水中不得含有病原微生物。

4.1.2　生活饮用水中化学物质不得危害人体健康。

4.1.3　生活饮用水中放射性物质不得危害人体健康。

4.1.4　生活饮用水的感官性状良好。

4.1.5　生活饮用水应经消毒处理。

4.1.6　生活饮用水水质应符合表 1 和表 3 卫生要求。集中式供水出厂水中消毒剂限值、出厂水和管网末梢水中消毒剂余量均应符合表 2 要求。

4.1.7　小型集中式供水和分散式供水因条件限制，水质部分指标可暂按照表 4 执行，其余指标仍按表 1、表 2 和表 3 执行。

4.1.8　当发生影响水质的突发性公共事件时，经市级以上人民政府批准，感官性状和一般化学指标可适当放宽。

4.1.9　当饮用水中含有附录 A 表 A.1 所列指标时，可参考此表限值评价。

表 1　水质常规指标及限值

指　　标	限　值
1. 微生物指标[a]	
总大肠菌群/(MPN/100 mL 或 CFU/100 mL)	不得检出
耐热大肠菌群/(MPN/100 mL 或 CFU/100 mL)	不得检出
大肠埃希氏菌/(MPN/100 mL 或 CFU/100 mL)	不得检出
菌落总数/(CFU/mL)	100
2. 毒理指标	
砷/(mg/L)	0.01
镉/(mg/L)	0.005
铬(六价)/(mg/L)	0.05
铅/(mg/L)	0.01
汞/(mg/L)	0.001
硒/(mg/L)	0.01
氰化物/(mg/L)	0.05
氟化物/(mg/L)	1.0

表 1(续)

指　　标	限　　值
硝酸盐(以 N 计)/(mg/L)	10 地下水源限制时为 20
三氯甲烷/(mg/L)	0.06
四氯化碳/(mg/L)	0.002
溴酸盐(使用臭氧时)/(mg/L)	0.01
甲醛(使用臭氧时)/(mg/L)	0.9
亚氯酸盐(使用二氧化氯消毒时)/(mg/L)	0.7
氯酸盐(使用复合二氧化氯消毒时)/(mg/L)	0.7
3. 感官性状和一般化学指标	
色度(铂钴色度单位)	15
浑浊度(散射浑浊度单位)/NTU	1 水源与净水技术条件限制时为 3
臭和味	无异臭、异味
肉眼可见物	无
pH	不小于 6.5 且不大于 8.5
铝/(mg/L)	0.2
铁/(mg/L)	0.3
锰/(mg/L)	0.1
铜/(mg/L)	1.0
锌/(mg/L)	1.0
氯化物/(mg/L)	250
硫酸盐/(mg/L)	250
溶解性总固体/(mg/L)	1 000
总硬度(以 $CaCO_3$ 计)/(mg/L)	450
耗氧量(COD_{Mn}法,以 O_2 计)/(mg/L)	3 水源限制,原水耗氧量>6 mg/L 时为 5
挥发酚类(以苯酚计)/(mg/L)	0.002
阴离子合成洗涤剂/(mg/L)	0.3
4. 放射性指标[b]	指导值
总 α 放射性/(Bq/L)	0.5
总 β 放射性/(Bq/L)	1

[a] MPN 表示最可能数;CFU 表示菌落形成单位。当水样检出总大肠菌群时,应进一步检验大肠埃希氏菌或耐热大肠菌群;水样未检出总大肠菌群,不必检验大肠埃希氏菌或耐热大肠菌群。

[b] 放射性指标超过指导值,应进行核素分析和评价,判定能否饮用。

表 2 饮用水中消毒剂常规指标及要求

消毒剂名称	与水接触时间	出厂水中限值/(mg/L)	出厂水中余量/(mg/L)	管网末梢水中余量/(mg/L)
氯气及游离氯制剂(游离氯)	≥30 min	4	≥0.3	≥0.05
一氯胺(总氯)	≥120 min	3	≥0.5	≥0.05
臭氧(O_3)	≥12 min	0.3	—	0.02 如加氯,总氯≥0.05
二氧化氯(ClO_2)	≥30 min	0.8	≥0.1	≥0.02

表 3 水质非常规指标及限值

指　　标	限　值
1. 微生物指标	
贾第鞭毛虫/(个/10 L)	<1
隐孢子虫/(个/10 L)	<1
2. 毒理指标	
锑/(mg/L)	0.005
钡/(mg/L)	0.7
铍/(mg/L)	0.002
硼/(mg/L)	0.5
钼/(mg/L)	0.07
镍/(mg/L)	0.02
银/(mg/L)	0.05
铊/(mg/L)	0.000 1
氯化氰 (以 CN^- 计)/(mg/L)	0.07
一氯二溴甲烷/(mg/L)	0.1
二氯一溴甲烷/(mg/L)	0.06
二氯乙酸/(mg/L)	0.05
1,2-二氯乙烷/(mg/L)	0.03
二氯甲烷/(mg/L)	0.02
三卤甲烷(三氯甲烷、一氯二溴甲烷、二氯一溴甲烷、三溴甲烷的总和)	该类化合物中各种化合物的实测浓度与其各自限值的比值之和不超过1
1,1,1-三氯乙烷/(mg/L)	2
三氯乙酸/(mg/L)	0.1
三氯乙醛/(mg/L)	0.01
2,4,6-三氯酚/(mg/L)	0.2
三溴甲烷/(mg/L)	0.1
七氯/(mg/L)	0.000 4
马拉硫磷/(mg/L)	0.25

表 3(续)

指　　标	限　值
五氯酚/(mg/L)	0.009
六六六(总量)/(mg/L)	0.005
六氯苯/(mg/L)	0.001
乐果/(mg/L)	0.08
对硫磷/(mg/L)	0.003
灭草松/(mg/L)	0.3
甲基对硫磷/(mg/L)	0.02
百菌清/(mg/L)	0.01
呋喃丹/(mg/L)	0.007
林丹/(mg/L)	0.002
毒死蜱/(mg/L)	0.03
草甘膦/(mg/L)	0.7
敌敌畏/(mg/L)	0.001
莠去津/(mg/L)	0.002
溴氰菊酯/(mg/L)	0.02
2,4-滴/(mg/L)	0.03
滴滴涕/(mg/L)	0.001
乙苯/(mg/L)	0.3
二甲苯(总量)/(mg/L)	0.5
1,1-二氯乙烯/(mg/L)	0.03
1,2-二氯乙烯/(mg/L)	0.05
1,2-二氯苯/(mg/L)	1
1,4-二氯苯/(mg/L)	0.3
三氯乙烯/(mg/L)	0.07
三氯苯(总量)/(mg/L)	0.02
六氯丁二烯/(mg/L)	0.000 6
丙烯酰胺/(mg/L)	0.000 5
四氯乙烯/(mg/L)	0.04
甲苯/(mg/L)	0.7
邻苯二甲酸二(2-乙基己基)酯/(mg/L)	0.008
环氧氯丙烷/(mg/L)	0.000 4
苯/(mg/L)	0.01
苯乙烯/(mg/L)	0.02
苯并(a)芘/(mg/L)	0.000 01
氯乙烯/(mg/L)	0.005

表 3(续)

指　　标	限　值
氯苯/(mg/L)	0.3
微囊藻毒素-LR/(mg/L)	0.001
3. 感官性状和一般化学指标	
氨氮(以 N 计)/(mg/L)	0.5
硫化物/(mg/L)	0.02
钠/(mg/L)	200

表 4　小型集中式供水和分散式供水部分水质指标及限值

指　　标	限　值
1. 微生物指标	
菌落总数/(CFU/mL)	500
2、毒理指标	
砷/(mg/L)	0.05
氟化物/(mg/L)	1.2
硝酸盐(以 N 计)/(mg/L)	20
3. 感官性状和一般化学指标	
色度(铂钴色度单位)	20
浑浊度(散射浑浊度单位)/NTU	3 水源与净水技术条件限制时为 5
pH	不小于 6.5 且不大于 9.5
溶解性总固体/(mg/L)	1 500
总硬度(以 $CaCO_3$ 计)/(mg/L)	550
耗氧量(COD_{Mn}法,以 O_2 计)/(mg/L)	5
铁/(mg/L)	0.5
锰/(mg/L)	0.3
氯化物/(mg/L)	300
硫酸盐/(mg/L)	300

5　生活饮用水水源水质卫生要求

5.1　采用地表水为生活饮用水水源时应符合 GB 3838 要求。

5.2　采用地下水为生活饮用水水源时应符合 GB/T 14848 要求。

6　集中式供水单位卫生要求

集中式供水单位的卫生要求应按照卫生部《生活饮用水集中式供水单位卫生规范》执行。

7　二次供水卫生要求

二次供水的设施和处理要求应按照 GB 17051 执行。

8 涉及生活饮用水卫生安全产品卫生要求

8.1 处理生活饮用水采用的絮凝、助凝、消毒、氧化、吸附、pH 调节、防锈、阻垢等化学处理剂不应污染生活饮用水，应符合 GB/T 17218 要求。

8.2 生活饮用水的输配水设备、防护材料和水处理材料不应污染生活饮用水，应符合 GB/T 17219 要求。

9 水质监测

9.1 供水单位的水质检测

9.1.1 供水单位的水质非常规指标选择由当地县级以上供水行政主管部门和卫生行政部门协商确定。

9.1.2 城市集中式供水单位水质检测的采样点选择、检验项目和频率、合格率计算按照 CJ/T 206 执行。

9.1.3 村镇集中式供水单位水质检测的采样点选择、检验项目和频率、合格率计算按照 SL 308 执行。

9.1.4 供水单位水质检测结果应定期报送当地卫生行政部门，报送水质检测结果的内容和办法由当地供水行政主管部门和卫生行政部门商定。

9.1.5 当饮用水水质发生异常时应及时报告当地供水行政主管部门和卫生行政部门。

9.2 卫生监督的水质监测

9.2.1 各级卫生行政部门应根据实际需要定期对各类供水单位的供水水质进行卫生监督、监测。

9.2.2 当发生影响水质的突发性公共事件时，由县级以上卫生行政部门根据需要确定饮用水监督、监测方案。

9.2.3 卫生监督的水质监测范围、项目、频率由当地市级以上卫生行政部门确定。

10 水质检验方法

生活饮用水水质检验应按照 GB/T 5750(所有部分)执行。

附　录　A
（资料性附录）
生活饮用水水质参考指标及限值

表 A.1　生活饮用水水质参考指标及限值

指　　标	限　　值
肠球菌/(CFU/100 mL)	0
产气荚膜梭状芽孢杆菌/(CFU/100 mL)	0
二(2-乙基己基)己二酸酯/(mg/L)	0.4
二溴乙烯/(mg/L)	0.000 05
二噁英(2,3,7,8-TCDD)/(mg/L)	0.000 000 03
土臭素(二甲基萘烷醇)/(mg/L)	0.000 01
五氯丙烷/(mg/L)	0.03
双酚 A/(mg/L)	0.01
丙烯腈/(mg/L)	0.1
丙烯酸/(mg/L)	0.5
丙烯醛/(mg/L)	0.1
四乙基铅/(mg/L)	0.000 1
戊二醛/(mg/L)	0.07
甲基异莰醇-2/(mg/L)	0.000 01
石油类(总量)/(mg/L)	0.3
石棉(>10 μm)/(万个/L)	700
亚硝酸盐/(mg/L)	1
多环芳烃(总量)/(mg/L)	0.002
多氯联苯(总量)/(mg/L)	0.000 5
邻苯二甲酸二乙酯/(mg/L)	0.3
邻苯二甲酸二丁酯/(mg/L)	0.003
环烷酸/(mg/L)	1.0
苯甲醚/(mg/L)	0.05
总有机碳(TOC)/(mg/L)	5
β-萘酚/(mg/L)	0.4
丁基黄原酸/(mg/L)	0.001
氯化乙基汞/(mg/L)	0.000 1
硝基苯/(mg/L)	0.017

参 考 文 献

[1] World Health Organization. Guidelines for Drinking-water Quality，third edition. Vol. 1，2004，Geneva.

[2] EU's Drinking Water Standards. Council Directive 98/83/EC on the quality of water intended for human consumption. Adopted by the Council，on 3 November 1998.

[3] US EPA. Drinking Water Standards and Health Advisories，Winter 2004.

[4] 俄罗斯国家饮用水卫生标准，2002 年 1 月实施.

[5] 日本饮用水水质基准(水道法に基づく水质基准に关するゐ省令)，2004 年 4 月起实施.

ICS 13.060
C 51

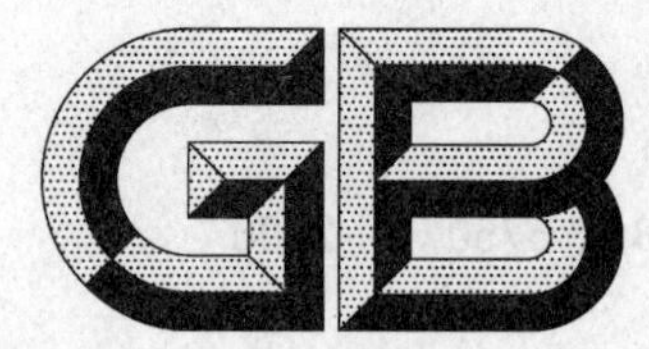

中华人民共和国国家标准

GB/T 5750.1—2006
部分代替 GB/T 5750—1985

生活饮用水标准检验方法 总则

Standard examination methods for drinking water—General principles

2006-12-29 发布

2007-07-01 实施

中华人民共和国卫生部
中国国家标准化管理委员会 发布

前　言

GB/T 5750《生活饮用水标准检验方法》分为以下几部分：

——总则；

——水样的采集和保存；

——水质分析质量控制；

——感官性状和物理指标；

——无机非金属指标；

——金属指标；

——有机物综合指标；

——有机物指标；

——农药指标；

——消毒副产物指标；

——消毒剂指标；

——微生物指标；

——放射性指标。

本部分代替 GB 5750—1985 第一篇总则中的一般规则。

本标准与 GB 5750—1985 相比主要变化如下：

——依据 GB/T 1.1—2000《标准化工作导则　第1部分：标准的结构和编写规则》与 GB/T 20001.4—2001《标准编写规则　第4部分：化学分析方法》调整了结构；

——依据国家标准的要求修改了量和计量单位；

——当量浓度改成摩尔浓度(氧化还原部分仍保留当量浓度)；

——质量浓度表示符号由 C 改成 ρ，含量表示符号由 M 改成 m；

——增加了实验纯水、检测仪器、设备的计量检定与维护、实验室安全的内容。

本标准由中华人民共和国卫生部提出并归口。

本标准负责起草单位：中国疾病预防控制中心环境与健康相关产品安全所。

本标准参加起草单位：江苏省疾病预防控制中心、唐山市疾病预防控制中心、重庆市疾病预防控制中心、北京市疾病预防控制中心、广东省疾病预防控制中心、辽宁省疾病预防控制中心、广州市疾病预防控制中心、武汉市疾病预防控制中心。

本标准主要起草人：金银龙、鄂学礼、陈亚妍、张岚、陈昌杰、陈守建、邢大荣、陈西平、王正虹、魏建荣、杨业、张宏陶、艾有年、庄丽、姜树秋、卢玉棋、周明乐、周淑玉。

本标准于1985年8月首次发布，本次为第一次修订。

生活饮用水标准检验方法　总则

1　范围

本标准规定了生活饮用水水质检验的基本原则和要求。

本标准适用于生活饮用水水质检验，也适用于水源水和经过处理、储存和输送的饮用水的水质检验。

2　规范性引用文件

下列文件中的条款通过本标准的引用而成为本标准的条款。凡是注日期的引用文件，其随后所有的修改单(不包括勘误的内容)或修订版均不适用于本标准，然而，鼓励根据本标准达成协议的各方研究是否可使用这些文件的最新版本。凡是不注日期的引用文件，其最新版本适用于本标准。

GB 5749　生活饮用水卫生标准

GB/T 6682　分析实验室用水规格和试验方法(GB/T 6682—1992,neq ISO 3696:1987)

GB 15603　常用化学危险品贮存通则

GB 19489　实验室　生物安全通用要求

JJG 196　常用玻璃量器计量检定规程

3　术语和定义

下列术语和定义适用于本标准。

3.1

恒重　constant weight

除溶解性总固体外，系指连续两次干燥后的质量差异在 0.2 mg 以下。

3.2

量取　measure

用量筒取水样或试液。

3.3

吸取　pipet

用无分度吸管或分度吸管(又称吸量管)吸取。

3.4

定容　constant volume

容量瓶中用纯水或其他溶剂稀释至刻度的操作。

3.5

参比溶液　reference solution

本标准方法所列项目，除另有规定外，均以溶剂空白(纯水或有机溶剂)作参比。

4　检验方法的选择

4.1　同一个项目如果有两个或两个以上的检验方法时，可根据设备及技术条件，选择使用，但以第一法为仲裁法。

4.2　最低检测质量(minimum detectable mass)：方法能够准确测定的最低质量。

4.3　最低检测质量浓度(minimum detectable mass concentration)：最低检测质量所对应的浓度。

4.4 精密度和准确度是定性概念，不宜定量表示，需要用量值表示的均用“不确定度”。目前，国内正在推广采用不确定度的过渡阶段。本标准为与以往资料相衔接，仍沿用精密度和准确度，具体的参数采用标准偏差、相对标准偏差和回收率等。

5 试剂及浓度表示

5.1 试剂规格：本标准所用试剂，凡未指明规格者，均为分析纯（AR）级。当需用其他规格时将另作说明，但指示剂和生物染料不分规格。

5.2 校准用标准尽可能使用有证书的标准溶液和使用有证标准参考物按标准方法配制。

5.3 试剂溶液未指明用何种溶剂配制时，均指用纯水配制。

5.4 本标准中所用盐酸、硫酸、氨水等均为浓试剂，以 HCl（$\rho_{20}=1.19$ g/mL）、H_2SO_4（$\rho_{20}=1.84$ g/mL）等的密度表示。对于配制后试剂的浓度以摩尔每升（mol/L）表示。

5.5 所用试剂的配制方法均在各项目中阐明，表 1 为几种常用酸、碱的浓度和配制稀溶液的配方。

表 1 几种常用酸、碱的浓度及稀释配方

名　称	盐酸	硫酸	硝酸	冰乙酸	氨水
密度（20℃）/（g/mL）	1.19	1.84	1.42	1.05	0.88
物质的质量分数/（%）	36.8～38	95～98	65～68	99	25～28
物质的浓度/（mol/L）	12	18	16	17	15
配制每升下列溶液所需浓酸或浓碱的体积[a]/mL					
6 mol/L 溶液	500	334	375	353	400
1 mol/L 溶液	83	56	63	59	67

a　各种溶液的基本单元分别为：$c(HCl)$，$c(H_2SO_4)$，$c(HNO_3)$，$c(CH_3COOH)$，$c(NH_3\cdot H_2O)$。

5.6 物质 B 的浓度，又称物质 B 的物质的量浓度，是物质 B 的物质的量除以混合物的体积，常用单位：mol/L。

$$c(B)=\frac{n_B}{V} \quad \cdots\cdots(1)$$

5.7 物质 B 的质量浓度是，物质 B 的质量除以混合物的体积，常用单位：g/L，mg/L，μg/mL。

$$\rho(B)=\frac{m_B}{V} \quad \cdots\cdots(2)$$

5.8 物质 B 的质量分数是，物质 B 的质量与混合物的质量之比，量纲一的量，可用%表示浓度值。

$$w(B)=\frac{m_B}{m} \quad \cdots\cdots(3)$$

5.9 物质 B 的体积分数是，物质 B 的体积除以混合物的体积，量纲一的量，常以%表示浓度值。

$$\varphi(B)=\frac{V_B}{V} \quad \cdots\cdots(4)$$

5.10 体积比浓度是两种液体分别以 V_1 与 V_2 体积相混。凡未注明溶剂名称时，均指纯水。两种以上特定液体与水相混合时，应注明水。例如：HCl(1+2)，$H_2SO_4+H_3PO_4+H_2O=(1.5+1.5+7)$。

6 实验纯水

6.1 检验中所使用的水均为纯水，可由蒸馏、重蒸馏、亚沸蒸馏和离子交换等方法制得，也可采用复合处理技术制取。用有特殊要求的纯水，则另做了具体说明。

6.2 实验室检验用水应符合 GB/T 6682 的要求，实验室用水分级见表 2。

表 2　分析实验室用水规格

项目名称		一级	二级	三级
pH 范围(25℃)		—	—	5.0～7.5
电导率(25℃)/(μS/cm)	≤	0.1	1	5
比电阻(25℃)/(MΩ·cm)	≥	10	1	0.2
可氧化物质[a](以 O_2 计)/(mg/L)	≤	—	0.08	0.4
吸光度(254 nm,1 cm 光程)	≤	0.001	0.01	—
溶解性总固体[(105±2)℃]/(mg/L)	≤	—	1.0	2.0
可溶性硅(以 SiO_2 计)/(mg/L)	<	0.01	0.02	—

a　量取 1 000 mL 二级水,注入烧杯中。加入 20%硫酸溶液 5.0 mL,混匀。或量取 200 mL 三级水,注入烧杯中。加入 20%硫酸溶液 1.0 mL,混匀。在上述已酸化的试液中,分别加入 0.01 mol/L 高锰酸钾标准溶液 1.00 mL,混匀。盖上表面皿,加热至沸并保持 5 min,溶液的粉红色不得完全消失。

6.3　超痕量分析时使用一级水。对高灵敏度微量分析使用二级水。三级水用于一般化学分析。

6.4　各级纯水均应使用密闭、专用的聚乙烯、聚丙烯、聚碳酸酯等类容器。三级水也可使用专用玻璃容器。新容器在使用前应进行处理,常用 20%盐酸溶液浸泡 2 d～3 d,再用待测水反复冲洗,并注满待测水浸泡 6 h 以上,沥空后再使用。

6.5　由于纯水贮存期间,可能会受到实验室空气中 CO_2、NH_3、微生物和其他物质以及来自容器壁污染物的污染,因此,一级水应在使用前新鲜制备;二级水、三级水贮存时间也不易过长。

6.6　各级用水在运输过程中应避免受到污染。

7　玻璃仪器与洗涤

7.1　玻璃仪器的检定与校正:容量瓶、滴定管、无分度吸管、刻度吸管等应按照 JJG 196 进行检定与校正。

7.2　配制标准色列时,需使用成套的比色管,各管内径与分度高低应该一致,必要时应对体积进行校正。

7.3　玻璃器皿须经彻底洗净后方能使用。玻璃仪器的洗涤可先用自来水浸泡和冲洗,再用洗涤液浸泡洗涤,然后用自来水冲洗干净,最后用纯水淋洗 3 次。洗净后的器皿内壁应能均匀地被水润湿,如果发现有小水珠或不沾水的地方,说明容器壁上有油垢,应重新洗涤。

7.4　洗涤液的配制和使用

7.4.1　洗涤液由重铬酸钾溶液与浓硫酸配制。称取 100 g 工业用经研细的重铬酸钾于烧杯中,加入约 100 mL 水,沿烧杯壁缓缓加入工业用浓硫酸,边加边用玻璃棒搅动(注意:放热反应,防止硫酸溅出),开始加入硫酸时有红色铬酸沉淀析出,加硫酸至沉淀刚好溶解为止。

7.4.2　洗涤液是一种很强的氧化剂,但作用比较慢,因此须使洗涤的器皿与洗涤液充分接触,浸泡数分钟至数小时。用铬酸洗涤液洗过的器皿,要用自来水充分清洗,一般要冲洗 7～10 次,最后用纯水淋洗 3 次。用洗涤液洗过的器皿要特别注意吸咐在器皿壁上尤其是磨沙部分沾污铬和其他杂质对试验的干扰。

7.4.3　洗涤液应储存于磨口瓶塞的玻璃瓶内,以免吸收水分,用后仍倒回瓶中。多次使用后洗涤液中铬酸被还原变为绿褐色,不再具氧化性,就不能再用。

7.5　肥皂液、碱液及合成洗涤剂可用于洗涤油脂和有机物。

7.6　氢氧化钾酒精溶液(100 g/L):称取 100 g 氢氧化钾,加 50 mL 水溶解,加工业酒精至 1 000 mL。适用于洗涤油垢、树脂等。

7.7 酸性草酸或酸性羟胺洗涤液：适用于洗涤氧化性物质。如洗涤沾污氧化锰的容器，羟胺作用较快。其配方是：称取 10 g 草酸或 1 g 盐酸羟胺，溶于 100 mL 盐酸溶液(1+4)中。

7.8 硝酸溶液：测定金属离子时需用不同浓度的硝酸溶液[常用(1+9)]浸泡，洗涤玻璃仪器。

7.9 洗涤玻璃仪器时应防止受到新的污染，如测铁所用的玻璃仪器不能用铁丝柄毛刷，可用塑料棒拴以泡沫塑料刷洗；测锌、铁用的玻璃仪器用酸洗后不能再用自来水冲洗，应直接用纯水淋洗；测氨和碘化物用的仪器洗净后应浸泡在纯水中。

8 检测仪器、设备的计量检定与维护

各项测定项目中使用的天平、分析仪器以及与检测数据直接有关的设备，应建立定期的检定和经常的自校与维护，并有详细的记录，以保证仪器和设备在分析工作中正常运行。

9 实验室安全

9.1 常用化学危险品(以下简称化学危险品)贮存的基本要求应按照 GB 15603 执行。

9.2 微生物实验室生物安全管理，实验室设施设备的配置，个人防护和实验室安全行为等应按照 GB 19489执行。

ICS 13.060
C 51

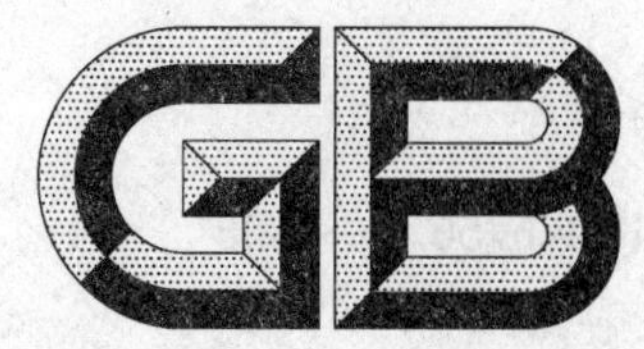

中华人民共和国国家标准

GB/T 5750.2—2006
部分代替 GB/T 5750—1985

生活饮用水标准检验方法
水样的采集与保存

Standard examination methods for drinking water—Collection and preservation of water samples

2006-12-29 发布　　　　2007-07-01 实施

中华人民共和国卫生部
中国国家标准化管理委员会　发布

前言

GB/T 5750《生活饮用水标准检验方法》分为以下几部分：

——总则；

——水样的采集和保存；

——水质分析质量控制；

——感官性状和物理指标；

——无机非金属指标；

——金属指标；

——有机物综合指标；

——有机物指标；

——农药指标；

——消毒副产物指标；

——消毒剂指标；

——微生物指标；

——放射性指标。

本标准代替 GB 5750—1985 第一篇总则中的水样的采集和保存。

本标准与 GB 5750—1985 相比主要变化如下：

——依据 GB/T 1.1—2000《标准化工作导则　第 1 部分：标准的结构和编写规则》与 GB/T 20001.4—2001《标准编写规则　第 4 部分：化学分析方法》调整了结构；

——依据国家标准的要求修改了量和计量单位；

——当量浓度改成摩尔浓度(氧化还原部分仍保留当量浓度)；

——质量浓度表示符号由 C 改成 ρ，含量表示符号由 M 改成 m；

——修改了采样类型；

——增加了采样的质量控制与质量评价。

本标准由中华人民共和国卫生部提出并归口。

本标准负责起草单位：中国疾病预防控制中心环境与健康相关产品安全所。

本标准参加起草单位：江苏省疾病预防控制中心、唐山市疾病预防控制中心、重庆市疾病预防控制中心、北京市疾病预防控制中心、广东省疾病预防控制中心、辽宁省疾病预防控制中心、广州市疾病预防控制中心、武汉市疾病预防控制中心。

本标准主要起草人：金银龙、鄂学礼、陈亚妍、张岚、陈昌杰、陈守建、邢大荣、陈西平、王正虹、魏建荣、杨业、张宏陶、艾有年、庄丽、姜树秋、卢玉棋、周明乐、周淑玉。

本标准于 1985 年 8 月首次发布，本次为第一次修订。

生活饮用水标准检验方法
水样的采集与保存

1 范围

本标准规定了生活饮用水及其水源水样的采集、样品保存和采样质量控制的基本原则、措施和要求。

本标准适用于生活饮用水及其水源水样的采集和样品保存。

2 规范性引用文件

下列文件中的条款通过本标准的引用而成为本规范的条款。凡是注日期的引用文件，其随后所有的修改单(不包括勘误的内容)或修订版均不适用于本标准，然而，鼓励根据本标准达成协议的各方研究是否可使用这些文件的最新版本。凡是不注明日期的引用文件，其最新版本适用于本标准。

GB 5749 生活饮用水卫生标准

GB/T 12998 水质 采样技术指导

GB/T 12999 水质采样 样品的保存和管理技术规定

GB 17051 二次供水设施卫生规范

3 采样计划

采样前应根据水质检验目的和任务制定采样计划，内容包括：采样目的、检验指标、采样时间、采样地点、采样方法、采样频率、采样数量、采样容器与清洗、采样体积、样品保存方法、样品标签、现场测定项目、采样质量控制、运输工具和条件等。

4 采样容器

4.1 应根据待测组分的特性选择合适的采样容器。

4.2 容器的材质应化学稳定性强，且不应与水样中组分发生反应，容器壁不应吸收或吸附待测组分。

4.3 采样容器应可适应环境温度的变化，抗震性能强。

4.4 采样容器的大小、形状和重量应适宜，能严密封口，并容易打开，且易清洗。

4.5 应尽量选用细口容器，容器的盖和塞的材料应与容器材料统一。在特殊情况下需用软木塞或橡胶塞时应用稳定的金属箔或聚乙烯薄膜包裹，最好有蜡封。有机物和某些微生物检测用的样品容器不能用橡胶塞，碱性的液体样品不能用玻璃塞。

4.6 对无机物、金属和放射性元素测定水样应使用有机材质的采样容器，如聚乙烯塑料容器等。

4.7 对有机物和微生物学指标测定水样应使用玻璃材质的采样容器。

4.8 特殊项目测定的水样可选用其他化学惰性材料材质的容器。如热敏物质应选用热吸收玻璃容器；温度高、压力大的样品或含痕量有机物的样品应选用不锈钢容器；生物(含藻类)样品应选用不透明的非活性玻璃容器，并存放阴暗处；光敏性物质应选用棕色或深色的容器。

5 采样容器的洗涤

5.1 测定一般理化指标采样容器的洗涤

将容器用水和洗涤剂清洗，除去灰尘、油垢后用自来水冲洗干净，然后用质量分数 10% 的硝酸(或盐酸)浸泡 8 h,取出沥干后用自来水冲洗 3 次,并用蒸馏水充分淋洗干净。

5.2 测定有机物指标采样容器的洗涤

用重铬酸钾洗液浸泡 24 h,然后用自来水冲洗干净,用蒸馏水淋洗后置烘箱内 180℃烘 4 h,冷却后再用纯化过的己烷、石油醚冲洗数次。

5.3 测定微生物学指标采样容器的洗涤和灭菌

5.3.1 容器洗涤:将容器用自来水和洗涤剂洗涤,并用自来水彻底冲洗后用质量分数为 10%的盐酸溶液浸泡过夜,然后依次用自来水,蒸馏水洗净。

5.3.2 容器灭菌:热力灭菌是最可靠且普遍应用的方法。热力灭菌分干热和高压蒸气灭菌两种。干热灭菌要求 160℃下维持 2 h;高压蒸气灭菌要求 121℃下维持 15 min,高压蒸汽灭菌后的容器如不立即使用,应于 60℃将瓶内冷凝水烘干。灭菌后的容器应在 2 周内使用。

6 采样器

6.1 采样前应选择适宜的采样器。

6.2 塑料或玻璃材质的采样器及用于采样的橡胶管和乳胶管可按照 5.1 洗净备用。

6.3 金属材质的采样器,应先用洗涤剂清除油垢,再用自来水冲洗干净后晾干备用。

6.4 特殊采样器的清洗方法可参照仪器说明书。

7 水样采集

7.1 一般要求

7.1.1 理化指标

采样前应先用水样荡洗采样器、容器和塞子 2～3 次(油类除外)。

7.1.2 微生物学指标

同一水源、同一时间采集几类检测指标的水样时,应先采集供微生物学指标检测的水样。采样时应直接采集,不得用水样涮洗已灭菌的采样瓶,并避免手指和其他物品对瓶口的沾污。

7.1.3 注意事项

7.1.3.1 采样时不可搅动水底的沉积物。

7.1.3.2 采集测定油类的水样时,应在水面至水面下 300 mm 采集柱状水样,全部用于测定。不能用采集的水样冲洗采样器(瓶)。

7.1.3.3 采集测定溶解氧、生化需氧量和有机污染物的水样时应注满容器,上部不留空间,并采用水封。

7.1.3.4 含有可沉降性固体(如泥沙等)的水样,应分离除去沉积物。分离方法为:将所采水样摇匀后倒入筒形玻璃容器(如量筒),静置 30 min,将已不含沉降性固体但含有悬浮性固体的水样移入采样容器并加入保存剂。测定总悬浮物和油类的水样除外。需要分别测定悬浮物和水中所含组分时,应在现场将水样经 0.45 μm 膜过滤后,分别加入固定剂保存。

7.1.3.5 测定油类、BOD_5、硫化物、微生物学、放射性等项目要单独采样。

7.1.3.6 完成现场测定的水样,不能带回实验室供其他指标测定使用。

7.2 水源水的采集

7.2.1 水源水是指集中式供水水源地的原水。

7.2.2 水源水采样点通常应选择汲水处。

7.2.2.1 表层水

在河流、湖泊可以直接汲水的场合,可用适当的容器如水桶采样。从桥上等地方采样时,可将系着绳子的桶或带有坠子的采样瓶投入水中汲水。注意不能混入漂浮于水面上的物质。

7.2.2.2 一定深度的水

在湖泊、水库等地采集具有一定深度的水时，可用直立式采水器。这类装置是在下沉过程中水从采样器中流过。当达到预定深度是容器能自动闭合而汲取水样。在河水流动缓慢的情况下使用上述方法时最好在采样器下系上适宜质量的坠子，当水深流急时要系上相应质量的铅鱼，并配备绞车。

7.2.2.3 泉水和井水

对于自喷的泉水可在涌口处直接采样。采集不自喷泉水时，应将停滞在抽水管中的水汲出，新水更替后再进行采样。

从井水采集水样，应在充分抽汲后进行，以保证水样的代表性。

7.3 出厂水的采集

7.3.1 出厂水是指集中式供水单位水处理工艺过程完成的水。

7.3.2 出厂水的采样点应设在出厂进入输送管道以前处。

7.4 末梢水的采集

7.4.1 末梢水是指出厂水经输水管网输送至终端(用户水龙头)处的水。

7.4.2 末梢水的采集：应注意采样时间。夜间可能析出可沉渍于管道的附着物，取样时应打开龙头放水数分钟，排出沉积物。采集用于微生物学指标检验的样品前应对水龙头进行消毒。

7.5 二次供水的采集

7.5.1 二次供水是指集中式供水在入户之前经再度储存、加压和消毒或深度处理，通过管道或容器输送给用户的供水方式。

7.5.2 二次供水的采集：应包括水箱(或蓄水池)进水、出水以及末梢水。

7.6 分散式供水的采集

7.6.1 分散式供水是指用户直接从水源取水，未经任何设施或仅有简易设施的供水方式。

7.6.2 分散式供水的采集应根据实际使用情况确定。

8 采样体积

8.1 根据测定指标、测试方法、平行样检测所需样品量等情况计算并确定采样体积。

8.2 测试指标不同，测试方法不同，保存方法也就不同，样品采集时应分类采集，表1提供的生活饮用水中常规检验指标的取样体积可供参考。

8.3 非常规指标和有特殊要求指标的采样体积应根据检测方法的具体要求确定。

表1 生活饮用水中常规检验指标的取样体积

指标分类	容器材质	保存方法	取样体积/L	备　注
一般理化	聚乙烯	冷藏	3～5	
挥发性酚与氰化物	玻璃	氢氧化钠(NaOH)，pH≥12，如有游离余氯，加亚砷酸钠去除	0.5～1	
金属	聚乙烯	硝酸(HNO_3)，pH≤2	0.5～1	
汞	聚乙烯	硝酸(HNO_3)(1+9，含重铬酸钾50 g/L)至pH≤2	0.2	用于冷原子吸收法测定
耗氧量	玻璃	每升水样加入0.8 mL浓硫酸(H_2SO_4)，冷藏	0.2	
有机物	玻璃	冷藏	0.2	水样应充满容器至溢流并密封保存
微生物	玻璃(灭菌)	每125 mL水样加入0.1 mg硫代硫酸钠除去残留余氯	0.5	
放射性	聚乙烯		3～5	

9 水样的过滤和离心分离

在采样时或采样后不久，用滤纸、滤膜或砂芯漏斗、玻璃纤维等过滤样品或将样品离心分离都可以除去其中的悬浮物，沉淀、藻类及其他微生物。在分析时，过滤的目的主要是区分过滤态和不可过滤态，在滤器的选择上要注意可能的吸附损失，如测有机项目时一般选用砂芯漏斗和玻璃纤维过滤，而在测定无机项目时则常用 0.45 μm 的滤膜过滤。

10 水样保存

10.1 保存措施

10.1.1 应根据测定指标选择适宜的保存方法，主要有冷藏、加入保存剂等。

10.1.2 水样在 4℃冷藏保存，贮存于暗处。

10.2 保存剂

10.2.1 保存剂不能干扰待测物的测定；不能影响待测物的浓度。如果是液体，应校正体积的变化。保存剂的纯度和等级应达到分析的要求。

10.2.2 保存剂可预先加入采样容器中，也可在采样后立即加入。易变质的保存剂不能预先添加。

10.3 保存条件

10.3.1 水样的保存期限主要取决于待测物的浓度、化学组成和物理化学性质。

10.3.2 水样保存没有通用的原则。表 2 提供了常用的保存方法。由于水样的组分、浓度和性质不同，同样的保存条件不能保证适用于所有类型的样品，在采样前应根据样品的性质、组成和环境条件来选择适宜的保存方法和保存剂。

注：水样采集后应尽快测定。水温、pH、游离余氯等指标应在现场测定；其余项目的测定也应在规定时间内完成。

表 2 采样容器和水样的保存方法

项　目	采样容器	保存方法	保存时间
浊度[a]	G,P	冷藏	12 h
色度[a]	G,P	冷藏	12 h
pH[a]	G,P	冷藏	12 h
电导[a]	G,P	—	12 h
碱度[b]	G,P	—	12 h
酸度[b]	G,P	—	30 d
COD	G	每升水样加入 0.8 mL 浓硫酸（H_2SO_4），冷藏	24 h
DO[a]	溶解氧瓶	加入硫酸锰，碱性碘化钾（KI）叠氮化钠溶液，现场固定	24 h
BOD_5[b]	溶解氧瓶	—	12 h
TOC	G	加硫酸（H_2SO_4），pH≤2	7 d
F^{b}	P	—	14 d
Cl^{b}	G,P	—	28 d
Br^{b}	G,P	—	14 h
I^{-b}	G	氢氧化钠（NaOH），pH=12	14 h
SO_4^{2-b}	G,P	—	28 d
PO_4^{3-}	G,P	氢氧化钠（NaOH），硫酸（H_2SO_4）调 pH=7，三氯甲烷（$CHCl_3$）0.5%	7 d

表 2（续）

项　目	采样容器	保存方法	保存时间
氨氮[b]	G,P	每升水样加入 0.8 mL 浓硫酸（H_2SO_4）	24 h
NO_2^--N[b]	G,P	冷藏	尽快测定
NO_3^--N[b]	G,P	每升水样加入 0.8 mL 浓硫酸（H_2SO_4）	24 h
硫化物	G	每 100 mL 水样加入 4 滴乙酸锌溶液(220 g/L)和 1 mL 氢氧化钠溶液(40 g/L)，暗处放置	7 d
氰化物、挥发酚类[b]	G	氢氧化钠（NaOH），pH≥12，如有游离余氯，加亚砷酸钠除去	24 h
B	P	—	14 d
一般金属	P	硝酸（HNO_3），pH≤2	14 d
Cr^{6+}	G,P(内壁无磨损)	氢氧化钠（NaOH），pH=7～9	尽快测定
As	G,P	硫酸（H_2SO_4），至 pH≤2	7 d
Ag	G,P(棕色)	硝酸（HNO_3）至 pH≤2	14 d
Hg	G,P	硝酸（HNO_3）(1+9，含重铬酸钾 50 g/L)至 pH≤2	30 d
卤代烃类[b]	G	现场处理后冷藏	4 h
苯并(*a*)芘[b]	G	—	尽快测定
油类	G(广口瓶)	加入盐酸（HCl）至 pH≤2	7 d
农药类[b]	G(衬聚四氟乙烯盖)	加入抗坏血酸 0.01 g～0.02 g 除去残留余氯	24 h
除草剂类[b]	G	加入抗坏血酸 0.01 g～0.02 g 除去残留余氯	24 h
邻苯二甲酸酯类[b]	G	加入抗坏血酸 0.01 g～0.02 g 除去残留余氯	24 h
挥发性有机物[b]	G	用盐酸（HCl）(1+10)调至 pH≤2，加入抗坏血酸 0.01 g～0.02 g 除去残留余氯	12 h
甲醛,乙醛,丙烯醛[b]	G	每升水样加入 1 mL 浓硫酸	24 h
放射性物质	P	—	5 d
微生物[b]	G(灭菌)	每 125 mL 水样加入 0.1 mg 硫代硫酸钠除去残留余氯	4 h
生物[b]	G,P	当不能现场测定时用甲醛固定	12 h

a　表示应现场测定。

b　表示应低温(0℃～4℃)避光保存。

G 为硬质玻璃瓶；P 为聚乙烯瓶(桶)。

11　样品管理和运输

11.1　样品管理

11.1.1　除用于现场测定的样品外，大部分水样都需要运回实验室进行分析。在水样的运输和实验室管理过程中应保证其性质稳定、完整、不受沾污、损坏和丢失。

11.1.2　现场测试样品：应严格记录现场检测结果并妥善保管。

11.1.3　实验室测试样品：应认真填写采样记录或标签，并粘贴在采样容器上，注明水样编号、采样者、日期、时间及地点等相关信息。在采样时还应记录所有野外调查及采样情况，包括采样目的、采样地点、样品种类、编号、数量，样品保存方法及采样时的气候条件等。

11.2 **样品运输**

11.2.1 水样采集后应立即送回实验室，根据采样点的地理位置和各项目的最长可保存时间选用适当的运输方式，在现场采样工作开始之前就应安排好运输工作，以防延误。

11.2.2 样品装运前应逐一与样品登记表、样品标签和采样记录进行核对，核对无误后分类装箱。

11.2.3 塑料容器要塞进内塞，拧紧外盖，贴好密封带，玻璃瓶要塞紧磨口塞，并用细绳将瓶塞与瓶颈拴紧，或用封口胶、石蜡封口。待测油类的水样不能用石蜡封口。

11.2.4 需要冷藏的样品，应配备专门的隔热容器，并放入制冷剂。

11.2.5 冬季应采取保温措施，以防样品瓶冻裂。

11.2.6 为防止样品在运输过程中因震动、碰撞而导致损失或沾污，最好将样品装箱运输。装运用的箱和盖都需要用泡沫塑料或瓦楞纸板作衬里或隔板，并使箱盖适度压住样品瓶。

11.2.7 样品箱应有“切勿倒置”和“易碎物品”的明显标示。

12 水样采集的质量控制

12.1 质量控制的目的

水样采集的质量控制的目的是检验采样过程质量，是防止样品采集过程中水样受到污染或发生变质的措施。

12.2 现场空白

12.2.1 现场空白是指在采样现场以纯水作样品，按照测定项目的采样方法和要求，与样品相同条件下装瓶、保存、运输、直至送交实验室分析。

12.2.2 通过将现场空白与实验室内空白测定结果相对照，掌握采样过程中操作步骤和环境条件对样品质量影响的状况。

12.2.3 现场空白所用的纯水要用洁净的专用容器，由采样人员带到采样现场，运输过程中应注意防止沾污。

12.3 运输空白

12.3.1 运输空白是以纯水作样品，从实验室到采样现场又返回实验室。运输空白可用来测定样品运输、现场处理和贮存期间或由容器带来的可能沾污。

12.3.2 每批样品至少有一个运输空白。

12.4 现场平行样

12.4.1 现场平行样是指在同等采样条件下，采集平行双样密码送实验室分析，测定结果可反映采样与实验室测定的精密度。当实验室精密度受控时，主要反映采样过程的精密度变化状况。

12.4.2 现场平行样要注意控制采样操作和条件的一致。对水质中非均相物质或分布不均匀的污染物，在样品灌装时摇动采样器，使样品保持均匀。

12.4.3 现场平行样占样品总量的10%以上，一般每批样品至少采集两组平行样。

12.5 现场加标样或质控样

12.5.1 现场加标样是取一组现场平行样，将实验室配置的一定浓度的被测物质的标准溶液，等量加入到其中一份已知体积的水样中，另一份不加标样，然后按样品要求进行处理，送实验室分析。将测定结果与实验室加标样对比，掌握测定对象在采样、运输过程中的准确度变化情况。现场加标除加标在采样现场进行外，其他要求应与实验室加标样相一致。现场使用的标准溶液与实验室使用的为同一标准溶液。

12.5.2 现场质控样是指将标准样与样品基体组分接近的标准控制样带到采样现场，按样品要求处理后与样品一起送实验室分析。

12.5.3 现场加标样或质控样的数量，一般控制在样品总量的10%左右，每批样品不少于2个。

ICS 13.060
C 51

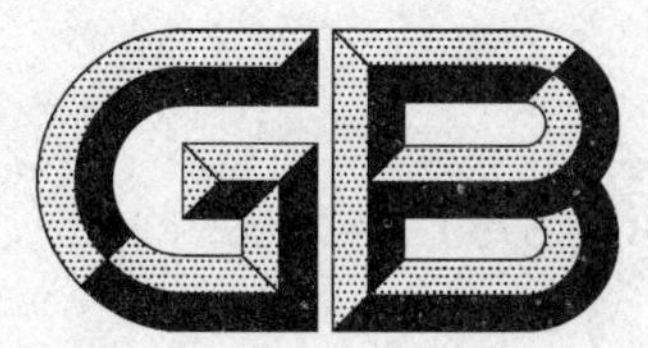

中华人民共和国国家标准

GB/T 5750.3—2006
部分代替 GB/T 5750—1985

生活饮用水标准检验方法 水质分析质量控制

Standard examination methods for drinking water—Water analysis quality control

2006-12-29 发布　　2007-07-01 实施

中华人民共和国卫生部
中国国家标准化管理委员会　发布

前　言

GB/T 5750《生活饮用水标准检验方法》分为以下部分：

——总则；

——水样的采集和保存；

——水质分析质量控制；

——感官性状和物理指标；

——无机非金属指标；

——金属指标；

——有机物综合指标；

——有机物指标；

——农药指标；

——消毒副产物指标；

——消毒剂指标；

——微生物指标；

——放射性指标。

本标准代替 GB 5750—1985 第一篇总则中的水质检验结果的表示方法和数据处理以及精密度和回收率的控制。

本标准与 GB 5750—1985 相比主要变化如下：

——依据 GB/T 1.1—2000《标准化工作导则　第 1 部分：标准的结构和编写规则》与 GB/T 20001.4—2001《标准编写规则　第 4 部分：化学分析方法》调整了结构；

——依据国家标准的要求修改了量和计量单位；

——当量浓度改成摩尔浓度(氧化还原部分仍保留当量浓度)；

——质量浓度表示符号由 C 改成 ρ，含量表示符号由 M 改成 m；

——水质检验结果的表示方法和数据处理与精密度和回收率的控制并入本部分。

本标准由中华人民共和国卫生部提出并归口。

本标准负责起草单位：中国疾病预防控制中心环境与健康相关产品安全所。

本标准参加起草单位：江苏省疾病预防控制中心、唐山市疾病预防控制中心、重庆市疾病预防控制中心、北京市疾病预防控制中心、广东省疾病预防控制中心、辽宁省疾病预防控制中心、广州市疾病预防控制中心、武汉市疾病预防控制中心。

本标准主要起草人：金银龙、鄂学礼、陈亚妍、张岚、应波、陈昌杰、陈守建、邢大荣、陈西平、王正虹、魏建荣、杨业、张宏陶、艾有年、庄丽、姜树秋、卢玉棋、周明乐、周淑玉。

本标准于 1985 年 8 月首次发布，本次为第一次修订。

生活饮用水标准检验方法
水质分析质量控制

1 范围

本标准规定了生活饮用水水质检验实验室质量控制的原则、要求与方法。

本标准适用于生活饮用水水质的测定过程。

2 规范性引用文件

下列文件中的条款通过本标准的引用而成为本标准的条款。凡是注日期的引用文件，其随后所有的修改单(不包括勘误的内容)或修订版均不适用于本标准，然而，鼓励根据本标准达成协议的各方研究是否可使用这些文件的最新版本。凡是不注日期的引用文件，其最新版本适用于本标准。

GB/T 8170—1987 数值修约规则

GB/T 6379.2—2004 测量方法与结果的准确度(正确度与精密度) 第2部分：确定标准测量方法重复性与再现性的基本方法

GB/T 4883 数据的统计处理和解释 正态样本异常值的判断和处理

3 水质分析质量控制的要求

3.1 水质分析质量控制的目的是把分析工作中的误差，减小到一定的限度，以获得准确可靠的测试结果。

3.2 分析质量控制是发现和控制分析过程产生误差的来源，用以控制和减小误差的措施。

3.3 分析质量控制过程是通过对有证参考物质(或控制样品)的检验结果的偏差来评价分析工作的准确度；通过对有证参考物质(或控制样品)重复测定之间的偏差来评价分析工作的精密度。

4 分析误差

4.1 误差的分类

分析工作中的误差有三类：系统因素影响引起的误差、随机因素影响引起的误差和过失行为引起的误差。

4.2 误差的表示方法

4.2.1 测定加标回收率表述准确度。

4.2.2 用重复测定结果的标准偏差或相对标准偏差表述精密度。

5 校准曲线和回归

5.1 校准曲线定义

校准曲线是描述待测物质浓度或量与检测仪器响应值或指示量之间的定量关系曲线，分为“工作曲线”(标准溶液处理程序及分析步骤与样品完全相同)和“标准曲线”(标准溶液处理程序较样品有所省略，如样品预处理)。

5.2 校准曲线制作

5.2.1 在测量范围内，配制的标准溶液系列，已知浓度点不得小于6个(含空白浓度)，根据浓度值与响应值绘制校准曲线，必要时还应考虑基体的影响。

5.2.2　制作校准曲线用的容器和量器，应经检定合格，如使用比色管应配套，必要时应进行容积的校正。

5.2.3　校准曲线绘制应与批样测定同时进行。

5.2.4　在校正系统误差之后，校准曲线可用最小二乘法对测试结果进行处理后绘制。

5.2.5　校准曲线的相关系数(γ)绝对值一般应大于或等于 0.999，否则需从分析方法、仪器、量器及操作等因素查找原因，改进后重新制作。

5.2.6　使用校准曲线时，应选用曲线的直线部分和最佳测量范围，不得任意外延。

5.2.7　理想情况下用校准曲线测定一批样品时，仪器的响应在测定期间是不变的(不漂移)。实际上，由于仪器本身存在漂移，需要经常进行再校准，如间隔分析已知浓度的标准样或样品校正。

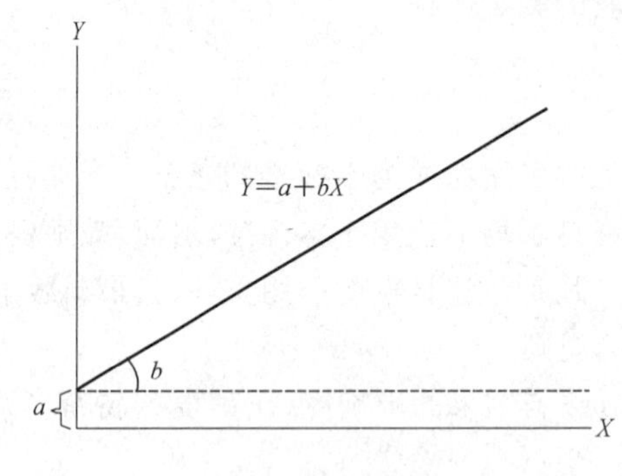

图 1　标准曲线

5.3　回归校准曲线统计检验

5.3.1　回归校准曲线的精密度检验。

5.3.2　回归校准曲线的截距检验。

5.3.3　回归校准曲线的斜率检验。

6　分析方法的适用性检验

6.1　适用性检验的目的

分析人员在承担新的监测项目和分析方法时，应对该项目的分析方法进行适用性检验，包括空白值测定，分析方法检出限的估算，校准曲线的绘制及检验，方法的误差预测，如精密度、准确度及干扰因素等，以了解和掌握分析方法的原理、条件和特性。

6.2　空白值测定

空白值是指以实验用水代替样品，其他分析步骤及所加试液与样品测定完全相同的操作过程所测得的值。影响空白值的因素有：实验用水质量、试剂纯度、器皿洁净程度、计量仪器性能及环境条件、分析人员的操作水平和经验等。一个实验室在严格的操作条件下，对某个分析方法的空白值通常在很小的范围内波动。

空白值的测定方法是每批做平行双样测定，分别在一段时间内(隔天)重复测定一批，共测定 5～6 批。

按式(1)计算空白平均值：

$$\bar{b} = \frac{\sum X_b}{pn} \quad \cdots\cdots(1)$$

式中：

$\bar{b}$——空白平均值；

X_b——空白测定值；

p——批数；

n——平行份数。

按式(2)计算空白平行测定(批内)标准偏差：

$$S_{wb} = \sqrt{\frac{\sum_{i=1}^{p}\sum_{j=1}^{n}X_{ij}^{2} - \frac{1}{n}\sum_{i=1}^{p}(\sum_{j=1}^{n}X_{ij})^{2}}{p(n-1)}} \quad \cdots\cdots(2)$$

式中：

S_{wb}——空白平行测定(批内)标准偏差；

X_{ij}——为各批所包含的各个测定值；

i——代表批；

j——代表同一批内各个测定值；

p——批数；

n——平行份数。

6.3 检出限的估算

6.3.1 检出限定义

检出限为某特定分析方法在给定的置信度(通常为95%)内可从样品中检出待测物质的最小浓度。所谓“检出”是指定性检出，即判定样品中存有浓度高于空白的待测物质。检出限受仪器的灵敏度和稳定性、全程序空白试验值及其波动性的影响。

6.3.2 根据全程序空白值测试结果来估算检出限

6.3.2.1 当空白测定次数 $n \geqslant 20$ 时，按式(3)计算：

$$DL = 4.6\sigma_{wb} \quad \cdots\cdots(3)$$

式中：

DL——检出限；

σ_{wb}——空白平行测定(批内)标准偏差($n \geqslant 20$ 时)。

6.3.2.2 当空白测定次数 $n < 20$ 时，按式(4)计算：

$$DL = 2\sqrt{2}\ t_f\ S_{wb} \quad \cdots\cdots(4)$$

式中：

t_f——显著性水平为0.05(单侧)、自由度为 f 的 t 值；

S_{wb}——空白平行测定(批内)标准偏差($n < 20$ 时)。

f——批内自由度，等于 $p(n-1)$，p 为批数，n 为每批平行测定个数。

6.3.2.3 对各种光学分析方法，可测量的最小分析信号 X_L 按式(5)确定：

$$X_L = \overline{X}_b + KS_b \quad \cdots\cdots(5)$$

式中：

$\overline{X}_b$——空白多次测量平均值；

S_b——空白多次测量的标准偏差；

K——根据一定置信水平确定的系数，当置信水平约为90%时，$K=3$。

与 $X_L - \overline{X}_b$(即 KS_b)相应的浓度或量即为检出限 DL。

$$DL = (X_L - \overline{X}_b)/S = 3S_b/S \quad \cdots\cdots(6)$$

式中：

S——方法的灵敏度(即校准曲线的斜率)。

为了评估 $\overline{X}_b$ 和 S_b，空白测定次数应足够多，最好为20次。

当遇到某些仪器的分析方法空白值测定结果接近于0.000时，可配制接近零浓度的标准溶液来代替纯水进行空白值测定，以获得有实际意义的数据进行计算。

6.3.3 不同分析方法的具体规定

6.3.3.1 某些分光光度法是以吸光度(扣除空白)为0.010相对应的浓度值为检出限。

6.3.3.2 色谱法:检测器恰能产生与基线噪声相区别的响应信号时所需进入色谱柱的物质最小量为检出限,一般为基线噪声的两倍。

6.3.3.3 离子选择电极法:当校准曲线的直线部分外延的延长线与通过空白电位且平行于浓度轴的直线相交时,其交点所对应的浓度值即为离子选择电极法的检出限。

6.4 测定下限

6.4.1 测定下限定义

测定下限(又称为检测限、测量限):在限定误差能满足预定要求的前提下,用特定方法能够准确定量测定被测物质的最低浓度或含量,称为该方法的测定下限。

本法对测定下限使用了两个术语,即最低检测质量和最低检测质量浓度。

6.4.2 最低检测质量:系方法能够准确测定的最低质量。

6.4.3 最低检测质量浓度:为最低检测质量所相对应的浓度。

本法所列测定下限(最低检测质量),在分光光度法中系按净吸光度 0.02 所对应的含量或质量浓度。

6.5 精密度检验

6.5.1 精密度定义

精密度是指使用特定的分析程序,在受控条件下重复分析测定均一样品所获得测定值之间的一致性程度。

6.5.2 精密度检验方法

检验分析方法精密度时,通常以空白溶液(实验用水)、标准溶液(浓度可选在校准曲线上限浓度值的 0.1 和 0.9 倍)、生活饮用水、生活饮用水加标样等几种分析样品,求得批内、批间标准偏差和总标准偏差。各类偏差值应等于或小于分析方法规定的值。

6.5.3 精密度检验结果的评价

6.5.3.1 由空白平行试验批内标准偏差,估计分析方法的检出限。

6.5.3.2 比较各溶液的批内变异和批间变异,检验变异差异的显著性。

6.5.3.3 比较水样与标准溶液测定结果的标准差,判断水样中是否存在影响测定精度的干扰因素。

6.5.3.4 比较加标样品的回收率,判断水样中是否存在改变分析准确度,但可能不影响精密度的组分。

6.6 准确度检验

准确度是反映方法系统误差和随机误差的综合指标。检验准确度可采用:

a) 使用标准物质进行分析测定,比较测定值与保证值,其绝对误差或相对误差应符合方法规定的要求;

b) 测定加标回收率(向实际水样中加入标准,加标量一般为样品含量的 0.5～2 倍,且加标后的总浓度不应超过方法的测定上限浓度值),回收率应符合方法规定的要求;

c) 对同一样品用不同原理的分析方法测试比对。

6.7 干扰试验

通过干扰试验,检验实际样品中可能存在的共存物是否对测定有干扰,了解共存物的最大允许浓度。干扰可能导致正或负的系统误差,干扰作用大小与待测物浓度和共存物浓度大小有关。应选择两个(或多个)待测物浓度值和不同浓度水平的共存物溶液进行干扰试验测定。

7 分析质量控制方法与要求

7.1 质量控制图法

常用的质量控制图有均值-标准差控制图($\overline{X}$-S 图)、均值-极差控制图($\overline{X}$-R 图)、加标回收控制图(p-控制图)和空白值控制图(X_b-S_b 图)等。质量控制图绘制与判断(见图 2):

a) 逐日分析质量控制样品达 20 次以上后,计算统计值。绘制中心线、上、下控制线、上、下警告线和上、下辅助线，按测定次序将相对应的各统计值在图上植点，用直线连接各点即成质量控制图。当积累了新的20批数据，应绘制新的质量控制图，作为下一阶段的控制依据。

b) 落于上、下辅助线范围内的点数若小于50%，则表明此图不可靠；连续7点落于中心线一侧则表明存在系统误差；连续7点递升或递降则表明质量异常，凡属上述情况之一者应立即中止实验，查明原因，重新制作质量控制图。

c) 在日常分析时，质量控制样品与被测样品同时进行分析，然后将质量控制样品测试结果标于图中，判断分析过程是否处于控制状态。

d) 控制限(3S)：如果一个测量值超出控制限，立刻重新分析。如果重新测量的结果在控制限内，则可以继续分析工作；如果重新测量的结果超出控制限，则停止分析工作并查找问题予以纠正。

e) 警告限(2S)：如果3个连续点有2个超过警告限，分析另一个样品。如果下一个点在警告限内，则可以继续分析工作；如果下一个点超出警告限，则需要评价潜在的偏差并查找问题予以纠正。

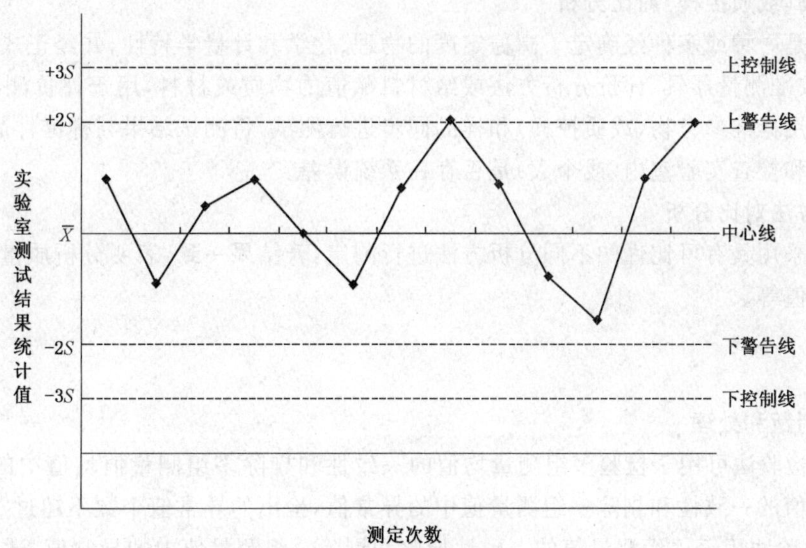

图2 质量控制图

7.2 平行双样法

7.2.1 测定率要求：每批测试样品随机抽取10%～20%的样品进行平行双样测定。若样品数量较少时，应增加平行双样测定比例。

7.2.2 允许差：表1列出了不同浓度平行双样分析结果的相对偏差最大允许参考数值，其相对偏差的计算见式(7)：

$$\eta = \frac{|x_1 - x_2|}{(x_1 + x_2)/2} \times 100\% \qquad \cdots\cdots(7)$$

式中：

η——相对偏差；

x_1、x_2——同一水样两次平行测定的结果。

注：平行双样分析包括密码平行双样分析，它反映测试结果的精密度。

表1 平行双样分析相对偏差允许值

分析结果的质量浓度水平/(mg/L)	100	10	1	0.1	0.01	0.001	0.000 1
相对偏差最大允许值/(%)	1	2.5	5	10	20	30	50

7.3 加标回收分析

在测定样品时，于同一样品中加入一定量的标准物质进行测定，将测定结果扣除样品的测定值，计算回收率。加标回收分析在一定程度上能反映测试结果的准确度。在实际应用时应注意加标物质的形态、加标量和样品基体等。每批相同基体类型的测试样品应随机抽取10％～20％的样品进行加标回收分析。

回收率的计算见式(8)：

$$P = \frac{\mu_a - \mu_b}{m} \times 100\% \qquad \cdots\cdots\cdots(8)$$

式中：

P——回收率，％；

μ_a——加标水样测定值；

μ_b——原水样测定值；

m——加入标准的质量。

7.4 标准参考物(或质控样)对比分析

标准参考物是一种或多种经确定了高稳定度的物理、化学和计量学特性，并经正式批准可作为标准使用，以便用来校准测量器具、评价分析方法或给材料赋值的物质或材料，用于评价测量方法和测量结果的准确度。采用标准参考物(或质控样)和样品同步进行测试，将测试结果与标准样品保证值相比较，以评价其准确度和检查实验室内(或个人)是否存在系统误差。

7.5 不同分析方法对比分析

对同一样品采用具有可比性的不同分析方法进行测定，若结果一致，表明分析质量可靠。该法多用于标准物质的定值等。

8 数据处理

8.1 异常值的判断和处理

8.1.1 Grubbs检验法可用于检验多组测量均值的一致性和剔除多组测量值均值中的异常值，亦可用于检验一组测量值的一致性和剔除一组测量值中的异常值，检出的异常值个数不超过1。

8.1.2 Dixon检验法用于一组测量值的一致性检验和剔除一组测量值中的异常值，适用于检出一个或多个异常值。检出异常值的统计检验的显著性水平α(即检出水平)的适宜取值是5％。对检出的异常值，按规定以剔除水平α代替检出水平α进行检验，若在剔除水平下此检验是显著的，则判此异常值为高度异常。剔除水平α一般采用1％。上述规则的选用应根据实际问题的性质，权衡寻找产生异常值原因的代价，正确判断异常值的得益和错误剔除正常值的风险而定。

8.1.3 Cochran最大方差检验法用于剔除多组测量值中精密度较差的一组数据，或对多组测量值的方差一致性检验。

8.1.4 对同一样品的分析测试结果

8.1.4.1 监测测试结果方差中异常值用科克伦(Cochran)最大方差检验方法；

8.1.4.2 实验室内重复或平行测定结果中的异常值用格拉布斯(Grubbs)法或狄克逊(Dixon)法；

8.1.4.3 检验多个实验室平均值中的异常值用格拉布斯(Grubbs)法。

8.2 测量数据的有效数字及规则

8.2.1 有效数字用于表示测量数字的有效意义。指测量中实际能测得的数字，由有效数字构成的数值，其倒数第二位以上的数字应是可靠的(确定的)，只有末位数是可疑的(不确定的)。对有效数字的位数不能任意增删。

8.2.2 由有效数字构成的测定值必然是近似值，因此，测定值的运算应按近似计算规则进行。

8.2.3 数字“0”，当它用于指小数点的位置，而与测量的准确度无关时，不是有效数字；当它用于表示与测量准确程度有关的数值大小时，即为有效数字。这与“0”在数值中的位置有关。

8.2.4 一个分析结果的有效数字的位数，主要取决于原始数据的正确记录和数值的正确计算。在记录测量值时，要同时考虑到计量器具的精密度和准确度，以及测量仪器本身的读数误差。对检定合格的计量器具，有效位数可以记录到最小分度值，最多保留一位不确定数字(估计值)。以实验室最常用的计量器具为例：

a) 用天平(最小分度值为 0.1 mg)进行称量时，有效数字可以记录到小数点后面第四位，如 1.223 5 g，此时有效数字为五位；称取 0.945 2 g，则为四位；

b) 用玻璃量器量取体积的有效数字位数是根据量器的容量允许差和读数误差来确定的。如单标线 A 级 50 mL 容量瓶，准确容积为 50.00 mL；单标线 A 级 10 mL 移液管，准确容积为 10.00 mL，有效数字均为四位；用分度移液管或滴定管，其读数的有效数字可达到其最小分度后一位，保留一位不确定数字；

c) 分光光度计最小分度值为 0.005，因此，吸光度一般可记到小数点后第三位，有效数字位数最多只有三位；

d) 带有计算机处理系统的分析仪器，往往根据计算机自身的设定，打印或显示结果，可以有很多位数，但这并不增加仪器的精度和可读的有效位数；

e) 在一系列操作中，使用多种计量仪器时，有效数字以最少的一种计量仪器的位数表示。

8.2.5 表示精密度的有效数字根据分析方法和待测物的浓度不同，一般只取 1～2 位有效数字。

8.2.6 分析结果有效数字所能达到的位数不能超过方法最低检测质量浓度的有效位数所能达到的位数。例如，一个方法的最低检测质量浓度为 0.02 mg/L，则分析结果报 0.088 mg/L 就不合理，应报 0.09 mg/L。

8.2.7 校准曲线相关系数只舍不入，保留到小数点后出现非 9 的一位，如 0.999 89→0.999 8。如果小数点后都是 9 时，最多保留小数点后 4 位。校准曲线斜率 b 的有效位数，应与自变量 x 的有效数字位数相等，或最多比 x 多保留一位。截距 a 的最后一位数，则和因变量 y 数值的最后一位取齐，或最多比 y 多保留一位数。

8.2.8 在数值计算中，当有效数字位数确定之后，其余数字应按修约规则一律舍去。

8.2.9 在数值计算中，某些倍数、分数、不连续物理量的数值，以及不经测量而完全根据理论计算或定义得到的数值，其有效数字的位数可视为无限。这类数值在计算中按需要几位就定几位。

9 测定结果的报告

9.1 测定结果报告的原则

9.1.1 测定结果的计量单位应采用中华人民共和国法定计量单位。

9.1.2 化学监测项目浓度含量以 mg/L 表示，浓度较低时，则以 μg/L 表示。

9.1.3 总 α 放射性和总 β 放射性含量以 Bq/L 表示。

9.1.4 平行双样测定结果在允许偏差范围之内时，则用其平均值表示测定结果。

9.1.5 对于低于测定方法最低检测质量浓度的测定结果，报告者应以所用分析方法的最低检测质量浓度报告测定结果。如＜0.005 mg/L 或＜0.02 mg/L 等。

9.2 测定结果的精密度表示

9.2.1 平行样的精密度用相对偏差表示。

9.2.1.1 平行双样相对偏差的计算方法见式(9)：

$$\eta = \frac{|x_1 - x_2|}{(x_1 + x_2)/2} \times 100\% \qquad \cdots\cdots(9)$$

式中：

η——相对偏差；

x_1、x_2——同一水样两次平行测定的结果。

9.2.1.2 多次平行测定结果相对偏差的计算方法见式(10):

$$\eta = \frac{x_i - \bar{x}}{\bar{x}} \times 100\% \quad \cdots\cdots(10)$$

式中:

η——相对偏差;

x_i——某一测量值;

$\bar{x}$——多次测量值的均值。

9.2.2 一组测量值的精密度常用标准偏差或相对标准偏差表示。标准偏差或相对标准偏差的计算方法见式(11)、式(12):

$$S = \sqrt{\frac{1}{n-1}\sum_{i=1}^{n}(x_i - \bar{x})^2} \text{ 或 } S = \sqrt{\frac{\sum x^2 - \frac{(\sum x)^2}{n}}{n-1}} \quad \cdots\cdots(11)$$

$$RSD = \frac{S}{\bar{x}} \times 100\% \quad \cdots\cdots(12)$$

式中:

S——标准偏差;

RSD——相对标准偏差,%;

x_i——某一测量值;

$\bar{x}$——一组测量值的平均值;

n——测量次数。

9.3 测定结果的准确度表示

9.3.1 以加标回收率表示时的计算见式(13):

$$P = \frac{\mu_a - \mu_b}{m} \times 100\% \quad \cdots\cdots(13)$$

式中:

P——回收率;

μ_a——加标水样测定值;

μ_b——原水样测定值;

m——加入标准的质量。

9.3.2 根据标准物质的测定结果,以相对误差表示时的计算式(14):

$$E = \frac{X_1 - \mu}{\mu} \times 100\% \quad \cdots\cdots(14)$$

式中:

E——相对误差;

X_1——测定值;

μ——保证值。

10 水质分析数据的正确性与判断

各种离子在水体中处于一种相互联系,相互制约的平衡状态之中,任何一种平衡因素的变化,都必然会使原有的平衡发生改变,从而达到一种新的平衡。因此利用化学平衡的理论,如电荷平衡、沉淀平衡等,可以及时发现较大的分析误差和失误,控制和核对数据的正确性,弥补分析质量控制不能对每份样品提供可靠控制的不足。表 2 中列出了水体的各种化学平衡和误差计算公式。

表 2　水体中各种化学平衡、误差计算公式及评价标准

化学平衡	误差计算公式	评价标准
阴离子与阳离子	$\frac{\Sigma 阴离子毫摩尔 - \Sigma 阳离子毫摩尔}{\Sigma 阴离子毫摩尔 + \Sigma 阳离子毫摩尔} \times 100\%$ 阴离子：Cl^-，SO_4^{2-}，HCO_3^-，NO_3^-，F^-，… 阳离子：K^+，Na^+，Ca^{2+}，Mg^{2+}，Fe^{3+}，Mn^{2+}，…	<±10%
溶解性总固体与离子总量	$\left[\frac{溶解性总固体计算值(mg/L)}{溶解性总固体测定值(mg/L)} - 1\right] \times 100\%$ 计算值 $= K^+ + Na^+ + Ca^{2+} + Mg^{2+} + Fe^{3+} + Mn^{2+} + Cl^- + SO_4^{2-} + NO_3^- + (60/122) HCO_3^-$ [a]	<±10%
溶解性总固体与电导率	$\frac{溶解性总固体计算值(或测定值)}{电导率}$	0.55～0.70
电导率与阴离子或阳离子	$[(阴离子毫摩尔 \times 100/电导率) - 1] \times 100\%$ 或 $[(阳离子毫摩尔 \times 100/电导率) - 1] \times 100\%$ [b]	<±10%
钙镁等金属与总硬度(按 $CaCO_3$ 计)	$\left[\frac{总硬度计算值(mg/L)}{总硬度测定值(mg/L)} - 1\right] \times 100\%$ 计算值 $= (Ca^{2+}/20 + Mg^{2+}/12 + Fe^{3+}/18.6 + Mn^{2+}/27.5) \times 50$	<±10%
沉淀溶解平衡	$\frac{(Ca^{2+}) \times (CO_3^{2-})}{(Ca^{2+}) \times (SO_4^{2-})}$	$\frac{3.8 \times 10^{-9}}{2.4 \times 10^{-5}}$
	$\frac{(Pb^{2+}) \times (CrO_4^{2-})}{(Pb^{2+}) \times (SO_4^{2-})}$	$\frac{1.8 \times 10^{-14}}{1.7 \times 10^{-8}}$

a　在灼烧过程中，大约有 1/2 重碳酸盐分解，以二氧化碳(CO_2)形式挥发，故以 60/122 计算。

b　计算：$c(B^{Z\pm}/Z)$以 m mol/L 表示。从 mg/L 换算成以 mmol/L 表示的$(B^{Z\pm}/Z)$按如下计算：$SO_4^{2-}/98 \div 2$；$Cl^-/35.5$；$Ca^{2+}/40 \div 2$；$Mg^{2+}/24 \div 2$；$Fe^{3+}/55.8 \div 3$；$Mn^{2+}/55 \div 2$；$HCO_3^-/61$；等等。

B 表示化合物，Z 表示化合价。

为了计算方便，可建立测定数据正确性检验的计算机程序。在报告结果的同时，用计算机报告正确性检验的计算结果。

ICS 13.060
C 51

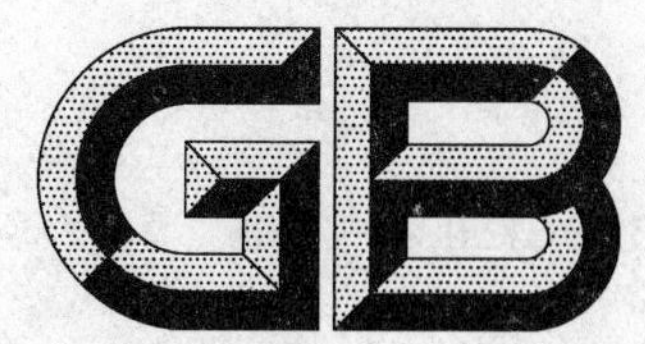

中华人民共和国国家标准

GB/T 5750.4—2006
部分代替 GB/T 5750—1985

生活饮用水标准检验方法 感官性状和物理指标

Standard examination methods for drinking water—Organoleptic and physical parameters

2006-12-29 发布　　2007-07-01 实施

中华人民共和国卫生部
中国国家标准化管理委员会　发布

前言

GB/T 5750《生活饮用水标准检验方法》分为以下几部分：

——总则；

——水样的采集和保存；

——水质分析质量控制；

——感官性状和物理指标；

——无机非金属指标；

——金属指标；

——有机物综合指标；

——有机物指标；

——农药指标；

——消毒副产物指标；

——消毒剂指标；

——微生物指标；

——放射性指标。

本标准代替 GB/T 5750—1985 第二篇中的色度、浑浊度、臭和味、肉眼可见物、pH 值、总硬度、溶解性总固体、挥发酚类、阴离子合成洗涤剂。

本标准与 GB 5750—1985 相比主要变化如下：

——依据 GB/T 1.1—2000《标准化工作导则　第 1 部分：标准的结构和编写规则》与 GB/T 20001.4—2001《标准编写规则　第 4 部分：化学分析方法》调整了结构；

——依据国家标准的要求修改了量和计量单位；

——当量浓度改成摩尔浓度（氧化还原部分仍保留当量浓度）；

——质量浓度表示符号由 C 改成 ρ，含量表示符号由 M 改成 m；

——增加了水电导率检验方法；

——修订了浑浊度的检验方法。

本标准由中华人民共和国卫生部提出并归口。

本标准负责起草单位：中国疾病预防控制中心环境与健康相关产品安全所。

本标准参加起草单位：江苏省疾病预防控制中心、唐山市疾病预防控制中心、重庆市疾病预防控制中心、北京市疾病预防控制中心、广东省疾病预防控制中心、辽宁省疾病预防控制中心、广州市疾病预防控制中心、武汉市疾病预防控制中心、河南省疾病预防控制中心、湖北省疾病预防控制中心、天津市疾病预防控制中心、山东省疾病预防控制中心。

本标准主要起草人：金银龙、鄂学礼、陈亚妍、张岚、陈昌杰、陈守建、邢大荣、王正虹、魏建荣、杨业、张宏陶、艾有年、庄丽、姜树秋、卢玉棋、周明乐、黄承武、夏芳、丁鄺、赵亢、马蔚、张霞。

本标准于 1985 年 8 月首次发布，本次为第一次修订。

生活饮用水标准检验方法
感官性状和物理指标

1 色度

1.1 铂-钴标准比色法

1.1.1 范围

本标准规定了用铂-钴标准比色法测定生活饮用水及其水源水的色度。

本法适用于生活饮用水及其水源水中色度的测定。

水样不经稀释，本法最低检测色度为5度，测定范围为5度～50度。

测定前应除去水样中的悬浮物。

1.1.2 原理

用氯铂酸钾和氯化钴配制成与天然水黄色色调相似的标准色列，用于水样目视比色测定。规定1 mg/L 铂[以$(PtCl_6)^{2-}$形式存在]所具有的颜色作为1个色度单位，称为1度。即使轻微的浑浊度也干扰测定，浑浊水样测定时需先离心使之清澈。

1.1.3 试剂

铂-钴标准溶液：称取1.246 g氯铂酸钾(K_2PtCl_6)和1.000 g干燥的氯化钴($CoCl_2 \cdot 6H_2O$)，溶于100 mL纯水中，加入100 mL盐酸(ρ_{20}=1.19 g/mL)，用纯水定容至1 000 mL。此标准溶液的色度为500度。

1.1.4 仪器

1.1.4.1 成套高型无色具塞比色管，50 mL。

1.1.4.2 离心机。

1.1.5 分析步骤

1.1.5.1 取50 mL透明的水样于比色管中。如水样色度过高，可取少量水样，加纯水稀释后比色，将结果乘以稀释倍数。

1.1.5.2 另取比色管11支，分别加入铂-钴标准溶液0 mL，0.50 mL，1.00 mL，1.50 mL，2.00 mL，2.50 mL，3.00 mL，3.50 mL，4.00 mL，4.50 mL和5.00 mL，加纯水至刻度，摇匀，配制成色度为0度，5度，10度，15度，20度，25度，30度，35度，40度，45度和50度的标准色列，可长期使用。

1.1.5.3 将水样与铂-钴标准色列比较。如水样与标准色列的色调不一致，即为异色，可用文字描述。

1.1.6 计算

按式(1)计算色度：

$$\text{色度(度)} = \frac{V_1 \times 500}{V} \qquad \cdots\cdots(1)$$

式中：

V_1——相当于铂-钴标准溶液的用量，单位为毫升(mL)；

V——水样体积，单位为毫升(mL)。

2 浑浊度

2.1 散射法——福尔马肼标准

2.1.1 范围

本标准规定了以福尔马肼(Formazine)为标准用散射法测定生活饮用水及其水源水的浑浊度。

本法适用于生活饮用水及其水源水中浑浊度的测定。

本法最低检测浑浊度为0.5散射浊度单位(NTU)。

浑浊度是反映水源水及饮用水的物理性状的一项指标。水源水的浑浊度是由于悬浮物或胶态物,或两者造成在光学方面的散射或吸收行为。

2.1.2 原理

在相同条件下用福尔马肼标准混悬液散射光的强度和水样散射光的强度进行比较。散射光的强度越大,表示浑浊度越高。

2.1.3 试剂

2.1.3.1 纯水:取蒸馏水经0.2 μm膜滤器过滤。

2.1.3.2 硫酸肼溶液(10 g/L):称取硫酸肼[$(NH_2)_2 \cdot H_2SO_4$,又名硫酸联胺]1.000 g溶于纯水并于100 mL容量瓶中定容。

注意:硫酸肼具致癌毒性,避免吸入、摄入和与皮肤接触!

2.1.3.3 环六亚甲基四胺溶液(100 g/L):称取环六亚甲基四胺[$(CH_2)_6N_4$]10.00 g溶于纯水,于100 mL容量瓶中定容。

2.1.3.4 福尔马肼标准混悬液:分别吸取硫酸肼溶液5.00 mL、环六亚甲基四胺溶液5.00 mL于100 mL容量瓶内,混匀,在25℃±3℃放置24 h后,加入纯水至刻度,混匀。此标准混悬液浑浊度为400 NTU,可使用约一个月。

2.1.3.5 福尔马肼浑浊度标准使用液:将福尔马肼浑浊度标准混悬液(2.1.3.4)用纯水稀释10倍。此混悬液浑浊度为40 NTU,使用时再根据需要适当稀释。

2.1.4 仪器

散射式浑浊度仪。

2.1.5 分析步骤

按仪器使用说明书进行操作,浑浊度超过40 NTU时,可用纯水稀释后测定。

2.1.6 计算

根据仪器测定时所显示的浑浊度读数乘以稀释倍数计算结果。

2.2 目视比浊法——福尔马肼标准

2.2.1 范围

本标准规定了以福尔马肼(Formazine)为标准,用目视比浊法测定生活饮用水及其水源水的浑浊度。

本法适用于生活饮用水及其水源水中浑浊度的测定。

本法最低检测浑浊度为1散射浑浊度单位(NTU)。

2.2.2 原理

硫酸肼与环六亚甲基四胺在一定温度下可聚合生成一种白色的高分子化合物,可用作浑浊度标准,用目视比浊法测定水样的浑浊度。

2.2.3 试剂

2.2.3.1 纯水:同2.1.3.1。

2.2.3.2 硫酸肼溶液(10 g/L):同2.1.3.2。

2.2.3.3 环六亚甲基四胺溶液(100 g/L):同2.1.3.3。

2.2.3.4 福尔马肼标准混悬液:同2.1.3.4。

2.2.4 仪器

成套高型无色具塞比色管,50 mL,玻璃质量及直径均须一致。

2.2.5 分析步骤

2.2.5.1 摇匀后吸取浑浊度为400NTU的标准混悬液(2.2.3.4)0 mL,0.25 mL,0.50 mL,0.75 mL,1.00 mL,1.25 mL,2.50 mL,3.75 mL和5.00 mL分别置于成套的50 mL比色管内,加纯水至刻度,摇

匀后即得浑浊度为 0NTU,2NTU,4NTU,6NTU,8NTU,10NTU,20NTU,30NTU 及 40 NTU 的标准混悬液。

2.2.5.2 取 50 mL 摇匀的水样,置于同样规格的比色管内,与浑浊度标准混悬液系列同时振摇均匀后,由管的侧面观察,进行比较。水样的浑浊度超过 40 NTU 时,可用纯水稀释后测定。

2.2.6 计算

浑浊度结果可于测定时直接比较读取,乘以稀释倍数。不同浑浊度范围的读数精度要求见表 1。

表 1 不同浑浊度范围的读数精度要求

浑浊度范围/NTU	读数精度/NTU
2～10	1
10～100	5
100～400	10
400～700	50
700 以上	100

3 臭和味

3.1 嗅气和尝味法

3.1.1 范围

本标准规定了用嗅气味和尝味法测定生活饮用水及其水源水的臭和味。

本法适用于生活饮用水及其水源水中臭和味的测定。

3.1.2 仪器

锥形瓶,250 mL。

3.1.3 分析步骤

3.1.3.1 原水样的臭和味

取 100 mL 水样,置于 250 mL 锥形瓶中,振摇后从瓶口嗅水的气味,用适当文字描述,并按六级记录其强度,如表 2。

与此同时,取少量水样放入口中(此水样应对人体无害),不要咽下,品尝水的味道,予以描述,并按六级记录强度,见表 2。

3.1.3.2 原水煮沸后的臭和味

将上述锥形瓶内水样加热至开始沸腾,立即取下锥形瓶,稍冷后按上法嗅气和尝味,用适当的文字加以描述,并按六级记录其强度,见表 2。

表 2 臭和味的强度等级

等级	强度	说　明
0	无	无任何臭和味
1	微弱	一般饮用者甚难察觉,但臭、味敏感者可以发觉
2	弱	一般饮用者刚能察觉
3	明显	已能明显察觉
4	强	已有很显著的臭味
5	很强	有强烈的恶臭或异味
注:必要时可用活性炭处理过的纯水作为无臭对照水。		

4 肉眼可见物

4.1 直接观察法

4.1.1 范围

本标准规定了用直接观察法测定生活饮用水及其水源水的肉眼可见物。

本法适用于生活饮用水及其水源水中肉眼可见物的测定。

4.1.2 分析步骤

将水样摇匀，在光线明亮处迎光直接观察，记录所观察到的肉眼可见物。

5 pH 值

5.1 玻璃电极法

5.1.1 范围

本标准规定了用玻璃电极法测定生活饮用水及其水源水的 pH 值。

本法适用于生活饮用水及其水源水中 pH 值的测定。

用本法测定 pH 值可准确到 0.01。

pH 值是水中氢离子活度倒数的对数值。

水的色度、浑浊度、游离氯、氧化剂、还原剂、较高含盐量均不干扰测定，但在较强的碱性溶液中，当有大量钠离子存在时会产生误差，使读数偏低。

5.1.2 原理

以玻璃电极为指示电极，饱和甘汞电极为参比电极，插入溶液中组成原电池。当氢离子浓度发生变化时，玻璃电极和甘汞电极之间的电动势也随着变化，在25℃时，每单位 pH 标度相当于 59.1 mV 电动势变化值，在仪器上直接以 pH 的读数表示。在仪器上有温度差异补偿装置。

5.1.3 试剂

5.1.3.1 苯二甲酸氢钾标准缓冲溶液：称取 10.21 g 在 105℃烘干 2 h 的苯二甲酸氢钾（$KHC_8H_4O_4$），溶于纯水中，并稀释至 1 000 mL，此溶液的 pH 值在 20℃时为 4.00。

5.1.3.2 混合磷酸盐标准缓冲溶液：称取 3.40 g 在 105℃烘干 2 h 的磷酸二氢钾（KH_2PO_4）和 3.55 g 磷酸氢二钠（Na_2HPO_4），溶于纯水中，并稀释至 1 000 mL。此溶液的 pH 值在 20℃时为 6.88。

5.1.3.3 四硼酸钠标准缓冲溶液：称取 3.81 g 四硼酸钠（$Na_2B_4O_7 \cdot 10H_2O$），溶于纯水中，并稀释至 1 000 mL，此溶液的 pH 值在 20℃时为 9.22。

表 3 pH 标准缓冲溶液在不同温度时的 pH 值

温度/℃	标准缓冲溶液，pH		
	苯二甲酸氢钾缓冲溶液（5.1.3.1）	混合磷酸盐缓冲溶液（5.1.3.2）	四硼酸钠缓冲溶液（5.1.3.3）
0	4.00	6.98	9.46
5	4.00	6.95	9.40
10	4.00	6.92	9.33
15	4.00	6.90	9.18
20	4.00	6.88	9.22
25	4.01	6.86	9.18
30	4.02	6.85	9.14
35	4.02	6.84	9.10
40	4.04	6.84	9.07

注：配制下列缓冲溶液所用纯水均为新煮沸并放冷的蒸馏水。配成的溶液应储存在聚乙烯瓶或硬质玻璃瓶内。此类溶液可以稳定 1～2 个月。

以上三种缓冲溶液的 pH 值随温度而稍有变化差异,见表 3。

5.1.4 仪器

5.1.4.1 精密酸度计:测量范围 0～14pH 单位;读数精度为小于等于 0.02pH 单位。

5.1.4.2 pH 玻璃电极。

5.1.4.3 饱和甘汞电极。

5.1.4.4 温度计,0℃～50℃。

5.1.4.5 塑料烧杯,50 mL。

5.1.5 分析步骤

5.1.5.1 玻璃电极在使用前应放入纯水中浸泡 24 h 以上。

5.1.5.2 仪器校正:仪器开启 30 min 后,按仪器使用说明书操作。

5.1.5.3 pH 定位:选用一种与被测水样 pH 接近的标准缓冲溶液,重复定位 1～2 次,当水样 pH＜7.0时,使用苯二甲酸氢钾标准缓冲溶液(5.1.3.1)定位,以四硼酸钠或混合磷酸盐标准缓冲溶液复定位;如果水样 pH＞7.0 时,则用四硼酸钠标准缓冲溶液定位,以苯二甲酸氢钾或混合磷酸盐标准缓冲溶液复定位。

注:如发现三种缓冲液的定位值不成线性,应检查玻璃电极的质量。

5.1.5.4 用洗瓶以纯水缓缓淋洗两个电极数次,再以水样淋洗 6～8 次,然后插入水样中,1 min 后直接从仪器上读出 pH 值。

注 1:甘汞电极内为氯化钾的饱和溶液,当室温升高后,溶液可能由饱和状态变为不饱和状态,故应保持一定量氯化钾晶体。

注 2:pH 值大于 9 的溶液,应使用高碱玻璃电极测定 pH 值。

5.2 标准缓冲溶液比色法

5.2.1 范围

本标准规定了用标准缓冲溶液比色法测定生活饮用水及其水源水的 pH 值。

本法适用于色度和浑浊度甚低的生活饮用水及其水源水 pH 值的测定。

用本法测定 pH 可准确到 0.1。

水样带有颜色、浑浊或含有较多的游离余氯、氧化剂、还原剂时均有干扰。

5.2.2 原理

不同的酸碱指示剂在一定的 pH 范围内显示出不同颜色。在一系列已知 pH 值的标准缓冲溶液及水样中加入相同的指示剂,显色后比对测得水样的 pH 值。

5.2.3 试剂

5.2.3.1 苯二甲酸氢钾溶液[$c(KHC_8H_4O_4)=0.10$ mol/L]:将苯二甲酸氢钾(($KHC_8H_4O_4$)置于105℃烘箱内干燥 2 h,放在硅胶干燥器内冷却 30 min,称取 20.41 g 溶于纯水中,并定容至 1 000 mL。

5.2.3.2 磷酸二氢钾溶液[$c(KH_2PO_4)=0.10$ mol/L]:将磷酸二氢钾(KH_2PO_4)置于 105℃烘箱内干燥 2 h,于硅胶干燥器内冷却 30 min,称取 13.61 g 溶于纯水中,并定容至 1 000 mL,静置 4 d 后,倾出上层澄清液,贮存于清洁瓶中。所配成的溶液应对甲基红指示剂呈显著红色,对溴酚蓝指示剂呈显著紫蓝色。

5.2.3.3 硼酸-氯化钾混合溶液[$c(H_3BO_3)=0.10$ mol/L,$c(KCl)=0.10$ mol/L]:将硼酸(H_3BO_3)用乳钵研碎,放入硅胶干燥器中,24 h 后取出,称取 6.20 g;另称取 7.456 g 干燥的氯化钾(KCl),一并溶解于纯水中,并定容至 1 000 mL。

注:配制上述缓冲溶液所需的纯水均为新煮沸放冷的蒸馏水。

5.2.3.4 氢氧化钠溶液[$c(NaOH)=0.100\ 0$ mol/L]:称取 30 g 氢氧化钠(NaOH),溶于 50 mL 纯水中,倾入 150 mL 锥形瓶内,冷却后用橡皮塞塞紧,静置 4 d 以上,使碳酸钠沉淀。小心吸取上清液约10 mL,用纯水定容至 1 000 mL。此溶液浓度为 $c(NaOH)=0.1$ mol/L,其准确浓度用苯二甲酸氢钾标定,方法如下:

将苯二甲酸氢钾($KHC_8H_4O_4$)置于105℃烘箱内烘至恒量,称取0.5 g,精确到0.1 mg,共称3份,分别置于250 mL锥形瓶中,加入100 mL纯水,使苯二甲酸氢钾完全溶解,然后加入4滴酚酞指示剂(5.2.3.9),用氢氧化钠溶液(5.2.3.4)滴定至淡红色30 s内不褪为止。滴定时应不断振摇,但滴定时间不宜太久,以免空气中二氧化碳进入溶液而引起误差。标定时需同时滴定一份空白溶液,并从滴定苯二甲酸氢钾所用的氢氧化钠溶液毫升数中减去此数值,按式(2)计算出氢氧化钠原液的准确浓度。

$$c_1(\mathrm{NaOH})=\frac{m}{(V-V_0)\times 0.2042} \qquad \cdots\cdots(2)$$

式中:

$c_1(\mathrm{NaOH})$——氢氧化钠溶液浓度,单位为摩尔每升(mol/L);

m——苯二甲酸氢钾的质量,单位为克(g);

V——滴定苯二甲酸氢钾所用氢氧化钠溶液体积,单位为毫升(mL);

V_0——滴定空白溶液所用氢氧化钠溶液体积,单位为毫升(mL);

0.204 2——与1.00 mL氢氧化钠标准溶液[$c(\mathrm{NaOH})=1.000$ mol/L]所相当的苯二甲酸氢钾的质量。

根据氢氧化钠原液的浓度,按式(3)计算配制0.100 0 mol/L的氢氧化钠溶液所需原液体积,并用纯水定容至所需体积。

$$V_1=\frac{V_2\times 0.1000}{c_1(\mathrm{NaOH})} \qquad \cdots\cdots(3)$$

式中:

V_1——原液体积,单位为毫升(mL);

V_2——稀释后体积,单位为毫升(mL);

$c_1(\mathrm{NaOH})$——原液浓度。

5.2.3.5 氯酚红指示剂:称取100 mg氯酚红($C_{19}H_{12}C_{12}O_5S$),置于玛瑙乳钵中,加入23.6 mL氢氧化钠溶液(5.2.3.4),研磨至完全溶解后,用纯水定容至250 mL。此指示剂适用的pH值范围为4.8~6.4。

5.2.3.6 溴百里酚蓝指示剂:称取100 mg溴百里酚蓝($C_{27}H_{28}Br_2O_5S$,又称麝香草酚蓝),置于玛瑙乳钵中,加入16.0 mL氢氧化钠溶液(5.2.3.4)。以下操作同(5.2.3.5)。此指示剂适用的pH范围为6.2~7.6。

5.2.3.7 酚红指示剂:称取100 mg酚红($C_{19}H_{14}O_5S$),置于玛瑙乳钵中,加入28.2 mL氢氧化钠溶液(5.2.3.4)。以下操作同(5.2.3.5)。此指示剂适用的pH范围为6.8~8.4。

5.2.3.8 百里酚蓝指示剂:称取100 mg百里酚蓝($C_{27}H_{30}O_5S$,又称麝香草酚蓝),置于玛瑙乳钵中,加入21.5 mL氢氧化钠溶液(5.2.3.4)。以下操作同(5.2.3.5)。此指示剂适用的pH范围为8.0~9.6。

5.2.3.9 酚酞指示剂:称取50 mg酚酞($C_{20}H_{14}O_4$),溶于50 mL乙醇[$\varphi(C_2H_5OH)=95\%$]中,再加入50 mL纯水,滴加氢氧化钠溶液(5.2.3.4)至溶液刚呈现微红色。

5.2.4 仪器

5.2.4.1 安瓿,内径15 mm,高约60 mm,无色中性硬质玻璃制成。

5.2.4.2 pH比色架,如图1所示。

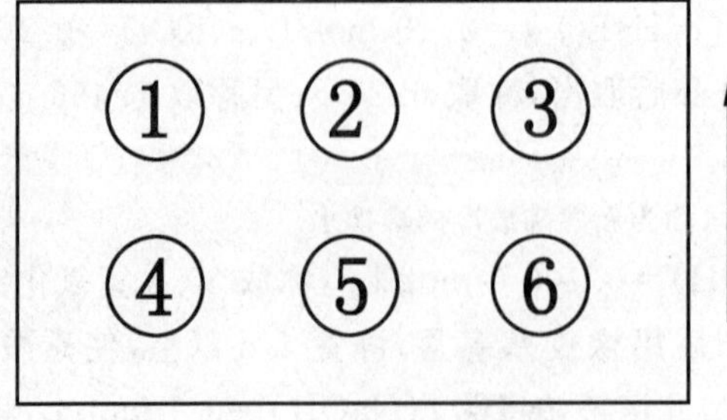

图1 pH比色架

5.2.4.3 玛瑙乳钵或瓷乳钵。

5.2.4.4 比色管:内径 15 mm,高约 60 mm 的无色中性硬质玻璃管,玻璃质量及壁厚均与安瓿(5.2.4.1)一致。

5.2.5 分析步骤

5.2.5.1 标准色列的制备

5.2.5.1.1 按表 4,表 5,表 6 所列用量,将苯二甲酸氢钾溶液(5.2.3.1)或磷酸二氢钾溶液(5.2.3.2)或硼酸-氯化钾混合溶液(5.2.3.3),与氢氧化钠溶液(5.2.3.4)混合,配成各种 pH 的标准缓冲溶液。

5.2.5.1.2 取 10.0 mL 配成的各种标准缓冲溶液,分别置于内径一致的安瓿中,向 pH4.8~6.4 的标准缓冲溶液中各加 0.5 mL 氯酚红指示剂(5.2.3.5);向 pH6.0~7.6 标准缓冲液中各加 0.5 mL 溴百里酚蓝指示剂(5.2.3.6);向 pH7.0~8.4 标准缓冲液中各加 0.5 mL 酚红指示剂(5.2.3.7);向 pH8.0~9.6标准缓冲液中各加 0.5 mL 百里酚蓝指示剂(5.2.3.8)。用喷灯迅速封口,然后放入铁丝筐中,将铁丝筐放在沸水浴内消毒 30 min,每隔 24 h 一次,共消毒三次,置于暗处保存。

表 4 pH4.8~5.8 标准缓冲溶液的配制

pH 值	苯二甲酸氢钾溶液(5.2.3.1)体积/mL	氢氧化钠溶液(5.2.3.4)体积/mL	用纯水定容至总体积/mL
4.8	50	16.5	100
5.0	50	22.6	100
5.2	50	28.8	100
5.4	50	34.1	100
5.6	50	38.8	100
5.8	50	42.3	100

表 5 pH6.0~8.0 标准缓冲溶液的配制

pH 值	磷酸二氢钾溶液(5.2.3.2)体积/mL	氢氧化钠溶液(5.2.3.4)体积/mL	用纯水定容至总体积/mL
6.0	50	5.6	100
6.2	50	8.1	100
6.4	50	11.6	100
6.6	50	16.4	100
6.8	50	22.4	100
7.0	50	29.1	100
7.2	50	34.7	100
7.4	50	39.1	100
7.6	50	42.4	100
7.8	50	44.5	100
8.0	50	46.1	100

表 6　pH8.0～9.6 标准缓冲溶液的配制

pH 值	硼酸-氯化钾混合溶液(5.2.3.3)体积/mL	氢氧化钠溶液(5.2.3.4)体积/mL	用纯水定容至总体积/mL
8.0	50	3.9	100
8.2	50	6.0	100
8.4	50	8.6	100
8.6	50	11.8	100
8.8	50	15.8	100
9.0	50	20.8	100
9.2	50	26.4	100
9.4	50	32.1	100
9.6	50	36.9	100

5.2.5.2　**水样测定**

吸取 10.0 mL 澄清水样，置于与标准系列同型的试管中，加入 0.5 mL 指示剂(指示剂种类与标准色列相同)，混匀后放入比色架(图 1)中的 5 号孔内。另取 2 支试管，各加入 10 mL 水样，插入 1 号与 3 号孔内。再取标准管 2 支，插入 4 号及 6 号孔内。在 2 号孔内放入 1 支纯水管。从比色架前面迎光观察，记录与水样相近似的标准管的 pH 值。

6　电导率

6.1　电极法

6.1.1　范围

本标准规定了用电极法测定生活饮用水及其水源水的电导率。

本法适用于测定生活饮用水及其水源水的电导率。

电导率是用数字来表示水溶液传导电流的能力。它与水中矿物质有密切的关系，可用于检测生活饮用水及其水源水中溶解性矿物质浓度的变化和估计水中离子化合物的数量。

水的电导率与电解质浓度呈正比，具有线性关系。水中多数无机盐是离子状态存在，是电的良好导体，但是有机物不离解或离解极微弱，导电也很微弱的，因此用电导率是不能反映这类污染因素的。

一般天然水的电导率在 50 μS/cm～1500 μS/cm 之间，含无机盐高的水可达 10 000 μS/cm 以上。

水中溶解的电解质特性、浓度和水温对电导率的测定有密切关系。因此，严格控制实验条件和电导仪电极的选择及安装可直接影响测量电导率的精密度和准确度。

6.1.2　原理

在电解质的溶液里，离子在电场的作用下，由于离子的移动具有导电作用。在相同温度下测定水样的电导 G，它与水样的电阻 R 呈倒数关系，按式(4)计算：

$$G=\frac{1}{R} \qquad \cdots\cdots(4)$$

在一定条件下，水样的电导随着离子含量的增加而升高，而电阻则降低。因此，电导率 γ 就是电流通过单位面积 A 为 1 cm^2，距离 L 为 1 cm 的两铂黑电极的电导能力，按式(5)计算：

$$\gamma=G\times\frac{L}{A} \qquad \cdots\cdots(5)$$

即电导率 γ 为给定的电导池常数 C 与水样电阻 R_s 的比值，按式(6)计算：

$$\gamma=C\times G_s=\frac{C}{R_s}\times 10^6 \qquad \cdots\cdots(6)$$

只要测定出水样的 $R_s(\Omega)$或水样的 $G_s(\mu S)$，γ 即可得出。

表示单位为 $\mu S/cm$。

注：$1\ \mu S=10^{-6}\ S$

6.1.3 试剂

氯化钾标准溶液[$c(KCl)=0.010\ 00\ mol/L$]：称取 0.745 6 g，在 110℃烘干后的优级纯氯化钾，溶于新煮沸放冷的蒸馏水中（电导率小于 1 $\mu S/cm$），于 25℃时在容量瓶中稀释至 1 000 mL。此溶液 25 ℃时的电导率为 1 413 $\mu S/cm$。溶液应储存在塑料瓶中。

6.1.4 仪器

6.1.4.1 电导仪。

6.1.4.2 恒温水浴。

6.1.5 分析步骤

6.1.5.1 将氯化钾标准溶液(6.1.3)注入 4 支试管。再把水样注入 2 支试管中。把 6 支试管同时放入 25℃±0.1℃恒温水浴中，加热 30 min，使管内溶液温度达到 25℃。

6.1.5.2 用其中 3 管氯化钾溶液依次冲洗电导电极和电导池。然后将第 4 管氯化钾溶液倒入电导池中，插入电导电极测量氯化钾的电导 G_{KCl}或电阻 R_{KCl}。

6.1.5.3 用 1 管水样充分冲洗电极，测量另一管水样的电导 G_s，或电阻 R_s。

依次测量其他水样。如测定过程中，温度变化<0.2℃，氯化钾标准溶液电导或电阻就不必再次测定。但在不同批(日)测量时，应重做氯化钾溶液电导或电阻的测量。

6.1.6 计算

6.1.6.1 电导池常数 C：等于氯化钾标准溶液的电导率(1 413 $\mu S/cm$)除以测得的氯化钾标准溶液的电导 G_{KCl}。测定时温度应为 25℃±0.1℃，则：

$$C=1\ 413/G_{KCl}$$

6.1.6.2 水样在 25℃±0.1℃时，电导率 γ 等于电导池常数 C 乘以测得水样的电导(μS)，或除以在 25℃±0.1℃时测得水样的电阻(Ω)。

电导率(γ)，以 $\mu S/cm$ 表示：

$$\gamma=C\times G_s=\frac{C}{R_s}\times 10^6 \qquad \cdots\cdots(7)$$

6.1.7 精密度和准确度

21 个天然水样测定结果与理论值比较，平均相对误差为 4.2%～9.9%，相对标准偏差为 3.7%～8.1%。

7 总硬度

7.1 乙二胺四乙酸二钠滴定法

7.1.1 范围

本标准规定了用乙二胺四乙酸二钠(Na_2EDTA) 滴定法测定生活饮用水及其水源水的总硬度。

本法适用于生活饮用水及其水源水总硬度的测定。

本法最低检测质量 0.05 mg，若取 50 mL 水样测定，则最低检测质量浓度为 1.0 mg/L。

水的硬度原系指沉淀肥皂的程度。使肥皂沉淀的原因主要是由于水中的钙、镁离子，此外，铁、铝、锰、锶及锌也有同样的作用。

总硬度可将上述各离子的浓度相加进行计算。此法准确，但比较繁琐，而且在一般情况下钙、镁离子以外的其他金属离子的浓度都很低，所以多采用乙二胺四乙酸二钠滴定法测定钙、镁离子的总量，并经过换算，以每升水中碳酸钙的质量表示。

本法主要干扰元素铁、锰、铝、铜、镍、钴等金属离子能使指示剂褪色或终点不明显。硫化钠及氰化钾可隐蔽重金属的干扰,盐酸羟胺可使高铁离子及高价锰离子还原为低价离子而消除其干扰。

由于钙离子与铬黑 T 指示剂在滴定到达终点时的反应不能呈现出明显的颜色转变,所以当水样中镁含量很少时,需要加入已知量的镁盐,使滴定终点颜色转变清晰,在计算结果时,再减去加入的镁盐量,或者在缓冲溶液中加入少量 MgEDTA,以保证明显的终点。

7.1.2 原理

水样中的钙、镁离子与铬黑 T 指示剂形成紫红色螯合物,这些螯合物的不稳定常数大于乙二胺四乙酸钙和镁螯合物的不稳定常数。当 pH=10 时,乙二胺四乙酸二钠先与钙离子,再与镁离子形成螯合物,滴定至终点时,溶液呈现出铬黑 T 指示剂的纯蓝色。

7.1.3 试剂

7.1.3.1 缓冲溶液(pH=10)。

7.1.3.1.1 称取 16.9 g 氯化铵,溶于 143 mL 氨水(ρ_{20}=0.88 g/mL)中。

7.1.3.1.2 称取 0.780 g 硫酸镁($MgSO_4 \cdot 7H_2O$)及 1.178 g 乙二胺四乙酸二钠($Na_2EDTA \cdot 2H_2O$),溶于 50 mL 纯水中,加入 2 mL 氯化铵-氢氧化铵溶液(7.1.3.1.1)和 5 滴铬黑 T 指示剂(此时溶液应呈紫红色。若为纯蓝色,应再加极少量硫酸镁使呈紫红色),用 Na_2EDTA 标准溶液(7.1.3.5)滴定至溶液由紫红色变为纯蓝色。合并 7.1.3.1.1 及 7.1.3.1.2 溶液,并用纯水稀释至 250 mL。合并后如溶液又变为紫红色,在计算结果时应扣除试剂空白。

注 1:此缓冲溶液应储存于聚乙烯瓶或硬质玻璃瓶中。由于使用中反复开盖使氨逸失而影响 pH 值。缓冲溶液放置时间较长,氨水浓度降低时,应重新配制。

注 2:配制缓冲溶液时加入 MgEDTA 是为了使某些含镁较低的水样滴定终点更为敏锐。如果备有市售 MgEDTA 试剂,则可直接称取 1.25 gMgEDTA,加入 250 mL 缓冲溶液中。

注 3:以铬黑 T 为指示剂,用 Na_2EDTA 滴定钙、镁离子时,在 pH 值 9.7~11 范围内,溶液愈偏碱性,滴定终点愈敏锐。但可使碳酸钙和氢氧化镁沉淀,从而造成滴定误差。因此滴定 pH 值以 10 为宜。

7.1.3.2 硫化钠溶液(50 g/L):称取 5.0 g 硫化钠($Na_2S \cdot 9H_2O$)溶于纯水中,并稀释至 100 mL。

7.1.3.3 盐酸羟胺溶液(10 g/L):称取 1.0 g 盐酸羟胺($NH_2OH \cdot HCl$),溶于纯水中,并稀释至 100 mL。

7.1.3.4 氰化钾溶液(100 g/L):称取 10.0 g 氰化钾(KCN)溶于纯水中,并稀释至 100 mL。

注意:此溶液剧毒!

7.1.3.5 Na_2EDTA 标准溶液[$c(Na_2EDTA)$=0.01 mol/L]:称取 3.72 g 乙二胺四乙酸二钠($Na_2C_{10}H_{14}N_2O_8 \cdot 2H_2O$)溶解于 1 000 mL 纯水中,按 7.1.3.5.1~7.1.3.5.2 标定其准确浓度。

7.1.3.5.1 锌标准溶液:称取 0.6 g~0.7 g 纯锌粒,溶于盐酸溶液(1+1)中,置于水浴上温热至完全溶解,移入容量瓶中,定容至 1 000 mL,并按式(8)计算锌标准溶液的浓度:

$$c(Zn) = \frac{m}{65.39} \qquad \cdots\cdots(8)$$

式中:

$c(Zn)$——锌标准溶液的浓度,单位为摩尔每升(mol/L);

m——锌的质量,单位为克(g);

65.39——1 mol 锌的质量,单位为克(g)。

7.1.3.5.2 吸取 25.00 mL 锌标准溶液(7.1.3.5.1)于 150 mL 锥形瓶中,加入 25 mL 纯水,加入几滴氨水调节溶液至近中性,再加 5 mL 缓冲溶液和 5 滴铬黑 T 指示剂,在不断振荡下,用 Na_2EDTA 溶液滴定至不变的纯蓝色,按式(9)计算 Na_2EDTA 标准溶液的浓度:

$$c(Na_2EDTA) = \frac{c(Zn) \times V_2}{V_1} \qquad \cdots\cdots(9)$$

式中:

$c(Na_2EDTA)$——Na_2EDTA 标准溶液的浓度,单位为摩尔每升(mol/L);

$c(Zn)$——锌标准溶液的浓度,单位为摩尔每升(mol/L);

V_1——消耗 Na_2EDTA 溶液的体积,单位为毫升(mL);

V_2——所取锌标准溶液的体积,单位为毫升(mL)。

7.1.3.6 铬黑 T 指示剂:称取 0.5 g 铬黑 T($C_{20}H_{12}O_7N_3SNa$)用乙醇[$\varphi(C_2H_5OH)=95\%$]溶解,并稀释至 100 mL。放置于冰箱中保存,可稳定一个月。

7.1.4 仪器

7.1.4.1 锥形瓶,150 mL。

7.1.4.2 滴定管,10 mL 或 25 mL。

7.1.5 分析步骤

7.1.5.1 吸取 50.0 mL 水样(硬度过高的水样,可取适量水样,用纯水稀至 50 mL,硬度过低的水样,可取 100 mL),置于 150 mL 锥形瓶中。

7.1.5.2 加入 1 mL~2 mL 缓冲溶液,5 滴铬黑 T 指示剂,立即用 Na_2EDTA 标准溶液滴定至溶液从紫红色转变成纯蓝色为止,同时做空白试验,记下用量。

7.1.5.3 若水样中含有金属干扰离子,使滴定终点延迟或颜色变暗,可另取水样,加入 0.5 mL 盐酸羟胺(7.1.3.3)及 1 mL 硫化钠溶液(7.1.3.2)或 0.5 mL 氰化钾溶液(7.1.3.4)再行滴定。

7.1.5.4 水样中钙、镁的重碳酸盐含量较大时,要预先酸化水样,并加热除去二氧化碳,以防碱化后生成碳酸盐沉淀,影响滴定时反应的进行。

7.1.5.5 水样中含悬浮性或胶体有机物可影响终点的观察。可预先将水样蒸干并于 550℃ 灰化,用纯水溶解残渣后再行滴定。

7.1.6 计算

7.1.6.1 总硬度用式(10)计算:

$$\rho(CaCO_3)=\frac{(V_1-V_0)\times c\times 100.09\times 1\,000}{V} \qquad \cdots\cdots(10)$$

式中:

$\rho(CaCO_3)$——总硬度(以 $CaCO_3$ 计),单位为毫克每升(mg/L);

V_0——空白滴定所消耗 Na_2EDTA 标准溶液的体积,单位为毫升(mL);

V_1——滴定中消耗乙二胺四乙酸二钠标准溶液的体积,单位为毫升(mL);

c——乙二胺四乙酸二钠标准溶液的浓度,单位为摩尔每升(mol/L);

V——水样体积,单位为毫升(mL);

100.09——与 1.00 mL 乙二胺四乙酸二钠标准溶液[$c(Na_2EDTA)=1.000$ mol/L]相当的以毫克表示的总硬度(以 $CaCO_3$ 计)。

8 溶解性总固体

8.1 称量法

8.1.1 范围

本标准规定了用称量法测定生活饮用水及其水源水的溶解性总固体。

本法适用于生活饮用水及其水源水中溶解性总固体的测定。

8.1.2 原理

8.1.2.1 水样经过滤后,在一定温度下烘干,所得的固体残渣称为溶解性总固体,包括不易挥发的可溶性盐类、有机物及能通过滤器的不溶性微粒等。

8.1.2.2 烘干温度一般采用 105℃±3℃。但 105℃ 的烘干温度不能彻底除去高矿化水样中盐类所含的结晶水。采用 180℃±3℃ 的烘干温度,可得到较为准确的结果。

8.1.2.3 当水样的溶解性总固体中含有多量氯化钙、硝酸钙、氯化镁、硝酸镁时,由于这些化合物具有强烈的吸湿性使称量不能恒定质量。此时可在水样中加入适量碳酸钠溶液而得到改进。

8.1.3 **仪器**

8.1.3.1 分析天平,感量 0.1 mg。

8.1.3.2 水浴锅。

8.1.3.3 电恒温干燥箱。

8.1.3.4 瓷蒸发皿,100 mL。

8.1.3.5 干燥器:用硅胶作干燥剂。

8.1.3.6 中速定量滤纸或滤膜(孔径 0.45 μm)及相应滤器。

8.1.4 **试剂**

碳酸钠溶液(10 g/L):称取 10 g 无水碳酸钠(Na_2CO_3),溶于纯水中,稀释至 1 000 mL。

8.1.5 **分析步骤**

8.1.5.1 溶解性总固体(在 105℃±3℃烘干)

8.1.5.1.1 将蒸发皿洗净,放在 105℃±3℃烘箱内 30 min。取出,于干燥器内冷却 30 min。

8.1.5.1.2 在分析天平上称量,再次烘烤、称量,直至恒定质量(两次称量相差不超过 0.000 4 g)。

8.1.5.1.3 将水样上清液用滤器过滤。用无分度吸管吸取过滤水样 100 mL 于蒸发皿中,如水样的溶解性总固体过少时可增加水样体积。

8.1.5.1.4 将蒸发皿置于水浴上蒸干(水浴液面不要接触皿底)。将蒸发皿移入 105℃±3 ℃烘箱内,1 h 后取出。干燥器内冷却 30 min,称量。

8.1.5.1.5 将称过质量的蒸发皿再放入 105℃±3℃烘箱内 30 min,干燥器内冷却 30 min,称量,直至恒定质量。

8.1.5.2 溶解性总固体(在 180℃±3℃烘干)

8.1.5.2.1 按(8.1.5.1)步骤将蒸发皿在 180℃±3℃烘干并称量至恒定质量。

8.1.5.2.2 吸取 100 mL 水样于蒸发皿中,精确加入 25.0 mL 碳酸钠溶液(8.1.4)于蒸发皿内,混匀。同时做一个只加 25.0 mL 碳酸钠溶液(8.1.4)的空白。计算水样结果时应减去碳酸钠空白的质量。

8.1.6 **计算**

$$\rho(\mathrm{TDS}) = \frac{(m_1 - m_0) \times 1\,000 \times 1\,000}{V} \qquad \cdots\cdots (11)$$

式中:

$\rho(\mathrm{TDS})$——水样中溶解性总固体的质量浓度,单位为毫克每升(mg/L);

m_0——蒸发皿的质量,单位为克(g);

m_1——蒸发皿和溶解性总固体的质量,单位为克(g);

V——水样体积,单位为毫升(mL)。

8.1.7 **精密度和准确度**

279 个实验室测定溶解性总固体为 170.5 mg/L 的合成水样,105℃烘干,测定的相对标准偏差为 4.9%,相对误差为 2.0%;204 个实验室测定同一合成水样,180℃烘干测定的相对标准差为 5.4%,相对误差为 0.4%。

9 挥发酚类

9.1 4-氨基安替吡啉三氯甲烷萃取分光光度法

9.1.1 **范围**

本标准规定了用 4-氨基安替吡啉三氯甲烷萃取分光光度法测定生活饮用水及其水源水中的挥发酚。

本法适用于测定生活饮用水及其水源水中的挥发酚。

本法最低检测质量为 0.5 μg 挥发酚(以苯酚计)。若取 250 mL 水样,则其最低检测质量浓度为 0.002 mg/L挥发酚(以苯酚计)。

水中还原性硫化物、氧化剂、苯胺类化合物及石油等干扰酚的测定。硫化物经酸化及加入硫酸铜在蒸馏时与挥发酚分离;余氯等氧化剂可在采样时加入硫酸亚铁或亚砷酸钠还原。苯胺类在酸性溶液中形成盐类不被蒸出。石油可在碱性条件下用有机溶剂萃取后除去。

9.1.2 原理

在 pH10.0±0.2 和有氧化剂铁氰化钾存在的溶液中,酚与 4-氨基安替吡啉形成红色的安替吡啉染料,用三氯甲烷萃取后比色定量。

酚的对位取代基可阻止酚与安替吡啉的反应,但羟基(—OH)、卤素、磺酰基($-SO_2H$)、羧基(—COOH)、甲氧基($-OCH_3$)除外。此外,邻位硝基也阻止反应,间位硝基部分地阻止反应。

9.1.3 仪器

9.1.3.1 全玻璃蒸馏器,500 mL。

9.1.3.2 分液漏斗,500 mL。

9.1.3.3 具塞比色管,10 mL。

9.1.3.4 容量瓶,250 mL。

9.1.3.5 分光光度计。

注:不得用橡胶塞、橡胶管连接蒸馏瓶及冷凝器,以防止对测定的干扰。

9.1.4 试剂

9.1.4.1 本法所用纯水不得含酚及游离余氯。无酚纯水的制备方法如下:于水中加入氢氧化钠至 pH 为 12 以上,进行蒸馏。在碱性溶液中,酚形成酚钠不被蒸出。

9.1.4.2 三氯甲烷。

9.1.4.3 硫酸铜溶液(100 g/L):称取 10 g 硫酸铜($CuSO_4 \cdot 5H_2O$),溶于纯水中,并稀释至 100 mL。

9.1.4.4 氨水-氯化铵缓冲溶液(pH9.8):称取 20 g 氯化铵(NH_4Cl),溶于 100 mL 氨水(ρ_{20}=0.88 g/mL)中。

9.1.4.5 4-氨基安替吡啉溶液(20 g/L):称取 2.0 g 4-氨基安替吡啉(4-AAP,$C_{11}H_{13}ON_3$)溶于纯水中,并稀释至 100 mL。储于棕色瓶中,临用时配制。

9.1.4.6 铁氰化钾溶液(80 g/L):称取 8.0 g 铁氰化钾[$K_3Fe(CN)_6$],溶于纯水中,并稀释至 100 mL。储于棕色瓶中,临用时配制。

9.1.4.7 溴酸钾-溴化钾溶液[$c(1/6\ KBrO_3)$=0.1 mol/L]:称取 2.78 g 干燥的溴酸钾($KBrO_3$),溶于纯水中,加入 10 g 溴化钾(KBr),并稀释至 1 000 mL。

9.1.4.8 淀粉溶液(5 g/L):将 0.5 g 可溶性淀粉用少量纯水调成糊状,再加刚煮沸的纯水至 100 mL。冷却后加入 0.1 g 水杨酸或 0.4 g 氯化锌保存。

9.1.4.9 硫酸溶液(1+9)。

9.1.4.10 酚标准溶液

9.1.4.10.1 酚的精制:取苯酚于具空气冷凝管的蒸馏瓶中,加热蒸馏,收集 182℃~184℃的馏出部分。精制酚冷却后应为白色,密塞储于冷暗处。

9.1.4.10.2 酚标准储备溶液:溶解 1 g 白色精制苯酚于 1 000 mL 纯水中,标定后保存于冰箱中。

酚标准储备溶液的标定:吸取 25.00 mL 待标定的酚储备溶液,置于 250 mL 碘量瓶中。加入 100 mL纯水,然后准确加入 25.00 mL 溴酸钾-溴化钾溶液(9.1.4.7)。立即加入 5 mL 盐酸(ρ_{20}=1.19 g/mL),盖严瓶塞,缓缓旋摇。静置 10 min。加入 1 g 碘化钾,盖严瓶塞,摇匀,于暗处放置 5 min 后,用硫代硫酸钠标准溶液(9.1.4.11)滴定,至呈浅黄色时,加入 1 mL 淀粉溶液(9.1.4.8),继续滴定至蓝色消失为止。同时用纯水作试剂空白滴定。

$$\rho(C_6H_5OH)=\frac{(V_0-V_1)\times 0.050\,0\times 15.68\times 1\,000}{25}=(V_0-V_1)\times 31.36 \quad \cdots\cdots(12)$$

式中：

$\rho(C_6H_5OH)$——酚标准溶液(以苯酚计)的质量浓度，单位为微克每毫升($\mu g/mL$)；

V_0——试剂空白消耗硫代硫酸钠溶液(9.1.4.11)的体积，单位为毫升(mL)；

V_1——酚标准储备液消耗硫代硫酸钠溶液(9.1.4.11)的体积，单位为毫升(mL)；

15.68——与 1.00 mL 硫代硫酸钠标准溶液[$c(Na_2S_2O_3)=1.000$ mol/L]相当的以 mg 表示的苯酚的质量。

9.1.4.10.3　酚标准使用溶液[$\rho(C_6H_5OH)=1.00\ \mu g/mL$]：临用时将酚标准储备液(9.1.4.10.2)用纯水稀释成[$\rho(C_6H_5OH)=10.00\ \mu g/mL$]。再用此液稀释成[$\rho(C_6H_5OH)=1.00\ \mu g/mL$]酚标准使用溶液。

9.1.4.11　硫代硫酸钠标准溶液[$c(Na_2S_2O_3)=0.050\ 00$ mol/L]：将经过标定的硫代硫酸钠溶液定量稀释为[$c(Na_2S_2O_3)=0.050\ 00$ mol/L]。

硫代硫酸钠标准溶液的配制和标定方法如下：称取 25 g 硫代硫酸钠($Na_2S_2O_3 \cdot 5H_2O$)溶于 1 000 mL新煮沸放冷的纯水中，加入 0.4 g 氢氧化钠或 0.2 g 无水碳酸钠，储存于棕色瓶内，7 d～10 d 后进行标定。

准确吸取 25.00 mL 重铬酸钾标准溶液[$c(1/6\ K_2Cr_2O_7)=0.100\ 0$ mol/L]于 500 mL 碘量瓶中，加 2.0 g 碘化钾和 20 mL 硫酸溶液(9.1.4.9)，密塞，摇匀，于暗处放置 10 min。加入 150 mL 纯水，用待标定的硫代硫酸钠溶液滴定，直到溶液呈浅黄色时，加入 1 mL 淀粉溶液(9.1.4.8)，继续滴定至蓝色变为亮绿色。同时作空白试验。平行滴定所用硫代硫酸钠溶液体积相差不得大于 0.2%。按式(13)计算硫代硫酸钠溶液的浓度。

$$c(Na_2S_2O_3)=\frac{c' \times 25.00}{(V_1-V_0)} \qquad \cdots\cdots(13)$$

式中：

$c(Na_2S_2O_3)$——硫代硫酸钠标准溶液的浓度，单位为摩尔每升(mol/L)；

c'——重铬酸钾标准溶液的浓度[$c(1/6\ K_2Cr_2O_7)$]，单位为摩尔每升(mol/L)；

V_1——硫代硫酸钠标准溶液的用量，单位为毫升(mL)；

V_0——空白试验硫代硫酸钠标准溶液的用量，单位为毫升(mL)。

9.1.5　分析步骤

9.1.5.1　水样处理

量取 250 mL 水样，置于 500 mL 全玻璃蒸馏瓶中。以甲基橙为指示剂用硫酸溶液(9.1.4.9)调 pH 至 4.0 以下，使水样由桔黄色变为橙色，加入 5 mL 硫酸铜溶液(9.1.4.3)及数粒玻璃珠，加热蒸馏。待蒸馏出总体积的 90%左右，停止蒸馏。稍冷，向蒸馏瓶内加入 25 mL 纯水，继续蒸馏，直到收集 250 mL 馏出液为止。

注：由于酚随水蒸气挥发，速度缓慢，收集馏出液的体积应与原水样体积相等。试验证明接收的馏出液体积若不与原水样相等，将影响回收率。

9.1.5.2　比色测定

9.1.5.2.1　将水样馏出液全部转入 500 mL 分液漏斗中，另取酚标准使用溶液(9.1.4.10.3)0 mL，0.50 mL，1.00 mL，2.00 mL，4.00 mL，6.00 mL，8.00 mL 和 10.00 mL，分别置于预先盛有 100 mL 纯水的 500 mL 分液漏斗内，最后补加纯水至 250 mL。

9.1.5.2.2　向各分液漏斗内加入 2 mL 氨水-氯化铵缓冲液(9.1.4.4)，混匀。再各加 1.50 mL 4-氨基安替吡啉溶液(9.1.4.5)，混匀，最后加入 1.50 mL 铁氰化钾溶液(9.1.4.6)，充分混匀，准确静置 10 min。加入 10.0 mL 三氯甲烷，振摇 2 min，静置分层。在分液漏斗颈部塞入滤纸卷将三氯甲烷萃取溶液缓缓放入干燥比色管中，用分光光度计，于 460 nm 波长，用 2 cm 比色皿，以三氯甲烷为参比，测量吸光度。

注1：各种试剂加入的顺序不能随意更改。4-AAP的加入量必须准确，以消除4-AAP可能分解生成的安替吡啉红，使空白值增高所造成的误差。

注2：4-AAP与酚在水溶液中生成的红色染料萃取至三氯甲烷中可稳定4h。时间过长颜色由红变黄。

9.1.5.2.3 绘制标准曲线，从标准曲线上查出挥发酚的质量。

9.1.6 计算

$$\rho(C_6H_5OH)=\frac{m}{V} \quad \cdots\cdots(14)$$

式中：

$\rho(C_6H_5OH)$——水样中挥发酚(以苯酚计)的质量浓度，单位为毫克每升(mg/L)；

m——从标准曲线上查得的样品管中挥发酚的质量(以苯酚计)，单位为微克(μg)；

V——水样体积，单位为毫升(mL)。

9.1.7 精密度和准确度

单个实验室取0.5 μg，5.0 μg和7.0 μg酚(以苯酚计)重复测定6次，其相对标准偏差分别为21%、1.9%和2.6%；对12个不同来源水样加入酚标准为10.0 μg/L酚(以苯酚计)，测得回收率为85%～109%，平均回收率为96%。

9.2 4-氨基安替吡啉直接分光光度法

9.2.1 范围

本标准规定了用4-氨基安替吡啉直接分光光度法测定受污染的生活饮用水及其水源水中的挥发酚。

本法适用于生活饮用水及其水源水中含量在0.1 mg/L～5.0 mg/L的挥发酚的测定。

本法的最低检测质量为5.0 μg挥发酚(以苯酚计)。若取50 mL水样测定，则最低检测质量浓度为0.10 mg/L挥发酚(以苯酚计)。

本法的干扰物及其消除方法见9.1.1。

9.2.2 原理

在pH10.0±0.2和有氧化剂铁氰化钾存在的溶液中，酚与4-氨基安替吡啉生成红色的安替吡啉染料，直接比色定量。

酚的其他取代基对酚与4-氨基安替吡啉的反应情况见9.1.2。

9.2.3 仪器

除50 mL具塞比色管外其他仪器同9.1.3。

9.2.4 试剂

除不用三氯甲烷外，其他试剂同9.1.4；酚标准使用溶液浓度为：$\rho(C_6H_5OH)=10$ μg/mL。

9.2.5 分析步骤

9.2.5.1 水样处理。同9.1.5.1。

9.2.5.1.1 吸取50 mL蒸馏液(或取适量用纯水稀释至50 mL)于50 mL具塞比色管中。

9.2.5.1.2 另取50 mL比色管7支，分别加入每毫升含10 μg酚(以苯酚计)的标准使用液0 mL，0.50 mL，1.00 mL，3.00 mL，5.00 mL，7.00 mL和10.0 mL，用纯水稀释至50 mL。

9.2.5.1.3 向水样及标准中各加入0.5 mL缓冲液(9.1.4.4)，摇匀。加1.0 mL 4-氨基安替吡啉溶液(9.1.4.5)，混匀。最后加入1.0 mL铁氰化钾溶液(9.1.4.6)，充分混匀，准确放置10 min。于510 nm波长，用2 cm比色皿，以空白管为参比，测量吸光度。

9.2.5.1.4 绘制标准曲线，从标准曲线上查出挥发酚的质量。

9.2.6 计算

$$\rho(C_6H_5OH)=\frac{m}{V} \quad \cdots\cdots(15)$$

式中：

$\rho(C_6H_5OH)$——水样中挥发酚(以苯酚计)的质量浓度，单位为毫克每升(mg/L)；

m——从标准曲线上查得的样品管中挥发酚的质量(以苯酚计),单位为微克(μg);

V——水样体积,单位为毫升(mL)。

10 阴离子合成洗涤剂

10.1 亚甲蓝分光光度法

10.1.1 范围

本标准规定了用亚甲蓝分光光度法测定生活饮用水及其水源水中的阴离子合成洗涤剂。

本法适用于生活饮用水及其水源水中阴离子合成洗涤剂的测定。

本法用十二烷基苯磺酸钠作为标准,最低检测质量为 5 μg。若取 100 mL 水样测定,则最低检测质量浓度为 0.050 mg/L。

能与亚甲蓝反应的物质对本标准均有干扰。酚、有机硫酸盐、磺酸盐、磷酸盐以及大量氯化物(2 000 mg)、硝酸盐(5 000 mg)、硫氰酸盐等均可使结果偏高。

10.1.2 原理

亚甲蓝染料在水溶液中与阴离子合成洗涤剂形成易被有机溶剂萃取的蓝色化合物。未反应的亚甲蓝则仍留在水溶液中。根据有机相蓝色的强度,测定阴离子合成洗涤剂的含量。

10.1.3 仪器

10.1.3.1 分液漏斗,250 mL。

10.1.3.2 比色管,25 mL。

10.1.3.3 分光光度计。

10.1.4 试剂

10.1.4.1 三氯甲烷。

10.1.4.2 亚甲蓝溶液:称取 30 mg 亚甲蓝($C_{16}H_{18}ClN_3S \cdot 3H_2O$),溶于 500 mL 纯水中,加入 6.8 mL 硫酸(ρ_{20}=1.84 g/mL)及 50 g 磷酸二氢钠($NaH_2PO_4 \cdot H_2O$),溶解后用纯水稀释至1 000 mL。

10.1.4.3 洗涤液:取 6.8 mL 硫酸(ρ_{20}=1.84 g/mL)及 50 g 磷酸二氢钠,溶于纯水中,并稀释至1 000 mL。

10.1.4.4 氢氧化钠溶液(40 g/L)。

10.1.4.5 硫酸溶液[$c(1/2\ H_2SO_4)$=0.5 mol/L]:取 2.8 mL 硫酸(ρ_{20}=1.84 g/mL)加入纯水中,并稀释至 100 mL。

10.1.4.6 十二烷基苯磺酸钠标准储备溶液[ρ(DBS)=1 mg/mL]:称取 0.500 g 十二烷基苯磺酸钠($C_{12}H_{25}$-$C_6H_4SO_3Na$,简称 DBS),溶于纯水中,定容至 500 mL。

十二烷基苯磺酸钠标准溶液需用纯品配制。如无纯品,可用市售阴离子型洗衣粉提纯。方法如下:

将洗衣粉用热的乙醇[$\varphi(C_2H_5OH)$=95%]处理,滤去不溶物。再将滤液加热挥发去除部分乙醇,过滤,弃去滤液。将滤渣再溶于少量热的乙醇中,过滤,如此重复三次。然后于十二烷基苯磺酸钠乙醇溶液中加等体积的纯水,用相当于溶液三分之一体积的石油醚(沸程 30℃~60℃)萃洗,分离出石油醚相,按同样步骤连续用石油醚洗涤 5 次,弃去石油醚。最后将十二烷基苯磺酸钠乙醇溶液蒸发至干,在105℃烘烤,得到白色或淡黄色固体,即为纯品。

10.1.4.7 十二烷基苯磺酸钠标准使用溶液[ρ(DBS)=10 μg/mL]:取十二烷基苯磺酸钠标准储备溶液(10.1.4.6) 10.00 mL 于 1 000 mL 容量瓶中,用纯水定容。

10.1.4.8 酚酞溶液(1 g/L):称取 0.1 g 酚酞($C_{20}H_{14}O_4$),溶于乙醇溶液(1+1)中,并稀释至 100 mL。

10.1.5 分析步骤

10.1.5.1 吸取 50.0 mL 水样,置于 125 mL 分液漏斗中(若水样中阴离子合成洗涤剂小于 5 μg,应增加水样体积。此时标准系列的体积也应一致;若大于 100 μg 时,取适量水样,稀释至 50 mL)。

10.1.5.2 另取 125 mL 分液漏斗 7 个,分别加入十二烷基苯磺酸钠标准使用溶液(10.1.4.7) 0 mL,

0.50 mL，1.00 mL，2.00 mL，3.00 mL，4.00 mL 和 5.00 mL，用纯水稀释至 50 mL。

10.1.5.3 向水样和标准系列中各加 3 滴酚酞溶液(10.1.4.8)，逐滴加入氢氧化钠溶液(10.1.4.4)，使水样呈碱性。然后再逐滴加入硫酸溶液（10.1.4.5），使红色刚褪去。加入 5 mL 三氯甲烷(10.1.4.1)及 10 mL 亚甲蓝溶液(10.1.4.2)，猛烈振摇 0.5 min，放置分层。若水相中蓝色耗尽，则应另取少量水样重新测定。

10.1.5.4 将三氯甲烷相放入第二套分液漏斗中。

10.1.5.5 向第二套分液漏斗中加入 25 mL 洗涤液(10.1.4.3)，猛烈振摇 0.5 min，静置分层。

10.1.5.6 在分液漏斗颈管内，塞入少许洁净的玻璃棉滤除水珠，将三氯甲烷缓缓放入 25 mL 比色管中。

10.1.5.7 各加 5 mL 三氯甲烷于分液漏斗中，振荡并放置分层后，合并三氯甲烷相于 25 mL 比色管中，同样再操作一次。最后用三氯甲烷稀释到刻度。

10.1.5.8 于 650 nm 波长，用 3 cm 比色皿，以三氯甲烷作参比，测量吸光度。

10.1.5.9 绘制工作曲线，从曲线上查出样品管中十二烷基苯磺酸钠的质量。

10.1.6 计算

$$\rho(\text{DBS}) = \frac{m}{V} \quad \cdots\cdots(16)$$

式中：

ρ(DBS)——水样中阴离子合成洗涤剂（以十二烷基苯磺酸钠计）的质量浓度，单位为毫克每升(mg/L)；

m——从工作曲线上查得十二烷基苯磺酸钠的质量，单位为微克(μg)；

V——水样体积，单位为毫升(mL)。

10.1.7 精密度和准确度

用纯水配制不同浓度的十二烷基苯磺酸钠溶液(0.1 mg/L，0.4 mg/L，0.6 mg/L，0.9 mg/L)，各测 6 次，相对标准偏差分别为 1.6%，0.6%，0.8%，0.7%。分别用河水、井水、自来水做回收试验，回收率范围为 100%～105%，平均回收率为 103%。

10.2 二氮杂菲萃取分光光度法

10.2.1 范围

本标准规定了用二氮杂菲萃取分光光度法测定生活饮用水及其水源水中的阴离子合成洗涤剂。

本法适用于生活饮用水及其水源水中阴离子合成洗涤剂的测定。

本法最低检测质量为 2.5 μg。若取 100 mL 水样测定，则最低检测质量浓度为 0.025 mg/L(以十二烷基苯磺酸钠计)。

生活饮用水及其水源水中常见的共存物质(mg/L)对本标准无干扰：Ca^{2+}、NO_3^-(400)、SO_4^{2-}(100)、Mg^{2+}(70)、NO_2^-(17)、PO_4^{3-}(10)、F^-(7)、SCN^-(5)、Mn^{2+}、Cl_2(1)、Cu^{2+}(0.1)。阳离子表面活性剂质量浓度为 0.1 mg/L 时，会产生误差为－28.4%的严重干扰。

10.2.2 原理

水中阴离子合成洗涤剂与 Ferroin (Fe^{2+}与二氮杂菲形成的配合物) 形成离子缔合物，可被三氯甲烷萃取，于 510 nm 波长下测定吸光度。

10.2.3 仪器

10.2.3.1 分液漏斗，250 mL。

10.2.3.2 分光光度计。

10.2.4 试剂

10.2.4.1 三氯甲烷。

10.2.4.2 二氮杂菲溶液(2 g/L)：称取 0.2 g 二氮杂菲($C_{12}H_8N_2 \cdot H_2O$，又名邻菲罗啉)，溶于纯水

中，加 2 滴盐酸(ρ_{20}=1.19 g/mL)，并用纯水稀释至 100 mL。

10.2.4.3 乙酸铵缓冲溶液：称取 250 g 乙酸铵 ($NH_4C_2H_3O_2$)，溶于 150 mL 纯水中，加入 700 mL 冰乙酸，混匀。

10.2.4.4 盐酸羟胺-亚铁溶液：称取 10 g 盐酸羟胺，加 0.211 g 硫酸亚铁铵[$(NH_4)_2Fe(SO_4)_2 \cdot 6H_2O$]溶于纯水中，并稀释至 100 mL。

10.2.4.5 十二烷基苯磺酸钠(DBS)标准使用溶液[ρ(DBS)=10 μg/mL]。

10.2.5 **分析步骤**

10.2.5.1 吸取 100 mL 水样于 250 mL 分液漏斗中。另取 250 mL 分液漏斗 8 只，各加入 50 mL 纯水，再分别加入 DBS 标准使用溶液(10.2.4.5) 0 mL，0.25 mL，0.50 mL，1.00 mL，2.00 mL，3.00 mL，4.00 mL和 5.00 mL，加纯水至 100 mL。

10.2.5.2 于水样及标准系列中各加 2 mL 二氮杂菲溶液(10.2.4.2)、10 mL 缓冲液(10.2.4.3)、1.0 mL盐酸羟胺-亚铁溶液(10.2.4.4)和 10 mL 三氯甲烷(10.2.4.1)(每加入一种试剂均需摇匀)，萃取振摇 2 min，静置分层，于分液漏斗颈部塞入一小团脱脂棉，分出三氯甲烷相于干燥的 10 mL 比色管中，供测定。

10.2.5.3 于 510 nm 波长，用 3 cm 比色皿，以三氯甲烷为参比，测量吸光度。

10.2.5.4 绘制工作曲线，从曲线上查出样品管中阴离子合成洗涤剂的质量。

10.2.6 **计算**

$$\rho(\mathrm{DBS}) = \frac{m}{V} \qquad (17)$$

式中：

ρ(DBS)——水样中阴离子合成洗涤剂(以十二烷基苯磺酸钠计)的质量浓度，单位为毫克每升(mg/L)；

m——从工作曲线上查得阴离子合成洗涤剂(以十二烷基苯磺酸钠计)的质量，单位为微克(μg)；

V——水样体积，单位为毫升(mL)。

10.2.7 **精密度和准确度**

8 个实验室重复测定 DBS 质量浓度为 0.05 mg/L～0.40 mg/L 的水样，相对标准偏差为 0.4%～13%。8 个实验室分别用自来水、井水、江河水作回收试验，加入标准 0.05 mg/L～0.50 mg/L，回收率范围为 92%～110%，平均回收率为 99.7%。

ICS 13.060
C 51

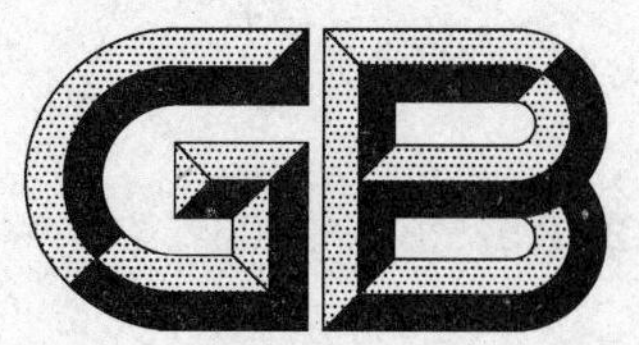

中华人民共和国国家标准

GB/T 5750.5—2006
部分代替 GB/T 5750—1985

生活饮用水标准检验方法
无机非金属指标

**Standard examination methods for drinking water—
Nonmetal parameters**

2006-12-29 发布　　　　2007-07-01 实施

中华人民共和国卫生部
中国国家标准化管理委员会　发布

前　言

GB/T 5750《生活饮用水标准检验方法》分为以下部分：

——总则；

——水样的采集和保存；

——水质分析质量控制；

——感官性状和物理指标；

——无机非金属指标；

——金属指标；

——有机物综合指标；

——有机物指标；

——农药指标；

——消毒副产物指标；

——消毒剂指标；

——微生物指标；

——放射性指标。

本标准代替 GB/T 5750—1985 第二篇中的硫酸盐、氯化物、氟化物、氰化物、硝酸盐氮和附录 A 中的氨氮、亚硝酸盐氮、碘化物。

本标准与 GB/T 5750—1985 相比主要变化如下：

——依据 GB/T 1.1—2000《标准化工作导则　第 1 部分：标准的结构和编写规则》与 GB/T 20001.4—2001《标准编写规则　第 4 部分：化学分析方法》调整了结构；

——依据国家标准的要求修改了量和计量单位；

——当量浓度改成摩尔浓度（氧化还原部分仍保留当量浓度）；

——质量浓度表示符号由 C 改成 ρ，含量表示符号由 M 改成 m；

——增加了硫化物、磷酸盐、硼 3 项指标的 4 个检验方法；

——修订了氟化物、硝酸盐氮、碘化物 3 项指标的检验方法。

本标准的附录 A 为规范性附录。

本标准由中华人民共和国卫生部提出并归口。

本标准负责起草单位：中国疾病预防控制中心环境与健康相关产品安全所。

本标准参加起草单位：江苏省疾病预防控制中心、唐山市疾病预防控制中心、重庆市疾病预防控制中心、北京市疾病预防控制中心、广东省疾病预防控制中心、辽宁省疾病预防控制中心、广州市疾病预防控制中心、武汉市疾病预防控制中心、河南省疾病预防控制中心、山东省疾病预防控制中心、河北省疾病预防控制中心、山西省疾病预防控制中心、哈尔滨市疾病预防控制中心。

本标准主要起草人：金银龙、鄂学礼、陈亚妍、张岚、陈昌杰、陈守建、邢大荣、王正虹、魏建荣、杨业、张宏陶、艾有年、庄丽、姜树秋、卢玉棋、周明乐、黄承武、阎惠珍、夏芳、丁鄖、朱民、陆幽芳、江夕夫、姜颖虹、王新华、张淑香、汪玉洁。

本标准于 1985 年 8 月首次发布，本次为第一次修订。

生活饮用水标准检验方法 无机非金属指标

1 硫酸盐

1.1 硫酸钡比浊法

1.1.1 范围

本标准规定了用硫酸钡比浊法测定生活饮用水及其水源水中的硫酸盐。

本法适用于生活饮用水及其水源水中可溶性硫酸盐的测定。

本法最低检测质量为0.25mg，若取50 mL水样测定，则最低检测质量浓度为5.0 mg/L。

本法适用于测定低于40 mg/L硫酸盐的水样。搅拌速度、时间、温度及试剂加入方式均能影响比浊法的测定结果，因此要求严格控制操作条件的一致。

1.1.2 原理

水中硫酸盐和钡离子生成硫酸钡沉淀，形成浑浊，其浑浊程度和水样中硫酸盐含量呈正比。

1.1.3 试剂

1.1.3.1 硫酸盐标准溶液[$\rho(SO_4^{2-})=1$ mg/ mL]：称取1.478 6 g无水硫酸钠(Na_2SO_4)或1.814 1 g无水硫酸钾(K_2SO_4)，溶于纯水中，并定容至1 000 mL。

1.1.3.2 稳定剂溶液：称取75 g氯化钠(NaCl)，溶于300 mL纯水中，加入30 mL盐酸($\rho_{20}=1.19$ g/ mL)、50 mL甘油(丙三醇)和100 mL乙醇[$\varphi(C_2H_5OH)=95\%$]，混合均匀。

1.1.3.3 氯化钡晶体($BaCl_2 \cdot 2H_2O$)，20目～30目。

1.1.4 仪器

1.1.4.1 电磁搅拌器。

1.1.4.2 浊度仪或分光光度计。

1.1.5 分析步骤

1.1.5.1 吸取50 mL水样于100 mL烧杯中，若水样中硫酸盐浓度超过40 mg/L，取适量水样并稀释至50 mL。

1.1.5.2 加入2.5 mL稳定剂溶液(1.1.3.2)，调节电磁搅拌器速度，使溶液在搅拌时不溅出，并能使0.2 g氯化钡晶体(1.1.3.3)在10 s～30 s之间溶解。固定此条件，在同批测定中不应改变。

1.1.5.3 取同型100 mL烧杯6个分别加入硫酸盐标准溶液(1.1.3.1)0 mL，0.25 mL，0.50 mL，1.00 mL，1.50 mL和2.00 mL。各加纯水至50 mL。使硫酸盐浓度分别为0 mg/L，5.0 mg/L，10.0 mg/L，20.0 mg/L，30.0 mg/L和40.0 mg/L(以SO_4^{2-}计)。

1.1.5.4 另取50 mL水样于标准系列在同一条件下，在水样与标准系列中各加入2.5 mL稳定剂溶液(1.1.3.2)，待搅拌速度稳定后加入0.2 g氯化钡晶体(1.1.3.3)并立即计时，搅拌60 s±5 s。各烧杯均从加入氯化钡晶体起计时，到准确10 min时于420 nm波长，3 cm比色皿，以纯水为参比，测量吸光度。或用浊度仪测定浑浊度。

1.1.5.5 绘制工作曲线，从曲线上查得样品中硫酸盐质量。

1.1.6 计算

水样中硫酸盐(SO_4^{2-})质量浓度的计算见式(1)：

$$\rho(SO_4^{2-})=\frac{m\times 1\ 000}{V} \qquad\cdots\cdots(1)$$

式中：

$\rho(SO_4^{2-})$——水样中硫酸盐(SO_4^{2-})质量浓度，单位为毫克每升(mg/L)；

m——从工作曲线上查得的硫酸盐质量，单位为毫克(mg)；

V——水样体积，单位为毫升(mL)。

1.2 离子色谱法

见3.2。

1.3 铬酸钡分光光度法(热法)

1.3.1 范围

本标准规定了用铬酸钡分光光度法(热法)测定生活饮用水及其水源水中的硫酸盐。

本法适用于生活饮用水及其水源水中可溶性硫酸盐的测定。

本法最低检测质量为0.25 mg，若取50 mL水样测定，则最低检测质量浓度为5 mg/L。

本法适用于测定硫酸盐浓度为5 mg/L～200 mg/L的水样。水样中碳酸盐可与钡离子形成沉淀干扰测定，但经加酸煮沸后可消除其干扰。

1.3.2 原理

在酸性溶液中，铬酸钡与硫酸盐生成硫酸钡沉淀和铬酸离子。将溶液中和后，过滤除去多余的铬酸钡和生成的硫酸钡，滤液中即为硫酸盐所取代出的铬酸离子，呈现黄色，比色定量。

1.3.3 试剂

1.3.3.1 硫酸盐标准溶液[$\rho(SO_4^{2-})=1$ mg/mL]：见1.1.3.1。

1.3.3.2 铬酸钡悬浊液：称取19.44 g铬酸钾(K_2CrO_4)和24.44 g氯化钡($BaCl_2\cdot 2H_2O$)，分别溶于1 000 mL纯水中，加热至沸。将两种溶液于3 000 mL烧杯中混合，使生成黄色铬酸钡沉淀。待沉淀下降后，倾出上层清液。每次用1 000 mL纯水以倾泻法洗涤沉淀5次，加纯水至1 000 mL配成悬浊液。每次使用前混匀。

注：每5 mL悬浊液约可沉淀48 mg硫酸盐。

1.3.3.3 氨水(1+1)：取氨水($\rho_{20}=0.88$ g/mL)与纯水等体积混合。

1.3.3.4 盐酸溶液[c(HCl)=2.5 mol/L]：取208 mL盐酸($\rho_{20}=1.19$ g/mL)加纯水稀释至1 000 mL。

1.3.4 仪器

1.3.4.1 具塞比色管：50 mL和25 mL。

1.3.4.2 分光光度计。

1.3.5 分析步骤

1.3.5.1 吸取50.0 mL水样，置于150 mL锥形瓶中。

注：本法所用玻璃仪器不能用重铬酸钾洗液处理。为防止实验中污染的影响，锥形瓶临用前用盐酸溶液(1+1)处理后并用自来水及纯水淋洗干净。

1.3.5.2 另取150 mL锥形瓶8个，分别加入0 mL、0.25 mL、0.50 mL、1.00 mL、3.00 mL、5.00 mL、7.00 mL和10.00 mL硫酸盐标准溶液(1.3.3.1)，各加纯水至50.0 mL。

1.3.5.3 向水样及标准系列中各加1 mL盐酸溶液(1.3.3.4)，加热煮沸5 min左右，以分解除去碳酸盐的干扰。各加铬酸钡悬浊液(1.3.3.2)，再煮沸5 min左右(此时溶液体积约为25 mL)。

1.3.5.4 取下锥形瓶，各瓶逐滴加入氨水(1.3.3.3)至液体呈柠檬黄色，再多加2滴。

1.3.5.5 冷却后，移入50 mL具塞比色管，加纯水至刻度，摇匀。

1.3.5.6 将上述溶液通过干的慢速定量滤纸过滤，弃去最初的5 mL滤液，收集滤液于干燥的25 mL

比色管中。于 420 nm 波长，用 0.5 cm 比色皿，以纯水作参比，测量吸光度。

注：若采用 440 nm 波长，应使用 1 cm 比色皿，低于 4 mg 的硫酸盐系列可采用 3 cm 比色皿。

1.3.5.7 绘制工作曲线，从曲线上查出样品管中硫酸盐质量。

1.3.6 计算

水样中硫酸盐（以 SO_4^{2-} 计）质量浓度计算见式(2)：

$$\rho(SO_4^{2-})=\frac{m\times 1\ 000}{V} \quad \cdots\cdots(2)$$

式中：

$\rho(SO_4^{2-})$——水样中硫酸盐（以 SO_4^{2-} 计）质量浓度，单位为毫克每升(mg/L)；

m——从工作曲线查得样品中硫酸盐的质量，单位为毫克(mg)；

V——水样体积，单位为毫升(mL)。

1.3.7 精密度和准确度

20 个实验室测定硫酸盐浓度为 20.0 mg/L 的合成水样，含其他离子浓度(mg/L)为：硝酸盐，25.0；氯化物，1.25。其相对标准偏差为 3.0%，相对误偏差为 1.0%。

1.4 铬酸钡分光光度法(冷法)

1.4.1 范围

本标准规定了用铬酸钡分光光度法测定生活饮用水及其水源水中的硫酸盐。

本法适用于生活饮用水及其水源水中可溶性硫酸盐的测定。

本法最低检测质量为 0.05 mg，若取 10 mL 水样测定，则最低检测质量浓度为 5 mg/L。

本法适用于测定硫酸盐浓度为 5 mg/L～100 mg/L 的水样。水样中碳酸盐也可与钡离子生成沉淀，加入钙氨溶液消除碳酸盐的干扰。

1.4.2 原理

在酸性溶液中，硫酸盐与铬酸钡生成硫酸钡沉淀和铬酸离子，加入乙醇降低铬酸钡在水溶液中的溶解度。过滤除去硫酸钡及过量的铬酸钡沉淀，滤液中为硫酸盐所取代的铬酸离子，呈现黄色，比色定量。

1.4.3 试剂

本法所用试剂均为分析纯级。所用纯水为蒸馏水或去离子水。

1.4.3.1 硫酸盐标准溶液[$\rho(SO_4^{2-})=0.5$ mg/ mL]：准确称取 0.907 1 g 经 105 ℃干燥的硫酸钾(K_2SO_4)。用纯水溶解，并稀释定容至 1 000 mL。

1.4.3.2 铬酸钡悬浊液：称取 2.5 g 铬酸钡($BaCrO_4$)，加入 200 mL 乙酸-盐酸混合液{[$c(CH_3COOH)=1$ mol/L]和[$c(HCl)=0.02$ mol/L]等体积混合}中，充分振摇混合，制成悬浊液，储存于聚乙烯瓶中，使用前摇匀。

1.4.3.3 钙氨溶液：称取 1.9 g 氯化钙($CaCl_2\cdot 2H_2O$)，溶于 500 mL 氨水[$c(NH_3\cdot H_2O)=6$ mol/L]中。密塞保存。

1.4.3.4 乙醇[$\varphi(C_2H_5OH)=95\%$]。

1.4.4 仪器

1.4.4.1 具塞比色管：25 mL 和 10 mL。

1.4.4.2 分光光度计。

1.4.5 分析步骤

1.4.5.1 吸取 10.0 mL 水样，置于 25 mL 比色管中。

1.4.5.2 取 7 支 25 mL 具塞比色管，分别加入 0 mL，0.10 mL，0.20 mL，0.40 mL，0.60 mL，0.80 mL 和 1.00 mL 硫酸盐标准溶液(1.4.3.1)，加纯水至 10.0 mL 刻度。

1.4.5.3 于水样和标准管中各加入 5.0 mL 经充分摇匀的铬酸钡悬浊液(1.4.3.2),充分混匀,静置 3 min。

1.4.5.4 加入 1.0 mL 钙氨溶液(1.4.3.3),混匀,加入 10 mL 乙醇(1.4.3.4),密塞,猛烈振摇 1min。

1.4.5.5 用慢速定量滤纸过滤,弃去 10 mL 初滤液,收集滤液于 10 mL 具塞比色管中,于 420 nm 波长,3 cm 比色皿,以纯水为参比,测量吸光度。

1.4.5.6 以减去空白后的吸光度对应硫酸盐质量,绘制工作曲线,从曲线上查出样品管中硫酸盐质量。

1.4.6 计算

水样中硫酸盐(以 SO_4^{2-} 计)质量浓度计算见式(3):

$$\rho(SO_4^{2-}) = \frac{m \times 1\,000}{V} \qquad \cdots\cdots\cdots\cdots(3)$$

式中:

$\rho(SO_4^{2-})$——水样中硫酸盐(以 SO_4^{2-} 计)质量浓度,单位为毫克每升(mg/L);

m——从工作曲线上查得样品中硫酸盐质量,单位为毫克(mg);

V——水样体积,单位为毫升(mL)。

1.4.7 精密度和准确度

硫酸盐浓度为 10 mg/L,50 mg/L,100 mg/L 测定的相对标准偏差分别为 6.8%、2.1%和 1.8%。平均回收率为 94%~101%。

1.5 硫酸钡烧灼称量法

1.5.1 范围

本标准规定了用硫酸钡烧灼称量法测定生活饮用水及其水源水中的硫酸盐。

本法适用于生活饮用水及其水源水中可溶性硫酸盐的测定。

本法最低检测质量为 5 mg。若取 500 mL 水样测定,则最低检测质量浓度为 10 mg/L。

水中悬浮物、二氧化硅、水样处理过程中形成的不溶性硅酸盐及由亚硫酸盐氧化形成的硫酸盐,因操作不当包埋在硫酸钡沉淀中的氯化钡、硝酸钡等可造成测定结果的偏高。铁和铬影响硫酸钡的完全沉淀使结果偏低。

1.5.2 原理

硫酸盐和氯化钡在强酸性的盐酸溶液中生成白色硫酸钡沉淀,经陈化后过滤,洗涤沉淀至滤液不含氯离子,灼烧至恒重,根据硫酸钡质量计算硫酸盐的质量浓度。

1.5.3 试剂

本法所用试剂除另作说明外,均为分析纯级试剂。所用纯水为蒸馏水或去离子水。

1.5.3.1 氯化钡溶液(50 g/L):称取 5g 氯化钡($BaCl_2 \cdot 2H_2O$),溶于纯水中,并稀释至 100 mL。此溶液稳定,可长期保存。

1.5.3.2 盐酸溶液(1+1)。

1.5.3.3 硝酸银溶液(17.0 g/L):称取 4.25 g 硝酸银($AgNO_3$),溶于含 0.25 mL 硝酸(ρ_{20} = 1.42 g/ mL)的纯水中,并稀释至 250 mL。

1.5.3.4 甲基红指示剂溶液(1 g/L):称取 0.1 g 甲基红($C_{15}H_{15}N_3O_2$),溶于 74 mL 氢氧化钠溶液[c(NaOH)=0.5 mol/L]中,用纯水稀释至 100 mL。

1.5.4 仪器

1.5.4.1 高温炉。

1.5.4.2 瓷坩埚:25 mL。

1.5.5 分析步骤

水样中阳离子总量大于 250 mg/L,或重金属离子浓度大于 10 mg/L 时,应将水样通过阳离子交换树脂柱除去水中阳离子。

1.5.5.1 取 200 mL～500 mL 水样（含硫酸盐 5 mg～50 mg，勿超过 100 mg），置于烧杯中。加入数滴甲基红指示剂溶液（1.5.3.4），加盐酸溶液（1.5.3.2）使水样呈酸性，加热浓缩至 50 mL 左右。

注：水样在浓缩前酸化。可防止碳酸钡和磷酸钡沉淀。碳酸盐在酸化加热时分解为二氧化碳；磷酸钡在酸性溶液中溶解。

1.5.5.2 将水样过滤，除去悬浮物及二氧化硅。用盐酸溶液（1.5.3.2）酸化过的纯水冲洗滤纸及沉淀，收集过滤的水样于烧杯中。

注：当水样中只有少量不溶性二氧化硅时，可以过滤除去。当二氧化硅浓度超过 25 mg/L 时将干扰测定。硅酸盐可与钡离子生成硅酸钡（$BaSiO_3$）白色沉淀，在酸性时形成硅酸（H_2SiO_3）胶状沉淀。这类水样应于铂皿中蒸干，并加 1 mL 盐酸（ρ_{20} = 1.19 g/ mL），使充分接触后继续蒸干，于 180℃烘箱中烘干，加入 2 mL 盐酸（ρ_{20} = 1.19 g/ mL）及热水，过滤，用少量纯水反复洗涤滤渣。合并洗液于滤液中供测定硫酸盐。

1.5.5.3 于试样中缓缓加入热氯化钡溶液（1.5.3.1），搅拌，直到硫酸钡沉淀完全为止，并多加 2 mL。

注：在浓缩水样中，应缓缓加入氯化钡溶液并不断搅拌，以防止局部浓度过高，沉淀过快，包藏其他杂质引起误差。

1.5.5.4 将烧杯置于 80℃～90℃水浴中，盖以表面皿，加热 2 h 以陈化沉淀。

注：陈化过程中可使晶体变大以利过滤；可减少吸附作用使沉淀更纯净。

1.5.5.5 取下烧杯，在沉淀中加入少量无灰滤纸浆，用慢速定量滤纸过滤。用 50℃纯水冲洗沉淀和滤纸，直至向滤液中滴加硝酸银溶液（1.5.3.3）不发生浑浊时为止。

1.5.5.6 将洗净并干燥的坩埚在高温炉内灼烧 30 min。冷后称量，重复灼烧至恒重。

1.5.5.7 将包好沉淀的滤纸放至坩埚中在 110℃烘箱中烘干。在电炉上缓缓加热炭化。

1.5.5.8 将坩埚移入高温炉内，于 800℃灼烧 30 min。在干燥器中冷却，称量，重复操作直至恒重。

1.5.6 计算

水样中硫酸盐（以 SO_4^{2-}）计的质量浓度计算见式（4）：

$$\rho(SO_4^{2-}) = \frac{m \times 0.411\,6 \times 1\,000}{V} \qquad \cdots\cdots(4)$$

式中：

$\rho(SO_4^{2-})$——水样中硫酸盐（以 SO_4^{2-} 计）的质量浓度，单位为毫克每升（mg/L）；

m——硫酸钡质量，单位为毫克（mg）；

V——水样体积，单位为毫升（mL）；

0.411 6——1 mol 硫酸钡（$BaSO_4$）的质量相当于 1 mol SO_4^{2-} 的质量换算系数。

2 氯化物

2.1 硝酸银容量法

2.1.1 范围

本标准规定了用硝酸银容量法测定生活饮用水及其水源水中的氯化物。

本法适用于生活饮用水及水源水中氯化物的测定。

本法最低检测质量为 0.05 mg，若取 50 mL 水样测定，则最低检测质量浓度为 1.0 mg/L。

溴化物及碘化物均能引起相同反应，并以相当于氯化物的质量计入结果。硫化物、亚硫酸盐、硫代硫酸盐及超过 15 mg/L 的耗氧量可干扰本法测定。亚硫酸盐等干扰可用过氧化氢处理除去。耗氧量较高的水样可用高锰酸钾处理或蒸干后灰化处理。

2.1.2 原理

硝酸银与氯化物生成氯化银沉淀，过量的硝酸银与铬酸钾指示剂反应生成红色铬酸银沉淀，指示反应到达终点。

2.1.3 试剂

2.1.3.1 高锰酸钾。

2.1.3.2 乙醇[$\varphi(C_2H_5OH)=95\%$]。

2.1.3.3 过氧化氢[$\omega(H_2O_2)=30\%$]。

2.1.3.4 氢氧化钠溶液(2 g/L)。

2.1.3.5 硫酸溶液[$c(1/2H_2SO_4)=0.05$ mol/L]。

2.1.3.6 氢氧化铝悬浮液:称取125 g硫酸铝钾[$KAl(SO_4)_2\cdot 12H_2O$]或硫酸铝铵[$NH_4Al(SO_4)_2\cdot 12H_2O$],溶于1 000 mL纯水中。加热至60℃,缓缓加入55 mL氨水($\rho_{20}=0.88$ g/ mL),使氢氧化铝沉淀完全。充分搅拌后静置,弃去上清液,用纯水反复洗涤沉淀,至倾出上清液中不含氯离子(用硝酸银硝酸溶液试验)为止。然后加入300 mL纯水成悬浮液,使用前振摇均匀。

2.1.3.7 铬酸钾溶液(50 g/L):称取5 g铬酸钾(K_2CrO_4),溶于少量纯水中,滴加硝酸银标准溶液(2.1.3.9)至生成红色不褪为止,混匀,静置24 h后过滤,滤液用纯水稀释至100 mL。

2.1.3.8 氯化钠标准溶液[$\rho(Cl^-)=0.5$ mg/ mL]:见2.3.3.8。

2.1.3.9 硝酸银标准溶液[$c(AgNO_3)=0.014\ 00$ mol/L]:称取2.4 g硝酸银($AgNO_3$),溶于纯水,并定容至1 000 mL。储存于棕色试剂瓶内。用氯化钠标准溶液(2.1.3.8)标定。

吸取25.00 mL氯化钠标准溶液(2.1.3.8),置于瓷发蒸皿内,加纯水25 mL。另取一瓷蒸发皿,加50 mL纯水作为空白,各加1 mL铬酸钾溶液(2.1.3.7),用硝酸银标准溶液滴定,直至产生淡桔黄色为止。按式(5)计算硝酸银的浓度。

$$m=\frac{25\times 0.50}{V_1-V_0} \qquad \cdots\cdots(5)$$

式中:

m——1.00 mL硝酸银标准溶液相当于氯化物(Cl^-)的质量,单位为毫克(mg);

V_0——滴定空白的硝酸银标准溶液用量,单位为毫升(mL);

V_1——滴定氯化钠标准溶液的硝酸银标准溶液用量,单位为毫升(mL)。

根据标定的浓度,校正硝酸银标准溶液(2.1.3.9)的浓度,使1.00 mL相当于氯化物0.50 mg(以Cl^-计)。

2.1.3.10 酚酞指示剂(5 g/L):称取0.5 g酚酞($C_{20}H_{14}O_4$),溶于50 mL乙醇(2.1.3.2)中,加入50 mL纯水,并滴加氢氧化钠溶液(2.1.3.4)使溶液呈微红色。

2.1.4 仪器

2.1.4.1 锥形瓶:250 mL。

2.1.4.2 滴定管:25 mL,棕色。

2.1.4.3 无分度吸管:50 mL和25 mL。

2.1.5 分析步骤

2.1.5.1 水样预处理

2.1.5.1.1 对有色的水样:取150 mL,置于250 mL锥形瓶中。加2 mL氢氧化铝悬浮液(2.1.3.6),振荡均匀,过滤,弃去初滤液20 mL。

2.1.5.1.2 对含有亚硫酸盐和硫化物的水样:将水样用氢氧化钠溶液(2.1.3.4)调节至中性或弱碱性,加入1 mL过氧化氢(2.1.3.3),搅拌均匀。

2.1.5.1.3 对耗氧量大于15 mg/L的水样:加入少许高锰酸钾晶体,煮沸,然后加入数滴乙醇(2.1.3.2)还原过多的高锰酸钾,过滤。

2.1.5.2 测定

2.1.5.2.1 吸取水样或经过预处理的水样50.0 mL(或适量水样加纯水稀释至50 mL)。置于瓷蒸发皿内，另取一瓷蒸发皿，加入 50 mL 纯水，作为空白。

2.1.5.2.2　分别加入 2 滴酚酞指示剂(2.1.3.10)，用硫酸溶液(2.1.3.5)或氢氧化钠溶液(2.1.3.4)调节至溶液红色恰好褪去。各加 1 mL 铬酸钾溶液(2.1.3.7)，用硝酸银标准溶液(2.1.3.9)滴定，同时用玻璃棒不停搅拌，直至溶液生成桔黄色为止。

注 1：本标准只能在中性溶液中进行滴定，因为在酸性溶液中铬酸银溶解度增高，滴定终点时，不能形成铬酸银沉淀。在碱性溶液中将形成氧化银沉淀。

注 2：铬酸钾指示终点的最佳浓度为 1.3×10^{-2} mol/L。但由于铬酸钾的颜色影响终点的观察，实际使用的浓度为 50 mL 样品中加入 1 mL 铬酸钾溶液(50 g/L)其浓度为 5.1×10^{-3} mol/L。同时用空白滴定值予以校正。

2.1.6　计算

水样中氯化物(以 Cl^- 计)的质量浓度计算见式(6)：

$$\rho(Cl^-)=\frac{(V_1-V_0)\times0.50\times1\,000}{V} \qquad \cdots\cdots(6)$$

式中：

$\rho(Cl^-)$——水样中氯化物(以 Cl^- 计)的质量浓度，单位为毫克每升(mg/L)；

V_0——空白试验消耗硝酸银标准溶液的体积，单位为毫升(mL)；

V_1——水样消耗硝酸银标准溶液的体积，单位为毫升(mL)；

V——水样体积，单位为毫升(mL)。

2.1.7　精密度和准确度

75 个实验室用本标准测定含氯化物 87.9 mg/L 和 18.4 mg/L 的合成水样[含其他离子浓度为氟化物 1.30 和 0.43；硫酸盐，93.6 和 7.2；可溶性固体，338 和 54；总硬度 136 和 20.7(mg/L)]。其相对标准偏差分别为 2.1％和 3.9％，相对误差分别为 3.0％和 2.2％。

2.2　离子色谱法

见 3.2。

2.3　硝酸汞容量法

2.3.1　范围

本标准规定了用硝酸汞容量法测定生活饮用水中的氯化物。

本法适用于生活饮用水及其水源水中可溶性氯化物的测定。

本法最低检测质量为 0.05 mg，若取 50 mL 水样测定，则最低检测质量浓度为 1.0 mg/L(以 Cl^- 计)。

水样中的溴化物及碘化物均能起相同反应，在计算时均以氯化物计入结果。硫化物和大于 10 mg/L 的亚硫酸盐、铬酸盐、高铁离子等能干扰测定。硫化物和亚硫酸盐的干扰可用过氧化氢氧化消除。

2.3.2　原理

氯化物与硝酸汞生成离解度极小的氯化汞，滴定到达终点时，过量的硝酸汞与二苯卡巴腙生成紫色络合物。

2.3.3　试剂

2.3.3.1　乙醇[$\varphi(C_2H_5OH)=95\%$]。

2.3.3.2　高锰酸钾。

2.3.3.3　过氧化氢[$\omega(H_2O_2)=30\%$]。

2.3.3.4　氢氧化钠溶液[$c(NaOH)=1.0$ mol/L]。

2.3.3.5　硝酸[$c(HNO_3)=1.0$ mol/L]。

2.3.3.6　硝酸[$c(HNO_3)=0.1$ mol/L]。

2.3.3.7　氢氧化铝悬浮液：见 2.1.3.6。

2.3.3.8　氯化钠标准溶液[$c(NaCl)=0.014\ 10\ mol/L$ 或 $\rho(Cl^-)=0.5\ mg/mL$]：称取经 700℃烧灼 1 h的氯化钠（NaCl）8.242 0 g，溶于纯水中并稀释至 1 000 mL。吸取 10.0 mL，用纯水稀释至100.0 mL。

2.3.3.9　硝酸汞标准溶液{$c[1/2Hg(NO_3)_2]=0.014\ mol/L$}：称取 2.5 g 硝酸汞[$Hg(NO_3)_2 \cdot H_2O$]，溶于含 0.25 mL 硝酸($\rho_{20}=1.42\ g/mL$)的 100 mL 纯水中，用纯水稀释至 1 000 mL。按以下方法标定。

吸取 25.00 mL 氯化钠标准溶液(2.3.3.8)，加纯水至 50 mL，以下按 2.3.5.2 步骤操作，计算硝酸汞标准溶液的浓度见式(7)：

$$m=\frac{25.00\times 0.50}{V_1-V_0} \qquad \cdots\cdots(7)$$

式中：

m——1.00 mL 硝酸汞标准溶液{$c[1/2Hg(NO_3)_2]=0.014\ mol/L$}相当于以 mg 表示的氯化物($Cl^-$)质量；

V_0——滴定空白消耗的硝酸汞标准溶液体积，单位为毫升(mL)；

V_1——滴定氯化物标准溶液消耗的硝酸汞标准溶液体积，单位为毫升(mL)。

校正硝酸汞标准溶液浓度，使 1.00 mL 含氯化物(以 Cl^- 计)0.50 mg。

2.3.3.10　二苯卡巴腙-溴酚蓝混合指示剂：称取 0.5 g 二苯卡巴腙($C_6H_5N=NCOHNNHC_6H_5$，又名二苯偶氮碳酰肼)和 0.05 g 溴酚蓝($C_{19}H_{10}Br_4O_5S$)，溶于 100 mL 乙醇[$\varphi(C_2H_5OH)=95\%$]。保存于冷暗处。

2.3.4　仪器

2.3.4.1　锥形瓶：250 mL。

2.3.4.2　滴定管：25 mL。

2.3.4.3　无分度吸管：50 mL。

2.3.5　分析步骤

2.3.5.1　水样预处理，同 2.1.5.1。

2.3.5.2　取水样及纯水各 50 mL，分别置于 250 mL 锥形烧瓶中，加 0.2 mL 混合指示剂(2.3.3.10)，用硝酸(2.3.3.5)调节水样 pH 值。使溶液由蓝变成纯黄色[如水样为酸性，先用氢氧化钠溶液(2.3.3.4)调节至呈蓝色]，再加硝酸(2.3.3.6)0.6 mL，此时溶液 pH 值为 3.0±0.2。

注：应严格控制 pH 值，酸度过大，汞离子与指示剂结合的能力减弱，使结果偏高，反之，终点将提前使结果偏低。

2.3.5.3　用硝酸汞标准溶液(2.3.3.9)滴定，当临近终点时，溶液呈现暗黄色。此时应缓慢滴定，并逐滴充分振摇，当溶液呈淡橙红色，泡沫呈紫色时即为终点。

注：如果水样消耗硝酸汞标准液大于 10 mL，应取少量水样稀释后再测定。

2.3.6　计算

水样氯化物(以 Cl^- 计)的质量浓度计算见式(8)：

$$\rho(Cl^-)=\frac{(V_1-V_0)\times 0.50\times 1\ 000}{V} \qquad \cdots\cdots(8)$$

式中：

$\rho(Cl^-)$——水样中氯化物(以 Cl^- 计)的质量浓度，单位为毫克每升(mg/L)；

V_0——空白消耗硝酸汞标准液体积，单位为毫升(mL)；

V_1——水样消耗硝酸汞标准液体积，单位为毫升(mL)；

V——水样体积，单位为毫升(mL)。

2.3.7　精密度和准确度

11 个实验室测定含氯化物 87.9 mg/L 和 18.4 mg/L 的合成水样其他离子浓度(以 mg/L 计)为：

F^-,1.30 和 0.43;NO_3^-,93.6 和 7.2;溶解性总固体,338 和 54;总硬度 136 和 20.7。测定的相对标准偏差为 2.3%和 4.8%,相对误差为 1.9%和 3.3%。

3 氟化物

3.1 离子选择电极法

3.1.1 范围

本标准规定了用离子选择电极法测定生活饮用水及其水源水中的氟化物。

本法适用于生活饮用水及其水源水中可溶性氟化物的测定。

本法最低检测质量为 2μg,若取 10 mL 水样测定,则最低检测质量浓度为 0.2 mg/L。

色度、浑浊度较高及干扰物质较多的水样可用本标准直接测定。为消除 OH^- 对测定的干扰,将测定的水样 pH 值控制在 5.5～6.5 之间。

3.1.2 原理

氟化镧单晶对氟化物离子有选择性,在氟化镧电极膜两侧的不同浓度氟溶液之间存在电位差,这种电位差通常称为膜电位。膜电位的大小与氟化物溶液的离子活度有关。氟电极与饱和甘汞电极组成一对原电池。利用电动势与离子活度负对数值的线性关系直接求出水样中氟离子浓度。

3.1.3 试剂

3.1.3.1 冰乙酸(ρ_{20}=1.06 g/ mL)。

3.1.3.2 氢氧化钠溶液(400 g/L):称取 40 g 氢氧化钠,溶于纯水中并稀释至 100 mL。

3.1.3.3 盐酸溶液(1+1):将盐酸(ρ_{20}=1.19 g/ mL)与纯水等体积混合。

3.1.3.4 离子强度缓冲液Ⅰ:称取 348.2 g 柠檬酸三钠($Na_3C_6H_5O_7 \cdot 5H_2O$),溶于纯水中。用盐酸溶液(3.1.3.3)调节 pH 为 6 后,用纯水稀释至 1 000 mL。

3.1.3.5 离子强度缓冲液Ⅱ:称取 59 g 氯化钠(NaCl),3.48 g 柠檬酸三钠($Na_3C_6H_5O_7 \cdot 5H_2O$),和 57 mL 冰乙酸(3.1.3.1),溶于纯水中,用氢氧化钠溶液(3.1.3.2)调节 pH 为 5.0～5.5 后,用纯水稀释至 1 000 mL。

3.1.3.6 氟化物标准储备溶液[$\rho(F^-)$=1 mg/ mL]:称取经 105℃干燥 2 h 的氟化钠(NaF)0.221 0 g,溶解于纯水中,并稀释定容至 100 mL。储存于聚乙烯瓶中。

3.1.3.7 氟化物标准使用溶液[$\rho(F^-)$=10 μg/mL]:吸取氟化物标准储备溶液(3.1.3.6)5.00 mL。于 500 mL 容量瓶中用纯水稀释到刻度。

3.1.4 仪器

3.1.4.1 氟离子选择电极和饱和甘汞电极。

3.1.4.2 离子活度计或精密酸度计。

3.1.4.3 电磁搅拌器。

3.1.5 分析步骤

3.1.5.1 标准曲线法

3.1.5.1.1 吸取 10 mL 水样于 50 mL 烧杯中。若水样总离子强度过高,应取适量水样稀释到 10 mL。

3.1.5.1.2 分别吸取氟化物标准使用溶液(3.1.3.7)0 mL,0.20 mL,0.40 mL,0.60 mL,1.00 mL,2.00 mL和 3.00 mL 于 50 mL 烧杯中,各加纯水至 10 mL。加入与水样相同的离子强度缓冲液Ⅰ(3.1.3.4)或离子强度Ⅱ(3.1.3.5)。此标准系列浓度分别为 0 mg/L,0.20 mg/L,0.40 mg/L,0.60 mg/L,1.00 mg/L,2.00 mg/L 和 3.00 mg/L(以 F^- 计)。

3.1.5.1.3 加 10 mL 离子强度缓冲液[水样中干扰物质较多时用离子强度缓冲液Ⅰ(3.1.3.4),较清洁水样用离子强度缓冲液Ⅱ(3.1.3.5)]。放入搅拌子于电磁搅拌器上搅拌水样溶液,插入氟离子电极和甘汞电极,在搅拌下读取平衡电位值(指每分钟电位值改变小于 0.5 mV,当氟化物浓度甚低时,约需 5 min 以上)。

3.1.5.1.4 以电位值(mV)为纵坐标,氟化物活度[$\rho(F^-)=-\log a\ F^-$]为横坐标,在半对数纸上绘制标准曲线。在标准曲线上查得水样中氟化物的质量浓度。

注:标准溶液系列与水样的测定应保持温度一致。

3.1.5.2 **标准加入法**

3.1.5.2.1 吸取 50 mL 水样于 200 mL 烧杯中,加 50 mL 离子强度缓冲液[水样中干扰物质较多时用离子强度缓冲液Ⅰ(3.1.3.4),较清洁水样用离子强度缓冲液Ⅱ(3.1.3.5)]。同步骤 3.1.5.1.3 操作,读取平衡电位值(E_1,mV)。

3.1.5.2.2 于水样中加入一小体积(小于 0.5 mL)的氟化物标准储备液(3.1.3.6),在搅拌下读取平衡电位值(E_2,mV)。

注:E_1 与 E_2 应相差 30 mV～40 mV。

3.1.6 **计算**

3.1.6.1 **标准曲线法**

氟化物质量浓度(F^-,mg/L)可直接在标准曲线上查得。

3.1.6.2 **标准加入法**

水样中氟化物的质量浓度计算见式(9):

$$\rho(F^-)=\frac{\dfrac{\rho_1\times V_1}{V_2}}{\log^{-1}\left(\dfrac{E_2-E_1}{K}\right)-1} \quad \cdots\cdots(9)$$

式中:

$\rho(F^-)$——水样中氟化物的质量浓度,单位为毫克每升(mg/L);

ρ_1——加入标准储备溶液的质量浓度,单位为毫克每升(mg/L);

V_1——加入标准储备溶液的体积,单位为毫升(mL);

V_2——水样体积,单位为毫升(mL);

K——测定水样的温度 t(℃)时的斜率,其值为 0.198 5×(273+t)。

3.1.7 **精密度和准确度**

26 个实验室用本标准测定含氟化物 1.25 mg/L 的合成水样,其他组分浓度(mg/L)为:硝酸盐,25;硫酸盐,20;氯化物,55。相对标准差为 1.9%,相对误差为 0.8%。

3.2 离子色谱法

3.2.1 **范围**

本标准规定了用离子色谱分析法测定生活饮用水及其水源水中氟化物、氯化物、硝酸盐和硫酸盐的含量。

本法适用于生活饮用水及水源水中可溶性氟化物、氯化物、硝酸盐和硫酸盐的测定。

本法最低检测质量浓度决定于不同进样量和检测器灵敏度,一般情况下,进样 50 μL,电导检测器量程为 10 μS 时适宜的检测范围为:0.1 mg/L～1.5 mg/L(以 F^- 计);0.15 mg/L～2.5 mg/L(以 Cl^- 和 NO_3^-—N 计);0.75 mg/L～12 mg/L(以 SO_4^{2-} 计)。

水样中存在较高浓度的低分子量有机酸时,由于其保留时间与被测组分相似而干扰测定,用加标后测量可以帮助鉴别此类干扰,水样中某一阴离子含量过高时,将影响其他被测离子的分析,将样品稀释可以改善此类干扰。

由于进样量很小,操作中必需严格防止纯水、器皿以及水样预处理过程中的污染,以确保分析的准确性。

为了防止保护柱和分离柱系统堵塞,样品必需经过 0.2μm 滤膜过滤。为了防止高浓度钙、镁离子在碳酸盐淋洗液中沉淀,可将水样先经过强酸性阳离子交换树脂柱。

不同浓度离子同时分析时的相互干扰,或存在其他组分干扰时可采取水样预浓缩,梯度淋洗或将流出液分部收集后再进样的方法消除干扰,但必需对所采取的方法的精密度及偏性进行确认。

3.2.2 **原理**

水样中待测阴离子随碳酸盐-重碳酸盐淋洗液进入离子交换柱系统(由保护柱和分离柱组成),根据分离柱对各阴离子的不同的亲和度进行分离,已分离的阴离子流经阳离子交换柱或抑制器系统转换成具高电导度的强酸,淋洗液则转变为弱电导度的碳酸。由电导检测器测量各阴离子组分的电导率,以相对保留时间和峰高或面积定性和定量。

3.2.3 **试剂**

3.2.3.1 纯水(去离子或蒸馏水):含各种待测阴离子应低于仪器的最低检测限,并经过 0.2 μm 滤膜过滤。

3.2.3.2 淋洗液,碳酸氢钠[$c(NaHCO_3)$=1.7 mmol/L]-碳酸钠[$c(Na_2CO_3)$=1.8 mmol/L]溶液:称取 0.571 2 g 碳酸氢钠($NaHCO_3$)和 0.763 2 g 碳酸钠(Na_2CO_3),溶于纯水(3.2.3.1)中,并稀释到 4 000 mL。

3.2.3.3 再生液Ⅰ(适用于非连续式再生的抑制器):硫酸[$c(H_2SO_4)$=0.5 mol/L]。

3.2.3.4 再生液Ⅱ(适用于连续式再生的抑制器):硫酸[$c(H_2SO_4)$=25 mmol/L]。

3.2.3.5 氟化物(F^-)标准储备溶液[$\rho(F^-)$=1 mg/ mL]:见 3.1.3.6。

3.2.3.6 氯化物(Cl^-)标准储备溶液[$\rho(Cl^-)$=1 mg/mL]:称取 1.648 5 g 经 105℃干燥至恒重的氯化钠(NaCl),溶解于纯水中并稀释至 1 000 mL。

3.2.3.7 硝酸盐(NO_3^-)标准储备溶液[$\rho(NO_3^-)$=1mg/ mL]:称取 7.218 0 g 经 105℃干燥至恒重的硝酸钾(KNO_3),溶解于纯水中并稀释至 1000 mL。

3.2.3.8 硫酸盐(SO_4^{2-})标准储备溶液[$\rho(SO_4^{2-})$=1 mg/ mL]:称取 1.814 1 g 经 105℃干燥至恒重的硫酸钾(K_2SO_4),溶解于纯水中并稀释至 1 000 mL。

3.2.3.9 混合阴离子标准溶液,含 F^- 5 mg/L,Cl^- 8 mg/L,NO_3^-－N 8 mg/L,SO_4^{2-} 40 mg/L:分别吸取上述标准储备溶液 5.00 mL(3.2.3.5),8.00 mL(3.2.3.6),8.00 mL(3.2.3.7)和 40.0 mL(3.2.3.8)于 1 000 mL 容量瓶中,加纯水至刻度,混匀。此溶液适合进样 50 μL,检测器为 30 μS 量程(见图 1)。

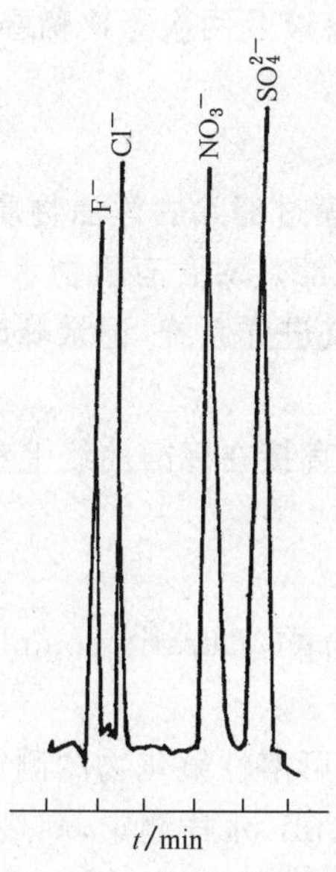

注 1:根据不同仪器的分离柱和检测器灵敏度,可以自行调整混合阴离子标准溶液的浓度。

注 2:根据仪器的量程可以配制不同浓度的混合标准液,或在临用时稀释成适合各种量程的标准溶液。

图 1 离子色谱图

3.2.4 **仪器**

3.2.4.1 离子色谱仪:包括进样系统,分离柱及保护柱,抑制器(交换柱抑制器、膜抑制器或自动电解抑制器,记录仪、积分仪或计算机)。

3.2.4.2 滤器及滤膜:0.2 μm。

3.2.4.3 阳离子交换柱(图2)。磺化聚苯乙烯强酸性阳离子交换树脂。

单位为毫米

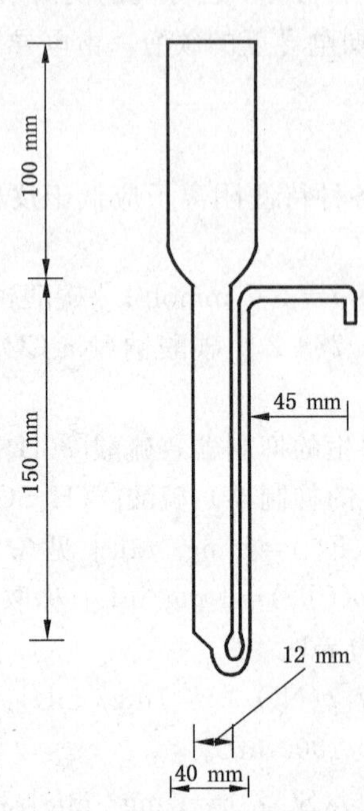

图2 离子交换柱

3.2.5 分析步骤

3.2.5.1 开启离子色谱仪

参照所用仪器说明书调节淋洗液及再生液流速,使仪器达到平衡,并指示稳定的基线。

3.2.5.2 校准

根据所用的量程,将混合阴离子标准溶液及两次等比稀释的三种不同浓度标准溶液,依次注入进样系统。将峰值或者峰面积绘制工作曲线。

3.2.5.3 样品的分析

3.2.5.3.1 预处理:将水样经 0.2 μm 滤膜过滤除去浑浊物质。对硬度高的水样,必要时,可先经过阳离子交换树脂柱,然后再经 0.2 μm 滤膜过滤。对含有机物水样可先经过 C_{18} 柱过滤除去。

3.2.5.3.2 将预处理后的水样注入色谱仪进样系统,记录峰高或峰面积。

3.2.6 计算

各种阴离子的质量浓度(mg/L),可以直接在标准曲线上查得。

3.3 氟试剂分光光度法

3.3.1 范围

本标准规定了用氟试剂(又名茜素络合酮,Alizarin complexone)分光光度法测定生活饮用水及其水源水中的氟化物。

本法适用于生活饮用水及其水源水中可溶性氟化物的测定。

本法最低检测质量为 2.5 μg,若取 25 mL 水样测定,则最低检测质量浓度为 0.1 mg/L。

水样中存在 Al^{3+}、Fe^{3+}、Pb^{2+}、Zn^{2+}、Ni^{2+} 和 Co^{2+} 等金属离子均能干扰测定。Al^{3+} 能生成稳定的 AlF_6^{3-},微克水平的 Al^{3+} 含量即可干扰测定。草酸、酒石酸、柠檬酸盐也干扰测定。大量的氯化物,硫酸盐、过氯酸盐也能引起干扰,因此当水样含干扰物质多时应经蒸馏法预处理。

3.3.2 原理

氟化物与氟试剂和硝酸镧反应,生成蓝色络合物,颜色深度与氟离子浓度在一定范围内成线性关系。当 pH 为 4.5 时,生成的颜色可稳定 24 h。

3.3.3 试剂

3.3.3.1 硫酸(ρ_{20}=1.84 g/ mL)。

3.3.3.2 硫酸银(Ag_2SO_4)。

3.3.3.3 丙酮。

3.3.3.4 氢氧化钠溶液(40 g/L)。

3.3.3.5 盐酸溶液(1+11)。

3.3.3.6 缓冲溶液:称取 85 g 乙酸钠($NaC_2H_3O_2 \cdot 3H_2O$),溶于 800 mL 纯水中。加入 60 mL 冰乙酸(ρ_{20}=1.06 g/ mL),用纯水稀释至 1 000 mL。此溶液的 pH 值应为 4.5,否则用乙酸或乙酸钠调节 pH 至 4.5。

3.3.3.7 硝酸镧溶液:称取 0.433 g 硝酸镧[$La(NO_3)_3 \cdot 6H_2O$],滴加盐酸溶液(3.3.3.5)溶解,加纯水至 500 mL。

3.3.3.8 氟试剂溶液:称取 0.385 g 氟试剂($C_{19}H_{15}NO_8$,又名茜素络合酮或 1,2-羟基蒽醌-3-甲胺-*N*,*N*-二乙酸),于少量纯水中,滴加氢氧化钠溶液(3.3.3.4)使之溶解。然后加入 0.125 g 乙酸钠($NaC_2H_3O_2 \cdot 3H_2O$),加纯水至 500 mL。储存于棕色瓶内,保存在冷暗处。

3.3.3.9 氟化物标准储备溶液[$\rho(F^-)$=1 mg/ mL]:见 3.1.3.6。

3.3.3.10 氟化物标准使用溶液[$\rho(F^-)$=10 μg/ mL]:见 3.1.3.7。

3.3.3.11 酚酞溶液(1 g/L):称取 0.1 g 酚酞($C_{20}H_{14}O_4$),溶于乙醇溶液[$\varphi(C_2H_5OH)$=50%]中。

3.3.4 仪器

3.3.4.1 全玻璃蒸馏器:1 000 mL。

3.3.4.2 具塞比色管:50 mL。

3.3.4.3 分光光度计。

3.3.5 分析步骤

3.3.5.1 水样预处理

水样中有干扰物质时,需将水样在全玻璃蒸馏器(图 3)中蒸馏。将 400 mL 纯水置于 1 000 mL 蒸馏瓶中,缓缓加入 200 mL 硫酸(3.3.3.1)混匀,放入 20 粒~30 粒玻璃珠,加热蒸馏至液体温度升高到 180℃时为止。弃去馏出液,待瓶内液体温度冷却至 120℃以下,加入 250 mL 水样。若水样中含有氯化物,蒸馏前可按每毫克氯离子加入 5 mg 硫酸银(3.3.3.2)的比例,加入固体硫酸银。加热蒸馏至瓶内温度接近至 180℃时为止。收集馏液于 250 mL 容量瓶中,加纯水至刻度。

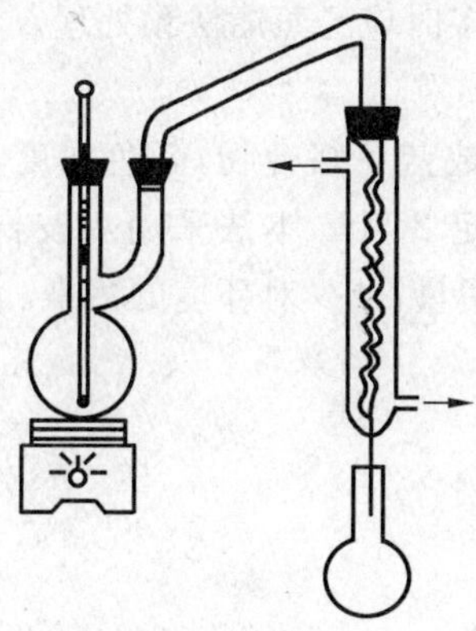

注 1:蒸馏水样时,勿使温度超过 180℃,以防硫酸过多地蒸出。

注 2:连续蒸馏几个水样时,可待瓶内硫酸溶液温度降低至 120℃以下,再加入另一个水样。蒸馏过一个含氟高的水样后,应在蒸馏另一个水样前加入 250 mL 纯水。用同法蒸馏,以清除可能存留在蒸馏器中的氟化物。

注 3:蒸馏瓶中的硫酸可以多次使用,直至变黑为止。

图 3 氟化物蒸馏装置

3.3.5.2 **测定**

3.3.5.2.1 吸取25.0 mL澄清水样或经蒸馏法预处理的试样液，置于50 mL比色管中。如氟化物大于50 μg，可取适量水样，用纯水稀释至25.0 mL。

3.3.5.2.2 吸取氟化物标准使用溶液(3.3.3.10) 0 mL，0.25 mL，0.50 mL，1.00 mL，2.00 mL，3.00 mL，4.00 mL和5.00 mL，分别置于50 mL具塞比色管中，各加纯水至25 mL。

3.3.5.2.3 加入5 mL氟试剂溶液(3.3.3.8)及2 mL缓冲液(3.3.3.6)，混匀。

注：由于反应生成的蓝色三元络合物随pH增高而变深，为使标准与试样的pH值一致，必要时可用酚酞指示剂(3.3.3.11)。调节pH到中性后再加入缓冲溶液，使各管的pH值均在4.1～4.6之间。

缓缓加入硝酸镧溶液(3.3.3.7)5 mL，摇匀。加入10 mL丙酮(3.3.3.3)。加纯水至50 mL刻度，摇匀。在室温放置60 min。于620 nm波长，1 cm比色皿，以纯水为参比，测量吸光度。

3.3.5.2.4 绘制标准曲线，从曲线上查出氟化物质量。

3.3.6 **计算**

水样中氟化物的质量浓度计算见式(10)：

$$\rho(F^-) = \frac{m}{V} \qquad \cdots\cdots(10)$$

式中：

$\rho(F^-)$——水样中氟化物(以F^-计)的质量浓度，单位为毫克每升(mg/L)；

m——在标准曲线上查得氟化物的质量，单位为微克(μg)；

V——水样体积，单位为毫升(mL)。

3.3.7 **精密度和准确度**

13个实验室用本标准测定含氟1.25 mg/L的合成水样，相对标准偏差为3.2%，相对误差为2.4%。合成水样其他组分含量(mg/L)为：硝酸盐25；氯化物，55。

3.4 **双波长系数倍率氟试剂分光光度法**

3.4.1 **范围**

本标准规定了用双波长系数倍率氟试剂分光光度法测定生活饮用水及其水源水中的氟化物。

本法适用于生活饮用水及其水源水中氟化物的测定。

本法最低检测质量为0.25 μg，若取5 mL水样测定，则最低检测质量浓度为0.05 mg/L。水样中存在Al^{3+}、Fe^{3+}、Pb^{2+}、Zn^{2+}、Ni^{2+}和Co^{2+}等金属离子均能干扰测定。Al^{3+}能生成稳定的AlF_6^{3-}，微克水平的Al^{3+}含量即可干扰测定。草酸、酒石酸、柠檬酸盐也干扰测定。大量的氯化物、硫酸盐、过氯酸盐也能引起干扰，因此当水样含干扰物多时应经蒸馏法预处理。

3.4.2 **原理**

氟化物与氟试剂和硝酸镧反应，生成蓝色络合物，颜色深度与氟离子浓度在一定范围内成线性关系。当pH为4.5时，生成的颜色可稳定24 h。本法采用双波长分光光度测定，可以消除试剂背景影响，提高灵敏度，节约80%的化学试剂用量，减少对环境的污染。

3.4.3 **试剂**

3.4.3.1 硫酸(ρ_{20}=1.84 g)。

3.4.3.2 硫酸银(Ag_2SO_4)。

3.4.3.3 丙酮。

3.4.3.4 氢氧化钠溶液(40 g/L)。

3.4.3.5 盐酸溶液(1+11)。

3.4.3.6 缓冲溶液：见3.3.3.6。

3.4.3.7 硝酸镧溶液：见3.3.3.7。

3.4.3.8 氟试剂溶液：见3.3.3.8。

3.4.3.9　氟化物标准储备溶液[$\rho(F^-)=1$ mg/ mL]:见 3.1.3.6。

3.4.3.10　氟化物标准使用溶液[$\rho(F^-)=1$ μg/ mL]:吸取 5.00 mL 氟化物标准储备溶液(3.1.3.6),于 500 mL 容量瓶中用纯水稀释至刻度,摇匀。再吸取该溶液 10.00 mL 于 100 mL 容量瓶中,用纯水定容至刻度,摇匀。

3.4.3.11　酚酞溶液(1 g/L):见 3.3.3.11。

3.4.4　仪器

3.4.4.1　全玻璃蒸馏器:1 000 mL。

3.4.4.2　具塞比色管:10 mL。

3.4.4.3　分光光度计。

3.4.5　分析步骤

3.4.5.1　水样预处理

见 3.3.5.1。

3.4.5.2　测定

3.4.5.2.1　吸取 5.0 mL 澄清水样或经蒸馏法预处理的水样,置于 10 mL 比色管中。如水中氟化物大于 50 μg,可取适量,用纯水稀释至 5.0 mL。

3.4.5.2.2　吸取氟化物标准使用溶液(3.4.3.10)0 mL,0.25 mL,0.50 mL,1.00 mL,3.00 mL 和 5.00 mL,分别置于 10 mL 比色管中,各加纯水至 5.00 mL。

3.4.5.2.3　向样品管和标准系列管各加入 1 mL 氟试剂溶液及 1 mL 缓冲液,混匀。

注:由于反应生成的蓝色三元络合物随 pH 增高而变深,为使标准与试样的 pH 值一致,必要时可用酚酞指示剂(3.4.3.11)调节 pH 到中性后再加入缓冲液,使各管的 pH 均在 4.1～4.6 之间。

缓缓加入 1 mL 硝酸镧溶液,摇匀。加入 2 mL 丙酮。加纯水至 10 mL 刻度,摇匀。在室温放置 60 min。用 1 cm 比色皿,以空气为参比,分别在 450 nm 和 630 nm 处测定试剂空白管、标准管和样品管的吸光度。

3.4.5.2.4　K 值的确定

令 $\lambda_1=450$ nm 和 $\lambda_2=630$ nm,根据试剂空白在两波长下的吸光度(A),按式(11)计算 K 值:

$$K=\frac{A_{\lambda_1}}{A_{\lambda_2}} \qquad \cdots\cdots(11)$$

3.4.5.2.5　按式(12)计算 ΔA:

$$\Delta A = KA_{\lambda 2}-A_{\lambda 1}=KA_{630}-A_{450} \qquad \cdots\cdots(12)$$

根据 F^- 含量和 ΔA 绘制标准曲线,从曲线上查出氟化物质量。

3.4.6　结果计算

水样中氟化物的质量浓度计算见式(13):

$$\rho(F^-)=\frac{m}{V} \qquad \cdots\cdots(13)$$

式中:

$\rho(F^-)$——水样中氟化物的质量浓度,单位为毫克每升(mg/L);

m——在标准曲线上查得氟化物的质量,单位为微克(μg);

V——水样体积,单位为毫升(mL)。

3.4.7　精密度和准确度

3 个实验室分别对不同浓度的标准水样做了精密度试验,相对标准偏差在 2%～13%。用本法与氟试剂分光光度法进行对比测定,采用配对 t 检验进行统计学处理,t 值均小于 $t_{(0.05,5)}=2.57$,两个方法无显著性差异。3 个实验室用本法分别测定了自来水、井水、矿泉水及黄河水的加标回收试验,回收率 92%～105%。

3.5 锆盐茜素比色法

3.5.1 范围

本标准规定了用锆盐茜素目视比色法测定生活饮用水及其水源水中的氟化物。

本法适用于测定生活饮用水及其水源水中可溶性的氟化物。

本法的最低检测质量为 5 μg 氟化物，若取 50 mL 水样测定，则最低检测质量浓度为 0.1 mg/L。

本法仅适用于较洁净和干扰物质较少的水样。当水样中干扰物质质量浓度（mg/L）超过下列限量时，必需进行蒸馏法预处理。氯化物 500；硫酸盐 200；铝 0.1；磷酸盐 1.0；铁 2.0；浑浊度 25NTU；色度 25 色度单位。

3.5.2 原理

在酸性溶液中，茜素磺酸钠与锆盐形成红色络合物，当有氟离子存在时，形成无色的氟化锆而使溶液褪色，用目视比色法定量。

3.5.3 试剂

3.5.3.1 亚砷酸钠溶液（5 g/L）。

3.5.3.2 盐酸-硫酸混合溶液：取 101 mL 盐酸（$\rho_{20}=1.19$ g/mL），加到 300 mL 纯水中，另取33.3 mL 硫酸（$\rho_{20}=1.84$ g/mL），加到 400 mL 纯水中，冷却后合并两溶液。

3.5.3.3 茜素磺酸钠-氧氯化锆溶液：称取 0.3 g 氧氯化锆（$ZrOCl_2 \cdot 8H_2O$）溶于 50 mL 纯水中，另称取 0.07 g 茜素磺酸钠（$C_{14}H_7O_7SNa \cdot H_2O$，又名茜素红 S）溶于 50 mL 纯水中，将此溶液缓缓加入氧氯化锆溶液中，混匀，放置，使澄清。

3.5.3.4 茜素锆试剂：将盐酸-硫酸混合液（3.5.3.2）和茜素磺酸钠-氧氯化锆溶液（3.5.3.3）合并，用纯水稀释成 1 000 mL，放置 1 h，待溶液由红色变为黄色，储存于冷暗处，可在 2 个～3 个月内使用。

3.5.3.5 氟化物标准储备溶液［$\rho(F^-)=1.00$ mg/mL］：见 3.1.3.6。

3.5.3.6 氟化物标准使用溶液［$\rho(F^-)=10.00$ μg/mL］：见 3.1.3.7。

3.5.4 仪器

具塞比色管，50 mL。

3.5.5 分析步骤

3.5.5.1 吸取 50.0 mL 澄清水样于 50 mL 比色管中，如含氟化物（F^-）的质量浓度大于 1.4 mg/L 时，取适量水样用纯水稀释至 50 mL。若水样中有游离余氯，可加入 1 滴亚砷酸钠溶液（3.5.3.1）脱氯。

3.5.5.2 分别吸取 0 mL，0.50 mL，1.00 mL，2.00 mL，3.00 mL，4.00 mL，5.00 mL，6.00 mL 和 7.00 mL氟化物标准使用溶液（3.5.3.6）于 50 mL 具塞比色管中。用纯水稀释至 50 mL。

3.5.5.3 向水样和标准管中各加 2.5 mL 茜素锆试剂（3.5.3.4），混匀，放置 1 h，用目视法比色。

3.5.6 计算

水样中氟化物（F^-）的质量浓度的计算见式（14）：

$$\rho(F^-)=\frac{m}{V} \quad \cdots\cdots(14)$$

式中：

$\rho(F^-)$——水样中氟化物（F^-）的质量浓度，单位为毫克每升（mg/L）；

m——从标准曲线上查得的氟化物的质量，单位为微克（μg）；

V——水样体积，单位为毫升（mL）。

4 氰化物

4.1 异烟酸-吡唑酮分光光度法

4.1.1 范围

本标准规定了用异烟酸-吡唑酮分光光度法测定生活饮用水及其水源水中的氰化物。

本法适用于生活饮用水及其水源水中氰化物的测定。

本法最低检测质量为 0.1μg 氰化物。若取 250 mL 水样蒸馏测定，则最低检测质量浓度为 0.002 mg/L。

氧化剂如余氯等可破坏氰化物，可在水样中加 0.1 g/L 亚砷酸钠或少于 0.1 g/L 的硫代硫酸钠除去干扰。

4.1.2 原理

在 pH=7.0 的溶液中，用氯胺 T 将氰化物转变为氯化氰，再与异烟酸-吡唑酮作用，生成蓝色染料，比色定量。

4.1.3 仪器

4.1.3.1 全玻璃蒸馏器：500 mL。

4.1.3.2 具塞比色管：25 mL 和 50 mL。

4.1.3.3 恒温水浴锅。

4.1.3.4 分光光度计。

4.1.4 试剂

4.1.4.1 酒石酸($C_4H_6O_6$)：固体。

4.1.4.2 乙酸锌溶液(100 g/L)：称取 50 g 乙酸锌[$Zn(CH_3COO)_2 \cdot 2H_2O$]，溶于纯水中，并稀释至 500 mL。

4.1.4.3 氢氧化钠溶液(20 g/L)：称取 2.0g 氢氧化钠溶液(NaOH)，溶于纯水中，并稀释至 100 mL。

4.1.4.4 氢氧化钠溶液(1 g/L)：将氢氧化钠溶液(4.1.4.3)用纯水稀释 20 倍。

4.1.4.5 磷酸盐缓冲溶液(pH=7.0)：称取 34.0 g 磷酸二氢钾(KH_2PO_4)和 35.5 g 磷酸氢二钠(Na_2HPO_4)溶于纯水中，并稀释至 1 000 mL。

4.1.4.6 异烟酸-吡唑酮溶液：称取 1.5 g 异烟酸($C_6H_5O_2N$)，溶于 24 mL 氢氧化钠溶液(4.1.4.3)中，用纯水稀释至 100 mL；另取 0.25 g 吡唑酮($C_{10}H_{10}NO_2$)，溶于 20 mL *N*-二甲基甲酰胺([$HCON(CH_3)_2$])中。合并两种溶液，混匀。

4.1.4.7 氯胺 T 溶液(10 g/L)：称取 1 g 氯胺 T($C_7H_7SO_2NClNa \cdot 3H_2O$)，溶于纯水中，并稀释至 100 mL，临用时配制。

注：氯胺 T 的有效氯含量对本标准影响很大。氯胺 T 有效氯含量为 22%以上。必要时需用碘量法测定有效氯含量后再用。

4.1.4.8 硝酸银标准溶液[$c(AgNO_3)=0.019\ 20$ mol/L]：称取 3.261 7 g 硝酸银($AgNO_3$)，溶于纯水，并定容在 1 000 mL 容量瓶中，按照氯化物测定方法(2.1.3.8)标定。此溶液 1.00 mL 相当于 1.00 mg 氰化物。

4.1.4.9 氰化钾标准溶液[$\rho(CN^-)=100$ μg/mL]：称取 0.25 g 氰化钾(KCN)，溶于纯水中，并定容至 1 000 mL。此溶液 1 mL 约含 0.1 mg(CN^-)。其准确浓度可在使用前用硝酸银标准溶液(4.1.4.8)标定，计算溶液中氰化物的含量。再用氢氧化钠溶液(4.1.4.4)稀释成 $\rho(CN^-)=1.00$ μg/ mL 的标准使用溶液。**注意：此溶液剧毒！**

氰化钾标准溶液标定方法如下：吸取 10.00 mL 氰化钾溶液于 100 mL 锥形瓶中，加入 1 mL 氢氧化钠溶液(4.1.4.3)使 pH 在 11 以上，加入 0.1 mL 试银灵指示剂(4.1.4.10)，用硝酸银标准溶液(4.1.4.8)滴定至溶液由黄色变为橙色。消耗硝酸银溶液的毫升数即为该 10.00 mL 氰化钾标准溶液中氰化物(以 CN^- 计)的毫克数。

4.1.4.10 试银灵指示剂(0.2 g/L)：称取 0.02 g 试银灵(对二甲氨基亚苄基罗丹明，$C_{12}H_{12}NO_2S_2$)溶于 100 mL 丙酮中。

4.1.4.11 甲基橙指示剂(0.5 g/L)：称取 50 mg 甲基橙，溶于纯水中，并稀释至 100 mL。

4.1.5 **分析步骤**

4.1.5.1 量取 250 mL 水样(氰化物含量超过 20 μg 时,可取适量水样,加纯水稀释至 250 mL),置于 500 mL 全玻璃蒸馏器内,加入数滴甲基橙指示剂(4.1.4.11),再加 5 mL 乙酸锌溶液(4.1.4.2),加入 1 g～2 g固体酒石酸(4.1.4.1)。此时溶液颜色由橙黄变成橙红,迅速进行蒸馏。蒸馏速度控制在每分钟 2 mL～3 mL。收集馏出液于 50 mL 具塞比色管中[管内预先放置 5 mL 氢氧化钠溶液(4.1.4.3)为吸收液],冷凝管下端应插入吸收液中。收集馏出液至 50 mL,混合均匀。取 10.0 mL 馏出液,置 25 mL具塞比色管中。

4.1.5.2 另取 25 mL 具塞比色管 9 支,分别加入氰化钾标准使用溶液(4.1.4.9) 0 mL,0.10 mL,0.20 mL,0.40 mL,0.60 mL,0.80 mL,1.00 mL,1.50 mL 和 2.00 mL,加氢氧化钠溶液(4.1.4.4)至 10.0 mL。

4.1.5.3 向水样管和标准管中各加 5.0 mL 磷酸盐缓冲溶液(4.1.4.5)。置于 37℃左右恒温水浴中,加入 0.25 mL 氯胺 T 溶液(4.1.4.7),加塞混合,放置 5 min,然后加入 5.0 mL 异烟酸-吡唑酮溶液(4.1.4.6),加纯水至 25 mL,混匀。于 25℃～40℃放置 40 min。于 638 nm 波长,用 3 cm 比色皿,以纯水作参比,测量吸光度。

4.1.5.4 绘制标准曲线,从曲线上查出样品管中氰化物质量。

4.1.6 **计算**

水样中氰化物(以 CN^- 计)的质量浓度的计算见式(15):

$$\rho(CN^-) = \frac{m \times V_1}{V \times V_2} \qquad \cdots\cdots (15)$$

式中:

$\rho(CN^-)$——水样中氰化物(以 CN^- 计)的质量浓度,单位为毫克每升(mg/L);

m——从标准曲线上查得样品管中氰化物(以 CN^- 计)的质量,单位为微克(μg);

V_1——馏出液总体积,单位为毫升(mL);

V_2——比色所用馏出液体积,单位为毫升(mL);

V——水样体积,单位为毫升(mL)。

4.1.7 **精密度和准确度**

单个实验室测定六个不同地方的矿泉水,平均回收率为 86%,回收范围为 80%～92%。

4.2 异烟酸-巴比妥酸分光光度法

4.2.1 **范围**

本标准规定了用异烟酸-巴比妥酸分光光度法测定生活饮用水及其水源水中的氰化物。

本法适用于生活饮用水及其水源水中氰化物的测定。

本法最低检测质量为 0.1 μg 氰化物。若取 250 mL 水样蒸馏测定,则最低检测质量浓度为 0.002 mg/L。

4.2.2 **原理**

水样中的氰化物经蒸馏后被碱性溶液吸收,与氯胺 T 的活性氯作用生成氯化氰,再与异烟酸-巴比妥酸试剂反应生成紫蓝色化合物,于 600 nm 波长比色定量。

4.2.3 **仪器**

4.2.3.1 全玻璃蒸馏器:500 mL。

4.2.3.2 具塞比色管:25 mL 和 50 mL。

4.2.3.3 分光光度计。

4.2.4 **试剂**

4.2.4.1 酒石酸($C_4H_6O_6$):固体。

4.2.4.2 乙酸锌溶液(100 g/L):见 4.1.4.2。

4.2.4.3 氢氧化钠溶液(20 g/L):见 4.1.4.3。

4.2.4.4 乙酸溶液(3+97)。

4.2.4.5 磷酸二氢钾溶液(136 g/L):称取 13.6g 磷酸二氢钾(KH_2PO_4),溶于纯水中,并稀释至 100 mL。

4.2.4.6 氯胺 T 溶液(10 g/L):见 4.1.4.7,临用时配制。

4.2.4.7 氢氧化钠溶液(12 g/L):称取 1.2 g 氢氧化钠(NaOH),溶于纯水中,并稀释至 100 mL。

4.2.4.8 异烟酸-巴比妥酸试剂:称取 2.0 g 异烟酸($C_6H_5O_2N$)和 1.0g 巴比妥酸($C_4H_4N_2O_3$),加到 100 mL 60℃~70℃的氢氧化钠溶液(4.2.4.7)中,搅拌至溶解,冷却后加纯水至 100 mL。此试剂 pH 约为 12,呈无色或极浅黄色,于冰箱中可保存 30 d。

4.2.4.9 甲基橙溶液(0.5 g/L):见 4.1.4.11。

4.2.4.10 氰化钾标准使用溶液:见 4.1.4.9。

4.2.4.11 酚酞溶液(1 g/L)。

4.2.5 分析步骤

4.2.5.1 水样预处理

见 4.1.5.1。

4.2.5.2 测定

4.2.5.2.1 吸取 10.0 mL 馏出吸收溶液,置于 25 mL 具塞比色管中。

4.2.5.2.2 另取 25 mL 具塞比色管 9 支,分别加入氰化钾标准使用溶液(4.2.4.10)0 mL,0.10 mL,0.20 mL,0.40 mL,0.60 mL,0.80 mL,1.00 mL,1.50 mL 和 2.00 mL,加氢氧化钠溶液(4.2.4.7)至 10.0 mL。

4.2.5.2.3 向水样及标准系列管各加 1 滴酚酞溶液(4.2.4.11),用乙酸溶液(4.2.4.4)调至红色刚好消失。

注:试验表明溶液 pH 值在 5~8 范围内,加入缓冲液后可使显色液 pH 在 5.6~6.0 之间。在此条件下吸光度最大且稳定。

4.2.5.2.4 向各管加入 3.0 mL 磷酸二氢钾溶液(4.2.4.5)和 0.25 mL 氯胺 T 溶液(4.2.4.6),混匀。

4.2.5.2.5 放置 1 min~2 min 后,向各管加入 5.0 mL 异烟酸-巴比妥酸试剂(4.2.4.8),在 25℃下使溶液显色 15 min。

注:溶液在 25℃显色 15 min 可获最大吸光度并能稳定 30 min。

4.2.5.2.6 于 600 nm 波长,用 3 cm 比色皿,以纯水为参比,测量吸光度。

4.2.5.2.7 绘制标准曲线,在曲线上查出样品管中氰化物的质量。

4.2.6 计算

水样中氰化物(以 CN^- 计)的质量浓度计算见式(16):

$$\rho(CN^-)=\frac{m\times V_1}{V\times V_2} \qquad (16)$$

式中:

$\rho(CN^-)$ ——水样中氰化物(以 CN^- 计)的质量浓度,单位为毫克每升(mg/L);

m——从标准曲线上查得样品管中氰化物(以 CN^- 计)的质量,单位为微克(μg);

V_1——馏出液总体积,单位为毫升(mL);

V_2——显色所用馏出液体积,单位为毫升(mL);

V——水样体积,单位为毫升(mL)。

4.2.7 精密度和准确度

单个实验室测定 7.96 μg/L 氰化物(以 CN^- 计)合成水样 15 次,相对标准偏差为 2.0%;向 250 mL 地面水、塘水等加入 0.5 μg~2.0 μg 氰化物,测定 15 次,平均回收率为 99%~100%。

5 硝酸盐氮

5.1 麝香草酚分光光度法

5.1.1 范围

本标准规定了用麝香草酚分光光度法测定生活饮用水及其水源水中的硝酸盐氮。

本法适用于生活饮用水及其水源水中硝酸盐氮的测定。

本法最低检测质量为 0.5 μg 硝酸盐氮，若取 1.00 mL 水样测定，则最低检测质量浓度为 0.5 mg/L。

亚硝酸盐对本标准呈正干扰，可用氨基磺酸铵除去；氯化物对本标准呈负干扰，可用硫酸银消除。

5.1.2 原理

硝酸盐和麝香草酚在浓硫酸溶液中形成硝基酚化合物，在碱性溶液中发生分子重排，生成黄色化合物，比色测定。

5.1.3 试剂

5.1.3.1 氨水（ρ_{20}=0.88 g/ mL）。

5.1.3.2 乙酸溶液（1+4）。

5.1.3.3 氨基磺酸铵溶液（20 g/L）：称取 2.0 g 氨基磺酸铵（$NH_4SO_3NH_2$），用乙酸溶液（5.1.3.2）溶解，并稀释为 100 mL。

5.1.3.4 麝香草酚乙醇溶液（5 g/L）：称取 0.5 g 麝香草酚［$(CH_3)(C_3H_7)C_6H_3OH$，Thymol，又名百里酚］，溶于无水乙醇中，并稀释至 100 mL。

5.1.3.5 硫酸银硫酸溶液（10 g/L）：称取 1.0 g 硫酸银（Ag_2SO_4），溶于 100 mL 硫酸（ρ_{20}=1.84 g/mL）中。

5.1.3.6 硝酸盐氮标准储备溶液［$\rho(NO_3^- - N)$=1 mg/ mL］：称取 7.218 0 g 经 105℃～110℃干燥 1 h的硝酸钾（KNO_3），溶于纯水中，并定容至 1 000 mL。加 2 mL 三氯甲烷为保存剂。

5.1.3.7 硝酸盐氮标准使用溶液［$\rho(NO_3^- - N)$=10 μg/ mL］：吸取 5.00 mL 硝酸盐氮标准储备溶液（5.1.3.6）定容至 500 mL。

5.1.4 仪器

5.1.4.1 具塞比色管：50 mL。

5.1.4.2 分光光度计。

5.1.5 分析步骤

5.1.5.1 取 1.00 mL 水样于干燥的 50 mL 比色管中。

5.1.5.2 另取 50 mL 比色管 6 支，分别加入硝酸盐氮标准使用溶液（5.1.3.7）0 mL，0.05 mL，0.10 mL，0.30 mL，0.50 mL，0.70 mL 和 1.00 mL，用纯水稀释至 1.00 mL。

5.1.5.3 向各管加入 0.1 mL 氨基磺酸铵溶液，摇匀后放置 5 min。

5.1.5.4 各加 0.2 mL 麝香草酚乙醇溶液（5.1.3.4）。

注：由比色管中央直接滴加到溶液中，勿沿管壁流下。

5.1.5.5 摇匀后加 2 mL 硫酸银硫酸溶液（5.1.3.5），混匀后放置 5 min。

5.1.5.6 加 8 mL 纯水，混匀后滴加氨水（5.1.3.1）至溶液黄色到达最深，并使氯化银沉淀溶解为止（约加 9 mL）。加纯水至 25 mL 刻度，混匀。

5.1.5.7 于 415 nm 波长，2 cm 比色皿，以纯水为参比，测量吸光度。

5.1.5.8 绘制标准曲线，从曲线上查出样品中硝酸盐氮的质量。

5.1.6 计算

水样中硝酸盐氮的质量浓度计算见式(17)：

$$\rho(NO_3^- - N) = \frac{m}{V} \quad \cdots\cdots (17)$$

式中：

$\rho(NO_3^- - N)$——水样中硝酸盐氮的质量浓度，单位为毫克每升(mg/L)；

m——从标准曲线查得硝酸盐氮的质量，单位为微克(μg)；

V——水样体积，单位为毫升(mL)。

5.1.7 精密度和准确度

4个实验室用本标准测定含5.6 mg/L硝酸盐氮的合成水样，相对标准偏差为3.8%，相对误差为1.4%。

5.2 紫外分光光度法

5.2.1 范围

本标准规定了用紫外分光光度法测定生活饮用水及其水源水中的硝酸盐氮。

本法适用于未受污染的天然水及经净化处理的生活饮用水及其水源水中硝酸盐氮的测定。

本法最低检测质量为10 μg，若取50 mL水样测定，则最低检测质量浓度为0.2 mg/L。

本法适用于测定硝酸盐氮浓度范围为0 mg/L～11 mg/L的水样。

可溶性有机物，表面活性剂，亚硝酸盐和Cr^{6+}对本标准有干扰，次氯酸盐和氯酸盐也能干扰测定。低浓度的有机物可以测定不同波长的吸收值予以校正。浊度的干扰可以经0.45 μm膜过滤除去。氯化物不干扰测定，氢氧化物和碳酸盐(浓度可达1 000 mg/L$CaCO_3$)的干扰，可用盐酸[$c(HCl)=1$ mol/L]酸化予以消除。

5.2.2 原理

利用硝酸盐在220 nm波长具有紫外吸收和在275 nm波长不具吸收的性质进行测定，于275 nm波长测出有机物的吸收值在测定结果中校正。

5.2.3 试剂

5.2.3.1 无硝酸盐纯水：采用重蒸馏或蒸馏——去离子法制备，用于配制试剂及稀释样品。

5.2.3.2 盐酸溶液(1+11)。

5.2.3.3 硝酸盐氮标准储备溶液[$\rho(NO_3^- - N)=100$ μg/ mL]：称取经105℃烤箱干燥2 h的硝酸钾(KNO_3)0.721 8 g，溶于纯水中并定容至1 000 mL，每升中加入2 mL三氯甲烷，至少可稳定6个月。

5.2.3.4 硝酸盐氮标准使用溶液[$\rho(NO_3^- - N)=10$ μg/ mL]。

5.2.4 仪器

5.2.4.1 紫外分光光度计及石英比色皿。

5.2.4.2 具塞比色管：50 mL。

5.2.5 分析步骤

5.2.5.1 水样预处理：吸取50 mL水样于50 mL比色管中(必要时应用滤膜除去浑浊物质)加1 mL盐酸溶液(5.2.3.2)酸化。

5.2.5.2 标准系列制备：分别吸取硝酸盐氮标准使用溶液(5.2.3.4)0 mL，1.00 mL，5.00 mL，10.0 mL，20.0 mL，30.0 mL和35.0 mL于50 mL比色管中，配成0 mg/L～7 mg/L硝酸盐氮标准系列，用纯水稀释至50 mL，各加1 mL盐酸溶液(5.2.3.2)。

5.2.5.3 用纯水调节仪器吸光度为0，分别在220nm和275nm波长测量吸光度。

5.2.6 计算

在标准及样品的220 nm波长吸光度中减去2倍于275 nm波长的吸光度，绘制标准曲线和在曲线上直接读出样品中的硝酸盐氮的质量浓度($NO_3^- - N$, mg/L)。

注：若275 nm波长吸光度的2倍大于220 nm波长吸光度的10%时，本标准将不能适用。

5.3 离子色谱法

见3.2。

5.4 镉柱还原法

5.4.1 范围

本标准规定了用镉柱还原法测定生活饮用水及其水源水中的硝酸盐氮。

本法适用于生活饮用水及其水源水中硝酸盐氮的测定。

本法最低检测质量为 0.05 μg 硝酸盐氮。若取 50 mL 水样测定,则最低检测质量浓度为 0.001 mg/L。

本法不经稀释直接还原,适宜测定范围为 0.006 mg/L～0.25 mg/L 的硝酸盐和亚硝酸盐总量(以 N 计)。将水样稀释,可使测定范围扩大。

水样浑浊或有悬浮固体时,将堵塞还原柱。一般的浑浊可将水样过滤,高浊度的水样,在过滤前可加硫酸锌和氢氧化钠生成絮状氢氧化锌助滤。含油和脂的水样用三氯甲烷萃取除去干扰。加入乙二胺四乙酸二钠消除铁、铜或其他金属的干扰。

5.4.2 原理

镉还原剂能还原水中硝酸盐成为亚硝酸盐,连同水样中原有的亚硝酸盐与对氨基苯磺酰胺重氮化,再与盐酸 *N*-(1-萘基)乙二胺偶合,形成玫瑰红色偶氮染料,用分光光度法测定,减去不经还原柱的水样用同法测得的亚硝酸盐,得出硝酸盐的含量(以 N 计)。

5.4.3 试剂

5.4.3.1 三氯甲烷。

5.4.3.2 氨水(ρ_{20}=0.88 g/ mL)。

5.4.3.3 盐酸(ρ_{20}=1.19 g/ mL)。

5.4.3.4 镉屑。

5.4.3.5 锌片(或锌棒)。

5.4.3.6 硫酸镉溶液(200 g/L)。

5.4.3.7 氯化铵溶液(5 g/L)。

5.4.3.8 盐酸溶液(1+1)。

5.4.3.9 盐酸溶液(1+99)。

5.4.3.10 氯化汞溶液(10 g/L)。

5.4.3.11 硝酸溶液(1+99)。

5.4.3.12 硫酸铜溶液(20 g/L)。

5.4.3.13 氢氧化钠溶液(100 g/L)。

5.4.3.14 硫酸锌溶液(100 g/L)。

5.4.3.15 氯化铵(200 g/L)-乙二胺四乙酸二钠(2 g/L)溶液:称取 100 g 氯化铵(NH_4Cl)和 1 g 乙二胺四乙酸二钠($C_{10}H_{14}N_2C_8Na_2 \cdot 2H_2O$),溶于纯水中,并稀释至 500 mL。

5.4.3.16 对氨基苯磺酰胺溶液(10 g/L):称取 5 g 对氨基苯磺酰胺($H_2NC_6H_4SO_3NH_2$),溶于 350 mL 盐酸溶液(1+6)中。用纯水稀释至 500 mL。

5.4.3.17 盐酸 *N*-(1-萘基)-乙二胺(又名 NEDD)溶液(1 g/L):称取 0.2g 盐酸 *N*-(1 萘基)-乙二胺($C_{10}H_7NH_2CHCH_2 \cdot NH_2 \cdot 2HCl$),溶于 200 mL 纯水中。储存于冰箱内。可稳定数周,如试剂色变深,应弃去重配。

5.4.3.18 镉还原剂:

5.4.3.18.1 海绵状镉:市售或按下法制备,投锌片于 500 mL 硫酸镉溶液(5.4.3.6)中,3 h～4 h 后,将置换的海绵镉从锌片上刮下,捣碎至 20 目～40 目粒度,用纯水淋洗后,置于氯化铵溶液(5.4.3.7)中保存。

5.4.3.18.2 汞-镉颗粒:取 40 目～60 目镉屑(5.4.3.4)约 50 g,置于 150 mL 烧杯中,用盐酸溶液(5.4.3.8)洗涤,用纯水冲洗数次。加入 100 mL 氯化汞溶液(5.4.3.10),搅拌 3 min 后倾去溶液,用纯水冲洗汞-镉颗粒数次,用硝酸溶液(5.4.3.11) 很快地冲洗一次,再用盐酸溶液(5.4.3.9)冲洗数次,最后用纯水冲洗至洗液中不含亚硝酸盐时为止,储存于氯化铵-乙二胺四乙酸二钠溶液(5.4.3.15)中。

5.4.3.18.3 铜-镉颗粒:取40目～60目镉屑(5.4.3.4)约50 g,置于150 mL烧杯中。先用盐酸溶液(5.4.3.8)洗涤,用纯水冲洗数次,加入100 mL硫酸铜溶液(5.4.3.12)搅拌5 min后,倾去溶液,再加入新的硫酸铜溶液(5.4.3.12)重复处理,直至在镉粒上出现褐色沉淀为止。用纯水洗涤铜-镉粒至少10次,以除去所有沉淀,置于氯化铵溶液(5.4.3.7)中保存。

5.4.3.19 硝酸盐氮标准储备溶液[$\rho(NO_3^- -N)=1.00$ mg/ mL]:见5.1.3.6。

5.4.3.20 硝酸盐氮标准使用溶液[$\rho(NO_3^- -N)=10.00$ μg/ mL]:见5.1.3.7。

5.4.4 仪器

5.4.4.1 还原柱(见图4)。

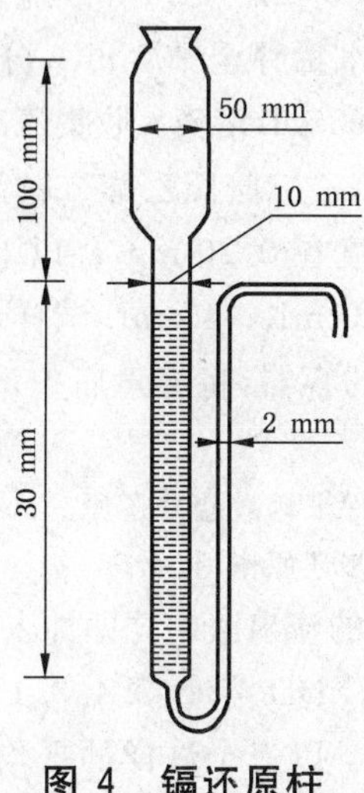

图4 镉还原柱

5.4.4.2 分光光度计。

5.4.5 分析步骤

5.4.5.1 镉还原柱制备

5.4.5.1.1 装柱与老化:取一小团玻璃棉置于还原柱的底部。注满纯水,加入镉屑至18 cm高度(注意勿使填料中引入气泡)。在200 mL纯水中加入2 mL氯化铵-乙二胺四乙酸二钠溶液(5.4.3.15)。控制流速为7 mL/min～10 mL/min,流过镉柱,再用每升含0.1 mg硝酸盐氮和8 mL氯化铵-乙二胺四乙酸二钠溶液(5.4.3.15)的纯水200 mL流过以老化镉柱。

注:新的镉柱还原力强,能将亚硝酸盐继续还原为氨,用硝酸盐溶液处理使镉柱老化。

5.4.5.1.2 镉柱还原率的检查:每次样品分析的同时按5.4.5.3.2和5.4.5.3.3将0.1 mg/L～0.2 mg/L的硝酸盐氮标准使用溶液(5.4.3.20)经镉柱还原、显色,用1 cm比色皿测量吸光度,与相同量的亚硝酸盐氮标准溶液显色测得的吸光度比较,确定柱的还原率,计算见式(18):

$$F=\frac{\rho(NO_3^- -N)}{A_s-A_b} \qquad \cdots\cdots(18)$$

式中:

F——柱的还原率;

$\rho(NO_3^- -N)$——硝酸盐氮标准溶液的质量浓度,单位为毫克每升(mg/L);

A_s——硝酸盐氮标准溶液经镉柱还原后测得的吸光度;

A_b——试剂空白过柱后的吸光度。

F值应是3个平行测定结果的均值。进行多批样品分析时,应在开始、过程中及末尾进行F值测定,必要时予以校正。当选用汞-镉柱,铜-镉柱时,随使用次数和时间还原率将逐渐降低。当F值持续高于0.33时,应分别按5.4.3.18.2或5.4.3.18.3步骤进行活化。

5.4.5.2 水样预处理

5.4.5.2.1 去除浊度:有悬浮物的水样,可用0.45 μm孔径的滤膜过滤。浊度高的水样,可取100 mL水样,加入1 mL硫酸锌溶液(5.4.3.14)充分混合,滴加氢氧化钠溶液(5.4.3.13)调节pH值为10.5。

放置数分钟，待絮状沉淀析出，倾出上清液供分析用。

5.4.5.2.2　去除油和脂：如水样中有油和脂，取水样 100 mL，用盐酸溶液(5.4.3.8)调节 pH 值为 2，每次用 25 mL 三氯甲烷(5.4.3.1)，萃取两次。

5.4.5.2.3　调节水样 pH 值：对 pH 在 5 以下或 9 以上的水样，用盐酸溶液(5.4.3.8)或氨水(5.4.3.2)调节 pH 为 5～9。

注：溶液的 pH 值对镉柱的还原效率有影响，合适的 pH 值为 3.3～9.6。

5.4.5.3　**测定**

5.4.5.3.1　试剂空白吸光度的测量：用 100 mL～200 mL 纯水，流经还原柱后弃去。取 5 mL 氯化铵-乙二胺四乙酸二钠溶液(5.4.3.15)，用纯水稀释至 200 mL，分次注入还原柱储液池。以每分钟 7 mL～10 mL 的流速通过还原柱，弃去最初流出的 50 mL 溶液。收集流出液 3 份，每份 25 mL，按步骤测量吸光度。

5.4.5.3.2　还原硝酸盐：加 5 mL 氯化铵-乙二胺四乙酸二钠溶液 (5.4.3.15)于 250 mL 容量瓶中，吸取一定量水样(使容量瓶内硝酸盐氮的浓度在 0.20 mg/L 以下)，加纯水至刻度。取上述试样 10 mL～20 mL 进入还原柱，流出液弃去，再倒入 30 mL～40 mL 试样，控制流速为 7 mL/min～10 mL/min，流出液可用于清洗 2 只 50 mL 接收流出液的容器，将容量瓶中试样倒入还原柱，收集流出液 25 mL，共收集 3 份。

注：水样与还原柱应有充分的接触时间，以保证硝酸盐被还原。试样中加入氯化铵，可与镉离子络合，减少镉盐在柱内沉淀，并可抑制对亚硝酸盐的进一步还原作用。

5.4.5.3.3　显色与吸光度测量：于还原后的流出液中立即加入 0.5 mL 对氨基苯磺酰胺溶液(5.4.3.16)，摇匀。在 2 min～8 min 内加入 0.5 mL NEDD 溶液(5.4.3.17)，放置 10 min 后，于 2 h 内测量吸光度(540 nm 波长，1 cm 比色皿，纯水为参比)，以三个试样的平均吸光度计算结果。

注 1：pH 值对显色有影响。pH 值在 1.3 以下颜色最深，若用于还原的水样 pH 值在 8 以下，按本标准操作均能达到亚硝酸盐重氮化的所需条件(pH 为 1.4)。并能使加入 NEDD 试剂后 pH 小于 1.7。否则吸光度将降低。

注 2：显色以后颜色的稳定性与温度有关。10℃时放置 24h，吸光度降低 2%～3%；20℃放置 2 h；30℃放置 1 h；40℃放置 45 min，吸光度即开始有明显的降低或迅速下降。

5.4.6　计算

水样中硝酸盐氮的质量浓度计算见式(19)：

$$\rho(NO_3^- - N) = \frac{(A_w - A_b) \times N \times F}{L} - \rho(NO_2^- - N) \qquad \cdots\cdots\cdots\cdots(19)$$

式中：

$\rho(NO_3^- - N)$——水样中硝酸盐氮的质量浓度，单位为毫克每升(mg/L)；

A_w——试样的吸光度；

A_b——试剂空白的吸光度；

N——水样稀释倍数；

F——镉还原柱还原效率因数；

L——比色皿厚度，单位为厘米(cm)；

$\rho(NO_2^- - N)$——水样中亚硝酸盐氮的质量浓度，单位为毫克每升(mg/L)。

5.4.7　精密度和准确度

11 个实验室用本标准测定含硝酸盐氮 1.59 mg/L 的合成水样，其他组分质量浓度(mg/L)分别为：氨氮 1.30；正磷酸盐，0.159；总氮，4.12；总磷，0.93。相对标准差为 11%；相对误差为 8.8%。

6　硫化物

6.1　*N*,*N*-二乙基对苯二胺分光光度法

6.1.1　范围

本标准规定了用 *N*,*N*-二乙基对苯二胺分光光度法测定生活饮用水及其水源水中的硫化物。

本法适用于生活饮用水及其水源水中质量浓度低于 1 mg/L 的硫化物的测定。

本法最低检测质量为 1.0 μg，若取 50 mL 水样测定，则最低检测质量浓度为 0.02 mg/L。

亚硫酸盐超过 40 mg/L，硫代硫酸盐超过 20 mg/L，对本标准有干扰；水样有颜色或者浑浊时亦有干扰，应分别采用沉淀分离或曝气分离法消除干扰。

6.1.2 **原理**

硫化物与 *N*,*N*-二乙基对苯二胺及氯化铁作用，生成稳定的蓝色，可比色定量。

6.1.3 **试剂**

6.1.3.1 盐酸(ρ_{20}=1.19 g/ mL)。

6.1.3.2 盐酸溶液(1+1)。

6.1.3.3 乙酸(ρ_{20}=1.06 g/ mL)。

6.1.3.4 乙酸锌溶液(220 g/L)：称取 22 g 乙酸锌[$Zn(CH_3COO)_2 \cdot 2H_2O$]，溶于纯水并稀释至 100 mL。

6.1.3.5 氢氧化钠溶液(40 g/L)。

6.1.3.6 硫酸溶液(1+1)。

6.1.3.7 *N*,*N*-二乙基对苯二胺溶液：称取 0.75 g*N*,*N*-二乙基对苯二胺硫酸盐[$(C_2H_5)_2NC_6H_4NH_2 \cdot H_2SO_4$，简称 DPD，也可用盐酸盐或草酸盐]，溶于 50 mL 纯水中，加硫酸溶液(1+1)至 100 mL 混匀，保存于棕色瓶中。如发现颜色变红，应予重配。

6.1.3.8 氯化铁溶液(1000 g/L)：称取 100 g 氯化铁($FeCl_3 \cdot 6H_2O$)，溶于纯水，并稀释至 100 mL。

6.1.3.9 抗坏血酸溶液(10 g/L)：此试剂用时新配。

6.1.3.10 Na_2EDTA 溶液：称取 3.7g 乙二胺四乙酸二钠($C_{10}H_{12}Na_2 \cdot 2H_2O$)和 4.0 g 氢氧化钠，溶于纯水，并稀释至 1 000 mL。

6.1.3.11 碘标准溶液，[$c(1/2I_2)$=0.012 50 mol/L]：称取 40 g 碘化钾，置于玻璃乳钵内，加少许纯水溶解。加入 13 g 碘片，研磨使碘完全溶解，移入棕色瓶内，用纯水稀释至 1 000 mL，用硫代硫酸钠标准溶液(6.1.3.12)标定后保存在暗处，临用时将此碘液稀释为 $c(1/2\ I_2)$=0.012 50 mol/L 碘标准溶液。

6.1.3.12 硫代硫酸钠标准溶液[$c(Na_2S_2O_3)$=0.1 mol/L]：称取 26 g 硫代硫酸钠($Na_2S_2O_3 \cdot 5H_2O$)，溶于新煮沸放冷的纯水中，并稀释至 1 000 mL。加入 0.4 g 氢氧化钠或 0.2 g 无水碳酸钠(Na_2CO_3)，储于棕色瓶内，摇匀，放置 1 个月，过滤。按下述方法标定其准确浓度：

准确称取三份各约 0.11 g～0.13 g 在 105℃干燥至恒量的碘酸钾，分别放入 250 mL 碘量瓶中，各加 100 mL 纯水，待碘酸钾溶解后，各加 3 g 碘化钾及 10 mL 乙酸(6.1.3.3)，在暗处静置 10 min，用待标定的硫代硫酸钠溶液滴定，至溶液呈淡黄色时，加入 1 mL 淀粉溶液(6.1.3.13)，继续滴定至蓝色褪去为止。记录硫代硫酸钠溶液的用量，并按式(20)计算硫代硫酸钠溶液的浓度。

$$c=\frac{m}{V\times 0.035\ 67} \qquad \cdots\cdots(20)$$

式中：

c——硫代硫酸钠溶液的浓度，单位为摩尔每升(mol/L)；

m——碘酸钾的质量，单位为克(g)；

V——硫代硫酸钠溶液的用量，单位为毫升(mL)；

0.035 67——与 1.00 mL 硫代硫酸钠标准溶液[$c(Na_2S_2O_3)$=1.000 mol/L]相当的以克(g)表示的碘酸钾质量。

6.1.3.13 淀粉溶液(5 g/L)：称取 0.5 g 可溶性淀粉，用少量纯水调成糊状，用刚煮沸的纯水稀释至 100 mL，冷却后加 0.1 g 水杨酸或 0.4 g 氯化锌。

6.1.3.14 硫代硫酸钠标准溶液[$c(Na_2S_2O_3)$=0.012 50 mol/L]：准确吸取经过标定的硫代硫酸钠标准溶液(6.1.3.12)，在容量瓶内，用新煮沸放冷的纯水稀释为 0.012 50 mol/L。

6.1.3.15　硫化物标准储备溶液：取硫化钠晶体($Na_2S \cdot 9H_2O$)，用少量纯水清洗表面，并用滤纸吸干。称取 0.2 g～0.3 g，用煮沸放冷的纯水溶解并定容到 250 mL(临用前制备并标定)。此溶液 1 mL 约含 0.1 mg 硫化物(S^{2-})，标定方法如下：

取 5 mL 乙酸锌溶液(6.1.3.4)置于 250 mL 碘量瓶中，加入 20.00 mL 硫化物标准储备溶液(6.1.3.15)及 25.00 mL 0.012 50 mol/L 碘标准溶液(6.1.3.11)，同时用纯水作空白试验。各加 5 mL 盐酸溶液(1+9)，摇匀，于暗处放置 15 min，加 50 mL 纯水，用硫代硫酸钠标准溶液(6.1.3.14)滴定，至溶液呈淡黄色时，加 1 mL 淀粉溶液(6.1.3.13)，继续滴定至蓝色消失为止。按式(21)计算每毫升硫化物溶液含 S^{2-} 的毫克数。

$$\rho(S^{2-}) = \frac{(V_0 - V_1) \times c \times 16}{20} \qquad \cdots\cdots(21)$$

式中：

$\rho(S^{2-})$——硫化物(以 S^{2-} 计)的质量浓度，单位为毫克每毫升(mg/mL)；

V_0——空白所消耗的硫代硫酸钠标准溶液的体积，单位为毫升(mL)；

V_1——硫化钠溶液所消耗的硫代硫酸钠标准溶液的体积，单位为毫升(mL)；

c——硫代硫酸钠标准溶液的浓度，单位为摩尔每升(mol/L)；

16——与 1.00 mL 硫代硫酸钠标准溶液[$c(Na_2S_2O_3)$=1.000 mol/L]相当的以毫克(mg)表示的硫化物质量。

6.1.3.16　硫化物标准使用溶液：取一定体积新标定的硫化钠标准储备溶液(6.1.3.15)，加 1 mL 乙酸锌溶液(6.1.3.4)，用新煮沸放冷的纯水定容至 50 mL，配成 $\rho(S^{2-})$=10.00 μg/ mL。

6.1.4　仪器

6.1.4.1　碘量瓶：250 mL。

6.1.4.2　具塞比色管：50 mL。

6.1.4.3　磨口洗气瓶：125 mL。

6.1.4.4　高纯氮气钢瓶。

6.1.4.5　分光光度计。

6.1.5　采样

由于硫化物(S^{2-})在水中不稳定，易分解，采样时尽量避免曝气。在 500 mL 硬质玻璃瓶中，加入 1 mL乙酸锌溶液(6.1.3.4)和 1 mL 氢氧化钠溶液(6.1.3.5)，然后注入水样(近满，留少许空隙)，盖好瓶塞，反复摇动混匀，密塞、避光，送回实验室测定。

6.1.6　分析步骤

6.1.6.1　直接比色法(适用于清洁水样)

6.1.6.1.1　取均匀水样 50 mL(6.1.5)，含 S^{2-} 小于 10 μg，或取适量用纯水稀释至 50 mL。

6.1.6.1.2　取 50 mL 比色管 8 支，各加纯水约 40 mL，再加硫化物标准使用溶液(6.1.3.16)0 mL、0.10 mL、0.20 mL、0.30 mL、0.40 mL、0.60 mL、0.80 mL 及 1.00 mL，加纯水至刻度，混匀。

6.1.6.1.3　临用时取氯化铁溶液(6.1.3.8)和 N,N-二乙基对苯二胺溶液(6.1.3.7)按 1+20 混匀，作显色液。

6.1.6.1.4　向水样管和标准管各加 1.0 mL 显色液(6.1.6.1.3)，立即摇匀，放置 20 min。

6.1.6.1.5　于 665 nm 波长，用 3 cm 比色皿，以纯水作参比，测量样品和标准系列溶液的吸光度。

6.1.6.1.6　绘制标准曲线，从曲线上查出样品中硫化物的质量。

6.1.6.1.7　计算

水样中硫化物(S^{2-})质量浓度的计算见式(22)：

$$\rho(S^{2-}) = \frac{m}{V} \qquad \cdots\cdots(22)$$

式中：

$\rho(S^{2-})$——水样中硫化物(S^{2-})的质量浓度，单位为毫克每升(mg/L)；

m——从标准曲线上查得样品中硫化物(S^{2-})的质量，单位为微克(μg)；

V——水样体积，单位为毫升(mL)。

6.1.6.2 沉淀分离法(适用于含 $SO_3{}^{2-}$ 和 $S_2O_3{}^{2-}$ 或其他干扰物质的水样)

6.1.6.2.1 将采集的水样(6.1.5)摇匀，吸取适量于 50 mL 比色管中，在不损失沉淀的情况下，缓缓吸出尽可能多的上层清液，加纯水至刻度。以下按照直接比色法(6.1.6.1)步骤进行测定。

6.1.6.3 曝气分离法(适用于浑浊、有色或有其他干扰物质的水样)

6.1.6.3.1 用硅橡胶管(或用内涂有一薄层磷酸的橡胶管，照图 5 将各瓶连接成一个分离系统。

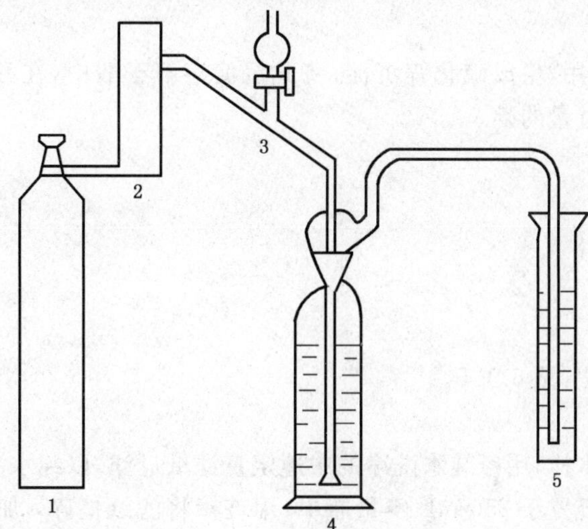

1——高纯氮气钢瓶；

2——流量计；

3——分液漏斗；

4——125 mL 洗气瓶；

5——吸收管(50 mL 比色管)。

图 5 硫化物分离装置

6.1.6.3.2 取 50 mL 均匀水样(6.1.5)，移入洗气瓶中，加 2 mLNa_2EDTA 溶液(6.1.3.10)、2 mL 抗坏血酸溶液(6.1.3.9)。

6.1.6.3.3 经分液漏斗向样品中加 5 mL 盐酸溶液(6.1.3.2)，以 0.25 L/min～0.3 L/min 的流速通氮气 30 min，导管出口端带多孔玻砂滤板。吸收液为约 40 mL 煮沸放冷的纯水，内加 1 mLNa_2EDTA 溶液(6.1.3.10)。

6.1.6.3.4 取出并洗净导管，用纯水稀释至刻度，混匀后按照直接比色法(6.1.6.1)测定。

6.1.7 精密度和准确度

3 个实验室用直接比色法测定加标水样，平均相对标准偏差为 5.6%，回收率为 95.0%～103%。同一实验室测定水源水，硫化物含量为 0.08 mg/L～0.20 mg/L，用沉淀分离法，相对标准偏差为 6.2%，平均回收率为 98.0%。5 个实验室用曝气分离法，测定水源水中硫化物含量在 0.08 mg/L～0.20 mg/L 时，相对标准偏差为 7.0%，回收率为 86.0%～93.0%。

注：测定硫化物可用硫代乙酰胺配制标准溶液。硫代乙酰胺于碱性溶液中，在乙酸镉存在下水解 $CH_3CSNH_2 + 2OH^- + Cd^{2+} \longrightarrow CH_3COO^- + NH_4{}^+ + CdS$，75.13 μg 硫代乙酰胺相当于 32.06 μg 硫化氢(H_2S)。

试剂：

a 硫代乙酰胺精制：在 30 mL 的 90℃热水中溶解 5 g～7 g 硫代乙酰胺，趁热过滤于烧杯中，冰水冷却、结晶、过滤。晶体在 60℃～80℃干燥 2h，保存在密封容器中。

b 硫化物标准储备溶液[$\rho(S^{2-})$=100 μg/ mL]:溶解 0.234 4 g 经精制的硫代乙酰胺于1000 mL 纯水中,此标准溶液在室温稳定 7 天,冷藏不超过 4 个月。

c 硫化物标准溶液[$\rho(S^{2-})$=2 μg/ mL]:可稳定两昼夜。

d 氢氧化钠溶液(200 g/L)。

e 乙酸镉溶液(200 g/L)。

6.2 碘量法

6.2.1 范围

本标准规定了用碘量法测定生活饮用水及其水源水中的硫化物。

本法适用于生活饮用水及其水源中浓度高于 1 mg/L 的硫化物的测定。

若取 500 mL 水样经处理后测定,本法最低检测质量浓度为1 mg/L。

6.2.2 原理

水中硫化物与乙酸锌作用,生成硫化锌沉淀,将此沉淀溶解于酸中,在酸性溶液中,硫离子与碘反应,然后用硫代硫酸钠滴定过量的碘。

6.2.3 试剂

所需试剂 见 6.1.3。

6.2.4 仪器

6.2.4.1 碘量瓶:250 mL。

6.2.4.2 滴定管:25 mL。

6.2.5 样品采集及储存方法:见 6.1.5。

6.2.6 分析步骤

6.2.6.1 定量移取混匀的水样,用经纯水洗净的中速定量滤纸过滤,以纯水洗涤沉淀和滤纸。

6.2.6.2 将沉淀物连同滤纸置于 250 mL 碘量瓶中,用玻棒将滤纸捣碎,加 50 mL 纯水及 10.00 mL 碘溶液(6.1.3.11),应保持有碘的颜色,如碘溶液褪色应定量补加。另取 50 mL 纯水和滤纸作空白试验。

6.2.6.3 分别加入 2 mL 盐酸(6.1.3.2),暗处放置 10 min,用硫代硫酸钠标准溶液(6.1.3.14)滴定过量的碘,至溶液呈淡黄色时,加入 1 mL 淀粉溶液(6.1.3.13),继续滴定至蓝色刚消失为止,记录硫代硫酸钠标准溶液的用量。水样中硫化物(以 S^{2-} 计)的质量浓度计算见式(23):

$$\rho(S^{2-}) = \frac{(V_0 - V_1) \times c \times 16 \times 1\,000}{V} \qquad (23)$$

式中:

$\rho(S^{2-})$——水样中硫化物(以 S^{2-} 计)的质量浓度,单位为毫克每升(mg/L);

V_0——空白消耗硫代硫酸钠标准液的体积,单位为毫升(mL);

V_1——水样消耗硫代硫酸钠标准液的体积,单位为毫升(mL);

V——水样体积,单位为毫升(mL);

c——硫代硫酸钠标准溶液的浓度,单位为摩尔每升(mol/L)。

16——与 1.00 mL 硫代硫酸钠标准溶液[$c(Na_2S_2O_3)$=1.000 mol/L]相当的以毫克(mg)表示的硫化物质量。

7 磷酸盐

7.1 磷钼蓝分光光度法

7.1.1 范围

本标准规定了用磷钼蓝分光光度法测定生活饮用水及其水源水中的磷酸盐。

本法适用于生活饮用水及其水源水中磷酸盐的测定。

本法最低检测质量为 5 μg,若取 50 mL 水样测定,则其最低检测质量浓度为 0.1 mg/L。

本法适用于测定磷酸盐(HPO_4^{2-})浓度为 10 mg/L 以下的水样。

如果水样浑浊或带色可加入少量活性碳处理后测定。

7.1.2 原理

在强酸性溶液中,磷酸盐与钼酸铵作用生成磷钼杂多酸,能被还原剂(氯化亚锡等)还原,生成蓝色的络合物,当磷酸盐含量较低时,其颜色强度与磷酸盐的含量成正比。

7.1.3 试剂

7.1.3.1 磷酸盐标准溶液[$\rho(HPO_4^{2-})$=0.01 mg/ mL]:称取 0.716 5 g 在 105℃干燥的磷酸二氢钾(KH_2PO_4),溶于纯水中,并定容至 1 000 mL,吸取 10.0 mL,用纯水准确定容至 500 mL。

7.1.3.2 钼酸铵-硫酸溶液:向约 70 mL 纯水中缓缓加入 28 mL 硫酸(ρ_{20}=1.84 g/mL),稍冷,加入 2.5 g 钼酸铵。待固体完全溶解后,用纯水稀释至 100 mL。

7.1.3.3 氯化亚锡溶液(50 g/ mL):加热溶解 5 g 氯化亚锡($SnCl_2 \cdot 2H_2O$)于 5 mL 盐酸(ρ_{20}=1.19 g/mL)中,用纯水稀至 100 mL。此试剂不稳定,需现用现配。

7.1.3.4 活性碳:不含磷酸盐。

7.1.4 分析步骤

7.1.4.1 取 50 mL 水样,置于 50 mL 比色管中,加入 4 mL 钼酸铵-硫酸溶液(7.1.3.2),摇匀。加入 1 滴氯化亚锡溶液(7.1.3.3),再摇匀,10 min 后比色或于 650 nm 波长处测其吸光度。

7.1.4.2 如果水样浑浊或带色时,可事先在 100 mL 水样中加入少量活性碳,充分振摇 1 min,用中等密度干滤纸过滤后,再行测定。

7.1.4.3 分别吸取磷酸盐标准溶液(7.1.3.1)0 mL、0.50 mL、1.00 mL、2.00 mL、4.00 mL、6.00 mL、8.00 mL、10.00 mL,置于 50 mL 比色管中,加纯水至 50 mL,然后按水样测定步骤进行,绘制标准曲线。

7.1.5 计算

水样中磷酸盐的质量浓度计算见式(24):

$$\rho(HPO_4^{2-}) = \frac{m \times 1\,000}{V} \quad \cdots\cdots\cdots\cdots(24)$$

式中:

$\rho(HPO_4^{2-})$——水样中磷酸盐的质量浓度,单位为毫克每升(mg/L);

m——从标准曲线上查得的样品管中磷酸盐的含量,单位为毫克(mg);

V——水样体积,单位为毫升(mL)。

7.1.6 精密度和准确度

同一实验室对含 1.2 mg/L HPO_4^{2-} 的加标水样经 7 次测定,其相对标准偏差为 8.3%,相对误差为 6.6%。

8 硼

8.1 甲亚胺-*H* 分光光度法

8.1.1 范围

本标准规定了用甲亚胺-*H* 分光光度法测定生活饮用水及其水源水中的硼。

本法适用于生活饮用水及其水源水中可溶性硼的测定。

本法最低检测质量为 1.0 μg,若取 5.0 mL 水样测定,则最低检测质量浓度为 0.20 mg/L。

8.1.2 原理

硼与甲亚胺-*H* 形成黄色配合物,其颜色与硼的浓度在一定范围内成线性关系。

8.1.3 试剂

8.1.3.1 甲亚胺-*H* 溶液(5 g/L):称取 0.5 g 甲亚胺-*H*($C_{17}H_{13}O_8S_2N$),2.0 g 抗坏血酸($C_6H_8O_6$),加

100 mL 纯水，微热(＜50℃)使完全溶解，此溶液需临用时配制。

注：甲亚胺-*H* 的合成。将 18 g *H* 酸[$NH_2C_{10}H_4(OH)(SO_3H)SO_3N \cdot 1.5H_2O$] 溶于 1 L 水中，稍加热使之溶解完全。用氢氧化钾(100 g/L)中和至中性，缓缓加入盐酸(ρ_{20}=1.19 g/ mL)20 mL，并不断搅拌，加入 20 mL 水杨醛。40℃加热 1 h，并不停搅拌。静置 16 h。于布氏漏斗上抽滤。用少量无水乙醇洗涤 4 次～5 次，抽干。于 40℃烤箱中干燥 2 h(或自然干燥)，储存于干燥器中。

8.1.3.2　乙酸盐缓冲液(pH5.6)：称取 75 g 乙酸铵(CH_3COONH_4)和 5.0 g Na_2 EDTA 溶于 110 mL 纯水中；加入 37.5 mL 冰乙酸(ρ_{20}=1.06 g/ mL)。

8.1.3.3　硼标准储备溶液[ρ(B)=100 μg/ mL]：称取 0.286 0 g 硼酸(H_3BO_3)，加纯水溶解，并定容至 500 mL。储存于聚乙烯试剂瓶中。

8.1.3.4　硼标准使用溶液[ρ(B)=10.00 μg/ mL]：吸取 10.00 mL 硼标准储备溶液(8.1.3.3)于 100 mL容量瓶中，加纯水稀释至刻度。储存于聚乙烯瓶中。

8.1.4　仪器

8.1.4.1　分光光度计

8.1.4.2　具塞比色管(无硼)：10 mL。

8.1.5　分析步骤

8.1.5.1　吸取水样 5.0 mL 于 10 mL 比色管中。

8.1.5.2　吸取 0 mL、0.10 mL、0.30 mL、0.50 mL、0.70 mL 和 1.00 mL 硼标准使用溶液(8.1.3.4)，分别置于 6 支 10 mL 比色管中，用纯水稀释至 5.0 mL。

8.1.5.3　加入 2.0 mL 乙酸盐缓冲溶液(8.1.3.2)，混匀。准确加入 2.0 mL 甲亚胺-*H* 溶液(8.1.3.1)，混匀后静置 90 min。于 420 nm 波长，1 cm 比色皿，以试剂空白为参比，测量吸光度。

8.1.5.4　绘制标准曲线，从曲线上查出水样中硼的质量。

8.1.6　计算

水样中硼的质量浓度计算见式(25)：

$$\rho(\mathrm{B}) = \frac{m}{V} \qquad \cdots\cdots(25)$$

式中：

ρ(B)——水样中硼的质量浓度，单位为毫克每升(mg/L)；

m——相当于硼标准的质量，单位为微克(μg)；

V——水样的体积，单位为毫升(mL)。

8.1.7　精密度和准确度

测定含硼 0.24 mg/L、0.46 mg/L、0.97 mg/L 的合成水样，相对标准偏差分别为 14%、3.9%和 5.5%；对不同类型水样，加入硼 0.20 mg/L～1.0 mg/L，回收率为 88.0%～115%。

8.2　电感耦合等离子体发射光谱法

见 GB/T 5750.6—2006 1.4。

8.3　电感耦合等离子体质谱法

见 GB/T 5750.6—2006 1.5。

9　氨氮

9.1　纳氏试剂分光光度法

9.1.1　范围

本标准规定了用纳氏试剂分光光度法测定生活饮用水及其水源水中的氨氮。

本法适用于生活饮用水及其水源水中氨氮的测定。

本法最低检测质量为 1.0 μg 氨氮，若取 50 mL 水样测定，则最低检测质量浓度为 0.02 mg/L。

水中常见的钙、镁、铁等离子能在测定过程中生成沉淀，可加入酒石酸钾钠掩蔽。水样中余氯与氨结合成氯胺，可用硫代硫酸钠脱氯。水中悬浮物可用硫酸锌和氢氧化钠混凝沉淀除去。

硫化物、铜、醛等亦可引起溶液浑浊。脂肪胺、芳香胺、亚铁等可与碘化汞钾产生颜色。水中带有颜色的物质，亦能发生干扰。遇此情况，可用蒸馏法除去。

9.1.2 **原理**

水中氨与纳氏试剂(K_2HgI_4)在碱性条件下生成黄至棕色的化合物(NH_2Hg_2OI)，其色度与氨氮含量成正比。

9.1.3 **试剂**

本法所有试剂均需用不含氨的纯水配制。无氨水可用一般纯水通过强酸型阳离子交换树脂或者加硫酸和高锰酸钾后重蒸馏制得。

9.1.3.1 硫代硫酸钠溶液(3.5 g/L)：称取 0.35 g 硫代硫酸钠($Na_2S_2O_3 \cdot 5H_2O$)溶于纯水中，并稀释至 100 mL。此溶液 0.4 mL 能除去 200 mL 水样中含 1 mg/L 的余氯。使用时可按水样中余氯的质量浓度计算加入量。

9.1.3.2 四硼酸钠溶液(9.5 g/L)：称取 9.5 g 四硼酸钠($Na_2B_4O_7 \cdot 10H_2O$)用纯水溶解，并稀释为 1 000 mL。

9.1.3.3 氢氧化钠溶液(4 g/L)。

9.1.3.4 硼酸盐缓冲溶液：量取 88 mL 氢氧化钠溶液(9.1.3.3)，用四硼酸钠溶液(9.1.3.2)稀释为 1 000 mL。

9.1.3.5 硼酸溶液(20 g/L)。

9.1.3.6 硫酸锌溶液(100 g/L)：称取 10 g 硫酸锌($ZnSO_4 \cdot 7H_2O$)，溶于少量纯水中，并稀释至 100 mL。

9.1.3.7 氢氧化钠溶液(240 g/L)。

9.1.3.8 酒石酸钾钠溶液(500 g/L)：称取 50 g 酒石酸钾钠($KNaC_4H_4O_6 \cdot 4H_2O$)，溶于 100 mL 纯水中，加热煮沸至不含氨为止，冷却后再用纯水补充至 100 mL。

9.1.3.9 氢氧化钠溶液(320 g/L)。

9.1.3.10 纳氏试剂：称取 100 g 碘化汞(HgI_2)及 70 g 碘化钾(KI)，溶于少量纯水中，将此溶液缓缓倾入已冷却的 500 mL 氢氧化钠溶液(9.1.3.9)中，并不停搅拌，然后再以纯水稀释至 1 000 mL。储于棕色瓶中，用橡胶塞塞紧，避光保存。试剂有毒，应谨慎使用。

注：配制试剂时应注意勿使碘化钾过剩。过量的碘离子将影响有色络合物的生成，使发色变浅。储存已久的纳氏试剂，使用前应先用已知量的氨氮标准溶液显色，并核对吸光度；加入试剂后 2 h 内不得出现浑浊，否则应重新配制。

9.1.3.11 氨氮标准储备溶液[$\rho(NH_3-N)=1.00$ mg/ mL]：将氯化铵(NH_4Cl)置于烘箱内，在 105 ℃ 烘烤 1 h，冷却后称取 3.819 0 g，溶于纯水中于容量瓶内定容至 1 000 mL。

9.1.3.12 氨氮标准使用液[$\rho(NH_3-N)=10.00$ μg/ mL](临用时配制)：吸取 10.00 mL 氨氮标准储备溶液(9.1.3.11)，用纯水定容到 1 000 mL。

9.1.4 **仪器**

9.1.4.1 全玻璃蒸馏器：500 mL。

9.1.4.2 具塞比色管：50 mL。

9.1.4.3 分光光度计。

9.1.5 **样品的预处理**

水样中氨氮不稳定，采样时每升水样加 0.8 mL 硫酸($\rho_{20}=1.84$ mg/L)，4℃保存并尽快分析。

无色澄清的水样可直接测定。色度、浑浊度较高和干扰物质较多的水样，需经过蒸馏或混凝沉淀等预处理步骤。

9.1.5.1 **蒸馏**

9.1.5.1.1 取200 mL纯水于全玻璃蒸馏器中，加入5 mL硼酸盐缓冲液(9.1.3.4)及数粒玻璃珠，加热蒸馏，直至馏出液用纳氏试剂(9.1.3.10)检不出氨为止。稍冷后倾出并弃去蒸馏瓶中残液，量取200 mL水样(或取适量，加纯水稀释至200 mL)于蒸馏瓶中，根据水中余氯含量，计算并加入适量硫代硫酸钠溶液(9.1.3.1)脱氯。用氢氧化钠溶液(9.1.3.3)调节水样至呈中性。

9.1.5.1.2 加入5 mL硼酸盐缓冲液(9.1.3.4)，加热蒸馏。用200 mL容量瓶为接收瓶，内装20 mL硼酸溶液(9.1.3.5)作为吸收液。蒸馏器的冷凝管末端要插入吸收液中。待蒸出150 mL左右，使冷凝管末端离开液面，继续蒸馏以清洗冷凝管。最后用纯水稀释至刻度，摇匀，供比色用。

9.1.5.2 **混凝沉淀**

取200 mL水样，加入2 mL硫酸锌溶液(9.1.3.6)，混匀。加入0.8 mL～1 mL氢氧化钠溶液(9.1.3.7)，使pH值为10.5，静置数分钟，倾出上清液供比色用。

经硫酸锌和氢氧化钠沉淀的水样，静置后一般均能澄靖。如必需过滤时，应注意滤纸中的铵盐对水样的污染，必需预先将滤纸用无氨纯水反复淋洗，至用纳氏试剂检查不出氨后再使用。

9.1.6 **分析步骤**

9.1.6.1 取50.0 mL澄清水样或经预处理的水样(如氨氮含量大于0.1 mg，则取适量水样加纯水至50 mL)于50 mL比色管中。

9.1.6.2 另取50 mL比色管8支，分别加入氨氮标准使用溶液(9.1.3.12)0 mL、0.10 mL、0.20 mL、0.30 mL、0.50 mL、0.70 mL、0.90 mL及1.20 mL，对高浓度氨氮的标准系列，则分别加入氨氮标准使用溶液(9.1.3.12)0 mL、0.50 mL、1.00 mL、2.00 mL、4.00 mL、6.00 mL、8.00 mL及10.00 mL，用纯水稀释至50 mL。

9.1.6.3 向水样及标准溶液管内分别加入1 mL酒石酸钾钠溶液(9.1.3.8)(经蒸馏预处理过的水样，水样及标准管中均不加此试剂)，混匀，加1.0 mL纳氏试剂(9.1.3.10)混匀后放置10 min，于420 nm波长下，用1 cm比色皿，以纯水作参比，测定吸光度；如氨氮含量低于30 μg，改用3 cm比色皿，低于10 μg可用目视比色。

注：经蒸馏处理的水样，只向各标准管中各加5 mL硼酸溶液(9.1.3.5)，然后向水样及标准管各加2 mL纳氏试剂(9.1.3.10)。

9.1.6.4 绘制标准曲线，从曲线上查出样品管中氨氮含量，或目视比色记录水样中相当于氨氮标准的质量。

9.1.7 **计算**

水样中复氮的质量浓度计算见式(26)：

$$\rho(NH_3-N)=\frac{m}{V} \qquad \cdots\cdots(26)$$

式中：

$\rho(NH_3-N)$——水样中氨氮的质量浓度，单位为毫克每升(mg/L)；

m——从标准曲线上查得的样品管中氨氮的质量，单位为微克(μg)；

V——水样体积，单位为毫升(mL)。

9.1.8 **精密度与准确度**

在65个实验室用本标准测定含氨氮1.3 mg/L的合成水样，其他离子质量浓度(mg/L)分别为：硝酸盐氮，1.59；正磷酸盐，0.154，测定氨氮的相对标准偏差为6%，相对误差为0。

9.2 **酚盐分光光度法**

9.2.1 **范围**

本标准规定了用酚盐分光光度法测定生活饮用水及其水源水中的氨氮。

本法适用于无色澄清的生活饮用水及其水源水中氨氮的测定。

本法最低检测质量为0.25 μg,若取10 mL水样测定,则最低检测质量浓度为0.025 mg/L。

单纯的悬浮物可通过0.45 μm滤膜过滤,干扰物较多的水样需经蒸馏后再进行测定。

9.2.2 原理

氨在碱性溶液中与次氯酸盐生成一氯胺,在亚硝基铁氰化钠催化下与酚生成吲哚酚蓝染料,比色定量。一氯胺和吲哚酚蓝的形成均与溶液pH值有关。次氯酸与氨在pH7.5以上主要生成二氯胺,当pH降低到5~7和4.5以下,则分别生成二氯胺和三氯胺,在pH10.5~11.5之间,生成的一氯胺和吲哚酚蓝都较为稳定,且呈色最深。用直接法比色测定时,需加入柠檬酸防止水中钙、镁离子生成沉淀。

9.2.3 试剂

本法所用试剂均需用不含氨的纯水配制。无氨水的制备方法同9.1.3。

9.2.3.1 酚-乙醇溶液:称取62.5 g精制过的苯酚(无色),溶于45 mL乙醇[$\varphi(C_2H_5OH)=95\%$]中,保存于冰箱中,如发现空白值增高,应重配。

9.2.3.2 亚硝基铁氰化钠溶液(10 g/L):称取1 g亚硝基铁氰化钠[$Na_2Fe(CN)_5 \cdot NO \cdot 2H_2O$,又名硝普钠],溶于少量纯水中,稀释至100 mL,储于冰箱中。如发现空白值增高,应重配。

9.2.3.3 氢氧化钠溶液(240 g/L):称取120 g氢氧化钠,溶于550 mL纯水中,煮沸并蒸发至450 mL,冷却后加纯水稀释到500 mL。

9.2.3.4 柠檬酸钠溶液(400 g/L):称取200 g柠檬酸钠($C_6H_5O_7Na_3 \cdot 2H_2O$)溶于600 mL纯水中,煮沸蒸发至450 mL,冷却后加纯水稀释至500 mL。

9.2.3.5 酚盐-柠檬酸盐溶液:将3.0 mL亚硝基铁氰化钠溶液(9.2.3.2)、5.0 mL酚-乙醇溶液(9.2.3.1)、6.5 mL氢氧化钠溶液(9.2.3.3)及50 mL柠檬酸钠溶液(9.2.3.4)混合均匀。在冰箱中保存,可使用2 d~3 d。

9.2.3.6 含氯缓冲溶液:称取12g无水碳酸钠(Na_2CO_3)及0.8g碳酸氢钠($NaHCO_3$),溶于100 mL纯水中。加入34 mL次氯酸钠溶液(30 g/L)(又称为安替福明),并加纯水至200 mL,放置1 h后即可使用。本试剂1 mL用纯水稀释到50 mL,加入1 g碘化钾及3滴硫酸($\rho_{20}=1.84$ g/ mL),以淀粉溶液作指示剂,用硫代硫酸钠标准溶液[$c(Na_2S_2O_3)=0.02500$ mol/L]滴定生成的碘,应消耗5.6 mL左右。如低于4.5 mL应补加次氯酸钠溶液。9.2.3.5和9.2.3.6两种试剂混合后pH值的校正:加1.0 mL酚盐-柠檬酸盐溶液(9.2.3.5)和0.4 mL含氯缓冲溶液(9.2.3.6)于10 mL纯水中,其pH应在11.4~11.8之间,否则应在酚盐-柠檬酸盐溶液中再加入适量氢氧化钠溶液(9.2.3.3)。

9.2.3.7 氨氮标准储备液:见9.1.3.11。

9.2.3.8 氨氮标准使用液[$\rho(NH_3-N)=5$ μg/ mL]:吸取5.00 mL氨氮标准储备溶液(9.2.3.7)于1 000 mL容量瓶中,加纯水稀释至刻度。临用时配制。

9.2.4 仪器

9.2.4.1 具塞比色管:10 mL。

9.2.4.2 分光光度计。

9.2.5 水样采集及储存

于每升水样中,加入0.8 mL硫酸($\rho_{20}=1.84$ g/ mL),并在4℃保存。如有可能,最好在采样时立即过滤,并加入试剂显色,使测定结果更为准确。

注:对于直接测定的水样,加硫酸固定时必须注意酸的用量。一般水样,每升加0.8 mL硫酸已足够,碱度大的水样可适当增加。应注意勿使过量,以免使加显色剂后pH值不能控制在10.5~11.5。

9.2.6 分析步骤

9.2.6.1 试剂空白值:取10 mL纯水,置于10 mL具塞比色管中,加入0.4 mL含氯缓冲溶液(9.2.3.6),混匀,静置0.5 h,将存在于水中的微量氨氧化分解,然后加入1.0 mL酚盐-柠檬酸盐溶液(9.2.3.5),静置90 min,测定吸光度,即为不包括稀释水在内的试剂空白值。

9.2.6.2 取10.0 mL澄清水样或水样蒸馏液,于10 mL具塞比色管中。

注:用蒸馏法预处理水样时可按9.1.5.1.1操作,改用50 mL硫酸[$c(H_2SO_4)=0.02$ mol/L]为吸收液。

9.2.6.3 标准系列的制备:分别吸取氨氮标准使用液(9.2.3.8)0 mL、0.05 mL、0.10 mL、0.50 mL、1.00 mL、1.50 mL、2.00 mL和4.00 mL于8支10 mL具塞比色管中,加纯水至10 mL刻度。

9.2.6.4 向水样及标准管中各加入1.0 mL酚盐-柠檬酸盐溶液(9.2. 3.5),立即加入0.4 mL含氯缓冲溶液(9.2.3.6),充分混匀,静置90 min后,于630 nm波长下,用1 cm比色皿,以纯水作参比,测定吸光度。

9.2.6.5 绘制标准曲线,从标准曲线上查出样品管中氨氮的质量。

9.2.7 计算

水样中氨氮的质量浓度的计算见式(27):

$$\rho(NH_3-N)=\frac{m}{V} \qquad \cdots\cdots(27)$$

式中:

$\rho(NH_3-N)$——水样中氨氮的质量浓度,单位为毫克每升(mg/L);

m——从标准曲线上查得的样品管中氨氮的质量,单位为微克(μg);

V——水样体积,单位为毫升(mL)。

9.3 水杨酸盐分光光度法

9.3.1 范围

本标准规定了用水杨酸盐分光光度法测定生活饮用水及其水源水中的氨氮。

本法适用于生活饮用水及其水源水中氨氮的测定。

本法最低检测质量为0.25 μg,若取10 mL水样测定,则最低检测质量浓度为0.025 mg/L。

9.3.2 原理

在亚硝基铁氰化钠存在下,氨氮在碱性溶液中与水杨酸盐-次氯酸盐生成蓝色化合物,其色度与氨氮含量成正比。

9.3.3 试剂

9.3.3.1 亚硝基铁氰化钠溶液(10 g/L):见9.2.3.2。

9.3.3.2 氢氧化钠溶液(280 g/L):称取140g氢氧化钠溶于550 mL纯水中,煮沸并蒸发至约为450 mL,冷却后用纯水稀释至500 mL。

9.3.3.3 柠檬酸钠溶液:见9.2.3.4。

9.3.3.4 含氯缓冲液:见9.2.3.6。

9.3.3.5 水杨酸-柠檬酸盐溶液(显色剂):称取3.5 g水杨酸($C_6H_4OHCOOH$),加入5.0 mL氢氧化钠溶液(9.3.3.2),水杨酸溶解后,加1.5 mL亚硝基铁氰化钠溶液(9.3.3.1)和25 mL柠檬酸钠溶液(9.3.3.3),摇匀。临用时配制。

9.3.3.6 氨氮标准使用液:见9.2.3.8。

9.3.4 仪器

9.3.4.1 具塞比色管:10 mL。

9.3.4.2 分光光度计。

9.3.5 样品预处理

如样品需经过蒸馏处理时,用50 mL硫酸[$c(H_2SO_4)=0.02$ mol/L]作为吸收液。

9.3.6 分析步骤

9.3.6.1 试剂空白的制备:吸取0.4 mL含氯缓冲液(9.3.3.4)加到10 mL纯水中,混匀,静置半小时后加1.0 mL水杨酸-柠檬酸盐溶液(9.3.3.5)。

9.3.6.2 吸取10.0 mL澄清水样或水样蒸馏液于10 mL具塞比色管中。

9.3.6.3 标准系列的制备:分别吸取氨氮标准使用溶液(9.3.3.6)0 mL、0.05 mL、0.10 mL、0.50 mL、

1.00 mL、1.50 mL、2.00 mL 和 4.00 mL 于 8 支 10 mL 具塞比色管中。加纯水至 10 mL 刻度。

9.3.6.4 向水样管及标准管中各加 1.0 mL 水杨酸-柠檬酸盐溶液(9.3.3.5),立即加入 0.4 mL 含氯缓冲溶液(9.3.3.4),充分混匀,静置 90 min 后测定,颜色可稳定 24 h。

9.3.6.5 于 655 nm 波长下,用 1 cm 比色皿,以纯水为参比,测定吸光度。

9.3.6.6 绘制标准曲线,从曲线上查出水样中氨氮质量。

9.3.7 计算

水样中氨氮质量浓度计算见式(28):

$$\rho(NH_3-N)=\frac{m}{V} \qquad \cdots\cdots(28)$$

式中:

$\rho(NH_3-N)$——水样中氨氮质量浓度,单位为毫克每升(mg/L);

m——从标准曲线上查得样品管中氨氮质量,单位为微克(μg);

V——水样体积,单位为毫升(mL)。

9.3.8 精密度和准确度

测定氨氮为 0.025 mg/L~0.75 mg/L 时,相对标准偏差为 1.4%~0.6%;对不同类型水样,加入氨氮 2.5 μg/L~250 μg/L,回收率为 98.0%~100%。

10 亚硝酸盐氮

10.1 重氮偶合分光光度法

10.1.1 范围

本标准规定了用重氮偶合分光光度法测定生活饮用水及其水源水中的亚硝酸盐氮。

本法适用于生活饮用水及其水源水中亚硝酸盐氮的测定。

本法最低检测质量为 0.05 μg 亚硝酸盐氮,若取 50 mL 水样测定,则最低检测质量浓度为 0.001 mg/L。

水中三氯胺产生红色干扰。铁、铅等离子可产生沉淀引起干扰。铜离子起催化作用,可分解重氮盐使结果偏低。有色离子有干扰。

10.1.2 原理

在 pH1.7 以下,水中亚硝酸盐与对氨基苯磺酰胺重氮化,再与盐酸 *N*-(1-萘)-乙二胺产生偶合反应,生成紫红色的偶氮染料,比色定量。

10.1.3 试剂

10.1.3.1 氢氧化铝悬浮液:见 2.1.3.6。

10.1.3.2 对氨基苯磺酰胺溶液(10 g/L):见 5.4.3.16。

10.1.3.3 盐酸 *N*-(1-萘)-乙二胺溶液(1.0 g/L):见 5.4.3.17。

10.1.3.4 亚硝酸盐氮标准储备液[$\rho(NO_2-N)=50$ μg/ mL]:称取 0.246 3 g 在玻璃干燥器内放置 24 h 的亚硝酸钠($NaNO_2$),溶于纯水中,并定容至 1 000 mL。每升中加 2 mL 三氯甲烷保存。

10.1.3.5 亚硝酸盐氮标准使用溶液[$\rho(NO_2-N)=0.10$ μg/ mL]:取 10.00 mL 亚硝酸盐氮标准储备液(10.1.3.4)于容量瓶中,用纯水定容至 500 mL,再从中吸取 10.00 mL,用纯水于容量瓶中定容至 100 mL。

10.1.4 仪器

10.1.4.1 具塞比色管:50 mL。

10.1.4.2 分光光度计。

10.1.5 分析步骤

10.1.5.1 若水样浑浊或色度较深,可先取 100 mL,加入 2 mL 氢氧化铝悬浮液(10.1.3.1),搅拌后静置数分钟,过滤。

10.1.5.2 先将水样或处理后的水样用酸或碱调近中性。取 50.0 mL 置于比色管中。

10.1.5.3 另取 50 mL 比色管 8 支,分别加入亚硝酸盐氮标准液(10.1.3.5)0 mL、0.50 mL、1.00 mL、2.50 mL、5.00 mL、7.50 mL、10.00 mL 和 12.50 mL,用纯水稀释至 50 mL。

10.1.5.4 向水样及标准色列管中分别加入 1 mL 对氨基苯磺酰胺溶液(10.1.3.2),摇匀后放置 2 min～8 min。加入 1.0 mL 盐酸 *N*-(1萘)-乙二胺溶液(10.1.3.3),立即混匀。

10.1.5.5 于 540 nm 波长,用 1 cm 比色皿,以纯水作参比,在 10 min 至 2 h 内,测定吸光度。如亚硝酸盐氮浓度低于 4 μg/L 时,改用 3 cm 比色皿。

10.1.5.6 绘制标准曲线,从曲线上查出水样中亚硝酸盐氮的含量。

10.1.5.7 计算

水样中亚硝酸盐氮的质量浓度计算见式(29):

$$\rho(NO_2-N)=\frac{m}{V} \qquad (29)$$

式中:

$\rho(NO_2-N)$——水样中亚硝酸盐氮的质量浓度,单位为毫克每升(mg/L);

m——从标准曲线上查得样品管中亚硝酸盐氮的质量,单位为微克(μg);

V——水样体积,单位为毫升(mL)。

10.1.6 精密度和准确度

3 个实验室测定了含 NO_2-N 0.026 mg/L～0.082 mg/L 的加标水样,单个实验室的相对标准偏差小于 9.3%。回收率范围 90.0%～114%。5 个实验室测定了含 NO_2-N 0.083 mg/L～0.18 mg/L 的加标水样,单个实验室的相对标准偏差小于 2.8%,回收率范围为 96.0%～102%。

11 碘化物

11.1 硫酸铈催化分光光度法

11.1.1 范围

本标准规定了用硫酸铈催化分光光度法测定生活饮用水及其水源水中的碘化物。

本法适用于生活饮用水及其水源水中碘化物的测定。

本法最低检测质量为 0.01 μg,若取 10 mL 水样测定,最低检测质量浓度为 1 μg/L(I^-)。

本法适宜测定 1 μg/L～10 μg/L(I^-)低浓度范围和 10 μ g/L～100 μ g/L(I^-)高浓度范围碘化物。

银及汞离子抑制碘化物的催化能力,氯离子与碘离子有类似的催化作用,加入大量氯离子可以抑制上述干扰。

温度及反应时间对本标准影响极大,因此应严格按规定控制操作条件。

11.1.2 原理

在酸性条件下,亚砷酸与硫酸高铈发生缓慢的氧化还原反应。碘离子有催化作用使反应加速进行。反应速度随碘离子含量增高而变快,剩余的高铈离子就越少。用亚铁离子还原剩余的高铈离子,终止亚砷酸—高铈间的氧化还原反应。氧化产生的铁离子与硫氰酸钾反应生成红色络合物,比色定量。间接测定碘化物的含量。

11.1.3 试剂

11.1.3.1 纯水(无碘化物):将蒸馏水按每升加 2 g 氢氧化钠后重蒸馏。

11.1.3.2 氯化钠溶液(260 g/L):称取 26 g 经 700 ℃灼烧 2 h 的优级纯氯化钠(NaCl),溶于纯水(11.1.3.1)并稀释至 100 mL。

11.1.3.3 亚砷酸溶液[$c(1/4As_2O_3)=0.10$ mol/L]:称取 4.946 g 三氧化二砷(As_2O_3),加 500 mL 纯水(11.1.3.1),10 滴硫酸($\rho_{20}=1.84$ g/ mL),加热使全部溶解。用纯水(11.1.3.1)稀释至 1 000 mL。

注意:此溶液剧毒!

注：必要时三氧化二砷可按下法精制：将三氧化二砷研细，加入 25 mL 重蒸馏的乙醇，搅拌后弃去上部乙醇溶液。同法反复洗涤晶体 10 次～15 次。于 80℃烘干、备用。

11.1.3.4 硫酸溶液(1+3)。

11.1.3.5 硫酸铈溶液{$c[Ce(SO_4)_2]=0.02$ mol/L}：称取 8.086 g 硫酸铈[$Ce(SO_4)_2 \cdot 4H_2O$]或 12.65 g硫酸铈铵[$Ce(SO_4)_2 \cdot 2(NH_4)_2SO_4 \cdot 4H_2O$]溶于 500 mL 纯水(11.1.3.1)中，加硫酸($\rho_{20}=1.84$ g/ mL)44 mL，用纯水稀释至 1 000 mL。

11.1.3.6 硫酸亚铁铵溶液(15 g/L)：称取 1.5g 硫酸亚铁铵[$(NH_4)_2Fe(SO_4)_2 \cdot 6H_2O$]，溶于纯水中，加入 2.5 mL 硫酸溶液(11.1.3.4)并用纯水稀释至 100 mL。临用前配制。

11.1.3.7 硫氰酸钾溶液(40 g/L)：称取 4.0 g 硫氰酸钾(KSCN)溶于纯水(11.1.3.1)，并稀释至 100 mL。

11.1.3.8 碘化物标准储备溶液[$\rho(I^-)=100$ μg/ mL]：称取 0.130 8 g 经硅胶干燥器干燥 24 h 的碘化钾(KI)，溶于纯水(11.1.3.1)并定容至 1 000 mL。

11.1.3.9 碘化物标准使用溶液Ⅰ[$\rho(I^-)=1.00$ μg/ mL]：临用时吸取碘化物标准储备溶液(11.1.3.8) 5.00 mL，于 500 mL 容量瓶中用纯水(11.1.3.1)稀释到刻度。

11.1.3.10 碘化物标准使用溶液Ⅱ[$\rho(I^-)=0.01$ μg/ mL]：临用时，吸取碘化物标准溶液Ⅰ(11.1.3.9) 5.00 mL，于 500 mL 容量瓶中用纯水(11.1.3.1)稀释到刻度。

11.1.4 仪器

11.1.4.1 恒温水浴：30℃±0.5℃。

11.1.4.2 秒表。

11.1.4.3 分光光度计。

11.1.4.4 具塞比色管：25 mL。临用前清洗，并注意防止铁的污染。

11.1.5 分析步骤

11.1.5.1 低浓度范围(1.0 μg/L～10 μg/L)的测定

11.1.5.1.1 按表 1 配制标准系列，水样及 A 管、B 管，并按表向各管加入试剂。摇匀后，置于 30℃±0.5℃恒温水浴中于 20 min±0.1 min 后，使温度达到平衡。

表 1 碘化物测定各管的试剂加入量

单位为毫升

管号	碘化物标准使用溶液Ⅱ (11.1.3.10)	水样	纯水 (11.1.3.1)	氯化钠溶液 (11.1.3.2)	亚砷酸溶液 (11.1.3.3)	硫酸溶液 (11.1.3.4)
标准 1	1.00	0	9.0	1.0	0.5	1.0
标准 2	3.00	0	7.0	1.0	0.5	1.0
标准 3	5.00	0	5.0	1.0	0.5	1.0
标准 4	7.00	0	3.0	1.0	0.5	1.0
标准 5	10.00	0	0	1.0	0.5	1.0
标准 6	0	0	10.0	1.0	0.5	1.0
样品	0	10.0	0	1.0	0.5	1.0
B 管	0	10.0	0.5	1.0	0	1.0
A 管	0	0	10.5	1.0	0	1.0

11.1.5.1.2 按下秒表计时，每隔 30 s，依次向各管加 0.50 mL 硫酸铈溶液(11.1.3.5)密塞迅速摇匀，放回水浴中保温。

11.1.5.1.3 于水浴中放置20 min±0.1 min后，每隔30 s，依次向各管加1.00 mL硫酸亚铁铵溶液(11.1.3.6)密塞迅速摇匀，放回水浴中。

注：每管加硫酸铈溶液到加硫酸亚铁铵溶液的间隔均为20 min±0.1 min。

11.1.5.1.4 20 min±0.1 min后，每隔30 s，依次向各管加1.00 mL硫氰酸钾溶液(11.1.3.7)，在室温放置45 min，于510 nm波长，1 cm比色皿，以纯水作参比，测量吸光度。绘制标准曲线。

注：标准曲线呈向下弯曲，并不呈良好线性。因此标准曲线必需与样品分析同时操作。用吸光度与浓度直接作图。不对曲线进行回归处理，防止产生误差。将吸光度对数值作图，可得直线关系的标准曲线。

11.1.5.2 高浓度范围(10 μg/L～100 μg/L)的测定

11.1.5.2.1 工作曲线绘制：吸取碘化物标准使用溶液Ⅰ(11.1.3.9)0 mL、1.00 mL、3.00 mL、5.00 mL、7.00 mL、10.00 mL分别注入25 mL具塞比色管中，加纯水(11.1.3.1)至10.0 mL，按步骤11.1.5.1操作。

注：高浓度范围的分析，恒温水浴温度为20℃±0.5℃，反应时间为8 min，不必作A管、B管的测定。

11.1.5.2.2 取水样10.0 mL，按步骤11.1.5.2.1操作。

11.1.6 计算

水样中碘化物(I^-)的质量浓度计算见式(30)：

$$\rho(I^-) = \frac{m}{V} \quad \cdots\cdots(30)$$

式中：

$\rho(I^-)$——水样中碘化物(I^-)的质量浓度，单位为毫克每升(mg/L)；

m——从标准曲线上查得样品管中碘化物的质量，单位为微克(μg)；

V——水样体积，单位为毫升(mL)。

注：在测定低浓度碘化物水样时应经过A管、B管的校正，以消除由于水样中氧化还原物质对测定的干扰。当A管吸光度大于B管时，说明水样中有还原性物质还原部分高铈离子。或所生成的高铁离子，使比色液变浅，应将水样测得的吸光度加上(A－B)。以校正由还原性物质造成的误差。

当B管吸光度大于A时，水样中可能存在氧化性物质的干扰，因此将水样的吸光度减去(B－A)。

11.2 高浓度碘化物比色法

11.2.1 范围

本标准规定了用比色法测定生活饮用水及其水源水中的高浓度碘化物。

本法适用于生活饮用水及其水源水中高浓度碘化物的测定。

本法最低检测质量0.5 μg(以I^-计)，若取10 mL水样测定，则最低检测质量浓度为0.05 mg/L。

大量的氯化物、氟化物、溴化物和硫酸盐不干扰测定。铁离子的干扰可加入磷酸予以消除。

11.2.2 原理

在酸化的水样中加入过量溴水，碘化物被氧化为碘酸盐。用甲酸钠除去过量的溴，剩余的甲酸钠在酸性溶液中加热成为甲酸挥发逸失，冷却后加入碘化钾析出碘。加入淀粉生成蓝紫色复合物，比色定量。

11.2.3 试剂

11.2.3.1 磷酸(ρ_{20}＝1.69 g/ mL)。

11.2.3.2 饱和溴水：取约2 mL溴，加入纯水100 mL，摇匀，保存于冰箱中。

11.2.3.3 碘化钾溶液(10 g/L)：临用时配制。

11.2.3.4 甲酸钠溶液(200 g/L)。

11.2.3.5 碘化物标准储备溶液[$\rho(I^-)$＝100 μg/ mL]：见11.1.3.8。

11.2.3.6 碘化物标准使用溶液[$\rho(I^-)$＝1 μg/ mL]：见11.1.3.9。

11.2.3.7 淀粉溶液(0.5 g/L):称取可溶性淀粉 0.05 g,加入少量纯水润湿。倒入煮沸的纯水中,并稀释至 100 mL。冷却备用。临用时配制。

11.2.4 仪器

11.2.4.1 分光光度计。

11.2.4.2 具塞比色管:25 mL。

11.2.5 分析步骤

11.2.5.1 吸取 10.0 mL 水样于 25 mL 具塞比色管中。

11.2.5.2 取 25 mL 具塞比色管 8 支,分别加入碘化物标准使用溶液(11.2.3.6)0 mL、0.5 mL、1.0 mL、2.0 mL、4.0 mL、6.0 mL、8.0 mL 和 10.0 mL,并用纯水稀释至 10 mL 刻度。

11.2.5.3 于各管中分别加入磷酸(11.2.3.1)3 滴,再滴加饱和溴水(11.2.3.2)至呈淡黄色稳定不变,置于沸水浴中加热 2 min,取出冷却。

11.2.5.4 向各管加碘化钾溶液(11.2.3.3)1.0 mL,混匀,于暗处放置 15 min 后,各加淀粉溶液(11.2.3.7)10 mL。15 min 后加纯水至 25 mL 刻度,混匀,于 570 nm 波长,2 cm 比色皿,以纯水为参比,测量吸光度。

11.2.5.5 绘制标准曲线,从曲线上查出碘化物的质量。

11.2.6 计算

水样中碘化物(I^-)的质量浓度计算见式(31):

$$\rho(I^-) = \frac{m}{V} \quad \cdots\cdots(31)$$

式中:

$\rho(I^-)$——水样中碘化物(I^-)的质量浓度,单位为毫克每升(mg/L);

m——从标准曲线上查得碘化物质量,单位为微克(μg);

V——水样体积,单位为毫升(mL)。

11.2.7 精密度和准确度

7 个实验室以洁净天然水加标(碘化物浓度 0.05 mg/L～1.00 mg/L)后测定,相对标准差为 0.4%～6.7%。7 个实验室用自来水、深井水、矿泉水、河水、油田地下水等作加标回收试验,50 多个水样的回收率范围在 95.0%～103%,2 个为 90.0%。2 个实验室用本标准与硫酸铈铵催化分光光度法比对,相对误差为 0.07%～4.2%。

11.3 高浓度碘化物容量法

11.3.1 范围

本标准规定了用碘化物容量法测定生活饮用水及其水源水中高浓度碘化物。

本法适用于生活饮用水及其水源水中高浓度碘化物的测定。

本法最低检测质量为 2.5 μg(以 I^- 计),若取 100 mL 水样测定,则最低检测质量浓度为 0.025 mg/L。

水样中若存在 Cr^{6+},将干扰测定。

11.3.2 原理

在碱性条件下,高锰酸钾将碘化物氧化成碘酸盐,1 mol IO_3^- 在酸性条件下与加入的过量碘化钾作用,生成 3 mol I_2。以 *N*-氯代十六烷基吡啶为指示剂,用硫代硫酸钠溶液滴定。并计算水中碘化物的浓度。

11.3.3 试剂

11.3.3.1 磷酸(ρ_{20}=1.69 g/ mL)。

11.3.3.2 氢氧化钠-溴化钾溶液:称取 1 g 氢氧化钠和 1.5 g 溴化钾,溶于纯水中并稀释至 100 mL。

11.3.3.3 高锰酸钾溶液(3 g/L)。

11.3.3.4 亚硝酸钠溶液(15 g/L)。

11.3.3.5 氨基磺酸铵($NH_4SO_3NH_2$)溶液(25 g/L)。

11.3.3.6 碘化钾-碳酸钠溶液:称取 15 g 碘化钾和 0.1 g 无水碳酸钠,溶于纯水中,并稀释至 100 mL。

11.3.3.7 硫酸亚铁铵溶液(35 g/L):称取 35 g 硫酸亚铁铵[$(NH_4)_2Fe(SO_4)_2 \cdot 6H_2O$]溶于硫酸溶液(1+32)中,并稀释至 1 000 mL。

11.3.3.8 氯化镁溶液(100 g/L)。

11.3.3.9 氢氧化钠溶液(200 g/L)。

11.3.3.10 碘化物标准储备溶液[$\rho(I^-)=100\ \mu g/mL$]:见 11.1.3.8。

11.3.3.11 碘化物标准使用溶液[$\rho(I^-)=20\ \mu g/mL$]:临用前将碘化物标准储备溶液(11.3.3.10)稀释而成。

11.3.3.12 硫代硫酸钠标准储备溶液[$c(Na_2S_2O_3)=0.1$ mol/L]:称取 26g 硫代硫酸钠($Na_2S_2O_3 \cdot 5H_2O$),溶于 1 000 mL 纯水中。缓缓煮沸 10 min,冷却,放置 2 W 后过滤备用。

11.3.3.13 硫代硫酸钠标准溶液[$c(Na_2S_2O_3)=0.001$ mol/L]:临用时将硫代硫酸钠标准储备溶液(11.3.3.12)稀释配制,并用下述方法标定。

吸取 2.00 mL 碘化钾标准使用溶液(11.3.3.11)于 250 mL 碘量瓶中,加纯水 100 mL,以下操作步骤按 11.3.5 操作,计算 1.00 mL 硫代硫酸钠标准溶液(11.3.3.13) 相当于碘化物(I^-)的质量(以 μg 计)。

11.3.3.14 *N*-氯代十六烷基吡啶($C_{21}H_{38}NCl \cdot H_2O$,CPC)溶液(3.6 g/L):称取 0.36 g N-氯代十六烷基吡啶溶于100 mL 纯水中。

11.3.4 仪器

微量滴定管:5 mL。

11.3.5 分析步骤

11.3.5.1 吸取 100 mL 水样置于 250 mL 锥形瓶中。加 5 mL 氢氧化钠溶液(11.3.3.9),2 mL 高锰酸钾溶液(11.3.3.3),放置 10 min 后加 2 mL 亚硝酸钠溶液(11.3.3.4),3 mL 磷酸(11.3.3.1),摇匀,待红色消失后,再静置 3 min。

11.3.5.2 加入 5 mL 氨基磺酸铵溶液(11.3.3.5),充分摇匀,静置 5 min。将试样温度降至 17℃,加 2.0 mL 碘化钾-碳酸钠溶液(11.3.3.6),混匀,加 1 mL CPC 溶液(11.3.3.14),用硫代硫酸钠标准溶液(11.3.3.13)滴定至红色消失为止。根据所消耗硫代硫酸钠标准溶液用量,计算碘化物(I^-)的质量浓度。

注 1:溶液温度高于 20℃,CPC 与碘化物显色速度减慢,高于 24℃呈黄色。

注 2:滴定速度不宜太快,临近终点时的滴定速度以 30 s 滴一滴为宜。

注 3:样品中若存在 Cr^{6+} 时,量取水样 250 mL 加 1 mL 硫酸亚铁铵溶液(11.3.3.7),静置 5 min,加 1 mL 氯化镁溶液(11.3.3.8),边搅拌边滴加氢氧化钠溶液(11.3.3.9)1 mL,继续搅拌 1min,待沉淀迅速下降,取上清液用滤纸过滤。取滤液 100 mL,加 2 mL 高锰酸钾溶液(11.3.3.3),按 11.3.5 步骤操作。

11.3.6 计算

水样中碘化物(I^-)的质量浓度计算见式(32):

$$\rho(I^-)=\frac{V_1 \times 126.9}{V} \qquad \cdots\cdots(32)$$

式中:

$\rho(I^-)$——水样中碘化物(I^-)的质量浓度,单位为毫克每升(mg/L);

V_1——硫代硫酸钠标准溶液的体积，单位为毫升(mL)；

126.9——与 1.00 mL 硫代硫酸钠标准溶液[$c(Na_2S_2O_3)$=1.000 mol/L]相当的以 μg 表示的碘化物的质量；

V——水样体积，单位为毫升(mL)。

11.3.7 精密度和准确度

8 个实验室对 I^- 浓度为 2.5 μg/L～50 μg/L 的加标水样和水样测定，相对标准偏差为 0.6%～13%，平均为 3.7%；9 个实验室对自来水、泉水、河水、江水、海水和矿泉水作 2.5 μg/L～50 μg/L I^- 的加标回收试验，回收率为 86%～110%，平均 98.7%；与砷—铈接触法比较，相对误差为 1.5%～7.0%。

11.4 气相色谱法

11.4.1 范围

本标准规定了用气相色谱法测定生活饮用水及其水源水中的碘化物。

本法适用于生活饮用水及其水源水中碘化物的测定。

本法最低检测质量 0.005 ng，若取 10.0 mL 水样测定，则最低检测质量浓度为 1 μg/L。

本法适宜测定范围为 1 μg/L～10 μg/L 和 10 μg/L～100 μg/L。

水样中余氯、有机氯化合物不干扰测定。

11.4.2 原理

在酸性条件下，水样中的碘化物与重铬酸钾发生氧化还原反应析出碘，它与丁酮生成 3-碘丁酮-2，用气相色谱法电子捕获检测器进行定量测定。

11.4.3 试剂和材料

11.4.3.1 载气和辅助气体

11.4.3.1.1 载气：高纯氮(99.999%)。

11.4.3.1.2 辅助气体：氢气、空气。

11.4.3.2 配制标准品和样品预处理时使用的试剂和材料

11.4.3.2.1 无碘化物纯水：普通蒸馏水按每升加 2 g 氢氧化钠(NaOH)后重蒸馏。

11.4.3.2.2 硫酸溶液[$c(H_2SO_4)$=2.5 mol/L]：取 139 mL 硫酸(ρ_{20}=1.84 g/mL，优级纯)缓慢地加到 500 mL 纯水中，并稀释至 1 000 mL。

11.4.3.2.3 重铬酸钾溶液(0.5 g/L)。

11.4.3.2.4 丁酮：重蒸馏，收集 79℃～80℃馏份。

11.4.3.2.5 环己烷：重蒸馏，收集 80℃～81℃馏份。

11.4.3.2.6 硫代硫酸钠溶液(0.5 g/L)。

11.4.3.2.7 无水硫酸钠：600℃烘烤 4 h，冷却后密封保存。

11.4.3.2.8 碘化钾：优级纯。

11.4.3.3 制备色谱柱时使用的试剂和材料

11.4.3.3.1 色谱柱和填充物见 11.4.4.1.3 有关内容。

11.4.3.3.2 涂渍固定液所使用的溶剂：丙酮。

11.4.4 仪器

11.4.4.1 气相色谱仪

11.4.4.1.1 电子捕获检测器。

11.4.4.1.2 记录仪或工作站。

11.4.4.1.3 色谱柱

A 色谱柱类型：硬质玻璃填充柱，长 2 m，内径 3 mm。

B 填充物。

a 载体:Chromosorb W AW DMCS 80 目～100 目。

b 固定液及含量:OV-17(0.5%)+OV-210(3.0%)。

C 涂渍固定液的方法:根据载体的质量称取一定量的 OV-17 和 OV- 210 溶解于丙酮中并加入载体。在红外灯下挥去溶剂,按普通方法装柱。

D 色谱柱老化:将填充好的色谱柱装机(不接检测器),通氮气于 220℃连续老化 48 h。

11.4.4.2 微量注射器:10 μL。

11.4.4.3 分液漏斗:60 mL。

11.4.5 **样品**

11.4.5.1 水样采集及储存方法:用玻璃瓶采集水样,尽快测定。

11.4.5.2 水样预处理:吸取 10.0 mL 水样于 60 mL 分液漏斗中,加硫代硫酸钠溶液(11.4.3.2.6)0.2 mL,混匀,加入硫酸溶液(11.4.3.2.2)0.1 mL,丁酮(11.4.3.2.4)0.5 mL,混匀。再加入重铬酸钾溶液(11.4.3.2.3) 1 mL,振荡 1 min, 放置 10 min,加入 10.0 mL 环己烷(11.4.3.2.5),振荡萃取 2 min,弃去水相,环己烷萃取液用纯水洗涤 2 次,每次 5 mL,弃去水相,环己烷萃取液经无水硫酸钠脱水干燥后收集于 10 mL 具塞比色管中供色谱测定。

11.4.6 **分析步骤**

11.4.6.1 **仪器的调整**

11.4.6.1.1 气化室温度:230℃。

11.4.6.1.2 柱温:100℃。

11.4.6.1.3 检测器温度:230℃。

11.4.6.1.4 载气流量:35 mL/min。

11.4.6.1.5 衰减:根据样品中被测组分含量调节记录器衰减。

11.4.6.2 **校准**

11.4.6.2.1 定量分析中的校准方法:外标法。

11.4.6.2.2 标准样品

A 使用次数:每次分析样品时间用新标准使用液绘制标准曲线。

B 标准样品制备

a 碘化物标准储备溶液的制备[$\rho(I^-)=100$ μg/ mL]:见 11.1.3.8。

b 碘化物标准使用溶液的制备[$\rho(I^-)=0.10$ μg/ mL,$\rho(I^-)=0.01$ μg/ mL]:临用时将碘化物标准储备溶液(11.4.6.2.2.B.a)用纯水稀释而成。

11.4.6.2.3 工作曲线的绘制:取 6 个 60 mL 分液漏斗,分别加入 0 mL、1.0 mL、3.0 mL、5.0 mL、7.0 mL、10 mL 碘化物标准使用溶液(水样中碘化物的含量 1 μg/L～10 μg/L 时使用 1.00 mL=0.01 μg 的碘化物标准使用溶液;水样中碘化物含量在 10 μg/L～100 μg/L 时使用 1.00 mL=0.10 μg 的碘化物标准使用溶液。补加纯水至 10 mL,分别向各分液漏斗中加硫代硫酸钠溶液(11.4.3.2.6)0.2 mL……以下同 11.4.5.2。分别取 5 μL 环己烷萃取液进行色谱分析,测量碘丁酮色谱峰高,以峰高为纵坐标,含量为横坐标,绘制工作曲线。

11.4.6.3 **测定**

11.4.6.3.1 进样:

A 进样方式:直接进样。

B 进样量:5μL。

C 操作:用微量注射器(11.4.4.2)于待测样品中抽吸几次后,排出气泡,取所需体积迅速注射至色谱仪中，并立即拔出注射器。

11.4.6.3.2　记录：以标样核对，记录色谱峰的保留时间及对应化合物。

11.4.6.3.3　色谱图的考察

A 标准色谱图：见图 6。

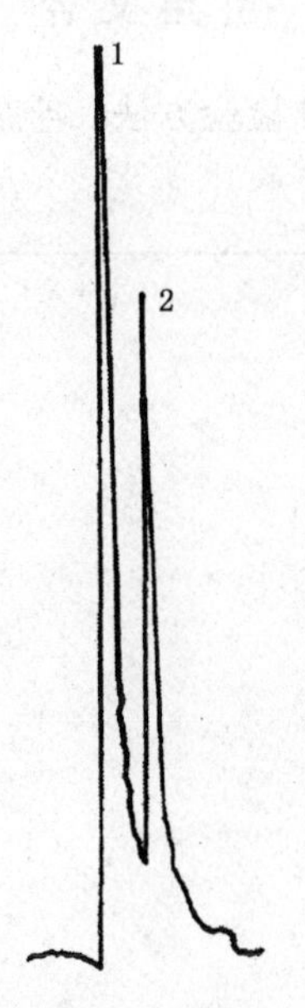

1——溶剂；

2——碘丁酮。

图 6　碘丁酮标准色谱图

B　定性分析

a　组分出峰顺序：溶剂峰；碘丁酮峰。

b　保留时间：碘丁酮，1.35 min。

C　定量分析

a　色谱峰高的测量：连接峰的起点和终点作为峰底，从峰高的最大值对基线作垂线为峰高，单位为毫米(mm)。

b　计算

水样中碘化物(I^-)的质量浓度计算见式(33)：

$$\rho(I^-) = \frac{m}{V} \qquad \cdots\cdots(33)$$

式中：

$\rho(I^-)$——水样中碘化物的质量浓度，单位为毫克每升(mg/L)；

m——用样品峰高在工作曲线上查得碘化物质量，单位为微克(μg)；

V——水样体积，单位为毫升(mL)。

11.4.7　结果的表示

11.4.7.1　定性结果

根椐标准色谱图各组分的保留时间确定被测试样中组分数目及组分名称。

11.4.7.2　定量结果

11.4.7.2.1　含量的表示：按式(33)计算水样中碘化物的含量，用毫克每升(mg/L)表示。

11.4.7.2.2　精密度和准确度：6 个实验室的结果，碘化物浓度为 1 μg/L～10 μg/L 的水样，加标回收率为 95.6%±4.6%，相对标准偏差为 4.5%～7.8%。碘化物浓度为 10 μg/L～100 μg/L 的水样，加标回收率为 96.0%±2.7%，相对标准偏差为 2.6%～3.4%。

附　录　A
（规范性附录）
引 用 文 件

GB/T 5750.6—2006　生活饮用水标准检验方法　金属指标

ICS 13.060
C 51

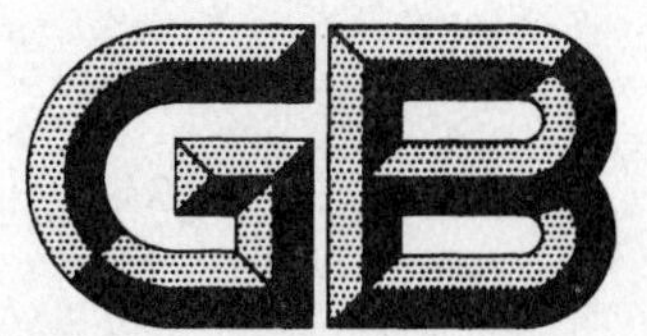

中华人民共和国国家标准

GB/T 5750.6—2006
部分代替 GB/T 5750—1985

生活饮用水标准检验方法 金属指标

Standard examination methods for drinking water—Metal parameters

2006-12-29 发布 2007-07-01 实施

中华人民共和国卫生部
中国国家标准化管理委员会 发布

前　言

GB/T 5750《生活饮用水标准检验方法》分为以下部分：

——总则；

——水样的采集和保存；

——水质分析质量控制；

——感官性状和物理指标；

——无机非金属指标；

——金属指标；

——有机物综合指标；

——有机物指标；

——农药指标；

——消毒副产物指标；

——消毒剂指标；

——微生物指标；

——放射性指标。

本标准代替 GB/T 5750—1985 第二篇中的铁、锰、铜、锌、砷、镉、铬(六价)、铅、银。

本标准与 GB/T 5750—1985 相比主要变化如下：

——依据 GB/T 1.1—2000《标准化工作导则　第 1 部分：标准的结构和编写规则》与 GB/T 20001.4—2001《标准编写规则　第 4 部分：化学分析方法》调整了结构；

——依据国家标准的要求修改了量和计量单位；

——当量浓度改成摩尔浓度(氧化还原部分仍保留当量浓度)；

——质量浓度表示符号由 C 改成 ρ，含量表示符号由 M 改成 m；

——增加了铝、硒、汞、钼、钴、镍、钡、钛、钒、锑、铍、铊、钠、锡、四乙基铅 15 项指标的 43 个检验方法；

——修订了砷的检验方法。

本标准由中华人民共和国卫生部提出并归口。

本标准负责起草单位：中国疾病预防控制中心环境与健康相关产品安全所。

本标准参加起草单位：江苏省疾病预防控制中心、唐山市疾病预防控制中心、重庆市疾病预防控制中心、北京市疾病预防控制中心、广东省疾病预防控制中心、辽宁省疾病预防控制中心、广州市疾病预防控制中心、武汉市疾病预防控制中心、河南省疾病预防控制中心、山东省疾病预防控制中心、哈尔滨市疾病预防控制中心、湖南省疾病预防控制中心、四川省疾病预防控制中心、成都市疾病预防控制中心、北京市自来水公司、湖北省疾病预防控制中心、鞍山市疾病预防控制中心、福建省疾病预防控制中心、沈阳市疾病预防控制中心、陕西省疾病预防控制中心、郑州市疾病预防控制中心、泰州市疾病预防控制中心、扬州市疾病预防控制中心、黑龙江省疾病预防控制中心、河北省疾病预防控制中心、甘肃省疾病预防控制中心、四川大学华西公共卫生学院、哈尔滨医科大学公共卫生学院。

本标准主要起草人：金银龙、鄂学礼、陈亚妍、张岚、陈昌杰、陈守建、邢大荣、王正虹、魏建荣、杨业、张宏陶、艾有年、庄丽、姜树秋、卢玉棋、周明乐。

本标准参加起草人：刘丽萍、林少彬、赵月朝、王红伟、李崇福、周雅茹、郭瑞娣、张霞、陈斌生、冯家力、王金星、黄淑英、朱民、陆幽芳、江夕夫、吴玉珍、莫定琪、徐素梅、邓明智、刘瑞华、徐天源、王冀春、吴长瑛、吴晓芳、郑俊荣、冯赛、姜颖虹、徐兰、李文贵、王秀凡、丁亮、曾素芳、夏 芳、刘桂枝、张妮娜、张勐、梁旭霞、佘波、刁春霞、姜友富、张剑峰、华正罡、杨瑞春、谈桂权、刘毅刚、田佩瑶、聂莉、王坚民、杨阳、潘振球、李国华。

本标准于1985年8月首次发布，本次为第一次修订。

生活饮用水标准检验方法
金属指标

1 铝

1.1 铬天青S分光光度法

1.1.1 范围

本标准规定了用铬天青S分光光度法测定生活饮用水及其水源水中的铝。

本法适用于生活饮用水及其水源水中铝的测定。

本法的最低检测质量为0.20 μg,若取25 mL水样,则最低检测质量浓度为0.008 mg/L。

水中铜、锰及铁干扰测定。1 mL抗坏血酸(100 g/L)可消除25 μg铜、30 μg锰的干扰。2 mL巯基乙醇酸(10 g/L)可消除25 μg铁的干扰。

1.1.2 原理

在pH6.7～7.0范围内,铝在聚乙二醇辛基苯醚(OP)和溴代十六烷基吡啶(CPB)的存在下与铬天青S反应生成蓝绿色的四元胶束,比色定量。

1.1.3 试剂

1.1.3.1 铬天青S溶液(1 g/L):称取0.1 g铬天青S($C_{23}H_{13}O_9SCl_2Na_3$)溶于100 mL乙醇溶液(1+1)中,混匀。

1.1.3.2 乳化剂OP溶液(3+100):吸取3.0 mL乳化剂OP溶于100 mL纯水中。

1.1.3.3 溴代十六烷基吡啶(简称CPB)溶液(3 g/L):称取0.6 g CPB($C_{21}H_{36}BrN$)溶于30 mL乙醇[$\varphi(C_2H_5OH)=95\%$]中,加水稀释至200 mL。

1.1.3.4 乙二胺-盐酸缓冲液(pH6.7～7.0):取无水乙二胺($C_2H_8N_2$)100 mL,加纯水200 mL,冷却后缓缓加入190 mL盐酸($\rho_{20}=1.19$ g/mL),混匀,若pH大于7或pH小于6时可分别添加盐酸或乙二胺溶液(1+2)用酸度计进行调节。

1.1.3.5 氨水(1+6)。

1.1.3.6 硝酸溶液[$c(HNO_3)=0.5$ mol/L]。

1.1.3.7 铝标准储备溶液[$\rho(Al)=1$ mg/mL]:称取8.792 g硫酸铝钾[$KAl(SO_4)_2\cdot12H_2O$]溶于纯水中,定容至500 mL,或称取0.500 g纯金属铝片,溶于10 mL盐酸($\rho_{20}=1.19$ g/mL)中,于500 mL容量瓶中加纯水定容。贮存于聚四氟乙烯或聚乙烯瓶中。

1.1.3.8 铝标准使用溶液[$\rho(Al)=1$ μg/mL]:临用时用铝标准储备溶液(1.1.3.7)稀释而成。

1.1.3.9 对硝基酚乙醇溶液(1.0 g/L):称取0.1 g对硝基酚,溶于100 mL乙醇[$\varphi(C_2H_5OH)=95\%$]中。

1.1.4 仪器

1.1.4.1 具塞比色管:50 mL,使用前需经硝酸(1+9)浸泡除铝。

1.1.4.2 酸度计。

1.1.4.3 分光光度计。

1.1.5 分析步骤

1.1.5.1 取水样25.0 mL于50 mL具塞比色管中。

1.1.5.2 另取50 mL比色管8支,分别加入铝标准使用溶液(1.1.3.8)0 mL,0.20 mL,0.50 mL,1.00 mL,2.00 mL,3.00 mL,4.00 mL和5.00 mL,加纯水至25 mL。

1.1.5.3 向各管滴加1滴对硝基酚溶液(1.1.3.9),混匀,滴加氨水(1.1.3.5)至浅黄色,加硝酸溶液(1.1.3.6)至黄色消失,再多加2滴。

1.1.5.4 加3.0 mL铬天青S溶液(1.1.3.1),混匀后加1.0 mL乳化剂OP溶液(1.1.3.2),2.0 mL CPB溶液(1.1.3.3),3.0 mL缓冲液(1.1.3.4),加纯水稀释至50 mL,混匀,放置30 min。

1.1.5.5 于620 nm波长处,用2 cm比色皿以试剂空白为参比,测量吸光度。

1.1.5.6 绘制标准曲线,从曲线上查出水样管中铝的质量。

注:水中含有铜或锰时,加1 mL抗坏血酸溶液(100 g/L),可消除25 μg铜、30 μg锰的干扰。水中含铁时,加2 mL巯基乙醇酸溶液(10 g/L),可消除25 μg Fe的干扰。

1.1.6 计算

水样中铝的质量浓度计算见式(1):

$$\rho(\mathrm{Al}) = \frac{m}{V} \qquad \cdots\cdots(1)$$

式中:

$\rho(\mathrm{Al})$——水样中铝的质量浓度,单位为毫克每升(mg/L);

m——从标准曲线查得水样管中铝的质量,单位为微克(μg);

V——水样体积,单位为毫升(mL)。

1.1.7 精密度和准确度

5个实验室对浓度为20 μ g/L和160 μg/L的水样进行测定,相对标准偏差均小于5%,回收率为94%~106%。

1.2 水杨基荧光酮-氯代十六烷基吡啶分光光度法

1.2.1 范围

本标准规定了用分光光度法测定生活饮用水及其水源水中的铝。

本法适用于生活饮用水及其水源水中铝的测定。

本法最低检测质量为0.2 μg,若取10 mL水样测定,则最低检测质量浓度为0.02 mg/L。

生活饮用水中常见的离子在以下浓度(mg/L)不干扰测定:K^+,20;Na^+,500;Pb^{2+},1;Zn^{2+},1;Cd^{2+},0.5;Cu^{2+},1;Mn^{2+},1;Li^+,2;Sr^{2+},5;Cr^{6+},0.04;SO_4^{2-},250;Cl^-,300;NO_3^--N,50;NO_2^--N,1;在乙二醇双(氨乙基醚)四乙酸(EGTA)存在下Ca^{2+},200 mg/L;Mg^{2+},100 mg/L不干扰测定;在二氮杂菲存在下Fe^{2+},0.3 mg/L不干扰测定;磷酸氢二钾可隐蔽0.4 mg/L Ti^{4+}的干扰;Mo^{6+} 0.1 mg/L以上严重干扰。除余氯的$Na_2S_2O_3$(7 mg/L~21 mg/L),二氮杂菲(0.1 g/L~0.4 g/L),EGTA(0.2 g/L)不干扰测定。

1.2.2 原理

水中铝离子与水杨基荧光酮及阳离子表面活性剂氯代十六烷基吡啶在pH 5.2~6.8范围内形成玫瑰红色三元络合物,可比色定量。

1.2.3 试剂

1.2.3.1 水杨基荧光酮溶液(0.2 g/L):称取水杨基荧光酮(2,3,7-三羟基-9-水杨基荧光酮-6,$C_{19}H_{12}O_6$)0.020 g,加入25 mL乙醇[$\varphi(C_2H_5OH)=95\%$]及1.6 mL盐酸($\rho_{20}=1.19$ g/mL),搅拌至溶解后加纯水至100 mL。

1.2.3.2 氟化钠溶液(0.22 g/L):此液1.00 mL含0.10 mgF^-。

1.2.3.3 乙二醇双(氨乙基醚)四乙酸($C_{14}H_{24}N_2O_{10}$,简称EGTA)溶液(1 g/L):称取0.1 g EGTA,加纯水约80 mL,加热并不断搅拌至溶解,冷却后加纯水至100 mL。

1.2.3.4 二氮杂菲溶液(2.5 g/L):称取0.25 g二氮杂菲加纯水90 mL,加热并不断搅拌至溶解,冷却后加纯水至100 mL。

1.2.3.5 除干扰混合液:临用前将EGTA溶液(1.2.3.3),二氮杂菲溶液(1.2.3.4)及氟化钠溶液

(1.2.3.2)以4+2+1体积比配制混合液。

1.2.3.6 缓冲液：称取六亚甲基四胺16.4 g，用纯水溶解后加入20 mL三乙醇胺，80 mL盐酸溶液(2 mol/L)，加纯水至500 mL。此液用酸度计测定并用盐酸溶液(2 mol/L)及六亚甲基四胺调pH至6.2～6.3。

1.2.3.7 氯代十六烷基吡啶(简称CPC)溶液(10 g/L)：称取1.0 g氯代十六烷基吡啶，加入少量纯水搅拌成糊状，加纯水至100 mL，轻轻搅拌并放置至全部溶解。此液在室温低于20℃时可析出固形物。浸于热水中即可溶解，仍可继续使用。

1.2.3.8 铝标准使用溶液[$\rho(\mathrm{Al})=1\ \mu g/mL$]：见1.1.3.8。

1.2.4 仪器

1.2.4.1 分光光度计。

1.2.4.2 具塞比色管：25 mL，使用前需经硝酸(1+9)浸泡除铝。

1.2.5 分析步骤

1.2.5.1 取10.0 mL水样于25 mL比色管中。

1.2.5.2 另取0 mL，0.20 mL，0.50 mL，1.00 mL，2.00 mL和3.00 mL铝标准使用液(1.2.3.8)于25 mL比色管中并用纯水加至10.0 mL。

1.2.5.3 于水样及标准系列中加入3.5 mL除干扰混合液(1.2.3.5)摇匀。加缓冲液(1.2.3.6)5.0 mL，CPC溶液(1.2.3.7) 1.0 mL，盖上比色管塞，上下轻轻颠倒数次(尽可能少产生泡沫以免影响定容)，再加水杨基荧光酮溶液(1.2.3.1)1.0 mL，加纯水至25 mL，摇匀。

1.2.5.4 20 min后，于560 nm处，用1 cm比色皿，以试剂空白为参比，测量吸光度。

1.2.5.5 绘制标准曲线并从曲线上查出水样中铝的质量。

1.2.6 计算

水样中铝的质量浓度计算见式(2)：

$$\rho(\mathrm{Al})=\frac{m}{V} \qquad \cdots\cdots(2)$$

式中：

$\rho(\mathrm{Al})$——水样中铝的质量浓度，单位为毫克每升(mg/L)；

m——由标准曲线查得铝的质量，单位为微克(μg)；

V——水样体积，单位为毫升(mL)。

1.2.7 精密度和准确度

5个试验室分别测定0.02 mg/L及0.30 mg/L铝各7次，相对标准偏差分别为3.4%～13%及1.5%～5.2%。采用地下水及地面水进行加标回收试验，铝浓度为0.02 mg/L时($n=37$)，回收率范围为88%～120%，平均回收率分别为94%和102%；当铝浓度为0.2 mg/L时($n=37$)，回收率范围为87%～107%，平均回收率为94%～101%。

1.3 无火焰原子吸收分光光度法

1.3.1 范围

本标准规定了用无火焰原子吸收分光光度法测定生活饮用水及其水源水中的铝。

本法适用于生活饮用水及其水源水中铝的测定。

本法最低检测质量为0.2 ng，若取20 μL水样测定，则最低检测质量浓度为10 μg/L。

水中共存离子一般不产生干扰。

1.3.2 原理

样品经适当处理后，注入石墨炉原子化器，铝离子在石墨管内高温原子化。铝的基态原子吸收来自铝空心阴极灯发射的共振线，其吸收强度在一定范围内与铝浓度成正比。

1.3.3 试剂

1.3.3.1 铝标准储备溶液[$\rho(\mathrm{Al})=1\ mg/mL$]：见1.1.3.7。

1.3.3.2 铝标准使用溶液[$\rho(Al)=1\ \mu g/mL$]:见1.1.3.8。

1.3.3.3 硝酸镁溶液(50 g/L):称取5 g硝酸镁[$Mg(NO_3)_2$](优级纯),加水溶解并定容至100 mL。

1.3.3.4 过氧化氢溶液[$\omega(H_2O_2)=30\%$],优级纯。

1.3.3.5 氢氟酸($\rho_{20}=1.188$ g/mL)。

1.3.3.6 氢氟酸溶液(1+1)。

1.3.3.7 草酸($H_2C_2O_4 \cdot 2H_2O$)。

1.3.3.8 钽溶液(60 g/L):称取3 g金属钽(99.99%)放入聚四氟乙烯塑料杯中,加入10 mL氢氟酸溶液(1.3.3.5),3 g草酸(1.3.3.7)和0.75 mL过氧化氢溶液(1.3.3.4),在沙浴上小心加热至金属溶解,若反应太慢,可适量加入过氧化氢溶液(1.3.3.4),待溶解后加入4 g草酸(1.3.3.7)和约30 mL水,并稀释到50 mL。保存于塑料瓶中。

1.3.4 仪器

1.3.4.1 石墨炉原子吸收分光光度计。

1.3.4.2 铝元素空心阴极灯。

1.3.4.3 氩气钢瓶。

1.3.4.4 微量加样器:20 μL。

1.3.4.5 聚乙烯瓶:100 mL。

1.3.4.6 涂钽石墨管的制备:将普通石墨管先用无水乙醇漂洗管的内、外面,取出在室温干燥后,将石墨管垂直浸入装有钽溶液(1.3.3.8)的聚四氟乙烯杯中,然后将杯移入电热真空减压干燥箱中,50℃~60℃,减压53 328.3 Pa~79 993.2 Pa 90 min,取出石墨管常温风干,放入105℃烘箱中干燥1 h。在通氩气300 mL/min保护下按下述温度程序处理:干燥80℃~100℃ 30 s,100℃~110℃ 30 s,灰化900℃ 60 s,原子化2 700℃ 10 s。重复上述温度程序两次,即可得涂钽石墨管,在干燥器内保存。

1.3.5 仪器参数

仪器参数见表1。

表1 测定铝的仪器参数

元素	波长 /nm	干燥温度 /℃	干燥时间 /s	灰化温度 /℃	灰化时间 /s	原子化温度 /℃	原子化时间 /s
Al	309.3	120	30	1 400	30	2 400	5

1.3.6 分析步骤

1.3.6.1 吸取铝标准使用溶液(1.3.3.2)0 mL,1.00 mL,2.00 mL,3.00 mL,4.00 mL和5.00 mL于6个100 mL容量瓶内,分别加入硝酸镁溶液(1.3.3.3)1.0 mL,用硝酸溶液(1+99)定容至刻度,摇匀,分别配制成含Al 0 ng/mL,10 ng/mL,20 ng/mL,30 ng/mL,40 ng/mL和50 ng/mL的标准系列。

1.3.6.2 吸取10.0 mL水样,加入硝酸镁溶液(1.3.3.3)0.1 mL,同时取10 mL硝酸溶液(1+99),加入硝酸镁溶液(1.3.3.3)0.1 mL,作为空白。

1.3.6.3 仪器参数设定后依次吸取20 μL试剂空白,标准系列和样品,注入石墨管,记录吸收峰值或峰面积。

1.3.7 计算

水样中铝的质量浓度计算见式(3)。

$$\rho(Al)=\frac{\rho_1 \times V_1}{V} \qquad \cdots\cdots(3)$$

式中:

$\rho(Al)$——水样中铝的质量浓度,单位为微克每升(μg/L);

ρ_1——从标准曲线上查得试样中铝的质量浓度,单位为微克每升(μg/L);

V——测定样品体积,单位为毫升(mL);

V_1——水样稀释后的体积,单位为毫升(mL)。

1.4 电感耦合等离子体发射光谱法

1.4.1 范围

本标准规定了用电感耦合等离子体发射光谱(ICP/AES)法测定生活饮用水及其水源水中铝、锑、砷、钡、铍、硼、镉、钙、铬、钴、铜、铁、铅、锂、镁、锰、钼、镍、钾、硒、硅、银、钠、锶、铊、钒和锌。

本法适用于生活饮用水及其水源水中的铝、锑、砷、钡、铍、硼、镉、钙、铬、钴、铜、铁、铅、锂、镁、锰、钼、镍、钾、硒、硅、银、钠、锶、铊、钒和锌含量的测定。

本法对各种元素的最低检测质量浓度、所用测量波长列于表2中。

表2 推荐的波长、最低检测质量浓度

元素	波长/nm	最低检测质量浓度/(μg/L)	元素	波长/nm	最低检测质量浓度/(μg/L)
铝	308.22	40	镁	279.08	13
锑	206.83	30	锰	257.61	0.5
砷	193.70	35	钼	202.03	8
钡	455.40	1	镍	231.60	6
铍	313.04	0.2	钾	766.49	20
硼	249.77	11	硒	196.03	50
镉	226.50	4	硅(SiO_2)	212.41	20
钙	317.93	11	银	328.07	13
铬	267.72	19	钠	589.00	5
钴	228.62	2.5	锶	407.77	0.5
铜	324.75	9	铊	190.86	40
铁	259.94	4.5	钒	292.40	5
铅	220.35	20	锌	213.86	1
锂	670.78	1			

1.4.2 原理

ICP源是由离子化的氩气流组成,氩气经电磁波为27.1 MHz射频磁场离子化。磁场通过一个绕在石英炬管上的水冷却线圈得以维持,离子化的气体被定义为等离子体。样品气溶胶是由一个合适的雾化器和雾室产生并通过安装在炬管上的进样管引入等离子体。样品气溶胶直接进入ICP源,温度大约为6 000 K~80 000 K。由于温度很高,样品分子几乎完全解离,从而大大降低了化学干扰。此外,等离子体的高温使原子发射更为有效,原子的高电离度减少了离子发射谱线。可以说ICP提供了一个典型的"细"光源,它没有自吸现象,除非样品浓度很高。许多元素的动态线性范围达4个~6个数量级。

ICP的高激活效率使许多元素有较低的最低检测质量浓度。这一特点与较宽的动态线性范围使金属多元素测定成为可能。ICP发出的光可聚集在单色器和复色器的入口狭缝,散射。用光电倍增管测定光谱强度时,精确调节出口狭缝可用于分离发射光谱部分。单色器一般用一个出口狭缝或光电倍增管,还可以使用计算机控制的示值读数系统同时监测所有检测的波长。这一方法提供了更大的波长范围,同时此方法也增大了样品量。

1.4.3 试剂

1.4.3.1 纯水:均为去离子蒸馏水。

1.4.3.2 硝酸(ρ_{20}=1.42 g/mL)。

1.4.3.3 硝酸溶液(2+98)。

1.4.3.4 各种金属离子标准储备溶液:选用相应浓度的持证混合标准溶液、单标溶液,并稀释到所需浓度。

1.4.3.5 混合校准标准溶液:配制混合校准标准溶液,其浓度为 10 mg/L。

1.4.3.6 氩气:高纯氩气。

1.4.4 仪器设备

1.4.4.1 电感耦合等离子体发射光谱仪。

1.4.4.2 超纯水制备仪。

1.4.5 分析步骤

1.4.5.1 仪器操作条件:根据所使用的仪器的制造厂家的说明,使仪器达到最佳工作状态。

1.4.5.2 标准系列的制备:吸取标准使用液,用硝酸(1.4.3.3)溶液配制铝、锑、砷、钡、铍、硼、镉、钙、铬、钴、铜、铁、铅、锂、镁、锰、钼、镍、钾、硒、硅、银、钠、锶、铊、钒和锌混合标准 0 mg/L,0.1 mg/L,0.5 mg/L,1.0 mg/L,1.5 mg/L,2.0 mg/L,5.0 mg/L。

1.4.5.3 标准系列的测定:开机,仪器达到最佳状态后。编制测定方法,测定标准系列,绘制标准曲线,计算回归方程。

1.4.5.4 样品的测定:取适量样品进行酸化(1.4.3.3),然后直接进样。

1.4.6 计算

根据样品信号计数,从标准曲线或回归方程中查得样品中各元素质量浓度(mg/L)。

1.4.7 干扰

1.4.7.1 光谱干扰

来自谱源的光发射产生的干扰要比关注的元素对净信号强度的贡献大。光谱干扰包括谱线直接重叠,强谱线的拓宽,复合原子-离子的连续发射,分子带发射,高浓度时元素发射产生的光散射。要避免谱线重叠可以选择适宜的分析波长。避免或减少其他光谱干扰,可用正确的背景校正。元素线区域波长扫描对于可能存在的光谱干扰和背景校正位置的选择都是有用的。要校正残存的光谱干扰可用经验决定校正系数和光谱制造厂家提供的计算机软件共同作用或用下面详述的方法。如果分析线不能准确分开,则经验校正方法不能用于扫描光谱仪系统。此外,如果使用复色器,因为检测器中没有通道设置,所以可以证明样品中某一元素光谱干扰的存在。要做到这一点,可分析浓度为 100 mg/L 的单一元素溶液,注意每个元素通道,干扰物质的浓度是否明显大于元素的仪器最低检测质量浓度。

1.4.7.2 非光谱干扰

1.4.7.2.1 物理干扰是指与样品雾化和迁移有关的影响。样品物理性质方面的变化,如粘度、表面张力,可引起较大的误差,这种情况一般发生在样品中酸含量为 10%(体积)或所用的标准校准溶液酸含量小于等于 5%,或溶解性固体大于 1 500 mg/L。无论何时遇到一个新的或不常见的样品基体,要用 1.4.5 步骤检测。物理干扰的存在一般通过稀释样品,使用基体匹配的标准校准溶液或标准加入法进行补偿。

溶解性固体含量高,则盐在雾化器气孔尖端上沉积,导致仪器基线漂移。可用潮湿的氩气使样品雾化,减少这一问题。使用质量流速控制器可以更好地控制氩气到雾化器的流速,提高仪器性能。

1.4.7.2.2 化学干扰是由分子化合物的形成,离子化效应和热化学效应引起的,它们与样品在等离子体中蒸发、原子化等有关。一般而言,这些影响是不显著的,可通过认真选择操作条件(入射功率、等离子体观察位置)来减小影响。化学干扰很大程度上依赖于样品基体和关注的元素,与物理干扰相似,可用基体匹配的标准或标准加入法予以补偿。

1.4.7.3 校正

1.4.7.3.1 空白校正:从每个样品值中减去与之有关部门的校准空白值,以校正基线漂移(所指的浓度值应包括正值和负值,以补偿正面和负面的基线漂移,确定用于空白校对的校正空白液未被记忆效应污染)。用方法空白分析的结果校正试剂污染,向适当的样品中分散方法空白,一次性减去试剂空白和基线漂移校正值。

1.4.7.3.2 稀释校正:如果样品在制备过程中倍稀释或浓缩,按式(4)把结果乘以稀释系数(DF):

$$DF=\frac{\text{最后的质量或体积}}{\text{开始的质量或体积}} \qquad \cdots\cdots(4)$$

1.4.7.3.3 光谱干扰校正:用厂家提供的计算机软件校正光谱干扰或者用一种基于校正干扰系数的方法来校正光谱干扰。在同样品相近的条件下对浓度适当的单一元素储备液进行分析来测定干扰校正系数。除非每天的分析条件都相同或长期一致。每次测定样品时,其结果产生影响的干扰校正系数也要进行测定。从高纯的储备溶液计算干扰校正系数(K_{ij})见式(5)。

$$K_{ij}=\frac{\text{元素的}\ i\ \text{的表观浓度}}{\text{干扰元素}\ j\ \text{的实际浓度}} \qquad \cdots\cdots(5)$$

元素 i 的浓度在储备液中和在空白中不同。对元素 i 和元素 j、k 的光谱干扰校正样品的浓度(已经对基线漂移进行校正)。

例如:元素 I 光谱干扰校正浓度$=i$ 浓度$-$(K_{ij})(干扰元素 j 浓度)$-$(K_{ij})(干扰元素 k 浓度)$-$(K_{ij})(干扰元素 l 浓度)。

如果背景校正用于元素 I 则干扰校正系数可能为负值。干扰线在波长背景中要比在波长峰顶上 K_{ij} 为负的几率大。在元素 j、k、l 的线性范围内测定其浓度值。对于计算相互烦扰(i 干扰 j 和 j 干扰)需要迭代法或矩阵法。

1.4.7.3.4 非光谱干扰校正:如果非光谱干扰校正是必要的,可以采用标准加入法。元素在加入标准中和在样品中的物理和化学形式是一样的。或者所 ICP 将金属在样品和加标中的形式统一,干扰作用不受加标金属浓度的影响,加标浓度在样品中元素浓度的 50%~100%,以便不会降低测量精度,多元素影响的干扰也不会带来错误的结果。仔细选择离线点后,用背景校正将该方法用于样品系列中所有的元素。如果加入元素不会引起干扰则可以考虑多元素标准加入法。

1.5 电感耦合等离子体质谱法

1.5.1 范围

本标准规定了用电感耦合等离子体质谱法(ICP/MS)测定生活饮用水及其水源水中的银、铝、砷、硼、钡、铍、钙、镉、钴、铬、铜、铁、钾、锂、镁、锰、钼、钠、镍、铅、锑、硒、锶、锡、钍、铊、钛、铀、钒、锌、汞。

本法适用于生活饮用水及其水源水中银、铝、砷、硼、钡、铍、钙、镉、钴、铬、铜、铁、钾、锂、镁、锰、钼、钠、镍、铅、锑、硒、锶、锡、钍、铊、钛、铀、钒、锌、汞的测定。

本法各元素最低检测质量浓度(μg/L)分别为:银,0.03;铝,0.6;砷,0.09;硼,0.9;钡,0.3;铍,0.03;钙,6.0;镉,0.06;钴,0.03;铬,0.09;铜,0.09;铁,0.9;钾,3.0;锂,0.3;镁,0.4;锰,0.06;钼,0.06;钠,7.0;镍,0.07;铅,0.07;锑,0.07;硒,0.09;锶,0.09;锡,0.09;钍,0.06;铊,0.01;钛,0.4;铀,0.04;钒,0.07;锌,0.8;汞,0.07。

1.5.2 原理

ICP-MS 由离子源和质谱仪两个主要部分构成。样品溶液经过雾化由载气送入 ICP 炬焰中,经过蒸发、解离、原子化、电离等过程,转化为带正电荷的正离子,经离子采集系统进入质谱仪,质谱仪根据质荷比进行分离。对于一定的质荷比,质谱积分面积与进入质谱仪中的离子数成正比。即样品的浓度与质谱的积分面积成正比,通过测量质谱的峰面积来测定样品中元素的浓度。

1.5.3 **干扰**

1.5.3.1 同量异位素干扰:相邻元素间的异序素有相同的质荷比,不能被四极质谱分辨,可能引起异序素严重干扰。一般的仪器会自动校正。

1.5.3.2 丰度较大的同位素对相邻元素的干扰:丰度较大的同位素会产生拖尾峰,影响相邻质量峰的测定。可调整质谱仪的分辨率以减少这种干扰。

1.5.3.3 多原子(分子)离子干扰:由两个或三个原子组成的多原子离子,并且具有和某待测元素相同的质荷比所引起的干扰,见表3。由于氯化物离子对检测干扰严重,所以不要用盐酸制备样品。多原子(分子)离子干扰很大程度上受仪器操作条件的影响,通过调整可以减少这种干扰。

表3 常见的分子离子干扰

分子离子		质 量	受干扰元素
本底分子离子	NH^+	15	—
	OH^+	17	—
	OH_2^+	18	—
	C_2^+	24	Mg
	CN^+	26	Mg
	CO^+	28	Si
	N_2^+	28	Si
	N_2H^+	29	Si
	NO^+	30	—
	NOH^+	31	P
	O_2^+	32	S
	O_2H^+	33	—
	$^{36}ArH^+$	37	Cl
	$^{38}ArH^+$	39	K
	$^{40}ArH^+$	41	—
	CO_2^+	44	Ca
	CO_2^+H	45	Sc
	ArC^+,ArO^+	52	Cr
	ArN^+	54	Cr
	$ArNH^+$	55	Mn
	ArO^+	56	Fe
	ArH^+	57	Fe
	$^{40}Ar^{36}Ar^+$	76	Se
	$^{40}Ar^{38}Ar^+$	78	Se
	$^{40}Ar_2^+$	80	Se

表 3（续）

分子离子			质　量	受干扰元素
基体分子离子	溴化物	$^{81}BrH^+$	82	Se
		$^{79}BrO^+$	95	Mo
		$^{81}BrO^+$	97	Mo
		$^{81}BrOH^+$	98	Mo
		$Ar^{81}Br^+$	121	Sb
	氯化物	$^{35}Cl^+$	51	V
		$^{35}ClOH^+$	52	Cr
		$^{27}ClO^+$	53	Cr
		$^{37}ClOH^+$	54	Cr
		$Ar^{35}Cl^+$	75	As
		$Ar^{37}Cl^+$	77	Se
	硫酸盐	$^{32}SO^+$	48	Ti
		$^{32}SOH^+$	49	—
		$^{34}SO^+$	50	V,Cr
		$^{34}SOH^+$	51	V
		SO_2^+,S_2^+	64	Zn
		$Ar^{32}S^+$	72	Ge
		$Ar^{34}S^+$	74	Ge
	磷酸盐	PO^+	47	Ti
		POH^+	49	Ti
		PO_2^+	63	Cu
		ArP^+	71	Ga
	主族Ⅰ和Ⅱ金属	$ArNa^+$	63	Cu
		ArK^+	79	Br
		$ArCa^+$	80	Se
	基体氧化物	TiO	62～66	Ni,Cu,Zn
		ZrO	106～112	Ag,Cd
		MoO	108～116	Cd
		NbO	109	Ag

1.5.3.4　物理干扰：包括检测样品与标准溶液的粘度、表面张力和溶解性总固体的差异所引起的干扰。用内标物可校正物理干扰。

1.5.3.5　基体抑制(电离干扰)：易电离的元素增加将大大增加电子数量而引起等离子体平衡转变，通常会减少分析信号，称基体抑制。用内标法可以校正基体干扰。

1.5.3.6　记忆干扰：经常清洗样品导入系统以减少记忆干扰。

1.5.4　试剂

1.5.4.1　硝酸(ρ_{20}=1.42 g/mL)：优级纯。

1.5.4.2 硝酸(1+99)溶液。

1.5.4.3 纯水:电阻率大于18.0 MΩ·cm。

1.5.4.4 各种元素标准储备溶液,选用相应浓度的持证混合标准溶液、单标溶液,并稀释到所需浓度。

1.5.4.5 混合标准使用溶液:取适量的混合标准储备溶液或各单标标准储备溶液(1.5.4.4),用硝酸溶液(1.5.4.2)逐级稀释至相应的浓度,配制成下列浓度的混合标准使用溶液:钾、钠、钙、镁(ρ=100.0 μg/mL);锂、锶(ρ=10.0 μg/mL);银、铝、砷、硼、钡、铍、镉、钴、铬、铜、铁、锰、钼、镍、铅、锑、硒、锡、钍、铊、钛、铀、钒、锌(ρ=1.0 μg/mL);汞(ρ=0.10 μg/mL)。

1.5.4.6 质谱调谐液:推荐选用锂、钇、铈、铊、钴为质谱调谐液,混合溶液Li、Y、Ce、Tl、Co的浓度为10 ng/mL。

1.5.4.7 内标溶液

1.5.4.7.1 在分析溶液形式的样品时,可直接向样品中加入内标元素,但由于样品中天然存在某些元素而使内表元素的选择受到限制,这些天然存在于样品中的元素将不能作为内标。内标元素不应受同量异位素重叠或多原子离子干扰或对被测元素的同位素产生干扰。

1.5.4.7.2 推荐选用锂、钪、锗、钇、铟、铋为内标溶液,混合溶液^{6}Li、Sc、Ge、Y、In、Bi的浓度为10 μg/mL,使用前用硝酸溶液(1.5.4.2)稀释至1 μg/mL。可选择全部或部分元素作为内标溶液(见表4)。

表4 推荐的分析物质量、内标物

元　素	分析物质量	内标物
银	107	In
银	109	In
铝	27	Sc
砷	75	Ge
硼	11	Sc
钡	135	In
铍	9	^{6}Li
钙	40	Sc
镉	111	In
镉	114	In
钴	59	Sc
铬	52	Sc
铬	53	Sc
铜	63	Sc
铜	65	Sc
铁	56	Sc
铁	57	Sc
钾	39	Sc
锂	7	Sc
镁	24	Sc
锰	55	Sc

表 4（续）

元　素	分析物质量	内标物
钼	98	In
钠	23	Sc
镍	60	Sc
镍	62	Sc
铅	208	Bi
锑	121	In
锑	123	In
硒	77	Ge
锶	88	Y
锡	118	In
锡	120	In
钍	232	Bi
铊	203	Bi
铊	205	Bi
钛	48	Sc
铀	235	Bi
铀	238	Bi
钒	51	Sc
锌	66	Ge
锌	68	Ge
汞	202	Bi

1.5.5 **仪器**

1.5.5.1 电感耦合等离子体质谱仪。

1.5.5.2 超纯水制备仪。

1.5.6 **分析步骤**

1.5.6.1 仪器操作

使用调谐液调整仪器各项指标，使仪器灵敏度、氧化物、双电荷分辨率等各项指标达到测定要求，仪器参考条件如下：RF 功率为 1 280 W、载气流量为 1.14 L/min、采样深度为 7 mm、雾化器为 Barbinton 型、采样锥类型为镍锥。

1.5.6.2 标准系列的制备：吸取混合标准使用溶液（1.5.4.5），用硝酸溶液（1.5.4.2）配制成铝、锰、铜、锌、钡、钴、硼、铁、钛浓度为 0 ng/mL，5.0 ng/mL，10.0 ng/mL，50.0 ng/mL，100.0 ng/mL，500.0 ng/mL；银、砷、铍、铬、镉、钼、镍、铅、硒、锑、锡、铊、铀、钍、钒浓度为 0 ng/mL，0.5 ng/mL，1.0 ng/mL，10.0 ng/mL，50.0 ng/mL，100.0 ng/mL；钾、钠、钙、镁浓度为 0 μg/mL，0.5 μg/mL，5.0 μg/mL，10.0 μg/mL，50.0 μg/mL，100.0 μg/mL；锂、锶浓度为 0 μg/mL，0.05 μg/mL，0.10 μg/mL，

0.50 μg/mL,1.0 μg/mL,5.0 μg/mL;汞浓度为 0 ng/mL,0.10 ng/mL,0.50 ng/mL,1.0 ng/mL,1.5 ng/mL,2.0 ng/mL 的标准系列。

1.5.6.3 测定:开机,当仪器真空度达到要求时,用调谐液(1.5.4.6)调整仪器各项指标,仪器灵敏度、氧化物、双电荷、分辨率等各项指标达到测定要求后,编辑测定方法、干扰方程及选择各测定元素,引入在线内标溶液(1.5.4.7),观测内标灵敏度、调 P/A 指标,符合要求后,将试剂空白、标准系列、样品溶液分别测定。选择各元素内标,选择各标准,输入各参数,绘制标准曲线、计算回归方程。

1.5.6.4 计算

以样品管中各元素的信号强度 CPS,从标准曲线或回归方程中查得样品管中各元素的质量浓度(mg/L 或 μg/L)。

1.5.7 精密度和准确度

4 个实验室分别测定含 31 种元素的三个浓度的模拟水样 8 次,31 种元素的相对标准偏差均小于 5.0%。在饮用水中加入三个浓度的标准溶液,各元素加标回收率在 80.0%~120%。测定含铜、铅、锌、镉、镍、铬的标准参考物(GSBZ 5009—1988)、含钙的标准参考物[GSBZ 50020—1993(3)],含铝的标准参考物(GSB 07-1375—2001),含铁、锰的标准参考物(GSBZ 50019—1990),含镁、钙的标准参考物(GSBZ 50020—1990)及美国的标准参考物(CRM-I sdA)等,测定值均在标准值范围内。

注:由于汞元素易沉积在镍的采样锥或截取锥上,饮用水和水源水中汞元素含量很低,因而引入仪器的汞标准溶液浓度范围应尽量低,满足测定需要即可。若仪器被污染,应引入含金的溶液清洗。汞的标准溶液、标准系列最好单独配制,标准系列现用现配。

2 铁

2.1 原子吸收分光光度法

2.1.1 直接法见 4.2.1。

2.1.2 精密度和准确度:有 8 个实验室用萃取法测定含铁 78 μg/L 的合成水样,其他金属的浓度(μg/L)为:镉,27;铬,65;铜,37;汞,4;镍,96;铅,113;锌,26,锰,47。相对标准偏差为 12%,相对误差为 13%。

共沉淀法的精密度和准确度见 4.2.3.7。

2.2 二氮杂菲分光光度法

2.2.1 范围

本标准规定了用二氮杂菲分光光度法测定生活饮用水及其水源水中的铁。

本法适用于生活饮用水及其水源水中铁的测定。

本法最低检测质量为 2.5 μg(以 Fe 计),若取 50 mL 水样,则最低检测质量浓度为 0.05 mg/L。

钴、铜超过 5 mg/L,镍超过 2 mg/L,锌超过铁的 10 倍时有干扰。铋、镉、汞、钼和银可与二氮杂菲试剂产生浑浊。

2.2.2 原理

在 pH3~9 条件下,低价铁离子与二氮杂菲生成稳定的橙色络合物,在波长 510 nm 处有最大吸收。二氮杂菲过量时,控制溶液 pH 为 2.9~3.5,可使显色加快。

水样先经加酸煮沸溶解难溶的铁化合物,同时消除氰化物、亚硝酸盐、多磷酸盐的干扰。加入盐酸羟胺将高价铁还原为低价铁,消除氧化剂的干扰。水样过滤后,不加盐酸羟胺,可测定溶解性低价铁含量。水样过滤后,加盐酸溶液和盐酸羟胺,测定结果为溶解性总铁含量。水样先经加酸煮沸,使难溶性铁的化合物溶解,经盐酸羟胺处理后,测定结果为总铁含量。

2.2.3 试剂

2.2.3.1 盐酸溶液(1+1)。

2.2.3.2 乙酸铵缓冲溶液(pH4.2):称取 250 g 乙酸铵($NH_4C_2H_3O_2$),溶于 150 mL 纯水中,再加入

700 mL 冰乙酸，混匀备用。

2.2.3.3 盐酸羟胺溶液（100 g/L）：称取 10 g 盐酸羟胺（$NH_2OH \cdot HCl$），溶于纯水中，并稀释至 100 mL。

2.2.3.4 二氮杂菲溶液（1.0 g/L）：称取 0.1 g 二氮杂菲（$C_{12}H_8N_2 \cdot H_2O$，又名 1,10-二氮杂菲，邻二氮菲或邻菲绕啉，有水合物及盐酸盐两种，均可用），溶解于加有 2 滴盐酸（$\rho_{20}=1.19$ g/mL）的纯水中，并稀释至 100 mL。此溶液 1 mL 可测定 100 μg 以下的低铁。

2.2.3.5 铁标准储备溶液[ρ(Fe)=100 μg/mL]：称取 0.702 2 g 硫酸亚铁铵[$(NH_4)_2Fe(SO_4)_2 \cdot 6H_2O$]，溶于少量纯水，加 3 mL 盐酸（$\rho_{20}=1.19$ g/mL），于容量瓶中，用纯水定容成 1 000 mL。

2.2.3.6 铁标准使用溶液[ρ(Fe)=10.0 μg/mL]：吸取 10.00 mL 铁标准储备液（2.2.3.5），移入容量瓶中，用纯水定容至 100 mL，使用时现配。

2.2.4 **仪器**

2.2.4.1 锥形瓶：150 mL。

2.2.4.2 具塞比色管：50 mL。

2.2.4.3 分光光度计。

注：所有玻璃器皿每次使用前均需用稀硝酸浸泡除铁。

2.2.5 **分析步骤**

2.2.5.1 吸取 50.0 mL 混匀的水样（含铁量超过 50 μg 时，可取适量水样加纯水稀释至 50 mL）于 150 mL锥形瓶中。

注：总铁包括水体中悬浮性铁和微生物体中的铁，取样时应剧烈振摇均匀，并立即吸取，以防止重复测定结果之间出现很大的差别。

2.2.5.2 另取 150 mL 锥形瓶 8 个，分别加入铁标准使用溶液（2.2.3.6）0 mL，0.25 mL，0.50 mL，1.00 mL，2.00 mL，3.00 mL，4.00 mL 和 5.00 mL，各加纯水至 50 mL。

2.2.5.3 向水样及标准系列锥形瓶中各加 4 mL 盐酸溶液（2.2.3.1）和 1 mL 盐酸羟胺溶液（2.2.3.3），小火煮沸浓缩至约 30 mL，冷却至室温后移入 50 mL 比色管中。

2.2.5.4 向水样及标准系列比色管中各加 2 mL 二氮杂菲溶液（2.2.3.4），混匀后再加 10.0 mL 乙酸铵缓冲溶液（2.2.3.2），各加纯水至 50 mL，混匀，放置 10 min～15 min。

注 1：乙酸铵试剂可能含有微量铁，故缓冲溶液的加入量要准确一致。

注 2：若水样较清洁，含难溶亚铁盐少时，可将所加各种试剂量减半。但标准系列与样品应一致。

2.2.5.5 于 510 nm 波长，用 2 cm 比色皿，以纯水为参比，测量吸光度。

2.2.5.6 绘制标准曲线，从曲线上查出样品管中铁的质量。

2.2.6 **计算**

水样中总铁(Fe)的质量浓度计算见式(6)：

$$\rho(\mathrm{Fe}) = \frac{m}{V} \qquad \cdots\cdots(6)$$

式中：

ρ(Fe)——水样中总铁(Fe)的质量浓度，单位为毫克每升(mg/L)；

m——从标准曲线上查得样品管中铁的质量，单位为微克(μg)；

V——水样体积，单位为毫升(mL)。

2.2.7 **精密度和准确度**

有 39 个实验室用本法测定含铁 150 μg/L 的合成水样，其他金属离子浓度（μg/L）为：汞，5.1；锌，39；镉，29；锰，130。相对标准偏差为 18%，相对误差为 13%。

2.3 **电感耦合等离子体发射光谱法**

见 1.4。

2.4 电感耦合等离子体质谱法

见 1.5。

3 锰

3.1 原子吸收分光光度法

3.1.1 直接法见 4.2.1。

3.1.2 精密度和准确度：有 22 个实验室用直接法或萃取法测定含锰 130 μg/L 的合成水样，其他金属浓度(μg/L)为：汞，5.1；锌，39；铜，26.5；镉，29；铁，150；铬，46；铅，54。相对标准偏差为 7.9%，相对误差为 7.7%。

共沉法的精密度和准确度见 4.2.3.7。

3.2 过硫酸铵分光光度法

3.2.1 范围

本标准规定了用过硫酸铵分光光度法测定生活饮用水及其水源水中的锰。

本法适用于生活饮用水及其水源水中总锰的测定。

本法最低检测质量为 2.5 μg 锰(以 Mn 计)，若取 50 mL 水样测定，则最低检测质量浓度为 0.05 mg/L。

小于 100 mg 的氯离子不干扰测定。

3.2.2 原理

在硝酸银存在下，锰被过硫酸铵氧化成紫红色的高锰酸盐，其颜色的深度与锰的含量成正比。如果溶液中有过量的过硫酸铵时，生成的紫红色至少能稳定 24 h。

氯离子因能沉淀银离子而抑制催化作用，可由试剂中所含的汞离子予以消除。加入磷酸可络合铁等干扰元素。如水样中有机物较多，可多加过硫酸铵，并延长加热时间。

3.2.3 试剂

配制试剂及稀释溶液所用的纯水不得含还原性物质，否则可加过硫酸铵处理。例如取 500 mL 去离子水，加 0.5 g 过硫酸铵煮沸 2 min 放冷后使用。

3.2.3.1 过硫酸铵[$(NH_4)_2S_2O_8$]：干燥固体。

注：过硫酸铵在干燥时较为稳定，水溶液或受潮的固体容易分解放出过氧化氢而失效。本标准常因此试剂分解而失败，应注意。

3.2.3.2 硝酸银-硫酸汞溶液：称取 75 g 硫酸汞($HgSO_4$)溶于 600 mL 硝酸溶液(2+1)中，再加 200 mL磷酸(ρ_{20}=1.19 g/mL)及 35 mg 硝酸银，放冷后加纯水至 1 000 mL，储于棕色瓶中。

3.2.3.3 盐酸羟胺溶液(100 g/L)：称取 10 g 盐酸羟胺($NH_2OH \cdot HCl$)，溶于纯水并稀释至 100 mL。

3.2.3.4 锰标准储备溶液：见 4.2.1.3.1.C。

3.2.3.5 锰标准使用溶液[$\rho(Mn)$=10 μg/mL]：吸取 5.00 mL 锰标准储备溶液(3.2.3.4)，用纯水定容至 500 mL。

3.2.4 仪器

3.2.4.1 锥形瓶：150 mL。

3.2.4.2 具塞比色管：50 mL。

3.2.4.3 分光光度计。

3.2.5 分析步骤

3.2.5.1 吸取 50.0 mL 水样于 150 mL 锥形瓶中。

3.2.5.2 另取 9 个 150 mL 锥形瓶，分别加入锰标准使用溶液(3.2.3.5)0 mL，0.25 mL，0.50 mL，1.00 mL，3.00 mL，5.00 mL，10.0 mL，15.0 mL 和 20.0 mL，加纯水至 50 mL。

3.2.5.3 向水样及标准系列瓶中各加 2.5 mL 硝酸银-硫酸汞溶液(3.2.3.2)，煮沸至剩约 45 mL 时，取下稍冷。如有浑浊,可用滤纸过滤。

3.2.5.4 将1 g过硫酸铵(3.2.3.1)分次加入锥形瓶中,缓缓加热至沸。若水中有机物较多,取下稍冷后再分次加入1 g过硫酸铵(3.2.3.1),再加热至沸,使显色后的溶液中保持有剩余的过硫酸铵。取下,放置1 min后,用水冷却。

3.2.5.5 将水样及标准系列瓶中的溶液分别移入50 mL比色管中,加纯水至刻度,混匀。

3.2.5.6 于530 nm波长,用5 cm比色皿,以纯水为参比,测量样品和标准系列的吸光度。

3.2.5.7 如原水样有颜色时,可向有色的样品溶液中滴加盐酸羟胺溶液(3.2.3.3),至生成的高锰酸盐完全褪色为止。再次测量此水样的吸光度。

3.2.5.8 绘制工作曲线,从曲线查出样品管中的锰质量。

3.2.5.9 有颜色的水样,应由3.2.5.6测得的样品溶液的吸光度减去3.2.5.7测得的样品空白吸光度,再从工作曲线查出锰的质量。

3.2.6 计算

水样中锰(以Mn计)的质量浓度计算见式(7):

$$\rho(\mathrm{Mn}) = \frac{m}{V} \quad \cdots\cdots(7)$$

式中:

$\rho(\mathrm{Mn})$——水样中锰(以Mn计)的质量浓度,单位为毫克每升(mg/L);

m——从工作曲线上查得样品管中锰的质量,单位为微克(μg);

V——水样体积,单位为毫升(mL)。

3.2.7 精密度和准确度

有22个实验室用本法测定含锰130 μg/L的合成水样,其他金属浓度(μg/L)为:汞,5.1;锌,39;铜,26.5;镉,29;铁,150;铬,46;铅,54。相对标准偏差为7.9%,相对误差为7.7%。

3.3 甲醛肟分光光度法

3.3.1 范围

本标准规定了用甲醛肟分光光度法测定生活饮用水及其水源水中的锰。

本法适用于生活饮用水及其水源水中总锰的测定。

本法最低检测质量为1.0 μg,若取50 mL水样测定,最低检测质量浓度为0.02 mg/L。

钴大于1.5 mg/L时,出现正干扰。

3.3.2 原理

在碱性溶液中,甲醛肟与锰形成棕红色的化合物,在波长450 nm处测量吸光度。

3.3.3 试剂

3.3.3.1 硝酸(ρ_{20}=1.42 g/mL)。

3.3.3.2 过硫酸钾($K_2S_2O_8$)。

3.3.3.3 亚硫酸钠(Na_2SO_3)。

3.3.3.4 硫酸亚铁铵溶液:称取700 mg硫酸亚铁铵[$(NH_4)_2Fe(SO_4)_2 \cdot 6H_2O$],加入硫酸溶液(1+9)10 mL,用纯水稀释至1 000 mL。

3.3.3.5 氢氧化钠溶液(160 g/L):称取160 g氢氧化钠,溶于纯水,并稀释至1 000 mL。

3.3.3.6 乙二胺四乙酸二钠溶液(372 g/L):称取37.2 g乙二胺四乙酸二钠,加入氢氧化钠溶液(3.3.3.5)约50 mL,搅拌至完全溶解,用纯水稀释至100 mL。

3.3.3.7 甲醛肟溶液:称取10 g盐酸羟胺($NH_2OH \cdot HCl$)溶于约50 mL纯水中,加5 mL甲醛溶液(ρ_{20}=1.08 g/mL),用纯水稀释至100 mL。将试剂存放在阴凉处,至少可保存1个月。

3.3.3.8 氨水溶液:量取70 mL氨水(ρ_{20}=0.88 g/mL),用纯水稀释至200 mL。

3.3.3.9 盐酸羟胺溶液(417 g/L):称取41.7 g盐酸羟胺($NH_2OH \cdot HCl$),溶于纯水并稀释至

100 mL。

3.3.3.10 氨性盐酸羟胺溶液：将上述氨水溶液（3.3.3.8）和盐酸羟胺溶液（3.3.3.9）等体积混合。

3.3.3.11 锰标准使用溶液：见 3.2.3.5。

3.3.4 仪器

3.3.4.1 锥形瓶：100 mL。

3.3.4.2 具塞比色管：50 mL。

3.3.4.3 分光光度计。

3.3.5 分析步骤

3.3.5.1 水样的预处理

对含有悬浮锰及有机锰的水样，需进行预处理。处理步骤为：取一定量的水样于锥形瓶中，按每 50 mL水样加硝酸（3.3.3.1）0.5 mL，过硫酸钾（3.3.3.2）0.25 g，放入数粒玻璃珠，在电炉上煮沸 30 min，取下稍冷，用快速定性滤纸过滤，用稀硝酸溶液[$c(HNO_3)$ ＝0.1 mol/L]洗涤滤纸数次。滤液中加入约 0.5 g 亚硫酸钠（3.3.3.3），用纯水定容至一定体积，作为测试溶液。

清洁水样，可直接测定。

3.3.5.2 取 50 mL 清洁水样或测试溶液于 50 mL 比色管中。

3.3.5.3 另取 50 mL 比色管 8 支，分别加入 0 mL，0.10 mL，0.25 mL，0.50 mL，1.00 mL，2.00 mL，3.00 mL 和 4.00 mL 锰标准使用溶液（3.3.3.11），加纯水至刻度。

3.3.5.4 向水样及标准系列管中各加 1.0 mL 硫酸亚铁铵溶液（3.3.3.4）；0.5 mL 乙二胺四乙酸二钠溶液（3.3.3.6）混匀后，加入 0.5 mL 甲醛肟溶液（3.3.3.7），并立即加 1.5 mL 氢氧化钠溶液（3.3.3.5），混匀后打开管塞静置 10 min。

3.3.5.5 加入 3 mL 氨性盐酸羟胺溶液（3.3.3.10），至少放置 1 h（室温低于 15℃时，放入温水浴中），在波长 450 nm 处，用 5 cm 比色皿，以纯水为参比，测量吸光度。

3.3.5.6 绘制标准曲线，并查出水样管中锰的质量。

3.3.6 计算

水样中锰（以 Mn 计）的质量浓度计算见式（8）：

$$\rho(Mn) = \frac{m}{V} \qquad \cdots\cdots(8)$$

式中：

$\rho(Mn)$——水样中锰（以 Mn 计）的质量浓度，单位为毫克每升（mg/L）；

m——从标准曲线上查得样品管中锰的质量，单位为微克（μg）；

V——水样体积，单位为毫升（mL）。

3.3.7 精密度和准确度

3 个实验室测定了锰质量浓度为 0.02 mg/L，0.10 mg/L 和 0.40 mg/L 的人工合成水样，相对标准偏差分别为 10%～17%，4.6%～5.0%和 1.4%～3.0%；单个实验室测定浓度为 0.8 mg/L 的人工合成水样，相对标准偏差为 1%。

7 个实验室采用自来水、井水、河水、矿泉水和人工合成水样做加标回收试验，回收率为 94%～109%。

3.4 高碘酸银（Ⅲ）钾分光光度法

3.4.1 范围

本标准规定了用高碘酸银（Ⅲ）钾分光光度法测定生活饮用水及其水源水中的锰。

本法适用于生活饮用水及其水源水中锰的测定。

本法最低检测质量为 2.5 μg，若取 50 mL 水样测定，则最低检测质量浓度为 0.05 mg/L。

Cl^- 在不加热消解时对实验有干扰。本法在酸性条件下加热煮沸消解，可消除 Cl^- 的干扰。水中金属离子及无机离子在较大范围内对本实验不产生干扰。

3.4.2 原理

在硫酸酸性条件下，高碘酸银(Ⅲ)钾氧化水中锰，生成紫红色 MnO_4^-，于 545 nm 比色定量。

3.4.3 试剂

3.4.3.1 硫酸(ρ_{20}=1.84 g/mL)，优级纯。

3.4.3.2 高碘酸银(Ⅲ)钾溶液：取 350 mL 纯水，加入 20 g 氢氧化钾，溶解后加入 22 g 高碘酸钾(KIO_4)，溶解后逐滴加入 50 mL 的硝酸银溶液(16 g/L)，在电热板上加热至沸，在 2h 内边搅拌边加完 6 g 过硫酸钾($K_2S_2O_8$)。在反应完全后加水至 500 mL。此溶液应为棕红色澄清液，于 4℃冰箱中保存。

3.4.3.3 锰(Ⅱ)标准溶液：ρ(Mn)=5 mg/L。

3.4.4 仪器

3.4.4.1 分光光度计。

3.4.4.2 具塞刻度试管：25 mL。

3.4.4.3 电热板。

3.4.4.4 锥形瓶：100 mL。

3.4.5 分析步骤

3.4.5.1 水样的预处理：取 50 mL 水样于锥形瓶中，加 2 mL 硫酸(3.4.3.1)，于电热板上加热至刚冒白烟，取下冷至室温，加纯水 10 mL，作为测试溶液。

3.4.5.2 另取 7 个锥形瓶，分别加入锰(Ⅱ)标准溶液(3.4.3.3)0 mL，0.50 mL，1.00 mL，2.00 mL，3.00 mL，4.00 mL 和 5.00 mL，加纯水至 10 mL，加 2 mL 浓硫酸(3.4.3.1)。于样品及标准系列中分别加入 3.0 mL 高碘酸银(Ⅲ)钾溶液(3.4.3.2)，于电热板上加热煮沸 2 min，取下冷至室温，转移至 25 mL 刻度试管中，加水至刻度。

3.4.5.3 于 545 nm 波长，5 cm 比色皿，以试剂空白为参比，测定样品及标准系列的吸光度。

3.4.5.4 绘制标准曲线，并从曲线上查出样品中锰的质量。

3.4.6 计算

水样中锰的质量浓度计算见式(9)：

$$\rho(\mathrm{Mn}) = \frac{m}{V} \qquad \cdots\cdots(9)$$

式中：

ρ(Mn)——水样中锰的质量浓度，单位为毫克每升(mg/L)；

m——从标准曲线上查得样品中锰的质量，单位为微克(μg)；

V——水样体积，单位为毫升(mL)。

3.4.7 精密度和准确度

单个实验室用自来水、深井水、井水、矿泉水分别配制成含锰为 0.08 mg/L，0.15 mg/L，0.30 mg/L，0.50 mg/L 水样，分别测定 8 次，平均相对标准偏差为 2.0%～4.6%，平均回收率为 100%～108%。

3.5 电感耦合等离子体发射光谱法

见 1.4。

3.6 电感耦合等离子体质谱法

见 1.5。

4 铜

4.1 无火焰原子吸收分光光度法

4.1.1 范围

本标准规定了用无火焰原子吸收分光光度法测定生活饮用水及其水源水中的铜。

本法适用于生活饮用水及其水源水中铜的测定。

本法最低检测质量为 0.1 ng,若取 20 μL 水样测定,则最低检测质量浓度为 5 μg/L。

4.1.2 原理

样品经适当处理后,注入石墨炉原子化器,所含的金属离子在石墨管内以原子化高温蒸发解离为原子蒸气。待测元素的基态原子吸收来自同种元素空心阴极灯发射的共振线,其吸收强度在一定范围内与金属浓度成正比。

4.1.3 试剂

4.1.3.1 铜标准储备溶液[ρ(Cu)=1 mg/mL]:称取 0.500 0 g 纯铜粉溶于 10 mL 硝酸溶液(1+1)中,并用纯水定容至 500 mL。

4.1.3.2 铜标准中间溶液[ρ(Cu)=50 μg/mL]:取铜标准储备溶液(4.1.3.1)5.00 mL 于 100 mL 容量瓶中,用硝溶液(1+99)定容至刻度,摇匀。

4.1.3.3 铜标准使用溶液[ρ(Cu)=1 μg/mL]:取铜标准中间溶液(4.1.3.2)2.00 mL 于 100 mL 容量瓶中,用硝溶液(1+99)定容至刻度,摇匀。

4.1.4 仪器

4.1.4.1 石墨炉原子吸收分光光度计。

4.1.4.2 铜元素空心阴极灯。

4.1.4.3 氩气钢瓶。

4.1.4.4 微量加液器:20 μL。

4.1.4.5 聚乙烯瓶:100 mL。

4.1.5 仪器参数

测定铜的仪器参数见表 5。

表 5 测定铜的仪器参数

元素	波长 /nm	干燥温度 /℃	干燥时间 /s	灰化温度 /℃	灰化时间 /s	原子化温度 /℃	原子化时间 /s
Cu	324.7	120	30	900	30	2 300	5

4.1.6 分析步骤

4.1.6.1 吸取铜标准使用溶液(4.1.3.3)0 mL,0.50 mL,1.00 mL,2.00 mL,3.00 mL 和 4.00 mL 于 6 个 100 mL 容量瓶内,用硝酸溶液(1+99)稀释至刻度,摇匀,配制成 0 ng/mL,5.0 ng/mL,10 ng/mL,20 ng/mL,30 ng/mL 和 40ng/mL 的标准系列。

4.1.6.2 仪器参数设定后依次吸取 20 μL 试剂空白,标准系列和样品,注入石墨管,记录吸收峰高或峰面积。

4.1.7 计算

若样品经处理或稀释,从标准曲线查出铜浓度后,按式(10)计算:

$$\rho(\mathrm{Cu}) = \frac{\rho_1 \times V_1}{V} \qquad \cdots\cdots(10)$$

式中:

$\rho(\mathrm{Cu})$——水样中铜的质量浓度,单位为微克每升(μg/L);

ρ_1——从标准曲线上查得试样中铜的质量浓度,单位为微克每升(μg/L);

V——原水样体积,单位为毫升(mL);

V_1——测定样品的体积,单位为毫升(mL)。

4.2 火焰原子吸收分光光度法

4.2.1 直接法

4.2.1.1 范围

本标准规定了用直接火焰原子吸收分光光度法测定生活饮用水及其水源水中的铜、铁、锰、锌、镉和铅。

本法适用于生活饮用水及水源水中较高浓度的铜、铁、锰、锌、镉和铅的测定。

本法适宜的测定范围：铜 0.2 mg/L～5 mg/L，铁 0.3 mg/L～5 mg/L，锰 0.1 mg/L～3 mg/L，锌 0.05 mg/mL～1 mg/L，镉 0.05 mg/L～2 mg/L，铅 1.0 mg/L～20 mg/L。

4.2.1.2 原理

水样中金属离子被原子化后，吸收来自同种金属元素空心阴极灯发出的共振线(铜，324.7 nm；铅，283.3 nm；铁，248.3 nm；锰，279.5 nm；锌，213.9 nm；镉，228.8 nm 等)，吸收共振线的量与样品中该元素的含量成正比。在其他条件不变的情况下，根据测量被吸收后的谱线强度，与标准系列比较定量。

4.2.1.3 试剂

所用纯水均为去离子蒸馏水。

4.2.1.3.1 各种金属离子标准储备溶液：

A 铁标准储备溶液[$\rho(Fe)=1$ mg/mL]：称取 1.000 g 纯铁粉[$\omega(Fe)\geqslant 99.9\%$]或 1.430 0 g 氧化铁($Fe_2O_3$，优级纯)，加入 10 mL 硝酸溶液(1+1)，慢慢加热并滴加盐酸($\rho_{20}=1.19$ g/mL)助溶，至完全溶解后加纯水定容至 1 000 mL。

B 铜标准储备溶液[$\rho(Cu)=1$ mg/mL]：称取 1.000 g 纯铜粉[$\omega(Cu)\geqslant 99.9\%$]，溶于 15 mL 硝酸溶液(1+1)中，用纯水定容至 1 000 mL。

C 锰标准储备溶液[$\rho(Mn)=1$ mg/mL]：称取 1.291 2 g 氧化锰(MnO，优级纯)或称取 1.000 g 金属锰[$\omega(Mn)\geqslant 99.8\%$]，加硝酸溶液(1+1)溶解后，用纯水定容至 1 000 mL。

D 锌标准储备溶液[$\rho(Zn)=1$ mg/mL]：称取 1.000 g 纯锌[$\omega(Zn)\geqslant 99.9\%$]，溶于 20 mL 硝酸溶液(1+1)中，并用纯水定容至 1 000 mL。

E 镉标准储备溶液[$\rho(Cd)=1$ mg/mL]：称取 1.000 g 纯镉粉，溶于 5 mL 硝酸溶液(1+1)中，并用纯水定容至 1 000 mL。

F 铅标准储备溶液[$\rho(Pb)=1$ mg/mL]：称取 1.598 5 g 经干燥的硝酸铅 [$Pb(NO_3)_2$] ，溶于约 200 mL 纯水中，加入 1.5 mL 硝酸($\rho_{20}=1.42$ g/mL)，用纯水定容至 1 000 mL。

4.2.1.3.2 硝酸($\rho_{20}=1.42$ g/mL)，优级纯。

4.2.1.3.3 盐酸($\rho_{20}=1.19$ g/mL)，优级纯。

4.2.1.4 仪器

所有玻璃器皿，使用前均须先用硝酸溶液(1+9)浸泡，并直接用纯水清洗。特别是测定锌所用的器皿，更应严格防止与含锌的水(自来水)接触。

4.2.1.4.1 原子吸收分光光度计及铜、铁、锰、锌、镉、铅空心阴极灯。

4.2.4.1.2 电热板。

4.2.4.1.3 抽气瓶和玻璃砂芯滤器。

4.2.1.5 分析步骤

4.2.1.5.1 水样的预处理：澄清的水样可直接进行测定；悬浮物较多的水样，分析前需酸化并消化有机物。若需测定溶解的金属，则应在采样时将水样通过 0.45 μm 滤膜过滤，然后按每升水样加 1.5 mL 硝酸(4.2.1.3.2)酸化使 pH 小于 2。

水样中的有机物一般不干扰测定，为使金属离子能全部进入水溶液和促使颗粒物质溶解以有利于萃取和原子化，可采用盐酸-硝酸消化法。于每升酸化水样中加入 5 mL 硝酸(4.2.1.3.2)。混匀后取定量水样，按每 100 mL 水样加入 5 mL 盐酸(4.2.1.3.3)的比例加入盐酸 。在电热板上加热 15 min。冷至室温后，用玻璃砂芯漏斗过滤，最后用纯水稀释至一定体积。

4.2.1.5.2 水样测定

A 将各种金属标准储备溶液用每升含 1.5 mL 硝酸(4.2.1.3.2)的纯水稀释，并配制成下列浓度(mg/L)的标准系列：铜，0.20～5.0；铁，0.30～5.0；锰，0.10～3.0；锌，0.050～1.0；镉，0.050～2.0；铅，1.0～20。

注：所列测量范围受不同型号仪器的灵敏度及操作条件的影响而变化时，可酌情改变上述测量范围。

B 将标准、空白溶液和样品溶液依次喷入火焰，测量吸光度。

C 绘制标准曲线并查出各待测金属元素的质量浓度。

4.2.1.6 计算

可从标准曲线直接查出水样中待测金属的质量浓度(mg/L)。

4.2.2 萃取法

4.2.2.1 范围

本标准规定了用萃取-火焰原子吸收分光光度法测定生活饮用水及其水源水中的铜、铁、锰、锌、镉和铅。

本法适用于生活饮用水及其水源水中较低浓度的铜、铁、锰、锌、镉和铅的测定。

本法最低检测质量铁、锰、铅，2.5 μg；铜，0.75 μg；锌、镉，0.25 μg。若取 100 mL 水样萃取，则最低检测质量浓度分别为 25 μg/L、7.5 μg/L 和 2.5 μg/L。

本法适宜的测定范围：铁、锰、铅，25 μg/L～300 μg/L；铜，7.5 μg/L～90 μg/L；锌、镉，2.5 μg/L～30 μg/L。

4.2.2.2 原理

于微酸性水样中加入吡咯烷二硫代氨基甲酸铵(APDC)和金属离子形成络合物，用甲基异丁基甲酮(MIBK)萃取，萃取液喷雾进入原子化器，测定各自波长下的吸光度，求出待测金属离子的浓度。

4.2.2.3 试剂

4.2.2.3.1 各种金属离子的标准储备溶液：同 4.2.1.3.1。

4.2.2.3.2 各种金属离子的标准使用溶液：用每升含 1.5 mL 硝酸(4.2.1.3.2)的纯水将各种金属离子储备溶液(4.2.2.3.1)稀释成 1.00 mL 含 10 μg 铁、锰和铅，1.00 mL 含 3.0 μg 铜及 1.00 mL 含 1.0 μg锌、镉的标准使用液。

4.2.2.3.3 甲基异丁基甲酮[$(CH_3)_2CHCH_2COCH_3$]：对品级低的需用 5 倍体积的盐酸溶液(1+99)振摇，洗除所含杂质，弃去盐酸相，再用纯水洗去过量的酸。

4.2.2.3.4 酒石酸溶液(150 g/L)：称取 150 g 酒石酸($C_4H_6O_6$)溶于纯水中，稀释至 1 000 mL。酒石酸中如含有金属杂质时，在溶液中加入 10 mL APDC 溶液(4.2.2.3.8)，用 MIBK(4.2.2.3.3)萃取提纯。

4.2.2.3.5 硝酸溶液[$c(HNO_3)=1$ mol/L]：吸取 7.1 mL 硝酸($\rho_{20}=1.42$ g/mL)加到纯水中，稀释至 100 mL。

4.2.2.3.6 氢氧化钠溶液(40 g/L)：称取 4 g 氢氧化钠溶于纯水中，并稀释至 100 mL。

4.2.2.3.7 溴酚蓝指示剂(0.5 g/L)：称取 0.05 g 溴酚蓝($C_{19}H_{10}Br_4O_5S$)，溶于乙醇溶液[$\varphi(C_2H_5OH)=20\%$]中，并稀释成 100 mL。

4.2.2.3.8 吡咯烷二硫代氨基甲酸铵溶液(20 g/L)：称取 2 g 吡咯烷二硫代氨基甲酸铵($C_5H_{12}N_2S_2$)溶于纯水中，滤去不溶物，并稀释到 100 mL，临用前配制。

4.2.2.4 仪器

4.2.2.4.1 原子吸收分光光度计及铁、锰、铜、锌、镉、铅空心阴极灯。

4.2.2.4.2 分液漏斗：125 mL。

4.2.2.4.3 具塞试管：10 mL。

4.2.2.5 分析步骤

4.2.2.5.1 吸取 100 mL 水样于 125 mL 分液漏斗中。

4.2.2.5.2 分别向 6 个 125 mL 分液漏斗中加入 0 mL、0.25 mL、0.50 mL、1.00 mL、2.00 mL 和 3.00 mL 各金属标准溶液(4.2.2.3.2),加含硝酸的纯水[每升含 1.5 mL 硝酸(ρ_{20}=1.42 g/mL)]至 100 mL,成为含有 0 μg/L、25 μg/L、50 μg/L、100 μg/L、200 μg/L 和 300 μg/L 铁、锰、铅和 0 μg/L、7.5 μg/L、15.0 μg/L、30.0 μg/L、60.0 μg/L 和 90 μg/L 铜以及 0 μg/L、2.50 μg/L、5.00 μg/L、10.0 μg/L、20.0 μg/L 和 30.0 μg/L 锌、镉的标准系列。

4.2.2.5.3 向盛有水样及金属标准溶液的分液漏斗中各加酒石酸溶液(4.2.2.3.4)5 mL,混匀。以溴酚蓝为指示剂(4.2.2.3.7),用硝酸溶液(4.2.2.3.5)或氢氧化钠溶液(4.2.2.3.6)调节水样及标准溶液的 pH 值至 2.2～2.8,此时溶液由蓝色变为黄色。

4.2.2.5.4 向各分液漏斗加入 2.5 mL 吡咯烷二硫代氨基甲酸铵溶液(4.2.2.3.8),混匀。再各加入 10 mL 甲基异丁基甲酮(4.2.2.3.3),振摇 2 min。静置分层,弃去水相。用滤纸或脱脂棉擦去分液漏斗颈内壁的水膜。另取干燥脱脂棉少许塞于分液漏斗颈末端,将萃取液通过脱脂棉滤入干燥的具塞试管中。

4.2.2.5.5 将甲基异丁基甲酮萃取液喷入火焰,并调节进样量为每分 0.8 mL～1.5 mL。减少乙炔流量,调节火焰至正常高度。

4.2.2.5.6 将标准系列和样品萃取液及甲基异丁基甲酮(4.2.2.3.3)间隔喷入火焰,测量吸光度。

4.2.2.5.7 绘制工作曲线并查出水样中待测金属的质量(μg/L)。应在萃取后 5 h 内完成测定。

4.2.2.6 计算

水样中待测金属的质量浓度计算见式(11):

$$\rho(\mathrm{B})=\frac{\rho_1}{V} \qquad \cdots\cdots(11)$$

式中:

$\rho(\mathrm{B})$——水样中待测金属的质量浓度,单位为毫克每升(mg/L);

ρ_1——从工作曲线上查得待测金属质量,单位为微克(μg);

V——原水样体积,单位为毫升(mL)。

4.2.2.7 精密度和准确度

5 个实验室测定合成水样,其中各金属浓度(μg/L)分别为:铜,26.5;汞,5.1;锌,39;镉,29;铁,150;锰,130。相对标准偏差为 9.3%,相对误差为 6.8%。

4.2.3 共沉淀法

4.2.3.1 范围

本标准规定了用共沉淀-火焰原子吸收分光光度法测定生活饮用水及其水源水中的铜、铁、锰、锌、镉和铅。

本法适用于生活饮用水及其水源水中较低浓度的铜、铁、锰、锌、镉和铅的测定。

本法最低检测质量:铜、锰,2 μg;锌、铁,2.5 μg;镉,1 μg;铅,5 μg。若取 250 mL 水样共沉淀,则最低检测质量浓度分别为铜、锰,0.008 mg/L,锌、铁,0.01 mg/L,镉,0.004 mg/L 和铅,0.02 mg/L。

本法适宜的测定范围为:铜、锰,0.008 mg/L～0.04 mg/L;锌、铁,0.01 mg/L～0.05 mg/L;镉,0.004 mg/L～0.02 mg/L;铅,0.02 mg/L～0.1 mg/L。

4.2.3.2 原理

水样中的铜、铁、锌、锰、镉、铅等金属离子经氢氧化镁共沉淀捕集后,加硝酸溶解沉淀,酸液喷雾进入原子化器,测定各自波长下的吸光度,求出待测金属离子的浓度。

4.2.3.3 试剂

4.2.3.3.1 各种金属离子的标准储备溶液:见 4.2.1.3.1。

4.2.3.3.2 各种金属离子的混合标准溶液:分别吸取一定量的各种金属离子标准储备溶液(4.2.3.3.1)置于同一容量瓶中,并用每升含1.5 mL硝酸(ρ_{20}=1.42 g/mL)的纯水稀释,配成下列浓度(μg/mL):镉,1;铜、锰,2;铁、锌,2.5;铅,5。

4.2.3.3.3 氯化镁溶液(100 g/L):称取10 g氯化镁($MgCl_2 \cdot 6H_2O$)用纯水溶解,并稀释为100 mL。

4.2.3.3.4 氢氧化钠溶液(200 g/L)。

4.2.3.3.5 硝酸溶液(1+1)。

4.2.3.4 仪器

4.2.3.4.1 原子吸收分光光度计及铁、锰、铜、锌、镉、铅空心阴极灯。

4.2.3.4.2 量杯:250 mL。

4.2.3.4.3 容量瓶:25 mL。

4.2.3.5 分析步骤

4.2.3.5.1 量取250 mL水样于量杯中,加入2 mL氯化镁溶液(4.2.3.3.3),边搅拌边滴加氢氧化钠溶液(4.2.3.3.4)2 mL(如系加酸保存水样,则先用氨水中和至中性),然后继续搅拌1 min。

4.2.3.5.2 静置使沉淀下降到25 mL以下(约需2h),用虹吸法吸去上清液至剩余体积为20 mL左右,加1 mL硝酸溶液(4.2.3.3.5)溶解沉淀,转入25 mL容量瓶中,加纯水至刻度,摇匀。

4.2.3.5.3 另取6个量杯,分别加入混合标准溶液(4.2.3.3.2)0 mL、1.00 mL、2.00 mL、3.00 mL、4.00 mL和5.00 mL,加纯水至250 mL,以下操作按4.2.3.5.1~4.2.3.5.2进行。

4.2.3.5.4 将水样及标准系列溶液分别喷雾,测量各自波长下的吸光度。

4.2.3.5.5 绘制工作曲线并查出水样中各金属离子的质量浓度。

4.2.3.6 计算

从工作曲线上直接查出各金属离子的质量浓度。

4.2.3.7 精密度和准确度

10个实验室测定了含有低、中、高浓度铜的加标水样,相对标准偏差分别为:低浓度(0.008 mg/L~0.012 mg/L) 6.6%~14%;中浓度(0.024 mg/L~0.025 mg/L)4.8%~6.1%;高浓度(0.04 mg/L以上)0.50%~6.9%。

10个实验室测定了铅的精密度,相对标准偏差分别为:低浓度 (0.02 mg/L~0.025 mg/L)4.4%~14%;中浓度(0.04 mg/L~0.06 mg/L)3%~13%;高浓度(0.08 mg/L以上)3.8%~16%。

10个实验室测定了镉的精密度,相对标准偏差分别为:低浓度(0.004 mg/L~0.01 mg/L)3.8%~11%;中浓度(0.04 mg/L~0.06 mg/L)2.9%~13%;高浓度(0.06 mg/L以上)1.2%~12%。

8个实验室测定了锌的精密度,相对标准偏差分别为:低浓度(0.005 mg/L~0.01 mg/L)4.4%~14%;中浓度(0.02 mg/L~0.04 mg/L)2.9%~11%;高浓度(0.05 mg/L以上)1.4%~11%。

6个实验室测定了铁和锰的精密度:铁的相对标准偏差分别为:低浓度(0.01 mg/L~0.015 mg/L) 6.7%~18%;中浓度(0.04 mg/L)3.9%~16%;高浓度(0.05 mg/L以上)0.9%~15%。

锰的相对标准偏差分别为:低浓度(0.008 mg/L~0.01 mg/L)4.4%~14%;中浓度(0.02 mg/L~0.04 mg/L)2.5%~9.4%;高浓度(0.05 mg/L以上)0.8%~11%。

10个试验室作了铜、铅的回收率试验。铜的回收率为:加标浓度0.008 mg/L~0.016 mg/L时,92%~109%;加标浓度0.028 mg/L~0.05 mg/L时,92%~108%;加标浓度0.4 mg/L~2.0 mg/L时,93%~105%。

铅的回收率为:加标浓度0.02 mg/L时,87%~107%;加标浓度0.04 mg/L~0.07 mg/L时,91%~108%;加标浓度0.16 mg/L~0.8 mg/L时,82%~137%。

8个试验室作了锌的回收率试验。回收率范围分别为:加标浓度0.01 mg/L时,92%~107%;加标浓度0.04 mg/L~0.08 mg/L时,98%~110%;加标浓度0.24 mg/L~2.0 mg/L时,95%~117%。

6个试验室作了镉、铁、锰的回收率试验。

镉的回收率为:加标浓度 0.004 mg/L～0.016 mg/L 时,92%～106%;加标浓度 0.04 mg/L～0.08 mg/L 时,95%～106%;加标浓度 0.2 mg/L～0.24 mg/L 时,95%～102%。

铁的回收率为:加标浓度 0.04 mg/L 时,95%～113%;加标浓度 0.4 mg/L 时,98%～102%;加标浓度 1.2 mg/L～2.0 mg/L 时,94%～101%。

锰的回收率为:加标浓度 0.04 mg/L 时,90%～100%;加标浓度 0.4 mg/L 时,98%～105%;加标浓度 1.2 mg/L～2.0 mg/L 时,92%～103%。

4.2.4 巯基棉富集法

4.2.4.1 范围

本标准规定了用巯基棉富集-火焰原子吸收分光光度法测定生活饮用水及其水源水中的铅、镉和铜。

本法适用于生活饮用水及其水源水中低浓度的铅、镉和铜的测定。

本法最低检测质量:铅,1 μg;镉,0.1 μg;铜,1 μg。若取 500 mL 水样富集,则最低检测质量浓度(mg/L)为:铅,0.004;镉,0.000 4 和铜,0.004。

大多数阳离子不干扰测定。

4.2.4.2 原理

水中痕量的铅、镉、铜经巯基棉富集分离后,在盐酸介质中用火焰原子吸收分光光度法测定,以吸光度或峰高定量。

4.2.4.3 试剂

配制试剂所用纯水均为去离子蒸馏水,所用试剂均为优级纯。

4.2.4.3.1 铅、镉、铜标准储备溶液:见 4.2.1.3.1.F,4.2.1.3.1.E,4.2.1.3.1.B。

4.2.4.3.2 铅、镉、铜混合标准溶液:用铅、镉、铜标准储备溶液稀释成下列浓度的混合标准溶液:$\rho(Pb)=10\ \mu g/mL$,$\rho(Cd)=1.0\ \mu g/mL$ 和 $\rho(Cu)=10\ \mu g/mL$。

4.2.4.3.3 巯基棉:取 100 mL 巯基乙醇酸,70 mL 乙酸酐,32 mL 乙酸[$\varphi(CH_3COOH)=36\%$],0.3 mL硫酸($\rho_{20}=1.84$ g/mL)及 10 mL 去离子水,依次加到 250 mL 广口瓶中,充分摇匀,冷却至室温。另取 30 g 脱脂棉放入广口瓶中,让棉花完全浸湿,待反应热散去后(必要时可用冷水冷却),加盖,在 35℃烘箱中放置 2 d～4 d 后取出,经漏斗或滤器抽滤至干。用纯水充分洗去未反应的物质,再加入盐酸溶液(1 mol/L)淋洗,最后用纯水淋洗至中性。抽干后摊开,在 30℃烘箱中烘干,于棕色瓶中密闭冷暗处保存,有效期至少可达 1 年。

4.2.4.4 仪器

所用玻璃器皿均用硝酸溶液(1+4)浸泡 12 h,并用纯水洗净。

4.2.4.4.1 原子吸收分光光度计及铜、镉、铅空心阴极灯。

4.2.4.4.2 巯基棉富集装置:用 500 mL 分液漏斗制成。

4.2.4.4.3 具塞刻度试管:10 mL。

4.2.4.5 分析步骤

4.2.4.5.1 称取 0.1 g 巯基棉均匀地装入分液漏斗的颈管中,加入少量纯水使巯基棉湿润。加入 5 mL盐酸溶液(1+98)通过巯基棉,再用纯水淋洗至中性。

4.2.4.5.2 取 500 mL 加硝酸保存的水样,用氨水(1+9)调节 pH 为 6.0～7.5,移入 500 mL 分液漏斗中,以 5 mL/min 的流速使水样通过巯基棉,水样流完后用洗耳球吹尽颈管中残留水样。用 4.5 mL 80℃热盐酸溶液分二次通过巯基棉洗脱待测组分,收集洗脱液于 10 mL 刻度试管内(每次吹尽巯基棉中的残留液),加纯水定容至 5 mL。

4.2.4.5.3 标准曲线的绘制:吸取铅、镉、铜混合标准溶液(4.2.4.3.2)0 mL、1.00 mL、3.00 mL、5.00 mL和 7.50 mL 分别置于 5 支 25 mL 比色管中,用盐酸溶液(1+49)稀释至刻度,与样品同时用火焰原子吸收法定量。

火焰原子吸收法测定条件见表6。

表6 火焰原子吸收法测定仪器参数

元素	波长/nm	狭缝/mm	灯电流/mA	燃烧器高度/mm	空气流量/(L/min)	乙炔流量/(L/min)
Cd	228.8	1.3	7.5	7.5	9.4	2.3
Cu	324.7	1.3	7.5	7.5	9.4	2.3
Pb	283.3	1.3	7.5	7.5	9.4	2.3

4.2.4.6 **计算**

水样铅(或镉、铜)的质量浓度计算见式(12):

$$\rho(B)=\frac{m}{V} \qquad \cdots\cdots(12)$$

式中:

$\rho(B)$——水样中铅(或镉、铜)质量浓度,单位为毫克每升(mg/L);

m——从标准曲线查得样品中的金属质量,单位为微克(μg);

V——水样体积,单位为毫升(mL)。

4.2.4.7 **精密度和准确度**

7个实验室重复测定加标水样,其铅浓度为2.0 μg/L~22 μg/L,铜浓度为1.5 μg/L~22 μg/L,镉浓度为0.25 μg/L~3.0 μg/L。相对标准偏差铅为2.0%~10%;铜为4.0%~6.0%;镉为0.8%~10%。测定含铅5 μg/L~22 μg/L,铜3 μg/L~22 μg/L,镉0.5 μg/L~3 μg/L的加标水样,回收率分别为铅90%~105%,铜96%~104%和镉94%~105%。

4.3 二乙基二硫代氨基甲酸钠分光光度法

4.3.1 范围

本标准规定了用二乙基二硫代氨基甲酸钠分光光度法测定生活饮用水及其水源水中的铜。

本法适用于生活饮用水及其水源水中铜的测定。

本法最低检测质量为2 μg,若取100 mL水样测定,则最低检测质量浓度为0.02 mg/L。

铁与显色剂形成棕色化合物对本标准有干扰,可用柠檬酸掩蔽。镍、钴与试剂呈绿黄色以至暗绿色,可用EDTA掩蔽。铋与试剂呈黄色,但在440 nm波长吸收极小,存在量为铜的二倍时,其干扰可以忽略。锰呈微红色,但颜色很不稳定,微量时显色后放置一段时间,颜色即可褪去。锰含量高时,加入盐酸羟胺,即可消除干扰。

4.3.2 原理

在pH 9~11的氨溶液中,铜离子与二乙基二硫代氨基甲酸钠反应,生成棕黄色络合物,用四氯化碳或三氯甲烷萃取后比色定量。

4.3.3 试剂

所有试剂均需用不含铜的纯水制备。

4.3.3.1 氨水(1+1)。

4.3.3.2 四氯化碳或三氯甲烷。

4.3.3.3 二乙基二硫代氨基甲酸钠溶液(1 g/L):称取0.1 g二乙基二硫代氨基甲酸钠[$(C_2H_5)_2NCS_2Na$],溶于纯水中并稀释至100 mL。储存于棕色瓶内,在冰箱内保存。

4.3.3.4 乙二胺四乙酸二钠-柠檬酸三铵溶液:称取5 g乙二胺四乙酸二钠($C_{10}H_{14}N_2O_8Na_2 \cdot 2H_2O$)和20 g柠檬酸三铵[$(NH_4)_3C_6H_5O_7$],溶于纯水中,并稀释成100 mL。

4.3.3.5 铜标准使用溶液[$\rho(Cu)=10$ μg/mL]:吸取铜标准储备溶液(4.2.1.3.1.B)10.00 mL,用纯水定容至1 000 mL。

4.3.3.6 甲酚红溶液(1.0 g/L):称取 0.1 g 甲酚红($C_{21}H_{18}O_5S$),溶于乙醇[$\varphi(C_2H_5OH)=95\%$]并稀释至 100 mL。

4.3.4 **仪器**

4.3.4.1 分液漏斗:250 mL。

4.3.4.2 具塞比色管:10 mL。

4.3.4.3 分光光度计。

4.3.5 **分析步骤**

4.3.5.1 吸取 100 mL 水样于 250 mL 分液漏斗中(若水样色度过高时,可置于烧杯中,加入少量过硫酸铵,煮沸,浓缩至约 70 mL,冷却后加水稀释至 100 mL)。

4.3.5.2 另取 6 个 250 mL 分液漏斗,各加 100 mL 纯水,然后分别加入 0 mL,0.20 mL,0.40 mL,0.60 mL,0.80 mL 和 1.00 mL 铜标准使用溶液(4.3.3.5),混匀。

4.3.5.3 向样品及标准系列溶液中各加 5 mL 乙二胺四乙酸二钠-柠檬酸三铵溶液(4.3.3.4)及三滴甲酚红溶液(4.3.3.6),滴加氨水(4.3.3.1)至溶液由黄色变为浅红色,再各加 5 mL 二乙基二硫代氨基甲酸钠溶液(4.3.3.3),混匀,放置 5 min。

4.3.5.4 各加 10.0 mL 四氯化碳或三氯甲烷(4.3.3.2),振摇 2 min,静置分层。

4.3.5.5 用脱脂棉擦去分液漏斗颈内水膜,将四氯化碳层放入干燥的 10 mL 具塞比色管中。

4.3.5.6 于 436 nm 波长,用 2 cm 比色皿,以四氯化碳为参比,测量样品及标准系列溶液的吸光度。

4.3.5.7 绘制标准曲线,并从曲线上查出样品管中铜的质量。

4.3.6 **计算**

水样中铜的质量浓度计算见式(13):

$$\rho(\mathrm{Cu})=\frac{m}{V} \qquad \cdots\cdots(13)$$

式中:

$\rho(\mathrm{Cu})$——水样中铜的质量浓度,单位为毫克每升(mg/L);

m——从标准曲线上查得样品管中铜的质量,单位为微克(μg);

V——水样体积,单位为毫升(mL)。

4.3.7 **精密度和准确度**

20 个实验室测定含铜 26.5 μg/L 的合成水样,各金属浓度(μg/L)分别为:汞,5.1;锌,39;镉,29;铁,150;锰,130。相对标准偏差 26%,相对误差 17%。

4.4 双乙醛草酰二腙分光光度法

4.4.1 **范围**

本标准规定了用双乙醛草酰二腙分光光度法测定生活饮用水及其水源水中的铜。

本法适用于生活饮用水及其水源水中铜的测定。

本法最低检测质量为 1.0 μg,若取 25 mL 水样测定,则最低检测质量浓度为 0.04 mg/L。

水中含 20 mg Na^+,10 mg Ca^{2+},5 mg K^+、Mg^{2+}、SO_4^{2-}、NO_3^-、CO_3^{2-} 对测定无明显影响,50 mg Cd^{2+}、Al^{3+}、Zn^{2+}、Sn^{2+}、Pb^{2+},1 mg Fe^{2+},0.5 mg Mn^{2+},0.1 mg As^{3+},Cr^{6+} 共存时,误差不大于 10%。

4.4.2 **原理**

在 pH 9 的条件下,铜离子(Cu^{2+})与双环己酮草酰二腙及乙醛反应,生成双乙醛草酰二腙螯合物,比色定量。

4.4.3 **试剂**

4.4.3.1 氨水(1+1)。

4.4.3.2 乙醛[$\omega(CH_3CHO)=40\%$]。

注：乙醛易聚合为聚乙醛，如发现乙醛聚合分层，则取乙醛 100 mL，加硫酸（ρ_{20} = 1.84 g/mL）5 mL，加热蒸馏，用 40 mL纯水吸收，收集馏液 100 mL。

4.4.3.3 柠檬酸三铵溶液（400 g/L）：称取 40 g 柠檬酸三铵[$(NH_4)_3C_6H_5O_7$]，溶于纯水，稀释至 100 mL。

4.4.3.4 双环己酮草酰二腙（简称 BCO）溶液（2 g/L）：称取 1.0 g 双环己酮草酰二腙（$C_{14}H_{22}N_4O_2$），置于烧杯中，加入 500 mL 乙醇溶液（1+1），加热至 60℃～70℃，搅拌溶解。

4.4.3.5 氨水-氯化铵缓冲溶液（pH9.0）：称取 27.0 g 氯化铵（NH_4Cl），溶于 500 mL 纯水中，滴加氨水（ρ_{20} = 0.88 g/mL）调节 pH 至 9.0。

4.4.3.6 铜标准使用溶液：见 4.3.3.5。

4.4.4 仪器

4.4.4.1 分光光度计。

4.4.4.2 比色管：50 mL。

4.4.4.3 电热恒温水浴。

4.4.5 分析步骤

4.4.5.1 吸取 25.0 mL 水样于 50 mL 比色管中。

4.4.5.2 另取 50 mL 比色管 7 支，分别加入铜标准使用溶液（4.4.3.6）0 mL，0.10 mL，0.50 mL，1.00 mL，2.00 mL，4.00 mL 和 6.00 mL，用纯水稀释至 25 mL。

4.4.5.3 向各比色管加 2.0 mL 柠檬酸三铵溶液（4.4.3.3），混合后用氨水（4.4.3.1）调 pH 至 9.0 左右。加 5.0 mL 缓冲液（4.4.3.5），混匀，再加 5.0 mLBCO 溶液（4.4.3.4），1.0 mL 乙醛（4.4.3.2），加纯水至刻度，摇匀。在 50 ℃水浴中加热 10 min，取出冷至室温。

4.4.5.4 于 546 nm 波长，用 3 cm 比色皿，以纯水为参比，测量样品及标准系列的吸光度。

4.4.5.5 绘制标准曲线，并从曲线上查出样品管中铜的质量。

4.4.6 计算

水样中铜（Cu）的质量浓度计算见式（14）：

$$\rho(\mathrm{Cu}) = \frac{m}{V} \qquad \cdots\cdots(14)$$

式中：

ρ(Cu)——水样中铜（Cu）的质量浓度，单位为毫克每升（mg/L）；

m——从标准曲线上查得样品管中铜的质量，单位为微克（μg）；

V——水样体积，单位为毫升（mL）。

4.4.7 精密度和准确度

单个实验室测定合成水样 6 次，其中各种金属浓度（μg/L）分别为：Cu，100；Mn，120；Zn，50；Fe，200。相对标准偏差为 4.1%，相对误差为 5.0%。

4.5 电感耦合等离子体发射光谱法

见 1.4。

4.6 电感耦合等离子体质谱法

见 1.5。

5 锌

5.1 原子吸收分光光度法

5.1.1 见 4.2.1。

5.1.2 **精密度和准确度**：11 个实验室用直接法或萃取法测定含锌 478 μg/L 和 26 μg/L 的合成水样，其他成分的浓度（μg/L）为：铝，852 和 435；砷，182 和 61；铍，261 和 183；镉，59 和 27；钴，348 和 96；

铬,304 和 65;铜,374 和 37;铁,796 和 78;汞,7.6 和 4.4;锰,478 和 47;镍,165 和 96;铅,383 和 113;硒,48 和 16;钒,848 和 470。相对标准偏差分别为 9.2%和 7.6%,相对误差分别为 4.0%和 0%。

共沉淀法的精密度和准确度见 4.2.3.7。

5.2 锌试剂-环己酮分光光度法

5.2.1 范围

本标准规定了用锌试剂-环己酮分光光度法测定生活饮用水及其水源水中的锌。

本法适用于生活饮用水及其水源水中锌的测定。

本法最低检测质量为 5 μg,若取 25 mL 水样测定,则最低检测质量浓度为 0.20 mg/L。

加入抗坏血酸钠可降低锰的干扰。Cu^{2+}、Pb^{2+}、Fe^{3+} 和 Mn^{2+} 质量浓度分别不超过 30 mg/L、50 mg/L、7 mg/L 和 5 mg/L 时,对测定无干扰。

5.2.2 原理

锌与锌试剂在 pH9.0 条件下生成蓝色络合物。其他重金属也能与锌试剂生成有色络合物,加入氰化物可络合锌及其他重金属,但加入环己酮能使锌有选择性地从氰络合物中游离出来,并与锌试剂发生显色反应。

5.2.3 试剂

5.2.3.1 环己酮。

5.2.3.2 抗坏血酸钠或抗坏血酸($C_6H_8O_6$)。

5.2.3.3 氰化钾溶液(10 g/L):称取 1.0 g 氰化钾(KCN)溶于 100 mL 纯水中。

注:此溶液剧毒!

5.2.3.4 缓冲溶液(pH 9):称取 8.4 g 氢氧化钠,溶于 500 mL 纯水中,加入 31 g 硼酸,溶解后再加纯水至 1 000 mL。

5.2.3.5 锌试剂溶液:称取 100 mg 锌试剂[$HOC_6H_3(SO_3H)N:NC(C_6H_5):NNC_6H_4COOH$],溶于 100 mL 甲醇中。

5.2.3.6 锌标准储备溶液:同 4.2.1.3.1.D。

5.2.3.7 锌标准使用溶液[$\rho(Zn)=10\ \mu g/mL$]:临用前取 10.0 mL 锌标准储备溶液(5.2.3.6)稀释至 1 000 mL。

5.2.4 仪器

5.2.4.1 比色管:50 mL。

5.2.4.2 分光光度计。

5.2.5 分析步骤

5.2.5.1 取澄清水样(如浑浊可用 0.45 μm 滤膜过滤)用盐酸溶液(1+5)或氢氧化钠溶液(80 g/L)调节 pH 至 7,然后吸取 25 mL 于 50 mL 比色管中。

5.2.5.2 吸取 0 mL,0.50 mL,1.00 mL,3.00 mL,5.00 mL 和 10.0 mL 锌标准使用溶液(5.2.3.7)置于 50 mL 比色管中,分别加水稀释至 25 mL。

5.2.5.3 加入 0.5 g 抗坏血酸钠,混匀。如用抗坏血酸,则需加约 0.6 mL 氢氧化钠溶液(200 g/L),调至中性。

注:锰在 0.1 mg/L 以下时,可不加抗坏血酸钠。

5.2.5.4 向标准及水样管中各加 5.0 mL 缓冲液(5.2.3.4),2.0 mL 氰化钾溶液(5.2.3.3),3.0 mL 锌试剂溶液(5.2.3.5)。每加一种试剂均需充分混匀。

5.2.5.5 各加环己酮(5.2.3.1)1.5 mL,充分混合至溶液透明。

5.2.5.6 在 620 nm 波长下,用 1 cm 比色皿,以试剂空白为参比,测量吸光度。

5.2.5.7 绘制工作曲线并查出水样管中锌的质量。

5.2.6 计算

水样中锌(Zn)的质量浓度计算见式(15):

$$\rho(Zn)=\frac{m}{V} \qquad \cdots\cdots(15)$$

式中：

$\rho(Zn)$——水样中锌(Zn)的质量浓度，单位为毫克每升(mg/L)；

m——从工作曲线查得的水样管中锌的质量，单位为微克(μg)；

V——水样体积，单位为毫升(mL)。

5.2.7 精密度和准确度

单个实验室测定高、中、低三种浓度的加标水样，相对标准偏差为 2.3%～4.6%。取两种地面水和一种自来水作回收试验，回收率 93%～108%。另两个实验室测定结果的相对标准偏差分别为 0.7%～4.2%和 2.3%～6.8%；回收率分别为 97%～100%和 96%～107%。

5.3 双硫腙分光光度法

5.3.1 范围

本标准规定了用双硫腙分光光度法测定生活饮用水及其水源水中的锌。

本法适用于生活饮用水及其水源水中锌的测定。

本法最低检测质量为 0.5 μg，若取 10 mL 水样测定，则最低检测质量浓度为 0.05 mg/L。

在选定的 pH 条件下，用足量硫代硫酸钠可掩蔽水中少量铅、铜、汞、镉、钴、铋、镍、金、钯、银、亚锡等金属干扰离子。

5.3.2 原理

在 pH4.0～5.5 的水溶液中，锌离子与双硫腙生成红色螯合物，用四氯化碳萃取后比色定量。

5.3.3 试剂

配制试剂和稀释用纯水均为去离子蒸馏水。

5.3.3.1 双硫腙四氯化碳储备溶液(1 g/L)：称取 0.1 g 双硫腙($C_{13}H_{12}N_4S$)，在干燥的烧杯中用四氯化碳溶解后稀释至 100 mL，倒入棕色瓶中。此溶液置冰箱内保存可稳定数周。

如双硫腙不纯，可用下述方法纯化：称取 0.20 g 双硫腙，溶于 100 mL 三氯甲烷，经脱脂棉过滤于 250 mL 分液漏斗中，每次用 20 mL 氨水(3+97)连续反萃取数次，直至三氯甲烷相几乎无绿色为止。合并水相至另一分液漏斗，每次用 10 mL 四氯化碳振荡洗涤水相两次，弃去四氯化碳相。水相用硫酸溶液(1+9)酸化至有双硫腙析出，再每次用 100 mL 四氯化碳萃取两次，合并四氯化碳相，倒入棕色瓶中，置冰箱内保存。

5.3.3.2 双硫腙四氯化碳溶液：临用前，吸取适量双硫腙四氯化碳储备溶液(5.3.3.1)，用四氯化碳稀释约 30 倍，至吸光度为 0.4(波长 535 nm，1 cm 比色皿)。

5.3.3.3 乙酸-乙酸钠缓冲溶液(pH4.7)：称取 68 g 乙酸钠($NaC_2H_3O_2 \cdot 3H_2O$)，用纯水溶解后稀释至 250 mL。另取冰乙酸 31 mL，用纯水稀释至 250 mL，将上述两种溶液等体积混合。

如试剂不纯，将上述混合液置于分液漏斗中，每次用 10 mL 双硫腙四氯化碳溶液(5.3.3.2)萃取，直至四氯化碳相呈绿色为止。弃去四氯化碳相，向水相加入 10 mL 四氯化碳，振荡洗涤水相，弃去四氯化碳相，如此反复数次，直至四氯化碳相不显绿色为止。用滤纸过滤水相于试剂瓶中。

5.3.3.4 硫代硫酸钠溶液(250 g/L)：称取 25 g 硫代硫酸钠，溶于 100 mL 纯水中。如试剂不纯，按 5.3.3.3 纯化。

5.3.3.5 锌标准储备溶液：见 4.2.1.3.1.D。

5.3.3.6 锌标准使用溶液[$\rho(Zn)=1\ \mu g/mL$]：用锌标准储备溶液(5.3.3.5)稀释。

5.3.4 仪器

所用玻璃仪器均须用硝酸溶液(1+1)浸泡，然后再用不含锌的纯水冲洗干净。

5.3.4.1 分液漏斗：60 mL。

5.3.4.2 比色管：10 mL。

5.3.4.3 分光光度计。

5.3.5 分析步骤

本标准测锌要特别注意防止外界污染，同时还要避免在直射阳光下操作。

5.3.5.1 吸取水样10.0 mL于60 mL分液漏斗中，如水样锌含量超过5 μg，可取适量水样，用纯水稀释至10.0 mL。

5.3.5.2 另取分液漏斗7个，依次加入锌标准使用溶液(5.3.3.6)0 mL，0.50 mL，1.00 mL，2.00 mL，3.00 mL，4.00 mL和5.00 mL，各加纯水至10 mL。

5.3.5.3 向各分液漏斗中各加5.0 mL缓冲溶液(5.3.3.3)，混匀，再各加1.0 mL硫代硫酸钠溶液(5.3.3.4)，混匀，再加入10.0 mL双硫腙四氯化碳溶液(5.3.3.2)，强烈振荡4 min，静置分层。

注1：加入硫代硫酸钠除有掩蔽干扰金属离子的作用外，同时也兼有还原剂的作用，保护双硫腙不被氧化。由于硫代硫酸钠也能与锌离子络合，因此标准系列中硫代硫酸钠溶液的用量应与水样管一致。

注2：振荡时间应充分，因硫代硫酸钠是较强的络合剂，只有使锌从络合物$[Zn(S_2O_3)_2]^{2-}$中释放出来，才能被双硫腙四氯化碳溶液萃取。锌的释放比较缓慢，故振荡时间要保证4 min，否则萃取不完全。为了使样品和标准的萃取率一致，应尽量使振荡强度和次数一致。

5.3.5.4 用脱脂棉或卷细的滤纸擦去分液漏斗颈内的水，弃去最初放出的2 mL～3 mL有机相，收集随后流出的有机相于干燥的10 mL比色管内。

5.3.5.5 于535 nm波长，用1 cm比色皿，以四氯化碳为参比，测量样品和标准系列萃取液的吸光度。

5.3.5.6 绘制工作曲线，并查出样品管中锌的质量。

5.3.6 计算

水样中锌的质量浓度计算见式(16)：

$$\rho(Zn)=\frac{m}{V} \qquad \cdots\cdots(16)$$

式中：

$\rho(Zn)$——水样中锌的质量浓度，单位为毫克每升(mg/L)；

m——从工作曲线查得的样品管中锌的质量，单位为微克(μg)；

V——水样体积，单位为毫升(mL)。

5.3.7 精密度和准确度

16个实验室测定含锌39 μg/L的合成水样，其他各金属离子浓度(μg/L)为：汞，5.1；铜，26.5；铁，150；锰，130；铅，5.4。相对标准偏差为14%，相对误差为26%。

5.4 催化示波极谱法

5.4.1 范围

本标准规定了用催化示波极谱法测定生活饮用水及其水源水中的锌。

本法适用于生活饮用水及其水源水中锌的测定。

本法最低检测质量为0.1 μg，若取10 mL水样测定，则最低检测质量浓度为10 μg/L。

下述共存物质(mg/L)对本标准无干扰：Ca^{2+}，200；Mg^{2+}，40；Fe^{2+}，Mn^{2+}，1.0；Cu^{2+}，Cd^{2+}，Pb^{2+}，As^{3+}，20。大量的K^+、Na^+、NO^{2-}、SO_4^{2-}、F^-存在时不干扰测定。

5.4.2 原理

在酒石酸钾钠-乙二胺体系中，锌与乙二胺形成络合物，吸附于滴汞电极上，在−1.45 V形成灵敏的络合物吸附催化波，其峰高与锌含量成正比。

5.4.3 试剂

5.4.3.1 酒石酸钾钠溶液(40 g/L)：称取4 g酒石酸钾钠($KNaC_4H_4O_6 \cdot 4H_2O$)，用纯水溶解并稀释为100 mL。

5.4.3.2 乙二胺溶液(1+1.5)：取40 mL乙二胺，加60 mL纯水，混匀。

5.4.3.3 无水亚硫酸钠溶液(10 g/L)：称取1 g无水亚硫酸钠(Na_2SO_3)，用纯水溶解并稀释至

100 mL。

5.4.3.4 硝酸-高氯酸(1+1):取硝酸(ρ_{20}=1.42 g/mL)与高氯酸(ρ_{20}=1.67 g/mL)等体积混合。

5.4.3.5 锌标准储备溶液:见 4.2.1.3.1.D。

5.4.3.6 锌标准使用液[ρ(Zn)=1 μg/mL]:将锌标准储备溶液(5.4.3.5)用纯水稀释。

5.4.4 仪器

5.4.4.1 瓷坩埚:30 mL。

5.4.4.2 电热板。

5.4.4.3 示波极谱仪。

5.4.5 分析步骤

5.4.5.1 吸取 10.0 mL 水样于 30 mL 瓷坩埚中,加入 0.5 mL 硝酸-高氯酸(5.4.3.4),在电热板上缓缓消化,直至得到白色残渣。同时作试剂空白。

5.4.5.2 取 8 个 30 mL 瓷坩埚,分别加入 0 mL,0.10 mL,0.30 mL,0.50 mL,0.80 mL,1.00 mL,1.20 mL和 1.50 mL 锌标准使用溶液(5.4.3.6)。

5.4.5.3 向样品及标准中各加入 2.0 mL 酒石酸钾钠溶液(5.4.3.1),0.5 mL 无水亚硫酸钠溶液(5.4.3.3),1.0 mL 乙二胺溶液(5.4.3.2),加纯水至 10.0 mL。

5.4.5.4 于示波极谱仪上,用三电极系统,阴极化,原点电位为-1.30 V,导数扫描。在-1.45 V 处读取水样及标准系列的峰高。

5.4.5.5 以锌质量为横坐标,峰高为纵坐标,绘制标准曲线,从曲线上查出水样中锌的质量。

5.4.6 计算

水样中锌质量浓度计算见式(17):

$$\rho(\mathrm{Zn}) = \frac{m}{V} \qquad \cdots\cdots(17)$$

式中:

ρ(Zn)——水样中锌质量浓度,单位为毫克每升(mg/L);

m——水样中锌质量,单位为微克(μg);

V——水样体积,单位为毫升(mL)。

5.4.7 精密度和准确度

4 个实验室对含锌 0.1 μg~5.0 μg 的水样,重复测定 66 次,相对标准偏差为 4.5%~12%。4 个实验室对加标 0.1 μg~0.5 μg 锌的 34 份水样进行回收试验,回收率为 86%~120%,平均回收率为 101%。

5.5 电感耦合等离子体发射光谱法

见 1.4。

5.6 电感耦合等离子体质谱法

见 1.5。

6 砷

6.1 氢化物原子荧光法

6.1.1 范围

本标准规定了用氢化物原子荧光法测定生活饮用水及其水源水中的砷。

本法适用于生活饮用水及其水源水中砷的测定。

本法最低检测质量为 0.5 ng,若取 0.5 mL 水样测定,则最低检测质量浓度为 1.0 μg/L。

6.1.2 原理

在酸性条件下,三价砷与硼氢化钠反应生成砷化氢,由载气(氩气)带入石英原子化器,受热分解为原子态砷。在特制砷空心阴极灯的照射下，基态砷原子被激发至高能态，在去活化回到基态时，发射出特征波长的荧光，在一定的浓度范围内，其荧光强度与砷含量成正比，与标准系列比较定量。

6.1.3 **试剂**

6.1.3.1 氢氧化钠溶液(2 g/L)：称取 1 g 氢氧化钠溶于纯水中，稀释至 500 mL。

6.1.3.2 硼氢化钠溶液(20 g/L)：称取硼氢化钠($NaBH_4$)10.0 g 溶于 500 mL 氢氧化钠溶液(6.1.3.1)中，混匀。

6.1.3.3 盐酸(ρ_{20}=1.19 g/mL)，优级纯。

6.1.3.4 盐酸溶液(5+95)。

6.1.3.5 硫脲-抗坏血酸溶液：称取 10.0 g 硫脲加约 80 mL 纯水，加热溶解，冷却后加入 10.0 g 抗坏血酸，稀释至 100 mL。

6.1.3.6 砷标准储备液[ρ(As)=0.1 mg/mL]：称取 0.132 0 g 经 105℃干燥 2 h 的三氧化二砷(As_2O_3)置于 50 mL 烧杯中，加入 10 mL 氢氧化钠(40 g/L)使之溶解，加 5 mL 盐酸(6.1.3.3)，转入 1 000 mL 容量瓶中用纯水定容至刻度，混匀。

6.1.3.7 砷标准中间溶液[ρ(As)=1.0 μg/mL]：吸取 5.00 mL 砷标准储备液(6.1.3.6)于 500 mL 容量瓶中，用纯水定容至刻度。

6.1.3.8 砷标准使用溶液[ρ(As)=0.10 μg/mL]：吸取 10.00 mL 砷标准中间溶液(6.1.3.7)于 100 mL容量瓶中，用纯水定容至刻度。

6.1.4 **仪器**

6.1.4.1 原子荧光光度计。

6.1.4.2 砷空心阴极灯。

6.1.5 **分析步骤**

6.1.5.1 取 10 mL 水样于比色管中。

6.1.5.2 标准系列的配制：分别吸取砷标准使用溶液(6.1.3.8) 0 mL，0.10 mL，0.30 mL，0.50 mL，0.70 mL，1.00 mL，2.00 mL 于比色管中，用纯水定容至 10 mL，使砷的浓度分别为 0 μg/L，1.0 μg/L，3.0 μg/L，5.0 μg/L，7.0 μg/L，10.0 μg/L，20.0 μg/L。

6.1.5.3 分别向水样、空白及标准溶液管中加入 1 mL 盐酸(6.1.3.3)、1.0 mL 硫脲+抗坏血酸溶液(6.1.3.5)，混匀。

6.1.5.4 仪器条件(参考)

砷灯电流：45 mA；负高压：305 V；原子化器高度：8.5 mm；载气流量：500 mL/min；屏蔽气流量：1 000 mL/min；进样体积：0.5 mL；载流：盐酸溶液(6.1.3.4)。

6.1.5.5 测定：开机，设定仪器最佳条件，点燃原子化器炉丝，稳定 30 min 后开始测定，绘制标准曲线、计算回归方程($Y=aX+b$)。

6.1.5.6 计算

以所测样品的荧光强度，从标准曲线或回归方程中查得样品溶液中砷浓度(μg/L)。

6.1.6 **精密度和准确度**

4 个实验室测定含一定浓度砷的水样，测定 8 次，其相对标准偏差均小于 4.9%，在水样中加入 5.0 μg/L～70.0 μg/L的砷标准溶液，其回收率为 85.7%～113%。

6.2 二乙氨基二硫代甲酸银分光光度法

6.2.1 范围

本标准规定了用二乙氨基二硫代甲酸银分光光度法测定生活饮用水及其水源水中的砷。

本法适用于生活饮用水及其水源水中砷的测定。

本法最低检测质量为 0.5 μg。若取 50 mL 水样测定，则最低检测质量浓度为 0.01 mg/L。

钴、镍、汞、银、铂、铬和钼可干扰砷化氢的发生，但饮用水中这些离子通常存在的量不产生干扰。

水中锑的含量超过 0.1 mg/L 时对测定有干扰。用本标准测定砷的水样不宜用硝酸保存。

6.2.2 **原理**

锌与酸作用产生新生态氢。在碘化钾和氯化亚锡存在下，使五价砷还原为三价砷。三价砷与新生态氢生成砷化氢气体。通过用乙酸铅棉花去除硫化氢的干扰，然后与溶于三乙醇胺-三氯甲烷中的二乙氨基二硫代甲酸银作用，生成棕红色的胶态银，比色定量。

6.2.3 **仪器**

6.2.3.1 砷化氢发生器，见图 1。

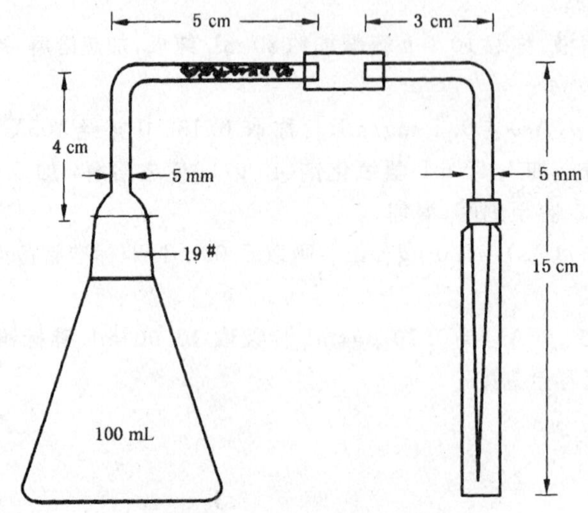

图 1 砷化氢发生瓶及吸收管

6.2.3.2 分光光度计。

6.2.4 **试剂**

6.2.4.1 三氯甲烷。

6.2.4.2 无砷锌粒。

6.2.4.3 硫酸溶液(1+1)。

6.2.4.4 碘化钾溶液(150 g/L)：称取 15 g 碘化钾(KI)，溶于纯水中并稀释至 100 mL，储于棕色瓶内。

6.2.4.5 氯化亚锡(400 g/L)：称取 40 g 氯化亚锡($SnCl_2 \cdot 2H_2O$)，溶于 40 mL 盐酸($\rho_{20}=1.19$ g/L)中，并加纯水稀释至 100 mL，投入数粒金属锡粒。

6.2.4.6 乙酸铅棉花：将脱脂棉浸入乙酸铅溶液(100 g/L)中，2 h 后取出，让其自然干燥。

6.2.4.7 吸收溶液：称取 0.25 g 二乙氨基二硫代甲酸银($C_5H_{10}NS_2 \cdot Ag$)，研碎后用少量三氯甲烷溶解，加入 1.0 mL 三乙醇胺[$N(CH_2CH_2OH)_3$]，再用三氯甲烷稀释到 100 mL。必要时，静置，过滤至棕色瓶内，储存于冰箱中。本试剂溶液中二乙氨基二硫代甲酸银浓度以 2.0 g/L～2.5 g/L 为宜，浓度过低将影响测定的灵敏度及重现性。溶解性不好的试剂应更换。实验室制备的试剂具有很好的溶解度。制备方法：是分别溶解 1.7 g 硝酸银、2.3 g 二乙氨基二硫代甲酸钠于 100 mL 纯水中，冷却到 20℃以下，缓缓搅拌混合。过滤生成的柠檬黄色银盐沉淀，用冷的纯水洗涤沉淀数次，置于干燥器中，避光保存。

6.2.4.8 砷标准储备溶液[ρ(As)=1 mg/mL]：称取 0.660 0 g 经 105℃干燥 2 h 的三氧化二砷(As_2O_3)，溶于 5 mL 氢氧化钠溶液(200 g/L)中。用酚酞作指示剂，以硫酸溶液(1+17)中和到中性后，再加入 15 mL 硫酸溶液(1+17)，转入 500 mL 容量瓶，加纯水至刻度。

6.2.4.9 砷标准使用溶液[ρ(As)=1 μg/mL]：吸取砷标准储备液(6.2.4.8)10.00 mL，置于 100 mL 容量瓶中，加纯水至刻度，混匀。临用时，吸取此溶液 10.00 mL，置于 1 000 mL 容量瓶中，加纯水至刻度，混匀。

6.2.5 分析步骤

6.2.5.1 吸取 50.0 mL 水样，置于砷化氢发生瓶中。

6.2.5.2 另取砷化氢发生瓶 8 个，分别加入砷标准使用溶液(6.2.4.9) 0 mL，0.50 mL，1.00 mL，2.00 mL，3.00 mL，5.00 mL，7.00 mL 和 10.00 mL，各加纯水至 50 mL。

6.2.5.3 向水样和标准系列中各加 4 mL 硫酸溶液(6.2.4.3)，2.5 mL 碘化钾溶液(6.2.4.4)及 2 mL 氯化亚锡溶液(6.2.4.5)，混匀，放置 15 min。

6.2.5.4 于各吸收管中分别加入 5.0 mL 吸收溶液(6.2.4.7)，插入塞有乙酸铅棉花 (6.2.4.6)的导气管。迅速向各发生瓶中倾入预先称好的 5 g 无砷锌粒(6.2.4.2)，立即塞紧瓶塞，勿使漏气。在室温(低于 15℃时可置于 25℃温水浴中)反应 1 h，最后用三氯甲烷将吸收液体积补足到 5.0 mL。在 1 h 内于 515 nm 波长，用 1 cm 比色皿，以三氯甲烷为参比，测定吸光度。

注：颗粒大小不同的锌粒在反应中所需酸量不同，一般为 4 mL～10 mL，需在使用前用标准溶液进行预试验，以选择适宜的酸量。

6.2.5.5 绘制工作曲线，从曲线上查出水样管中砷的质量。

6.2.6 计算

水样中砷(以 As 计)的质量浓度计算见式(18)：

$$\rho(\mathrm{As}) = \frac{m}{V} \qquad \cdots\cdots\cdots\cdots(18)$$

式中：

$\rho(\mathrm{As})$——水样中砷(以 As 计)的质量浓度，单位为毫克每升(mg/L)；

m——从工作曲线上查得的水样管中砷(以 As 计)的质量，单位为微克(μg)；

V——水样体积，单位为毫升(mL)。

6.2.7 精密度和准确度

有 54 个实验室用本标准测定含砷 61 μg/L 的合成水样。其他成分的浓度(μg/L)分别为：铝，435；铍，183；镉，27；铬，65；钴，96；铜，37；铁，78；铅，113；锰，47；汞，414；镍，96；硒，16；钒，470；锌，26。测定砷的相对标准偏差为 20%，相对误差为 13%。

6.3 锌-硫酸系统新银盐分光光度法

6.3.1 范围

本标准规定了用锌-硫酸系统新银盐分光光度法测定生活饮用水及其水源水中的砷。

本法适用于生活饮用水及其水源水中砷的测定。

本法最低检测质量为 0.2 μg 砷，若取 50 mL 水样测定，则最低检测质量浓度为 0.004 mg/L。

汞、银、铬、钴等离子可抑制砷化氢的生成，产生负干扰，锑含量高于 0.1 mg/L 可产生正干扰。但饮用水及其水源水中这些离子的含量极微或不存在，不会产生干扰。硫化物的干扰可用乙酸铅棉花除去。

6.3.2 原理

水中砷在碘化钾、氯化亚锡、硫酸和锌作用下还原为砷化氢气体，并与吸收液中银离子反应，在聚乙烯醇的保护下形成单质胶态银，呈黄色溶液，可比色定量。

6.3.3 仪器

6.3.3.1 砷化氢发生器。见图 1。

6.3.3.2 分光光度计。

6.3.4 试剂

除下列试剂外，其他见 6.2.4。

6.3.4.1 乙醇[$\varphi(C_2H_5OH)=95\%$]。

6.3.4.2 硝酸-硝酸银溶液：称取 2.50 g 硝酸银于 250 mL 棕色容量瓶中，用少量纯水溶解后，加 5 mL

硝酸(ρ_{20}=1.42 g/mL),用纯水定容。临用时配制。

6.3.4.3 聚乙烯醇溶液(4 g/L):称取 0.80 g 聚乙烯醇(聚合度为 1 750±50)于烧杯中,加 200 mL 纯水加热并不断搅拌至完全溶解后,盖上表面皿,微热煮沸 10 min,冷却后使用。当天配制。

6.3.4.4 砷化氢吸收液:将硝酸-硝酸银溶液(6.2.4.2)、聚乙烯醇溶液(6.2.4.3)及乙醇(6.3.4.1)按 1+1+2 体积比混合,充分摇匀后使用,临用前配制。

6.3.4.5 砷标准使用溶液:取砷标准储备溶液(6.2.4.8)用纯水适当稀释为 ρ(As)=0.5 μg/mL 的标准使用溶液。

6.3.5 分析步骤

6.3.5.1 吸取 50 mL 水样于砷化氢发生瓶中。

6.3.5.2 另取 8 个砷化氢反应瓶,分别加入砷标准使用溶液(6.3.4.5)0 mL,0.40 mL,1.00 mL,2.00 mL,3.00 mL,4.00 mL,5.00 mL 和 6.00 mL,并加纯水至 50 mL。

6.3.5.3 向水样及标准系列各管中加 4 mL~10 mL 硫酸溶液(6.2.4.3),2.5 mL 碘化钾溶液(6.2.4.4)及 2 mL 氯化亚锡溶液(6.2.4.5),混匀,放置 15 min。

注:硫酸用量因锌粒大小而异,可在使用前通过预试验确定。

6.3.5.4 于吸收管中分别加入 4 mL 砷化氢吸收液(6.3.4.4)。连接好吸收装置后,迅速向各反应瓶投入预先称好的 5 g 锌粒立即塞紧瓶塞,在室温下反应 1 h。

6.3.5.5 于 400 nm 波长,用 1 cm 比色皿,以吸收液为参比,测量吸光度。

6.3.5.6 绘制工作曲线,从曲线上查出水样管中砷的质量。

6.3.6 计算

水样中砷(以 As 计)的质量浓度计算见式(19):

$$\rho(\mathrm{As}) = \frac{m}{V} \qquad \cdots\cdots(19)$$

式中:

ρ(As)——水样中砷(以 As 计)的质量浓度,单位为毫克每升(mg/L);

m——从工作曲线上查得的水样管中砷(以 As 计)的质量,单位为微克(μg);

V——水样体积,单位为毫升(mL)。

6.3.7 精密度和准确度

6 个实验室测定 0.5 μg 及 2.5 μg 砷,批内相对标准偏差分别为 3.2%~7.2%及 2.7%~4.9%,批间相对标准偏差分别为 8.5%~14%及 4.3%~8.1%。6 个实验室向 50 mL 水样中加入 1 μg 及 3 μg 的砷标准,平均回收率为 92%~100%。

6.4 砷斑法

6.4.1 范围

本标准规定了用砷斑目视比色法测定生活饮用水及其水源水中的砷。

本法适用于生活饮用水及其水源水中砷的测定。

本法最低检测质量为 0.5 μg 砷,若取 50 mL 水样测定,则最低检测质量浓度为 0.01 mg/L。

本法的干扰情况见 6.2.1。

6.4.2 原理

锌与酸作用产生新生态氢,在碘化钾和氯化亚锡存在下,使五价砷还原为三价砷,三价砷与新生态氢生成砷化氢气体,通过用乙酸铅棉花去除硫化氢的干扰,于溴化汞试纸上生成黄棕色斑点,比较砷斑颜色的深浅定量。

6.4.3 仪器

砷化氢发生瓶和测砷管见图 2。

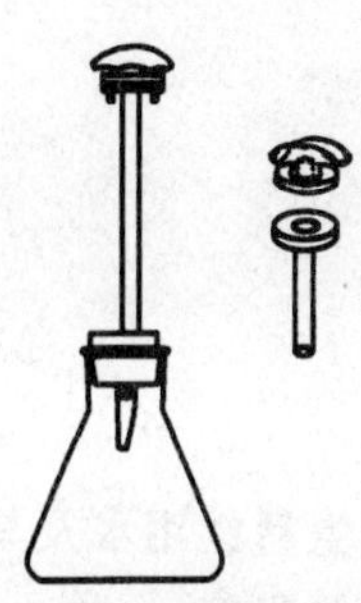

图 2　砷化氢发生瓶和测砷管

6.4.4　试剂

6.4.4.1　无砷锌粒。

6.4.4.2　硫酸溶液(1+1)。

6.4.4.3　碘化钾溶液(150 g/L):同 6.2.4.4。

6.4.4.4　氯化亚锡(400 g/L):同 6.2.4.5。

6.4.4.5　乙酸铅棉花:同 6.2.4.6。

6.4.4.6　溴化汞溶液(50 g/L):称取 5 g 溴化汞($HgBr_2$),溶于乙醇[$\varphi(C_2H_5OH)=95\%$]中,并稀释至 100 mL,储存于棕色瓶中。

6.4.4.7　溴化汞试纸:将致密定性滤纸剪成直径 1.8 cm～2.0 cm 的圆片,浸入溴化汞溶液(6.4.4.6)中 1 h～2 h。取出后在空气中凉干,保存于棕色瓶中。

6.4.4.8　砷标准使用溶液[$\rho(As)=1\ \mu g/mL$]:配制方法同 6.2.4.9。

6.4.5　分析步骤

6.4.5.1　吸取 50 mL 水样,置于砷化氢发生瓶内。

6.4.5.2　另取砷化氢发生瓶 7 个,分别加入砷标准使用溶液(6.4.4.8) 0 mL,0.50 mL,1.00 mL,2.00 mL,3.00 mL,4.00 mL 和 5.00 mL,各加纯水至 50 mL。

6.4.5.3　向水样和标准系列瓶中各加 4 mL 硫酸溶液(6.4.4.2)、5 mL 碘化钾溶液(6.4.4.3)及 1 mL 氯化亚锡溶液(6.4.4.4),混匀,放置 15 min。

6.4.5.4　将乙酸铅棉花装入测砷管中,并将溴化汞试纸夹紧于测砷管上部磨口之间。注意试纸应夹紧,并对准孔径位置。

6.4.5.5　向砷化氢发生瓶中加入 5 g 无砷锌粒(6.4.4.1),迅速装上测砷管并塞紧。

6.4.5.6　在室温放置 1 h,取出溴化汞试纸,将水样的试纸斑点颜色与标准色斑比较。

6.4.6　计算

水样中砷(以 As 计)的质量浓度计算见式(20):

$$\rho(As)=\frac{m}{V} \qquad \cdots\cdots(20)$$

式中:

$\rho(As)$——水样中砷(以 As 计)的质量浓度,单位为毫克每升(mg/L);

m——相当于标准色斑砷(以 As 计)的质量,单位为微克(μg);

V——水样体积,单位为毫升(mL)。

6.4.7　精密度和准确度

有 17 个实验室用本法测定含砷为 61 μg/L 的合成水样,其他成分的浓度见 6.2.7,测定结果的相对标准偏差为 34%,相对误差为 28%。

6.5　电感耦合等离子体发射光谱法

见 1.4。

6.6 电感耦合等离子体质谱法

见 1.5。

7 硒

7.1 氢化物原子荧光法

7.1.1 范围

本标准规定了用氢化物原子荧光法测定生活饮用水及其水源水中的硒。

本法适用于生活饮用水及其水源水中硒的测定。

本法最低检测质量为 0.5 ng,若取 0.5 mL 水样测定,则最低检测质量浓度为 0.4 μg/L。

7.1.2 原理

在盐酸介质中以硼氢化钠($NaBH_4$)或硼氢化钾(KBH_4)作还原剂,将硒还原成硒化氢(SeH_4),由载气(氩气)带入原子化器中进行原子化,在硒特制空心阴极灯照射下,基态硒原子被激发至高能态,在去活化回到基态时,发射出特征波长的荧光,在一定浓度范围内其荧光强度与硒含量成正比。与标准系列比较定量。

7.1.3 试剂

7.1.3.1 硝酸+高氯酸混合酸(1+1):将硝酸(ρ_{20}=1.42 g/mL,优级纯)与高氯酸(ρ_{20}=1.68 g/mL,优级纯)等体积混合。

7.1.3.2 盐酸(ρ_{20}=1.19 g/mL),优级纯。

7.1.3.3 盐酸溶液(5+95):取 25 mL 盐酸(7.1.3.2),用纯水稀释至 500 mL。

7.1.3.4 盐酸溶液(1+1)。

7.1.3.5 氢氧化钠溶液(2 g/L):称取 1 g 氢氧化钠溶于纯水中,稀释至 500 mL。

7.1.3.6 硼氢化钠溶液($NaBH_4$)溶液(20 g/L):称取硼氢化钠 10.0 g 溶于氢氧化钠溶液(7.1.3.5)500 mL,混匀。

7.1.3.7 铁氰化钾(100 g/L):称取 10.0 g 铁氰化钾,溶于 100 mL 蒸馏水中,混匀。

7.1.3.8 硒标准储备溶液[ρ(Se)=100.0 μg/mL]:精确称取 100.0 mg 硒(光谱纯),溶于少量硝酸中,加 2 mL 高氯酸(ρ_{20}=1.68 g/mL,优级纯),置沸水浴中加热 3 h~4 h 冷却后再加 8.4 mL 盐酸,再置沸水浴中煮 2 min,用纯水定容至 1 000 mL。

7.1.3.9 硒标准中间溶液[ρ(Se)=1.0 μg/mL]:取 5.0 mL 硒标准储备溶液(7.1.3.8)于 500 mL 容量瓶中,用纯水定容至刻度。

7.1.3.10 硒标准使用液[ρ(Se)=0.10 μg/mL]:取 10.0 mL 硒标准中间溶液(7.1.3.9)于 100 mL 容量瓶中,用纯水定容至刻度。

7.1.4 仪器

7.1.4.1 原子荧光光度计。

7.1.4.2 硒空心阴极灯。

7.1.5 分析步骤

7.1.5.1 样品预处理

取 25 mL 水样加入 2.5 mL 硝酸-高氯酸混合酸(7.1.3.1),在电热板上加热消解。当溶液冒有白烟时,取下冷却,再加入 2.5 mL 盐酸溶液(7.1.3.4),继续加热至溶液冒有白烟时,以完全将六价硒还原成四价硒。取下冷却,用纯水转移至比色管中,用纯水定容至 10 mL。同时做空白试验。

7.1.5.2 标准曲线的配制

分别吸取硒标准使用液(7.1.3.10)0 mL,0.10 mL,0.50 mL,1.00 mL,3.00 mL,5.00 mL 于比色管中,用纯水定容至 10 mL,使硒的浓度分别为 0.0 μg/L,1.0 μg/L,5.0 μg/L,10.0 μg/L,30.0 μg/L,50.0 μg/L。

7.1.5.3 在样品溶液和标准曲线溶液中分别加入 1 mL 盐酸(7.1.3.2),1 mL 铁氰化钾(7.1.3.7),混匀。

7.1.5.4 测定条件

负高压:340 V;灯电流:70 mA;炉高:8 mm;载气流量:500 mL/min;屏蔽气流量:1 000 mL/min;测量方式:标准曲线法;读数方式:峰面积;延迟时间:1 s;读数时间:12 s;进样体积:0.5 mL;载流:盐酸溶液(7.1.3.4)。

7.1.5.5 测定

开机,设定仪器最佳条件,点燃原子化器炉丝,稳定 30 min 后开始测定,绘制标准曲线、计算回归方程($Y=aX+b$)。

以所测样品的荧光强度,从标准曲线或回归方程中查得样品消化溶液中硒元素的质量浓度(μg/L)。

7.1.6 计算

样品中硒的质量浓度计算见式(21):

$$\rho(\mathrm{Se})=\frac{\rho\times 10}{25\times 1\,000} \qquad \cdots\cdots(21)$$

式中:

ρ(Se)——样品中硒的质量浓度,单位为毫克每升(mg/L);

ρ——样品消化液测定浓度,单位为微克每升(μg/L)。

7.1.7 精密度和准确度

3 个实验室测定含硒 5.0 μg/L～80.0 μg/L 的水样,测定 8 次,其相对标准偏差 RSD 均小于 5.0%,在水样中加入 10.0 μg/L～80.0 μg/L 的硒标准溶液,回收率为 85.0%～116%。

7.2 二氨基萘荧光法

7.2.1 范围

本标准规定了用二氨基萘荧光法测定生活饮用水及其水源水中的总硒。

本法适用于生活饮用水及其水源水中的总硒测定。

本法最低检测质量为 0.005 μg,若取 20 mL 水样测定,则最低检测质量浓度为 0.25 μg/L。

20 mL 水样中分别存在下列含量的元素不干扰测定:砷,30 μg;铍,27 μg;镉,5 μg;钴,30 μg;铬,30 μg;铜,35 μg;汞,1.0 μg;铁,100 μg;铅,50 μg;锰,40 μg;镍,20 μg;钒,100 μg 和锌,50 μg。

7.2.2 原理

2,3-二氨基萘在 pH1.5～2.0 溶液中,选择性地与四价硒离子反应生成苯并(a)硒二唑化合物绿色荧光物质,由环己烷萃取,产生的荧光强度与四价硒含量成正比。水样需先经硝酸-高氯酸混合酸消化将四价以下的无机和有机硒氧化为四价硒,再经盐酸消化将六价硒还原为四价硒,然后测定总硒含量。

7.2.3 试剂

7.2.3.1 高氯酸($\rho_{20}=1.67$ g/mL)。

7.2.3.2 盐酸($\rho_{20}=1.19$ g/mL)。

7.2.3.3 盐酸溶液[c(HCl)=0.1 mol/L]:取 8.4 mL 盐酸(7.2.3.2),用纯水稀释为 1 000 mL。

7.2.3.4 硝酸($\rho_{20}=1.42$ g/mL):优级纯。

7.2.3.5 硝酸+高氯酸(1+1)。

7.2.3.6 盐酸溶液(1+4)。

7.2.3.7 氨水(1+1)。

7.2.3.8 乙二胺四乙酸二钠溶液(50 g/L):称取 5 g 乙二胺四乙酸二钠($C_{10}H_{14}N_2O_8Na_2\cdot 2H_2O$)于少量纯水中,加热溶解,放冷后稀释至 100 mL。

7.2.3.9 盐酸羟胺溶液(100 g/L)。

7.2.3.10 精密 pH 试纸:pH0.5～5.0。

7.2.3.11　甲酚红溶液(0.2 g/L):称取 20 mg 甲酚红($C_{21}H_{18}O_5S$),溶于少量纯水中,加 1 滴氨水(7.2.3.7)使完全溶解,加纯水稀释至 100 mL。

7.2.3.12　混合试剂:取 50 mL 乙二胺四乙酸二钠溶液(7.2.3.8),50 mL 盐酸羟胺溶液(7.2.3.9)及 2.5 mL 甲酚红溶液(7.2.3.11),加纯水稀释至 500 mL,混匀,临用前配制。

7.2.3.13　环己烷:不得含有荧光杂质,必要时需重蒸。用过的环己烷重蒸后可再用。

7.2.3.14　2,3-二氨基萘溶液(1 g/L,此溶液需在暗室中配制):称取 100 mg 2,3-二氨基萘[$C_{10}H_6(NH_2)_2$,简称 DAN]于 250 mL 磨口锥形瓶中,加入 100 mL 盐酸溶液(7.2.3.3),振摇至全部溶解(约 15 min)后,加入 20 mL 环己烷继续振摇 5 min,移入底部塞有玻璃棉(或脱脂棉)的分液漏斗中,静置分层后将水相放回原锥形瓶内,再用环己烷萃取多次(次数视 DAN 试剂中荧光杂质多少而定,一般需5 次～6 次),直到环己烷相荧光最低为止。将此纯化的水溶液储于棕色瓶中,加一层约 1 cm 厚的环己烷以隔绝空气,置冰箱内保存。用前再用环己烷萃取一次。经常使用以每月配制一次为宜,不经常使用可保存 1 年。

7.2.3.15　硒标准储备溶液[ρ(Se)=100 μg/mL]:见 7.1.3.8。

7.2.3.16　硒标准使用液[ρ(Se)=0.05 μg/mL]:将硒标准储备溶液(7.2.3.15)用盐酸溶液(7.2.3.3)稀释,储于冰箱内备用。

7.2.4　**仪器**

本标准首次使用的玻璃器皿,均须以硝酸(1+1)浸泡 4h 以上,并用自来水,纯水淋洗洁净;本标准用过的玻璃器皿,以自来水淋洗后,于洗涤剂溶液(5 g/L)中浸泡 2 h 以上,并用自来水、纯水洗净。

7.2.4.1　磨口锥形瓶:100 mL。

7.2.4.2　分液漏斗(活塞勿涂油):25 mL 及 250 mL。

7.2.4.3　具塞比色管:5 mL。

7.2.4.4　电热板。

7.2.4.5　水浴锅。

7.2.4.6　荧光分光光度计或荧光光度计。

7.2.5　**分析步骤**

7.2.5.1　消化

7.2.5.1.1　吸取 5.00 mL～20.00 mL 水样及硒标准使用溶液(7.2.3.16)0 mL,0.10 mL,0.30 mL,0.50 mL,0.70 mL,1.00 mL,1.50 mL 和 2.00 mL 分别于 100 mL 磨口锥形瓶中,各加纯水至与水样相同体积。

7.2.5.1.2　沿瓶壁加入 2.5 mL 硝酸+高氯酸(7.2.3.5),将瓶(勿盖塞)置于电热板上加热至瓶内产生浓白烟,溶液由无色变成浅黄色(瓶内溶液太少时,颜色变化不明显,以观察浓白烟为准)为止,立即取下。

注:由于消化不完全,具荧光杂质未被完全分解而产生干扰,使测定结果偏高。消化完全后还继续加热将会造成硒的损失。

7.2.5.1.3　稍冷后加入 2.5 mL 盐酸溶液(7.2.3.6),继续加热至呈浅黄色,立即取下。

7.2.5.2　消化完毕的溶液放冷后,各瓶均加入 10 mL 混合试剂(7.2.3.12),摇匀,溶液应呈桃红色,用氨水(7.2.3.7)调节至浅橙色,若氨水加过量,溶液呈黄色或桃红(微带蓝)色,需用盐酸溶液(7.2.3.6)再调回至浅橙色,此时溶液 pH 值为 1.5～2.0。必要时需用 pH0.5～5.0 精密试纸(7.2.3.10)检验,然后冷却。

注:四价硒与 2,3-二氨基萘必须在酸性溶液中反应,pH 值以 1.5～2.0 为最佳,过低时溶液易乳化,太高时测定结果偏高。甲酚红指示剂有 pH2～3 及 7.2～8.8 两个变色范围,前者是由桃红色变为黄色,后者是由黄色变成桃红(微带蓝)色。本标准是采用前一个变色范围,将溶液调节至浅橙色 pH 值为 1.5～2.0 最适宜。

7.2.5.3　本步骤需在暗室内黄色灯下操作。向上述各瓶内加入 2 mL 2,3-二氨基萘溶液(7.2.3.14),

摇匀,置沸水浴中加热 5 min(自放入沸水浴中算起),取出,冷却。

7.2.5.4 向各瓶加入 4.0 mL 环已烷(7.2.3.13),加盖密塞,振摇 2 min。全部溶液移入分液漏斗(勿涂油)中,待分层后,弃去水相,将环已烷相由分液漏斗上口(先用滤纸擦干净)倾入具塞试管内,密塞待测。

7.2.5.5 荧光测定:可选用下列仪器之一测定荧光强度。

7.2.5.5.1 荧光分光光度计:激发光波长 376 nm,发射光波长为 520 nm。

7.2.5.5.2 荧光光度计:不同型号的仪器具备的滤光片不同,应选择适当滤光片。可用激发光滤片为 330 nm,荧光滤片为 510 nm(截止型)和 530 nm (带通型)组合滤片。

7.2.5.6 绘制工作曲线,从曲线上查出水样管中硒的质量。

7.2.6 计算

水样中硒的质量浓度计算见式(22):

$$\rho(\mathrm{Se}) = \frac{m}{V} \qquad \cdots\cdots(22)$$

式中:

$\rho(\mathrm{Se})$——水样中硒的质量浓度,单位为毫克每升(mg/L);

m——从工作曲线上查得的水样管中硒质量,单位为微克(μg);

V——水样体积,单位为毫升(mL)。

7.2.7 精密度和准确度

单个实验室测定含 0.25 μg/L~10.0 μg/L 硒标准溶液,重复 6 次以上,相对标准偏差为 2.1%~24%。测定 19 个不同硒浓度及类型的水样,每个样品重复 7 次以上,硒含量低于 0.3 μg/L 时相对标准偏差大于 20%;硒含量大于 1 μg/L 时,相对标准偏差均小于 10%。测定 36 个不同类型的水样,硒浓度为小于 0.25 μg/L~42 μg/L,加入标准 0.25 μg/L~10.0 μg/L,硒的平均回收率为 91%~105%。

7.3 氢化原子吸收分光光度法

7.3.1 范围

本标准规定了用氢化原子吸收分光光度法测定生活饮用水及其水源水中的总硒。

本法适用于生活饮用水及其水源水中总硒的测定。

本法最低检测质量为 0.01 μg,若取 50 mL 水样处理后测定,则最低检测质量浓度为 0.2 μg/L。

水中常见金属及非金属离子均不干扰测定。

7.3.2 原理

水样中二价硒和六价硒分别氧化和还原成四价硒,经硼氢化钾硒化氢,用氢化原子吸收分光光度法测定。

如果只需测四价和六价硒,水样可不经消化处理;又如只需测四价硒,水样可不经过消化和还原步骤。只需将水样调节到测定范围内直接测定。

7.3.3 试剂

7.3.3.1 硝酸(ρ_{20}=1.42 g/mL)。

7.3.3.2 盐酸(ρ_{20}=1.19 g/mL)。

7.3.3.3 盐酸溶液(1+2)。

7.3.3.4 盐酸溶液(1+1)。

7.3.3.5 氢氧化钠溶液(10 g/L):称取 1 g 氢氧化钠,用纯水溶解,并稀释为 100 mL。

7.3.3.6 硼氢化钾溶液(10 g/L):称取 1 g 硼氢化钾(KBH_4)用氢氧化钠溶液(7.3.3.5)溶解并稀释为 100 mL。如溶液不透明,需过滤。冰箱内保存,可稳定 1 W,否则应临用时配制。

7.3.3.7 铁氰化钾溶液(100 g/L):称取 10 g 铁氰化钾[$K_3Fe(CN)_6$],用纯水溶解,并稀释为 100 mL。

7.3.3.8 硝酸+高氯酸(1+1):见 7.2.3.5。

7.3.3.9 硒标准储备溶液[$\rho(Se)=100\ \mu g/mL$]：见 7.1.3.8。

7.3.3.10 硒标准中间溶液[$\rho(Se)=10\ \mu g/mL$]：吸取 10.00 mL 硒标准储备溶液(7.3.3.9)，在容量瓶内，用盐酸溶液(7.3.3.3)稀释为 100 mL。

7.3.3.11 硒标准使用溶液[$\rho(Se)=0.1\ \mu g/mL$]：取适量硒标准中间溶液(7.3.3.10)，用纯水稀释成 $\rho(Se)=0.1\ \mu g/mL$。临用前配制。

7.3.3.12 高纯氮。

7.3.4 仪器

7.3.4.1 原子吸收分光光度计。

7.3.4.2 硒空心阴极灯。

7.3.4.3 氢化物发生器和电热石英管或火焰石英管原子化器。

7.3.4.4 具塞比色管：10 mL。

7.3.5 分析步骤

7.3.5.1 样品预处理

7.3.5.1.1 吸取 50 mL 水样于 100 mL 锥形瓶中，加 2.0 mL 硝酸＋高氯酸(7.3.3.8)，在电热板上蒸发至冒高氯酸白烟，取下放冷。加 4.0 mL 盐酸溶液(7.3.3.4)，在沸水浴中加热 10 min，取出放冷。转移至预先加有 1.0 mL 铁氰化钾溶液(7.3.3.7)的 10 mL 具塞比色管中，加纯水至 10 mL，混匀后测总硒。

7.3.5.1.2 吸取 50.0 mL 水样于 100 mL 锥形瓶中，加 2.0 mL 盐酸(7.3.3.2)，于电热板上蒸发至溶液体积小于 5 mL，取下放冷。转移至预先加有 1.0 mL 铁氰化钾溶液(7.3.3.7)的 10 mL 具塞比色管中，加纯水至 10 mL，混匀后测四价和六价硒。

7.3.5.2 制备标准系列：分别将 0 mL，0.10 mL，0.20 mL，0.40 mL，0.80 mL，1.00 mL，1.20 mL 和 1.50 mL 硒标准使用溶液(7.3.3.11)置于 10 mL 具塞比色管中，加 4.0 mL 盐酸溶液(7.3.3.4)及 1.0 mL 铁氰化钾溶液(7.3.3.7)，加纯水至 10 mL。混匀后供测定。

7.3.5.3 测定

7.3.5.3.1 仪器参数见表 7。

表 7 测定硒的仪器参数

元素	波长/nm	灯电流/mA	氮气流量/(L/min)	原子化温度/℃
Se	196	8	1.2	800

7.3.5.3.2 分别取 5.0 mL 标准系列和样品溶液(7.3.5.1～7.3.5.2)于氢化物发生器中，加 3.0 mL 硼氢化钾溶液(7.3.3.6)，测量吸光度。

7.3.5.4 绘制标准曲线，从曲线上查出样品管中硒的质量。

7.3.6 计算

水样中硒的质量浓度计算见式(23)：

$$\rho(Se)=\frac{m}{V} \qquad \cdots\cdots(23)$$

式中：

$\rho(Se)$——水样中硒的质量浓度，单位为毫克每升(mg/L)；

m——从标准曲线上查得硒的质量，单位为微克(μg)；

V——水样体积，单位为毫升(mL)。

7.3.7 精密度和准确度

4 个实验室测定含硒 0.51 μg/L～6.15 μg/L 的水样，其相对标准偏差为 2.4%～4.7%；加标回收试验，在 2.0 μg/L～10.0 μg/L 范围，回收率大于 90.0%。

7.4 催化示波极谱法

7.4.1 范围

本标准规定了用催化示波极谱法测定饮用水及其水源水中的总硒。

本法适用于饮用水及其水源水中总硒的测定。

本法最低检测质量为 0.004 μg,若取 10 mL 水样测定,则最低检测质量浓度为 0.4 μg/L。

水中常见离子及 1 000 mg/L 钙,10 mg/L 铁、锰和锌,1 mg/L 砷不干扰测定;5 mg/L 银、3 mg/L 铜、0.1 mg/L 碲出现负干扰,但饮用水及其水源水中银、铜、碲含量甚微,可以不考虑。

7.4.2 原理

在高氯酸介质中,四价硒与亚硫酸钠形成硒的络盐,用 EDTA 作掩蔽剂,在氨-氯化铵-碘酸钾催化体系中,在峰电位为 −0.85 V(对饱和甘汞电极)产生灵敏的催化波,根据峰高计算出硒含量。

水样以高氯酸消化,可将四价以下的无机和有机硒氧化成 Se^{4+},用盐酸将 Se^{6+} 还原成 Se^{4+},测出结果为总硒含量。

7.4.3 试剂

配制试剂或稀释溶液等所用的纯水均为去离子蒸馏水,试剂均为优级纯。

7.4.3.1 盐酸(ρ_{20}=1.19 g/mL)。

7.4.3.2 高氯酸(ρ_{20}=1.68 g/mL)。

7.4.3.3 硝酸(ρ_{20}=1.42 g/mL)。

7.4.3.4 氨水(ρ_{20}=0.88 g/mL)。

7.4.3.5 盐酸溶液[c(HCl)=0.1 mol/L]:取 8.3 mL 盐酸(7.4.3.1),加纯水稀释至 1 000 mL。

7.4.3.6 高氯酸溶液(1+1):取 50 mL 高氯酸(7.4.3.2),加入 50 mL 纯水中,混匀。

7.4.3.7 亚硫酸钠溶液(100 g/L):称取 10 g 亚硫酸钠(Na_2SO_3),用纯水溶解后稀释至 100 mL。

7.4.3.8 碘酸钾溶液(30 g/L):称取 3 g 碘酸钾(KIO_3),加入 50 mL 纯水及 20 mL 氨水(7.4.3.4),溶解后用纯水稀释至 100 mL。

7.4.3.9 混合试剂:取 30 mL 氨水(7.4.3.4)加入 100 mL 纯水中,再加入 12.5 g 氯化铵及 1.0 g Na_2EDTA,溶解后用纯水稀释至 250 mL。

7.4.3.10 硒标准储备溶液:见 7.1.3.8。

7.4.3.11 硒标准使用溶液:临用时将硒标准储备溶液(7.4.3.10)用盐酸溶液(7.4.3.5)稀释成 ρ(Se)=0.04 μg/mL。

7.4.4 仪器

7.4.4.1 示波极谱仪。

7.4.4.2 电热板:可控制温度在 300℃以下。

7.4.4.3 具塞比色管:25 mL。

7.4.5 分析步骤

7.4.5.1 吸取 10.0 mL 水样于 50 mL 锥形瓶中,加 0.50 mL 高氯酸溶液(7.4.3.6),于电热板上加热至近干(约剩余 0.5 mL)时取下,趁热加 2 滴盐酸(7.4.3.1),混匀。冷至室温后转入 25 mL 具塞比色管中,补加纯水至 10 mL。

7.4.5.2 取 8 支 25 mL 比色管,分别加入硒标准使用溶液(7.4.3.11)0 mL,0.10 mL,0.50 mL,1.00 mL,1.50 mL,2.00 mL,3.00 mL 和 4.00 mL,补加纯水至 10 mL。

7.4.5.3 向样品及标准管中各加 2.0 mL 亚硫酸钠溶液(7.4.3.7),混匀,放置 20 min;各加 1.0 mL 混合试剂(7.4.3.9),3.0 mL 碘酸钾溶液(7.4.3.8),补加纯水至 25 mL 刻度,混匀。放置 30 min 后至 10 h 内进行测定。

7.4.5.4 于示波极谱仪上,用三电极系统,阴极化,原点电位为 −0.60 V,导数扫描,在 −0.85 V 处读取水样及标准系列的峰高。

7.4.5.5 以硒含量为横坐标，峰高为纵坐标，绘制标准曲线，从曲线上查出水样中硒的质量。

7.4.6 计算

水样中硒的质量浓度计算见式(24)：

$$\rho(\mathrm{Se}) = \frac{m}{V} \quad \cdots\cdots(24)$$

式中：

$\rho(\mathrm{Se})$——水样中硒的质量浓度，单位为毫克每升(mg/L)；

m——扣除试验空白后在标准曲线上查得硒的质量，单位为微克(μg)；

V——水样体积，单位为毫升(mL)。

7.4.7 精密度和准确度

4个实验室对含硒2 μg/L及8 μg/L的水样，测定的相对标准偏差为8.7%～2.1%，加入硒标准为0.8 μg/L及6 μg/L，回收率分别为85%～115%及95%～110%。

7.5 二氨基联苯胺分光光度法

7.5.1 范围

本标准规定了用二氨基联苯胺分光光度法测定生活饮用水及其水源水中的总硒。

本法适用于饮用水及其水源水中总硒的测定。

本法最低检测质量为1 μg硒，若取200 mL水样测定，则最低检测质量浓度为5 μg/L。

7.5.2 原理

在酸性条件下，3,3'-二氨基联苯胺与硒作用生成黄色化合物，pH在7左右时能被甲苯萃取，比色定量。水样需经混合酸液消化后，将四价以下的无机和有机硒氧化至四价硒，再经盐酸消化将六价硒还原至四价硒，然后测定总硒含量。

7.5.3 试剂

7.5.3.1 精密pH试纸：pH0.5～5.0及pH5.4～7.0。

7.5.3.2 硝酸+高氯酸(1+1)：见7.1.3.1。

7.5.3.3 盐酸溶液(1+4)。

7.5.3.4 乙二胺四乙酸二钠溶液(50 g/L)：见7.2.3.8。

7.5.3.5 盐酸羟胺溶液(100 g/L)。

7.5.3.6 甲酚红溶液(0.2 g/L)：见7.2.3.11。

7.5.3.7 混合试剂：见7.2.3.12。

7.5.3.8 氢氧化钠溶液(100 g/L)。

7.5.3.9 3,3'-二氨基联苯胺盐酸溶液(5 g/L)：称取0.5 g 3,3'-二氨基联苯胺盐酸盐[$(NH_2)_2C_6H_3C_6H_3(NH_2)_2 \cdot 4HCl \cdot 2H_2O$]，溶于纯水中，并稀释至100 mL。临用前配制。

7.5.3.10 甲苯。

7.5.3.11 硒标准储备溶液：见7.1.3.8。

7.5.3.12 硒标准使用溶液：将硒标准储备溶液(7.5.3.11)用盐酸溶液(7.2.3.3)稀释成$\rho(\mathrm{Se})$=1 μg/mL。储于冰箱内备用。

7.5.4 仪器

7.5.4.1 具塞锥形瓶：250 mL。

7.5.4.2 分液漏斗：50 mL。

7.5.4.3 具塞比色管：10 mL。

7.5.4.4 电热板。

7.5.4.5 振荡器。

7.5.4.6 分光光度计。

7.5.5 分析步骤

7.5.5.1 量取 200 mL 水样与 0 mL,1.00 mL,2.00 mL,3.00 mL,4.00 mL,6.00 mL,8.00 mL 和 10.00 mL 硒标准使用溶液(7.5.3.12)分别于 250 mL 具塞锥形瓶中,各加纯水至 200 mL,加数滴氢氧化钠溶液(7.5.3.8)至 pH7,加热浓缩至约 10 mL(**注意:不可蒸干!** 以防止硒损失),取下放冷。

7.5.5.2 消化:沿瓶壁加入 5 mL 硝酸-高氯酸(7.5.3.2),将瓶(勿盖塞)于电热板上加热,以下按 7.2.5.1.2 及 7.2.5.1.3 步骤操作至消化终点,立即取下。

7.5.5.3 放冷后沿瓶壁加入 20 mL 混合试剂(7.5.3.7)溶液应呈桃红色。用氢氧化钠(7.5.3.8)调 pH 至 2~3,溶液呈淡橙色,必要时需用 pH 0.5~5.0 精密试纸(7.5.3.1)检验,加入 3.5 mL 3,3′-二氨基联苯胺溶液(7.5.3.9),摇匀,在暗处放置 30 min。

7.5.5.4 用氢氧化钠溶液(7.5.3.8)调节 pH 至 6.5~7(溶液颜色由黄刚变成淡黄橙色)。必要时需用 pH 5.4~7.0 的精密 pH 试纸(7.5.3.1)检查。

7.5.5.5 加入 10.0 mL 甲苯(7.5.3.10),振摇 2 min,静置 5 min。待溶液分层,将甲苯相放入 10 mL 比色管中,于 430 nm 波长,3 cm 比色皿,以甲苯作参比。测定吸光度。

注:用甲苯萃取时,溶液的 pH 值应控制在 6.5~7,pH 大于 7 会使测定结果偏高。萃取时若产生乳化现象,放出水相后加入少许无水硫酸钠于分液漏斗中,振摇后静置,从分液漏斗上口倾出甲苯相。

7.5.5.6 以吸光度为纵坐标,硒含量为横坐标,绘制工作曲线,从曲线上查出样品中硒的质量。

7.5.6 计算

水样中硒的质量浓度计算见式(25):

$$\rho(\mathrm{Se}) = \frac{m}{V} \qquad \cdots\cdots(25)$$

式中:

$\rho(\mathrm{Se})$——水样中硒的质量浓度,单位为毫克每升(mg/L);

m——从工作曲线上查得的硒质量,单位为微克(μg);

V——水样体积,单位为毫升(mL)。

7.5.7 精密度和准确度

测定含 5 μg/L、25 μg/L、45 μg/L 硒的标准溶液,重复测定 6 次,相对标准偏差分别为 31%、16%、5.5%;测定自来水、井水、矿泉水、污水及某些工业废水等水样,每个水样重复测定 3 次~6 次,含硒量为未检出至 21 μg/L,相对标准偏差(随含量增加而减小)为 14%~44%。各种水样本底硒含量为未检出至 0.70 μg 硒,加入 2 μg~5 μg 硒,回收率为 100%~108%。

7.6 电感耦合等离子体发射光谱法

见 1.4。

7.7 电感耦合等离子体质谱法

见 1.5。

8 汞

8.1 原子荧光法

8.1.1 范围

本标准规定了用原子荧光法测定生活饮用水及清洁水源水中的汞。

本法适用于生活饮用水及清洁水源水中汞的测定。

本法最低检测质量为 0.05 ng,若取 0.50 mL 水样测定,则最低检测质量浓度为 0.1 μg/L。

8.1.2 原理

在一定酸度下,溴酸钾与溴化钾反应生成溴,可将试样消解使所含汞全部转化为二价无机汞,用盐酸羟胺还原过剩的氧化剂,用硼氢化钠将二价汞还原成原子态汞,由载气(氩气)将其带入原子化器，在特制汞空心阴极灯的照射下，基态汞原子被激发至高能态，在去活化回到基态时，发射出特征波长的荧光。在一定的浓度范围内，荧光强度与汞的含量成正比，与标准系列比较定量。

8.1.3 试剂

8.1.3.1 氢氧化钠溶液(2 g/L)：称取1 g氢氧化钠溶于纯水中，稀释至500 mL。

8.1.3.2 硼氢化钠溶液(20 g/L)：称取10.0 g硼氢化钠($NaBH_4$)溶于500 mL氢氧化钠溶液(8.1.3.1)中，混匀。

8.1.3.3 盐酸(ρ_{20}＝1.19 g/mL)，优级纯。

8.1.3.4 盐酸溶液(5＋95)：取25 mL盐酸(8.1.3.3)，用纯水稀释至500 mL。

8.1.3.5 溴酸钾-溴化钾溶液：称取2.784 g无水溴酸钾($KBrO_3$)及10 g溴化钾(KBr)，用纯水溶解稀释至1 000 mL。

8.1.3.6 盐酸羟胺溶液(100 g/L)：称取10 g盐酸羟胺，用纯水溶解并稀释至100 mL。

8.1.3.7 硝酸溶液(1＋19)：取50 mL硝酸(ρ_{20}＝1.42 g/mL)，用纯水稀释至1 000 mL，混匀。

8.1.3.8 重铬酸钾硝酸溶液(0.5 g/L)：称取0.5 g重铬酸钾($K_2Cr_2O_7$)，用硝酸溶液(8.1.3.7)溶解，并稀释为1 000 mL。

8.1.3.9 汞标准储备溶液[ρ(Hg)＝100.0 μg/mL]：称取0.135 4 g经硅胶干燥器放置24 h的氯化汞($HgCl_2$)，溶于重铬酸钾硝酸溶液(8.1.3.8)，并将此溶液定容至1 000 mL。

8.1.3.10 汞标准中间溶液[ρ(Hg)＝0.10 μg/mL]：吸取汞标准储备溶液(8.1.3.9) 10.00 mL于1 000 mL容量瓶中，用重铬酸钾硝酸溶液(8.1.3.8)稀释定容至1 000 mL。再吸取此溶液10.00 mL于100 mL容量瓶中，用重铬酸钾硝酸溶液(8.1.3.8)定容至100 mL。

8.1.3.11 汞标准使用溶液[ρ(Hg)＝0.010 μg/mL]：临用前，吸取汞标准中间溶液(8.1.3.10) 10.00 mL于100 mL容量瓶中，用重铬酸钾硝酸溶液(8.1.3.8)定容至100 mL。

8.1.4 仪器

8.1.4.1 原子荧光光度计。

8.1.4.2 汞特种空心阴极灯。

8.1.5 分析步骤

8.1.5.1 取10 mL水样于比色管中。

8.1.5.2 标准系列的配制：分别吸取汞标准使用溶液(8.1.3.11)0 mL，0.10 mL，0.20 mL，0.40 mL，0.60 mL，0.80 mL，1.00 mL于比色管中，用纯水定容至10 mL，使汞的浓度分别为0 μg/L，0.10 μg/L，0.20 μg/L，0.40 μg/L，0.60 μg/L，0.80 μg/L，1.00 μg/L。

8.1.5.3 分别向水样、空白及标准溶液管中加入1 mL盐酸(8.1.3.3)，加入0.5 mL溴酸钾-溴化钾溶液(8.1.3.5)，摇匀放置20 min后，加入1滴～2滴盐酸羟胺溶液(8.1.3.6)使黄色褪尽，混匀。

8.1.5.4 仪器条件(参考)

汞灯电流：30 mA；负高压：260 V；原子化器高度：8.5 mm；载气流量：500 mL/min；

屏蔽气流量：1 000 mL/min；进样体积：0.5 mL；载流：盐酸溶液(8.1.3.4)。

8.1.5.5 测定

开机，设定仪器最佳条件，稳定30 min后开始测定，连续使用标准系列空白进样，待读数稳定后，转入标准系列测定，绘制标准曲线。随后依次测定未知样品溶液。绘制标准曲线、计算回归方程($Y=aX+b$)。

8.1.5.6 计算

以所测样品的荧光强度，从标准曲线或回归方程中查得样品溶液中汞浓度(μg/L)。

8.1.6 精密度和准确度

4个实验室测定含一定浓度汞的水样，测定8次，其相对标准偏差均小于6.8%，在水样中加入0.1 μg/L～1.0 μg/L的汞标准溶液，其回收率为86.7%～120%之间。

8.2 冷原子吸收法

8.2.1 范围

本标准规定了用冷原子吸收法测定生活饮用水及其水源水中的总汞。

本法适用于生活饮用水及其水源水中的总汞的测定。

本法最低检测质量为 0.01 μg,若取 50 mL 水样处理后测定,则最低检测质量浓度为 0.2 μg/L。

8.2.2 原理

汞蒸气对波长 253.7 nm 的紫外光具有最大吸收,在一定的汞浓度范围内,吸收值与汞蒸气的浓度成正比。水样经消解后加入氯化亚锡将化合态的的汞转为元素态汞,用载气带入原子吸收仪的光路中,测定吸光度。

8.2.3 试剂

所有试剂均要求无汞。配制试剂和稀释样品用的纯水为去离子蒸馏水。

8.2.3.1 硝酸溶液(1+19):取 50 mL 硝酸(ρ_{20}=1.42 g/mL),加至 950 mL 纯水中,混匀。

8.2.3.2 重铬酸钾硝酸溶液(0.5 g/L):称取 0.5 g 重铬酸钾($K_2Cr_2O_7$),用硝酸溶液(8.2.3.1)溶解,并稀释为 1 000 mL。

8.2.3.3 硫酸(ρ_{20}=1.84 g/mL)。

8.2.3.4 高锰酸钾溶液(50 g/L):称取 5 g 高锰酸钾($KMnO_4$),溶于纯水中,并稀释至 100 mL。放置过夜,取上清液使用。

注:高锰酸钾中含有微量汞时很难除去,选用时要注意。

8.2.3.5 盐酸羟胺溶液(100 g/L):称取 10 g 盐酸羟胺($NH_2OH \cdot HCl$),溶于纯水中并稀释至 100 mL。如果试剂空白高,以 2.5 L/min 的流量通入氮气或净化过的空气 30 min。

8.2.3.6 氯化亚锡溶液(100 g/L):称取 10 g 氯化亚锡($SnCl_2 \cdot 2H_2O$),先溶于 10 mL 盐酸(ρ_{20}=1.19 g/mL)中,必要时可稍加热,然后用纯水稀释至 100 mL。如果试剂空白值高,以 2.5 L/min 的流量通入氮气或净化过的空气 30 min。

8.2.3.7 溴酸钾-溴化钾溶液:称取 2.784 g 溴酸钾($KBrO_3$)和 10 g 溴化钾(KBr),溶于纯水中并稀释至 1 000 mL。

8.2.3.8 汞标准储备溶液[ρ(Hg)=100 μg/mL]:见 8.1.3.9。

8.2.3.9 汞标准使用溶液[ρ(Hg)=0.05 μg/mL]:临用前吸取汞标准储备溶液(8.2.3.8)10.00 mL 于 100 mL 容量瓶中,用重铬酸钾硝酸溶液(8.2.3.2)定容至 100 mL。再吸取此溶液 5.00 mL,用重铬酸钾硝酸溶液(8.2.3.2)定容至 1 000 mL。

8.2.4 仪器

本标准使用的玻璃仪器,包括试剂瓶和采水样瓶,均须用硝酸溶液(1+1)浸泡过夜,再依次用自来水、纯水冲洗洁净。

8.2.4.1 锥形瓶:100 mL。

8.2.4.2 容量瓶:50 mL。

8.2.4.3 汞蒸气发生管。

8.2.4.4 冷原子吸收测汞仪。

8.2.5 分析步骤

8.2.5.1 预处理:受到污染的水样采用硫酸-高锰酸钾消化法,清洁水样可采用溴酸钾-溴化钾消化法。

8.2.5.1.1 硫酸-高锰酸钾消化法:

A 于 100 mL 锥形瓶中,加入 2 mL 高锰酸钾溶液(8.2.3.4)及 50.0 mL 水样。

B 另取 100 mL 锥形瓶 8 个,各加入 2 mL 高锰酸钾溶液(8.2.3.4),然后分别加入汞标准使用溶液(8.2.3.9)0 mL,0.20 mL,0.50 mL,1.00 mL,2.00 mL,3.00 mL,4.00 mL 和 5.00 mL,各加入纯水至约 50 mL。

C 向水样瓶及标准系列瓶中各滴加 2 mL 硫酸(8.2.3.3),混匀,置电炉上加热煮沸 5 min,取下放冷。

注:试验证明,水源水用硫酸和高锰酸钾作氧化剂,直接加热分解,有机汞(包括氯化甲基汞)和无机汞均有良好的回收。高锰酸钾用量应根据水样中还原性物质的含量多少而增减。当水源水的耗氧量(酸性高锰酸钾法测定结果)在 20 mg/L 以下时,每 50 mL 水样中加入 2 mL 高锰酸钾溶液(8.2.3.4)已足够。加热分解时须加入数粒玻璃珠,并在近沸时不时摇动锥形瓶,以防止受热不均匀而引起暴沸。

D 逐滴加入盐酸羟胺溶液(8.2.3.5)至高锰酸钾紫红色褪尽,放置 30 min。分别移入 100 mL 容量瓶中,加纯水至刻度。

注:盐酸羟胺还原高锰酸钾过程中产生氯气及氮氧化物,必须在振摇后静置 30 min 使它逸失,以防止干扰汞蒸气的测定。

8.2.5.1.2 溴酸钾-溴化钾消化法:

A 吸取 50.0 mL 水样于 100 mL 容量瓶中。

B 另取 100 mL 容量瓶 8 个,分别加入汞标准使用液(8.2.3.9)0 mL、0.20 mL、0.50 mL、1.00 mL、2.00 mL、3.00 mL、4.00 mL 和 5.00 mL,各加纯水至约 50 mL。

C 向水样及标准系列溶液中各加 2 mL 硫酸(8.2.3.3),摇匀,加入 4 mL 溴酸钾-溴化钾溶液(8.2.3.7),摇匀后放置 10 min。

D 滴加几滴盐酸羟胺溶液(8.2.3.5),至黄色褪尽为止(中止溴化作用)最后加纯水至 100 mL。

8.2.5.2 测定:按照仪器说明书调整好测汞仪。从样品及标准系列中逐个吸取 25.0 mL 溶液于汞蒸气发生管中,加入 2 mL 氯化亚锡溶液(8.2.3.6),迅速塞紧瓶塞,轻轻振摇数次,放置 30 s。用载气将汞蒸气导入吸收池,记录吸收值。

注:影响汞蒸气发生的因素较多,如载气流量、温度、酸度、反应容器、气液体积比等。因此每次均应同时测定标准系列。

8.2.5.3 用峰高对浓度作图,绘制工作曲线,从曲线上查出所测水样中汞的质量。

8.2.6 **计算**

水样中汞的质量浓度计算见式(26):

$$\rho(\mathrm{Hg}) = \frac{m}{V} \qquad \cdots\cdots(26)$$

式中:

$\rho(\mathrm{Hg})$——水样中汞的质量浓度,单位为毫克每升(mg/L);

m——从工作曲线上查得的水样中汞的质量,单位为微克(μg);

V——水样体积,单位为毫升(mL)。

8.2.7 **精密度和准确度**

有 26 个实验室用本标准测定含汞 5.1 μg/L 的合成水样。其他各金属浓度(μg/L)分别为:铜,26.5;镉,29;铁,150;锰,130;锌,39。测定汞的相对标准偏差为 5.8%,相对误差为 2.0%。

8.3 双硫腙分光光度法

8.3.1 **范围**

本标准规定了用双硫腙分光光度法测定生活饮用水及其水源水中的总汞。

本法适用于生活饮用水及其水源水中的总汞测定。

本法最低检测质量为 0.25 μg,若取 250 mL 水样测定,则最低检测质量浓度为 1 μg/L。

1 000 μg 铜、20 μg 银、10 μg 金、5 μg 铂对测定均无干扰。钯干扰测定,但它一般在水样中很少存在。

8.3.2 **原理**

汞离子与双硫腙在 0.5 mol/L 硫酸的酸性条件下能迅速定量螯合,生成能溶于三氯甲烷、四氯化碳等有机溶剂的橙色螯合物,于 485 nm 波长下比色定量。

于水样中加入高锰酸钾和硫酸并加热，可将水中有机汞和低价汞氧化成高价汞，且能消除有机物的干扰。

铜、银、金、铂、钯等金属离子在酸性溶液中同样可被双硫腙溶液萃取，但提高溶液酸度和碱性洗液浓度，并在碱性洗液中加入乙二胺四乙酸二钠，可消除一定量前四种金属离子的干扰，但不能消除钯的干扰。

8.3.3 **试剂**

本标准所用试剂均为无汞，配制试剂及稀释样品的纯水应用去离子蒸馏水或重蒸馏水。

8.3.3.1 硫酸（$\rho_{20}=1.84$ g/mL）。

8.3.3.2 双硫腙三氯甲烷储备溶液（1 g/L）：称取 0.10 g 双硫腙（$C_{13}H_{12}N_4S$，又名二苯基硫代卡巴腙），溶于三氯甲烷中，并稀释至 100 mL，储于棕色瓶中，置冰箱内保存。

如双硫腙不纯按 5.3.3.3 方法纯化。

8.3.3.3 双硫腙三氯甲烷溶液：临用前将双硫腙三氯甲烷储备溶液（8.3.3.2）用三氯甲烷稀释（约 50 倍）成吸光度为 0.40（波长 500 nm，1 cm 比色皿）。

8.3.3.4 盐酸羟胺溶液（100 g/L）：同 8.2.3.5。

8.3.3.5 高锰酸钾溶液（50 g/L）：同 8.2.3.4。

8.3.3.6 亚硫酸钠溶液（200 g/L）：称取 20 g 亚硫酸钠（$Na_2SO_3 \cdot 7H_2O$），溶于纯水中，并稀释至 100 mL。

8.3.3.7 碱性洗液：取 10 g 氢氧化钠（NaOH），溶于 500 mL 纯水中，加入 10 g 乙二胺四乙酸二钠（$C_{10}H_{14}N_2O_8Na_2 \cdot 2H_2O$），再加氨水（$\rho_{20}=0.88$ g/mL）至 1 000 mL。

8.3.3.8 汞标准储备溶液：见 8.1.3.9。

8.3.3.9 汞标准使用溶液[$\rho(Hg)=1\ \mu g/mL$]：将汞标准储备溶液（8.3.3.8）加硝酸（8.2.3.1）稀释。

8.3.4 **仪器**

本标准所用玻璃仪器，包括试剂瓶和采样瓶，均须用硝酸溶液（1+1）浸泡过夜，再用纯水冲洗洁净。

8.3.4.1 具塞锥形瓶：500 mL。

8.3.4.2 分液漏斗：500 mL。

8.3.4.3 分液漏斗：125 mL。

8.3.4.4 分光光度计。

8.3.5 **分析步骤**

8.3.5.1 **水样预处理**

8.3.5.1.1 于 500 mL 具塞锥形瓶中放入 10 mL 高锰酸钾溶液（8.3.3.5），如水样中有机物过多，可增加 5 mL～10 mL，然后再加入 250 mL 水样。

8.3.5.1.2 另取同样锥形瓶 8 个，各先加入 10 mL 高锰酸钾溶液（8.3.3.5），然后分别加入汞标准使用溶液（8.3.3.9）0 mL，0.25 mL，0.50 mL，1.00 mL，2.00 mL，4.00 mL，6.00 mL 和 8.00 mL，各加纯水至 250 mL。

8.3.5.1.3 向水样及标准瓶中各加 20 mL 硫酸（8.3.3.1），置电炉上加热煮沸 5 min。

8.3.5.1.4 将溶液冷却至室温，滴加盐酸羟胺溶液（8.3.3.4）至高锰酸钾褪色，剧烈振荡，开塞放置 30 min。

注：盐酸羟胺还原高锰酸钾过程中产生大量氯气与氮氧化物，为防止萃取过程中氧化双硫腙，应开塞静置 30 min，使其逸散。

8.3.5.2 **测定**

8.3.5.2.1 将溶液倾入 500 mL 分液漏斗中，各加 1 mL 亚硫酸钠溶液（8.3.3.6）及 10.0 mL 双硫腙三氯甲烷溶液（8.3.3.3），剧烈振摇 1 min，静置分层。

8.3.5.2.2 将双硫腙三氯甲烷溶液放入另一套已盛有 20 mL 碱性洗液（8.3.3.7）的 125 mL 分液漏斗

中，剧烈振摇 30 s，静置分层。用少量脱脂棉塞入分液漏斗颈内，将三氯甲烷相放入干燥的 10 mL 比色管中。

8.3.5.2.3　于 485 nm 波长下，用 2 cm 比色皿，以三氯甲烷为参比，测量样品和标准系列溶液的吸光度。

8.3.5.2.4　绘制工作曲线，从曲线上查出样品管中汞的质量。

8.3.6　计算

水样中汞的质量浓度计算见式(27)：

$$\rho(\mathrm{Hg}) = \frac{m}{V} \quad \cdots\cdots(27)$$

式中：

$\rho(\mathrm{Hg})$——水样中汞的质量浓度，单位为毫克每升(mg/L)；

m——从工作曲线上查得的水样中汞的质量，单位为微克(μg)；

V——水样体积，单位为毫升(mL)。

8.3.7　精密度和准确度

有 12 个实验室用本标准测定含汞 5.1 μg/L 的合成水样，其他各金属浓度同 8.2.7。测定汞的相对标准偏差为 40%，相对误差为 14%。

8.4　电感耦合等离子体质谱法

见 1.5。

9　镉

9.1　无火焰原子吸收分光光度法

9.1.1　范围

本标准规定了无火焰原子吸收分光光度法测定生活饮用水及其水源水中的镉。

本法适用于生活饮用水及其水源水中镉的测定。

本法最低检测质量为 0.01 ng，若取 20 μL 水样测定，则最低检测质量浓度为 0.5 μg/L。

水中共存离子一般不产生干扰。

9.1.2　原理

样品经适当处理后，注入石墨炉原子化器，所含的金属离子在石墨管内经原子化高温蒸发解离为原子蒸气，待测元素的基态原子吸收来自同种元素空心阴极灯发出的共振线，其吸收强度在一定范围内与金属浓度成正比。

9.1.3　试剂

9.1.3.1　镉标准储备溶液[$\rho(\mathrm{Cd})$=1 mg/mL]：称取 0.500 0 g 镉(99.9%以上)，溶于 5 mL 硝酸溶液(1+1)中，并用纯水定容至 500 mL。

9.1.3.2　镉标准中间溶液[$\rho(\mathrm{Cd})$=1 μg/mL]：取镉标准储备溶液(9.1.3.1)5.00 mL 于 100 mL 容量瓶中，用硝酸溶液(1+99)稀释至刻度，摇匀，此溶液 $\rho(\mathrm{Cd})$=50 μg/mL。再取此溶液 2.00 mL 于 100 mL 容量瓶中，用硝酸溶液(1+99)定容。

9.1.3.3　镉标准使用溶液[$\rho(\mathrm{Cd})$=100 ng/mL]：取镉标准中间溶液(9.1.3.2)10.00 mL 于 100 mL 容量瓶中，用硝酸溶液(1+99)稀释至刻度，摇匀。

9.1.3.4　磷酸二氢铵溶液(120 g/L)：称取 12 g 磷酸二氢铵($NH_4H_2PO_4$，优级纯)，加水溶解并定容至 100 mL。

9.1.3.5　硝酸镁溶液(50 g/L)：称取 5 g 硝酸镁[$Mg(NO_3)_2$，优级纯]，加水溶解并定容至 100 mL。

9.1.4　仪器

9.1.4.1　石墨炉原子吸收分光光度计。

9.1.4.2 镉元素空心阴极灯。

9.1.4.3 氩气钢瓶。

9.1.4.4 微量加样器:20μL。

9.1.4.5 聚乙烯瓶:100 mL。

9.1.5 仪器参数

测定镉的仪器参数见表8。

表8 测定镉的仪器参数

元素	波长/nm	干燥温度/℃	干燥时间/s	灰化温度/℃	灰化时间/s	原子化温度/℃	原子化时间/s
Cd	228.8	120	30	900	30	1 800	5

9.1.6 分析步骤

9.1.6.1 吸取镉标准使用溶液(9.1.3.3)0 mL,0.50 mL,1.00 mL,3.00 mL,5.00 mL和7.00 mL于6个100 mL容量瓶内,分别加入10 mL磷酸二氢铵溶液(9.1.3.4),1 mL硝酸镁(9.1.3.5)用硝酸溶液(1+99)定容至刻度,摇匀,分别配制成0 ng/mL,0.5 ng/mL,1 ng/mL,3 ng/mL,5 ng/mL和7 ng/mL的标准系列。

9.1.6.2 吸取10 mL水样,加入1.0 mL磷酸二氢铵溶液(9.1.3.4),0.1 mL硝酸镁溶液(9.1.3.5),同时取10 mL硝酸溶液(1+99),加入等体积磷酸二氢铵溶液(9.1.3.4)和硝酸镁溶液(9.1.3.5)作为空白。

9.1.6.3 仪器参数设定后依次吸取20 μL试剂空白,标准系列和样品,注入石墨管,启动石墨炉控制程序和记录仪,记录吸收峰高或峰面积。

9.1.7 计算

从标准曲线查出镉浓度后,按式(28)计算:

$$\rho(\mathrm{Cd}) = \frac{\rho_1 \times V_1}{V} \qquad \cdots\cdots(28)$$

式中:

$\rho(\mathrm{Cd})$——水样中镉的质量浓度,单位为微克每升(μg/L);

ρ_1——从标准曲线上查得水样中镉的质量浓度,单位为微克每升(μg/L);

V_1——测定样品的体积,单位为毫升(mL);

V——原水样体积,单位为毫升(mL)。

9.2 火焰原子吸收分光光度法

9.2.1 直接法见4.2.1。

9.2.2 精密度和准确度

18个实验室用本标准测定含镉27 μg/L的合成水样,其他离子浓度(μg/L)为:汞,4.4;锌,26;铜,37;铁,7.8;锰,47。镉的相对标准偏差为4.6%,相对误差为3.7%。

共沉法及巯基棉富集法的精密度和准确度见4.2.3.7和4.2.4.7。

9.3 双硫腙分光光度法

9.3.1 范围

本标准规定了用双硫腙分光光度法测定生活饮用水及其水源水中的镉。

本法适用于生活饮用水及其水源水中镉的测定。

本法最低检测质量为0.25 μg镉,若取25 mL水样测定,则最低检测质量浓度为0.01 mg/L。

水中多种金属离子的干扰可用控制pH和加入酒石酸钾钠、氰化钾等络合剂掩蔽。在本标准测定条件下,水中存在下列金属离子不干扰测定:铅,240 mg/L;锌,120 mg/L;铜,40 mg/L;铁,4 mg/L;锰,4 mg/L。镁达40 mg/L时需增加酒石酸钾钠。

水样被大量有机物污染时将影响比色测定，需预先消化。

9.3.2 **原理**

在强碱性溶液中，镉离子与双硫腙生成红色螯合物，用三氯甲烷萃取后比色定量。

9.3.3 **试剂**

配制试剂和稀释水样时，所用纯水均应无镉。

9.3.3.1 硝酸(ρ_{20}=1.42 g/mL)，优级纯。

9.3.3.2 高氯酸(ρ_{20}=1.138 g/mL)，优级纯。

9.3.3.3 三氯甲烷：三氯甲烷应纯净。三氯甲烷中有氧化物存在时可用亚硫酸钠($Na_2SO_3 \cdot 7H_2O$)溶液(200 g/L)萃洗 2 次，重蒸馏后方可使用。或将含有氧化物的三氯甲烷加入适量盐酸羟胺溶液(9.3.3.10)萃取一次后，再用纯水洗去残留的盐酸羟胺。

9.3.3.4 氢氧化钠溶液(240 g/L)。

9.3.3.5 双硫腙三氯甲烷储备溶液(1.0 g/L)：称取 0.1 g 双硫腙($C_{13}H_{12}N_4S$)，溶于三氯甲烷中，并稀释至 100 mL，储存于棕色瓶中，置冰箱内保存。

如双硫腙不纯，按 5.3.3.3 纯化。

9.3.3.6 双硫腙三氯甲烷溶液：临用前将双硫腙三氯甲烷储备溶液(9.3.3.5)用三氯甲烷稀释(约 10 倍)成吸光度为 0.82(波长 500 nm，1 cm 比色皿)。

9.3.3.7 吸光度 0.40 的双硫腙三氯甲烷溶液：临用前将双硫腙储备溶液(9.3.3.5)用三氯甲烷稀释(约 50 倍)成吸光度为 0.40(波长 500 nm，1 cm 比色皿)。

9.3.3.8 氰化钾(10 g/L)-氢氧化钠(400 g/L) 溶液：称取 400 g 氢氧化钠(NaOH) 和 10 g 氰化钾(KCN)，溶于纯水中，并稀释至 1 000 mL。储存于聚乙烯瓶中，可稳定 1 个～2 个月。

注：此溶液剧毒！

9.3.3.9 氰化钾(0.5 g/L)-氢氧化钠溶液(400 g/L)：称取 400 g 氢氧化钠和 0.5 g 氰化钾，溶于纯水中，并稀释至 1 000 mL。储存于聚乙烯瓶中，可稳定 1 个～2 个月。

注：此溶液剧毒！

9.3.3.10 盐酸羟胺溶液(200 g/L)。

9.3.3.11 酒石酸钾钠溶液(250 g/L)。

9.3.3.12 酒石酸溶液(20 g/L)：称取 20 g 酒石酸($H_2C_4H_4O_6$)，溶于纯水中并稀释至 1 000 mL。储存于冰箱中。使用时必须保持冰冷。

9.3.3.13 镉标准储备溶液[ρ(Cd)=100 μg/mL]：称取 0.100 0 g 镉(99.9%以上)，加入 30 mL 硝酸溶液(1+9)，使溶解，然后加热煮沸，最后用纯水定容至 1 000 mL。

9.3.3.14 镉标准使用溶液[ρ(Cd)=1 μg/mL]：取镉标准储备溶液(9.3.3.13)10.00 mL 于 1 000 mL 容量瓶中，加入 10 mL 盐酸(ρ_{20}=1.19 g/mL)，用纯水稀释至刻度。

9.3.4 **仪器**

所用玻璃仪器均须用硝酸溶液(1+9)浸泡过夜，然后用自来水、纯水淋洗干净。

9.3.4.1 分液漏斗：125 mL。

9.3.4.2 具塞比色管：10 mL。

9.3.4.3 分光光度计。

9.3.5 **分析步骤**

9.3.5.1 **水样预处理**

9.3.5.1.1 如水样污染严重，则准确取适量水样置于 250 mL 高型烧杯中。如采集水样时已在每 1 000 mL 水样中加有 5 mL 硝酸(9.3.3.1)，则不另加硝酸。将水样在电热板上加热蒸发，至剩余约 10 mL，放冷。

9.3.5.1.2 加入 10 mL 硝酸(9.3.3.1)及 5 mL 高氯酸(9.3.3.2)，继续加热消解直至产生浓烈白烟。

如果样品仍不清澈，则再加 10 mL 硝酸(9.3.3.1)，继续加热消解，直到溶液透明无色或略呈浅黄色为止。在消解过程中切勿蒸干。

9.3.5.1.3 冷却后加 20 mL 纯水，继续煮沸约 5 min，取下烧杯，放冷，用纯水稀释定容至 50 mL 或 100 mL。

9.3.5.2 **测定**

9.3.5.2.1 吸取水样或消解溶液 25.0 mL，置于分液漏斗中，用氢氧化钠溶液(9.3.3.4)调节 pH 至中性。

9.3.5.2.2 另取分液漏斗 8 个，分别加入镉标准使用溶液(9.3.3.14) 0 mL，0.25 mL，1.00 mL，2.00 mL，4.00 mL，6.00 mL，8.00 mL 和 10.00 mL，各加纯水至 25 mL。滴加氢氧化钠溶液(9.3.3.4)调至中性。

9.3.5.2.3 各加 1 mL 酒石酸钾钠溶液(9.3.3.11)，5 mL 氰化钾-氢氧化钠溶液(9.3.3.8)及 1 mL 盐酸羟胺溶液(9.3.3.10)。每加入一种试剂后均须摇匀。

注 1：酒石酸钾钠是含有两个羟基的二元羧酸盐，在强碱介质中，能更有效地络合钙、镁、铁、铝等金属离子，严防产生沉淀而造成镉的损失。

注 2：强碱介质是萃取镉的适宜条件，而铅、锌、锡等两性元素则生成相应的含氧酸阴离子，不能被双硫腙萃取。

注 3：盐酸羟胺作为还原剂，可消除三价铁和其他高价金属的氧化能力，以保护双硫腙不被氧化。

9.3.5.2.4 再各加 15 mL 双硫腙三氯甲烷溶液(9.3.3.6)，振摇 1 min，迅速将三氯甲烷相转入已盛有 25 mL 冷酒石酸溶液(9.3.3.12)的第二套分液漏斗中。再用 10 mL 三氯甲烷洗涤第一套分液漏斗，合并三氯甲烷于第二套分液漏斗中。

注意：切勿使水相进入第二套分液漏斗中，严防产生剧毒的氰化氢气体！

注：形成的双硫腙镉在被三氯甲烷饱和的强碱性溶液中容易分解，要迅速将三氯甲烷放入事先已准备好的第二套分液漏斗中。

9.3.5.2.5 将第二套分液漏斗振摇 2 min，此时镉已被萃取至酒石酸中。弃去双硫腙三氯甲烷溶液，再各加 5 mL 三氯甲烷，振摇 30s。静置分层，弃去三氯甲烷相。

9.3.5.2.6 再各加 0.25 mL 盐酸羟胺溶液(9.3.3.10)，15 mL 吸光度为 0.40 的双硫腙三氯甲烷溶液(9.3.3.7)及 5 mL 氰化钾-氢氧化钠溶液(9.3.3.9)，立即振摇 1 min。

9.3.5.2.7 擦干分液漏斗颈管内壁，塞入少许脱脂棉，将三氯甲烷相放入干燥的 10 mL 比色管中。

9.3.5.2.8 于 518 nm 波长，用 3 cm 比色皿，以三氯甲烷为参比，测定样品和标准系列溶液的吸光度。

9.3.5.2.9 绘制工作曲线，从曲线上查出样品管中镉的质量。

9.3.6 **计算**

水样中镉的质量浓度计算见式(29)：

$$\rho(\mathrm{Cd}) = \frac{m}{V} \qquad \cdots\cdots(29)$$

式中：

$\rho(\mathrm{Cd})$——水样中镉的质量浓度，单位为毫克每升(mg/L)；

m——从工作曲线查得的水样中镉的质量，单位为微克(μg)；

V——水样体积，单位为毫升(mL)。

9.3.7 **精密度和准确度**

有 16 个实验室用本标准测定含镉 27 μg/L 的合成水样，其他离子浓度(μg/L)为：汞，4.4；锌，26；铜，37；铁，78；锰，47。测得镉的相对标准偏差为 10%，相对误差为 3.7%。

9.4 **催化示波极谱法**

见 11.4。

9.5 原子荧光法

9.5.1 范围

本标准规定了用原子荧光法测定生活饮用水及其水源水中的镉。

本法适用于生活饮用水及其水源水中镉的测定。

本法最低检测质量为 0.25 ng。若取 0.5 mL 水样测定，则最低检测质量浓度为 0.5 μg/L。

9.5.2 原理

在酸性条件下，水样中的镉与硼氢化钾反应生成镉的挥发性物质，由载气带入石英原子化器，在特制镉空心阴极灯的激发下产生原子荧光，其荧光强度在一定范围内与被测定溶液中镉的浓度成正比，与标准系列比较定量。

9.5.3 试剂

9.5.3.1 硝酸(ρ_{20}=1.42 g/mL)，优级纯。

9.5.3.2 硝酸溶液(1+99)。

9.5.3.3 盐酸(ρ_{20}=1.19 g/mL)，优级纯。

9.5.3.4 硼氢化钾溶液(50 g/L)：称取 0.5 g 氢氧化钠溶于少量纯水中，加入硼氢化钾(KBH_4) 25.0 g，用纯水定容至 500 mL，混匀。

9.5.3.5 钴溶液(1.0 mg/mL)：称取 0.403 8 g 六水氯化钴($CoCl_2.6H_2O$，优级纯)，用纯水溶解定容至 100 mL。临用时稀释成 100 μg/mL。

9.5.3.6 硫脲(10 g/L)：称取 1.0 g 硫脲溶解于 100 mL 纯水中。

9.5.3.7 焦磷酸钠(20 g/L)：称取 2.0 g 焦磷酸钠溶解于 100 mL 纯水中。

9.5.3.8 镉标准储备溶液[ρ(Cd)=1.00 mg/mL]：称取 1.000 0 g 金属镉(光谱纯)，溶于 20 mL 硝酸(9.5.3.1)中，用纯水定容至 1 000 mL，摇匀。

9.5.3.9 镉标准中间溶液[ρ(Cd)=1.0 μg/mL]：吸取 5.0 mL 镉标准储备溶液(9.5.3.8)于 500 mL 容量瓶中，用硝酸(9.5.3.2)稀释定容至刻度。再取此溶液 10.0 mL 于 100 mL 容量瓶中，用硝酸(9.5.3.2)稀释定容至刻度。

9.5.3.10 镉标准使用溶液[ρ(Cd)=0.01 μg/mL]：吸取 5.0 mL 镉标准中间溶液(9.5.3.9)于 500 mL 容量瓶中，用纯水定容至刻度。

9.5.4 仪器

9.5.4.1 原子荧光光度计。

9.5.4.2 镉空心阴极灯。

9.5.5 分析步骤

9.5.5.1 取 10 mL 水样于比色管中。

9.5.5.2 标准系列的配制 分别吸取镉标准使用溶液(9.5.3.10)0 mL，0.50 mL，1.00 mL，3.00 mL，5.00 mL，7.00 mL，10.00 mL 于比色管中，用纯水定容至 10 mL，使镉的浓度分别为 0 μg/L，0.5 μg/L，1.0 μg/L，3.0 μg/L，5.0 μg/L，7.0 μg/L，10.0 μg/L。

9.5.5.3 分别向水样、空白及标准溶液管中加入 0.2 mL 盐酸(9.5.3.3)、0.2 mL 钴溶液(100 μg/mL)、1.0 mL 硫脲溶液(9.5.3.6)，0.4 mL 焦磷酸钠(9.5.3.7)溶液，混匀。

9.5.5.4 测定

9.5.5.4.1 仪器参考条件

灯电流：50 mA；负高压：260 V；原子化器高度：10 mm；载气流量：800 mL/min；屏蔽气流量：1 100 mL/min；进样体积：0.5 mL。

9.5.5.4.2 载流：取 10 mL 盐酸(9.5.3.3)加入少量纯水，加入 10 mL 100 μg/mL 的钴溶液，用纯水定容至 500 mL，混匀。

9.5.5.4.3 开机，设定仪器最佳条件，点燃原子化器炉丝，稳定 30 min 后开始测定，绘制标准曲线，计算回归方程。

9.5.5.5 计算

以所测样品的荧光强度，从标准曲线或回归方程中查得样品溶液中镉元素的质量浓度(μg/L)。

9.5.6 精密度和准确度

6个实验室测定含镉1.0 μg/L～10.0 μg/L的水样，测定8次，其相对标准偏差均小于5%，在水样中加入1.0 μg/L～10.0 μg/L的镉标准溶液，加标回收率为84.7%～117%。

9.6 电感耦合等离子体发射光谱法

见1.4。

9.7 电感耦合等离子体质谱法

见1.5。

10 铬（六价）

10.1 二苯碳酰二肼分光光度法

10.1.1 范围

本标准规定了用二苯碳酰二肼分光光度法测定生活饮用水及其水源水中的六价铬。

本法适用于生活饮用水及其水源水中六价铬的测定。

本法最低检测质量为0.2 μg(以Cr^{6+}计)。若取50 mL水样测定，则最低检测质量浓度为0.004 mg/L。

铁约50倍于六价铬时产生黄色，干扰测定；10倍于铬的钒可产生干扰，但显色10 min后钒与试剂所显色全部消失；200 mg/L以上的钼与汞有干扰。

10.1.2 原理

在酸性溶液中，六价铬可与二苯碳酰二肼作用，生成紫红色络合物，比色定量。

10.1.3 试剂

10.1.3.1 二苯碳酰二肼丙酮溶液(2.5 g/L)：称取0.25 g二苯碳酰二肼[$OC(HNNHC_6H_5)_2$，又名二苯氨基脲]，溶于100 mL丙酮中。盛于棕色瓶中置冰箱内可保存半月，颜色变深时不能再用。

10.1.3.2 硫酸溶液(1+7)：将10 mL硫酸(ρ_{20}=1.84 g/mL)缓慢加入70 mL纯水中。

10.1.3.3 六价铬标准溶液[$\rho(Cr)$=1 μg/mL]：称取0.141 4 g经105℃～110℃烘至恒量的重铬酸钾($K_2Cr_2O_7$)，溶于纯水中，并于容量瓶中用纯水定容至500 mL，此浓溶液1.00 mL含100 μg六价铬。吸取此浓溶液10.0 mL于容量瓶中，用纯水定容至1 000 mL。

10.1.4 仪器

所有玻璃仪器(包括采样瓶)要求内壁光滑，不能用铬酸洗涤液浸泡。可用合成洗涤剂洗涤后再用浓硝酸洗涤，然后用自来水、纯水淋洗干净。

10.1.4.1 具塞比色管，50 mL。

10.1.4.2 分光光度计。

10.1.5 分析步骤

10.1.5.1 吸取50 mL水样(含六价铬超过10 μg时，可吸取适量水样稀释至50 mL)，置于50 mL比色管中。

10.1.5.2 另取50 mL比色管9支，分别加入六价铬标准溶液(10.1.3.3)0 mL，0.20 mL，0.50 mL，1.00 mL，2.00 mL，4.00 mL，6.00 mL，8.00 mL和10.00 mL，加纯水至刻度。

10.1.5.3 向水样及标准管中各加2.5 mL硫酸溶液(10.1.3.2)及2.5 mL二苯碳酰二肼溶液(10.1.3.1)，立即混匀，放置10 min。

注：铬与二苯碳酰二肼反应时，酸度对显色反应有影响，溶液的氢离子浓度应控制在0.05 mol/L～0.3 mol/L，且以0.2 mol/L时显色最稳定。温度和放置时间对显色都有影响，15℃时颜色最稳定，显色后2 min～3 min，颜色可

达最深，且于 5 min～15 min 保持稳定。

10.1.5.4　于 540 nm 波长，用 3 cm 比色皿，以纯水为参比，测量吸光度。

10.1.5.5　如水样有颜色时，另取与 10.1.5.1 相同量的水样于 100 mL 烧杯中，加入 2.5 mL 硫酸溶液(10.1.3.2)，于电炉上煮沸 2 min，使水样中的六价铬还原为三价。溶液冷却后转入 50 mL 比色管中，加纯水至刻度后再多加 2.5 mL，摇匀后加入 2.5 mL 二苯碳酰二肼溶液(10.1.3.1)，摇匀，放置 10 min。按 10.1.5.4 步骤测量水样空白吸光度。

10.1.5.6　绘制标准曲线，在曲线上查出样品管中六价铬的质量。

10.1.5.7　有颜色的水样应在 10.1.5.4 测得样品溶液的吸光度中减去水样空白吸光度后，再在标准曲线上查出样品管中六价铬的质量。

10.1.6　计算

水样中六价铬的质量浓度计算见式(30)：

$$\rho(Cr^{6+}) = \frac{m}{V} \qquad \cdots\cdots(30)$$

式中：

$\rho(Cr^{6+})$——水样中六价铬的质量浓度，单位为毫克每升(mg/L)；

m——从标准曲线上查得的样品管中六价铬的质量，单位为微克(μg)；

V——水样体积，单位为毫升(mL)。

10.1.7　精密度和准确度

有 70 个实验室测定含六价铬 304 μg/L 和 65 μg/L 的合成水样，相对标准偏差为 6.7%及 9.2%；相对误差为 5.3%和 3.1%。

11　铅

11.1　无火焰原子吸收分光光度法

11.1.1　范围

本标准规定了无火焰原子吸收分光光度法测定生活饮用水及其水源水中的铅。

本法适用于生活饮用水及水源水中铅的测定。

本法最低检测质量为 0.05 ng 铅，若取 20 μL 水样测定，则最低检测质量浓度为 2.5 μg/L。

水中共存离子一般不产生干扰。

11.1.2　原理

样品经适当处理后，注入石墨炉原子化器，所含的金属离子在石墨管内经原子化高温蒸发解离为原子蒸气，待测元素的基态原子吸收来自同种元素空心阴极灯发出的共振线，其吸收强度在一定范围内与金属浓度成正比。

11.1.3　试剂

11.1.3.1　铅标准储备溶液[$\rho(Pb)=1$ mg/mL]：称取 0.799 0 g 硝酸铅[$Pb(NO_3)_2$]，溶于约 100 mL 纯水中，加入硝酸($\rho_{20}=1.42$ g/mL)1 mL，并用纯水定容至 500 mL。

11.1.3.2　铅标准中间溶液[$\rho(Pb)=50$ μg/mL]：取铅标准储备溶液(11.1.3.1)5.00 mL 于 100 mL 容量瓶中，用硝酸溶液(1+99)稀释至刻度，摇匀。

11.1.3.3　铅标准使用溶液[$\rho(Pb)=1$ μg/mL]：取铅标准中间溶液(11.1.3.2)2.00 mL 于 100 mL 容量瓶中，用硝酸溶液(1+99)稀释至刻度，摇匀。

11.1.3.4　磷酸二氢铵溶液(120 g/L)：称取 12 g 磷酸二氢铵($NH_4H_2PO_4$，优级纯)，加水溶解并定容至 100 mL。

11.1.3.5　硝酸镁溶液(50 g/L)：称取 5 g 硝酸镁[$Mg(NO_3)_2$，优级纯]，加水溶解并定容至 100 mL。

11.1.4　仪器

11.1.4.1　石墨炉原子吸收分光光度计。

11.1.4.2 铅元素空心阴极灯。

11.1.4.3 氩气钢瓶。

11.1.4.4 微量加样器:20 μL。

11.1.4.5 聚乙烯瓶:100 mL。

11.1.5 仪器参数

测定铅的仪器参数见表9。

表9 测定铅的仪器参数

元素	波长/nm	干燥温度/℃	干燥时间/s	灰化温度/℃	灰化时间/s	原子化温度/℃	原子化时间/s
Pb	283.3	120	30	600	30	2 100	5

11.1.6 分析步骤

11.1.6.1 吸取铅标准使用溶液(11.1.3.3)0 mL,0.25 mL,0.50 mL,1.00 mL,2.00 mL,3.00 mL和4.00 mL于7个100 mL容量瓶内,分别加入10 mL磷酸二氢铵溶液(11.1.3.4),1 mL硝酸镁溶液(11.1.3.5),用硝酸溶液(1+99)稀释至刻度,摇匀,分别配制成0 ng/mL,2.5 ng/mL,5.0 ng/mL,10 ng/mL,20 ng/mL,30 ng/mL和40 ng/mL的标准系列。

11.1.6.2 吸取10 mL水样,加入1.0 mL磷酸二氢铵溶液(11.1.3.4),0.1 mL硝酸镁溶液(11.1.3.5),同时取10 mL硝酸溶液(1+99),加入等量磷酸二氢铵溶液(11.1.3.4)和硝酸镁溶液(11.1.3.5)作为空白。

11.1.6.3 仪器参数设定后依次吸取20 μL试剂空白,标准系列和样品,注入石墨管,启动石墨炉控制程序和记录仪,记录吸收峰高或峰面积。

11.1.7 计算

从标准曲线查出铅浓度后,按式(31)计算:

$$\rho(\text{Pb}) = \frac{\rho_1 \times V_1}{V} \qquad \cdots\cdots(31)$$

式中:

$\rho(\text{Pb})$——水样中铅的质量浓度,单位为微克每升(μg/L);

ρ_1——从标准曲线上查得试样中铅的质量浓度,单位为微克每升(μg/L);

V——原水样体积,单位为毫升(mL);

V_1——测定样品的体积,单位为毫升(mL)。

11.2 火焰原子吸收分光光度法

11.2.1 见4.2.1。

11.2.2 精密度和准确度

17个实验室用直接或萃取法测定含铅383 μg/L和13 μg/L的合成水样,其他成分的浓度(μg/L)为:铝,852和435;砷,182和61;铍,261和183;镉,59和11;镍,165和96;钴,348和96;铬,304和65;铜,374和37;铁,796和78;硒,48和16;汞,7.6和4.4;锰,478和47;钒,848和470;锌,478和26,测定铅的相对标准偏差分别为5.5%和5.2%,相对误差分别为0.5%和1.8%。

共沉法和巯基棉富集法的精密度和准确度,见4.2.3.7和4.2.4.7。

11.3 双硫腙分光光度法

11.3.1 范围

本标准规定了用双硫腙分光光度法测定生活饮用水及其水源水中的铅。

本法适用于生活饮用水及其水源水中铅的测定。

本法最低检测质量为0.5 μg铅,若取50 mL水样测定,则最低检测质量浓度为0.01 mg/L。

在本法测定条件下,水中大多数金属离子的干扰可以消除,只有大量锡存在时干扰测定。

11.3.2 **原理**

在弱碱性溶液中(pH8～9),铅与双硫腙生成红色螯合物,可被四氯化碳、三氯甲烷等有机溶剂萃取。严格控制溶液的pH,加入掩蔽剂和还原剂,采用反萃取步骤,可使铅与其他干扰金属离子分离后比色定量。

11.3.3 **试剂**

11.3.3.1 氨水(ρ_{20}=0.88 g/mL):如试剂空白值高,可用扩散吸收法精制。其法为将500 mL氨水(11.3.3.1)倾入空干燥器中,将盛有500 mL纯水的大的蒸发皿置于干燥器的瓷板上,盖严。在室温下放置48 h,将大的蒸发皿中的氨水储于试剂瓶中备用。

11.3.3.2 三氯甲烷。

11.3.3.3 双硫腙三氯甲烷储备液:见9.3.3.5。

11.3.3.4 双硫腙三氯甲烷溶液:临用前取适量双硫腙三氯甲烷储备溶液(11.3.3.3)用三氯甲烷稀释至吸光度为0.15(波长500 nm,1 cm比色皿)。

11.3.3.5 柠檬酸铵溶液(500 g/L):称取50 g柠檬酸铵〔$(NH_4)_3C_6H_5O_7$〕,加纯水溶解,并稀释至100 mL。加入5滴百里酚蓝指示剂(11.3.3.12),摇匀,滴加氨水(11.3.3.1)至溶液呈绿色。移入分液漏斗中,每次用5 mL双硫腙三氯甲烷溶液(11.1.3.3)反复萃取,至有机相呈绿色为止,弃去有机相。再每次用10 mL三氯甲烷,萃取除去水相中残留的双硫腙,至三氯甲烷相无色为止。弃去有机相,将水相经脱脂棉滤入试剂瓶中。

11.3.3.6 氰化钾溶液(100 g/L):称取10 g氰化钾(KCN),溶于纯水中并稀释至100 mL。

注意:此溶液剧毒!如试剂需纯化时,应先将10 g氰化钾溶于20 mL纯水中,按11.3.3.5纯化后,再稀释至100 mL。经纯化处理过的氰化钾溶液容易变为黄褐色,最好临用前进行纯化处理。

11.3.3.7 盐酸羟胺溶液(100 g/L):称取10 g盐酸羟胺($NH_2OH \cdot HCl$),溶于纯水中并稀释至100 mL。必要时,按11.3.3.5纯化。

11.3.3.8 过氧化氢溶液[$\varphi(H_2O_2)$=30%]。

11.3.3.9 硝酸溶液(3+97)。

11.3.3.10 铅标准储备溶液[ρ(Pb)=100 μg/mL]:称取0.159 8 g经105℃烘烤过的硝酸铅[$Pb(NO_3)_2$],溶于含有1 mL硝酸(ρ_{20}=1.42 g/mL)的纯水中,并用纯水定容成1 000 mL。

11.3.3.11 铅标准使用溶液[ρ(Pb)=1 μg/mL]:临用前吸取10.0 mL铅标准储备溶液(11.3.3.10)于1 000 mL容量瓶中,用纯水稀释至刻度。

11.3.3.12 百里酚蓝指示剂(1.0 g/L):称取0.1 g百里酚蓝($C_{11}H_{30}O_5S$),溶于20 mL乙醇[$\varphi(C_2H_5OH)$=95%]中,再加纯水至100 mL。

11.3.4 **仪器**

所用玻璃仪器均需以硝酸(1+9)浸泡过夜,再依次用自来水、纯水淋洗干净。

11.3.4.1 分液漏斗:125 mL。

11.3.4.2 具塞比色管:10 mL。

11.3.4.3 分光光度计。

11.3.5 **分析步骤**

11.3.5.1 **消化**

澄清,无色,不含有机物、硫化物等干扰物质的水样,可直接吸取50.0 mL于125 mL分液漏斗中,按11.3.5.2步骤操作。污染严重的水样需进行消化,并同时作试剂空白。

11.3.5.1.1 取适量水样(含铅0.5 μg～10 μg)于蒸发皿中,加入3 mL硝酸(ρ_{20}=1.42 g/mL)及1 mL过氧化氢溶液(11.3.3.8),置电热板上蒸发至干。所剩残渣应为白色或浅黄色。若残渣呈棕黑色,需按上法反复处理,至呈白色或浅黄色。若反复处理后仍呈棕黑色,可将蒸干后的残渣放入450℃高温炉灰化。

11.3.5.1.2 取出蒸发皿，放冷，加入 5 mL 硝酸溶液(11.3.3.9)，微热使残渣溶解。加 20 mL 纯水，使溶液与全部蒸发皿内壁接触，然后移入 125 mL 分液漏斗中，再用 25 mL 纯水分三次洗涤蒸发皿，洗液并入分液漏斗中。

11.3.5.2 测定

11.3.5.2.1 另取分液漏斗 8 个，分别加入铅标准使用溶液(11.3.3.11)0 mL，0.50 mL，1.00 mL，2.00 mL，4.00 mL，6.00 mL，8.00 mL 和 10.0 mL，各加纯水至 50 mL。

11.3.5.2.2 向水样及标准系列的各分液漏斗中加入 5 mL 柠檬酸铵溶液(11.3.3.5)，1 mL 盐酸羟胺溶液(11.3.3.7)及 3 滴百里酚蓝指示剂(11.3.3.12)，摇匀，用氨水(11.3.3.1)调至溶液呈绿色(注意：样品及标准液的色调应一致，否则将影响测定结果)，再各加 2.0 mL 氰化钾溶液(11.3.3.6)，摇匀。

11.3.5.2.3 各加 10.0 mL 双硫腙三氯甲烷溶液(11.3.3.4)，振摇 1 min，静置分层。

11.3.5.2.4 将三氯甲烷放入第二个分液漏斗中，加入 10 mL 硝酸溶液(11.3.3.9)，振摇 1 min，静置分层后弃去三氯甲烷相。将分液漏斗中的水溶液，按照 11.3.5.2.2 和 11.3.5.2.3 步骤操作，如水样中无大量锡、铋等离子，可省略本操作。

11.3.5.2.5 在分液漏斗颈内塞入少量脱脂棉，将三氯甲烷相放入干燥的 10 mL 比色管中。

11.3.5.2.6 于 510 nm 波长，用 1 cm 比色皿，以三氯甲烷为参比，测量水样和标准系列溶液的吸光度。

11.3.5.2.7 绘制标准曲线并从曲线上查出样品管中铅的质量。

11.3.6 计算

水样中铅(Pb)的质量浓度计算见式(32)：

$$\rho(\mathrm{Pb}) = \frac{m}{V} \qquad \cdots\cdots (32)$$

式中：

$\rho(\mathrm{Pb})$——水样中铅(Pb)的质量浓度，单位为毫克每升(mg/L)；

m——从标准曲线上查得的样品管中铅的质量，单位为微克(μg)；

V——水样体积，单位为毫升(mL)。

11.3.7 精密度和准确度

29 个实验室用本标准测定含铅 54 μg/L 的合成水样，相对标准偏差为 10%，相对误差为 19%。

11.4 催化示波极谱法

11.4.1 范围

本标准规定了用催化示波极谱法测定生活饮用水及其水源中的铅和镉。

本法适用于生活饮用水及其水源水中铅和镉的测定。

铅和镉的最低检测质量为 0.2 μg，若取 20 mL 水样测定，则最低检测质量浓度为 0.01 mg/L。

水中常见共存离子，虽较大浓度也不干扰铅、镉的测定，但 Sn^{2+} 与 As^{3+} 分别对铅、镉测定有干扰，底液中加入磷酸可分开 Sn^{2+} 峰；消化时加入盐酸，可使砷挥发出去，从而减少砷的干扰。

11.4.2 原理

在盐酸-碘化钾-酒石酸底液中，铅在 −0.49 V，镉在 −0.60 V 产生灵敏的吸附催化波。在一定范围内，铅和镉浓度分别与其峰电流呈线性关系，可分别测定水中铅和镉含量。

11.4.3 试剂

11.4.3.1 盐酸(ρ_{20} = 1.19 g/mL)。

11.4.3.2 硝酸(ρ_{20} = 1.42 g/mL)。

11.4.3.3 磷酸(ρ_{20} = 1.71 g/mL)。

11.4.3.4 铅镉混合底液：称取 5 g 酒石酸($H_2C_4H_4O_6$)、5 g 碘化钾 (KI)及 0.6 g 抗坏血酸($C_6H_8O_6$)于 200 mL 烧杯中，加 10 mL 盐酸(11.4.3.1)、5 mL 磷酸(11.4.3.3)，加纯水溶解，移入 1 000 mL 容量瓶内，用纯水稀释为 1 000 mL。

11.4.3.5 铅标准储备溶液：见11.3.3.10。

11.4.3.6 镉标准储备溶液[$\rho(Cd)=100\ \mu g/mL$]：称取0.100 0 g镉(99.9%以上)，加入30 mL硝酸溶液(1+9)，使溶解，然后加热煮沸，最后用纯水定容至1 000 mL。

11.4.3.7 铅镉混合标准使用溶液[$\rho(Pb)=1\ \mu g/mL$，$\rho(Cd)=1\ \mu g/mL$]：吸取1.00 mL铅标准储备溶液(11.4.3.5)及1.00 mL镉标准储备溶液(11.4.3.6)于100 mL容量瓶内，用铅镉混合底液(11.4.3.4)定容。

11.4.4 仪器

11.4.4.1 锥形瓶：100 mL。

11.4.4.2 电热板。

11.4.4.3 示波极谱仪。

11.4.5 分析步骤

11.4.5.1 吸取20.0 mL水样于100 mL锥形瓶内，加1.0 mL硝酸(11.4.3.2)，2.0 mL盐酸(11.4.3.1)，于电热板上缓缓加热蒸干并消化成白色残渣。加5 mL纯水，继续加热蒸干，同时作试剂空白。

11.4.5.2 向锥形瓶内加入10.0 mL铅、镉混合底液(11.4.3.4)，振摇使残渣溶解，移入30 mL瓷坩埚中。

11.4.5.3 分别吸取0 mL，0.20 mL，0.30 mL，0.40 mL，0.50 mL，0.60 mL，0.80 mL和1.00 mL铅镉混合标准使用溶液(11.4.3.7)于30 mL瓷坩埚中，加混合底液(11.4.3.4)至10.0 mL，混匀。

11.4.5.4 于示波极谱仪上，用三电极系统，阴极化，原点电位－0.3 V，导数扫描。在－0.49 V与－0.60 V处读取水样(11.4.5.2)及标准系列(11.4.5.3)铅、镉的峰高。

11.4.5.5 以铅和镉含量为横坐标，峰高为纵坐标，绘制标准曲线，从曲线上查出水样中铅和镉的质量。

11.4.6 计算

水样中铅和镉质量浓度计算见式(33)：

$$\rho(Pb,Cd)=\frac{m}{V} \qquad\cdots\cdots(33)$$

式中：

$\rho(Pb,Cd)$——水中铅和镉质量浓度，单位为毫克每升(mg/L)；

m——从标准曲线上查得的铅和镉质量，单位为毫克(μg)；

V——水样体积，单位为毫升(mL)。

11.4.7 精密度和准确度

5个实验室对各种类型水样，铅含量为0.015 mg/L～0.30 mg/L，共测定370次，相对标准偏差为3.0%～8.5%；对镉含量为0.014 mg/L～0.70 mg/L，测定370次，相对标准偏差为1.6%～4.9%；当加入铅标准0.025 mg/L～0.9 mg/L，50次测定，回收率为92%～112%；加入镉标准0.009 mg/L～1.5 mg/L；50次测定，回收率为91%～107%。

11.5 氢化物原子荧光法

11.5.1 范围

本标准规定了用氢化物原子荧光法测定生活饮用水及其水源水中的铅。

本法适用于生活饮用水及其水源水中铅的测定。

本法最低检测质量为0.5 ng。若取0.5 mL水样测定，则最低检测质量浓度为1.0 μg/L。

11.5.2 原理

在酸性介质中，水样中的铅与以硼氢化钠或硼氢化钾反应生成铅的挥发性氢化物(PbH_4)，由载气带入石英原子化器，在特制铅空心阴极灯的激发下产生原子荧光，其荧光强度在一定范围内与被测定溶液中铅的浓度成正比，与标准系列比较定量。

11.5.3 **试剂**

11.5.3.1 硝酸(ρ_{20}=1.42 g/mL),优级纯。

11.5.3.2 硝酸溶液(1+99)。

11.5.3.3 盐酸(ρ_{20}=1.19 g/mL),优级纯。

11.5.3.4 盐酸溶液(2+98)。

11.5.3.5 铁氰化钾(200 g/L):称取20.0 g铁氰化钾,溶于100 mL蒸馏水中,混匀。

11.5.3.6 硼氢化钠-铁氰化钾溶液称取0.5 g氢氧化钠溶于少量纯水中,加入10.0 g硼氢化钠($NaBH_4$),混均。加入20 mL铁氰化钾(11.5.3.5),用纯水定容至500 mL。此溶液现用现配。

11.5.3.7 草酸(20 g/L):称取2.0 g草酸,溶于100 mL纯水中,混匀。

11.5.3.8 硫氰酸钠(20 g/L):称取2.0 g硫氰酸钠,溶于100 mL纯水中,混匀。

11.5.3.9 铅标准储备溶液[ρ(Pb)=1.00 mg/mL]:称取1.598 5 g硝酸铅[$Pb(NO_3)_2$,优级纯],溶于100 mL纯水中,加1.0 mL硝酸(11.5.3.1),用纯水定容至1 000 mL。

11.5.3.10 铅标准中间溶液[ρ(Pb)=1.00 μg/mL]:取5.00 mL铅标准储备溶液(11.5.3.9)于500 mL容量瓶中,用硝酸溶液(11.5.3.2)稀释定容至刻度。再取此溶液10.0 mL于100 mL容量瓶中,用硝酸溶液(11.5.3.2)稀释定容至刻度。

11.5.3.11 铅标准使用溶液[ρ(Pb)=0.10 μg/mL]:取10.0 mL铅标准中间溶液(11.5.3.10)于100 mL容量瓶中,用纯水定容至刻度。

11.5.4 **仪器**

11.5.4.1 原子荧光光度计。

11.5.4.2 铅空心阴极灯。

11.5.5 **分析步骤**

11.5.5.1 取10 mL水样于比色管中。

11.5.5.2 标准曲线的配制:分别吸取铅标准使用溶液(11.5.3.11) 0 mL,0.10 mL,0.30 mL,0.50 mL,1.00 mL,3.00 mL,5.00 mL于比色管中,用纯水定容至10 mL,使铅的浓度分别为0 μg/L,1.0 μg/L,3.0 μg/L,5.0 μg/L,10.0 μg/L,30.0 μg/L,50.0 μg/L。

11.5.5.3 在样品溶液和标准曲线溶液中分别加入0.2 mL盐酸(11.5.3.3),0.2 mL草酸(11.5.3.7),0.4 mL硫氰酸钠(11.5.3.8)混匀,上机测定。

11.5.5.4 测定

11.5.5.4.1 仪器参考条件

负高压:260 V;灯电流:60 mA;炉高:10 mm;载气流量:400 mL/min;屏蔽气流量:900 mL/min;测量方式:标准曲线法;读数方式:峰面积;延迟时间:1 s;读数时间:12 s;进样体积:0.5 mL。

11.5.5.4.2 载流:盐酸(11.5.3.4)溶液。

11.5.5.4.3 开机,设定仪器最佳条件,点燃原子化器炉丝,稳定30 min后开始测定,绘制标准曲线、计算回归方程。

11.5.5.5 计算

以所测样品的荧光强度,从标准曲线或回归方程中查得样品溶液中铅元素的质量浓度(μg/L)。

11.5.6 **精密度和准确度**

6个实验室测定含铅5.0 μg/L~50.0 μg/L的水样,测定8次,其相对标准偏差均小于5%,在水样中加入5.0 μg/L~50.0 μg/L的铅标准溶液,回收率为85.0%~117%。

11.6 **电感耦合等离子体发射光谱法**

见1.4。

11.7 **电感耦合等离子体质谱法**

见1.5。

12 银

12.1 无火焰原子吸收分光光度法

12.1.1 范围

本标准规定了用无火焰原子吸收分光光度法测定生活饮用水及其水源水中的银。

本法适用于生活饮用水及其水源水中银的测定。

本法最低检测质量为 0.05 ng 银，若取 20 μL 水样测定，则最低检测质量浓度为 2.5 μg/L。

水中共存离子一般不产生干扰。

12.1.2 原理

样品经适当处理后，注入石墨炉原子化器，所含的金属离子在石墨管内经原子化高温蒸发解离为原子蒸气，待测元素的基态原子吸收来自同种元素空心阴极灯发射的共振线，其吸收强度在一定范围内与金属浓度成正比。

12.1.3 试剂

12.1.3.1 银标准储备溶液[ρ(Ag)=1 mg/mL]：称取 0.787 5 g 硝酸银($AgNO_3$)，溶于硝酸(1+99)中，并用硝酸(1+99)稀释至 500 mL，储存于棕色玻璃瓶中。

12.1.3.2 银标准中间溶液[ρ(Ag)=50 μg/mL]：取银标准储备溶液(12.1.3.1)5.00 mL 于 100 mL 容量瓶中，用硝酸溶液(1+99)稀释至刻度。

12.1.3.3 银标准使用溶液[ρ(Ag)=1 μg/mL]：取银标准中间溶液(12.1.3.2)2.00 mL 于 100 mL 容量瓶中，用硝酸溶液(1+99)稀释至刻度。

12.1.3.4 磷酸二氢铵溶液(120 g/L)：称取 12 g 磷酸二氢铵($NH_4H_2PO_4$，优级纯)，加水溶解并定容至 100 mL。

12.1.4 仪器

12.1.4.1 石墨炉原子吸收分光光度计。

12.1.4.2 银元素空心阴极灯。

12.1.4.3 氩气钢瓶。

12.1.4.4 微量加样器：20 μL。

12.1.4.5 聚乙烯瓶：100 mL。

12.1.5 仪器参数

测定银的仪器参数见表 10。

表 10 测定银的仪器参数

元素	波长/nm	干燥温度/℃	干燥时间/s	灰化温度/℃	灰化时间/s	原子化温度/℃	原子化时间/s
Ag	328.1	120	30	600	30	1 700	5

12.1.6 分析步骤

12.1.6.1 吸取银标准使用溶液(12.1.3.3)0 mL，0.25 mL，0.50 mL，1.00 mL，2.00 mL 和 3.00 mL 于 5 个 100 mL 容量瓶内，各加入磷酸二氢铵溶液(12.1.3.4)10 mL，用硝酸溶液(1+99)定容至刻度，摇匀，分别配成 0 ng/mL，2.5 ng/mL，5 ng/mL，10 ng/mL，20 ng/mL 和 30 ng/mL 的标准系列。

12.1.6.2 吸取 10 mL 水样，加入 1.0 mL 磷酸二氢铵溶液(12.1.3.4)，同时取 10 mL 硝酸溶液(1+99)，加入 1.0 mL 磷酸二氢铵溶液(12.1.3.4)，作为空白。

12.1.6.3 仪器参数设定后依次吸取 20 μL 试剂空白，标准系列和样品，注入石墨管，启动石墨炉控制程序和记录仪，记录吸收峰高或峰面积。

12.1.7 计算

若样品经处理或稀释，从标准曲线查出银浓度后，按式(34)计算：

$$\rho(\mathrm{Ag}) = \frac{\rho_1 \times V_1}{V} \quad \cdots\cdots (34)$$

式中：

$\rho(\mathrm{Ag})$——水样中银的质量浓度，单位为微克每升(μg/L)；

ρ_1——从标准曲线上查得试样中银的质量浓度，单位为微克每升(μg/L)；

V_1——测定样品的体积，单位为毫升(mL)；

V——原水样体积，单位为毫升(mL)。

12.2 巯基棉富集-高碘酸钾分光光度法

12.2.1 范围

本标准规定了用巯基棉富集-高碘酸钾分光光度法测定生活饮用水及其水源水中的银。

本法适用于生活饮用水及其水源水中银的测定。

本法最低检测质量为 1 μg，若取 200 mL 水样测定，则最低检测质量浓度为 0.005 mg/L。

12.2.2 原理

水中痕量银经巯基棉富集分离后，在碱性介质中，有过硫酸钾助氧化剂存在下，高碘酸钾将氯化银(或氧化银)氧化成黄色银络盐，进行比色测定。

12.2.3 试剂

12.2.3.1 氢氧化钾溶液(140 g/L)。

12.2.3.2 高碘酸钾溶液(23 g/L)：称取 11.5 g 高碘酸钾(KIO_4)溶于 500 mL 氢氧化钾溶液(12.2.3.1)中。

12.2.3.3 过硫酸钾($K_2S_2O_8$)溶液(20 g/L)。

12.2.3.4 盐酸溶液(1+5)。

12.2.3.5 氢氧化钠溶液(200 g/L)。

12.2.3.6 除干扰溶液：将乙二胺四乙酸二钠溶液(50 g/L)、氟化铵溶液(30 g/L)、柠檬酸钠($Na_3C_6H_5O_7 \cdot 2H_2O$)溶液(50 g/L)等体积混合。

12.2.3.7 缓冲溶液：将乙酸溶液(1+49)和乙酸钠溶液(100 g/L)等体积混合。

12.2.3.8 硝酸溶液(1+9)。

12.2.3.9 巯基棉：见 4.2.4.3.3。

12.2.3.10 银标准储备溶液：称取 2.4 g 硝酸银($AgNO_3$)溶于纯水中并定容至 1 000 mL。用氯化钠标准溶液(见 GB/T 5750.5—2006 2.1.3.8)标定其准确浓度。

12.2.3.11 银标准使用溶液[$\rho(\mathrm{Ag})=5.00$ μg/mL]：使用时将银标准储备溶液(12.2.3.10)稀释而成。

12.2.4 仪器

12.2.4.1 比色管：25 mL。

12.2.4.2 分液漏斗：250 mL。

12.2.4.3 水浴锅。

12.2.4.4 分光光度计。

12.2.5 分析步骤

12.2.5.1 水样预处理

12.2.5.1.1 银的富集：取 200 mL 水样[每 100 mL 水样含 1 mL 硝酸($\rho_{20}=1.42$ g/mL)]，加缓冲液(12.2.3.7)和除干扰溶液(12.2.3.6)各 20 mL，混匀。移入颈部装有 0.1 g 巯基棉的分液漏斗中，控制流速约为 3 mL/min，待水样流完后用 5 mL 缓冲液淋洗漏斗，再用 10 mL 纯水淋洗二次。加 10 mL 硝酸(12.2.3.8)通过巯基棉，并用纯水冲洗至中性。

12.2.5.1.2 银的洗脱：向分液漏斗中加入 5 mL 盐酸溶液(12.2.3.4)，浸泡 2 min 后，使其缓缓流过巯基棉，再用 10 mL 纯水淋洗，将盐酸和水溶液一并收集于 25 mL 比色管中，待测。

12.2.5.2 测定

12.2.5.2.1 取 25 mL 比色管 7 支,分别加入银标准使用溶液(12.2.3.11)0 mL,0.20 mL,0.40 mL,0.60 mL,0.80 mL,1.00 mL 和 2.00 mL。各加盐酸溶液(12.2.3.4)5 mL。

12.2.5.2.2 向样品及标准管中分别加入 2.5 mL 氢氧化钠溶液(12.2.3.5),1.0 mL 高碘酸钾溶液(12.2.3.2),0.5 mL 过硫酸钾溶液(12.2.3.3),用纯水稀释至 25 mL。摇匀,立即放入沸水浴中,加热 20 min,取出冷却至室温。

12.2.5.2.3 于 355 nm 波长,用 3 cm 比色皿,以纯水为参比测量吸光度。

12.2.5.2.4 绘制标准曲线,从曲线上查出样品管中银的质量。

12.2.6 计算

水样中银的质量浓度计算见式(35):

$$\rho(Ag) = \frac{m}{V} \qquad \cdots\cdots(35)$$

式中:

$\rho(Ag)$——水样中银的质量浓度,单位为毫克每升(mg/L);

m——从标准曲线查得水样中银的质量,单位为微克(μg);

V——水样体积,单位为毫升(mL)。

12.2.7 精密度和准确度

向水源水中加入银标准溶液,平均回收率 94.0%,相对标准偏差 5%。

12.3 电感耦合等离子体发射光谱法

见 1.4。

12.4 电感耦合等离子体质谱法

见 1.5。

13 钼

13.1 无火焰原子吸收分光光度法

13.1.1 范围

本标准规定了用无火焰原子吸收分光光度法测定生活饮用水及其水源水中的钼。

本法适用于生活饮用水及其水源水中钼的测定。

本法最低检测质量为 0.1 ng,若取 20 μL 水样测定,则最低检测浓度为 5 μg/L。

水中共存离子一般不产生干扰。

13.1.2 原理

样品经适当处理后,注入石墨炉原子化器,所含的金属离子在石墨管内经原子化高温蒸发解离为原子蒸气,待测元素的基态原子吸收来自同种元素空心阴极灯发出的共振线,其吸收强度在一定范围内与金属浓度成正比。

13.1.3 试剂

13.1.3.1 钼标准储备溶液[$\rho(Mo)$=1.00 mg/mL]:称取 1.839 8 g 钼酸铵{$(NH_4)_6[Mo_7O_{24}]\cdot 4H_2O$}用氨水(1+99)溶解,并定容至 1 000 mL。

13.1.3.2 钼标准中间溶液[$\rho(Mo)$=50.00 μg/mL]:取钼标准储备溶液(13.1.3.1)5.00 mL 于 100 mL 容量瓶中,用硝酸溶液(1+99)稀释至刻度,摇匀。

13.1.3.3 钼标准使用溶液[$\rho(Mo)$=1.00 μg/mL]:取钼标准中间溶液(13.1.3.2)2.00 mL 于100 mL 容量瓶中,用硝酸溶液(1+99)稀释至刻度,摇匀。

13.1.4 仪器

13.1.4.1 石墨炉原子吸收分光光度计。

13.1.4.2 钼元素空心阴极灯。

13.1.4.3 氩气钢瓶。

13.1.4.4 微量加样器:20 μL。

13.1.4.5 聚乙烯瓶:100 mL。

13.1.5 仪器参数

测定钼的仪器参数见表 11。

表 11 测定钼的仪器参数

元素	波长/nm	干燥温度/℃	干燥时间//s	灰化温度/℃	灰化时间/s	原子化温度/℃	原子化时间/s
Mo	313.3	120	30	1 800	30	2 600	5

13.1.6 分析步骤

13.1.6.1 吸取钼标准使用溶液(13.1.3.3)0 mL,0.50 mL,1.00 mL,2.00 mL,3.00 mL 和 4.00 mL 于 6 个 100 mL 容量瓶内,用硝酸溶液(1+99)稀释至刻度,摇匀,分别配制成 0 ng/mL,5 ng/mL,10 ng/mL,20 ng/mL,30 ng/mL 和 40 ng/mL 的钼标准系列。

13.1.6.2 仪器参数设定后依次吸取 20 μL 硝酸溶液(1+99)作为试剂空白。标准系列和样品,注入石墨管,启动石墨炉控制程序和记录仪,记录吸收峰值或峰面积,每测定 10 个样品之间,加测一个内控样品或相当于标准曲线中等浓度的标准溶液。

13.1.7 计算

13.1.7.1 直接进样品水样,从标准曲线直接查得水样中待测金属的质量浓度(μg/L)。

13.1.7.2 若样品经处理或稀释,从标准曲线查出钼的浓度后,按式(36)计算:

$$\rho(\mathrm{Mo}) = \frac{\rho_1 \times V_1}{V} \qquad \cdots\cdots(36)$$

式中:

$\rho(\mathrm{Mo})$——水样中钼的质量浓度,单位为微克每升(μg/L);

ρ_1——从标准曲线上查得试样中钼的质量浓度,单位为微克每升(μg/L);

V_1——水样稀释后的体积,单位为毫升(mL);

V——原水样体积,单位为毫升(mL)。

13.2 电感耦合等离子体发射光谱法

见 1.4。

13.3 电感耦合等离子体质谱法

见 1.5。

14 钴

14.1 无火焰原子吸收分光光度法

14.1.1 范围

本标准规定了用无火焰原子吸收分光光度法测定生活饮用水及其水源水中的钴。

本法适用于生活饮用水其水源水中钴的测定。

本法最低检测质量为 0.1 ng,若取 20 μL 水样测定,则最低检测浓度为 5 μg/L。

水中共存离子一般不产生干扰。

14.1.2 原理

样品经适当处理后,注入石墨炉原子化器,所含的金属离子在石墨管内经原子化高温蒸发解离为原子蒸气,待测元素的基态原子吸收来自同种元素空心阴极灯发出的共振线,其吸收强度在一定范围内与金属浓度成正比。

14.1.3 试剂

14.1.3.1 钴标准储备溶液[$\rho(Co)=1.00$ mg/mL]:称取 1.000 0 g 金属钴(高纯或光谱纯),溶于 10 mL 硝酸溶液(1+1)中,加热驱除氮氧化物,用水定容至 1 000 mL。

14.1.3.2 钴标准中间溶液[$\rho(Co)=50.00$ μg/mL]:取钴标准储备溶液(14.1.3.1)5.00 mL 于 100 mL 容量瓶中,用硝酸溶液(1+99)稀释至刻度,摇匀。

14.1.3.3 钴标准使用溶液[$\rho(Co)=1.00$ μg/mL]:取钴标准中间溶液(14.1.3.2)2.00 mL 于 100 mL 容量瓶中,用硝酸溶液(1+99)稀释至刻度,摇匀。

14.1.3.4 硝酸镁(50 g/L):称取 5 g 硝酸镁[$Mg(NO_3)_2$,优级纯],加水溶解并定容至 100 mL。

14.1.4 仪器

14.1.4.1 石墨炉原子吸收分光光度计。

14.1.4.2 钴元素空心阴极灯。

14.1.4.3 氩气钢瓶。

14.1.4.4 微量加样器:20 μL。

14.1.4.5 聚乙烯瓶:100 mL。

14.1.5 仪器参数

测定钴的仪器参数见表 12。

表 12 测定钴的仪器参数

元素	波长/nm	干燥温度/℃	干燥时间/s	灰化温度/℃	灰化时间/s	原子化温度/℃	原子化时间/s
Co	240.7	120	30	1 400	30	2 400	5

14.1.6 分析步骤

14.1.6.1 吸取钴标准使用溶液(14.1.3.3)0 mL,0.50 mL,1.00 mL,2.00 mL,3.00 mL 和 4.00 mL 于 6 个 100 mL 容量瓶内,分别加入硝酸镁溶液(14.1.3.4)1.0 mL,用硝酸溶液(1+99)稀释至刻度,摇匀,分别配制成 0 ng/mL,5 ng/mL,10 ng/mL,20 ng/mL,30 ng/mL 和 40 ng/mL 的钴标准系列。

14.1.6.2 吸取 10 mL 水样,加入硝酸镁溶液(14.1.3.4)0.1 mL,同时取 10 mL 硝酸溶液(1+99),加入硝酸镁溶液(14.1.3.4)0.1 mL,作为试剂空白。

14.1.6.3 仪器参数设定后依次吸取 20 μL 试剂空白,标准系列和样品,注入石墨管,启动石墨炉控制程序和记录仪,记录吸收峰值或峰面积。

14.1.7 计算

从标准曲线查出钴浓度后,按式(37)计算:

$$\rho(Co)=\frac{\rho_1\times V_1}{V} \qquad \cdots\cdots(37)$$

式中:

$\rho(Co)$——水样中钴的质量浓度,单位为毫克每升(μg/L);

ρ_1——从标准曲线上查得试样中钴的质量浓度,单位为毫克每升(μg/L);

V_1——测定样品的体积,单位为毫升(mL);

V——原水样体积,单位为毫升(mL)。

14.2 电感耦合等离子体发射光谱法

见 1.4。

14.3 电感耦合等离子体质谱法

见 1.5。

15 镍

15.1 无火焰原子吸收分光光度法

15.1.1 范围

本标准规定了用无火焰原子吸收分光光度法测定生活饮用水及其水源水中的镍。

本法适用于生活饮用水其水源水中镍的测定。

本法最低检测质量为 0.1 ng，若取 20 μL 水样测定，则最低检测浓度为 5 μg/L。

水中共存离子一般不产生干扰。

15.1.2 原理

样品经适当处理后，注入石墨炉原子化器，所含的金属离子在石墨管内经原子化高温蒸发解离为原子蒸气，待测元素的基态原子吸收来自同种元素空心阴极灯发出的共振线，其吸收强度在一定范围内与金属浓度成正比。

15.1.3 试剂

15.1.3.1 镍标准储备溶液[ρ(Ni)=1.00 mg/mL]：称取 1.000 0 g 金属镍（高纯或光谱纯），溶于 10 mL 硝酸溶液（1+1）中，加热驱除氮氧化物，用水定容至 1 000 mL。

15.1.3.2 镍标准中间溶液[ρ(Ni)=50.00 μg/mL]：取镍标准储备溶液（15.1.3.1）5.00 mL 于 100 mL 容量瓶中，用硝酸溶液（1+99）稀释至刻度，摇匀。

15.1.3.3 镍标准使用溶液[ρ(Ni)=1.00 μg/mL]：取镍标准中间溶液（15.1.3.2）2.00 mL 于 100 mL 容量瓶中，用硝酸溶液（1+99）稀释至刻度，摇匀。

15.1.3.4 硝酸镁（50 g/L）：称取 5 g 硝酸镁[$Mg(NO_3)_2$，优级纯]，加水溶解并定容至 100 mL。

15.1.4 仪器

15.1.4.1 石墨炉原子吸收分光光度计。

15.1.4.2 镍元素空心阴极灯。

15.1.4.3 氩气钢瓶。

15.1.4.4 微量加样器：20 μL。

15.1.4.5 聚乙烯瓶：100 mL。

15.1.5 仪器参数

测定镍的仪器参数见表 13。

表 13 测定镍的仪器参数

元素	波长/nm	干燥温度/℃	干燥时间/s	灰化温度/℃	灰化时间/s	原子化温度/℃	原子化时间/s
Ni	232.0	120	30	1 400	30	2 400	5

15.1.6 分析步骤

15.1.6.1 吸取镍标准使用溶液（15.1.3.3）0 mL，0.50 mL，1.00 mL，2.00 mL 和 3.00 mL 于 5 个 100 mL 容量瓶内，分别加入硝酸镁溶液（15.1.3.4）1.0 mL，用硝酸溶液（1+99）稀释至刻度，摇匀，分别配制成 0 ng/mL，5 ng/mL，10 ng/mL，20 ng/mL 和 30 ng/mL 的镍标准系列。

15.1.6.2 吸取 10 mL 水样，加入硝酸镁溶液（15.1.3.4）0.1 mL，同时取 10 mL 硝酸溶液（1+99），加入硝酸镁溶液（15.1.3.4）0.1 mL，作为试剂空白。

15.1.6.3 仪器参数设定后依次吸取 20 μL 试剂空白，标准系列和样品，注入石墨管，启动石墨炉控制程序和记录仪，记录吸收峰值或峰面积。

15.1.7 计算

从标准曲线查出镍浓度后，按式（38）计算：

$$\rho(\mathrm{Ni}) = \frac{\rho_1 \times V_1}{V} \qquad \cdots\cdots(38)$$

式中：

$\rho(\mathrm{Ni})$——水样中镍的质量浓度，单位为微克每升(μg/L)；

ρ_1——从标准曲线上查得试样中镍的质量浓度，单位为微克每升(μg/L)；

V_1——测定样品的体积，单位为毫升(mL)；

V——原水样体积，单位为毫升(mL)。

15.2 电感耦合等离子体发射光谱法

见 1.4。

15.3 电感耦合等离子体质谱法

见 1.5。

16 钡

16.1 无火焰原子吸收分光光度法

16.1.1 范围

本标准规定了用无火焰原子吸收分光光度法测定生活饮用水及其水源水中的钡。

本法适用于生活饮用水及其水源水中钡的测定。

本法最低检测质量为 0.2 ng，若取 20 μL 水样测定，最低检测浓度为 10 μg/L。

水中共存离子一般不产生干扰。

16.1.2 原理

样品经适当处理后，注入石墨炉原子化器，所含的金属离子在石墨管内经原子化高温蒸发解离为原子蒸气，待测元素的基态原子吸收来自同种元素空心阴极灯发出的共振线，其吸收强度在一定范围内与金属浓度成正比。

16.1.3 试剂

16.1.3.1 钡标准储备溶液[$\rho(\mathrm{Ba})$=1.00 mg/mL]：称取 1.778 8 g 氯化钡($BaCl_2 \cdot 2H_2O$，含量 99.99%)于 250 mL 烧杯中，加水溶解，加入 10 mL 硝酸(ρ_{20}=1.42 g/mL)，转移至 1 000 mL 容量瓶中，并加水定容。

16.1.3.2 钡标准中间溶液[$\rho(\mathrm{Ba})$=50.00 μg/mL]：取 5.00 mL 钡标准储备溶液(16.1.3.1)于 100 mL 容量瓶中，用硝酸溶液(1+99)稀释至刻度，摇匀。

16.1.3.3 钡标准使用溶液[$\rho(\mathrm{Ba})$=1.00 μg/mL]：取 2.00 mL 钡标准中间溶液(16.1.3.2)于 100 mL 容量瓶中，用硝酸溶液(1+99)稀释至刻度，摇匀。

16.1.4 仪器

16.1.4.1 石墨炉原子吸收分光光度计。

16.1.4.2 钡元素空心阴极灯。

16.1.4.3 氩气钢瓶。

16.1.4.4 微量加样器：20 μL。

16.1.4.5 聚乙烯瓶：100 mL。

16.1.5 仪器参数

测定钡的仪器参数见表 14。

表 14 测定钡的仪器参数

元素	波长/nm	干燥温度/℃	干燥时间/s	灰化温度/℃	灰化时间/s	原子化温度/℃	原子化时间/s
Ba	553.6	120	30	1 100	30	2 600	5

16.1.6 分析步骤

16.1.6.1 吸取钡标准使用溶液(16.1.3.3)0 mL,1.00 mL,2.00 mL,4.00 mL,6.00 mL 和 8.00 mL 于 6 个 100 mL 容量瓶内,用硝酸溶液(1+99)稀释至刻度,摇匀,分别配制成 0 ng/mL,10 ng/mL,20 ng/mL,40 ng/mL,60 ng/mL 和 80 ng/mL 的钡标准系列。

16.1.6.2 仪器参数设定后依次吸取 20 μL 试剂空白[用(1+99)硝酸溶液作为试剂空白]。标准系列和样品,注入石墨管,启动石墨炉控制程序和记录仪,记录吸收峰值或峰面积。

16.1.7 计算

16.1.7.1 直接进样品水样,从标准曲线直接查得水样中待测金属的质量浓度(μg/L)。

16.1.7.2 若样品经处理或稀释,从标准曲线查出钡的浓度后,按式(39)计算:

$$\rho(\mathrm{Ba})=\frac{\rho_1\times V_1}{V} \quad\cdots\cdots(39)$$

式中:

$\rho(\mathrm{Ba})$——水样中钡的质量浓度,单位为微克每升(μg/L);

ρ_1——从标准曲线上查得试样中钡的质量浓度,单位为微克每升(μg/L);

V_1——水样稀释后的体积,单位为毫升(mL);

V——原水样体积,单位为毫升(mL)。

16.2 电感耦合等离子体发射光谱法

见 1.4。

16.3 电感耦合等离子体质谱法

见 1.5。

17 钛

17.1 催化示波极谱法

17.1.1 范围

本标准规定了用催化示波极谱法测定生活饮用水及其水源水中的钛。

本法适用于生活饮用水及其水源水中钛的测定。

本法最低检测质量为 0.002 μg,若取 5.00 mL 水样测定,则最检测质量浓度为 0.4 μg/L。

水中大量的 K^+、Ca^{2+}、Mg^{2+}、PO_4^{3-} 不干扰测定(钛含量的 106 倍);1 000 倍的 Mn^{2+}、Cd^{2+}、Pb^{2+}、Sn^{2+}、Ag^+;500 倍的 Cu^{2+}、Zn^{2+};300 倍的 Bi^{3+};200 倍的 Co^{2+};100 倍的 Fe^{2+}、Ni^{2+}、Al^{3+};50 倍的 Mo^{6+};8 倍的 Cr^{3+}、V^{5+} 均不干扰测定。

17.1.2 原理

水中活性钛与铜铁试剂作用形成配位化合物,在六亚甲基四胺-硫酸钠-酒石酸钾钠(pH 6～6.4)体系中,生成电活性配位化合物,于峰电位 −0.92 V 处产生一个灵敏的配合吸附催化极谱峰。其峰高与钛浓度呈线性关系,可测定水中钛含量。

17.1.3 试剂

所用水均为去离子蒸馏水(蒸馏时加少许高锰酸钾和硫酸)。

17.1.3.1 铜铁试剂溶液(10 g/L):称取 1.0 g 铜铁试剂($C_6H_9N_3O_2$,N-亚硝基苯胲铵,又名铜铁灵),溶于少量纯水中并稀释成 100 mL。冰箱内保存可用 1 W。

17.1.3.2 氨水(5+95):量取氨水(ρ_{20}=0.88 g/mL)5.0 mL,加纯水 95 mL,混匀。

17.1.3.3 硫酸钠溶液(100 g/L)。

17.1.3.4 六亚甲基四胺-酒石酸钾钠溶液:称取 20 g 六亚甲基四胺($C_6H_{12}N_4$,又名乌洛托品)和 5 g 酒石酸钾钠($KNaC_4H_4O_6 \cdot 4H_2O$),溶于 230 mL 纯水中,加 3 mL 盐酸($\rho_{20}=1.19$ g/mL),放置过夜,调 pH 至 6.3,用纯水定容至 250 mL。

17.1.3.5 六亚甲基四胺-硫酸钠混合溶液:将 100 mL 六亚甲基四胺-酒石酸钾钠溶液(17.1.3.4)和 100 mL 硫酸钠溶液(17.1.3.3)倾入 250 mL 分液漏斗中,加 8 mL 铜铁试剂(17.1.3.1),混匀。室温下放置 30 min,加三氯甲烷 10 mL,猛烈振摇 200 次,静置分层,弃去有机相,水相备用。必要时再萃取净化一次。

17.1.3.6 钛标准储备溶液[ρ(Ti)=200 μg/mL]:称取 0.167 0 g 二氧化钛(TiO_2,优级纯)置于含有 4 g 硫酸铵的 70 mL 硫酸($\rho_{20}=1.84$ g/mL)中,加热溶解,直至溶液变成清液,取下放冷,移入盛有 100 mL 纯水的 500 mL 容量瓶中,用纯水稀释至刻度,混匀。

17.1.3.7 钛标准中间溶液[ρ(Ti)=1.00 μg/mL]:取标准储备溶液(17.1.3.6)0.50 mL 于 100 mL 容量瓶中,用盐酸溶液(1+1)稀释至刻度,混匀。可用 1 W。

17.1.3.8 钛标准使用溶液[ρ(Ti)=0.01 μg/mL]:临用前,用盐酸溶液(1+1)将钛标准中间溶液(17.1.3.7)稀释。

17.1.3.9 甲基红溶液(10 g/L):称取 1.0 g 甲基红,溶于少量乙醇[$\varphi(C_2H_5OH)=95\%$],并用乙醇稀释至 100 mL。

17.1.4 仪器

17.1.4.1 酸度计。

17.1.4.2 示波极谱仪。

17.1.5 分析步骤

17.1.5.1 吸取经盐酸酸化的水样[采集水样时每 100 mL 水样加 0.5 mL 盐酸($\rho_{20}=1.19$ g/mL),如水样浑浊,则过滤后再加盐酸] 5.0 mL 于 10 mL 比色管中,在沸水浴上加热 30 min,取下放冷,加 1 滴甲基红(17.1.3.9),滴加氨水(17.1.3.2)至溶液刚变黄色为止。

17.1.5.2 另取 8 支 10 mL 比色管,分别加钛标准使用溶液(17.1.3.8) 0 mL,0.20 mL,0.30 mL,0.40 mL,0.60 mL,0.80 mL 和 1.00 mL。

17.1.5.3 向水样及标准管中各加 2.0 mL 六亚甲基四胺-硫酸钠混合液(17.1.3.5)和 0.4 mL 铜铁试剂溶液(17.1.3.1),加纯水至 10 mL,混匀。

17.1.5.4 于 30℃ 水浴中放置 30 min,取出冷至室温后,倒入电解池中,插入三电极,于起始电位 −0.70 V,峰电位为 −0.92 V,电流倍率为 0.015,测量导数峰高。

17.1.5.5 绘制标准曲线,并从曲线查出水样中钛的质量。

17.1.6 计算

水样中钛(Ti)的质量浓度计算见式(40):

$$\rho(\mathrm{Ti}) = \frac{m}{V} \qquad \cdots\cdots(40)$$

式中:

ρ(Ti)——水样中钛(Ti)的质量浓度,单位为微克每升(μg/L);

m——从标准曲线查得水样中钛的质量,单位为纳克(ng);

V——水样体积,单位为毫升(mL)。

17.1.7 精密度和准确度

3 个实验室在不同的天数测定质量浓度为 0.2 μg/L~10 μg/L 的钛合成水样 14 次,相对标准偏差均小于 10%;同一份水样(0.62 μg/L) 测定 6 次,其相对标准偏差为 8.0%。水样回收率:河水为 87.0%~100%,深井水 89.0%~102%,自来水 97.0%~106%,矿泉水 91.0%。

17.2　水杨基荧光酮分光光度法

17.2.1　范围

本标准规定了用水杨基荧光酮分光光度法测定生活饮用水及其水源水中的钛。

本法适用于生活饮用水及其水源水中钛的测定。

本法最低检测质量为 0.2 μg(以 Ti 计)，若取 10 mL 水样测定，则最低检测质量浓度为 0.020 mg/L。

水中可能含的一些离子：钙、镁、铁、锰、铅、铜、铬、钠等在一般含量范围内对方法无干扰。

17.2.2　原理

钛离子在硫酸介质中，与水杨基荧光酮及溴代十六烷基三甲胺生成棕黄色三元络合物，在波长 540 nm 处测定其吸光度。

17.2.3　试剂

17.2.3.1　抗坏血酸溶液(20 g/L)：当日配制。

17.2.3.2　硫酸溶液(5+95)。

17.2.3.3　水杨基荧光酮溶液(0.001 mol/L)：称取 0.033 6 g 水杨基荧光酮(SAF，$C_{19}H_{12}O_6$)于小烧杯中，加 5 mL 盐酸溶液(5+7)及 50 mL 乙醇[$\varphi(C_2H_5OH)=95\%$]溶解，并用乙醇稀释至 100 mL(避光保存)。

17.2.3.4　溴代十六烷基三甲胺溶液：称取 1.822 g 溴代十六烷基三甲胺(CTMAB，$C_{19}H_{42}NBr$)溶于纯水中并稀释至 500 mL(用时如出现晶粒，可用温水加温溶解)。

17.2.3.5　钛标准储备溶液[$\rho(Ti)=100\ \mu g/mL$]：称取 0.370 0 g 草酸钛钾[$TiO(C_2O_4K_2)\cdot 2H_2O$]，用硫酸溶液(5+95)溶解，并定容至 500 mL。

17.2.3.6　钛标准使用溶液[$\rho(Ti)=2.00\ \mu g/mL$]：吸取 2.00 mL 钛标准储备溶液(17.2.3.5)于 100 mL 容量瓶中，用硫酸溶液(5+95)稀释至刻度。

17.2.4　仪器

17.2.4.1　容量瓶：25 mL。

17.2.4.2　分光光度计。

17.2.5　分析步骤

17.2.5.1　吸取水样 10.0 mL(含钛低于 4 μg)置于 25 mL 容量瓶中。

17.2.5.2　另取 9 个 25 mL 容量瓶加入钛标准使用溶液(17.2.3.6)0 mL，0.10 mL，0.20 mL，0.40 mL，0.60 mL，0.80 mL，1.00 mL，1.50 mL 和 2.00 mL，加水至 10 mL。

17.2.5.3　在水样及标准系列中各加入 4 mL 硫酸溶液(17.2.3.2)及 1 mL 抗坏血酸溶液(17.2.3.1)，混匀。加入 2 mL 水杨基荧光酮溶液(17.2.3.3)及 4 mL CTMAB 溶液(17.2.3.4)，用纯水稀释至刻度，摇匀，放置 5 min。

17.2.5.4　于波长 540 nm 处，用 1 cm 比色皿，以空白液为参比，测定吸光度。

17.2.5.5　绘制标准曲线，查出样品管中钛的质量。

17.2.6　计算

水样中钛(以 Ti 计)的质量浓度计算见式(41)：

$$\rho(Ti)=\frac{m}{V} \qquad \cdots\cdots(41)$$

式中：

$\rho(Ti)$——水样中钛(以 Ti 计)的质量浓度，单位为毫克每升(mg/L)；

m——从标准曲线查得水样中钛的质量，单位为微克(μg)；

V——水样体积，单位为毫升(mL)。

17.2.7 精密度和准确度

4个实验室用本标准各做了10次不同加标量的实验,相对标准偏差为1.2%~3.6%。4个实验室分别用自来水、深井水、纯水、矿泉水、温泉水、江水、湖水等作了回收试验,加标量0.2 μg~4.0 μg,回收率106%~117%。

17.3 电感耦合等离子体质谱法

见1.5。

18 钒

18.1 无火焰原子吸收分光光度法

18.1.1 范围

本标准规定了用无火焰原子吸收分光光度法测定生活饮用水及其水源水中的钒。

本法适用于生活饮用水其水源水中钒的测定。

本法最低检测质量为0.2 ng,若取20 μL水样测定,则最低检测质量浓度为10 μg/L。

水中共存离子一般不产生干扰。

18.1.2 原理

样品经适当处理后,注入石墨炉原子化器,所含的金属离子在石墨管内经原子化高温蒸发解离为原子蒸气,待测元素的基态原子吸收来自同种元素空心阴极灯发出的共振线,其吸收强度在一定范围内与金属浓度成正比。

18.1.3 试剂

18.1.3.1 钒标准储备溶液[ρ(V)=1.00 mg/mL]:称取2.296 6 g优级纯偏钒酸铵(NH_4VO_3),溶解于水中,加入20 mL硝酸溶液(1+1),再用水定容至1 000 mL。

18.1.3.2 钒标准中间溶液[ρ(V)=50.00 μg/mL]:吸取5.00 mL钒标准储备溶液(18.1.3.1)于100 mL容量瓶中,用硝酸溶液(1+18)稀释至刻度,摇匀。

18.1.3.3 钒标准使用溶液[ρ(V)=1.00 μg/mL]:吸取2.00 mL钒标准中间溶液(18.1.3.2)于100 mL容量瓶中,用硝酸溶液(1+18)稀释至刻度,摇匀。

18.1.4 仪器

18.1.4.1 石墨炉原子吸收分光光度计。

18.1.4.2 钒元素空心阴极灯。

18.1.4.3 氩气钢瓶。

18.1.4.4 微量加样器:20 μL。

18.1.4.5 聚乙烯瓶:100 mL。

18.1.5 仪器参数

测定钒的仪器参数见表15。

表15 测定钒的仪器参数

元素	波长/nm	干燥温度/℃	干燥时间/s	灰化温度/℃	灰化时间/s	原子化温度/℃	原子化时间/s
V	318.3	120	30	1 000	30	2 600	5

18.1.6 分析步骤

18.1.6.1 吸取钒标准使用溶液(18.1.3.3)0 mL,1.00 mL,2.00 mL,3.00 mL和4.00 mL于5个100 mL容量瓶内,用硝酸溶液(1+18)稀释至刻度,摇匀,分别配制成0 ng/mL,10 ng/mL,20 ng/mL,30 ng/mL和40 ng/mL的钒标准系列。

18.1.6.2 仪器参数设定后依次吸取20 μL试剂空白[硝酸溶液(1+18)作为试剂空白]。标准系列和样品,注入石墨管,启动石墨炉控制程序和记录仪,记录吸收峰值或峰面积。

18.1.7　**计算**

从标准曲线查出钒浓度后，按式(42)计算：

$$\rho(\mathrm{V}) = \frac{\rho_1 \times V_1}{V} \quad \cdots\cdots\cdots\cdots(42)$$

式中：

$\rho(\mathrm{V})$——水样中钒的质量浓度，单位为微克每升(μg/L)；

ρ_1——从标准曲线上查得试样中钒的质量浓度，单位为微克每升(μg/L)；

V_1——水样稀释后的体积，单位为毫升(mL)；

V——原水样体积，单位为毫升(mL)。

18.2　**电感耦合等离子体发射光谱法**

见1.4。

18.3　**电感耦合等离子体质谱法**

见1.5。

19　锑

19.1　**氢化物原子荧光法**

19.1.1　**范围**

本标准规定了用氢化物原子荧光法测定生活饮用水及其水源水中的锑。

本法适用于生活饮用水及其水源水中锑的测定。

本法最低检测质量为0.005 μg，若取10 mL水样测定，最低检测质量浓度为0.5 μg/L。

19.1.2　**原理**

在酸性条件下，以硼氢化钠为还原剂使锑生成锑化氢，由载气带入原子化器原子化，受热分解为原子态锑，基态锑原子在特制锑空心阴极灯的激发下产生原子荧光，其荧光强度与锑含量成正比。

19.1.3　**试剂**

19.1.3.1　氢氧化钠溶液(2 g/L)：称取1 g氢氧化钠(NaOH)溶于纯水中，稀释至500 mL。

19.1.3.2　硼氢化钠溶液(20 g/L)：称取10.0 g硼氢化钠($NaBH_4$)，溶于500 mL氢氧化钠溶液(19.1.3.1)中，混匀。

19.1.3.3　盐酸(ρ_{20}=1.19 g/mL)，优级纯。

19.1.3.4　盐酸溶液(5+95)：取25 mL盐酸(19.1.3.3)，用纯水稀释至500 mL。

19.1.3.5　硫脲-抗坏血酸溶液：称取10.0 g硫脲[$(NH_2)_2CS$]，加约80 mL纯水，加热溶解，冷却后加入10.0 g抗坏血酸($C_6H_8O_6$)，稀释至100 mL。

19.1.3.6　锑标准储备液[ρ(Sb)=1.00 mg/mL]：称取0.500 0 g锑(光谱纯)于100 mL烧杯中，加入10 mL盐酸(19.1.3.3)和5 g酒石酸($C_4H_6O_6$)，在水浴中温热使锑完全溶解，放冷后，转入500 mL容量瓶中，用纯水定容至刻度，摇匀。

19.1.3.7　锑标准中间溶液[ρ(Sb)=10.00 μg/mL]：吸取10.00 mL锑标准储备液(19.1.3.6)于1 000 mL容量瓶中，加3 mL盐酸(19.1.3.3)，用纯水定容至刻度，摇匀。

19.1.3.8　锑标准使用溶液[ρ(Sb)=0.10 μg/mL]：吸取5.00 mL锑标准中间溶液(19.1.3.7)于500 mL容量瓶中，用纯水定容至刻度。

19.1.4　**仪器**

19.1.4.1　原子荧光光度计。

19.1.4.2　锑空心阴极灯。

19.1.5 **分析步骤**

19.1.5.1 仪器参数

灯电流:75 mA;负高压:310 V;原子化器高度:8.5 mm;载气流量:500 mL/min;屏蔽气流量:1 000 mL/min;进样体积:0.5 mL;载流:盐酸溶液(19.1.3.4)。

19.1.5.2 样品测定

A 取10 mL水样于比色管中。

B 标准系列的配制 分别吸取锑标准使用溶液(19.1.3.8)0 mL,0.05 mL,0.10 mL,0.30 mL,0.50 mL,0.70 mL,1.00 mL于比色管中,用纯水定容至10 mL,使锑的浓度分别为0 ng/mL,0.50 ng/mL,1.00 ng/mL,3.00 ng/mL,5.00 ng/mL,7.00 ng/mL,10.00 ng/mL。

C 分别向水样和标准系列管中加入1.0 mL硫脲-抗坏血酸溶液(19.1.3.5),加入1.0 mL盐酸(19.1.3.3),混匀,以硼氢化钠溶液(19.1.3.2)为还原剂,上机测定,记录荧光强度值,绘制标准曲线。

19.1.6 **计算**

由样品的荧光强度可直接从标准曲线上查出锑的质量浓度(μg/L)。

19.1.7 **精密度和准确度**

4个实验室测定含锑0.97 μg/L~8.07 μg/L的水样,测定8次,其相对标准偏差为1.2%~6.5%,在1 μg/L~8 μg/L范围内,回收率为85.7%~113%。

19.2 **氢化物原子吸收分光光度法**

19.2.1 **范围**

本标准规定了用氢化物原子吸收分光光度法测定生活饮用水及其水源水中的总锑。

本法适用于生活饮用水及其水源水中总锑的测定。

本法最低检测质量为0.025 μg。若取25.0 mL水样测定,则最低检测质量浓度为1.0 μg/L。

19.2.2 **原理**

硼氢化钠与酸反应生成新生态氢,在碘化钾和硫脲存在下,五价锑还原为三价锑,三价锑与新生态氢生成锑化氢气体,以氮气为载气,在石英炉中930 ℃原子化,217.6 nm波长测锑的吸光度。

19.2.3 **试剂**

19.2.3.1 还原溶液:称取10 g优级纯碘化钾(KI)和2 g分析纯硫脲(N_2H_4CS),溶于纯水中,并稀释至100 mL,储于棕色瓶中。

19.2.3.2 盐酸(ρ_{20}=1.19 g/mL),优级纯。

19.2.3.3 硼氢化钠溶液(20 g/L):称取2 g硼氢化钠($NaBH_4$),加入0.2 g氢氧化钠(NaOH,优级纯),用纯水溶解后,稀释至100 mL,必要时过滤,临用时配制。

19.2.3.4 锑标准储备溶液[ρ(Sb)=1.00 mg/mL]:称取0.500 0 g锑(光谱纯)于100 mL烧杯中,加入10 mL盐酸(19.2.3.2)和5 g酒石酸,在水浴中温热使锑完全溶解,放冷后,转入500 mL容量瓶中用纯水定容至500 mL,摇匀。

19.2.3.5 锑标准使用溶液[ρ(Sb)=0.10 μg/mL]:吸取5.00 mL锑标准储备溶液(19.2.3.4)于500 mL容量瓶中,加纯水稀释至500 mL。按上法将所配成的标准溶液再稀释100倍。

19.2.4 **仪器**

原子吸收分光光度法计,附氢化物发生器。

19.2.5 **分析步骤**

19.2.5.1 仪器操作:鉴于各种不同型号的仪器操作方法不相同,可根据仪器说明书,将主机测定条件(灯电流、波长等)调至最佳状态,然后将氢化物发生器安装好,调节燃烧器至石英炉处于最佳位置固定,将原子化温度调至930℃,氮气流量调至1 000 mL/min,用纯水清洗反应瓶,关闭反应器上的活塞1和活塞2(见图3)即可进行样品测定。

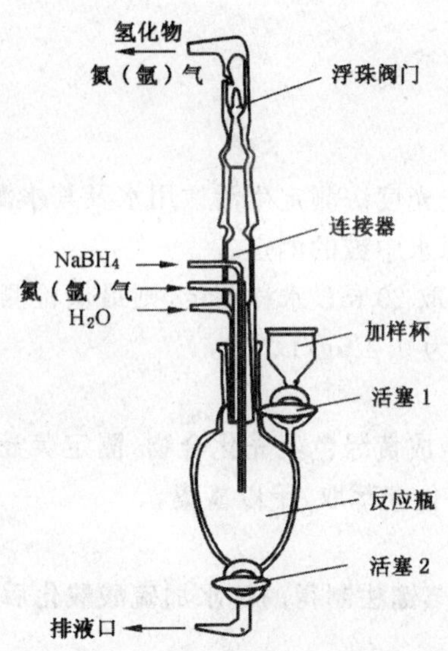

图 3 反应器示意图

19.2.5.2 水样测定

19.2.5.2.1 取 25.0 mL 水样[如水样含锑量低于 0.25 μg/L 时，可取适量水样加 1 mL 盐酸溶液(1+1)浓缩 2 倍～5 倍]，置于 25 mL 比色管中，加入 1.0 mL 还原溶液(19.2.3.1)，0.5 mL 盐酸(19.2.3.2)，摇匀，放置 30 min。

19.2.5.2.2 打开反应器活塞 1，将样品转移到反应瓶中，关闭活塞 1，用自动加液器加入 3 mL 硼氢化钠溶液(19.2.3.3)。

19.2.5.2.3 以氮气流量 1 000 mL/min，原子化温度为 930℃，光谱通带为 0.4 nm，波长 217.6 nm，测定锑的吸光度或用记录仪记录峰值。

19.2.5.2.4 打开反应器上活塞 1 和活塞 2 把废液排除，用纯水清洗反应瓶，并关闭活塞 1 和活塞 2。

19.2.5.3 标准曲线的制备：取 6 个 25 mL 比色管，分别加入锑标准使用溶液(19.2.3.5)0 mL，0.25 mL，0.50 mL，1.00 mL，1.50 mL 和 2.50 mL，加入纯水至 25.0 mL，摇匀。按 19.2.5.2 测定锑的吸光度，绘制标准曲线，由标准曲线上查出水样中锑的含量。

19.2.6 计算

水样中锑的质量浓度计算见式(43)：

$$\rho(\mathrm{Sb}) = \frac{m \times 1\,000}{V} \qquad \cdots\cdots(43)$$

式中：

$\rho(\mathrm{Sb})$——水样中锑的质量浓度，单位为微克每升(μg/L)；

m——从标准曲线上查得样品中锑的质量，单位为微克(μg)；

V——水样体积，单位为毫升(mL)。

19.2.7 精密度和准确度

4 个实验室测定锑的含量范围为 0.21 μg/L～10.0 μg/L 的水样，相对标准偏差为 1.9%～12%，回收率为 91.0%～115%，平均回收率为 101%。两个实验室测定 1.5 μg/L～3.2 μg/L 的浓缩水样，其相对标准偏差为 2.9%～13%，回收率为 92.0%～116%。

19.3 电感耦合等离子体发射光谱法

见 1.4。

19.4 电感耦合等离子体质谱法

见 1.5。

20 铍

20.1 桑色素荧光分光光度法

20.1.1 范围

本标准规定了用桑色素荧光分光光度法测定生活饮用水及其水源水中的铍。

本法适用于生活饮用水及其水源水中铍的测定。

本法最低检测质量为 0.1 μg,若取 20 mL 水样测定,则最低检测质量浓度为 5 μg/L;若取500 mL 水样富集后测定,最低检测质量浓度为 0.2 μg/L。

20.1.2 原理

铍在碱性溶液中与桑色素反应生成黄绿色荧光化合物,测定荧光强度定量。低含量的铍在 pH5～8 与乙酰丙酮形成的络合物可被四氯化碳萃取,予以富集。

20.1.3 试剂

20.1.3.1 无荧光纯水:去离子水或蒸馏法制得的纯水加硫酸酸化后,投入一粒高锰酸钾晶体,重蒸馏。使用前检查应无荧光。

20.1.3.2 四氯化碳(重蒸馏)。

20.1.3.3 乙酰丙酮-丙酮混合液(15+85)。

20.1.3.4 盐酸溶液(1+19)。

20.1.3.5 氢氧化钠溶液(40 g/L)。

20.1.3.6 桑色素溶液(0.5 g/L):称取 50 mg 桑色素[3,5,7,2′,4′-五羟基黄酮($C_{15}H_{10}O_7$)],于 100 mL无水乙醇或丙酮中,储存在棕色试剂瓶中,在冰箱中保存。

20.1.3.7 盐酸溶液(1+11)。

20.1.3.8 盐酸溶液(1+1)。

20.1.3.9 乙二胺四乙酸二钠溶液(100 g/L)。

20.1.3.10 硼酸缓冲溶液:称取 8.0 g 氢氧化钠和 7.78 g 硼酸,加纯水溶解后,稀释至 200 mL。

20.1.3.11 铍标准储备溶液[$\rho(Be)=100$ μg/mL]:称取 0.196 8 g 硫酸铍($BeSO_4 \cdot 4H_2O$)于 100 mL 容量瓶中,加 5 mL 盐酸溶液(1+19)溶解后,加纯水至刻度。储存于玻璃瓶中。在冰箱中保存。

20.1.3.12 铍标准使用溶液[$\rho(Be)=1.00$ μg/mL]:吸取 5.00 mL 铍标准储备溶液(20.1.3.11)于 500 mL 容量瓶中,加水至刻度。临用时配制。

20.1.3.13 刚果红试纸。

20.1.3.14 溴甲酚绿指示剂溶液(1 g/L):用乙醇[$\varphi(C_2H_5OH)=95\%$]配制。

20.1.4 仪器

20.1.4.1 荧光分光光度计。

20.1.4.2 分液漏斗:1 000 mL。

20.1.4.3 蒸发皿:50 mL。

20.1.4.4 具塞比色管:25 mL。

20.1.5 分析步骤

20.1.5.1 吸取 20 mL 水样于 25 mL 具塞比色管中。

20.1.5.2 于 6 支 25 mL 具塞比色管中分别加入铍标准使用溶液(20.1.3.12)0 mL,0.10 mL,0.30 mL,0.50 mL,0.70 mL 和 1.00 mL,各加纯水至 20 mL。

20.1.5.3 以刚果红试纸(20.1.3.13)为指示,用盐酸溶液(20.1.3.4)和氢氧化钠溶液(20.1.3.5)调节 pH 值至使刚果红试纸呈红紫色,加乙二胺四乙酸二钠溶液(20.1.3.9)1.0 mL,混匀,加硼酸缓冲溶液(20.1.3.10)2.5 mL,混匀,加入 0.12 mL 桑色素溶液(20.1.3.6),用纯水稀释至刻度,混匀,40 min后在 430 nm 激发波长,狭缝 5 nm,发射波长 530 nm,狭缝 10 nm,测量荧光强度。

20.1.5.4 低含量铍的富集方法：取水样 500 mL 于 1 000 mL 分液漏斗中。另取 6 个 1 000 mL 分液漏斗，各加纯水(20.1.3.1)500 mL，分别加入 0 mL，0.10 mL，0.30 mL，0.50 mL，0.70 mL 和 1.0 mL 铍标准使用溶液(20.1.3.12)，混匀，于水样及标准中各加乙二胺四乙酸二钠溶液 (20.1.3.9)10 mL。5 滴溴甲酚绿指示剂溶液(20.1.3.14)，用盐酸溶液(20.1.3.4)和氢氧化钠溶液(20.1.3.5)调节 pH 值使溶液呈蓝色为止。加乙酰丙酮-丙酮混合液(20.1.3.3)10 mL，混匀，放置 5 min，加入 10 mL 四氯化碳(20.1.3.2)振摇萃取 2 min，静置分层，收集四氯化碳于蒸发皿中。再用 10 mL 四氯化碳萃取一次，合并四氯化碳于蒸发皿中。加 2 mL 盐酸溶液(20.1.3.8)，在水浴上蒸干。取下蒸发皿加盐酸溶液(20.1.3.7)2 mL，溶解残渣并用热纯水转移至 25 mL 具塞比色管中，用热纯水洗蒸发皿数次，合并洗液于比色管中，加纯水至 20 mL，按 20.1.5.3 步骤操作。

20.1.5.5 绘制标准曲线，从曲线上查出水样管中铍的质量。

20.1.6 计算

水样中铍的质量浓度计算见式(44)：

$$\rho(\mathrm{Be}) = \frac{m}{V} \qquad \cdots\cdots(44)$$

式中：

$\rho(\mathrm{Be})$——水样中铍的质量浓度，单位为毫克每升(mg/L)；

m——相当于铍标准的质量，单位为微克(μg)；

V——水样体积，单位为毫升(mL)。

20.2 无火焰原子吸收分光光度法

20.2.1 范围

本标准规定了用无火焰原子吸收分光光度法测定生活饮用水及其水源水中铍的含量。

本法适用于生活饮用水及水源水中铍的测定。

本法最低检测质量为 0.004 ng 铍，若取 20 μL 水样测定，则最低检测质量浓度为 0.2 μg/L。

水中共存离子一般不干扰测定。

20.2.2 原理

样品经加入 $Mg(NO_3)_2$ 为基体改进剂，注入石墨炉原子化器，所含的金属离子在石墨管内经高温原子化，待测元素的基态原子吸收来自同种元素空心阴极灯发出的共振线，其吸收强度在一定范围内与金属浓度成正比。

20.2.3 试剂

20.2.3.1 铍标准储备液[$\rho(\mathrm{Be})$=100 μg/mL]：称取 2.076 g 硝酸铍($Be(NO_3)_2 \cdot 3H_2O$)溶解在约 200 mL 水中，加入 10 mL 硝酸(ρ_{20}=1.42 g/mL)，并用纯水定容至 1 000 mL。

注：硝酸铍极毒，操作时要防止吸入和接触皮肤。储存于聚乙烯瓶中，在冰箱中保存。

20.2.3.2 铍标准中间溶液[$\rho(\mathrm{Be})$=1.00 μg/mL]：取铍标准储备溶液(20.2.3.1)10.0 mL 于 100 mL 容量瓶中，用硝酸溶液(1+99)稀释至刻度，摇匀，此溶液 $\rho(\mathrm{Be})$=10 μg/mL。再取 10.0 mL 于 100 mL 容量瓶中，用硝酸溶液(1+99)稀释至刻度，摇匀。

20.2.3.3 铍标准使用液[$\rho(\mathrm{Be})$=0.10 μg/mL]：取铍标准中间溶液(20.2.3.2)10.0 mL 于 100 mL 容量瓶中，用硝酸溶液(1+99)稀释至刻度。

20.2.3.4 镁溶液(50 g/L)：称取 30.52 g 硝酸镁[$Mg(NO_3)_2$，优级纯]，加水溶解并定容至 100 mL。

20.2.3.5 硝酸，优级纯。

20.2.4 仪器

20.2.4.1 石墨炉原子吸收分光光度计。

20.2.4.2 铍元素空心阴极灯。

20.2.4.3 氩气钢瓶。

20.2.4.4 微量加样器：10 μL～20 μL，或自动微量加样器。

20.2.4.5 聚乙烯瓶：100 mL。

20.2.4.6 热解涂层石墨管。

20.2.5 仪器参考参数

测定铍的仪器参数见表16。

表16 测定铍的仪器参数

元素	波长/nm	干燥温度/℃	干燥时间/s	灰化温度/℃	灰化时间/s	原子化温度/℃	原子化时间/s
Be	234.9	120	30	1 200～1 600	30	2 300～2 600	7

20.2.6 分析步骤

20.2.6.1 样品采集与处理，水样采集于干净的聚乙烯瓶中，加入1%的硝酸保存，备用。

20.2.6.2 吸取铍的标准使用液(20.2.3.3)0 mL，0.10 mL，0.30 mL，0.50 mL，0.70 mL，1.0 mL，于6个50 mL具塞比色管中，用硝酸溶液(1+99)稀释至刻度，摇匀，加入1.0 mL硝酸镁溶液(20.2.3.4)，摇匀，分别配置成ρ(Be)=0 μg/L，0.2 μg/L，0.6 μg/L，1.0 μg/L，1.4 μg/L，2.0 μg/L的标准系列(1.0 mL硝酸镁溶液不计算在内)。

20.2.6.3 吸取50.0 mL(已加硝酸保存)水样，加入1.0 mL硝酸镁溶液(20.2.3.4)，摇匀。

20.2.6.4 仪器参数设定后依次吸取10 μL～20 μL试剂空白，标准系列和样品，注入石墨管，启动石墨炉控制程序和记录仪，记录吸收峰值高或峰面积。

20.2.7 计算

若样品经处理或稀释，从标准曲线查出铍浓度后，按式(45)计算：

$$\rho(\mathrm{Be}) = \frac{\rho_1 \times V_1}{V} \quad \cdots\cdots(45)$$

式中：

ρ(Be)——水样中铍的质量浓度，单位为微克每升(μg/L)；

ρ_1——从标准曲线上查得试样中铍的质量浓度，单位为微克每升(μg/L)；

V——原水样体积，单位为毫升(mL)；

V_1——测定样品的体积，单位为毫升(mL)。

20.2.8 精密度和准确度

5个实验室重复测定加标水样，其铍含量为0.1 μg/L～2.0 μg/L。相对标准偏差为2.6%～9.5%。5个实验室测定加入铍为0.1 μg/L～2.0 μg/L的水样，回收率分别为90.0%～107%。

20.3 铝试剂(金精三羧酸铵)分光光度法

20.3.1 范围

本标准规定了用铝试剂(金精三羧酸铵)分光光度法测定生活饮用水及其水源水中的铍。

本法适用于生活饮用水及其水源水中铍的测定。

本法最低检测质量为0.5 μg，若取50 mL水样测定，则最低检测质量浓度为10 μg/L。

水中较低含量铝，钴，铜，铁，锰，镍，钛，锌及锆的干扰，可用乙二胺四乙酸(EDTA)隐蔽。铜含量大于10 mg/L时必需增加EDTA的用量，铜与铝试剂在515 nm有吸收，必要时可于标准系列中加入同样质量的铜予以校正。含有机铍的样品可分解后进行测定。

20.3.2 原理

在乙酸缓冲溶液中，铍与铝试剂生成红色染料，在515 nm波长测量吸光度定量。

20.3.3 试剂

20.3.3.1 氨水(ρ_{20}=0.88 g/mL)。

20.3.3.2 乙二胺四乙酸溶液(25 g/L)：称取2.5 g乙二胺四乙酸，置于250 mL烧杯中，加30 mL纯水溶解后，加 1 滴甲基红指示剂溶液(20.3.3.6)，用氨水(20.3.3.1)中和至中性，用纯水稀释至 100 mL。

20.3.3.3 铝试剂缓冲溶液：称取 250 g 乙酸铵，于 1 000 mL 烧杯中，加 500 mL 纯水，40 mL 冰乙酸，搅拌使完全溶解，必要时可过滤。称取 0.5 g 铝试剂(金精三羧酸铵)于 25 mL 纯水中，并加入上述缓冲液中。另称取 1.5 g 苯甲酸，溶于 10 mL 甲酸中，边搅拌边加入上述缓冲液中。再称取 5 g 明胶，于 250 mL烧杯中加 125 mL 纯水，于沸水浴内加热溶化，倾入含有 250 mL 纯水的 500 mL 容量瓶中，冷却后加纯水至刻度，混匀，最后将铝试剂缓冲液和明胶溶液合并，混匀，储存于棕色试剂瓶中，保存于冷暗处。

20.3.3.4 铍标准储备溶液[$\rho(Be)=1.00\ mg/mL$]：称取 9.84 g 硫酸铍($BeSO_4 \cdot 4H_2O$)于 100 mL 纯水中，移入 500 mL 容量瓶中，加纯水稀释至刻度。于玻璃瓶中保存。

20.3.3.5 铍标准使用溶液[$\rho(Be)=5.00\ \mu g/mL$]：吸取 5.00 mL 铍标准储备溶液(20.3.3.4)，于 1 000 mL 容量瓶中，加纯水稀释至刻度。

20.3.3.6 甲基红指示剂溶液(0.5 g/L)：称取 50 mg 甲基红指示剂，溶于少量乙醇[$\varphi(C_2H_5OH)=95\%$]中，并用乙醇稀释至 100 mL。

20.3.4 仪器

20.3.4.1 分光光度计：515 nm，5 cm 比色皿。

20.3.5 分析步骤

20.3.5.1 样品保存：为防止铍在容器壁吸附，于每升样品中加 1.5 mL 硝酸($\rho_{20}=1.42\ g/mL$)。若仅需分析水溶性铍时，先将水样经 0.45 μm 滤膜过滤，再加入硝酸酸化。

20.3.5.2 吸取 50 mL 水样(或适量水样加纯水稀释至 50 mL)于 100 mL 容量瓶中。

20.3.5.3 吸取 0 mL，0.10 mL，0.50 mL，1.00 mL，2.00 mL，3.00 mL 和 4.00 mL 铍标准使用溶液(20.3.3.5)分别加入 7 个 100 mL 容量瓶中，加 2.0 mL 乙二胺四乙酸溶液(20.3.3.2)，加纯水稀释至 75 mL，加 15 mL 铝试剂缓冲液(20.3.3.3)用纯水稀释至 100 mL，充分混匀后于暗处放置 20 min，必要时可过滤，于 515 nm 波长，5 cm 比色皿，测量吸光度。

20.3.5.4 绘制标准曲线，从标准曲线上查出铍的质量。

20.3.6 计算

水样中铍(Be)的质量浓度的计算见式(46)：

$$\rho(Be)=\frac{m}{V} \quad \cdots\cdots(46)$$

式中：

$\rho(Be)$——水样中铍(Be)的质量浓度，单位为毫克每升(mg/L)；

m——相当于铍标准的质量，单位为微克(μg)；

V——水样体积，单位为毫升(mL)。

20.4 电感耦合等离子体发射光谱法

见 1.4。

20.5 电感耦合等离子体质谱法

见 1.5。

21 铊

21.1 无火焰原子吸收分光光度法

21.1.1 范围

本标准规定了用石墨炉原子吸收分光光度法测定生活饮用水及其水源水中的铊。

本法适用于生活饮用水及其水源水中铊的测定。

本法最低检测质量为0.01 ng,若取500 mL水样富集50倍后,进样20 μL,则最低检测质量浓度为0.01 μg/L。

水样中含2.0 mg/L Pb、Cd、Al;4.0 mg/L Cu,Zn;5.0 mg/L PO_4^{3-};8.0 mg/L SiO_3^{2-};60 mg/L Mg;400 mg/L Ca;500 mg/L Cl^-时,对测定无明显干扰。

21.1.2 原理

水中铊元素经前处理后原子吸收法测定,在石墨管内经原子化高温蒸发解离为原子蒸气,铊原子吸收来自铊元素空心阴极灯发出的共振线,其吸收强度在一定范围内与铊浓度成正比。

21.1.3 试剂

本法配制试剂,稀释等用的纯水均为去离子水。

21.1.3.1 硝酸溶液(1+1)。

21.1.3.2 氨水(1+9)。

21.1.3.3 溴水,分析纯。

21.1.3.4 铁溶液[ρ(Fe)=4 mg/mL]:称取14.28 g硫酸铁[$Fe_2(SO_4)_3$]用去离子水稀释至1 000 mL。

21.1.3.5 铊标准储备溶液[ρ(Tl)=500 μg/mL]:称取0.027 9 g三氧化二铊(Tl_2O_3)溶于2 mL硝酸(ρ_{20}=1.42 g/mL)中,用去离子水定容至50 mL。

21.1.3.6 铊标准使用溶液[ρ(Tl)=1.00 μg/mL]:取铊标准储备溶液(21.1.3.5),用去离子水逐级稀释,配成标准使用溶液。

21.1.4 仪器

21.1.4.1 石墨炉原子吸收分光光度计。

21.1.4.2 空心阴极灯。

21.1.4.3 微量取样器:20 μL。

21.1.4.4 离心机。

21.1.4.5 磁力搅拌器。

21.1.5 分析步骤

21.1.5.1 水样预处理:澄清的水样可直接进行共沉淀,若水样中含有悬浮物,应以0.45 μm孔径的滤膜过滤,若不能立即分析时,应每升水样加1.5 mL硝酸(ρ_{20}=1.42 g/mL)酸化,使pH低于2,以保存样品。

取500 mL水样于1 000 mL烧杯中,用硝酸溶液(21.1.3.1)酸化使pH=2,加溴水0.5 mL~2 mL使水样呈黄色1 min不褪色为准,加入10 mL铁溶液(21.1.4.4),在磁力搅拌下,滴加氨水(21.1.3.2)使pH大于7,产生沉淀后放置过夜。次日,倾去上清液,沉淀分数次移入10 mL离心管,离心15 min,取出离心管,用吸管吸去上清液。用1 mL硝酸溶液(21.1.3.1)溶解沉淀,并用去离子水洗涤烧杯,最后稀释至10 mL,混匀。吸取20 μL进行原子吸收测定。

21.1.5.2 仪器操作

鉴于各种不同型号的仪器操作方法各不相同,详细的操作细节参阅各自的仪器说明书,简要的步骤如下:

21.1.5.2.1 安装铊空心阴极灯,对准灯的位置,固定测定波长及狭缝。

21.1.5.2.2 开启仪器电源及固定空心阴极灯电流,预热仪器,使光源稳定。

21.1.5.2.3 调节石墨炉位置,使其处于光路中并获得最佳状态,安装好石墨管(带有平台)。

21.1.5.2.4 开启冷却水和氩气气源阀,调节指定的流量。

21.1.5.2.5 仪器参数(见表17),光谱通带为0.7 nm,灯电流为12 mA,氩气流量为50 mL/min,进样量为20 μL。

表 17 测定铊的仪器参数

元素	波长/nm	干燥温度/℃	干燥时间/s	灰化温度/℃	灰化时间/s	原子化温度/℃	原子化时间/s
Tl	276.7	110	20	500	30	2 300	3

21.1.5.3 标准系列配制：用硝酸溶液(1＋99)将铊标准使用溶液(21.1.3.6)稀释为 0 μg/L，0.5 μg/L，1.0 μg/L，2.0 μg/L，5.0 μg/L，10.0 μg/L，20.0 μg/L，40.0 μg/L 和 50.0 μg/L 的铊标准溶液。以下按 21.1.5.2 步骤直接进行原子吸收测定。

21.1.5.4 绘制标准曲线：从标准曲线上查得水样富集后铊的质量浓度。

21.1.6 计算

水样中铊的质量浓度计算见式(47)：

$$\rho(\mathrm{Tl}) = \frac{\rho_1 \times V_1}{V} \quad \cdots\cdots (47)$$

式中：

$\rho(\mathrm{Tl})$——水样中铊的质量浓度，单位为微克每升(μg/L)；

ρ_1——标准曲线上查得铊的质量浓度，单位为微克每升(μg/L)；

V_1——水样富集后体积，单位为毫升(mL)；

V——水样体积，单位为毫升(mL)。

21.1.7 精密度和准确度

3 个实验室测定铊含量为 0.8 μg/L 合成水样，回收率为 95.0%～104%；相对标准偏差为 2.77%～4.6%。

21.2 电感耦合等离子体发射光谱法

见 1.4。

21.3 电感耦合等离子体质谱法

见 1.5。

22 钠

22.1 火焰原子吸收分光光度法

22.1.1 范围

本标准规定了用火焰原子吸收分光光度法测定生活饮用水及其水源水中的钠和钾。

本法适用于生活饮用水及其水源水中钠和钾的测定。

本法测钠和钾的最低检测质量浓度分别的 0.01 mg/L 和 0.05 mg/L。

在大量钠存在时，钾的电离受到抑制，从而使钾的吸收强度增大。测定钾时可在标准溶液中添加相应的钠离子，予以校正。铁稍有干扰，磷酸盐产生较大的负干扰，添加一定量镧盐后可以消除。在测定钠时，盐酸和氯离子可使钠的吸收强度降低，可在标准溶液中添加相应量盐酸加以校正。

22.1.2 原理

利用钠、钾基态原子能吸收来自同种金属元素空心阴极灯发射的共振线，且其吸收强度与钠、钾原子的浓度成正比。

22.1.3 试剂

22.1.3.1 钠标准储备溶液[ρ(Na)＝10.00 mg/mL]：称取在 140℃ 烘至恒重的氯化钠(基准试剂)25.421 g，溶于少量纯水中，加入硝酸溶液(22.1.3.4)10 mL，再用纯水稀释至 1 000 mL。

22.1.3.2 钾标准储备溶液[ρ(K)＝1.00 mg/mL]：称取在 110℃ 烘至恒重的氯化钾(优级纯)1.906 7 g，溶于少量纯水中，加入硝酸溶液(22.1.3.4)10 mL，再用纯水稀释至 1 000 mL。

22.1.3.3 钠、钾混合标准溶液：取 5.00 mL 钠储备溶液(22.1.3.1)和 50.0 mL 钾储备溶液(22.1.3.2)置于 1 000 mL 容量瓶中，用纯水稀释至刻度。此溶液 1.00 mL 含 0.050 mg 钠和 0.050 mg 钾。

22.1.3.4 硝酸溶液(1＋1)。

22.1.4 **仪器**

22.1.4.1 原子吸收分光光度计。

22.1.4.2 钠、钾空心阴极灯。

22.1.4.3 乙炔。

22.1.5 **分析步骤**

22.1.5.1 样品测定:

22.1.5.1.1 按仪器说明书,将仪器调至钠、钾测试最佳状态。

22.1.5.1.2 将水样直接喷入火焰,测定吸光度。

22.1.5.1.3 样品中钠、钾含量稍高时,可转动燃烧器角度,或用次灵敏共振线测定吸光度。

22.1.5.2 校准曲线的绘制。

22.1.5.3 准确吸取钠、钾混合标准溶液(22.1.3.3)或标准储备溶液(22.1.3.1,22.1.3.2),用纯水配制标准系列,低浓度时用灵敏共振线,钠在 0.01 mg/L～0.5 mg/L 时用 589.0 nm,钾在 0.05 mg/L～3 mg/L时用 766.5 nm,高浓度时用次灵敏共振线,钠在 0.1 mg/L～60 mg/L 时,用 330.2 nm,钾在 1 mg/L～15 mg/L时用 404.5 nm 测定吸光度。

22.1.6 **计算**

水样中钠或钾的质量浓度计算见式(48):

$$\rho(\text{Na 或 K}) = \rho_1 \times D \qquad \cdots\cdots(48)$$

式中:

ρ(Na 或 K)——水样中钠或钾的质量浓度,单位为毫克每升(mg/L);

ρ_1——从标准曲线上查得的水样中钠或钾的质量浓度,单位为毫克每升(mg/L);

D——水样稀释倍数。

22.1.7 **精密度和准确度**

同一实验室对含钠 30 mg/L,钾 3 mg/L,其中包含钙 60 mg/L、镁 18 mg/L 和氯化物 214 mg/L 的人工合成水样,24 次测定的相对标准偏差为 1.5%,相对误差分别为 0.6%和 0.3%。

22.2 **离子色谱法**

22.2.1 **范围**

本标准规定了用离子色谱法测定生活饮用水及其水源水中的钠和钾、锂、钙和镁。

本法适用于生活饮用水及其水源水中钠和钾、锂、钙和镁的测定。

本法用电导检测器在 3 μS～300 μS 测量量程,可达到线性范围分别为:Li^+ 0.02 mg/L～27 mg/L;Na^+ 0.06 mg/L～90 mg/L;K^+ 0.16 mg/L～225 mg/L。10 μS～300 μS 量程为:Mg^{2+} 1.2 mg/L～35 mg/L;Ca^{2+} 1.7 mg/L～360 mg/L。

22.2.2 **原理**

水样中阳离子 Li^+,Na^+,NH_4^+,K^+,Mg^{2+}和 Ca^{2+},随盐酸淋洗液进入阳离子分离柱,根据离子交换树脂对各阳离子的不同亲合程度进行分离。经分离后的各组分流经抑制系统,将强电解质的淋洗液转换为弱电解溶液,降低了背景电导。流经电导检测器系统,测量各离子组分的电导率。以相对保留时间和色谱峰(面积)定性和定量。

22.2.3 **试剂**

本法需用电导小于 1 μS 的纯水配制标准溶液和淋洗液。

22.2.3.1 淋洗液,盐酸[$c(HCl)$=20 m mol/L]。

22.2.3.2 再生液,四甲基氢氧化铵{$c[(CH_3)_4NOH]$=100 m mol/L}:称取 36.5 g 四甲基氢氧化铵水溶液{$\varphi[(CH_3)_4NOH]$=25%},置于 100 mL 容量瓶中,加水至刻度。

22.2.3.3 钠(Na^+)标准储备溶液[$\rho(Na^+)$=1 mg/mL]:称取 0.508 4 g 经 500℃灼烧 1 h,并在干燥器中冷却 0.5 h 的氯化钠,置于 200 mL 容量瓶中,加入纯水溶解后稀释至刻度。

22.2.3.4 钾(K^+)标准储备溶液[$\rho(K^+)$=1 mg/mL]:称取 0.445 7 g 经 500℃灼烧 1 h,并在干燥器

中冷却0.5 h的硫酸钾，置于200 mL容量瓶中，加入纯水溶解后稀释至刻度。

22.2.3.5 锂(Li^+)标准储备溶液[$\rho(Li^+)=1$ mg/mL]：称取1.064 8 g碳酸锂(Li_2CO_3)，置于200 mL容量瓶中，加入少量纯水湿润，逐滴加入盐酸溶液(1+1)，使碳酸锂完全溶解，再加入过量2滴。加入纯水至刻度，摇匀。

22.2.3.6 钙(Ca^{2+})标准储备溶液[$\rho(Ca^{2+})=1$ mg/mL]：称取0.499 4 g经105℃干燥的碳酸钙，置于200 mL烧杯中，加入少量纯水，逐渐加入盐酸溶液(1+1)，待完全溶解后，再加入过量1 mL盐酸溶液(1+1)。煮沸驱除二氧化碳，定量地转移至200 mL容量瓶中，加入纯水溶解后稀释至刻度。

22.2.3.7 镁(Mg^{2+})标准储备溶液[$\rho(Mg^{2+})=1$ mg/mL]：称取0.783 6 g氯化镁($MgCl_2$)，置于200 mL容量瓶中，加入纯水溶解后稀释至刻度。

22.2.3.8 阳离子混合标准溶液：根据选定的测量范围，分别吸取适量各组分的标准储备溶液，定容至一定体积，以毫克每升(mg/L)表示各组分浓度。

22.2.4 仪器

22.2.4.1 离子色谱仪(电导检测器)。

22.2.4.2 记录仪或工作站。

22.2.4.3 阳离子分离柱/保护柱(Iopac CS 12，CS 14或同类产品)。

22.2.4.4 抑制器系统(抑制柱、膜抑制器或自动再生电解抑制器)。

22.2.4.5 滤膜(0.2 μm)和滤器。

22.2.5 分析步骤

22.2.5.1 按照仪器说明书，开启离子色谱仪，调节淋洗液和再生液流速，使仪器达到平衡，并指示稳定的基线。

22.2.5.2 标准：根据所选择的量程，将阳离子混合标准溶液(22.2.3.8)和两次等比稀释的三种不同浓度的阳离子混合标准溶液(22.2.3.8)依次进样。记录峰高或峰面积，绘制标准曲线。

22.2.5.3 样品分析：将水样经0.2 μm滤膜过滤注入进样系统，记录色谱峰高或峰面积。

22.2.6 计算

各种阳离子的质量浓度(mg/L)或在标准曲线上直接查得。

各种阳离子的测定范围(mg/L)见表18及色谱图(图4)。

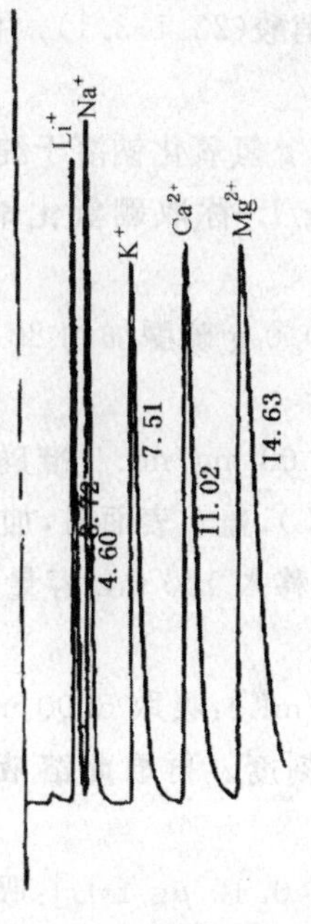

图4 5种阳离子的色谱图

表 18 各种阳离子在不同量程的参考测定浓度

离子组分/(mg/L)	量程/μS				
	300	100	30	10	3
Li^+	3.4～27	0.56～9.0	0.19～3.0	0.06～1.0	0.02～0.3
Na^+	11～90	1.9～3.0	0.62～10.0	0.4～3.3	0.06～1.0
K^+	28～225	4.7～75	1.6～12.5	1.0～8.3	0.16～2.5
Mg^{2+}	17～135	5.6～45	1.2～5.0	0.9～1.5	—
Ca^{2+}	4.5～360	7.5～120	2.5～40	1.7～13.3	—

22.3 电感耦合等离子体发射光谱法

见 1.4。

22.4 电感耦合等离子体质谱法

见 1.5。

23 锡

23.1 氢化物原子荧光法

23.1.1 范围

本标准规定了用氢化物原子荧光法测定生活饮用水及其水源水中的锡。

本法适用于生活饮用水及其水源水中锡的测定。

本法最低检测质量为 0.5 ng，若取 0.5 mL 水样测定，则最低检测质量浓度为 1.0 μg/L。

23.1.2 原理

在酸性条件下，以硼氢化钠为还原剂使锡生成锡化氢，由载气带入原子化器原子化，受热分解为原子态锡，基态锡原子在特制锡空心阴极灯的激发下产生原子荧光，其荧光强度与锡含量成正比，与标准系列比较定量。

23.1.3 试剂

23.1.3.1 硝酸(ρ_{20}=1.42 g/mL)，优级纯。

23.1.3.2 硝酸溶液(5+95)：取 25 mL 硝酸(23.1.3.1)，用纯水稀释至 500 mL。

23.1.3.3 硝酸溶液(1+99)。

23.1.3.4 氢氧化钠溶液(2 g/L)：称取 1 g 氢氧化钠溶于纯水中，稀释至 500 mL。

23.1.3.5 硼氢化钠溶液($NaBH_4$)20 g/L：称取硼氢化钠 10.0 g 溶于氢氧化钠溶液(23.1.3.4)500 mL，混匀。

23.1.3.6 硫脲+抗坏血酸溶液：称取 10.0 g 硫脲加约 80 mL 纯水，加热溶解，待冷却后加入 10.0 g 抗坏血酸，稀释至 100 mL。

23.1.3.7 锡的标准储备溶液[ρ(Sn)=1.00 mg/mL]：准确称取 0.100 0 g 锡粒(99.99%)于 100 mL 烧杯内，加入 10 mL 硫酸(ρ_{20}=1.84 g/mL)，盖上表面皿，加热至锡全部溶解，移去表面皿，继续加热至冒浓的白烟，冷却，慢慢加入 50 mL 纯水，移入 100 mL 容量瓶中，用硫酸溶液(1+9)多次洗涤烧杯，洗液并入容量瓶中，并稀释至刻度。

23.1.3.8 锡标准溶液[ρ(Sn)=1.00 μg/mL]：吸取 5.00 mL 锡标准储备液(23.1.3.7)于 500 mL 容量瓶中，用硝酸(23.1.3.3)稀释定容至刻度。再取此溶液 10.00 mL 于 100 mL 容量瓶中，用硝酸(23.1.3.3)稀释定容至刻度。

23.1.3.9 锡的标准使用溶液[ρ(Sn)= 0.10 μg/mL]：吸取 10.00 mL 锡标准溶液(23.1.3.8)于 100 mL 容量瓶中，用纯水定容至刻度。

23.1.4 仪器

23.1.4.1 原子荧光光度计。

23.1.4.2 锡空心阴极灯。

23.1.5 分析步骤

23.1.5.1 标准系列的配制：分别吸取锡标准使用溶液(23.1.3.9)0 mL，0.10 mL，0.30 mL，0.50 mL，0.70 mL，1.00 mL于比色管中，用纯水定容至10 mL，使锡的浓度分别为0 μg/L，1.0 μg/L，3.0 μg/L，5.0 μg/L，7.0 μg/L，10.0 μg/L。

23.1.5.2 取水样10 mL于比色管中，分别向样品、空白及标准溶液管中加入1.0 mL硫脲+抗坏血酸溶液(23.1.3.6)，加入0.5 mL硝酸(23.1.3.1)，混匀。

23.1.5.3 测定条件

灯电流：80 mA；负高压：350 V；原子化器高度：8.5 mm；载气流量：500 mL/min。

屏蔽气流量：1 000 mL/min；进样体积：0.5 mL；测量方式：标准曲线法；读数方式：峰面积；载流：硝酸溶液(23.1.3.2)。

23.1.5.4 测定：开机，设定仪器最佳条件，点燃原子化器炉丝，稳定30 min后开始测定。绘制标准曲线、计算回归方程。

23.1.5.5 计算

以所测样品的荧光强度，从标准曲线或回归方程中查得样品溶液中锡元素的质量浓度(μg/L)。

23.1.6 精密度和准确度

3个实验室测定含锡1.5 μg/L～15.7 μg/L的水样，测定8次，其相对标准偏差均小于5.8%，在水样中加入1.0 μg/L～15.0 μg/L锡标准溶液，回收率为89.0%～108%。

23.2 分光光度法

23.2.1 范围

本标准规定了用分光光度法测定生活饮用水及其水源水中的锡。

本法适用于生活饮用水及其水源水中锡含量的测定。

本法最低检测质量为0.5 μg，若取50 mL水样测定，最低检测质量浓度为0.01 mg/L。

23.2.2 原理

在弱酸性溶液中，四价锡与苯芴酮形成微溶性橙红色络合物，在保护性胶体存在下比色。

23.2.3 试剂

23.2.3.1 氨水(1+1)。

23.2.3.2 硫酸溶液(1+9)。

23.2.3.3 明胶溶液(5 g/L)。

23.2.3.4 抗坏血酸溶液(10 g/L)。

23.2.3.5 酒石酸溶液(100 g/L)。

23.2.3.6 苯芴酮溶液(0.3 g/L)：称取0.030 g苯芴酮(1,3,7-三羟基-9-苯基蒽醌)溶于20 mL乙醇[$\varphi(C_2H_5OH)=95\%$]，加入0.5 mL硫酸溶液(1+2)，再用乙醇稀释至100 mL。

23.2.3.7 锡标准储备溶液[$\rho(Sn^{4+})=1$ mg/mL]：准确称取0.100 0 g锡粒(99.99%)于100 mL烧杯内，加入10 mL硫酸($\rho_{20}=1.84$ g/mL)，盖上表面皿，加热至锡全部溶解，移去表面皿，继续加热至冒浓的白烟。冷却，慢慢加入50 mL纯水，移入100 mL容量瓶中，用硫酸溶液(23.2.3.2)多次洗涤烧杯，洗液并入容量瓶中，并稀释至刻度。

23.2.3.8 锡标准使用溶液[$\rho(Sn^{4+})=10$ μg/mL]：吸取10.00 mL锡标准储备溶液(23.2.3.7)于100 mL容量瓶内，加硫酸溶液(23.2.3.2)定容，混匀。再吸取此溶液[$\rho(Sn^{4+})=100$ μg/mL]10.00 mL于100 mL容量瓶内，用硫酸溶液(23.2.3.2)定容，配成[$\rho(Sn^{4+})=10$ μg/mL]的标准使用溶液。

23.2.3.9 酚酞指示剂溶液(1 g/L)：称取0.10 g酚酞溶于少量乙醇溶液[$\varphi(C_2H_5OH)=50\%$]，并用

它稀释至 100 mL。

23.2.4 仪器

23.2.4.1 分光光度计。

23.2.4.2 具塞比色管:50 mL。

23.2.5 分析步骤

23.2.5.1 分别吸取 0 mL,0.05 mL,0.15 mL,0.30 mL,0.50 mL,0.70 mL,1.00 mL,1.50 mL 和 2.00 mL 锡标准使用溶液(23.2.3.8)于 50 mL 比色管中。

23.2.5.2 吸取 50.0 mL 水样于 100 mL 高型烧杯中,加入 1 mL 硫酸($\rho_{20}=1.84$ g/mL),在电热板上蒸发、消化至冒白烟近于干涸为止。冷却后,用少量纯水洗入 50 mL 比色管中。

23.2.5.3 向水样及标准管中,各加入 0.5 mL 酒石酸溶液(23.2.3.5),3 滴酚酞溶液(23.2.3.9),用氨水(23.2.3.1)调至淡品红色。加入 3.0 mL 硫酸溶液(23.2.3.2),1.0 mL 明胶溶液(23.2.3.3)和 2.5 mL 抗坏血酸溶液(23.2.3.4),加纯水至 50 mL,混匀。各加入 2.0 mL 苯芴酮溶液(23.2.3.6),混匀。

23.2.5.4 放置 30 min 后,于波长 510 nm 处,以 0 管调零,用 2 cm 比色皿测定吸光度。

23.2.6 计算

水样中锡的质量浓度计算见式(49):

$$\rho(Sn^{4+}) = \frac{m}{V} \qquad \cdots\cdots(49)$$

式中:

$\rho(Sn^{4+})$——水样中锡的质量浓度,单位为毫克每升(mg/L);

m——相当于标准的质量,单位为毫克(mg);

V——水样体积,单位为毫升(mL)。

23.2.7 精密度和准确度

6 个实验室分别测定合成水样,锡含量在 0.04 mg/L~0.40 mg/L 时,相对标准偏差为 0.4%~7%;以井水、湖水、自来水、矿泉水和合成水样做加标回收试验,锡含量在 0.04 mg/L~0.40 mg/L 时回收率为 95%~108%。

23.3 微分电位溶出法

23.3.1 范围

本标准规定了用微分电位溶出法测定生活饮用水及其水源水中的锡。

本法适用于生活饮用水及其水源水中锡含量的测定。

本法最低检测质量为 0.05 μg,若取 25 mL 水样测定,则最低检测质量浓度为 0.002 mg/L。

如水样中存在 Cd^{2+},可产生正干扰。

23.3.2 原理

在草酸介质中,以表面活性剂增敏,锡在汞膜电极上于 −0.6 V 左右呈现一灵敏的溶出峰,该峰高与锡含量成正比。在其他条件不变的情况下测量溶出峰,与标准系列比较,进行定量。

23.3.3 试剂

23.3.3.1 草酸溶液[$c(H_2C_2O_4 \cdot 2H_2O)=0.5$ mol/L]:称取 12.6 g 草酸($H_2C_2O_4 \cdot 2H_2O$)溶于纯水,并定容至 200 mL。

23.3.3.2 溴化十六烷基三甲铵(CTMAB)[$c(C_{19}H_{42}BrN)=0.002$ mol/L]:称取 0.073 0 g 溴化十六烷基三甲铵溶于 100 mL 纯水中,必要时加热。

23.3.3.3 电极镀汞溶液:称取 0.034 2 g 硝酸汞[$Hg(NO_3)_2 \cdot H_2O$]和 12.5 g 硝酸钾溶于适量纯水,加 0.5 mL 硝酸($\rho_{20}=1.42$ g/mL),再加纯水定容至 1 000 mL。

23.3.3.4 锡标准储备溶液($\rho(Sn^{4+})=100$ μg/mL):准确称取 0.100 0 g 锡标(99.99%)于 100 mL 烧

杯中,加入 10 mL 硫酸(ρ_{20}=1.84 g/mL)。盖上表面皿,加热至锡全部溶解,除去表面皿,继续加热至冒浓白烟。冷却,慢慢加入 50 mL 纯水。移入 1 000 mL 容量瓶中,用硫酸(1+9)溶液洗涤烧杯,洗液并入容量瓶中,用纯水定容。

23.3.3.5 锡标准溶液[$\rho(Sn^{4+})$=20 μg/mL]:吸取锡标准储备溶液[$\rho(Sn^{4+})$=100 μg/mL]20.00 mL 于 100 mL 容量瓶内,加盐酸溶液(1+99)稀释至刻度。

23.3.4 仪器

23.3.4.1 烧杯:50 mL。

23.3.4.2 微量注射器:50 μL 和 100 μL。

23.3.4.3 溶出分析仪及其三电极系统。

所有的玻璃仪器必须在使用前用盐酸溶液(1+10)浸泡,再用纯水淋洗干净。

23.3.5 分析步骤

23.3.5.1 工作电极预镀汞

把洁净的玻璃碳电极、参比电极和辅助电极放入电极镀汞溶液(23.3.3.3)中,于-1.0 V 富集 60 s,记录溶出曲线,再重复富集和溶出步骤三次,用纯水把三电极淋洗干净。镀汞后的电极表面应均匀,无破损。

23.3.5.2 仪器条件的选择

A 下限电压:-0.2 V;

B 上限电压:-1.1 V;

C 预电解电压:-1.2 V。

D 实验参数:

a 低浓度范围:A(静态溶出)——0,B(洗电极时间)——20 s,C(富集时间)——60 s,
D(灵敏度)——20,静止时间为 30 s。

b 高浓度范围:A(静态溶出)——0,B(洗电极时间)——20 s,C(富集时间)——10 s,
D(灵敏度)——150,静止时间为 30 s。

23.3.5.3 标准曲线法

A 低浓度范围:取烧杯(23.3.4.1)7 个,各加纯水 25 mL。用微量注射器分别加入 0 μL,2.00 μL,5.00 μL,25.0 μL,50.0 μL,75.0 μL 和 100.0 μL 锡标准溶液(23.3.3.4)。

B 高浓度范围:取烧杯(23.3.4.1)7 个,分别各加 0 mL,0.10 mL,0.20 mL,0.40 mL,0.60 mL,0.80 mL 和 1.00 mL 锡标准溶液(23.3.3.4),加纯水至 25 mL。

23.3.5.4 吸取 25.00 mL 水样于烧杯内(23.3.4.1),作为电解池。向水样及各个标准溶液的烧杯内,各加 1.5 mL 草酸溶液(23.3.3.1),0.3 mL CTMAB 溶液(23.3.3.2)。混匀后,于-1.2 V 富集,记录 E-dt/dE 溶出曲线。Sn^{4+} 的溶出峰电位在-0.6 V 左右。也可改用下述标准加入法定量。

23.3.5.5 标准加入法

在完成 23.3.5.4 步骤后,用微量注射器向水样烧杯(电解池)内,加入适量的已知浓度的锡标准溶液(23.3.3.4),再记录加标后的溶出曲线。

23.3.6 计算

23.3.6.1 标准曲线法

水样中锡的质量浓度计算见式(50):

$$\rho(Sn^{4+}) = \frac{m}{V} \qquad \cdots\cdots(50)$$

式中:

$\rho(Sn^{4+})$——水样中锡的质量浓度,单位为毫克每升(mg/L);

m——相当于标准的质量,单位为微克(μg);

V——水样体积，单位为毫升(mL)。

23.3.6.2 标准加入法

水样中锡的质量浓度计算见式(51)、式(52)：

$$\rho(Sn^{4+}) = \frac{m_1}{V} \quad \cdots\cdots(51)$$

$$m_1 = \frac{h_1 \times m}{h_2 - h_1} \quad \cdots\cdots(52)$$

式中：

$\rho(Sn^{4+})$——水样中锡的质量浓度，单位为毫克每升(mg/L)；

m_1——由标准加入后，得到水样中锡的质量，单位为微克(μg)；

h_1——水样的峰高，单位为毫米(mm)；

h_2——标准加入后的峰高，单位为毫米(mm)；

m——加入标准中锡的质量，单位为微克(μg)；

V——水样的体积，单位为毫升(mL)。

23.3.7 精密度和准确度

5个实验室测定高、中、低三种浓度锡的相对标准偏差分别为5.0%～5.8%，0.87%～6.3%和2.0%～4.0%。5个实验室用自来水、蒸馏水、矿泉水、深井水的锡的加标回收率在90%～103%。

23.4 电感耦合等离子体质谱法

见1.5。

24 四乙基铅

24.1 双硫腙比色法

24.1.1 范围

本标准准规定了用双硫腙比色法测定生活饮用水及其水源水中的四乙基铅。

本法适用于生活饮用水及其水源水中四乙基铅的测定。

本法最低检测质量为0.08 μg四乙基铅，若取800 mL水样测定，则最低检测质量浓度为0.1 μg/L。

水样中含有无机铅、锌、镉50倍～100倍于四乙基铅时，对结果无影响。

24.1.2 原理

在氯化钠存在下，四乙基铅可由三氯甲烷萃取，再与溴反应，生成$PbBr_2$，加入硝酸生成易溶于水的硝酸铅，铅离子与双硫腙螯合显色，比色定量铅，再换算成四乙基铅含量。

24.1.3 试剂

24.1.3.1 氯化钠。

24.1.3.2 过氧化氢溶液[$\omega(H_2O_2)=30\%$]。

24.1.3.3 硝酸溶液(5+995)。

24.1.3.4 氯化钠溶液(70 g/L)。

24.1.3.5 溴-硝酸溶液：将3 mL纯溴加到100 mL硝酸($\rho_{20}=1.42$ g/mL)中，摇匀，储存于冷暗处。

24.1.3.6 硝酸溶液(3+97)。

24.1.3.7 双硫腙四氯化碳储备溶液：称取50 mg双硫腙，溶于50 mL三氯甲烷中，滤入分液漏斗内。每次用20 mL氨水溶液(1+100)萃取双硫腙数次，合并氨水相于另一个分液漏斗中。再每次用10 mL四氯化碳洗涤氨水溶液二次。最后向氨水溶液中加入100 mL四氯化碳，再用硫酸溶液(1+10)中和至酸性，振摇。此时双硫腙已转至四氯化碳中，静置分层。将四氯化碳相放入棕色试剂瓶中，保存于冰箱内。

24.1.3.8 双硫腙四氯化碳使用溶液：取上述双硫腙四氯化碳储备液(24.1.3.7)，用四氯化碳稀释至透光率为70%(500 nm波长，1 cm比色皿)，其浓度约为0.001%。

24.1.3.9 柠檬酸铵溶液(500 g/L)：称取50 g柠檬酸三铵[$(NH_4)_3C_6H_5O_7$]，置于烧杯中，加100 mL纯水使之溶解。加入5滴百里酚蓝指示剂，滴加氨水($\rho_{20}=0.88$ g/mL)至蓝色。移入分液漏斗中，用5 mL双硫腙四氯化碳溶液(24.1.3.7)萃取，如果四氯化碳相呈红色，则需反复萃取，直至四氯化碳相呈灰绿色为止。弃去四氯化碳相，滴加盐酸溶液(1+1)至水溶液呈黄绿色(pH6～7)，再加入10 mL四氯化碳洗除残留的双硫腙，储存备用。

24.1.3.10 盐酸羟胺溶液(100 g/L)：称取10 g盐酸羟胺，溶于纯水中，并稀释成100 mL。如试剂不纯，需按24.1.3.9所述方法除铅。

24.1.3.11 氰化钾溶液(100 g/L)：称取10 g氰化钾，溶于20 mL纯水中。移入125 mL分液漏斗中。每次用2 mL～5 mL双硫腙使用液(24.1.3.8)萃取，然后再以四氯化碳洗除残留的双硫腙，最后加纯水稀释至100 mL。**注意：试剂剧毒！**

24.1.3.12 铅标准储备溶液[$\rho(Pb)=1.00$ mg/mL]：称取硝酸铅[$Pb(NO_3)_2$，优级纯]1.599 0 g于250 mL烧杯中，加50 mL水，10 mL硝酸($\rho_{20}=1.42$ g/mL，优级纯)，溶解后转移至1 000 mL容量瓶中，用纯水稀释至刻度。

24.1.3.13 铅标准使用溶液[$\rho(Pb)=1.00$ μg/mL]：取铅标准储备溶液5.00 mL于100 mL容量瓶中，加硝酸溶液(24.1.3.3)至刻度。此溶液$\rho(Pb)=50$ μg/mL。再取此溶液2.00 mL于100 mL容量瓶中，加硝酸溶液(24.1.3.3)至刻度，此溶液$\rho(Pb)=1.00$ μg/mL。

24.1.3.14 百里酚蓝指示剂(1 g/L)：称取0.10 g百里酚蓝，溶于100 mL乙醇[$\varphi(C_2H_5OH)=95\%$]中。

24.1.4 分析步骤

24.1.4.1 量取800 mL水样(同时加高锰酸钾及硫酸后重蒸馏的蒸馏水作空白试验)置于1 000 mL分液漏斗中，加入50 g氯化钠(24.1.3.1)，振摇使之溶解后，再用30 mL，20 mL和20 mL三氯甲烷连续萃取三次，每次强烈振摇2 min。

24.1.4.2 合并三氯甲烷萃取液于125 mL分液漏斗中，加入20 mL氯化钠溶液(24.1.3.4)，振摇2 min，静置分层。

24.1.4.3 将三氯甲烷相放入100 mL烧杯中，加入3 mL溴-硝酸溶液(24.1.3.5)，混匀。

24.1.4.4 置于电热板上蒸去三氯甲烷，并继续加热至近干时，滴加纯水数滴，再继续加热使纯水至近干，取下烧杯。

24.1.4.5 沿烧杯壁自上而下地加入5 mL硝酸溶液(24.1.3.6)，加热溶解烧杯中残留物，移入25 mL具塞比色管中，再用总体积为10 mL的纯水，分三次洗涤烧杯，洗液合并于比色管中。

24.1.4.6 另取25 mL比色管8支，分别加入铅标准使用溶液(24.1.3.13)0 mL，0.05 mL，0.10 mL，0.20 mL，0.40 mL，0.60 mL，0.80 mL及1.00 mL，各加5 mL硝酸溶液(24.1.3.6)，补加纯水到15 mL。

24.1.4.7 向样品管及标准系列管中各加0.5 mL柠檬酸铵溶液(24.1.3.9)，0.5 mL盐酸羟胺溶液(24.1.3.10)及二滴百里酚蓝指示剂(24.1.3.14)，混匀。滴加氨水使溶液由绿变蓝，在各加0.5 mL氰化钾溶液(24.1.3.11)及2.0 mL双硫腙四氯化碳使用溶液(24.1.3.8)。强烈振摇30 s静置分层，在白色背景下通过水平光线，目视比色定量。

24.1.4.8 从水样管减去试剂空白计算四乙基铅含量。

24.1.5 计算

水样中四乙基铅的质量浓度计算见式(53)：

$$\rho[Pb(C_2H_5)_4]=\frac{m\times 1.56}{V} \quad \cdots\cdots(53)$$

式中：

$\rho[Pb(C_2H_5)_4]$——水样中四乙基铅的质量浓度[以 $Pb(C_2H_5)_4$ 计]，单位为毫克每升(mg/L)；

m——相当于标准管中铅的质量，单位为微克(μg)；

1.56——1 mol 铅相当于 1 mol 四乙基铅的质量换算系数；

V——水样体积，单位为毫升(mL)。

24.1.6 准确度

本标准测定四乙基铅在 0.1 μg～1.0 μg 之间的回收率为 90.0%～110%。

ICS 13.060
C 51

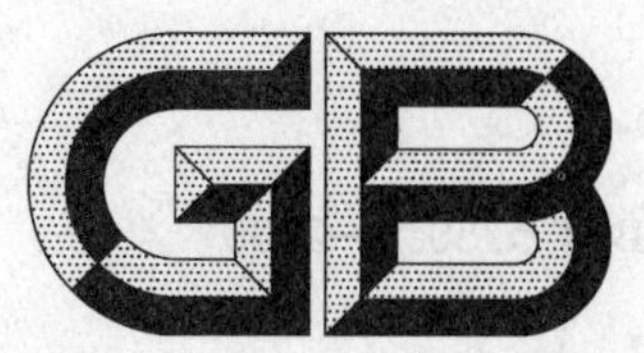

中华人民共和国国家标准

GB/T 5750.7—2006
部分代替 GB/T 5750—1985

生活饮用水标准检验方法
有机物综合指标

Standard examination methods for drinking water—
Aggregate organic parameters

2006-12-29 发布　　　　2007-07-01 实施

中华人民共和国卫生部
中国国家标准化管理委员会　发布

前　言

GB/T 5750《生活饮用水标准检验方法》分为以下部分：

——总则；

——水样的采集和保存；

——水质分析质量控制；

——感官性状和物理指标；

——无机非金属指标；

——金属指标；

——有机物综合指标；

——有机物指标；

——农药指标；

——消毒副产物指标；

——消毒剂指标；

——微生物指标；

——放射性指标。

本标准代替 GB/T 5750—1985 附录 A 中的耗氧量。

本标准与 GB/T 5750—1985 相比主要变化如下：

——依据 GB/T 1.1—2000《标准化工作导则　第 1 部分：标准的结构和编写规则》与 GB/T 20001.4—2001《标准编写规则　第 4 部分：化学分析方法》调整了结构；

——依据国家标准的要求修改了量和计量单位；

——当量浓度改成摩尔浓度（氧化还原部分仍保留当量浓度）；

——质量浓度表示符号由 C 改成 ρ，含量表示符号由 M 改成 m；

——增加了生活饮用水中生化需氧量（BOD_5）、石油、总有机碳 3 项指标的 7 个检验方法。

本标准由中华人民共和国卫生部提出并归口。

本标准负责起草单位：中国疾病预防控制中心环境与健康相关产品安全所。

本标准参加起草单位：江苏省疾病预防控制中心、唐山市疾病预防控制中心、重庆市疾病预防控制中心、北京市疾病预防控制中心、广东省疾病预防控制中心、辽宁省疾病预防控制中心、广州市疾病预防控制中心、武汉市疾病预防控制中心、上海市疾病预防控制中心、苏州市疾病预防控制中心、南京市疾病预防控制中心、湖南省疾病预防控制中心。

本标准主要起草人：金银龙、鄂学礼、陈亚妍、张岚、陈昌杰、陈守建、邢大荣、王正虹、魏建荣、杨业、张宏陶、艾有年、庄丽、姜树秋、卢玉棋、周明乐、张昀、吴连茂、张秋萍、谷仕敏、冯家力、潘振球、张立辉。

本标准于 1985 年 8 月首次发布，本次为第一次修订。

生活饮用水标准检验方法
有机物综合指标

1 耗氧量

1.1 酸性高锰酸钾滴定法

1.1.1 范围

本标准规定了用酸性高锰酸钾滴定法测定生活饮用水及其水源水中的耗氧量。

本法适用于氯化物质量浓度低于 300 mg/L(以 Cl^- 计)的生活饮用水及其水源水中耗氧量的测定。

本法最低检测质量浓度(取 100 mL 水样时)为 0.05 mg/L，最高可测定耗氧量为 5.0 mg/L(以 O_2 计)。

1.1.2 原理

高锰酸钾在酸性溶液中将还原性物质氧化，过量的高锰酸钾用草酸还原。根据高锰酸钾消耗量表示耗氧量(以 O_2 计)。

1.1.3 仪器

1.1.3.1 电热恒温水浴锅(可调至 100℃)。

1.1.3.2 锥形瓶：100 mL。

1.1.3.3 滴定管。

1.1.4 试剂

1.1.4.1 硫酸溶液(1+3)：将 1 体积硫酸(ρ_{20}=1.84 g/ mL)在水浴冷却下缓缓加到 3 体积纯水中，煮沸，滴加高锰酸钾溶液至溶液保持微红色。

1.1.4.2 草酸钠标准储备溶液$\left[c\left(\frac{1}{2}Na_2C_2O_4\right)=0.100\ 0\ mol/L\right]$：称取 6.701 g 草酸钠($Na_2C_2O_4$)，溶于少量纯水中，并于 1 000 mL 容量瓶中用纯水定容。置暗处保存。

1.1.4.3 高锰酸钾溶液$\left[c\left(\frac{1}{5}KMnO_4\right)=0.100\ 0\ mol/L\right]$：称取 3.3 g 高锰酸钾($KMnO_4$)，溶于少量纯水中，并稀释至 1 000 mL。煮沸 15 min，静置 2 W。然后用玻璃砂芯漏斗过滤至棕色瓶中，置暗处保存并按下述方法标定浓度：

1.1.4.3.1 吸取 25.00 mL 草酸钠溶液(1.1.4.2)于 250 mL 锥形瓶中，加入 75 mL 新煮沸放冷的纯水及 2.5 mL 硫酸(ρ_{20}=1.84 g/ mL)。

1.1.4.3.2 迅速自滴定管中加入约 24 mL 高锰酸钾溶液，待褪色后加热至 65℃，再继续滴定呈微红色并保持 30 s 不褪。当滴定终了时，溶液温度不低于 55℃。记录高锰酸钾溶液用量。

高锰酸钾溶液的浓度计算见式(1)：

$$c\left(\frac{1}{5}KMnO_4\right)=\frac{0.100\ 0\times 25.00}{V} \qquad \cdots\cdots(1)$$

式中：

$c\left(\frac{1}{5}KMnO_4\right)$——高锰酸钾溶液的浓度，单位为摩尔每升(mol/L)；

V——高锰酸钾溶液的用量，单位为毫升(mL)。

1.1.4.3.3 校正高锰酸钾溶液的浓度$\left[c\left(\frac{1}{5}KMnO_4\right)\right]$为 0.100 0 mol/L。

1.1.4.4 高锰酸钾标准溶液$\left[c\left(\frac{1}{5}KMnO_4\right)=0.01000\ mol/L\right]$:将高锰酸钾溶液(1.1.4.3)准确稀释10倍。

1.1.4.5 草酸钠标准使用溶液$\left[c\left(\frac{1}{2}Na_2C_2O_4\right)=0.01000\ mol/L\right]$:将草酸钠标准储备溶液(1.1.4.2)准确稀释10倍。

1.1.5 分析步骤

1.1.5.1 锥形瓶的预处理:向250 mL锥形瓶内加入1 mL硫酸溶液(1.1.4.1)及少量高锰酸钾标准溶液(1.1.4.4)。煮沸数分钟,取下锥形瓶用草酸钠标准使用溶液(1.1.4.5)滴定至微红色,将溶液弃去。

1.1.5.2 吸取100 mL充分混匀的水样(若水样中有机物含量较高,可取适量水样以纯水稀释至100 mL),置于上述处理过的锥形瓶中。加入5 mL硫酸溶液(1.1.4.1)。用滴定管加入10.00 mL高锰酸钾标准溶液(1.1.4.4)。

1.1.5.3 将锥形瓶放入沸腾的水浴中,准确放置30 min。如加热过程中红色明显减褪,须将水样稀释重做。

1.1.5.4 取下锥形瓶,趁热加入10.00 mL草酸钠标准使用溶液(1.1.4.5),充分振摇,使红色褪尽。

1.1.5.5 于白色背景上,自滴定管滴入高锰酸钾标准溶液(1.1.4.4),至溶液呈微红色即为终点,记录用量V_1(mL)。

注:测定时如水样消耗的高锰酸钾标准溶液超过了加入量的一半,由于高锰酸钾标准溶液的浓度过低,影响了氧化能力,使测定结果偏低。遇此情况,应取少量样品稀释后重做。

1.1.5.6 向滴定至终点的水样中,趁热(70℃~80℃)加入10.00 mL草酸钠溶液(1.1.4.5)。立即用高锰酸钾标准溶液(1.1.4.4)滴定至微红色,记录用量V_2(mL)。如高锰酸钾标准溶液物质的量浓度为准确的0.01000 mol/L,滴定时用量应为10.00 mL,否则可求一校正系数(K),计算见式(2):

$$K=\frac{10}{V_2} \qquad \cdots\cdots(2)$$

1.1.5.7 如水样用纯水稀释,则另取100 mL纯水,同上述步骤滴定,记录高锰酸钾标准溶液消耗量V_0(mL)。

1.1.6 计算

耗氧量浓度的计算见式(3):

$$\rho(O_2)=\frac{[(10+V_1)\times K-10]\times c\times 8\times 1000}{100}$$
$$=[(10+V_1)\times K-10]\times 0.8 \qquad \cdots\cdots(3)$$

如水样用纯水稀释,则采用式(4)计算水样的耗氧量:

$$\rho(O_2)=\frac{\{[(10+V_1)K-10]-[(10+V_0)K-10]R\}\times c\times 8\times 1000}{V_3} \qquad \cdots\cdots(4)$$

式中:

R——稀释水样时,纯水在100 mL体积内所占的比例值[例如:25 mL水样用纯水稀释至100 mL,则$R=\frac{100-25}{100}=0.75$];

ρ——耗氧量的浓度,单位为毫克每升(mg/L);

c——高锰酸钾标准溶液的浓度$\left[c\left(\frac{1}{5}KMnO_4\right)=0.01000\ mol/L\right]$;

8——与1.00 mL高锰酸钾标准溶液$\left[c\left(\frac{1}{5}KMnO_4\right)=1.000\ mol/L\right]$相当的以毫克(mg)表示氧的质量;

V_3——水样体积,单位为毫升(mL);

V_1，K，V_0 分别见步骤 1.1.5.5、1.1.5.6 和 1.1.5.7。

1.2 碱性高锰酸钾滴定法

1.2.1 范围

本标准规定了用碱性高锰酸钾滴定法测定生活饮用水及其水源水中的耗氧量。

本法适用于氯化物浓度高于 300 mg/L（以 Cl^- 计）的生活饮用水及其源水中耗氧量的测定。

本法最低检测质量浓度（取 100 mL 水样时）为 0.05 mg/L，最高可测定耗氧量为 5.0 mg/L（以 O_2 计）。

1.2.2 原理

高锰酸钾在碱性溶液中将还原性物质氧化，酸化后过量高锰酸钾用草酸钠溶液滴定。

1.2.3 仪器

见 1.1.3。

1.2.4 试剂

1.2.4.1 氢氧化钠溶液（500 g/L）：称取 50g 氢氧化钠（NaOH），溶于纯水中，稀释至 100 mL。

1.2.4.2 其他试剂见 1.1.4.1、1.1.4.4 和 1.1.4.5。

1.2.5 分析步骤

1.2.5.1 吸取 100 mL 水样于 250 mL 处理过的锥形瓶内（处理方法见 1.1.5.1），加入 0.5 mL 氢氧化钠溶液（1.2.4.1）及 10.00 mL 高锰酸钾标准溶液（1.1.4.4）。

1.2.5.2 于沸水浴中准确加热 30 min。

1.2.5.3 取下锥形瓶，趁热加入 5 mL 硫酸溶液（1.1.4.1）及 10.00 mL 草酸钠标准使用溶液（1.1.4.5），振摇均匀至红色褪尽。

1.2.5.4 自滴定管滴加高锰酸钾标准溶液（1.1.4.4）。至淡红色，即为终点，记录用量 V_1（mL）。

1.2.5.5 按 1.1.5.6 计算高锰酸钾标准溶液的校正系数。

1.2.5.6 如水样须纯水稀释后测定，按 1.1.5.7 计算 100 mL 纯水的耗氧量，记录高锰酸钾标准溶液消耗量 V_0（mL）。

1.2.6 计算

见 1.1.6。

2 生化需氧量

2.1 容量法

2.1.1 范围

本标准规定了用碘量法测定饮用水源水中的生化需氧量。

本法适用于饮用水源水中生化需氧量的测定。

水样呈酸性或含苛性碱，余氯、亚硝酸盐、亚铁盐、硫化物及某些有毒物质对测定有干扰，应分别处理后测定。

2.1.2 原理

生化需氧量是指在有氧条件下，微生物分解水中有机物的生物化学过程所需溶解氧的量。

取原水或经过稀释的水样，使其中含足够的溶解氧，将该样品同时分为两份，一份测定当日溶解氧的质量浓度，另一份放入 20℃ 培养箱内培养五日后再测其溶解氧的质量浓度，两者之差即为五日生化需氧量（BOD_5）。

2.1.3 试剂

2.1.3.1 氯化钙溶液（27.5 g/L）：称取 27.5g 无水氯化钙（$CaCl_2$）溶于纯水中，稀释至 1 000 mL。

2.1.3.2 氯化铁溶液（0.25 g/L）：称取 0.25g 氯化铁（$FeCl_3 \cdot 6H_2O$）溶于纯水中，稀释至 1 000 mL。

2.1.3.3 硫酸镁溶液（22.5 g/L）：称取 22.5 g 硫酸镁（$MgSO_4 \cdot 7H_2O$）溶于纯水中，稀释至1 000 mL。

2.1.3.4　磷酸盐缓冲溶液(pH7.2):称取 8.5 g 磷酸二氢钾(KH_2PO_4),21.75 g 磷酸氢二钾和(K_2HPO_4),33.4 g 磷酸氢二钠(Na_2HPO_4)和 1.7 g 氯化铵(NH_4Cl) 溶于纯水中,稀释至 1 000 mL。

2.1.3.5　稀释水:在 20 L 玻璃瓶内装入一定量的蒸馏水(含铜量小于 0.01 mg/L)在 20℃条件下用水泵或无油空气压缩机连续通入经活性炭过滤的空气 8 h,予以曝气,静置 5 d~7 d,使溶解氧稳定,其溶解氧质量浓度应为 8 mg/L~9 mg/L。

临用时,每升水中加入无机盐溶液(2.1.3.1,2.1.3.2,2.1.3.3 和 2.1.3.4)各 1.0 mL,混匀。稀释水的 20℃五日生化需氧量应在 0.2 mg/L 以下。

2.1.3.6　接种稀释水

2.1.3.6.1　接种液:将生活污水在 20℃条件下放置 24 h~36 h 取上清液,备用。

2.1.3.6.2　接种稀释水:于每升稀释水(2.1.3.5)中加入接种液(2.1.3.6.1)10 mL~100 mL。

2.1.3.7　葡萄糖-谷氨酸溶液:称取于 103℃烘烤 1 h 的葡萄糖和谷氨酸各 150 mg 于纯水中,稀释至 1 000 mL,临用时配制。

2.1.3.8　硫酸溶液[$c(H_2SO_4)=0.5$ mol/L]。

2.1.3.9　氢氧化钠溶液[$c(NaOH)=1$ mol/L]。

2.1.3.10　氟化钾溶液(40 g/L)。

2.1.3.11　叠氮化钠溶液(2 g/L)。

2.1.3.12　硫酸($\rho_{20}=1.84$ g/ mL)。

2.1.3.13　硫酸锰溶液(480 g/L):称取 480 g 硫酸锰($MnSO_4 \cdot 4H_2O$ 或 400 g$MnSO_4 \cdot 2H_2O$ 或 380 g$MnCl_2 \cdot 2H_2O$)溶于纯水中,过滤后,稀释至 1 000 mL。

2.1.3.14　碱性碘化钾溶液:称取 500 g 氢氧化钠,溶于 300 mL~400 mL 纯水中,取称 150 g 碘化钾(或碘化钠)溶于 250 mL 纯水中。将以上两液合并,加纯水至 1 000 mL,静置 24 h 使碳酸钠沉出,倾出上清液备用。

2.1.3.15　硫代硫酸钠标准溶液[$c(Na_2S_2O_3)=0.025\ 00$ mol/L]:吸取 0.05 mol/L 硫代硫酸钠标准溶液,用新煮沸放冷的纯水准确稀释为 0.025 00 mol/L。

2.1.3.16　淀粉溶液(5 g/L)。

2.1.4　仪器

2.1.4.1　恒温培养箱:20℃±1℃。

2.1.4.2　细口玻璃瓶:2 000 mL。

2.1.4.3　量筒:1 000 mL。

2.1.4.4　玻璃搅拌棒:玻璃棒底端套上一块比量筒口径略小于 1 mm 厚的硬橡胶圆块,棒的长度以可伸至量筒底部为宜。

2.1.4.5　培养瓶:250 mL。

2.1.5　水样的采集和储存

水样采集后应尽快分析,采样后 2 h 以内开始分析则不需冷藏,如不能及时分析,采样后即保存在 4℃或低于 4℃的冷藏箱内,应在采样后 6 h 内进行分析。

2.1.6　分析步骤

2.1.6.1　样品预处理

2.1.6.1.1　水样 pH 应为 6.5~7.5 之间,饮用水源水受到废水污染时,可用硫酸溶液(2.1.3.8)或氢氧化钠溶液(2.1.3.9)予以调整。

2.1.6.1.2　含有少量余氯水样,放置 1 h~2 h 后即可消失。余氯大于 0.1 mg/L,可加入硫代硫酸钠除去,其加入量可用碘量法测定。

2.1.6.1.3　受工业废水污染的水样,由于其中可能含有其他有害物质,如金属离子等,应根据具体情况予以处理。

2.1.6.1.4　当水样中含有 0.1 mg/L 以上的亚硝酸盐时,可于每升稀释水中加入 2 mg 亚甲蓝或 3 mL 叠氮化钠溶液(2.1.3.11)处理。

2.1.6.1.5　当水样中含 1 mg/L 以下的亚铁盐时,可于每升水中加入 2 mL 氟化钾(2.1.3.10)溶液。

2.1.6.2　直接培养法:适用于较清洁的水样。用虹吸法吸出两份水样于溶解氧瓶中,一瓶立即测定溶解氧,另一瓶立即放入 20℃±1℃的恒温培养箱中,培养 5 d 后取出,再测定溶解氧。两者之差即为水样的生化需氧量。

2.1.6.3　稀释培养法

2.1.6.3.1　确定水样稀释倍数:根据酸性高锰酸钾法测得耗氧量(mg/L),以 1～3 除之,商即为水样的需稀释的倍数。

2.1.6.3.2　稀释方法

A　连续稀释法,先从稀释倍数小的配起,继用第一个稀释倍数的剩余水,再注入适量稀释用水配成第二个稀释倍数,以此类推。

B　稀释操作方法

a　将水样小心混匀(注意勿产生气泡),根据 2.1.6.3.1 确定的稀释比例,取出所需体积的水样,沿筒壁移入量筒中(2.1.4.3),然后细心地用虹吸管将配好的稀释水(2.1.3.5)或接种稀释水(2.1.3.6)加至刻度,用特制的搅拌棒(2.1.4.4)在水面以下缓缓上下搅动 4 次～5 次,立即将筒中稀释水样用虹吸法注入两个预先编号的培养瓶(2.1.4.5),注入时使水沿瓶口缓缓流下,以防产生气泡。水样满后,塞紧瓶塞,并于瓶口凹处注满稀释水,此为第一稀释度。

b　在 2.1.6.3.2.B.a 分析步骤中,量筒内尚剩有水样,根据第二个稀释度需要再用虹吸法向筒中注入稀释水(2.1.3.5)或接种稀释水(2.1.3.6)以下分析步骤重复 2.1.6.3.2.B.a 操作,即为第二稀释度,按同法可做第三个稀释度。

c　另取两个编号的溶解氧瓶,用虹吸法注入稀释水(2.1.3.5)或接种稀释水(2.1.3.6),塞紧后用稀释水封口作为空白。

d　检查各瓶编号,从空白及每一个稀释度水样瓶中各取 1 瓶放入 20℃±1℃的培养箱中培养 5 d,剩余各一瓶测定培养前溶解氧。

(a)　溶解氧固定

立即将分度吸管插入培养瓶液面以下,加 1 mL 硫酸锰溶液(2.1.3.13),再按同方法加入 1 mL 碱性碘化钾溶液(2.1.3.14)。盖紧瓶塞(瓶内勿留气泡),将水样颠倒混匀一次,静置数分钟,使沉淀重新下降至瓶中部。

(b)　释出碘

用分度吸管沿瓶口加入 1 mL 硫酸 (2.1.3.12)盖紧瓶塞,颠倒混匀,静置 5 min。

(c)　滴定

将上述溶液倒入 250 mL 碘量瓶中,并用纯水洗涤溶解氧瓶 2 次～3 次,用硫代硫酸钠标准溶液(2.1.3.15)滴定至溶液呈淡黄色,加入 1 mL 淀粉溶液(2.1.3.16),继续至蓝色刚好褪去为止,记录用量(V_1)。

(d)　计算

$$\rho(O_2)=\frac{V_1\times c\times 8\times 1\,000}{V-3} \qquad \cdots\cdots(5)$$

式中:

$\rho(O_2)$——水中溶解氧的质量浓度(以 O_2 计),单位为毫克每升(mg/L);

c——硫代硫酸钠标准溶液的浓度,单位为摩尔每升(mol/L);

V_1——硫代硫酸钠标准溶液用量，单位为毫升(mL)；

8——与 1.00 mL 硫代硫酸钠标准溶液[$c(Na_2S_2O_3)=1.000$ mol/L]相当以毫克(mg)表示的溶解氧的质量；

V——水样体积，单位为毫升(mL)。

(e) 每天检查瓶口是否保持水封，经常添加封口水及控制培养箱温度。

(f) 培养 5 d 后取出培养瓶，倒尽封口水，立即测定培养后的溶解氧。

(g) 溶解氧测定方法同上。

2.1.6.4 标准溶液校核

将葡萄糖-谷氨酸(2.1.3.7)标准溶液，以 2%稀释比测其 BOD_5，其结果应为 200 mg/L±37 mg/L。如不在此范围内，说明实验有误，应找其原因。

2.1.7 计算

2.1.7.1 直接培养法

五日生化需氧量(BOD_5)的质量浓度计算见式(6)：

$$\rho(BOD_5)=\rho_1-\rho_2 \qquad \cdots\cdots(6)$$

2.1.7.2 稀释培养法

五日生化需氧量(BOD_5)的质量浓度计算见式(7)：

$$\rho(BOD_5)=(\rho_1-\rho_2)-(\rho_3-\rho_4)f_1/f_2 \qquad \cdots\cdots(7)$$

式中：

$\rho(BOD_5)$——水样的五日生化需氧量的质量浓度，单位为毫克每升(mg/L)；

ρ_1——水样培养液在培养前的溶解氧的质量浓度，单位为毫克每升(mg/L)；

ρ_2——水样培养液在培养五日后的溶解氧的质量浓度，单位为毫克每升(mg/L)；

ρ_3——稀释水(或接种稀释水)在培养前的溶解氧的质量浓度，单位为毫克每升(mg/L)；

ρ_4——稀释水(或接种稀释水)在培养五日后溶解氧的质量浓度，单位为毫克每升(mg/L)；

f_1——稀释水(或接种水)在培养液中所占比例；

f_2——水样在稀释培养液中所占比例。

f_1、f_2 的计算见下式：

$$f_1=\frac{稀释水(mL)}{水样(mL)+稀释水(mL)} \qquad \cdots\cdots(8)$$

$$f_2=\frac{水样(mL)}{水样(mL)+稀释水(mL)} \qquad \cdots\cdots(9)$$

2.1.7.3 结果确定

测定 2 个或 2 个以上稀释度的溶解氧降低量应为 40%～70%之间，即可取平均值计算。

水样稀释后溶解氧降低率计算见式(10)：

$$\rho_5=\frac{(\rho_1-\rho_2)\times 100}{\rho_1} \qquad \cdots\cdots(10)$$

式中：

ρ_5——水样稀释后溶解氧降低率，%；

ρ_1，ρ_2——同 2.1.7.2。

2.1.8 精密度

有资料说明，在一系列实验室内的考察中，每系列包括 86 个～106 个实验室(接种同样多的河水和废水)，对 300 mg/L 的混合原始标准，5 d BOD_5 平均值为 199.4 mg/L，标准偏差为 37.0 mg/L。

在 58 个实验室里 86 位分析工作者分析了天然水样，其中准确加入可生物降解的有机化合物。BOD_5 平均值为 2.1 mg/L～175 mg/L，标准偏差分别为±0.7 mg/L 和±26 mg/L。

3 石油

3.1 称量法

3.1.1 范围

本标准规定了用称量法测定生活饮用水及其水源水中的石油。

本法适用于生活饮用水及其水源水中石油的测定。

水中含有环烷酸及磺化环烷酸盐类将干扰测定,可用硫酸酸化水样消除干扰。

3.1.2 原理

水样经石油醚萃取后,蒸发去除石油醚,称量,计算水中石油的含量。用本标准测定的结果是水中可被石油醚萃取物质的总量。

3.1.3 试剂

3.1.3.1 硫酸($\rho_{20}=1.84$ g/ mL)。

3.1.3.2 石油醚(沸程 30℃~60℃):经 70℃水浴重蒸馏。

3.1.3.3 无水硫酸钠:于 250℃干燥 1 h~2 h。

3.1.3.4 氯化钠饱和溶液。

3.1.4 仪器

3.1.4.1 分液漏斗:1 000 mL。

3.1.4.2 恒温箱。

3.1.4.3 水浴锅。

3.1.5 分析步骤

3.1.5.1 将样品瓶中的水样全部倾入 1 000 mL 分液漏斗中,记录瓶上标示的水样体积。加入 5 mL 硫酸(3.1.3.1),摇匀,放置 15 min。如采样瓶壁上有沾着的石油,应先用石油醚洗涤水样瓶,将石油醚并入分液漏斗中。

3.1.5.2 每次用 20 mL 石油醚(3.1.3.2),充分振摇萃取 5 min,连续萃取 2 次~3 次,弃去水样,合并石油醚萃取液于原分液漏斗中。每次用 20 mL 氯化钠饱和溶液(3.1.3.4)洗涤石油醚萃取液 2 次~3 次。

3.1.5.3 将石油醚萃取液移入 150 mL 锥形瓶中,加入 5 g~10 g 无水硫酸钠(3.1.3.3)脱水,放置过夜。用预先经石油醚洗涤的滤纸过滤,收集滤液于经 70 ℃干燥至恒量的烧杯中,用少量石油醚(3.1.3.2)依次洗涤锥形瓶、无水硫酸钠和滤纸,合并洗液于滤液中。

3.1.5.4 将烧杯于 70℃水浴上蒸去石油醚。于 70℃恒温箱中干燥 1 h,取出烧杯于干燥器内,冷却 30 min 后称量。

注:只需一次称量,不必称至恒重。

3.1.6 计算

水样中石油的质量浓度计算见式(11):

$$\rho(B)=\frac{(m_1-m_0)\times 1\,000\times 1\,000}{V} \qquad \cdots\cdots(11)$$

式中:

$\rho(B)$——水样中石油的质量浓度,单位为毫克每升(mg/L);

m_0——烧杯质量,单位为克(g);

m_1——烧杯和萃取物质量,单位为克(g);

V——水样体积,单位为毫升(mL)。

3.2 紫外分光光度法

3.2.1 范围

本标准规定了用紫外分光光度法测定生活饮用水及其水源水中的石油。

本法适用于生活饮用水及其水源水中石油的测定。

本法最低检测质量为 5 μg,若取 1 000 mL 水样测定,则最低检测质量浓度为 0.005 mg/L。

3.2.2 原理

石油组成中所含的具有共轭体系的物质在紫外区有特征吸收。具苯环的芳烃化合物主要吸收波长位于 250 nm～260 nm;具共轭双健的化合物主要吸收波长位于 215 nm～230 nm;一般原油的两个吸收峰位于 225 nm 和 256 nm;其他油品如燃料油润滑油的吸收峰与原油相近,部分油品仅一个吸收峰。经精炼的一些油品如汽油则无吸收。因此在测量中应注意选择合适的标准,原油和重质油可选 256 nm;轻质油可选 225 nm,有条件时可从污染的水体中萃取或从污染源中取得测定的标准物。

3.2.3 试剂

3.2.3.1 无水硫酸钠:经 400℃干燥 1 h,冷却后储存于密塞的试剂瓶中。

3.2.3.2 石油醚(沸程 60℃～90℃或 30℃～60℃):石油醚应不含芳烃类杂质。以纯水为参比在 256 nm 的透光率应大于 85%,否则应纯化。

石油醚脱芳烃方法:将 60 目～100 目的粗孔微球硅胶和 70 目～120 目中性层析用氧化铝于 150℃～160℃加热活化 4 h,趁热装入直径 2.5 cm,长 75 cm 的玻璃柱中,硅胶层高 60 cm,覆盖 5 cm 氧化铝层。将石油醚通过该柱,收集流出液于洁净的试剂瓶中。

3.2.3.3 氯化钠。

3.2.3.4 硫酸溶液(1+1)。

3.2.3.5 石油标准储备溶液[ρ(石油)=1.00 mg/ mL]:称取石油标准 0.100 0 g,置于 100 mL 容量瓶中,加石油醚(3.2.3.2)溶解,并稀释至刻度。

3.2.3.6 石油标准使用溶液[ρ(石油)=10.00 μg/ mL]:将石油标准储备溶液用石油醚(3.2.3.2)稀释而成。

3.2.4 仪器

3.2.4.1 紫外分光光度计,1 cm 石英比色皿。

3.2.4.2 分液漏斗:1 000 mL。

3.2.4.3 具塞比色管:10 mL。

3.2.5 分析步骤

3.2.5.1 将水样(500 mL～1 000 mL)全部倾入 1 000 mL 分液漏斗中,于每升水样加入 5 mL 硫酸溶液(3.2.3.4),20 g 氯化钠(3.2.3.3),摇匀使溶解。用 15 mL 石油醚(3.2.3.2)洗涤采样瓶,将洗涤液倒入分液漏斗中,充分振摇 3min(注意放气),静置分层,将水样放入原采样瓶中,收集石油醚萃取液于 25 mL 容量瓶中。另取 10 mL 石油醚按上述步骤再萃取一次,合并萃取液于 25 mL 容量瓶中,加石油醚(3.2.3.2)至刻度,摇匀。用无水硫酸钠(3.2.3.1)脱水。

3.2.5.2 于 8 支 10 mL 具塞比色管中,分别加入石油标准溶液(3.2.3.6)0.20、0.50、1.00、2.00、3.00、5.00、7.00、10.0 mL,用石油醚(3.2.3.2)稀释至刻度,配成含石油为 0.20、0.50、1.00、2.00、3.00、5.00、7.00、10.0 mg/L 的标准系列。于 256 nm 波长,1 cm 石英比色皿,以石油醚(3.2.3.2)为参比,测量样品管和标准系列的吸光度。

注:每次测量,包括标准液配制,萃取样品和参比溶剂均应使用同批石油醚。

3.2.5.3 绘制标准曲线,从曲线上查出水样的石油质量浓度。

3.2.6 计算

水样中石油的质量浓度计算见式(12):

$$\rho(B)=\frac{\rho_1\times V_1}{V} \qquad \cdots\cdots(12)$$

式中:

$\rho(B)$——水样中石油的质量浓度,单位为毫克每升(mg/L);

ρ_1——从标准曲线上查得的石油的质量浓度，单位为毫克每升(mg/L)；

V_1——萃取液定容体积,单位为毫升(mL)；

V——水样体积,单位为毫升(mL)。

3.2.7 精密度和准确度

3个实验室对10.0 mg/L标准样分析,实验室内相对标准偏差为1.7%,实验室间相对标准偏差为3.0%,相对误差为0.6%。

3.3 荧光光度法

3.3.1 范围

本标准规定了用荧光光度法测定生活饮用水及其水源水中的石油。

本法适用于生活饮用水及其水源水中石油的测定。

本法最低检测质量为5 μg,若取200 mL水样测定,则最低检测质量浓度为0.025 mg/L。

3.3.2 原理

水中微量石油经二氯甲烷萃取后,在紫外线激发下可产生荧光。荧光强度与石油含量成线性关系,可用荧光光度计或在紫外线灯下目视比较定量。萃取物组成中所含具有共扼体系的物质在紫外区有特征吸收。

3.3.3 试剂

3.3.3.1 二氯甲烷:如含荧光物质,应于每500 mL溶液中加入数克活性炭,混匀,在水浴上重蒸馏精制,收集39℃～41℃沸程的馏出液。

3.3.3.2 磷酸盐缓冲溶液(pH7.4):称取7.15 g无水磷酸二氢钾(KH_2PO_4)及45.08 g磷酸氢二钾($K_2HPO_4 \cdot 3H_2O$)溶于纯水中并稀释至500 mL。

3.3.3.3 硫酸溶液[$c(H_2SO_4)=0.5$ mol/L]。

3.3.3.4 硫酸喹哼标准储备溶液(100 mg/L):称取50.0 mg硫酸喹哼[$C_{20}H_{24}N_2O_2$]$_2$ · $H_2SO_4 \cdot 2H_2O$]溶于硫酸溶液(3.3.3.3)中,并稀释至500 mL。

3.3.3.5 硫酸喹哼标准使用溶液(0.40 mg/L):取0.20 mL硫酸喹哼标准储备溶液(3.3.3.4)于50 mL容量瓶内,加硫酸溶液(3.3.3.3)至刻度。

3.3.3.6 石油标准溶液[ρ(石油)=10.00 μg/ mL]:称取石油标准0.010 0 g,置于100 mL容量瓶中用二氯甲烷(3.3.3.1)溶解,并稀释到刻度。吸取10.0 mL于另一个100 mL容量瓶中,加二氯甲烷稀释至刻度。

注:由于不同石油品的荧光强度不一,本标准所用石油标准应取污染水体的石油品种为标准,或者可取污染源水2 000 mL调节pH为6～7后,用二氯甲烷萃取,萃取液于50℃水浴上蒸去溶剂,称取萃取物配制。

3.3.4 仪器

3.3.4.1 荧光光度计,365 nm滤色片及绿色滤色片。

3.3.4.2 石英比色管:10 mL。

3.3.4.3 分液漏斗:250 mL。

3.3.4.4 具塞比色管:25 mL。

3.3.5 分析步骤

3.3.5.1 取200 mL水样(若石油含量大于0.1 mg时,可取适量水样,加纯水稀释至200 mL)置于250 mL分液漏斗中。对非中性水样可用稀磷酸或氢氧化钠调节水样pH为中性。加4 mL磷酸盐缓冲溶液(3.3.3.2),15 mL二氯甲烷,猛烈振摇2 min,静置分层,用脱脂棉拭去漏斗颈内积水,收集二氯甲烷萃取液于石英比色管中。

3.3.5.2 取石油标准溶液(3.3.3.6)0、0.50、1.00、2.00、4.00、8.00及10.0 mL于25 mL比色管中,加二氯甲烷至15.0 mL。

3.3.5.3 荧光光度计的校正:取硫酸喹哼标准使用溶液(3.3.3.5)调节仪器荧光强度为95%。

注：若不具荧光光度计，也可在紫外线灯下目视比较荧光强度。

3.3.5.4 将样品及标准系列于荧光光度计 365 nm 波长测量荧光强度。

3.3.5.5 绘制标准曲线，从曲线上查出石油的质量。

注：计算结果应减去二氯甲烷空白的荧光强度值。

3.3.6 计算

水样中石油的质量浓度计算见式(13)：

$$\rho(B)=\frac{m}{V} \qquad (13)$$

式中：

$\rho(B)$——水样中石油的质量浓度，单位为毫克每升(mg/L)；

m——从标准曲线查得石油的质量，单位为微克(μg)；

V——水样体积，单位为毫升(mL)。

3.4 荧光分光光度法

3.4.1 范围

本标准规定了用荧光分光光度法测定生活饮用水及其水源水中的石油。

本法适用于生活饮用水及其水源水中石油的测定。

本法最低检出质量为 0.002 5 mg。若取 250 mL 水样测定，则最低检测的质量浓度为0.01 mg/L。

3.4.2 原理

水样中石油经石油醚或环己烷萃取，于选定的激发光照射下，测定发射荧光的强度定量。

3.4.3 试剂

3.4.3.1 石油醚(沸程 30℃～60℃)：经 1 m 长的中性氧化铝柱(层折用氧化铝于 400℃干燥 2 h)脱荧光物质，溶剂荧光强度应低于 5%。

3.4.3.2 氯化钠。

3.4.3.3 硫酸溶液(1+3)。

3.4.3.4 石油标准溶液[ρ(石油)=10 μg/L]：称取石油标准 10.0 mg 置于 100 mL 容量瓶中，用石油醚(3.4.3.1)溶解，并稀释至刻度，吸取此溶液 10.0 mL 于另一个 100 mL 容量瓶中，加石油醚至刻度。

注：由于不同石油的激发波长以及荧光强度均有差异，因此配制石油标准应与水样中含的石油一致，可从污染源中萃取蒸干后，称量配制。

3.4.4 仪器

3.4.4.1 荧光分光光度计。

3.4.4.2 分液漏：1 000 mL。

3.4.4.3 具塞比色管：10 mL。

3.4.5 分析步骤

3.4.5.1 选择激发波长和发射波长：按照所用仪器说明书以每 100 mL 含石油 0.01 mg～ 0.05 mg 的石油标准溶液，于 300 nm～400 nm 间分别扫描，选择最大峰值的激发和发射波长进行测定。

3.4.5.2 于三支 10 mL 具塞比色管中分别加入石油标准溶液(3.4.3.4)1.00、5.00 和 10.00 mL，并用石油醚稀释至 10.00 mL，配成含石油为 0.01，0.05，0.10 mg/10 mL 的标准系列。

3.4.5.3 在选定的激发和发射波长，将标准系列最高浓度管的荧光强度调节为 95%左右，依次测量各标准管和样品管的荧光强度。

3.4.5.4 将水样(500 mL～1 000 mL)全部倾入 1 000 mL 分液漏斗中，加入硫酸溶液(3.4.3.3)酸化水样，加入 5 g 氯化钠，以每次 5 mL 石油醚(3.4.3.1)萃取 3 次，每次振摇 2 min，合并萃取液于 100 mL 具塞比色管中，用石油醚稀释至刻度。

3.4.5.5 绘制标准曲线,从曲线上查出石油的质量。

3.4.6 计算

水样中石油的质量浓度计算见式(14):

$$\rho(B)=\frac{m}{V} \qquad \cdots\cdots(14)$$

式中:

$\rho(B)$——水样中石油的质量浓度,单位为毫克每升(mg/L);

m——从标准曲线查得石油的质量,单位为微克(μg);

V——水样体积,单位为毫升(mL)。

3.5 非分散红外光度法

3.5.1 范围

本标准规定了用非分散红外光度法测定生活饮用水及其水源水中的石油。

本法适用于生活饮用水及其水源水中石油的测定。

本法最低检测质量为 0.05 mg,若取 1 000 mL 水样测定,则最低检测质量浓度为 0.05 mg/L。

3.5.2 原理

水样中石油经四氯化碳萃取后,在 3 500 nm 波长下测量吸收值定量。

3.5.3 试剂

3.5.3.1 四氯化碳,于红外测油仪上测定,在 3 500 nm 处不应有吸收,否则应重蒸馏精制。

3.5.3.2 盐酸溶液(1+3)。

3.5.3.3 氯化钠。

3.5.3.4 无水硫酸钠。

3.5.3.5 石油标准储备溶液[ρ(石油)=1.00 mg/ mL]:称取 0.100 g 机油(50 号)置于 100 mL 容量瓶中,用四氯化碳溶解,并加四氯化碳至刻度。

3.5.3.6 石油标准使用溶液[ρ(石油)=100 μg/ mL]:吸取 10.0 mL 石油标准储备溶液(3.5.3.5)于 100 mL 容量瓶中,加四氯化碳(3.5.3.1)至刻度。

3.5.4 仪器

3.5.4.1 非分散红外测油仪。

3.5.4.2 分液漏斗:500 mL 和 1 000 mL。

3.5.4.3 具塞比色管:25 mL。

3.5.5 步骤

3.5.5.1 将水样瓶(500 mL～1 000 mL)中水样全部倒入 1 000 mL 分液漏斗中,加入盐酸溶液(3.5.3.2)酸化,加 10 g 氯化钠,摇匀使溶解。用 25 mL 四氯化碳(3.5.3.1)分次洗涤采样瓶后倒入分液漏斗中,振摇 5 min,静置分层。收集萃取液于 25 mL 具塞比色管中,用四氯化碳稀释至刻度。用无水硫酸钠脱水后,注入测油仪测量吸收值。

3.5.5.2 取一组 25 mL 具塞比色管,分别加入 0、0.5、1.0、1.5、2.0 和 2.5 mL 石油标准使用溶液(3.5.3.6)加四氯化碳到刻度,使每 25 mL 中含石油 0、50、100、150、200 和 250 μg。注入测油仪测量吸收值。

3.5.5.3 绘制标准曲线,从曲线上查出水样中石油的质量。

3.5.6 计算

水样中石油的质量浓度计算见式(15):

$$\rho(B)=\frac{m}{V} \qquad \cdots\cdots(15)$$

式中：

$\rho(B)$——水样中石油的质量浓度，单位为毫克每升(mg/L)；

m——从标准曲线查得石油的质量，单位为微克(μg)；

V——水样体积，单位为毫升(mL)。

4 总有机碳

4.1 仪器分析法

4.1.1 范围

本标准规定了用仪器分析法测定生活饮用水及其水源水中总有机碳。

本法适用于测定生活饮用水及其水源水中总有机碳。

本法最低检测质量浓度为 0.5 mg/L。

4.1.2 术语和定义

下列术语和定义适用于本标准。

4.1.2.1

总碳 total carbon，TC

水中存在的有机碳、无机碳和元素碳的碳总含量。

4.1.2.2

总无机碳 total inorganic carbon，TIC

水中存在的元素碳、总二氧化碳、一氧化碳、碳化物、氰酸盐、氰化物和硫氰酸盐的碳含量。

4.1.2.3

总有机碳 total organic carbon，TOC

水中存在的溶解性和悬浮性有机碳的碳含量。

4.1.2.4

溶解性有机碳 dissoluble organic carbon，DOC

水中存在的可以通过 0.45 μm 孔径滤膜有机物的碳含量。

除了有机碳，水样可能含二氧化碳(CO_2)和 CO_3^{2-}。测定前，用不含二氧化碳(CO_2)及有机物的气体吹脱酸化的水样，以去除无机碳。或者测定总碳(TC)和总二氧化碳(CO_2)，再以总碳减去总二氧化碳(CO_2)，算出有机碳含量。此法，最适合于总二氧化碳(CO_2)小于总有机碳的水样。

易挥发的有机物，如苯、甲苯、环己烷和三氯甲烷可能在吹脱二氧化碳(CO_2)过程中逸出。因此，应分别测定这些化合物的总有机碳，或采用差值法计算。

当元素碳微粒(煤烟)、碳化物、氰化物、氰酸盐和硫氰盐存在时，可与有机碳同时测出。

4.1.3 原理

向水样中加入适当的氧化剂，或紫外催化(TiO_2)等，使水中有机碳转为二氧化碳。无机碳经酸化和吹脱被除去，或单独测定。生成的二氧化碳(CO_2)可直接测定，或还原为 CH_4 又再测定。二氧化碳(CO_2)的测定方法包括：非色散红外光谱法、滴定法(最好在非水溶液中)、热导池检测器(TCD)、电导滴定法、电量滴定法、二氧化碳(CO_2)敏感电极法和把二氧化碳(CO_2)还原为 CH_4 后火焰离子化检测器(Fm)。

4.1.4 试剂和材料

4.1.4.1 载气：氮气或氧气(>99.99%)。

4.1.4.2 配制标准样品和试样预处理时使用的试剂和材料

4.1.4.2.1 邻苯二甲酸氢钾标准储备溶液[ρ(有机碳，C)=1 000 mg/L]：称取在不超过 120℃干燥 2 h 的邻苯二甲酸氢钾 2.125 4 g 溶于适量纯水中，移入 1 000 mL 容量瓶，稀释至刻度，摇匀。此溶液在冰箱内存放可稳定 2 个月。

4.1.4.2.2　邻苯二甲酸氢钾标准使用溶液[ρ(有机碳,C)=100 mg/L]:吸取 100 mL 邻苯二甲酸氢钾标准储备溶液(4.1.4.2.1)于 1 000 mL 容量瓶内,加纯水至刻度,摇匀,此溶液在冰箱内存放,可稳定约 1 周。

4.1.4.2.3　碳酸钠、重碳酸钠标准溶液[ρ(无机碳,C)=1 000 mg/L]:称取 285℃干燥 1 h 的碳酸钠 4.412 2 g溶于少量纯水,倒入 1 000 mL 容量瓶中,加纯水至 500 mL 左右,加入经硅胶干燥的分析纯碳酸氢钠 3.497 0 g,振荡溶解后,加纯水至刻度,摇匀。此溶液在室温下稳定。

4.1.4.2.4　磷酸[$c(H_3PO_4)$=0.5 mol/L]。

4.1.4.2.5　纯水:实验用水的要求应符合表 1。

表 1　总有机碳测定稀释水的要求

测定样的总有机碳含量(C)/(mg/L)	稀释水中总有机碳最高容许含量(C)/(mg/L)	稀释水的处理方法
<10	0.1	紫外催化、蒸汽法冷凝
10～100	0.5	加高锰酸钾、重铬酸钾重蒸
>100	1	蒸馏水

4.1.5　**仪器**

有机碳测定仪。

4.1.6　**样品**

4.1.6.1　样品的处理:水样经震荡均匀后再进行测定。如水样震荡后仍不能得到均匀的样品,应使之均化。如测定 DOC,可用热的纯水淋洗 0.45 μm 滤膜至不再出现有机物,再通过滤膜。

4.1.6.2　样品的测定:根据仪器制造厂家的说明书,把测定样的总有机碳含量调节到仪器的工作范围内,直接进行样品测定。分析前应去除水样中存在的二氧化碳(CO_2)。水样中易挥发性有机物的逸失应降至最低程度,应经常控制系统的泄漏。

4.1.7　分析步骤

4.1.7.1　仪器的调整:按照说明书将仪器调试至工作状态。

4.1.7.2　标准曲线绘制:吸取 1.00、2.00、5.00、10.00 和 25.00 mL 邻苯二甲酸氢钾标准储备溶液(4.1.4.2.1)分别移入 100 mL 容量瓶内,加纯水至刻度,摇匀。按仪器制造厂家说明书测定各标准溶液和空白样。以总有机碳的质量浓度(mg/L)对仪器的响应值绘制校准曲线。得到的斜率为校准系数 f(mg/L)。

4.1.7.3　对照试验:用标准溶液对照测定样进行检验,提供校正值。容许与真值的偏差为:1 mg/L～10 mg/L 有机碳,±10%;大于 100 mg/L 有机碳,±5%。

倘使出现更大的偏差,应检查其来源:

A　仪器装置中的故障(例如氧化系统或检测系统发生故障、泄漏差);

B　试剂浓度改变;

C　系统被污染、温度和气体调节方面的错误。

为了证实测定系统的氧化效率,应尽可能采用氧化性能与测定样类似能代替邻苯二甲酸氢钾的试剂。整个测量系统应每周校核一次。

4.1.7.4　**计算**

水样中总有碳的质量浓度计算见式(16):

$$\rho(\mathrm{TOC}) = \frac{I \times f \times V}{V_0} \qquad \cdots\cdots(16)$$

式中:

ρ(TOC)——水样总有机碳的质量浓度,单位为毫克每升(mg/L);

I——仪器的响应值;

f——校准系数,单位为毫克每升(mg/L);

V——(稀释后)测定样的体积(100 mL);

V_0——(稀释前)原水样的体积,单位为毫升(mL)。

4.1.8 结果的表示

4.1.8.1 含量的表示:以毫克每升(mg/L)表示。

4.1.8.2 精密度和准确度:5 个实验室重复测定低浓度 TOC(0.5 mg/L~2.0 mg/L),相对标准偏差为 0.8%~5.5%,平均为 3.6%,重复测定中浓度 TOC(5 mg/L~10 mg/L),相对标准偏差为 0.6%~1.9%,平均为 1.1%,重复测定高浓度 TOC(20 mg/L),相对标准偏差为 0.8%~5.5%,平均为 0.8%。用自来水做加标回收试验,浓度为 0.5 mg/L~10.0 mg/L 时,回收率为 92.0%~108%,平均为 102%。

ICS 13.060
C 51

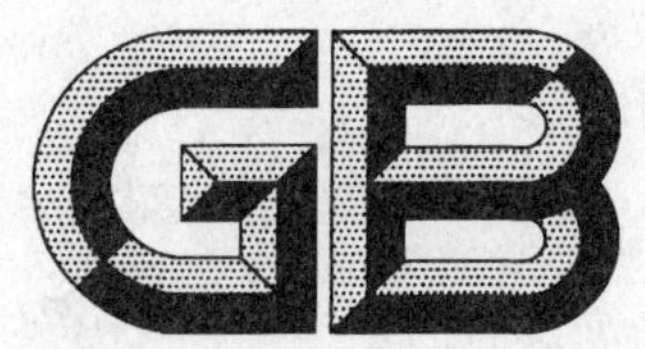

中华人民共和国国家标准

GB/T 5750.8—2006
部分代替 GB/T 5750—1985

生活饮用水标准检验方法
有机物指标

**Standard examination methods for drinking water—
Organic parameters**

2006-12-29 发布　　　　2007-07-01 实施

中华人民共和国卫生部
中国国家标准化管理委员会　发布

前　言

GB/T 5750《生活饮用水标准检验方法》分以下部分：

——总则；

——水样的采集和保存；

——水质分析质量控制；

——感官性状和物理指标；

——无机非金属指标；

——金属指标；

——有机物综合指标；

——有机物指标；

——农药指标；

——消毒副产物指标；

——消毒剂指标；

——微生物指标；

——放射性指标。

本标准代替 GB/T 5750—1985 第二篇中的四氯化碳。

本标准与 GB/T 5750—1985 相比主要变化如下：

——依据 GB/T 1.1—2000《标准化工作导则　第 1 部分：标准的结构和编写规则》与 GB/T 20001.4—2001《标准编写规则　第 4 部分：化学分析方法》调整了结构；

——依据国家标准的要求修改了量和计量单位；

——当量浓度改成摩尔浓度(氧化还原部分仍保留当量浓度)；

——质量浓度表示符号由 C 改成 ρ，含量表示符号由 M 改成 m；

——增加了生活饮用水中 1,2-二氯乙烷、1,1,1-三氯乙烷、氯乙烯、1,1-1 二氯乙烯、1,2-二氯乙烯、三氯乙烯、四氯乙烯、苯并[*a*]芘、丙烯酰胺、己内酰胺、邻苯二甲酸二(2-乙基已基)酯、微囊藻毒素、乙腈、丙烯腈、丙烯醛、环氧氯丙烷、苯、甲苯、二甲苯、乙苯、异丙苯、氯苯、二氯苯、1,2-二氯苯、1,4-二氯苯、三氯苯、四氯苯、硝基苯、三硝基甲苯、二硝基苯、硝基氯苯、二硝基氯苯、氯丁二烯、苯乙烯、三乙胺、苯胺、二硫化碳、水合肼、松节油、吡啶、苦味酸、丁基黄原酸、六氯丁二烯 43 项指标的 61 个检验方法；

——增加了生活饮用水中四氯化碳的毛细管柱气相色谱法；

——增加了附录 A 和附录 B。

本标准的附录 A、附录 B 均为资料性附录，附录 C 为规范性附录。

本标准由中华人民共和国卫生部提出并归口。

本标准负责起草单位：中国疾病预防控制中心环境与健康相关产品安全所。

本标准负责起草单位：中国疾病预防控制中心环境与健康相关产品安全所。

本标准参加起草单位：江苏省疾病预防控制中心、唐山市疾病预防控制中心、重庆市疾病预防控制中心、北京市疾病预防控制中心、广东省疾病预防控制中心、辽宁省疾病预防控制中心、广州市疾病预防控制中心、武汉市疾病预防控制中心、河南省疾病预防控制中心、山东省疾病预防控制中心、黑龙江省疾病预防控制中心、深圳市宝安区疾病预防控制中心、苏州市疾病预防控制中心、上海复旦大学公共卫生学院、哈尔滨市疾病预防控制中心、陕西省疾病预防控制中心、南京市疾病预防控制中心、甘肃省疾病预防控制中心、北京市环境监测中心、河北省疾病预防控制中心、山西省疾病预防控制中心、安徽省疾病预防控制中心、大连市疾病预防控制中心、上海市疾病预防控制中心、常州市疾病预防控制中心、哈尔滨医科大学公共卫生学院、北京市自来水公司。

本标准主要起草人:金银龙、鄂学礼、陈亚妍、张岚、陈昌杰、陈守建、邢大荣、王正虹、魏建荣、杨业、张宏陶、艾有年、庄丽、姜树秋、卢玉棋、周明乐。

本标准参加起草人:万丽奎、郈昌松、祝孝巽、黄承武、赵月朝、林少彬、阎惠珍、周雅茹、张霞、高素芝、姜丽娟、高岩、曲宁、张榕杰、施玮、丁英昌、姜光增、赵雅丽、胡志芬、袁雪芬、徐红、黎明、杨阳、施小平、周桦、郑俊荣、曲晓明、傅永霖、王新华、熊晓燕、张丽珠、岳志孝、张淑香、汪玉洁、潘延存、穆静澄、张莉萍、秦振顺、吴英、崔国权、李勇、巢秀琴、周倩茹、陈静、唐宏兵、孙宝栋、张学奎、殷勤、常凤启、韩志宇、樊康平、刘静。

本标准于1985年8月首次发布,本次为第一次修订。

生活饮用水标准检验方法
有机物指标

1 四氯化碳

1.1 填充柱气相色谱法

1.1.1 范围

本标准规定了用填充柱气相色谱法测定生活饮用水及其水源水中三氯甲烷、四氯化碳、三氯乙烯、二氯一溴甲烷、四氯乙烯、一氯二溴甲烷和三溴甲烷。

本法适用于生活饮用水及其水源水中三氯甲烷、四氯化碳、三氯乙烯、二氯一溴甲烷、四氯乙烯、一氯二溴甲烷和三溴甲烷的测定。

本法的最低检测质量浓度分别为：三氯甲烷 0.6 μg/L；四氯化碳 0.3 μg/L；三氯乙烯 3 μg/L；二氯一溴甲烷 1 μg/L；四氯乙烯 1.2 μg/L；一氯二溴甲烷 0.3 μg/L；三溴甲烷 6 μg/L。

1.1.2 原理

被测水样置于密封的顶空瓶中，在一定的温度下经一定时间的平衡，水中的卤代烃逸至上部空间，并在气液两相中达到动态的平衡，此时，卤代烃在气相中的浓度与它在液相中的浓度成正比。通过对气相中卤代烃浓度的测定，可计算出水样中卤代烃的浓度。

1.1.3 试剂和材料

1.1.3.1 载气

高纯氮(99.999%)。

1.1.3.2 配制标准样品和试样预处理时使用的试剂和材料

1.1.3.2.1 纯水：新鲜去离子水，色谱检验无被测组分。

1.1.3.2.2 抗坏血酸。

1.1.3.2.3 甲醇：优级纯，色谱检验无被测组分。

1.1.3.2.4 色谱标准物：三氯甲烷(99.92%)，二氯一溴甲烷(97.3%)，一氯二溴甲烷(98.1%)，三溴甲烷(99.73%)，四氯化碳(99.92%)，四氯乙烯(99.73%)，三氯乙烯(99.53%)，均为色谱纯。

1.1.3.3 制备色谱柱时使用的试剂和材料

1.1.3.3.1 色谱柱和填充物：见 1.1.4.1.3 有关内容。

1.1.3.3.2 涂渍固定液所用的溶剂：丙酮。

1.1.4 仪器

1.1.4.1 气相色谱仪

1.1.4.1.1 电子捕获检测器。

1.1.4.1.2 记录仪或工作站。

1.1.4.1.3 色谱柱

A 色谱柱类型：U 型或螺旋形玻璃柱。长 2 m，内径 2 或 3 mm。

B 填充物：

a 载体：Chromosorb W AW 或 DMCS 60 目～80 目或 80 目～100 目，用前筛分，然后于 120℃ 烘烤 2 h。

b 固定液及含量：15% DC-550(含 25%苯基的聚甲基硅氧烷)。

C 涂渍固定液的方法：计算色谱柱体积，量取略多于所计算体积的载体并称其质量。根据载体的质量准确称取一定量的固定液，溶于丙酮溶剂中，待完全溶解后加入载体，此时液面应完全浸没载体。在室温下自然挥干溶剂(切勿用玻璃棒搅)，待溶剂完全挥干且无丙酮气味可装柱。

D 装柱方法：柱出口端接于真空泵(注意柱管内填堵好棉花)，柱入口端接上小漏斗，固定相由此装入，采用边抽空边均匀敲柱的方法装柱。

E 色谱柱的老化：柱入口端接到色谱系统上，柱出口端放空，以 30 mL/min 的流速通氮气。柱温从 60℃开始，以每 30 min 升 10℃的升温速度升至 150℃后老化 16 h。

1.1.4.2 恒温水浴

精度为±2℃。

1.1.4.3 微量注射器

50 μL。

1.1.4.4 顶空瓶

血浆瓶，150 mL。使用前在 120℃烘烤 2 h。

1.1.5 样品

1.1.5.1 样品的稳定性：样品中被测组分易挥发。

1.1.5.2 样品的采集和储存：采样时先加 0.3 g～0.5 g 抗坏血酸于顶空瓶内，取水至满瓶，密封。采集后 24 h 内完成测定。

1.1.5.3 样品的处理：在空气中不会含有卤代烷烃等有机气体的实验室，将水样倾倒出至 100 mL 刻度处，放在 40℃恒温水浴中平衡 1 h。

1.1.5.4 样品测定时，抽取顶空瓶内液上空间气体，可平行测定三次。

1.1.6 分析步骤

1.1.6.1 调整仪器

1.1.6.1.1 气化室温度：150℃。

1.1.6.1.2 柱温：85℃。

1.1.6.1.3 检测器温度：180℃。

1.1.6.1.4 载气流量：40 mL/min。

1.1.6.2 校准

1.1.6.2.1 定量分析中的校准方法：外标法。

1.1.6.2.2 标准样品：

A 使用次数：

标准样品封装于棕色安瓿中。每安瓿 2 mL 的卤代烃甲醇溶液，浓度为 μg/mL 水平。开封后只能使用一次。使用液在低温避光密封储存 1 W 内不变。

B 标准样品的制备：

(A) 标准储备液的制备

a 三卤甲烷标准储备液制备

(a) 三氯甲烷：称 100 mL 容量瓶质量，加入一定量三氯甲烷，立即盖上瓶塞称量，以增量法得到三氯甲烷质量为 3.839 1 g[$\omega(CHCl_3)=99.92\%$]，用甲醇溶解并定容。此溶液为 $\rho(CHCl_3)=38.36$ mg/mL。

(b) 二氯一溴甲烷：同上称量法，二氯一溴甲烷为 4.078 1 g[$\omega(CHBrCl_2)=97.3\%$]，同上配制。此溶液为 $\rho(CHBrCl_2)=39.68$ mg/mL。

(c) 一氯二溴甲烷：同上称量法，一氯二溴甲烷为 4.002 0 g[$\omega(CHBr_2Cl)=98.1\%$]，同上配制。此溶液为 $\rho(CHBr_2Cl)=39.26$ mg/mL。

(d) 三溴甲烷：同上称量法，三溴甲烷为 4.329 g[$\omega(CHBr_3)=99.73\%$]，同上配制。此溶液为 $\rho(CHBr_3)=43.17$ mg/mL。

b 挥发性卤代烃标准储备液制备

(a) 三氯甲烷：与三卤甲烷各组分单标储备液相同的称量法，三氯甲烷为 5.866 7 g[$\omega(CHCl_3)$=99.92%]，同上配制。此溶液为 $\rho(CHCl_3)$=58.62 mg/mL。

(b) 四氯化碳：同上称量法，四氯化碳为 0.414 3 g[$\omega(CCl_4)$=99.92%]，同上配制。此溶液为 $\rho(CCl_4)$=4.14 mg/mL。

(c) 三氯乙烯：同上称量法，三氯乙烯为 4.019 3 g[$\omega(C_2HCl_3)$=99.53%]，同上配制。此溶液为 $\rho(C_2HCl_3)$=40 mg/mL。

(d) 四氯乙烯：同上称量法，四氯乙烯为 1.640 4 g[$\omega(C_2Cl_4)$=99.73%]，同上配制。此溶液为 $\rho(C_2Cl_4)$=16.36 mg/mL。

(e) 三溴甲烷：同上称量法，三溴甲烷为 4.104 1 g[$\omega(CHBr_3)$=99.9%]，同上配制。此溶液为 $\rho(CHBr_3)$=41 mg/mL。

(B) 混合标准液的制备

a 三卤甲烷标准混合液：于 200 mL 容量瓶中加入 100 mL 甲醇，再分别加入 1.0 mL 的三氯甲烷、二氯一溴甲烷、一氯二溴甲烷和三溴甲烷的各单标液，然后加入甲醇定容。混合标准液中各组分浓度：$\rho(CHCl_3)$=191.8 μg/mL，$\rho(CHBrCl_2)$=198.4 μg/mL，$\rho(CHBr_2Cl)$=196.3 μg/mL，$\rho(CHBr_3)$=201.1 μg/mL。

b 挥发性卤代烃标准混合液：于 200 mL 容量瓶中加入 100 mL 甲醇再分别加入 1.0 mL 的三氯甲烷、四氯化碳、三氯乙烯、四氯乙烯和三溴甲烷的各单标液，然后加入甲醇定容。混合标准液中各组分浓度：$\rho(CHCl_3)$=293.1 μg/mL，$\rho(CCl_4)$=20.7 μg/mL，$\rho(C_2HCl_3)$=200.0 μg/mL，$\rho(C_2Cl_4)$=81.8 μg/mL，$\rho(CHBr_3)$=205.2 μg/mL。

(C) 标准使用液的制备

取 1.0 mL 三卤甲烷标准混合液和 1.0 mL 挥发性卤代烃标准混合液于 100 mL 容量瓶中，用纯水定容。

C 气相色谱法中使用标准样品的条件：

a 标准样品为平行样，每个样品各做三次，相对标准偏差小于 10% 即为稳定。

b 每批样品必须同时制备工作曲线。

1.1.6.2.3 工作曲线的制作：取 5 个 200 mL 容量瓶依次加入标准使用液 0、0.50、1.00、2.00 和 4.00 mL 并用纯水稀释至刻度，混匀。再倒入 5 个顶空瓶至 100 mL 刻度处。加盖密封，于 40℃恒温水浴中平衡 1 h，各取顶部空间气体 30 μL 注入色谱仪。标准使用液浓度配制见表 1。以峰高为纵坐标，浓度为横坐标绘制工作曲线。

表 1 标准使用液浓度配制

体积/mL	组分名称及浓度/(μg/L)						
	$CHCl_3$	CCl_4	C_2HCl_3	$CHBrCl_2$	C_2Cl_4	$CHBr_2Cl$	$CHBr_3$
0.50	12.2	0.5	5.0	5.0	2.0	4.9	10.2
1.00	24.7	1.0	10.0	10.0	4.1	9.8	20.4
2.00	48.5	2.0	20.0	20.0	8.2	19.6	40.8
4.00	97.0	4.0	40.0	40.0	16.4	39.2	81.6

1.1.6.3 **试验**

1.1.6.3.1 进样：

A 进样方式：直接进样。

B 进样量:30 μL。

C 操作:用干净的微量注射器抽取顶空瓶内液上空间相,反复几次得到均匀气样(动作不易快),将 30 μL 气样快速注入色谱仪中。

1.1.6.3.2 记录:用记录器或工作站绘图,记下标样和水样色谱峰的保留时间,基线应稳定。

1.1.6.3.3 色谱图的考察:

A 标准色谱图:见图 1。

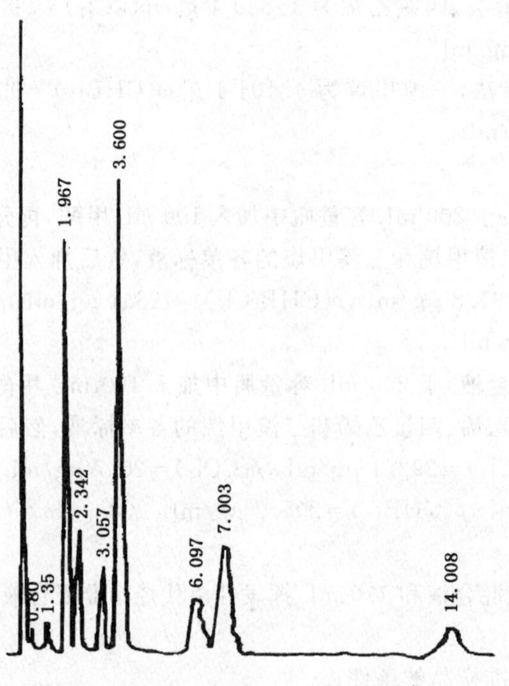

图 1 标准色谱图

B 定性分析:

a 各组分的出峰顺序:三氯甲烷、四氯化碳、三氯乙烯、二氯一溴甲烷、四氯乙烯、一氯二溴甲烷、三溴甲烷。

b 保留时间:三氯甲烷 1.967 min,四氯化碳 2.342 min,三氯乙烯 3.057 min,二氯一溴甲烷 3.600 min,四氯乙烯 6.097 min,一氯二溴甲烷 7.003 min,三溴甲烷 14.008 min。

C 定量分析:

a 色谱峰的测量:可量峰高或峰面积,用微处理机时可自动记录并测量。用记录器时需手工测量。峰高的测量:组分峰的最高点与基线(峰底)的垂直距离为峰高。

b 计算:用样品的峰高直接从工作曲线中查出水样中卤代烃的质量浓度。

1.1.7 结果的表示

1.1.7.1 定性结果

利用保留时间定性法,即根据标准色谱图各组分的保留时间,确定样品中组分的数目和名称。

1.1.7.2 定量结果

1.1.7.2.1 含量的表示方法:以微克每升(μg/L)表示。

1.1.7.2.2 精密度和准确度:6 个实验室测定两种浓度的人工合成水样,其相对标准偏差(RSD)见表 2,回收率见表 3。

表 2 测定结果相对标准偏差

组　分	组分浓度/(μg/L)	RSD/(%)	组分浓度/(μg/L)	RSD/(%)
三氯甲烷	97.0	0.8～6.0	24.3	1.0～7.6
四氯化碳	4.0	2.7～9.1	1.0	1.5～13
三氯乙烯	40.0	1.1～9.2	10.0	2.2～12
二氯一溴甲烷	40.0	1.7～7.5	10.0	1.4～8.3
四氯乙烯	16.4	3.5～6.9	4.1	3.2～8.8
一氯二溴甲烷	39.2	2.2～8.3	9.8	2.7～9.6
三溴甲烷	81.6	5.7～13	20.4	0～11

表 3 各组分回收率

组　分	组分浓度/(μg/L)	回收率/(%)	组分浓度/(μg/L)	回收率/(%)
三氯甲烷	97.0	96.2	24.3	97.6
四氯化碳	4.0	100	1.0	96.4
三氯乙烯	40.0	98.9	10.0	97.7
二氯一溴甲烷	40.0	98.3	10.0	97.7
四氯乙烯	16.4	99.1	4.1	99.6
一氯二溴甲烷	39.2	101	9.8	97.8
三溴甲烷	81.6	101	20.4	107

1.2 毛细管柱气相色谱法

1.2.1 范围

本标准规定了用顶空毛细管柱气相色谱法生活饮用水及其水源水中三氯甲烷、四氯化碳。

本法适用于生活饮用水及其水源水中三氯甲烷、四氯化碳的测定。

本法的最低检测质量浓度分别为:三氯甲烷 0.2 μg/L;四氯化碳 0.1 μg/L。

1.2.2 原理

被测水样置于密封的顶空瓶中,在一定的温度下经一定时间的平衡,水中的三氯甲烷、四氯化碳逸至上部空间,并在气液两相中达到动态的平衡,此时,三氯甲烷、四氯化碳在气相中的浓度与它在液相中的浓度成正比。通过对气相中三氯甲烷、四氯化碳浓度的测定,可计算出水样中三氯甲烷、四氯化碳的浓度。

1.2.3 试剂和材料

1.2.3.1 **载气**

高纯氮(99.999%)。

1.2.3.2 **配制标准样品和试样预处理时使用的试剂和材料**

1.2.3.2.1 纯水:色谱检验无待测组分。

1.2.3.2.2 抗坏血酸。

1.2.3.2.3 甲醇:优级纯,色谱检验无被测组分。

1.2.3.2.4 色谱标准物:三氯甲烷(99.9%),四氯化碳(99.9%),均为色谱纯。

1.2.4 仪器

1.2.4.1 气相色谱仪

1.2.4.1.1 电子捕获检测器。

1.2.4.1.2 色谱柱:HP-5(30 m×0.32 mm×0.25 μm)高弹石英毛细管色谱柱,或者相同极性的毛细管色谱柱。

1.2.4.2 恒温水浴箱:控温精度±2℃。

1.2.4.3 顶空瓶:容积 150 mL,带有 100 mL 刻度线(配带有聚四氟乙烯硅橡胶垫和塑料螺旋帽密封),使用前在 120℃烘烤 2 h。

1.2.4.4 微量注射器:50 μL。

1.2.5 样品

1.2.5.1 样品的稳定性:样品待测组分易挥发,需低温保存,尽快测定。

1.2.5.2 样品的采集:采样时先加 0.3 g~0.5 g 抗坏血酸于顶空瓶内,取水至满瓶,密封低温保存。采集后 24 h 内完成测定。

1.2.5.3 样品的处理:在空气中不含有三氯甲烷、四氯化碳气体的实验室,将水样倒出至 100 mL 刻度处,放在 40℃恒温水浴中平衡 1 h。

1.2.5.4 样品的测定:抽取顶空瓶内液上空间气体,可平行测定三次。

1.2.6 分析步骤

1.2.6.1 仪器的调整

1.2.6.1.1 汽化室温度:200℃。

1.2.6.1.2 柱温:60℃。

1.2.6.1.3 检测器温度:200℃。

1.2.6.1.4 载气流量:2 mL/min。

1.2.6.1.5 分流比:10∶1。

1.2.6.1.6 尾吹气流量:60 mL/min。

1.2.6.2 校准

1.2.6.2.1 定量分析中的校准方法:外标法。

1.2.6.2.2 标准样品:

A 使用次数:

每次分析样品时用新标准使用溶液绘制工作曲线或用相应因子进行计算。

B 标准样品的制备:

a 标准储备液的制备:

(a) 三氯甲烷:准确称取 0.800 8 g 三氯甲烷(99.9%),放入装有少许甲醇的 100 mL 容量瓶中,定容至刻度,此溶液为 $\rho(CHCl_3)=8.00$ mg/mL。

(b) 四氯化碳:准确称取 0.400 4 g 四氯化碳(99.9%),放入装有少许甲醇的 100 mL 容量瓶中,定容至刻度,此溶液为 $\rho(CCl_4)=4.00$ mg/mL。

b 混合标准使用液的制备:于 200 mL 容量瓶中加入约 100 mL 甲醇,再分别加入 1.0 mL 的三氯甲烷、四氯化碳的各单标准溶液,然后加入甲醇定容。混合标准液中各组分质量浓度分别为 $\rho(CHCl_3)=40.0$ μg/mL,$\rho(CCl_4)=20.0$ μg/mL。

c 标准使用液的制备:取 1.0 mL 混合液标准溶液(1.2.6.2.2.B.b)于 100 mL 容量瓶中,纯水定容。标准使用液的质量浓度分别为 $\rho(CHCl_3)=0.40$ μg/mL,$\rho(CCl_4)=0.20$ μg/mL。

C 气相色谱中使用标准样品的条件:

a 标准样品进样体积与试样进样体积相同,标准样品的响应值应接近试样的响应值。

b 在工作范围内相对标准偏差小于 10%即可认为处于稳定状态。

c 每批样品必须同时制备工作曲线。

1.2.6.2.3 工作曲线的制作:取 6 个 200 mL 容量瓶依次加入标准使用液 0、0.10、0.50、1.00、2.00 和 5.00 mL 并用纯水稀释至刻度,混匀。配制后三氯甲烷的质量浓度为 0、0.20、1.0、2.0、4.0、10 μg/L;四氯化碳的质量浓度为 0、0.10、0.50、1.0、2.0、5.0 μg/L。再倒入 6 个顶空瓶至 100 mL 刻度处。加盖密封,于 40℃恒温水浴中平衡 1 h,各取顶部空间气体 30 μL 注入色谱仪。以峰高或峰面积为纵坐标,浓度为横坐标绘制工作曲线。

1.2.6.3 **试验**

1.2.6.3.1 进样

A 进样方式:直接进样。

B 进样量:30 μL。

C 操作:用干净的微量注射器抽取顶空瓶内液上空间相,反复几次得到均匀气样,将 30 μL 气样快速注入色谱仪中。

1.2.6.3.2 记录:以标样核对,记录色谱峰的保留时间及对应的化合物。

1.2.6.3.3 色谱图的考察

A 标准色谱图:见图 2

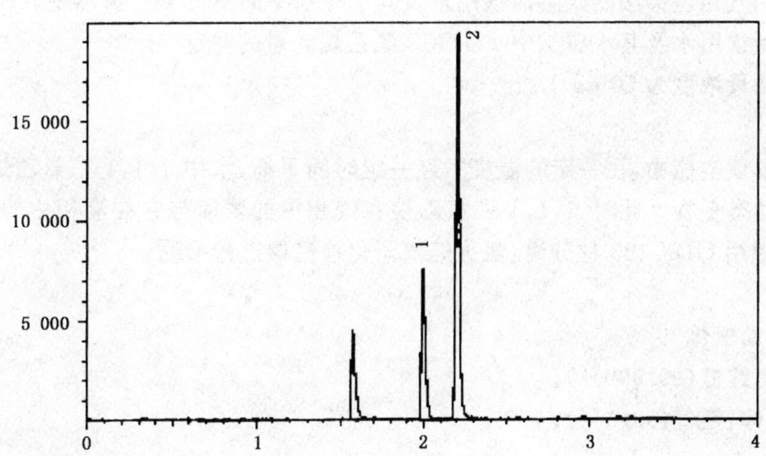

1——三氯甲烷;

2——四氯化碳。

图 2 三氯甲烷、四氯化碳标准色谱图

B 定性分析:

a 各组分出峰顺序:三氯甲烷,四氯化碳。

b 各组分保留时间:三氯甲烷 1.993 min,四氯化碳 2.198 min。

C 定量分析:

a 色谱峰的测量:可量峰高或峰面积,用微机时自动测量并记录。用记录仪时需人工测量,峰高的测量:组分峰的最高点与基线(峰底)的垂直距离为峰高。

b 计算:根据色谱图的峰高或峰面积在工作曲线上查出相应的质量浓度。

1.2.7 **结果的表示**

1.2.7.1 **定性结果**

根据标准色谱图各组分的保留时间确定被测样品中组分的数目和名称。

1.2.7.2 **定量结果**

1.2.7.2.1 含量的表示方法:直接从标准曲线上查出水样中三氯甲烷、四氯化碳的质量浓度,以微克每升(μg/L)表示。

1.2.7.2.2 精密度和准确度:5 个实验室测定加四氯化碳标准的水样(四氯化碳质量浓度为 0.1 μg/L~5 μg/L 时),其相对标准偏差为 1.7%~7.7%,其平均回收率为 90.7%~98.7%。测定加三氯甲烷标准的水样(三氯甲烷质量浓度为 0.2 μg/L~10μg/L 时),其相对标准偏差为 2.2%~8.1%,其平均回收率为 90.4%~98.8%。

2 1,2-二氯乙烷

2.1 顶空气相色谱法

2.1.1 见 GB/T 5750.10—2006 中 5.1。

2.1.2 精密度和准确度：同一实验室对不同浓度的加标水样重复测定，其结果：1,2-二氯乙烷浓度为 30、150 和 300 μg/L 时，相对标准偏差分别为 1.7%、3.5%和 1.8%；平均回收率为 99.7%。

3 1,1,1-三氯乙烷

3.1 气相色谱法

3.1.1 范围

本标准规定了用气相色谱法测定生活饮用水及其水源水中的 1,1,1-三氯乙烷。

本法适用于生活饮用水及其水源水中 1,1,1-三氯乙烷含量的测定。

本法最低检测质量浓度为 50 μg/L。

3.1.2 原理

水样置于密封的顶空瓶中，在一定的温度下经一定时间平衡，水中 1,1,1-三氯乙烷逸至上部空间，并在气液两相达到动态平衡。此时，1,1,1-三氯乙烷在气相中的浓度与它在液相中的浓度成正比。气相中 1,1,1-三氯乙烷用 GDX 103 柱分离，氢火焰离子化检测器进行检测。

3.1.3 试剂和材料

3.1.3.1 载气和辅助气体

3.1.3.1.1 载气：高纯氮(99.999%)。

3.1.3.1.2 辅助气体：氢气(99.6%)、空气。

3.1.3.2 试剂

3.1.3.2.1 1,1,1-三氯乙烷：色谱纯，$\rho_{20}=1.3130$ g/mL。

3.1.3.2.2 纯水：无 1,1,1-三氯乙烷的蒸馏水，配制试剂溶液及稀释用，将蒸馏水煮沸 15 min～30 min，或通高纯氮气 20 min～25 min。应用前，检查应无色谱干扰峰。

3.1.4 仪器

3.1.4.1 气相色谱仪

3.1.4.1.1 氢火焰离子化检测器。

3.1.4.1.2 记录仪或工作站。

3.1.4.1.3 色谱柱：

A 色谱柱类型：U 型或螺旋型玻璃填充柱，长 2 m，内径 4 mm。

B 固定相：

a 柱 1：GDX 103，60 目～80 目。

b 柱 2：2% OV-17/Chromosorb W(AW—DMCS)，60 目～80 目。

C 装柱方法：柱出口端塞好玻璃棉，接于真空泵，柱入口端接上小漏斗，固定相从小漏斗装入，采用边抽真空边均匀敲柱的方法装柱。装好的柱固定相应紧密无间隙或断裂。

D 色谱柱的老化：将装好的色谱柱入口端与气相色谱仪的进样口连接，出口端放空，以流量 30 mL/min 通氮气，柱温 200℃，老化 24 h 以上。

3.1.4.1.4 恒温水浴：控制温度 50℃±1℃。

3.1.4.1.5 顶空瓶：

A 顶空瓶：100 mL，同一批号，总体积相等。以 120℃烘烤 2 h 备用。

B 螺旋盖及硅胶垫：硅胶垫首次使用时需用盐酸溶液(1+9)煮沸，再用纯水煮沸处理。再使用时，只用纯水煮沸 20 min，晾干备用。

3.1.4.1.6　微量注射器:1.0 μL。

3.1.4.1.7　玻璃注射器:1.0 mL。

3.1.5　**样品**

3.1.5.1　样品的稳定性:样品的待测组分易挥发。

3.1.5.2　样品的采集及储存方法:用处理过的顶空瓶装满水样,密封。采集后,24 h 内完成测定。

3.1.5.3　样品的处理:在空气中不含 1,1,1-三氯乙烷或无干扰物的实验室,将水样倾倒至 100 mL 刻度处。放在 50℃恒温水浴中平衡 40 min。

3.1.5.4　样品测定:抽取 1.0 mL 顶空瓶内液上空间气体进样,用气相色谱仪进行平行测定。

3.1.6　**分析步骤**

3.1.6.1　**仪器条件**

3.1.6.1.1　气化室温度:200℃。

3.1.6.1.2　柱温:

A　柱 1:160℃。

B　柱 2:60℃。

3.1.6.1.3　检测器温度:200℃。

3.1.6.1.4　载气流量:

A　柱 1:30 mL/min。

B　柱 2:50 mL/min。

3.1.6.1.5　氢气和空气流速:根据所用色谱仪选择最佳流速及比例。

3.1.6.2　**校准**

3.1.6.2.1　定量分析中校准方法:外标法和单点比较法。

3.1.6.2.2　标准样品:

A　使用次数:每次分析样品时用新的标准溶液绘制曲线。

B　1,1,1-三氯乙烷标准溶液:取 0.38 μL 的 1,1,1-三氯乙烷(3.1.3.2.1)于含有 100 mL 纯水(3.1.3.2.2)的 100 mL 容量瓶内,混匀。ρ(1,1,1-三氯乙烷)=5 μg/mL。

C　气相色谱分析中使用的标准样品的条件:

a　标准样品为平行样,两次测定的相对标准偏差小于 10%即为稳定。

b　标准样品与试样应同时分析。

3.1.6.2.3　标准曲线的制作:取 100 mL 顶空瓶 6 个,分别加入适量纯水(3.1.3.2.2),再加入 1,1,1-三氯乙烷标准溶液(3.1.6.2.2.B)0,1.00,3.00,5.00,7.00 和 10.00 mL,用纯水定容,配制成浓度系列。水中 1,1,1-三氯乙烷的浓度分别为 0,50,150,250,350 和 500 μg/L。将配制好的各个标准溶液分别倒入 100 mL 顶空瓶中,立即用衬有硅胶的螺旋盖盖紧。摇匀后,标准溶液系列同样品一起于 50℃恒温水浴中平衡 40 min。分别各取顶空部空间气体 1.0 mL 注入色谱仪测定。以标准系列溶液的浓度对峰高绘制标准曲线,或输入计算器,计算出回归曲线方程($Y=aX+b$)。

3.1.6.3　**试验**

3.1.6.3.1　进样:

A　进样方式:直接进样。

B　进样量:1.00 mL。

C　操作:用干净的玻璃注射器抽取顶空瓶内液上空间气体,反复几次得到均匀气样,将 1.00 mL 气样快速注入色谱仪中。

3.1.6.3.2　记录:用记录仪或工作站记录色谱峰的保留时间等参数。

3.1.6.3.3　色谱较的考察:

A　标准色谱图:见图 3

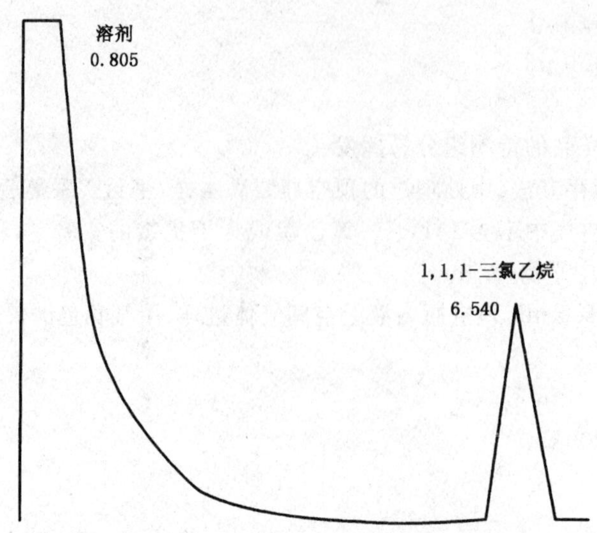

图3　水中含1,1,1-三氯乙烷的色谱图

B　定性分析：

a　组分出峰顺序：空气，1,1,1-三氯乙烷。

b　保留时间：1,1,1-三氯乙烷 6.54 min。

C　定量分析：

a　色谱峰的测量：可量峰高或峰面积，用工作站时自动记录并测量。用记录仪时需手工积分。峰高的手工测定：连接峰的起点和终点作为基线，峰顶与基线的垂直距离为峰高。

b　计算：根据样品的峰高或峰面积从标准曲线上直接查出水中1,1,1-三氯乙烷的质量浓度(μg/L)。或将样品的峰高或峰面积代入回归曲线方程，计算出水中1,1,1-三氯乙烷的质量浓度(μg/L)。或将样品的峰高与标准的峰高比较，按式(1)计算：

$$\rho(CH_3CCl_3) = \frac{\rho_1 \times h_1}{h} \quad \cdots\cdots(1)$$

式中：

$\rho(CH_3CCl_3)$——水样中1,1,1-三氯乙烷的质量浓度，单位为微克每升(μg/L)；

ρ_1——标准液中1,1,1-三氯乙烷的质量浓度，单位为微克每升(μg/L)；

h_1——水样中1,1,1-三氯乙烷的峰高，单位为毫米(mm)；

h——标准液中1,1,1-三氯乙烷的峰高，单位为毫米(mm)。

3.1.7　结果表示

3.1.7.1　定性结果：根据标准色谱图组分的峰保留时间，确定待测试样中组分性质。

3.1.7.2　定量结果：

3.1.7.2.1　含量的表示方法：按式(1)计算水样1,1,1-三氯乙烷的质量浓度，以微克每升(μg/L)表示。

3.1.7.2.2　精密度和准确度：对含1,1,1-三氯乙烷123 μg/L的废水加标100 μg/L 1,1,1-三氯乙烷，测定回收率为91%。对未检出1,1,1-三氯乙烷的饮用水加标1,1,1-三氯乙烷50 μg/L，250 μg/L和450 μg/L的回收率($n=6$)分别为106%、108%和102%。相对标准偏差($n=7$)分别为5.7%、4.4%和3.5%。

4　氯乙烯

4.1　填充柱气相色谱法

4.1.1　范围

本标准规定了用填充柱气相色谱法测定生活饮用水及其水源水中的氯乙烯。

本法适用于生活饮用水及其水源水中氯乙烯的测定。

若取水样 100 mL,取 1 mL 液上气体进行色谱测定,最低检测质量浓度为 1 μg/L。

4.1.2 原理

在密闭的顶空瓶内,易挥发的氯乙烯分子从液相逸入液上空间的气相中。在一定的温度下,氯乙烯分子在气液两相之间达到动态平衡,此时氯乙烯在气相中的浓度和在液相中的浓度成正比。取液上气体经色谱柱分离,用氢火焰离子化检测器测定。

4.1.3 试剂和材料

4.1.3.1 载气和辅助气体

4.1.3.1.1 载气:高纯氮(99.999%)。

4.1.3.1.2 辅助气体:氢气,空气。

4.1.3.2 配制标准溶液及样品处理所用的试剂和材料

4.1.3.2.1 氯乙烯[ω(氯乙烯)>99.5%]。

4.1.3.2.2 *N*,*N*-二甲基乙酰胺(DMA):通氮气曝气 30 min。

4.1.3.3 制备色谱柱所用的试剂和材料

4.1.3.3.1 色谱柱和填充物见 4.1.4.1.3 有关内容。

4.1.4 仪器

4.1.4.1 气相色谱仪:

4.1.4.1.1 氢火焰离子化检测器。

4.1.4.1.2 记录仪或工作站。

4.1.4.1.3 色谱柱:

A 色谱柱类型:U 型不锈钢填充柱,长 2 m,内径 3 mm。

B 填充物:407 有机固定相,80 目~100 目。

C 填充方法及老化方法:采用普通装柱法装柱,将填充好的色谱柱与检测器断开,色谱柱装机后通氮气,在柱温 150℃条件下老化 16 h。

4.1.4.2 进样器:

4.1.4.2.1 医用注射器:1 mL 和 5 mL。

4.1.4.2.2 微量注射器:5 mL、10 mL、50 mL 和 100 μL。

4.1.4.3 顶空瓶:具 100 mL 刻度,使用前 120℃烘烤 2 h。

4.1.4.4 配气瓶:25 mL±0.5 mL,耐压 0.5 kg/cm^2,配有硅橡胶垫的金属螺旋密封盖。

4.1.4.5 翻口胶塞:用前洗净,用水煮沸 20 min,晾干备用。

4.1.4.6 铝箔或聚四氟乙烯膜。

4.1.5 样品

4.1.5.1 水样的采集及储存方法:取处理过的顶空瓶,现场采集满瓶后立即(按 100 mL 水样加 1 mL DMA 的比例加入)一定量的 DMA(4.1.3.2.2),盖紧密封,如不能立即测定,置于 4℃冰箱内保存,48 h 内测定。

4.1.5.2 水样预处理:测定前在无氯乙烯等有机物的清洁环境中迅速倒出多余水样至 100 mL 刻度,立即盖好瓶塞放入 50℃±0.1℃恒温水浴锅中,恒温 40 min,备检。

4.1.6 分析步骤

4.1.6.1 仪器的调整

4.1.6.1.1 气化室温度:150℃。

4.1.6.1.2 柱温:125℃。

4.1.6.1.3 检测器温度:150℃。

4.1.6.1.4 载气流量:30 mL/min。

4.1.6.1.5　氢气和空气根据所用气相色谱仪选择最佳流量，比例约为 1∶10。

4.1.6.1.6　衰减：根据样品被测组分含量调节记录器衰减。

4.1.6.2　**校准**

4.1.6.2.1　定量分析中的校准方法：外标法。

4.1.6.2.2　标准样品：

A　使用次数：每次分析样品时用新标准使用液绘制标准曲线。

B　标准样品的制备：

a　标准储备溶液：于 25 mL±0.5 mL 配气瓶中，预先加入 20 mL DMA(4.1.3.2.2)，盖紧密封，精确称量 W_1，用注射器从氯乙烯容器中取 4 mL 氯乙烯(取气时先用氯乙烯气体洗注射器两次)，注入配气瓶，精确称量 W_2，计算每毫升 DMA 中氯乙烯含量。

b　氯乙烯标准使用液：吸取一定量的氯乙烯标准储备液，在配气瓶中用 DMA(4.1.3.2.2)稀释为 ρ(氯乙烯)＝50 μg/mL。

C　气相色谱法中使用标准样品的条件：

a　标准样品进样体积与试样进样体积相同。

b　标准样品与试样尽可能同时进样分析。

4.1.6.2.3　工作曲线的绘制：临用时在顶空瓶中各加入纯水 100 mL，盖紧密封后，分别注入氯乙烯标准使用溶液 0,10,20,40,80,100 μL，此标准溶液浓度为 0,5,10,20,40,50 μg/L，放入 50℃±0.1℃恒温水浴锅内恒温 40 min，取 1 mL 液上气体注入色谱仪，测定各浓度的峰高或峰面积(每个浓度重复测两次)，以峰高或峰面积的平均值为纵坐标，浓度为横坐标，绘制工作曲线。

4.1.6.3　**试验**

4.1.6.3.1　进样：

A　进样方式：直接进样。

B　进样量：1 mL。

C　操作：用洁净进样器(4.1.4.2)于待测样品中吸取所需体积注入色谱仪中进行测定。

4.1.6.3.2　记录：以标样核对，记录色谱峰的保留时间及对应的化合物。

4.1.6.3.3　色谱图的考察：

A　标准色谱图：见图 4。

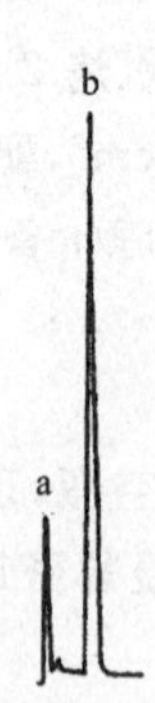

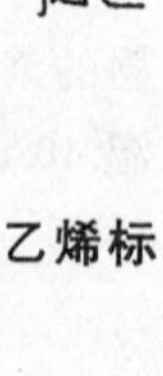

a——空气；

b——氯乙烯。

图 4　氯乙烯标准色谱图

B　定性分析：

a　组分出峰顺序：空气、氯乙烯。

b　保留时间：氯乙烯 1.566 min。

C　定量分析：

a　色谱峰的测量：连接峰的起点和终点作为峰底，从峰高极大值对峰底做垂线，此线即为峰高。

b 计算:用样品的峰高直接从工作曲线上查出水样中氯乙烯质量浓度。

4.1.7 结果的表示

4.1.7.1 定性分析:用标准色谱图中氯乙烯的保留时间确定水样中氯乙烯的存在。

4.1.7.2 定量分析:

4.1.7.2.1 含量的表示方法:直接从工作曲线上查出水样中氯乙烯的质量浓度,以微克每升(μg/L)表示。

4.1.7.2.2 精密度和准确度:5个实验室测定氯乙烯浓度为5.0 μg/L～50 μg/L的水样,相对标准偏差为2.1%～9.1%。5个实验室加标回收实验,氯乙烯浓度为5.0 μg/L～50μg/L的水样,回收率范围为90.0%～107%。

4.2 毛细管柱气相色谱法

4.2.1 范围

本标准规定了用毛细管柱气相色谱法测定生活饮用水中的氯乙烯。

本法适用于生活饮用水及其水源水中氯乙烯的测定。

本法最低检测质量浓度为1 μg/L。

4.2.2 原理

在封闭的顶空瓶内,易挥发的氯乙烯从液相逸入气相中。在一定温度下,氯乙烯分子扩散,在气液两相间达到动态平衡,此时氯乙烯在气相中的浓度和在液相中的浓度成正比。取液上气体注入气相色谱仪测定。

4.2.3 试剂和材料

4.2.3.1 载气和辅助气体

4.2.3.1.1 载气:高纯氮(99.999%)。

4.2.3.1.2 辅助气体:氢气;空气。

4.2.3.2 配制标准样品和试样预处理时使用的试剂和材料

4.2.3.2.1 液态氯乙烯:纯度≥99.5%

4.2.3.2.2 *N*,*N*-二甲基乙酰胺(DMA):在相同色谱条件下,不应检出与氯乙烯相同保留时间的任何杂峰。否则通氮气曝气30 min。

4.2.4 仪器

4.2.4.1 气相色谱仪

4.2.4.1.1 氢火焰离子化检测器。

4.2.4.1.2 记录仪或工作站。

4.2.4.1.3 色谱柱:AC-5或HP-5大口径石英毛细管柱(30 m×0.53 mm×1.0 μm),相当SE-54或同等极性色谱柱。

4.2.4.2 顶空瓶:20 mL,使用前100℃烘烤2 h。

4.2.4.3 水浴箱或自动顶空进样器。

4.2.4.4 微量注射器:10 μL、100 μL。

4.2.5 样品

4.2.5.1 水样的采样及储存方法:取处理过的样品瓶,现场采集满瓶后立即按1%的比例加入DMA,盖紧密封,如不能立即测定,置于4℃冰箱中保存,于48 h内测定。

4.2.5.2 水样预处理:测定前在无氯乙烯等有机物的清洁环境中迅速取10 mL水样置于20 mL顶空样品瓶中,立即密封放入水浴箱或自动顶空进样器内,50℃平衡40 min,待测。

4.2.6 分析步骤

4.2.6.1 仪器调整

4.2.6.1.1 气化室温度:120℃。

4.2.6.1.2 柱温:45℃。

4.2.6.1.3 检测器温度:150℃。

4.2.6.1.4 气体流量:氮气,5 mL/min;尾吹气流量:25 mL/min;氢气和空气根据所用仪器选择最佳流量。

4.2.6.1.5 衰减:根据样品中被测组分含量调节。

4.2.6.2 **校准**

4.2.6.2.1 定量分析中的校准方法:外标法。

4.2.6.2.2 标准样品:

4.2.6.2.2.1 使用次数:每次分析样品时用新标准使用液绘制标准曲线。

4.2.6.2.2.2 标准样品的制备:

A 标准储备溶液:于20 mL样品瓶中加入20 mL DMA,加盖精确称量,在通风柜中将氯乙烯从容器中倒出2 mL左右于离心管中,迅速用滴管取1滴~2滴氯乙烯于样品瓶中密封称量,计算每毫升DMA中氯乙烯含量。

B 氯乙烯标准使用液:吸取一定量的氯乙烯标准储备液,在样品瓶中用DMA稀释为ρ(氯乙烯)$=50\ \mu g/mL$。

C 气相色谱法中使用标准样品的条件:

a 标准样品进样体积与试样的进样体积相同。

b 标准样品与试样尽可能同时分析。

4.2.6.2.3 工作曲线的绘制:临用时在20 mL顶空瓶中加入纯水10 mL,盖紧密封后,分别注入氯乙烯标准使用液0,2,4,6,8,10 μL,此标准溶液浓度为0,10,20,30,40,50 μg/L,放入水浴箱或自动顶空进样器,50℃平衡40 min,取1.0 mL(手动进样取100 μL)液上气体注入气相色谱仪,测得各浓度的峰面积(每个浓度重复测定两次),以峰面积的平均值为纵坐标,浓度为横坐标,绘制工作曲线。

4.2.6.3 **试验**

4.2.6.3.1 进样:

4.2.6.3.1.1 手动进样:进样量:100 μL,不分流。

4.2.6.3.1.2 自动进样:进样量:1.0 mL,分流比5∶1。

4.2.6.3.2 记录:以标样核对,记录色谱峰的保留时间及对应的化合物。

4.2.6.3.3 色谱图考查:

4.2.6.3.3.1 标准色谱图:见图5。

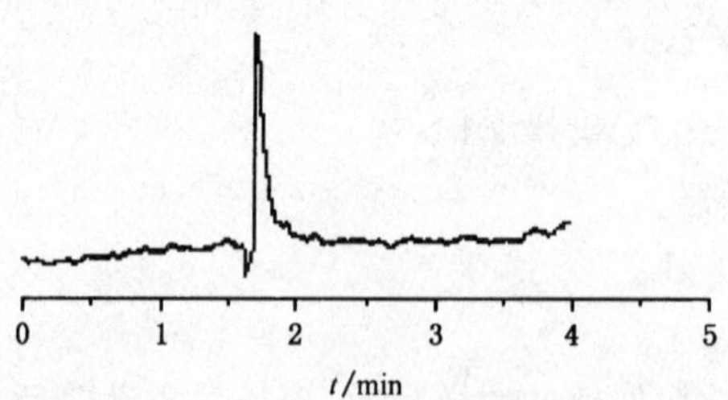

图5 氯乙烯标准色谱图

4.2.6.3.3.2 定性分析:氯乙烯保留时间为1.7 min。

4.2.7 **结果表示**

4.2.7.1 定性分析:用标准色谱图中氯乙烯的保留时间确定水样中氯乙烯的存在。

4.2.7.2 定量分析:

4.2.7.2.1　含量的表示方法：直接从工作曲线上查出水样中氯乙烯的质量浓度，以微克每升(μg/L)表示。

4.2.7.2.2　精密度和准确度：测定加标水样(质量浓度为5.0 μg/L～50.0 μg/L时)，其相对标准偏差为3.2%～8.8%，回收率范围为：90.0%～110%。

5　1,1-二氯乙烯

5.1　吹脱捕集气相色谱法

5.1.1　范围

本标准规定了用吹脱-捕集气相色谱法测定生活饮用水及其水源水中的1,1-二氯乙烯和1,2-二氯乙烯。

本法适用于生活饮用水及其水源水中1,1-二氯乙烯，1,2-二氯乙烯含量的测定。

本法的最低检测质量浓度分别为：1,1-二氯乙烯，0.02 μg/L；反式1,2-二氯乙烯，0.02 μg/L；顺式1,2-二氯乙烯，0.02 μg/L。

吹脱气中的杂质，捕集器和管路中释放的有机物是污染的主要原因。因此，应避免在吹脱-捕集系统使用非聚四氟乙烯管路、密封材料，或带橡胶组件的流量控制器。在采样、处理和运输过程中，需用纯水配制的试剂空白进行校正，经常烘烤和吹脱整个系统。

5.1.2　原理

在室温下惰性气体将在特制吹脱瓶中水样的1,1-二氯乙烯等挥发性有机物吹出，待测物被捕集器吸附。然后，经热解吸待测物由惰性气体带入气相色谱仪，进行分离和测定。

5.1.3　试剂和材料

5.1.3.1　载气：高纯氮(99.999%)。

5.1.3.2　配制标准品和试样预处理使用的试剂和材料：

5.1.3.2.1　纯水：色谱检验无干扰组分。

5.1.3.2.2　抗坏血酸。

5.1.3.2.3　甲醇：吹脱-捕集法检验无干扰组分。

5.1.3.2.4　盐酸溶液(1+1)。

5.1.3.3　捕集器填充材料：

5.1.3.3.1　2,6-二苯并呋喃聚合物：色谱级，60目～80目。

5.1.3.3.2　聚甲基硅氧烷填料，OV-1(3%)。

5.1.3.3.3　硅胶：35目～60目。

5.1.3.3.4　活性炭。

5.1.3.4　色谱标准物：1,1-二氯乙烯(99.9%)。

5.1.4　仪器

5.1.4.1　气相色谱仪：具程序升温和柱头进样。

5.1.4.1.1　电导检测器。

5.1.4.1.2　记录仪或工作站。

5.1.4.1.3　色谱柱：Supelco VOCOL毛细管色谱柱长60 m，内径0.75 mm，膜厚1.5 μm。

5.1.4.2　吹脱-捕集系统

5.1.4.2.1　吹脱装置：可容纳25 mL样品，并使水柱至5 cm高，(如果方法的最低检测质量浓度和实验允许，也可采用5 mL吹脱装置)。具体见图6。

5.1.4.2.2　捕集器：长25 cm，内径3 mm。内填充以下吸附剂：1.0 cm用甲基硅油涂敷的填料，7.7 cm二苯并呋喃聚合物，7.7 cm硅胶和7.7 cm椰壳炭。具体见图6。

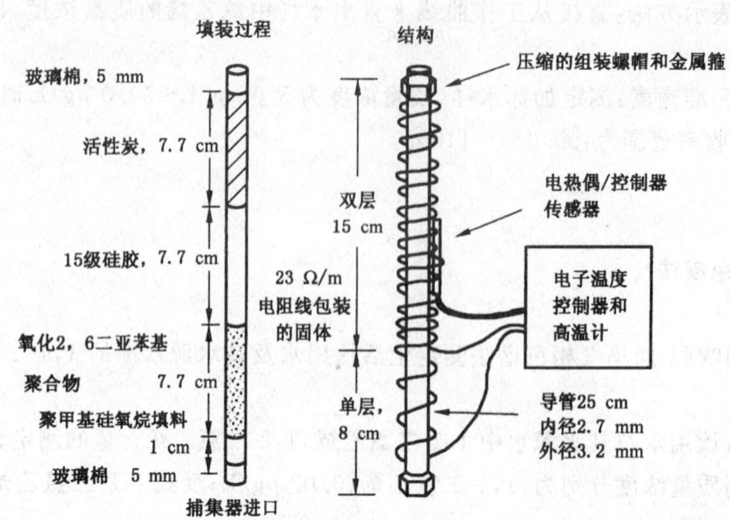

图 6 适合于热解吸的捕集器填料结构

5.1.4.3 玻璃注射器:25 mL。

5.1.4.4 微量注射器:10 μL、25 μL 和 100 μL。

5.1.4.5 采样瓶:40 mL 玻璃瓶,具有用聚四氟乙烯薄膜包硅橡胶垫的螺旋盖,使用前于 105℃烘烧 1 h。

5.1.5 样品

5.1.5.1 样品的稳定性:样品的待测组分易挥发。

5.1.5.2 样品的采集和保存:采样时,先加 40 mg 抗坏血酸[如水样中不含余氯可加 4 滴盐酸溶液(1+1)]于采样容器中。或水样至满瓶(如果取自来水,应打开水龙头,放水约 10 min 并控制水流量为 500 mL/min),密封,保存在 4℃冰箱中。

5.1.5.3 水样的处理:取出水样瓶放置到室温。移开注射器的注射杆。关闭连接阀。小心地将水样倒入注射器正好溢流。装好注射杆,打开阀,将样品调至 25.0 mL。连接吹脱装置,将样品注射到吹脱瓶中,关闭阀。在室温下,以 40 mL/min 流量的氮气吹脱 11.0 min。于 180℃解吸柱头捕集器所吸附的待测物。与色谱柱相同流量的氮气反冲捕集器 4 min 后,开始气相色谱分析。

5.1.6 分析步骤

5.1.6.1 调整仪器

柱温:程序升温 0℃保持 8 min,以 4℃/min 速率升至 185℃保持 1.5 min。

5.1.6.2 校准

5.1.6.2.1 定量分析中校准方法:外标法。

5.1.6.2.2 标准样品:

A 使用次数:

每次分析样品时,标准使用溶液需现场配制。

B 标准样品的制备:

a 标准储备溶液

(a) 1,1-二氯乙烯标准储备溶液:取 9.8mL 甲醇于 10 mL 容量瓶中,敞口放置 10 min。准确称量至 0.000 1 g。用 100 μL 注射器加入一定量 1,1-二氯乙烯于甲醇中,重新称量。二次称量之差为 1,1-二氯乙烯的量。用甲醇稀释至刻度。盖上瓶盖,摇匀,计算溶液的浓度(以 μg/μL 表示)。把标准储备液转移到具聚四氟乙烯密封带螺旋盖的小瓶中。于－10℃～－20℃避光保存。

(b) 反式 1,2-二氯乙烯标准储备溶液:同上配制。

(c) 顺式 1,2-二氯乙烯标准储备溶液:同上配制。

b 标准中间溶液

(a) 1,1-二氯乙烯标准中间溶液:用甲醇将1,1-二氯乙烯标准储备[5.1.6.2.2.B.a.(a)]稀释成中间溶液。中间溶液的浓度需满足制备标准系列所需的范围。把中间溶液置于冰箱保存,每月配制一次。

(b) 反式1,2-二氯乙烯标准中间溶液:同上配制。

(c) 顺式1,2-二氯乙烯标准中间溶液:同上配制。

c 标准混合使用溶液的配制:把适量的1,1-二氯乙烯,反式1,2-二氯乙烯和顺式1,2-二氯乙烯的中间溶液[5.1.6.2.2.B.b.(a),(b),(c)]加到纯水中。每个组分制备5个浓度点,一个浓度点在最低检测质量浓度附近,其他4个浓度点相应于标准系列使用溶液预计样品浓度的范围内。标准混合使用溶液,现配现用。

C 气相色谱使用标准样品的条件:

a 每批样品必需制备标准曲线。

b 在工作范围内相对标准偏差小于10%即可认为仪器处于稳定状态。

5.1.6.2.3 工作曲线的绘制:取25 mL标准混合系列按上述步骤进行处理和色谱分析。以峰高或峰面积为纵坐标,浓度为横坐标,绘制工作曲线。

5.1.6.3 **试验**

5.1.6.3.1 进样方式:直接进样。

5.1.6.3.2 记录:以标样核对,记录色谱峰的保留时间及对应的化合物。

5.1.6.3.3 色谱图的考察:

A 标准色谱图:见图7。

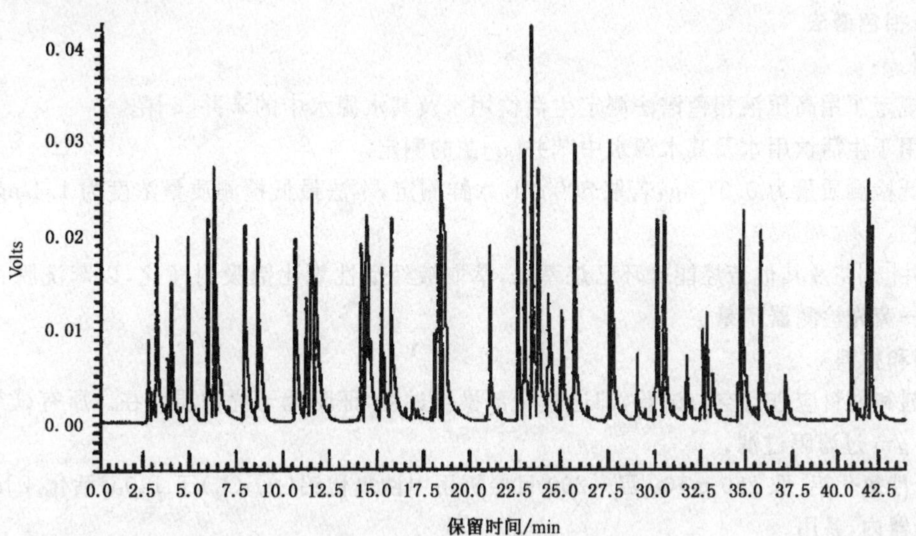

图7 电解电导检测器(ELCD)色谱图

B 定性分析:

a 各组分出峰的次序:1,1-二氯乙烯,反式1,2-二氯乙烯,顺式1,2-二氯乙烯。

b 保留时间:1,1-二氯乙烯13.59 min,反式1,2-二氯乙烯16.78 min,顺式1,2-二氯乙烯20.54 min。

C 定量分析:

根据样品的峰高或峰面积从工作曲线上查出样品中待测物的质量浓度。

5.1.7 **结果表示**

5.1.7.1 **定性结果**

根据标准色谱图各组分的保留时间,确定被测组分的数目及组分的名称。

5.1.7.2 **定量结果**

5.1.7.2.1 直接从工作曲线上查出各组分的含量，以微克每升(μg/L)表示。

5.1.7.2.2 精密度和准确度：单个实验室进行回收率和相对标准偏差的实验结果，见表4。

表4 二氯乙烯回收率和精密度

化 合 物	回收率/(%)	相对标准偏差/(%)
1,1-二氯乙烯	81	1
反式1,2-二氯乙烯	76	1
顺式1,2-二氯乙烯	77	1

6 1,2-二氯乙烯

吹脱捕集气相色谱法：见5.1。

7 三氯乙烯

填充柱气相色谱法：见1.1。

8 四氯乙烯

填充柱气相色谱法：见1.1。

9 苯并[*a*]芘

9.1 高压液相色谱法

9.1.1 范围

本标准规定了用高压液相色谱法测定生活饮用水及其水源水中的苯并[*a*]芘。

本法适用于生活饮用水及其水源水中苯并[*a*]芘的测定。

本法最低检测质量为0.07 ng，若取500 mL水样测定，本法最低检测质量浓度为1.4 ng/L。

9.1.2 原理

水中苯并[*a*]芘及其他芳烃能被环己烷萃取，萃取液经活性氧化铝吸附净化，以苯洗脱、浓缩后，可用液相色谱—荧光检测器定量。

9.1.3 试剂和材料

所用试剂和材料应进行空白试验，即通过全部操作过程，证明无干扰物质存在。所有试剂使用前均应采用0.45 μm过滤膜过滤。

9.1.3.1 活性氧化铝：取250 g 100目～200目层析用中性氧化铝(Al_2O_3)于140℃活化4 h，冷却后装瓶，储于干燥器内，备用。

9.1.3.2 盐酸溶液(1+19)：取5 mL盐酸($\rho_{20}=1.19$ g/mL)，加至95 mL纯水中，混匀。

9.1.3.3 玻璃棉：用盐酸溶液(9.1.3.2)浸泡过夜，然后用纯水洗至中性。用氢氧化钠溶液(9.1.3.10)浸泡过夜，再以纯水洗至中性，于105℃烘干备用。

9.1.3.4 甲醇：HPLC级。

9.1.3.5 超纯水：电阻率大于18.0 MΩ。

9.1.3.6 活性炭：取50 g(20目～40目)活性炭用盐酸溶液(9.1.3.2)浸泡过夜，用纯水洗至中性，于105℃烘干。再用环己烷(9.1.3.7)浸泡过夜，滤干后在氮气流下于400℃活化4 h，冷后储于磨口瓶中备用。

9.1.3.7 环己烷：通过活性炭层析柱后重蒸馏，取此环己烷70 mL浓缩至1.0 mL，浓缩液必须测不出苯并[*a*]芘的存在，方可使用。

9.1.3.8 苯:重蒸馏。

9.1.3.9 无水硫酸钠:400℃烘烤 4 h,冷却后储于磨口瓶中备用。

9.1.3.10 氢氧化钠溶液:称取 5 g 氢氧化钠,用纯水溶解,并稀释至 100 mL。

9.1.4 仪器

9.1.4.1 高压液相色谱仪:

9.1.4.1.1 荧光检测器。

9.1.4.1.2 记录仪。

9.1.4.1.3 色谱柱。

A 色谱柱类型:不锈钢柱,长 150 mm,内径 3.9 mm。

B 填充物:用 Spherisorb C_{18}(5 μm)。

9.1.4.2 微量注射器:25 μL,针头锥度为 90 度。

9.1.4.3 分液漏斗:1 000 mL。

9.1.4.4 KD 浓缩器。

9.1.4.5 层析柱:玻璃柱,内径 5 mm,长 10 cm。

9.1.5 样品

9.1.5.1 样品的稳定性

苯并[*a*]芘在水中不稳定,易分解。

9.1.5.2 水样采集及储存方法

在采样点采取水样时,水样应完全注满,不留有空气。采集水源水水样时,应将水样瓶(棕色瓶)浸入水面下再进行采样,以防表层水的污染。采集自来水水样作苯并[*a*]芘分析,应在水龙头消毒之前采集,并在每升水样中加入 0.5 mL 硫代硫酸钠溶液(100 g/L)并混匀,以除去游离余氯。试样应放置暗处并尽快在采样后 24 h 内进行萃取。萃取液在冰箱内可保存 1 W。

9.1.5.3 水样的预处理(需在暗室内,有微弱黄光下操作)

9.1.5.3.1 水样的萃取:取 500 mL 均匀水样置于 1 000 mL 分液漏斗中,用 70 mL 环己烷(9.1.3.7)分三次萃取(30 mL,20 mL 和 20 mL),每次振摇 5 min,注意放气。放置 15 min,分出环己烷萃取液,合并三次萃取液于 250 mL 具塞锥形瓶中,加入 5 g～10 g 无水硫酸钠(9.1.3.9)脱水。

9.1.5.3.2 萃取液的净化:

A 装氧化铝柱:将活性氧化铝(9.1.3.1)在不断振动下装入层析柱内,柱底部装有少许处理过的玻璃棉(9.1.3.3),氧化铝的高度为 5 cm～7 cm,上面再装 1 cm～2 cm 高的无水硫酸钠(9.1.3.9),用少量环己烷(9.1.3.7)润湿,不得有气泡。

B 柱层析:将 9.1.5.3.1 中的环己烷萃取液注入氧化铝柱上,锥形瓶中残存的无水硫酸钠用 20 mL环己烷(9.1.3.7)分次洗涤,洗涤液过柱。用 10 mL 苯(9.1.3.8)洗氧化铝柱,收集苯洗脱液。

9.1.5.3.3 样品浓缩:将苯洗脱液(9.1.5.3.2.B)置 KD 浓缩器内,于 60℃～70℃水浴中减压浓缩至 0.1 mL。

9.1.6 分析步骤

9.1.6.1 仪器的调整

9.1.6.1.1 柱温:30℃。

9.1.6.1.2 流动相:甲醇+水(9+1)。

9.1.6.1.3 流量:2 mL/min。

9.1.6.1.4 荧光检测器:Ex=303 nm,Em=425 nm。

9.1.6.1.5 衰减:根据样品中被测组分含量调节记录器衰减。

9.1.6.2 校准

9.1.6.2.1 定量分析中的校准方法:外标法。

9.1.6.2.2 标准样品:

A 使用次数:每次分析样品时,用配制不超过1 W的标准使用液绘制标准曲线。

B 苯并[a]芘标准储备溶液{ρ[B[a]P]=100 μg/mL}的制备:称取5.00 mg苯并[a]芘[简称B[a]P],用少量苯溶解后,加环已烷定容至50.0 mL。装入棕色瓶,储于冰箱内,可保存6个月。

C 苯并[a]芘标准中间溶液{ρ[B[a]P]=1 μg/mL}的制备:吸取1.00 mL苯并[a]芘标准储备溶液(9.1.6.2.2.B)于100 mL棕色容量瓶内,用环已烷(9.1.3.7)稀释。储于冰箱内,可保存1月。

D 苯并[a]芘标准使用溶液:取5个10 mL容量瓶,加入0、0.07、0.15、0.25、0.50 mL苯并[a]芘标准中间液(9.1.6.2.2.C),用环已烷稀释至刻度,苯并[a]芘浓度分别为0、7、15、25和50 ng/mL。

9.1.6.2.3 标准数据的表示:用标准曲线计算测定结果。各取10 μL苯并[a]芘标准使用溶液(9.1.6.2.2.D)注入色谱仪,记录色谱峰高。以峰高为纵坐标,浓度为横坐标,绘制标准曲线。

9.1.6.3 定量分析

取10 μL样品浓缩液(9.1.5.3.3)注入色谱仪,测量峰高。从标准曲线上查出水样苯并[a]芘的含量。

9.1.7 计算

水样中苯并[a]芘的质量浓度计算见式(2):

$$\rho[B[a]P]=\frac{\rho_1\times V_1\times 1\,000}{V} \qquad \cdots\cdots(2)$$

式中:

ρ[B[a]P]——水样中苯并[a]芘的质量浓度,单位为纳克每升(ng/L);

ρ_1——相当于标准曲线标准的苯并[a]芘质量浓度,单位为纳克每毫升(ng/mL);

V_1——萃取液浓缩后的体积,单位为毫升(mL);

V——水样体积,单位为毫升(mL)。

9.1.8 精密度和准确度

4个实验室重复测定加标水样,低浓度平均回收率为89.2%;相对标准偏差为4.1%;高浓度平均回收率为92.3%;相对标准偏差为4.5%。

9.2 纸层析—荧光分光光度法

9.2.1 范围

本标准规定了用纸层析—荧光分光光度法测定生活饮用水及其水源水中的苯并[a]芘。

本法适用于测定生活饮用水及其水源水中苯并[a]芘的含量。

本法最低检测质量为5.0 ng,若取2 L水样测定,则最低检测质量浓度为2.5 ng/L。

水中存在的一般物质不干扰测定。

9.2.2 原理

水中多环芳烃能为环已烷萃取并为活性氧化铝所吸附,以苯洗脱浓缩后于乙酰化滤纸上层析,将多环芳烃分离,苯并[a]芘在紫外光照射下呈蓝紫色荧光斑点,取下以丙酮洗脱,其洗脱液的荧光强度与苯并[a]芘含量成正比,可定量测定。

9.2.3 试剂和材料

本标准所用的环已烷、丙酮及苯均需重蒸后使用。

9.2.3.1 环已烷。

9.2.3.2 二氯甲烷。

9.2.3.3 苯。

9.2.3.4 乙酸酐。

9.2.3.5 硫酸(ρ_{20}=1.84 g/mL)。

9.2.3.6 无水乙醇。

9.2.3.7 玻璃纤维滤纸。

9.2.3.8 活性氧化铝:见9.1.3.1。

9.2.3.9 丙酮。

9.2.3.10 乙酰化混合液:量取150 mL苯(9.2.3.3)、50 mL乙酸酐(9.2.3.4)和0.1 mL硫酸(9.2.3.5),混匀。

9.2.3.11 乙酰化层析滤纸:将7.5 cm×27 cm的2号层析滤纸30张~40张松松卷成圆筒状,逐张放入600 mL烧杯中,纸筒中间放一个玻璃熔封的电磁搅拌铁芯,放在通风柜中。倒入乙酰化混合液(9.2.3.10),将滤纸全部浸泡,于50℃~55℃搅拌反应6 h,静置浸泡过夜。取出滤纸条,自然挥干,再放入无水乙醇(9.2.3.6)中浸泡4 h,取出晾至微干,夹入粗滤纸之间,用玻璃板压平至干燥备用。

9.2.3.12 展开剂:二氯甲烷(9.2.3.2)+无水乙醇溶液(9.2.3.6)=1+2。

9.2.3.13 苯并[a]芘标准储备溶液{ρ[B[a]P]=100 μg/mL}:同9.1.6.2.2.B。

9.2.3.14 苯并[a]芘标准使用溶液:吸取一定量的苯并[a]芘储备液(9.2.3.13),用环己烷(9.2.3.1)稀释至ρ[B[a]P]=0.1 μg/mL。装入棕色瓶,储于冰箱内,备用。

9.2.4 仪器

9.2.4.1 磨口瓶:3 000 mL。

9.2.4.2 分液漏斗:2 000 mL(活塞勿涂凡士林)。

9.2.4.3 层析柱:可用25 mL酸式滴定管代替。

9.2.4.4 KD浓缩器。

9.2.4.5 层析缸:21 cm×13 cm×30 cm。

9.2.4.6 具塞比色管:5 mL。

9.2.4.7 振荡器。

9.2.4.8 电热磁力搅拌器。

9.2.4.9 紫外分析仪:254 nm。

9.2.4.10 荧光分光光度计。

9.2.5 水样采集及储存方法:同9.1.5.2。

9.2.6 分析步骤(注:以下步骤需在暗室内、有微弱黄灯下操作。)

9.2.6.1 萃取:量取2 000 mL水样于3 000 mL磨口瓶(9.2.4.1)中,加入50 mL环己烷(9.2.3.1)置振荡器上振摇5 min,放置15 min后移入分液漏斗中,分离水相,再加入50 mL环己烷,重复萃取一次,合并两次环己烷萃取液(均需从分液漏斗的上口倾出,不得有水进入)。

9.2.6.2 柱层析及浓缩

9.2.6.2.1 氧化铝柱:将活性氧化铝(9.2.3.8)装入底部装有一层玻璃纤维滤纸(9.2.3.7)的酸式滴定管中,高度约为7 cm~10 cm,并加入少量环己烷(9.2.3.1)将氧化铝浸没,不得有气泡。

9.2.6.2.2 全部环己烷萃取液通过氧化铝柱,多环芳烃被吸附在氧化铝柱上,未被吸附的其他杂质留在环己烷相中弃去,用20 mL苯(9.2.3.3)淋洗氧化铝柱,收集苯洗脱液。置于KD浓缩器内,于60℃~70℃水浴中减压浓缩至约0.05 mL。

9.2.6.2.3 空白和标准:取四份100 mL环己烷,其中两份加入0.2 mL苯并[a]芘标准使用液(9.2.3.14),混匀,通过氧化铝柱。按9.2.6.2.2操作浓缩至约0.05 mL。

清洁水样有机物含量低时,柱层析步骤可省略,即将水样的环己烷萃取液直接于KD浓缩器内浓缩至约0.05 mL。空白和标准应同时操作。

9.2.6.3 纸层析

9.2.6.3.1 点样:在乙酰化层析滤纸(9.2.3.11)下端 3 cm 处,用铅笔轻轻划一横线,横线两端各留出 1.4 cm,以 2.3 cm 间隔点样。用微量注射器依次点空白、标准及水样的浓缩液(9.2.6.2.3 及 9.2.6.2.2),斑点直径不要超过 3 mm。为防止斑点扩散,点样过程中可用冷风吹干溶剂。平行样分别点两张层析滤纸。

9.2.6.3.2 层析:将已点样的滤纸悬挂在装有约 2 cm 高的二氯甲烷+无水乙醇(1+2)展开剂(9.2.3.12)的层析缸中的玻璃架上。纸条下端浸入展开剂约 1 cm,用透明胶纸密封层析缸,于暗处展开约 2 h,展开高度约 20 cm,取出纸条于暗处挥干溶剂。

9.2.6.4 将滤纸置紫外分析仪(9.2.4.9)下观察,用记号笔划出与蓝紫色 B[*a*]P 标准斑点同高度的空白及水样斑点范围。剪下并剪成细条放入比色管中,加入 4.0 mL 丙酮,盖严,用手或振荡器振摇 1 min。倾出丙酮洗脱液。

9.2.6.5 测定相对荧光强度:置丙酮洗脱液于 1 cm 石英皿中,以 385 nm 为激发波长,分别测量 402、405 和 408 nm 的发射荧光强度。

9.2.7 计算

按下式求出标准及水样的相对荧光强度后再计算水样中苯并[*a*]芘的浓度:

$$A = A_{405} - \frac{A_{402} + A_{408}}{2} \qquad \cdots\cdots(3)$$

式中:

A——相对荧光强度;

A_{402}——于 402 nm 发射波长处测定的荧光强度;

A_{405}——于 405 nm 发射波长处测定的荧光强度;

A_{408}——于 408 nm 发射波长处测定的荧光强度。

$$\rho[\mathrm{B}[a]\mathrm{P}] = \frac{m \times A_1 \times 1\,000}{A_2 \times V} \qquad \cdots\cdots(4)$$

式中:

$\rho[\mathrm{B}[a]\mathrm{P}]$——水样中苯并[*a*]芘质量浓度,单位为微克每升(μg/L);

m——标准苯并[*a*]芘的点样质量,单位为微克(μg);

A_1——水样中苯并[*a*]芘的相对荧光强度;

A_2——标准苯并[*a*]芘的相对荧光强度;

V——水样体积,单位为毫升(mL)。

9.2.8 精密度和准确度

单个实验室向自来水中加入 10.0 ng/L 苯并[*a*]芘标准(本底值为 2.1 ng/L),平均回收率为 84%,相对标准偏差为 13%。

10 丙烯酰胺

10.1 气相色谱法

10.1.1 范围

本标准规定了用气相色谱法测定生活饮用水及其水源水中的丙烯酰胺。

本法适用于生活饮用水及其水源水中丙烯酰胺的测定。

本法最低检测质量为 0.025 ng 丙烯酰胺,若取 100 mL 水样测定,则最低检测质量浓度为 0.05 μg/L。

水样中余氯大于 1.0 mg/L 时有负干扰。

10.1.2 原理

在 pH1~2 条件下,丙烯酰胺与新生溴加成反应,生成 α-β-二溴丙酰胺,用乙酸乙酯萃取,以气相色谱法测定。

10.1.3 试剂和材料

10.1.3.1 载气

氮气(99.999%)。

10.1.3.2 配制标准样品和试样预处理时使用的试剂和材料

10.1.3.2.1 硫酸溶液(1+9)。

10.1.3.2.2 溴化钾。

10.1.3.2.3 溴酸钾溶液$\left[c\left(\frac{1}{6}KBrO_3\right)=0.1\ mol/L\right]$:称取 1.67 g 溴酸钾,用纯水溶解并稀释至 100 mL。

10.1.3.2.4 硫代硫酸钠溶液$[c(Na_2S_2O_3)=1\ mol/L]$:称取 24.8 g 硫代硫酸钠($Na_2S_2O_3 \cdot 5H_2O$),用纯水溶解并稀释至 100 mL。

10.1.3.2.5 乙酸乙酯:重蒸馏。

10.1.3.2.6 无水硫酸钠:400℃灼烧 2 h。

10.1.3.2.7 硫酸溶液$[c(H_2SO_4)=3\ mol/L]$:取 166.7 mL 硫酸($\rho_{20}=1.84\ g/mL$)慢慢加入纯水中,稀释为 1 000 mL。

10.1.3.2.8 溴酸钾溶液(120 g/L):称取 12 g 溴酸钾溶于少量纯水中,然后加水至 100 mL。

10.1.3.2.9 亚硫酸钠溶液(100 g/L):称取 10 g 亚硫酸钠溶于少量纯水中,然后加水至 100 mL。

10.1.3.2.10 丙烯酰胺($CH_2CHCONH_2$)。

10.1.3.2.11 色谱标准物质[2,3-二溴丙烯胺(2,3-DBPA)]的制备方法:称取 3.5 g 丙烯酰胺(10.1.3.2.10),置于 250 mL 抽滤瓶中(瓶塞应为事先打孔的胶塞并用透明纸包裹),用 25 mL 纯水溶解,加入 15.0 g 溴化钾(10.1.3.2.2)及 10 mL 硫酸溶液(10.1.3.2.7)混匀,置于暗处,插入装有溴酸钾(10.1.3.2.8)溶液的滴定管。抽滤瓶连接水泵抽气,逐滴加入 25 mL 溴酸钾溶液(10.1.3.2.3)并振摇。此时,逐渐产生白色针状晶体,放置 1 h 后,加入亚硫酸钠溶液(10.1.3.2.9)除去剩余溴,用布氏漏斗抽滤(事先铺一层定量滤纸),用少量纯水淋洗晶体,置于暗处凉干。经苯重结晶,其熔点应为 132℃。

10.1.3.3 制备色谱柱时使用的试剂

10.1.3.3.1 色谱柱和填充物见 10.1.4.1.3 有关内容。

10.1.3.3.2 涂渍固定液所用的溶剂:丙酮、三氯甲烷。

10.1.4 仪器

10.1.4.1 气相色谱仪:

10.1.4.1.1 电子捕获检测器。

10.1.4.1.2 记录仪或工作站。

10.1.4.1.3 色谱柱:

A 色谱柱类型:硬质玻璃填充柱,长 2 m,内径 3 mm。

B 填充物:

a 载体:Chromosorb W DMCS 80 目～100 目。

b 固定液及含量:10%丁二酸二乙二醇酯+2%溴化钾。

C 涂渍固定液的方法及老化:称取 0.2 g 溴化钾(10.1.3.2.2)于一洁净的小烧杯中,用少量纯水溶解后,加入相当于载体体积的丙酮(10.1.3.3.2),混匀,加入 10 g 载体,烘干水分备用。

称取 1 g 丁二酸二乙二醇酯溶于三氯甲烷(10.1.3.3.2),在水浴上稍加热充分溶解,冷却后,倒入上述烘干的载体,轻轻摇匀,自然挥干后,用普通方法装柱。

将色谱柱与检测器断开,然后将填充好的色谱柱装机通氮气,于柱温 190℃老化 24 h。

10.1.4.2 微量注射器:10 μL。

10.1.4.3 碘量瓶:250 mL。

10.1.4.4 分液漏斗:250 mL。

10.1.4.5 KD浓缩器。

10.1.5 样品

10.1.5.1 样品的采集:用磨口玻璃瓶采集样品,采集后进行溴化、萃取液放冰箱内可保存 7 d。

10.1.5.2 水样预处理

10.1.5.2.1 溴化和萃取:

A 吸取 100 mL 水样置于 250 mL 碘量瓶中,加入 6.0 mL 硫酸溶液(10.1.3.2.1)混匀,置于 4℃冰箱中 30 min。

B 从冰箱中取出上述碘量瓶,然后加入 15 g 溴化钾(10.1.3.2.2),溶解后加入 10 mL 溴酸钾溶液(10.1.3.2.3),混匀,于冰箱中静置 30 min。

C 从冰箱中取出试样,加入 1.0 mL 硫代硫酸钠溶液(10.1.3.2.4),移入 250 mL 分液漏斗中,分别用 25 mL 乙酸乙酯(10.1.3.2.5)萃取两次,每次振摇 2 min,合并萃取液于 100 mL 锥形瓶中,加入 15 g 无水硫酸钠(10.1.3.2.6)脱水 2 h。

10.1.5.2.2 浓缩:将萃取液置于 KD 浓缩器中,用少量乙酸乙酯洗涤硫酸钠两次,洗液并入浓缩器中,将萃取液浓缩至 1.0 mL。

10.1.5.2.3 同时用纯水按水样操作,作空白。

10.1.6 分析步骤

10.1.6.1 仪器的调整

10.1.6.1.1 气化室温度:225℃。

10.1.6.1.2 柱温:170℃。

10.1.6.1.3 检测器温度:210℃。

10.1.6.1.4 载气流量:100 mL/min。

10.1.6.1.5 衰减:根据样品中被测组分含量调节记录器衰减。

10.1.6.2 校准

10.1.6.2.1 定量分析中校准方法:外标法。

10.1.6.2.2 标准样品:

A 使用次数:每次分析样品时用新标准使用液绘制标准曲线。

B 标准样品的制备:

a 标准储备溶液的制备:称取 0.010 0 g 色谱标准物质(2,3-DBPA)(10.1.3.2.11)置于 100 mL 容量瓶中,用乙酸乙酯(10.1.3.2.5)溶解并稀释至刻度,此溶液 ρ(2,3-DBPA)=100 μg/mL。

b 2,3-二溴丙酰胺使用溶液:吸取 1.00 mL 标准储备溶液(10.1.6.2.2.B.a)于 100 mL 容量瓶中,用乙酸乙酯(10.1.3.2.5)稀释至刻度,然后将此溶液再稀释为 ρ(2,3-DBPA)=0.1 μg/mL。

C 气相色谱中使用标准样品的条件:

a 标准进样体积与试样进样体积相同。

b 标准样品与试样尽可能同时进样分析。

10.1.6.2.3 标准曲线的绘制:分别吸取 2,3-DBPA 使用溶液(10.1.6.2.2.B.b)0、0.50、1.00、3.00、5.00、7.00 和 10.00 mL 于 10 mL 比色管中,用乙酸乙酯(10.1.3.2.5)稀释至刻度,混匀。各取 5 μL 注入色谱仪,以色谱峰高或峰面积为纵坐标,以浓度为横坐标,绘制标准曲线。

10.1.6.3 试验

10.1.6.3.1 进样

A 进样方式:直接进样。

B 进样量:5 μL。

C 操作:用洁净微量注射器(10.1.4.2)于待测样品中抽吸几次后,取 5 μL 注入色谱仪中分析。

10.1.6.3.2 记录

以标样核对,记录色谱峰的保留时间及对应的化合物。

10.1.6.3.3　色谱图的考察

A　标准色谱图:见图8。

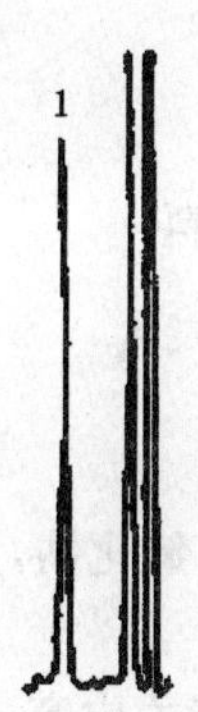

1——2,3-二溴丙酰胺。

图8　丙烯酰胺标准色谱

B　定性分析:

a　组分的出峰顺序:2,3-二溴丙酰胺,溶剂。

b　保留时间:2,3-二溴丙酰胺　1.2 min。

C　定量分析

a　色谱峰的测量:连接峰的起点和终点作峰底从峰高极大值对峰底做垂线,垂线与峰底的交点到峰顶的距离为峰高。

b　计算:根据样品的峰高或峰面积从标准曲线上查出2,3-DBPA的质量浓度,按式(5)进行计算。

$$\rho(CH_2CHCONH_2) = \frac{\rho_1 \times V_1 \times 0.308}{V} \qquad (5)$$

式中:

$\rho(CH_2CHCONH_2)$——水样中丙烯酰胺的质量浓度,单位为毫克每升(mg/L);

ρ_1——从标准曲线上查出2,3-DBPA的质量浓度,单位为微克每毫升(μg/mL);

V_1——浓缩后萃取液的体积,单位为毫升(mL);

0.308——1 mol丙烯酰胺与1 mol 2,3-DBPA的质量比值;

V——水样体积,单位为毫升(mL)。

10.1.7　结果的表示

10.1.7.1　定性结果

根据标准色谱图组分的保留时间确定组分名称。

10.1.7.2　定量结果

10.1.7.2.1　含量的表示方法:按式(5)计算出水样中待测组分浓度,以毫克每升(mg/L)表示。

10.1.7.2.2　精密度和准确度:2个实验室测定含丙烯酰胺10 μg/L~100 μg/L水样,相对标准偏差为3.3%~12%,相对误差为6.9%~10.6%。

11　己内酰胺

11.1　气相色谱法

11.1.1　范围

本标准规定了用气相色谱法测定生活饮用水及其水源水中的己内酰胺。

本法适用于生活饮用水及其水源水中己内酰胺的测定。

本法最低检测质量为10 ng,若取25 mL水样测定,则最低检测质量浓度为0.2 μg/L。

在本法的分析条件下,环己烷、环己醇和环己酮不干扰测定。

11.1.2　原理

水中的己内酰胺经浓缩和二硫化碳溶解后,可用带氢火焰的气相色谱仪进行定量测定。

11.1.3 试剂和材料

11.1.3.1 载气和辅助气体

11.1.3.1.1 载气：氮气(99.999%)。

11.1.3.1.2 辅助气体：氢气、空气。

11.1.3.2 试样预处理和配制标准的试剂和材料

11.1.3.2.1 二硫化碳。

11.1.3.2.2 丙酮。

11.1.3.2.3 氨水(ρ_{20}=0.88 g/mL)。

11.1.3.2.4 氯化钠溶液(150 g/L)：称取15 g氯化钠，用纯水溶解并稀释为100 mL。

11.1.3.3 制备色谱柱使用的试剂

11.1.3.3.1 色谱柱和填充物见11.1.4.1.3有关内容。

11.1.3.3.2 涂渍固定液所用的溶剂：丙酮。

11.1.4 仪器

11.1.4.1 气相色谱仪

11.1.4.1.1 氢火焰离子化检测器。

11.1.4.1.2 记录仪或工作站。

11.1.4.1.3 色谱柱：

A 色谱柱类型：不锈钢柱，长2 m，内径3 mm。

B 填充物：

a 载体：硅烷化101白色担体(80目～100目)。

b 固定液及含量：5%Carbowax-20M。

C 涂渍固定液及老化方法：称取0.5 g固定液(11.1.4.1.3.B.b)，用1.5 mL水溶解后，与适量的丙酮混合，加5 mL氨水(11.1.3.2.3)搅匀，加入10 g载体，摇匀，在60℃水浴上挥干液体，再于100℃烘箱中烘干。采用普通装柱法装柱。

将色谱柱与检测器断开，然后将填充好的色谱柱装机，通氮气，于200℃老化24 h。

11.1.4.2 恒温水浴锅。

11.1.4.3 瓷坩埚：30 mL。

11.1.4.4 微量注射器：10、50和100 μL。

11.1.5 样品

11.1.5.1 样品的稳定性：己内酰胺在水中不稳定，易分解。

11.1.5.2 水样采集及储存方法：用磨口玻璃瓶采样，于4℃冰箱内保存，在24 h内完成测定。

11.1.5.3 水样的预处理：取25.0 mL水样置于30 mL瓷坩埚中，加1.0 mL氯化钠溶液(11.1.3.2.4)，在65℃水浴上蒸干。取下，冷却后，用3 mL二硫化碳(11.1.3.2.1)分数次在玻璃棒搅拌下洗脱样品中己内酰胺，将洗液转入KD浓缩瓶中，并用二硫化碳定容为1.0 mL。挥干水样时坩埚接触水面三分之二深度为佳。

11.1.6 分析步骤

11.1.6.1 仪器的调整

11.1.6.1.1 气化室温度：190℃。

11.1.6.1.2 柱温：185℃。

11.1.6.1.3 检测器温度：210℃。

11.1.6.1.4 载气流量：氮气：45 mL/min；空气：170 mL/min；氢气：30 mL/min。

11.1.6.1.5 衰减：根据样品中被测组分含量调节记录器衰减。

11.1.6.2 校准

11.1.6.2.1 定量分析中的校准方法：外标法。

11.1.6.2.2 标准样品：

A 使用次数：

每次分析样品时用新标准使用液绘制新的校准曲线或用其响应因子进行计算。若某一样品的响应值与预期值间的偏差大于10%时重新用标准样品校准。

B 标准样品的制备：

a 己内酰胺标准储备溶液[$\rho(C_5H_{10}CONH)=10$ mg/mL]：称取1.000 g在硅胶干燥器内干燥24 h的己内酰胺($C_5H_{10}CONH$)，用纯水溶解，在容量瓶内定容为100 mL。此储备液在冰箱内可保存1个月。

b 己内酰胺标准使用溶液：临用时取己内酰胺标准储备溶液(11.1.6.2.2.B.a)在容量瓶内用纯水稀释为$\rho(C_5H_{10}CONH)=10$ μg/mL和$\rho(C_5H_{10}CONH)=1$ μg/mL。

C 气相色谱法中使用标准样品的条件：

a 标准样品进样体积与试样进样体积相同，标准样品的响应值应接近试样的响应值。

b 在工作范围内相对标准偏差小于10%，即可认为仪器处于稳定状态。

c 标准样品与试样尽可能同时进样分析。

11.1.6.2.3 标准数据的表示：用工作曲线计算测定结果。

工作曲线的绘制：用6个瓷坩埚，依次加入0,5.0,15.0,30.0,50.0及100.0 μg己内酰胺标准使用溶液(11.1.6.2.2.B.b)，加纯水至25.0 mL，加1 mL氯化钠溶液(11.1.3.2.4)，在65℃水浴与样品同时进行蒸干(蒸干时坩埚接触水面深度为三分之二)，用二硫化碳洗脱，并定容为1.0 mL。各取2 μL注入色谱仪，以峰高为纵坐标，浓度为横坐标，绘制工作曲线。

11.1.6.3 试验

11.1.6.3.1 进样：

A 进样方式：直接进样。

B 进样量：可进样1.0 μL～10.0 μL。

C 操作：用洁净微量注射器(11.1.4.4)于待测样品中抽吸几次后，排出气泡，取所需体积迅速注射至色谱仪中。

11.1.6.3.2 记录：以标样核对，记录色谱峰的保留时间。

11.1.6.3.3 色谱图的考察：

A 标准色谱图：见图9。

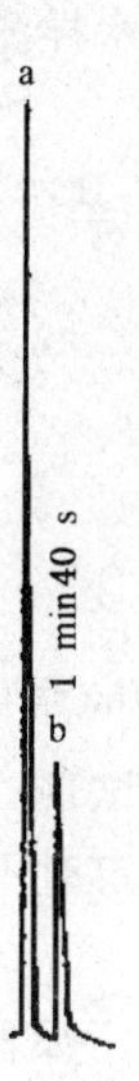

a——二硫化碳(溶剂)；

b——己内酰胺。

图9 己内酰胺标准色谱图

B　定性分析：

a　组分出峰顺序：二氧化碳（溶剂）、己内酰胺

b　保留时间：己内酰胺 1.667 min。

C　定量分析：

a　色谱峰的测量：连接峰的起点和终点作为峰底，从峰高极大值对峰底做垂线，此线即为峰高。

b　计算：

根据样品的峰高，从工作曲线上查出己内酰胺的质量，按式(9)计算：

$$\rho(C_5H_{10}CONH) = \frac{m}{V} \quad \cdots\cdots (6)$$

式中：

$\rho(C_5H_{10}CONH)$——水样中己内酰胺的质量浓度，单位为毫克每升（mg/L）；

m——从工作曲线上查得的水样中己内酰胺的质量，单位为微克（μg）；

V——水样体积，单位为毫升（mL）。

11.1.7　结果的表示

11.1.7.1　定性结果：根据标准色谱图的保留时间确定被测试样中的己内酰胺。

11.1.7.2　定量结果

11.1.7.2.1　含量的表示方法：以毫克每升（mg/L）表示。

11.1.7.2.2　精密度和准确度：两个实验室用本法测定加标天然水样，一个实验室在浓度 0.17 mg/L 与 3.3 mg/L，7 次测定，相对标准偏差为 8.2%～5.3%。平均回收率为 91.1%～114.2%。第二个实验室在浓度为 0.8 mg/L 与 3.2 mg/L，6 次测定，相对标准偏差为 7.8%～15.4%。平均回率为 83.3%～99.8%。

12　邻苯二甲酸二(2-乙基己基)酯

12.1　气相色谱法

12.1.1　范围

本标准规定了用气相色谱法测定生活饮用水及其水源水中的邻苯二甲酸二(2-乙基己基)酯。

本法适用于生活饮用水及其水源水中邻苯二甲酸二(2-乙基己基)酯的测定。

本法的最低检测质量为 4 ng。若取 500 mL 水样测定，则最低检测质量浓度为 2 μg/L。

12.1.2　原理

用环己烷萃取浓缩水中的邻苯二甲酸二(2-乙基己基)酯后，用具有氢火焰离子化检测器的气相色谱仪测定。

12.1.3　试剂和材料

12.1.3.1　载气和辅助气体

12.1.3.1.1　高纯氮（99.999%）。

12.1.3.1.2　高纯氢（>99.6%）。

12.1.3.1.3　无油压缩空气，经装 0.5 nm 分子筛的净化管净化。

12.1.3.2　配制标准样品和试样预处理时使用的试剂

12.1.3.2.1　丙酮：用全玻璃蒸馏器重蒸，直至测定时不出现干扰峰。

12.1.3.2.2　环己烷：其净化方法同 12.1.3.2.1。

12.1.3.2.3　无水硫酸钠：经 500℃灼烧 2 h 后置干燥器内密封备用。

12.1.3.2.4　邻苯二甲酸二(2-乙基己基)酯（$C_{24}H_{42}O_4$）标准物质。

12.1.3.3　制备色谱柱时使用的试剂和材料

12.1.3.3.1　色谱柱和填充物参考 12.1.4.1.4 有关内容。

12.1.3.3.2 涂渍固定液所用的试剂:二氯甲烷。

12.1.4 仪器

12.1.4.1 气相色谱仪

12.1.4.1.1 氢火焰离子化检测器。

12.1.4.1.2 微量注射器,10 μL。

12.1.4.1.3 记录仪。

12.1.4.1.4 色谱柱:

A 色谱柱类型:硬质玻璃填充柱,长 2 m,内径 3 mm。

B 填充物:

a 载体:Chromosorb WHP(80 目~100 目)或相当的其他载体。

b 固定液及含量:10% OV-101(甲基硅油 OV-101)。

C 涂渍固定液及柱老化的方法:根据载体的质量称取一定量的固定液,溶于二氯甲烷(12.1.3.3.2)中,加入载体摇匀,置于通风柜内于室温下自然挥干,采用普通装柱法装柱。将色谱柱的一端与色谱进样口相联,另一端放空,通氮气。以 100℃为起点每 2 h 上升 50℃到 260℃后继续老化至 30 h,然后将放空的一端与检测器相联,继续老化至基线平稳。

12.1.4.2 高温炉:自控调温。

注:邻苯二甲酸在环境中广泛存在,实验室空气,玻璃器皿试剂等应采取相应的净化措施。

12.1.4.3 KD 浓缩器。

12.1.4.4 分液漏斗:1 000 mL。

12.1.4.5 锥形瓶:50 mL。

12.1.4.6 KD 浓缩瓶。

12.1.4.7 磨口玻璃瓶:1 个。

12.1.4.8 量筒:500 mL。

12.1.4.9 水浴锅:自控调温。

12.1.5 样品

12.1.5.1 样品的性质

样品稳定性:邻苯二甲酸二(2-乙基己基)酯在水中稳定。

12.1.5.2 水样采集及储存方法

用磨口玻璃瓶(12.1.4.7)采集后的样品应密封保存,在 1 W 内尽快萃取。

12.1.5.3 水样预处理

12.1.5.3.1 水样萃取:用量筒(12.1.4.8)取 500 mL 均匀水样置 1 000 mL 分液漏斗(12.1.4.4)中,加入 25 mL 环己烷(12.1.3.2.2),分两次萃取,充分振摇 3 min。静置分层后,弃去水相,环己烷萃取液放入锥形瓶(12.1.4.5)中,加入 6 g 无水硫酸钠(12.1.3.2.3)脱水干燥。

12.1.5.3.2 样品浓缩:将干燥后的萃取液移入到 KD 浓缩器(12.1.4.3)中,用少量环己烷(12.1.3.2.2)洗涤锥形瓶和无水硫酸钠层,洗涤液转入 KD 浓缩器中。于 70℃~75℃水浴中浓缩至 1.0 mL。

12.1.6 分析步骤

12.1.6.1 仪器的调整

12.1.6.1.1 气化室温度:260℃。

12.1.6.1.2 柱温:250℃。

12.1.6.1.3 检测器温度:280℃。

12.1.6.1.4 载气流量:50 mL/min。

12.1.6.1.5 衰减:根据样品中被测组分含量调节记录器衰减。

12.1.6.2 **校准**

12.1.6.2.1 定量分析中的校准方法:外标法。

12.1.6.2.2 标准样品的制备:

A 使用次数:每次分析样品时用标准使用溶液绘制标准曲线或用相应因子进行计算。

B 标准样品的制备:

a 邻苯二甲酸二(2-乙基己基)酯标准储备溶液:在已称量的100 mL容量瓶中加入2滴～3滴邻苯二甲酸二(2-乙基己基)酯标准物质(12.1.3.2.4),精确称量,两次质量之差为邻苯二甲酸二(2-乙基己基)酯质量,加丙酮(12.1.3.2.1)至刻度,摇匀,计算每毫升溶液中邻苯二甲酸二(2-乙基己基)酯的微克(μg)数,储于冰箱中。

b 邻苯二甲酸二(2-乙基己基)酯标准应用溶液:临用前取标准储备溶液(12.1.6.2.2.B.a),用丙酮(12.1.3.2.1)稀释为10 μg/mL。

12.1.6.2.3 气相色谱法中使用标准样品条件

A 标准样品进样体积与试样进样体积相同,标准样品的响应值应接近试样的响应值。

B 在工作范围内相对标准差小于10%即可认为仪器处于稳定状态。

C 标准样品与试样尽可能同时进行分析。

12.1.6.2.4 标准曲线的绘制:分别取标准应用溶液0,1.00,2.00,4.00,6.00 mL,用丙酮稀释至10.0 mL,即为0,1.00,2.00,4.00,6.00 μg/mL标准系列。将气相色谱仪调成最佳状态,进样4 μL,重复测定三次,取平均值,以峰高或峰面积定量。

12.1.6.3 **试验**

12.1.6.3.1 进样:

A 进样方式:直接进样。

B 进样量:一般进样量为4 μL。

C 用洁净的注射器于待测样品中取4 μL注入气相色谱仪,按上述色谱条件进行分析。

12.1.6.3.2 记录:以标样核对,记录色谱峰的保留时间和峰面积。

12.1.6.3.3 色谱图的考察

A 标准色谱图:见图10。

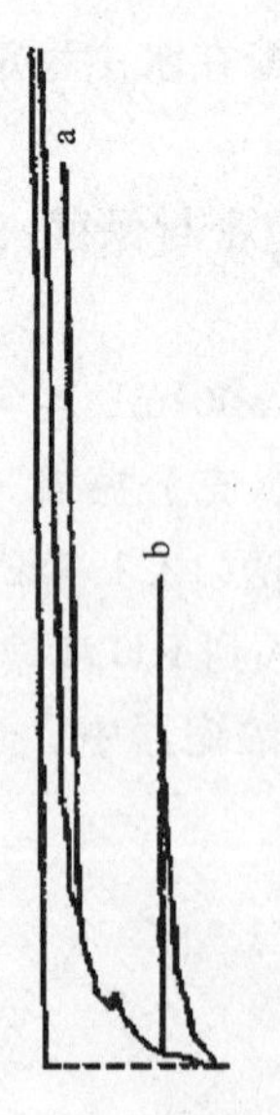

a——邻苯二甲酸二(丁)酯;

b——邻苯二甲酸二(2-乙基己基)酯。

图10 标准色谱图

B 定性分析：邻苯二甲酸二(丁)酯的保留时间为1.68 min；邻苯二甲酸二(2-乙基己基)酯的保留时间为6.26 min。

C 定量分析：通过测量色谱峰的峰高或峰面积，计算邻苯二甲酸二(2-乙基己基)酯的含量，按式(7)计算出水样中邻苯二甲酸二(2-乙基己基)酯的质量浓度。

$$\rho(C_{24}H_{42}O_4)=\frac{\rho_1\times V_1}{V} \quad\cdots\cdots(7)$$

式中：

$\rho(C_{24}H_{42}O_4)$——水样中邻苯二甲酸二(2-乙基己基)酯的质量浓度，单位为毫克每升(mg/L)；

ρ_1——从标准曲线上查出萃取液中邻苯二甲酸二(2-乙基己基)酯的质量浓度，单位为微克每毫升(μg/mL)；

V_1——萃取液浓缩后的体积，单位为毫升(mL)；

V——水样体积，单位为毫升(mL)。

12.1.7 结果的表示

12.1.7.1 定性结果：根据标准色谱图中邻苯二甲酸二(2-乙基己基)酯的保留时间确定被测水样中的邻苯二甲酸二(2-乙基己基)酯。

12.1.7.2 定量结果：

12.1.7.2.1 按式(7)计算水样中邻苯二甲酸二(2-乙基己基)酯的浓度，以毫克每升(mg/L)表示。

12.1.7.2.2 精密度和准确度：单个实验室测定浓度为0.004 mg/L的水样，回收率为84.4%，相对标准偏差为2.9%，测定浓度为0.020 mg/L的水样，回收率为97.8%，相对标准偏差为2.5%。

13 微囊藻毒素

13.1 高压液相色谱法

13.1.1 范围

本标准规定了用高压液相色谱法测定生活饮用水及其水源水中的微囊藻毒素。

本法适用于生活饮用水及其水源水中微囊藻毒素的测定。

本法最低检测质量分别为：微囊藻毒素-RR，6 ng；微囊藻毒素-LR，6 ng。若取5 L水样测定，则最低检测质量浓度分别为：微囊藻毒素-RR，0.06 μg/L；微囊藻毒素-LR，0.06 μg/L。

13.1.2 原理

水样过滤后，滤液(水样)经反相硅胶柱富集萃取浓缩，藻细胞(膜样)经冻融萃取，反相硅胶柱富集萃取浓缩后，分别用高压液相色谱分析。

13.1.3 试剂

13.1.3.1 ODS硅胶柱(C_{18}固相萃取小柱)。

13.1.3.2 微囊藻毒素标样：

微囊藻毒素-RR(20%甲醇溶液)：10 μg/mL。

微囊藻毒素-LR(20%甲醇溶液)：10 μg/mL。

13.1.3.3 乙腈。

13.1.3.4 甲醇。

13.1.3.5 三氟乙酸。

13.1.3.6 高纯氮(99.999%)。

13.1.4 仪器

13.1.4.1 高压液相色谱仪，配二极管阵列检测器和3D色谱工作站。

13.1.4.2 ODS(5C18-MSⅡ4.6×250 mm)。

13.1.4.3 微量注射器:25 μL。

13.1.5 **样品**

13.1.5.1 **样品处理**

每个样品取水样 5 L,GF/C 过滤,滤液(水样)和藻细胞(膜样)分别进行不同的处理。

13.1.5.1.1 水样处理:滤液→过 5 g ODS 柱→依次用 50 mL 去离子水、50 mL20%甲醇淋洗杂质→50 mL 80%甲醇洗脱→洗脱液在水浴中用氮气流挥发至干燥,残渣溶于 10 mL20%甲醇→过 C_{18} 柱→10 mL 100%甲醇洗脱→洗脱液在水浴中用氮气流挥发至干燥,残渣溶于 1 mL 色谱纯甲醇→－20℃保存,待测。

13.1.5.1.2 膜样处理:藻细胞→冻融三次→100 mL5%乙酸萃取 30 min→以 4 000 r/min 离心 10 min,重复三次,合并上清液→上清液过 500 mg ODS 柱→用 15 mL100%甲醇洗脱→洗脱液在水浴中用氮气流挥发至干燥,残渣溶于 10 mL20%甲醇→过 C_{18} 柱→10 mL100%甲醇洗脱→洗脱液在水浴中用氮气流挥发至干燥,残渣溶于 1 mL 色谱纯甲醇→－20℃保存,待测。

上述 5 g ODS 柱用 50 mL100%甲醇与 50 mL 去离子水预活化;C_{18} 柱用 20 mL100%甲醇与20 mL 20%甲醇预活化;500 mg ODS 柱用 6 mL 100%甲醇与 6 mL 去离子水预活化。

饮用水中的 MC-RR、MC-LR 的量是上述水样处理和膜样处理测定结果之和。

13.1.6 **分析步骤**

13.1.6.1 **仪器调整**

13.1.6.1.1 色谱柱:ODS C_{18} 250 mm×4.6 mm。

13.1.6.1.2 流动相:乙腈＋水＋三氟乙酸＝(38＋62＋0.04)。

13.1.6.1.3 流动相流量:0.70 mL/min。

13.1.6.1.4 检测波长:238 nm。

13.1.6.1.5 柱温:35℃。

13.1.6.2 **校准**

13.1.6.2.1 校准方法:外标法。

13.1.6.2.2 标准样品。

13.1.6.2.3 使用次数:推荐采用每月绘制一次标准曲线,每次测试时选择一个浓度定标进行质量控制。

13.1.6.2.4 液相色谱法中使用标准样品的条件:

A 标准样品进样体积与试样的进样体积相同。

B 标准样品与试样尽可能同时分析。

13.1.6.2.5 标准曲线的绘制:配制成 0.30,0.50,1.00,2.00,5.00 μg/mL MC-RR 和 MC-LR 标准使用液。分别取 20 μL 注入高压液相色谱仪,测得各浓度峰面积,以峰面积为纵坐标,浓度为横坐标,绘制标准曲线。

13.1.6.3 **试验**

13.1.6.3.1 进样:

A 进样方式:直接进样。

B 进样量:20 μL。

13.1.6.3.2 记录:以标样核对,记录色谱峰的保留时间及对应的化合物。

13.1.6.3.3 色谱峰的考察:

A 标准色谱图:见图 11。

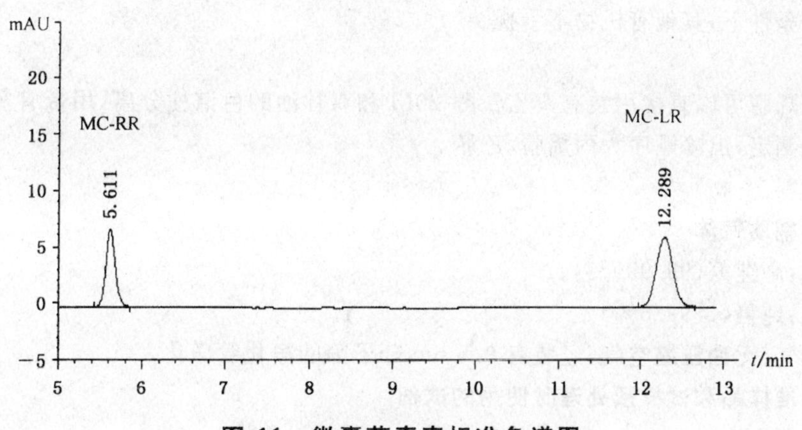

图 11　微囊藻毒素标准色谱图

B　定性分析：

a　组分出峰顺序：MC-RR、MC-LR。

b　保留时间：MC-RR 5.611 min，MC-LR 12.289 min。

C　定量分析：

a　色谱峰面积的测量：色谱流出曲线之间的所包含的面积即为峰面积。

b　色谱峰高的测量：连接峰的起点和终点作为峰底，从峰高极大值对峰底作垂线，此线即为峰高。

c　计算：通过色谱峰面积或峰高，在标准曲线上查出萃取液中目标物质量浓度，按式(18)计算水样中微囊藻毒素的质量浓度。

$$\rho(\mathrm{MCs}) = \frac{\rho_1 \times V_1}{0.6 \times V} \quad \cdots\cdots\cdots\cdots (8)$$

式中：

$\rho(\mathrm{MCs})$——水样中微囊藻毒素的质量浓度，单位为微克每升(μg/L，包括水样和藻细胞)；

ρ_1——水样及藻细胞萃取液中微囊藻毒素的质量浓度和，单位为微克每毫升(μg/mL)；

V_1——萃取液体积，单位为毫升(mL)；

V——水样体积，单位为升(L)。

式中 0.6 为回收率。

13.1.7　**结果的表示**

13.1.7.1　**定性结果**

根据标准色谱组分的保留时间确定被测水样中组分的名称。

13.1.7.2　**定量结果**

13.1.7.2.1　含量的表示方法：滤液及藻细胞中测定结果之和为水中毒素总含量，以微克每升(μg/L)表示。

13.1.7.2.2　精密度与准确度：两个实验室测定相对标准偏差微囊藻毒素-RR：4.2%(n=6)，微囊藻毒素-LR：3.3%(n=6)。加标回收率试验结果，微囊藻毒素-LR：60%(n=4)。

14　乙腈

14.1　气相色谱法

14.1.1　**范围**

本标准规定了用气相色谱法测定生活饮用水及其水源水中乙腈和丙烯腈。

本法适用于生活饮用水及其水源水中乙腈和丙烯腈的测定。

本法最低检测质量为：乙腈 0.05 ng，丙烯腈 0.05 ng，若进样 2 μL，则最低检测质量浓度：乙腈为 0.025 mg/L，丙烯腈为 0.025 mg/L。

在选定的色谱条件下，其他有机物不干扰。

14.1.2 原理

水中乙腈和丙烯腈可以直接用装有聚乙二醇-20M 和双甘油的色谱柱分离，用带有氢火焰离子化检测器的气相色谱仪测定，出峰顺序为丙烯腈、乙腈。

14.1.3 试剂和材料

14.1.3.1 载气和辅助气体

14.1.3.1.1 载气：高纯氮(99.999%)。

14.1.3.1.2 燃气：纯氢(>99.6%)。

14.1.3.1.3 助燃气：无油压缩空气，经装有 0.5 nm 分子筛的净化管净化。

14.1.3.2 配制标准样品和试样预处理时使用的试剂

14.1.3.2.1 去离子水。

14.1.3.2.2 乙腈(CH_3CN)，有毒危险品，使用时应采取呼吸道和皮肤的防护措施，用后洗手。

14.1.3.2.3 丙烯腈($CH_2=CHCN$)，有毒危险品，使用时应采取呼吸道和皮肤的防护措施，用后洗手。

14.1.3.3 制备色谱柱使用的试剂和材料

14.1.3.3.1 色谱柱和填充物见 14.1.4.1.3 有关内容。

14.1.3.3.2 涂渍固定液所用的溶剂：三氯甲烷。

14.1.4 仪器

14.1.4.1 气相色谱仪

14.1.4.1.1 氢火焰离子化检测器。

14.1.4.1.2 记录仪或工作站。

14.1.4.1.3 色谱柱：

A 色谱柱类型：不锈钢填充柱，柱长 2 m，内径 3 mm。

B 填充物：

a 载体：上试 102 白色硅藻土(60 目～80 目)，经筛分干燥后备用。

b 固定液及含量：10%聚乙二醇-20M 和 3%双甘油。

C 涂渍固定液及老化的方法：称取 1.0 g 聚乙二醇-20 M 和 0.3 g 双甘油(14.1.4.1.3.B.b)溶于三氯甲烷(14.1.3.3.2)溶剂中，待完全溶解后加入 10 g 载体(14.1.4.1.3.B.a)，摇匀，置于通风橱内，于室温下自然挥发。用普通装柱法装柱。

将填充好的色谱柱装机，将色谱柱另一端与检测器断开，通氮气(流量 5 mL/min～10 mL/min)，于柱温 140℃老化 10 h 后，将色谱柱与检测器相连，继续老化直到在工作范围内基线相对偏差小于 10%为止。

14.1.4.2 微量注射器：10 μL。

14.1.5 样品

14.1.5.1 水样的采集及保存方法：水样采集在磨口塞玻璃瓶中。尽快分析，如不能立刻测定需置于4℃冰箱中保存。

14.1.5.2 样品的预处理：洁净的水样直接进行色谱测定，浑浊的水样需过滤后测定。

14.1.6 分析步骤

14.1.6.1 仪器的调整

14.1.6.1.1 气化室温度：180℃。

14.1.6.1.2 柱箱温度：100℃。

14.1.6.1.3 检测器温度：180℃。

14.1.6.1.4 气体流量：氮气 32 mL/min，氢气 45 mL/min 和空气 450 mL/min。

14.1.6.1.5 衰减：根据样品中待测组分含量调节记录器衰减。

14.1.6.2 校准

14.1.6.2.1 定量分析中的校准方法:外标法。

14.1.6.2.2 标准样品:

A 使用次数:每次分析样品时,用新配制的标准使用液绘制标准曲线。

B 标准样品的制备:

a 乙腈标准储备溶液的制备:取 25 mL 容量瓶一个,加蒸馏水数毫升,准确称量,滴加 2 滴～3 滴乙腈,再称量。增加的质量即为乙腈的质量,加蒸馏水至刻度,计算每毫升溶液中乙腈的含量,丙烯腈标准储备溶液的制备法同乙腈。

b 混合标准使用溶液的制备:分别取乙腈标准储备溶液(14.1.6.2.2.B.a),用纯水稀释成为 ρ(乙腈)=100 μg/mL 和 ρ(丙烯腈)=100 μg/mL。

C 气相色谱法中使用标准品的条件:

a 标准样品进样体积与试样进样体积相同,标准样品的响应值应接近试样的响应值。

b 在工作范围内相对标准差小于 10%即可认为仪器处于稳定状态。

c 标准样品与试样尽可能同时进样分析。

14.1.6.2.3 标准曲线的绘制:取 6 个 10 mL 容量瓶,将乙腈和丙烯腈的标准溶液稀释,配制成乙腈。丙烯腈的质量浓度为:0,0.025,0.10,0.20,0.40 和 0.60 mg/L。各取 2 μL 注入色谱仪,以峰高为纵坐标,浓度为横坐标,绘制标准曲线。

14.1.6.3 试验

14.1.6.3.1 进样

A 进样方式:直接进样。

B 进样量:2 μL。

C 操作:用洁净微量注射器(14.1.4.2)于待测样品中抽吸几次,排出气泡,取所需体积迅速注射至色谱仪中,并立即拔出注射器。

14.1.6.3.2 记录

以标样核对,记录色谱峰的保留时间及对应的化合物。

14.1.6.3.3 色谱图的考查

A 标准色谱图:见图 12。

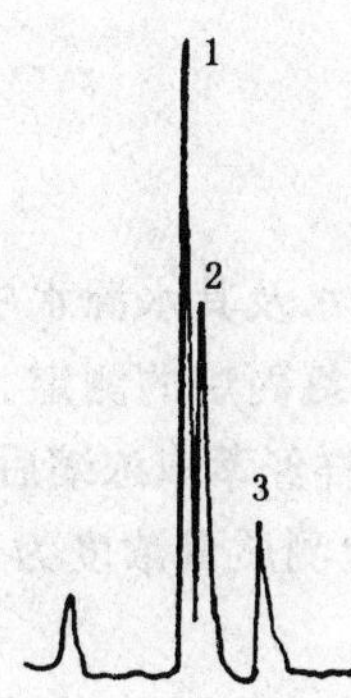

1——丙烯腈;

2——乙腈;

3——水。

图 12 丙烯腈、乙腈的标准色谱图

B 定性分析:

a 各组分出峰顺序:丙烯腈、乙腈和水。

b 各组分保留时间:丙烯腈 2.367 min,乙腈 2.633 min 和水 3.533 min。

C 定量分析:

a　色谱峰的测量:连接峰的起点和终点作为峰底,从峰高的最大值对基线做垂线与峰底相交,其交点与峰顶点的距离为峰高。

b　计算:通过色谱峰高,直接在标准曲线上查出乙腈、丙烯腈的浓度即为水样中乙腈、丙烯腈的浓度。

14.1.7　**结果的表示**

14.1.7.1　**定性结果**

根据标准色谱图组分的保留时间确定被测水样中组分的数目和名称。

14.1.7.2　**定量结果**

14.1.7.2.1　含量的表示方法:在标准曲线上查出水样中乙腈、丙烯腈的含量,以毫克每升(mg/L)表示。

14.1.7.2.2　精密度和准确度:5个实验对乙腈浓度为4.7 mg/L～80.0 mg/L的人工合成水样进行测定,相对标准偏差为0.8%～8.6%,5个实验室作回收实验,浓度为4.7 mg/L～180.0 mg/L,回收率为89.0%～119%。

15　丙烯腈

15.1　气相色谱法

15.1.1　见14.1。

15.1.2　精密度和准确度:5个实验室对浓度为6.5 mg/L～60.0 mg/L丙烯腈进行重复测定,相对标准偏差为0.7%～5.6%,5个实验室作回收实验,浓度为4.9 mg/L～40 mg/L,回收率为89.0%～104%。

16　丙烯醛

16.1　气相色谱法

16.1.1　见GB/T 5750.10—2006 7.1。

16.1.2　精密度和准确度:2个实验室对质量浓度为0.1 mg/L～1.0 mg/L丙烯醛进行重复测定,相对标准偏差为5.3%～9.1%,用各种水样作回收试验,回收率82.0%～110%。

17　环氧氯丙烷

17.1　气相色谱法

17.1.1　**范围**

本标准规定了用气相色谱法测定生活饮用水及其水源水中的环氧氯丙烷。

本法适用于生活饮用水及其水源水中环氧氯丙烷的测定。

本法最低检测质量为5 ng,若取100 mL水样经萃取浓缩后测定,则最低检测质量浓度为0.05 mg/L;若取250 mL水样经萃取浓缩后测定,则最低检测质量浓度为0.02 mg/L。

17.1.2　**原理**

用有机溶剂萃取水样中环氧氯丙烷,萃取溶液经浓缩后,用具有氢火焰离子化检测器的气相色谱仪测定。

17.1.3　**试剂和材料**

17.1.3.1　**载气和辅助气体**

17.1.3.1.1　载气:高纯氮(99.999%),用0.5 nm分子筛净化管净化。

17.1.3.1.2　辅助气体:氢气、空气。

17.1.3.2　**配制标准样品和试样预处理时使用的试剂和材料**

17.1.3.2.1　二氯甲烷:重蒸馏。

17.1.3.2.2 氯化钠。

17.1.3.2.3 氢氧化钠溶液(50 g/L):称取 5 g 氢氧化钠,溶于纯水中,并稀释至 100 mL。

17.1.3.2.4 盐酸溶液(8+92)。

17.1.3.2.5 酚酞指示剂(5 g/L):称取 0.5 g 酚酞溶于 50 mL 乙醇[$\varphi(C_2H_5OH)=95\%$],再加纯水 50 mL。

17.1.3.2.6 甲基橙指示剂(0.5 g/L):称取 0.05 g 甲基橙溶于 100 mL 纯水中。

17.1.3.2.7 环氧氯丙烷:色谱纯。

17.1.3.3 制备色谱柱时使用的试剂和材料

17.1.3.3.1 色谱柱和填充物见 17.1.4.1.3 有关内容。

17.1.3.3.2 涂渍固定液所用的溶剂:三氯甲烷。

17.1.4 仪器

17.1.4.1 气相色谱仪

17.1.4.1.1 氢火焰离子化检测器。

17.1.4.1.2 记录仪或工作站。

17.1.4.1.3 色谱柱:

A 色谱柱类型:硬质玻璃填充柱,长 3 m,内径 3 mm。

B 填充物:

a 载体:酸洗 201 担体,60 目~80 目。

b 固定液及含量:10%丁二酸乙二醇聚酯+10%硅酮 DC-200。

C 涂渍固定液及老化方法:根据固定液与载体的比例,称取一定量的丁二酸乙二醇聚酯及硅酮 DC-200,分别溶于三氯甲烷中,放置在水浴上加热让固定液充分溶解,取下将两种溶液混匀,加入已称量的载体,摇匀,置于通风柜内于室温下自然挥干。采用普通装柱法装柱。

将填充好的色谱柱装机,色谱柱与检测器断开,通氮气,柱温 110℃老化 24 h。

17.1.4.2 微量注射器:10 μL。

17.1.4.3 分液漏斗:250 mL。

17.1.4.4 具塞刻度离心管:10 mL。

17.1.4.5 KD 浓缩器。

17.1.4.6 采样瓶:500 mL 具聚四氟乙烯薄膜,螺旋口瓶塞的细口玻璃瓶。

17.1.5 样品

17.1.5.1 水样的采集与储存方法:取 50 mL 水样,加 2 滴酚酞指示剂(17.1.3.2.5)或 2 滴甲基橙指示剂(17.1.3.2.6),用氢氧化钠溶液(17.1.3.2.3)或盐酸溶液(17.1.3.2.4)调至中性。将中性水样注入采样瓶(17.1.4.6)中,至近满,留出少许空隙,盖好瓶塞。水样在 4℃冰箱中保存。一般水样在 4 天内分析,高含量环氧氯丙烷水样(>2 mg/L)在 24 h 内先进行萃取,萃取液在 4℃冰箱中保存,供气相色谱测定。

17.1.5.2 水样预处理

水样如浑浊,经定性滤纸过滤,备用。

17.1.5.2.1 萃取:在 250 mL 分液漏斗(17.1.4.3)中,加入 100 mL 水样,加 5 g 氯化钠(17.1.3.2.2),振摇使全部溶解,加 5.00 mL 二氯甲烷(17.1.3.2.1),振摇 1 min。静置分层,用滤纸卷成小条,擦干分液漏斗茎管内的水珠,放出下层二氯甲烷萃取液于离心管(17.1.4.4)中,盖塞,按此法分别用二氯甲烷(17.1.3.2.1)3.00 mL 和 2.00 mL 依次萃取水样,合并萃取液于同一离心管中。在气相色谱测定前,记录萃取液体积。

17.1.5.2.2 浓缩:如水样中环氧氯丙烷浓度低于 0.5 mg/L,按下述方法浓缩后再进行气相色谱分析。萃取液置于 KD 浓缩器中,于 35℃~40℃水浴中浓缩至 0.8 mL~1.0 mL。取下浓缩管,立即用少量二氯甲烷(17.1.3.2.1)冲洗管壁,加至浓缩管的 1.0 mL 刻度。如浓缩液稍多于 1.0 mL,可在通风橱内敞开浓缩管使溶液自然挥发至 1.0 mL。

17.1.6 分析步骤

17.1.6.1 仪器的调整

17.1.6.1.1 气化室温度：150℃。

17.1.6.1.2 柱温：105℃。

17.1.6.1.3 检测器温度：160℃。

17.1.6.1.4 载气流量：氮气 30 mL/min；氢气和空气根据所用气相色谱仪选择最佳流量，比例约为 1∶10。

17.1.6.1.5 衰减：根据样品中待测组分含量调节记录器衰减。

17.1.6.2 校准

17.1.6.2.1 定量分析中的校准方法：外标法。

17.1.6.2.2 标准样品：

A 使用次数：每次分析样品时用新标准使用溶液绘制标准曲线。

B 标准样品的制备

a 环氧氯丙烷标准储备溶液：在 10 mL 容量瓶中加入 5 mL 二氯甲烷(17.1.3.2.1)，盖塞称量(精确至 0.000 1 g)，加入 4 滴环氧氯丙烷(约 0.1 g)，盖塞再称量。加二氯甲烷(17.1.3.2.1)至刻度。两次质量之差即为环氧氯丙烷质量，并计算 1 mL 溶液中所含环氧氯丙烷的毫克数。

b 环氧氯丙烷标准使用溶液：将环氧氯丙烷标准储备溶液(17.1.6.2.2.B.a)用二氯甲烷(17.1.3.2.1)配制成为 ρ(环氧氯丙烷)=100 μg/mL。

C 气相色谱法中使用标准样品的条件

a 标准样品进样体积应与试样进样体积相同。

b 标准样品与试样尽可能同时进行分析。

17.1.6.2.3 标准曲线的绘制：取 5 个 10 mL 容量瓶，各放入 2.00 mL 二氯甲烷(17.1.3.2.1)，分别加入环氧氯丙烷标准使用溶液(17.1.6.2.2.B.b)0，0.50，1.00，2.00，5.00 mL，加二氯甲烷(17.1.3.2.1)至刻度。配制成 0，5.0，10.0，20.0，50.0 μg/mL 环氧氯丙烷标准系列。各取 1 μL 分别注入气相色谱仪，记录色谱峰高或峰面积，以峰高或峰面积为纵坐标，浓度为横坐标，绘制标准曲线。

17.1.6.3 试验

17.1.6.3.1 进样：

A 进样方式：直接进样。

B 进样量：1 μL。

C 操作：用洁净注射器(17.1.4.2)取待测样品 1 μL 迅速注入色谱仪中进行分析。

17.1.6.3.2 记录：以标样核对，记录色谱峰的保留时间及对应的化合物。

17.1.6.3.3 色谱图的考察

A 标准色谱图：见图 13。

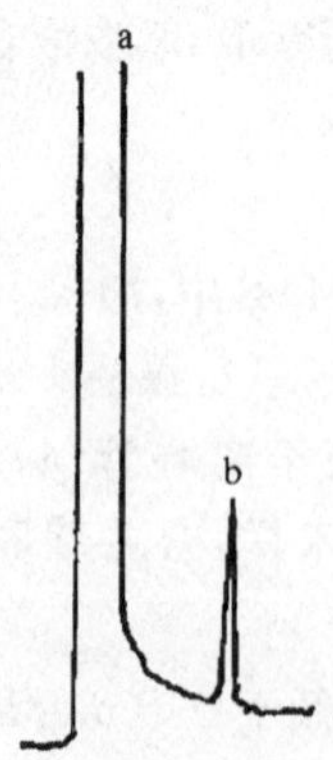

a——二氯甲烷；

b——环氧氯丙烷。

图 13 环氧氯丙烷标准色谱图

B 定性分析：

a 组分出峰顺序：二氯甲烷、环氧氯丙烷。

b 保留时间：环氧氯丙烷 5.3 min。

C 定量分析：

a 色谱峰的测量：连接峰的起点和终点作为峰底，从峰高极大值对峰底作垂线，此线即为峰高。

b 计算：根据样品峰高从标准曲线上查出样品的质量浓度，按式(9)进行计算。

$$\rho(OCH_2CHCH_2Cl) = \frac{\rho_1 \times V_1}{V} \quad \cdots\cdots(9)$$

式中：

$\rho(OCH_2CHCH_2Cl)$——水样中环氧氯丙烷的质量浓度，单位为毫克每升(mg/L)；

ρ_1——从标准曲线上查出环氧氯丙烷的质量浓度，单位为毫克每升(mg/L)；

V_1——萃取液的体积，单位为毫升(mL)；

V——水样的体积，单位为毫升(mL)。

17.1.7 结果的表示

17.1.7.1 定性结果：根据标准色谱图中组分的保留时间确定被测组分名称。

17.1.7.2 定量结果：

17.1.7.2.1 含量的表示方法：按式(9)计算环氧氯丙烷的质量浓度，以毫克每升(mg/L)表示。

17.1.7.2.2 精密度和准确度：四个试验室用含环氧氯丙烷浓度小于 0.05 mg/L 的饮用水源水，加入浓度为 0.16 mg/L～1.0 mg/L 标准溶液重复测定，相对标准偏差为 6.2%～8.3%。用湖水和自来水作加标回收试验，质量浓度为 0.32 mg/L 和 2.1 mg/L 时，平均回收率分别为 96.0%和 95.0%。

18 苯

18.1 溶剂萃取-填充柱气相色谱法

18.1.1 范围

本标准规定了用溶剂萃取-填充柱气相色谱法测定生活饮用水及其水源水中的苯、甲苯、二甲苯、乙苯和苯乙烯。

本法适用于测定生活饮用水及其水源水中的苯、甲苯、二甲苯、乙苯和苯乙烯。

本法最低检测质量为 2.0 ng，若取 200 mL 水样，5.0 mL 二硫化碳萃取，5 μL 进样，则最低检测质量浓度为 0.01 mg/L。最佳线性范围为 0.01 mg/L～1.0 mg/L。

醇、酯和醚等物质对测试有干扰，可用硫酸-磷酸混合酸除去。

18.1.2 原理

水中苯系物经二硫化碳萃取后，用硫酸-磷酸混合酸除去醇、酯、醚等干扰物质，用气相色谱氢火焰检测器测定，以相对保留时间定性，外标法定量。

18.1.3 试剂和材料

18.1.3.1 载气和辅助气体

18.1.3.1.1 载气：高纯氮(99.999%)。

18.1.3.1.2 燃气：纯氢(>99.6%)。

18.1.3.1.3 助燃气：无油压缩空气，经 0.5 nm 分子筛的净化管净化。

18.1.3.2 配制标准样品和试样预处理时使用的试剂

18.1.3.2.1 二硫化碳：色谱纯，若无色谱纯试剂可以用以下方法纯化：将硫酸(ρ_{20}=1.84 g/mL)+二硫化碳+硝酸(ρ_{20}=1.42 g/mL)=25+100+25 的混合溶液，置梨型分液漏斗中摇动，并时时放气，静置分层，取二硫化碳层用气相色谱法测定是否检出苯系物，如此反复，直到检不出苯系物为止。

18.1.3.2.2 甲醇(优级纯)。

18.1.3.2.3 无水硫酸钠:经 300℃烘烤 2 h 后置干燥器中备用。

18.1.3.2.4 氯化钠。

18.1.3.2.5 混合酸:硫酸+磷酸=2+1。

18.1.3.2.6 盐酸溶液[c(HCl)=0.1 mol/L]:取 8.3 mL 盐酸(ρ_{20}=1.19 g/mL)用纯水稀释至 100 mL。

18.1.3.2.7 标准品:苯、甲苯、乙苯、对二甲苯、间二甲苯、邻二甲苯、苯乙烯(均为色谱纯)。

18.1.3.3 制备色谱柱使用的试剂和材料

18.1.3.3.1 色谱柱和填充物参考 18.1.4.1.3 有关内容。

18.1.3.3.2 涂渍固定液所用的溶剂:二氯甲烷。

18.1.4 仪器

18.1.4.1 气相色谱仪

18.1.4.1.1 氢火焰离子化检测器。

18.1.4.1.2 记录仪或工作站。

18.1.4.1.3 色谱柱:

A 色谱柱类型:不锈钢填充柱,柱长 2 m,内径 2.5 mm。

B 填充物

a 载体:101 白色担体 60 目~80 目,经筛分干燥后备用。

b 固定液及含量:3.5%有机皂土和 2.5%邻苯二甲酸二壬酯(DNP)。

C 涂渍固定液及老化的方法:称取 0.25 g DNP 溶于二氯甲烷(18.1.3.3.2)中,再称取 0.35 g 有机皂土混合均匀后,加入 10 g 101 白色担体,摇匀,置于通风橱内于室温下自然挥干。用普通装柱法装柱。

将填充好的色谱柱装机,将色谱柱与检测器断开,通氮气,于流速 5 mL/min~10 mL/min,柱温 140℃老化 10 h。

18.1.4.2 微量注射器:5 μL 或 10 μL。

18.1.4.3 震荡器。

18.1.4.4 分液漏斗:250 mL。

18.1.4.5 具塞试管:5 mL。

18.1.4.6 离心机。

18.1.5 样品

18.1.5.1 样品的稳定性:易挥发,需低温保存,尽快分析。

18.1.5.2 水样的采集及保存方法:用磨口玻璃瓶采集水样,盖紧瓶塞,低温保存,尽快分析。

18.1.5.3 样品的预处理:

18.1.5.3.1 洁净的水样:取 200 mL 水样于分液漏斗中,加盐酸调节 pH 呈酸性,加 2 g~4 g 氯化钠,溶解后加 5.0 mL 二硫化碳(18.1.3.2.1),于震荡器上振摇 3 min,静置分层,弃去水相,萃取液经无水硫酸钠(18.1.3.2.3)脱水后,供色谱分析。

18.1.5.3.2 污染较重的水样:如果水样浑浊可离心后取上清液,若含量超过 1.0 mg/L 可适量稀释后按 18.1.5.3.1 萃取后,于萃取液中加入 0.5 mL~0.6 mL 混合酸(18.1.3.2.5)开始缓缓振摇,然后激烈振摇 1 min(注意放气),分层后弃去酸液,反复萃取至酸层无色为止,最后用硫酸钠(200 g/L)和蒸馏水洗萃取液至中性,并经过无水硫酸钠脱水,供色谱分析。

18.1.6 分析步骤

18.1.6.1 仪器的调整

18.1.6.1.1 气化室温度:160℃。

18.1.6.1.2　柱箱温度：70℃。

18.1.6.1.3　检测器温度：160℃。

18.1.6.1.4　气体流量：载气选择分辨度为 R1/2 大于 1.0 的流量；氢气 70 mL/min；空气500 mL/min。

18.1.6.1.5　衰减：根据样品中被测组分含量调节记录器衰减。

18.1.6.2　**校准**

18.1.6.2.1　定量分析中的校准方法：外标法。

18.1.6.2.2　标准样品：

A　使用次数

每次分析样品时用新标准使用液绘制标准曲线或用响应因子计算。

B　标准样品的制备

a　苯系物标准储备溶液的制备[ρ(苯系物)＝2 mg/mL]：准确称取苯、甲苯、乙苯、对-二甲苯、间-二甲苯、邻-二甲苯、苯乙烯各 20 mg，分别置于 10 mL 容量瓶中，用甲醇溶解并稀释至刻度。

b　苯系物混合标准使用溶液[ρ(苯系物)＝20 μg/mL]：分别吸取苯系物标准储备溶液(18.1.6.2.2.B.a)1.0 mL 于 100 mL 容量瓶中，用水稀释至刻度。

C　气相色谱法中使用标准品的条件

a　标准样品进样体积与试样进样体积相同，标准样品的响应值应接近试样的响应值。

b　在工作范围内相对标准差小于 10％即可认为仪器处于稳定状态。

c　标准样品与试样尽可能同时进样分析。

18.1.6.2.3　工作曲线的绘制：分别取苯系物标准使用溶液(18.1.6.2.2.B.b)0，0.05，0.10，0.50，1.50，2.00，4.00 和 5.00 mL 于 100 mL 容量瓶中用蒸馏水稀释至刻度，配制成 0，0.01，0.02，0.10，0.30，0.40，0.80 和 1.00 mg/L 的标准系列，然后转移到 250 mL 分液漏斗中，按 18.1.5.3.1 萃取，将不同浓度的萃取液注入色谱仪，测得峰高或峰面积，以苯系物的峰高或峰面积为纵坐标，以苯系物组分质量浓度为横坐标，绘制各组分的工作曲线。

18.1.6.3　**试验**

18.1.6.3.1　进样：

A　进样方式：直接进样。

B　进样量：5 μL。

C　操作：用洁净微量注射器(18.1.4.2)于待测样品中抽吸几次，排出气泡，取所需体积迅速注射至色谱仪中，并立即拔出注射器。

18.1.6.3.2　记录：以标样核对，记录色谱峰的保留时间及对应的化合物。

18.1.6.3.3　色谱图的考查：

A　标准色谱图：见图 14。

B　定性分析：

a　各组分出峰顺序：苯，甲苯，乙苯，对-二甲苯，间-二甲苯，邻-二甲苯，苯乙烯。

b　各组分保留时间：苯 1.117 min，甲苯 12.283 min，乙苯 4.033 min，对-二甲苯 4.433 min，间-二甲苯 4.917 min，邻-二甲苯 5.583 min，苯乙烯 7.95 min。

C　定量分析：

a　色谱峰的测量：连接峰的起点和终点作为峰底，从峰高的最大值对基线做垂线，此线与峰底相交，其交点与峰顶点的距离即为峰高。

b　计算：以测定样品的峰高，在标准曲线上查出相应的浓度。

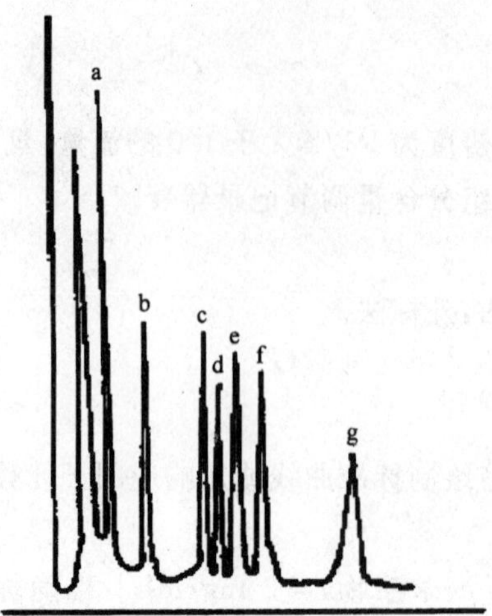

a——苯；
b——甲苯；
c——乙苯；
d——对-二甲苯；
e——间-二甲苯；
f——邻-二甲苯；
g——苯乙烯。

图 14 苯系物标准色谱图

18.1.7 结果的表示

18.1.7.1 定性结果：根据标准色谱图组分的保留时间确定被测水样中组分的数目和名称。

18.1.7.2 定量结果：

18.1.7.2.1 含量的表示方法：以毫克每升(mg/L)表示。

18.1.7.2.2 精密度和准确度：

2个实验室对苯质量浓度范围为0.1 mg/L～1.0 mg/L的水样重复测定，其相对标准偏差为1.3%～6.1%；3个实验室对三种不同类型的水样质量浓度为0.2 mg/L～2.45 mg/L的苯各测6次，回收率为68.9%～100%。

2个实验室对甲苯质量浓度范围为0.1 mg/L～1.0 mg/L的水样重复测定，其相对标准偏差为4.0%～6.1%；3个实验室对三种不同类型的水样质量浓度为0.2 mg/L～2.16 mg/L的甲苯各测6次，其回收率为70.0%～107%。

2个实验室对二甲苯质量浓度范围为0.1 mg/L～1.0 mg/L的水样重复测定，其相对标准偏差为0.8%～8.9%；3个实验室对三种不同类型的水样质量浓度为0.4 mg/L～2.7 mg/L二甲苯各测6次其回收率为68.2%～110%。

2个实验室对乙苯质量浓度范围为0.1 mg/L～1.0 mg/L的水样重复测定，其相对标准偏差为1.1%～6.0%；3个实验室对三种不同类型的水样质量浓度为0.4 mg/L～2.71 mg/L的乙苯各测6次，其回收率为68.0%～103%。

2个实验室对苯乙烯质量浓度范围为0.1 mg/L～1.0 mg/L的水样重复测定，其相对标准偏差为2.6%～10%，3个实验室对质量浓度为0.4 mg/L～2.71 mg/L的三种不同类型的水样测定6次，回收率为77.3%～114%。

18.2 溶剂萃取-毛细管柱气相色谱法

18.2.1 范围

本标准规定了溶剂萃取-毛细管柱气相色谱法测定生活饮用水及其水源水中的苯、甲苯、二甲苯、乙苯和苯乙烯。

本法适用于测定生活饮用水及其水源水中苯、甲苯、二甲苯、乙苯和苯乙烯。

本法最低检测质量分别为：苯，0.20 ng；甲苯，0.24 ng；乙苯，0.25 ng；对二甲苯，0.24 ng；间二甲苯，0.25 ng；邻二甲苯，0.25 ng；苯乙烯，0.25 ng。若取 200 mL 水样处理后测定，则最低检测质量浓度分别为：苯，0.005 mg/L；甲苯，0.006 mg/L；乙苯，0.006 mg/L；对二甲苯，0.006 mg/L；间二甲苯，0.006 mg/L；邻二甲苯，0.006 mg/L；苯乙烯，0.006 mg/L。

18.2.2 原理

水中苯系物经二硫化碳萃取后，硫酸-磷酸混合酸除去醇、酯、醚等干扰物质，用气相色谱氢火焰检测器测定，以相对保留时间定性，外标法定量。

18.2.3 试剂和材料

18.2.3.1 载气和辅助气体

18.2.3.1.1 载气：高纯氮(99.999%)。

18.2.3.1.2 燃气：纯氢，(>99.6%)。

18.2.3.1.3 助燃气：压缩空气，经净化管净化。

18.2.3.2 配制标准样品和试样预处理时使用的试剂

18.2.3.2.1 二硫化碳：分析纯，色谱测定应无干扰峰。如有干扰，使用前用以下方法纯化：将硫酸(ρ_{20}=1.84 g/mL)＋二硫化碳＋硝酸(ρ_{20}＝1.42 g/mL)＝25＋100＋25 的混合溶液，置梨型分液漏斗中摇动，不时放气，静置分层，弃去酸层，用 10%碱液中和残留在有机相中的酸，水洗至中性，弃水相，有机相用全玻璃蒸馏器重蒸馏，收集 46℃～47℃的馏分，在气相色谱上检测，直至不出现干扰峰。

18.2.3.2.2 甲醇(优级纯)。

18.2.3.2.3 无水硫酸钠(分析纯)：经 300℃烘烤 2 h 后置于干燥器中备用。

18.2.3.2.4 氯化钠。

18.2.3.2.5 混合酸：硫酸＋磷酸＝2＋1。

18.2.3.2.6 标准品：苯、甲苯、乙苯、邻二甲苯、间二甲苯、对二甲苯和苯乙烯(均为色谱纯)。

18.2.4 仪器

18.2.4.1 气相色谱仪

18.2.4.1.1 氢火焰离子化检测器。

18.2.4.1.2 记录器或工作站。

18.2.4.1.3 色谱柱

A 色谱柱类型：弹性石英毛细管柱，30 m×0.25 mm×0.25 μm。

B 色谱柱填充物：FFAP 或选用相应的毛细管柱。

18.2.4.2 微量注射器：100 μL、25 μL 和 1 μL。

18.2.4.3 分液漏斗：250 mL。

18.2.4.4 具塞试管：5 mL。

18.2.4.5 震荡器。

18.2.5 样品

18.2.5.1 样品的稳定性：易挥发，需低温保存，尽快分析。

18.2.5.2 水样的采集及保存方法：用磨口玻璃瓶采集水样，盖紧瓶塞，低温保存，尽快分析。

18.2.5.3 样品的预处理：

18.2.5.3.1 清洁的水样：取 200 mL 水样于 250 mL 分液漏斗中，加盐酸调 pH 成酸性，加入 3 g～4 g 氯化钠，溶解后加 5.0 mL 二硫化碳(18.2.3.2.1)，立即盖上盖，振荡 3 min，中间不时放气，静止分层，弃去水相。萃取液经无水硫酸钠(18.2.3.2.3)脱水后，转入 5 mL 具塞试管中，供色谱分析。

18.2.5.3.2 污染较重的水样：浑浊水样可离心后取上清液，按 18.2.5.3.1 萃取后，弃去水相，于萃取液中加入 0.5 mL～0.6 mL 混合酸(18.2.3.2.5),开始缓缓振摇,然后激烈振摇 1 min,(注意放气),静置分层,弃去酸层,反复萃取至酸层无色,用硫酸钠(200 mg/mL)和纯水洗萃取液至中性。萃取液经无水硫酸钠(18.2.3.2.3)脱水后,转入 5 mL 具塞试管中,供色谱分析。

18.2.6 分析步骤

18.2.6.1 仪器的调整

18.2.6.1.1 进样口温度:210℃。

18.2.6.1.2 柱温:起始温度 50℃,保持 10 min,以 10℃/min 的速度升至 80℃,保持 3 min。

18.2.6.1.3 检测器温度:220℃。

18.2.6.1.4 气体流量:载气(N_2)流量:2.0 mL/min(或根据分离情况调节载气流量),氢气流量 35 mL/min 和空气流量 350 mL/min,尾吹气流量 30 mL/min。

18.2.6.1.5 进样方式:直接进样,分流比 2∶1。

18.2.6.2 校准

18.2.6.2.1 定量分析中的校准方法:外标法。

18.2.6.2.2 标准样品:

A 使用次数:每次分析样品时用新标准使用液绘制工作曲线或用响应因子计算。

B 标准样品的制备:

a 标准储备溶液的制备[ρ(苯系物)=2.0 mg/mL]:先向 10 mL 容量瓶中加少量甲醇,称量。分别准确加入苯、甲苯、乙苯、邻二甲苯、间二甲苯、对二甲苯和苯乙烯各 20 mg,用甲醇稀释至刻度(或选用相应的有证标准物质)。

b 苯系物标准使用液[ρ(苯系物)=20 μg/mL]:准确吸取苯系物标准储备液 1.0 mL 于 100 mL 容量瓶中,用纯水稀释至刻度。

C 气相色谱中使用标准品的条件:

a 标准样品进样体积与试样体积相同,标准样品的响应值应接近试样的响应值。

b 在工作曲线范围内相对标准偏差小于 10%即可认为仪器处于稳定状态。

c 标准样品与试样尽可能同时分析。

18.2.6.2.3 工作曲线的绘制:分别取苯系物标准使用液(20 μg/mL)(18.2.6.2.2.B.b)0,0.10,0.50,1.0,5.0 及 10 mL,用纯水稀释至 200 mL。配制质量浓度分别为 0,0.01,0.05,0.1,0.5,1 mg/L 的标准系列。以下操作同样品的预处理,以测得的峰面积或峰高为纵坐标,各组分的浓度为横坐标,分别绘制工作曲线。

18.2.6.3 试验

18.2.6.3.1 进样:

A 进样方式:直接进样。

B 进样量:1 μL。

C 操作:用洁净的微量注射器(18.2.4.2)于待测样品中抽吸几次,排出气泡,取所需体积迅速注入色谱柱中,并立即拔出注射器。

18.2.6.3.2 记录:以标样核对,记录色谱峰的保留时间及对应化合物的峰面积或峰高。

18.2.6.3.3 色谱图的考查

A 标准色谱图:见图 15。

B 定性分析:

a 各组分出峰顺序:苯,甲苯,乙苯,对二甲苯,间二甲苯,邻二甲苯,苯乙烯。

b 各组分保留时间:苯 3.1 min,甲苯 5.1 min,乙苯 8.4 min,对二甲苯 8.8 min,间二甲苯 9.1 min,邻二甲苯 11.2 min,苯乙烯 13.8 min。

C 定量分析:

a 色谱峰面积的测量：色谱流出曲线与基线之间所包含的面积即为峰面积。

b 计算：根据样品的色谱峰面积在工作曲线上查出各组分的浓度。

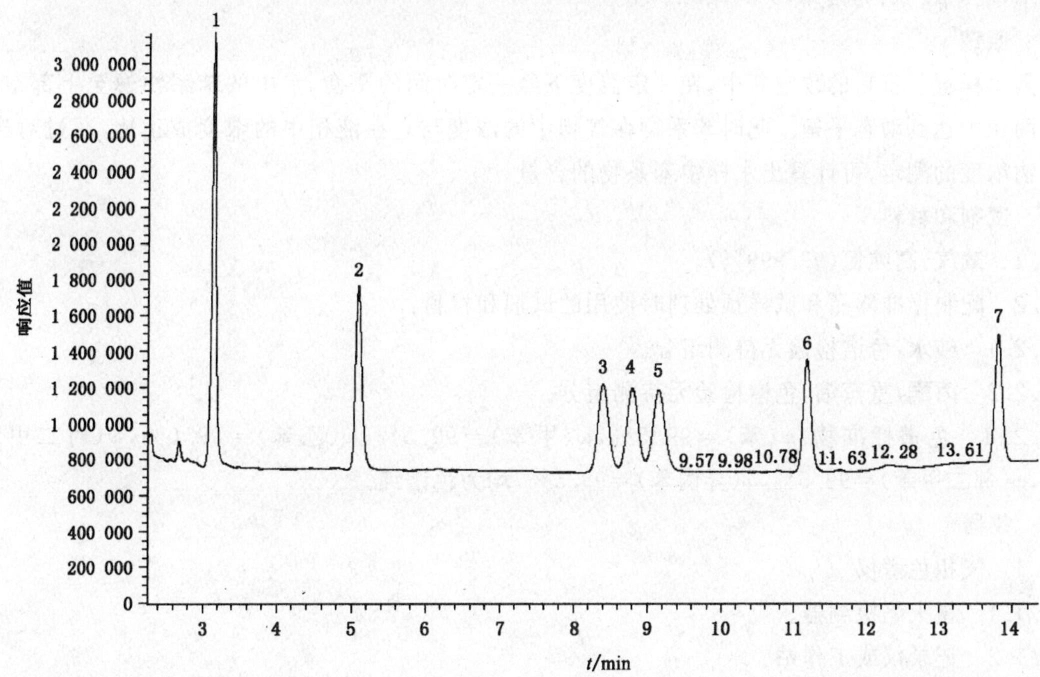

1——苯；

2——甲苯；

3——乙苯；

4——对二甲苯；

5——间二甲苯；

6——邻二甲苯；

7——苯乙烯。

图 15 苯系物标准色谱图

18.2.7 结果的表示

18.2.7.1 定性的结果：根据标准色谱图各组分保留时间，确定被测水样中组分的数目和名称。

18.2.7.2 定量结果：

18.2.7.2.1 含量的表示：直接从工作曲线得出水样中各组分的浓度，以毫克每升(mg/L)表示。

18.2.7.2.2 精密度和准确度

两个实验室对苯、甲苯、乙苯、对二甲苯、间二甲苯、邻二甲苯、苯乙烯质量浓度范围为 0.02 mg/L～0.8 mg/L 的水样重复测定，其相对标准偏差为 4.3%～9.4%、3.9%～8.7%、3.6%～8.2%、3.4%～12%、5.2%～9.6%、2.9%～8.7%、2.8%～11%；

两个实验室对水样质量浓度为 0.05 mg/L～0.5 mg/L 的苯、甲苯、乙苯、对二甲苯、间二甲苯、邻二甲苯、苯乙烯各测三次，其回收率在 79.0%～107%、82.0%～109%、82.0%～109%、80.0%～113%、80.0%～107%、80.0%～109%、81.0%～115%。

18.3 顶空-填充柱气相色谱法

18.3.1 范围

本标准规定了用顶空-填充柱气相色谱法测定生活饮用水及其水源水中苯、甲苯、乙苯、对-二甲苯、邻-二甲苯和异丙苯。

本法适用于生活饮用水及其水源水中苯、甲苯、乙苯、对-二甲苯、邻-二甲苯和异丙苯的测定。

本法最低检测质量浓度分别为:苯,0.42 μg/L;甲苯,1.0 μg/L;乙苯,2.1 μg/L;对二甲苯,2.2 μg/L;邻二甲苯,3.9 μg/L;异丙苯,3.2 μg/L。

18.3.2 原理

被测水样置于密封的顶空瓶中,在一定温度下经一定时间的平衡,水中的苯系物逸至上部空间,并在气液两相中达到动态平衡。此时苯系物在气相中的浓度与它在液相中的浓度成正比,通过对气相中的苯系物浓度的测定,可计算出水样中苯系物的含量。

18.3.3 试剂和材料

18.3.3.1 载气:高纯氮(99.999%)。

18.3.3.2 配制标准样品和试样预处理时使用的试剂和材料:

18.3.3.2.1 纯水:色谱检验无待测组分。

18.3.3.2.2 丙酮:重蒸馏,色谱检验无待测组分。

18.3.3.2.3 色谱标准物:ω(苯)=99.5%,ω(甲苯)=99.5%,ω(乙苯)=99.0%,ω(对二甲苯)=99.5%,ω(邻二甲苯)=99.5%,ω(异丙苯)=99.5%,均为色谱纯。

18.3.4 仪器

18.3.4.1 气相色谱仪

18.3.4.1.1 氢火焰检测器。

18.3.4.1.2 记录仪或工作站。

18.3.4.1.3 色谱柱:

A 色谱柱类型:U 型或螺旋型玻璃柱长 2m,内径 2 mm 或 3 mm。

B 填充物:

a 载体:CHROM WHP 80 目～100 目。使用前筛分,然后于 120℃烘烤 2 h。

b 固定液及含量:10% OV-101。

c 涂渍固定液的方法:量取多于色谱柱体积的载体,并称其质量。根据载体的质量,准确称取一定量的固定液,溶于丙酮溶剂中,待完全溶解后加入并完全浸没载体在抽真空和适当温度的水浴中不断旋转瓶体,使溶液完全挥干,且无该溶剂的气味方可装柱。

d 装柱方法:柱内出口端填堵好玻璃纤维棉并接于真空泵。柱入口端接小漏斗,固定相由此装入,采用边抽气边均匀敲柱方法装柱。

e 色谱柱的老化:柱入口端接到色谱系统上,柱出口端放空,通氮气(流速 30 mL/min),柱温 150℃老化 24 h。

18.3.4.2 恒温水浴:精度为±1℃。

18.3.4.3 微量注射器:10 μL 和 50 μL。

18.3.4.4 顶空瓶:100 mL。使用前在 120℃烘烤 2 h。

18.3.4.5 翻口胶塞,用前洗净,用水煮沸 20 min 晾干,备用。

18.3.4.6 铝箔或聚四氟乙烯膜。

18.3.5 样品

18.3.5.1 样品的稳定性:样品待测组分易挥发。

18.3.5.2 样品的采集:取处理过的顶空瓶(18.3.4.4)带到现场采集水样至充满瓶,用包有铝箔(或聚四氟乙烯膜)的翻口胶塞封好,带回实验室。如不能立即测定,需放冰箱中保存。

18.3.5.3 样品的处理:水样测定前,在无苯系物等有机物质的清洁环境中迅速倒出多余水样至 70 mL,立即盖好瓶塞,于 70℃恒温浴中平衡 30 min。

18.3.5.4 样品的测定：抽取顶空瓶内液上空间气体，可平行测定三次。

18.3.6 **分析步骤**

18.3.6.1 **调整仪器**

18.3.6.1.1 气化室温度：150℃。

18.3.6.1.2 柱温：50℃。

18.3.6.1.3 检测器温度：150℃。

18.3.6.1.4 载气流量：40 mL/min。

18.3.6.2 **校准**

18.3.6.2.1 定量分析中的校准方法：外标法。

18.3.6.2.2 标准样品：

A 标准样品的制备

a 标准储备液的制备

(a) 苯：称 25 mL 容量瓶质量。加入一定量苯，立即盖上瓶塞称量以增量法得到苯质量为 3.470 0 g [ω(苯)=99.5%]，用丙酮溶解并定容。此溶液 ρ(苯)=138.1 mg/mL。

(b) 甲苯：同上称量法，甲苯为 0.697 0 g[ω(甲苯)=99.5%]，同上配制。此溶液 ρ(甲苯)=27.88 mg/mL。

(c) 乙苯：同上称量法，乙苯为 1.234 0 g[ω(乙苯)=99.0%]，同上配制。此溶液 ρ(乙苯)=49.36 mg/mL。

(d) 对-二甲苯：同上称量法，对-二甲苯为 1.370 g[ω(对-二甲苯)=99.5%]，同上配制。此溶液 ρ(对-二甲苯)=54.80 mg/mL。

(e) 邻-二甲苯：同上称量法，邻-二甲苯为 1.429 0 g[ω(邻-二甲苯)=99.5%]，同上配制。此溶液 ρ(邻-二甲苯)=57.16 mg/mL。

(f) 异丙苯：同上称量法，异丙苯为 2.158 0 g[ω(异丙苯)=99.5%]，同上配制。此溶液 ρ(异丙苯)=86.32 mg/mL。

b 混合标准溶液的制备

(a) 苯系物标准混合溶液：在 25 mL 容量瓶中分别加入各 2.5 mL 的苯和甲苯[18.3.6.2.2.A.a.(a)，(b)]，再分别准确加入 5.0 mL 的乙苯，对-二甲苯，邻-二甲苯和异丙苯溶液[18.3.6.2.2.A.a.(c)，(d)，(e)，(f)]相互溶解后定容，混合标准中各组分浓度，苯：13.8 mg/mL，甲苯：2.78 mg/mL，乙苯：9.87 mg/mL，对-二甲苯：10.9 mg/mL，邻-二甲苯：11.4 mg/mL 和异丙苯：17.3 mg/mL。

(b) 苯系物标准使用溶液的配制：取 4 个 25 mL 容量瓶，各加入 10 mL 丙酮，再分别加入苯系物的混合液 0、0.50、1.00、5.00、10.00 mL，然后加入丙酮定容，为 6 种苯系物的系列标准。

B 气相色谱法中使用标准样品的条件

a 每个标准样品各做三次测定，其相对标准偏差应小于 10%。

b 每批样品必须同时制备工作曲线。

18.3.6.2.3 工作曲线的制作：取 6 个顶空瓶，各加入 70 mL 蒸馏水，加盖密封。用微量注射器吸取苯系物标准使用溶液[18.3.6.2.2.A.b.(b)]20 μL 分别从顶空瓶的顶端插入，并将装有 70 mL 蒸馏水的顶空瓶倒立再注入标准溶液。上下摇动使充分溶解，同时作一空白。在 70℃恒温水浴中平衡 30 min，各取顶部空间气体 20 μL 注入色谱仪。标准使用溶液浓度配制见表 5，以峰高为纵坐标，浓度为横坐标绘制工作曲线。

表5 标准使用溶液浓度配制

组分名称	浓 度/(μg/mL)			
苯	0.078 8	0.158	0.788	1.58
甲苯	0.016	0.031 7	0.158	0.317
乙苯	0.056 6	0.113	0.566	1.13
对-二甲苯	0.062 3	0.124	0.623	1.24
邻-二甲苯	0.065	0.130	0.651	1.30
异丙苯	0.098 8	0.198	0.988	1.98

18.3.6.3 **试验**

18.3.6.3.1 进样：

A 进样方式：直接进样。

B 进样量：20 μL。

C 操作：用干净的微量注射器抽取顶空瓶内液上空间相气体，反复抽排几次得到均匀气样（抽取样品时速度要慢），将20 μL气样快速注入色谱仪中。

18.3.6.3.2 记录：用记录仪或工作站，在基线稳定的情况下画图，记下标样和水样色谱峰的峰高及保留时间。

18.3.6.3.3 色谱图的考察

A 标准色谱图：见图16。

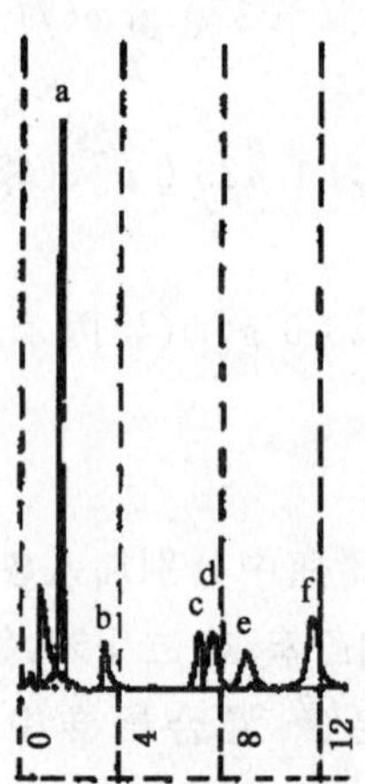

a——苯；
b——甲苯；
c——乙苯；
d——对二甲苯；
e——邻二甲苯；
f——异丙苯。

图16 苯系物在OV-101填充柱的色谱图

B 定性分析：

a 各组分的出峰顺序：苯、甲苯、乙苯、对-二甲苯、邻-二甲苯和异丙苯。

b 保留时间：苯1.959 min，甲苯3.40 min，乙苯7.035 min，对-二甲苯7.527 min，邻-二甲苯8.926 min和异丙苯11.959 min。

C 定量分析：

a 色谱峰的测量：可量峰高或面积，用微处理机时自动测量并记录，用记录仪时需人工测量。峰高的测量:组分峰的最高点与基线(峰底)的垂直距离为峰高。

b 计算:用样品的峰高直接从工作曲线上查出水中苯系物的质量浓度。

18.3.7 结果的表示

18.3.7.1 定性结果:利用保留时间定性法,即根据标准色谱图各组分的保留时间,确定样品中组分的数目和名称。

18.3.7.2 定量结果:

18.3.7.2.1 含量的表示方法:以毫克每升(mg/L)表示。

18.3.7.2.2 精密度和准确度:取加标水样重复测定 6 次,其相对标准偏差(RSD)及回收率见表 6。

表 6 测定结果相对标准偏差及回收率

苯系物	加入浓度/(μg/mL)	测定浓度/(μg/mL)						平均回收率/(%)	RSD/(%)
		1	2	3	4	5	6		
苯	1.58	1.60	1.56	1.56	1.52	1.59	1.64	99.4	1.53
甲苯	0.317	0.323	0.308	0.328	0.306	0.308	0.323	99.7	4.43
乙苯	1.13	1.09	1.10	1.14	1.14	1.14	1.18	100	3.10
对-二甲苯	1.28	1.19	1.21	1.24	1.25	1.23	1.31	95.1	3.63
邻-二甲苯	1.30	1.22	1.27	1.23	1.32	1.38	1.40	100	4.85
异丙苯	1.98	1.95	2.00	2.02	2.00	1.76	2.16	100	6.36

18.4 顶空-毛细管柱气相色谱法

18.4.1 范围

本标准规定了用顶空-毛细管柱气相色谱法测定生活饮用水及其水源水中苯、甲苯、乙苯、邻二甲苯、间二甲苯、对二甲苯、苯乙烯和异丙苯。

本法适用于生活饮用水及其水源水中苯、甲苯、乙苯、邻二甲苯、间二甲苯、对二甲苯、苯乙烯和异丙苯的测定。

若取 15 mL 水样测定,则本标准最低检测质量浓度分别为:苯,0.7 μg/L;甲苯,1 μg/L;乙苯,2 μg/L;间、对二甲苯,1 μg/L;苯乙烯,2 μg/L;邻二甲苯,3 μg/L;异丙苯,3 μg/L。

18.4.2 原理

待测水样置于密封的顶空瓶中,在一定温度下经一定时间的平衡,水中苯系物逸出至上部空间,并在气液两相中达到动态平衡。此时苯系物在气相中的浓度与它在液相中的浓度成正比,通过对气相中苯系物浓度的测定,可计算出水样中苯系物的含量。

18.4.3 试剂和材料

18.4.3.1 载气:高纯氮(99.999%)。

18.4.3.2 燃气:纯氢,(>99.6%)。

18.4.3.3 助燃气:压缩空气,经净化管净化。

18.4.3.4 配制标准样品和试样预处理时使用的试剂和材料

18.4.3.4.1 纯水:色谱检验无待测组分。

18.4.3.4.2 氯化钠(优级纯):经 550℃烘烤 2 h 后备用。

18.4.3.4.3 甲醇(色谱纯)

18.4.3.4.4 色谱标准物:苯、甲苯、乙苯、对二甲苯、间二甲苯、邻二甲苯、异丙苯、苯乙烯,均为色谱纯。

18.4.4 仪器

18.4.4.1 气相色谱仪:

18.4.4.1.1 氢火焰离子化检测器(FID)。

18.4.4.1.2　色谱柱：非极性毛细管柱(25 m×0.22 mm×0.25 μm)。

18.4.4.2　恒温水浴箱：控温精度±1℃。

18.4.4.3　电子天平：精度 0.01 g。

18.4.4.4　顶空瓶：体积为 40 mL，配带有聚四氟膜的硅橡胶垫和塑料螺旋帽密封，使用前在 120℃烘烤 2 h。

18.4.4.5　微量注射器：1 000 μL(气密性注射器)。

18.4.5　样品

18.4.5.1　样品的稳定性：样品待测组分易挥发，需低温保存，尽快测定。

18.4.5.2　样品的采集：将处理过的顶空瓶(18.4.4.4)带到现场采集水样至充满瓶，密封低温保存，尽快测定。

18.4.5.3　样品的处理：于待测样品的顶空瓶中准确吸出 25 mL 水样，使待测水样体积为 15 mL，加入 4 g 氯化钠(18.4.3.42)，立即盖上瓶盖轻轻摇匀，待氯化钠溶解后放入水浴温度为 60℃水浴中平衡 30 min。

18.4.5.4　样品的测定：抽取顶空瓶内液上空间气体，可平行测定三次。

18.4.6　分析步骤

18.4.6.1　仪器的调整

18.4.6.1.1　进样口温度：150℃。

18.4.6.1.2　柱温：50℃。

18.4.6.1.3　检测器温度：160℃。

18.4.6.1.4　线流速：30 cm/s。

18.4.6.1.5　柱前压(恒压)：99 kPa。

18.4.6.1.6　分流比 10∶1。

18.4.6.2　校准

18.4.6.2.1　定量分析中的校准方法：外标法。

18.4.6.2.2　标准样品：

A　使用次数：每次分析样品时用新标准使用溶液绘制工作曲线或用相应因子进行计算。

B　标准样品的制备：

a　苯系物标准储备溶液：准确称取苯、甲苯、乙苯、对-二甲苯、间-二甲苯、邻-二甲苯、异丙苯、苯乙烯各 20 mg，分别置于 10 mL 容量瓶中，用甲醇溶解并稀释至刻度。各物质质量浓度分别为 2 mg/mL。

b　苯系物标准使用溶液：分别吸取苯系物标准储备溶液[18.4.6.2.2.B.a]125 μL 于 100 mL 容量瓶中，用纯水稀释至刻度。各物质的质量浓度分别为 2.5 μg/mL。

C　气相色谱中使用标准样品的条件：

a　标准样品进样体积与试样进样体积相同，标准样品的响应值应接近试样的响应值。

b　在工作范围内相对标准偏差小于 10%即可认为处于稳定状态。

c　每批样品必须同时制备工作曲线。

18.4.6.2.3　工作曲线的制作：取 8 个 100 mL 容量瓶，先加入适量的纯水(18.4.3.4.1)，再分别加入苯系物使用标准溶液(18.4.6.2.2.B.b)0，0.04，0.08，0.40，1.20，2.00，2.80 及 4.00 mL，用纯水稀释至刻度，其质量浓度分别为 0，1，2，10，30，50，70 及 100 μg/L，按样品的处理(18.4.5.3)方式进行顶空分析。以峰高或峰面积为纵坐标，质量浓度为横坐标绘制工作曲线。

18.4.6.3　试验

18.4.6.3.1　进样：

A　进样方式：直接进样。

B 进样量:800 μL。

C 操作:用洁净的微量注射器(18.4.4.5)于待测样品中抽吸几次,排出气泡,取所需体积迅速注入色谱柱中,并立即拔出注射器。

18.4.6.3.2 记录:以标样核对,记录色谱峰的保留时间及对应的化合物。

18.4.6.3.3 色谱图的考察

A 标准色谱图:见图17。

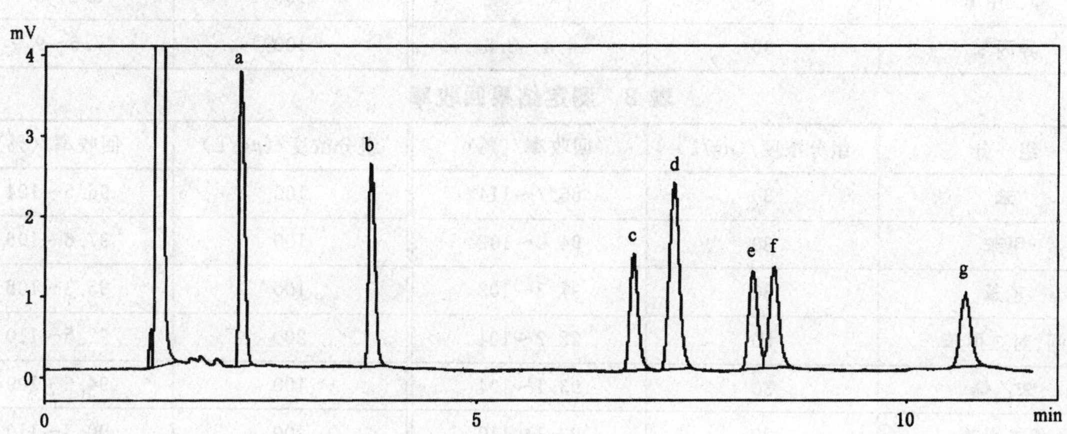

a——苯;

b——甲苯;

c——乙苯;

d——对、间二甲苯;

e——苯乙烯;

f——邻二甲苯;

g——异丙苯。

图17 苯系物标准色谱图

B 定性分析:

a 各组分出峰顺序:苯,甲苯,乙苯,对、间二甲苯,苯乙烯,邻二甲苯,异丙苯。

b 各组分保留时间:苯 2.2 min;甲苯 3.7 min;乙苯 6.8 min;对、间二甲苯 7.2 min;苯乙烯 8.1 min;邻二甲苯 8.4 min;异丙苯 10.6 min。

C 定量分析:

a 色谱峰的测量:可量峰高或峰面积,用微机时自动测量并记录。用记录仪时需人工测量,峰高的测量:组分峰的最高点与基线(峰底)的垂直距离为峰高。

b 计算:根据色谱图的峰高或峰面积在工作曲线上查出相应的质量浓度。

18.4.7 结果的表示

18.4.7.1 定性结果:根据标准色谱图各组分的保留时间确定被测样品中组分的数目和名称。

18.4.7.2 定量结果:

18.4.7.2.1 含量的表示方法:以微克每升(μg/L)表示。

18.4.7.2.2 精密度与准确度:两个实验室测定两种浓度的人工合成水样,其相对标准偏差(RSD)见表7,回收率见表8。

表7 测定结果相对标准偏差

组 分	组分浓度/(μg/L)	RSD/(%)	组分浓度/(μg/L)	RSD/(%)
苯	30	9.0～11	100	3.3～5.2
甲苯	30	7.5～8.6	100	3.5～6.0

表 7(续)

组　分	组分浓度/(μg/L)	RSD/(%)	组分浓度/(μg/L)	RSD/(%)
乙苯	30	4.5～9.6	100	5.6～7.2
间、对二甲苯	60	3.3～6.9	200	7.2～8.4
苯乙烯	30	3.3～11	100	6.5～8.5
邻二甲苯	30	7.2	100	8.4～8.7
异丙苯	30	4.4～8.8	100	7.6～9.9

表 8　测定结果回收率

组　分	组分浓度/(μg/L)	回收率/(%)	组分浓度/(μg/L)	回收率/(%)
苯	30	86.7～114	100	96.5～104
甲苯	30	94.0～102	100	97.6～106
乙苯	30	97.3～102	100	95.3～108
间、对二甲苯	60	92.7～104	200	92.5～110
苯乙烯	30	93.1～104	100	94.6～109
邻二甲苯	30	92.3～110	100	90.3～110
异丙苯	30	94.7～112	100	83.4～106

19　甲苯

见第 18 章。

20　二甲苯

见第 18 章。

21　乙苯

见第 18 章。

22　异丙苯

见第 18 章。

23　氯苯

23.1　气相色谱法

23.1.1　范围

本标准规定了用气相色谱法测定生活饮用水及其水源水中氯苯。

本法适用于生活饮用水及其水源水中氯苯的测定。

本法最低检测质量为 2.0 ng。若取 250 mL 水样测定,则最低检测质量浓度为 0.008 mg/L。

在选定的分析条件下,间二氯苯、对二氯苯和对硝基氯苯均不干扰。

23.1.2　原理

用二硫化碳萃取水中氯苯,经浓缩后,用气相色谱氢火焰离子化检测器测定。

23.1.3　试剂和材料

23.1.3.1　载气和辅助气体

23.1.3.1.1　载气:高纯氮(99.999%)。

23.1.3.1.2 燃气：氢气(>99.6%)。

23.1.3.1.3 助燃气：无油压缩空气，经装有0.5 nm分子筛的净化管净化。

23.1.3.2 配制标准样品和试样预处理时使用的试剂和材料

使用的溶剂、试剂应不含干扰物质，使用前应测定空白值。

23.1.3.2.1 二硫化碳。

23.1.3.2.2 无水硫酸钠。

23.1.3.2.3 色谱标准物：氯苯，色谱纯。

23.1.3.3 制备色谱柱使用的试剂和材料

23.1.3.3.1 色谱柱和填充物见23.1.4.1.3有关内容。

23.1.3.3.2 涂渍固定液所用的溶剂：二氯甲烷。

23.1.4 仪器

23.1.4.1 气相色谱仪：

23.1.4.1.1 氢火焰离子化检测器。

23.1.4.1.2 记录仪或工作站。

23.1.4.1.3 色谱柱：

A 色谱柱类型：不锈钢或硬质玻璃填充柱。柱长2 m，内径2.5 mm。

B 填充物：

a 载体：上试101白色担体(60目～80目)。

b 固定液及含量：1.5%有机皂土和1.5%邻苯二甲酸二壬酯。

C 涂渍固定液及老化的方法：称取0.15 g有机皂土，0.15 g邻苯二甲酸二壬酯溶于二氯甲烷(23.1.3.3.2)溶剂中，待完全溶解后加入10 g 101白色担体(23.1.4.1.3.B.a)，摇匀，置于通风橱内于室温下自然挥发，用普通装柱法装柱。

将填充好的色谱柱装机，将色谱柱与检测器断开，通氮气，于160℃老化24 h。

23.1.4.2 微量注射器：10 μL。

23.1.4.3 分液漏斗：250 mL。

23.1.4.4 KD浓缩器。

23.1.5 样品

23.1.5.1 样品的稳定性：水样采集后要尽快进行萃取处理，当天不能处理时，要置于4℃冰箱内保存。

23.1.5.2 水样的采集及保存方法：水样采集在磨口塞玻璃瓶中。

23.1.5.3 水样的萃取：取250 mL水样置于500 mL分液漏斗中，加入5.0 mL二硫化碳(23.1.3.2.1)振摇，时时放气，振荡5 min，静置分层分出二硫化碳层，再加入5.0 mL CS_2萃取一次，合并两次萃取液，经无水硫酸钠(23.1.3.2.2)脱水干燥。在KD浓缩器中于50℃水浴中浓缩至1.0 mL，待测。

23.1.6 分析步骤

23.1.6.1 仪器的调整

23.1.6.1.1 气化室温度：160℃。

23.1.6.1.2 柱箱温度：130℃。

23.1.6.1.3 检测器温度：160℃。

23.1.6.1.4 气体流量：载气40 mL/min～60 mL/min；氢气45 mL/min；空气450 mL/min。

23.1.6.1.5 衰减：根据样品中被测组分含量调节记录器衰减。

23.1.6.2 校准

23.1.6.2.1 定量分析中的校准方法：外标法。

23.1.6.2.2 标准样品：

A 使用次数：每次分析样品时用新标准使用溶液绘制标准曲线。

B 标准样品的制备：

a 标准储备溶液的制备：称取氯苯 50.0 mg 于 50 mL 的容量瓶中，用二硫化碳稀释至刻度，此溶液 ρ(氯苯)=1.00 mg/mL。

b 标准使用溶液的制备：用二硫化碳稀释 10.0 mL 氯苯储备溶液至 100.0 mL，配制成 ρ(氯苯)=100 μg/mL。

C 气相色谱法中使用标准品的条件：

a 标准样品进样体积与试样进样体积相同，标准样品的响应值应接近试样的响应值。

b 在工作范围内相对标准差小于10%即可认为仪器处于稳定状态。

c 标准样品与试样尽可能同时进样分析。

23.1.6.2.3 标准曲线的绘制：取 6 个 250 mL 容量瓶，分别加入标准使用溶液[23.1.6.2.2.B.b]配制成 0，2.00，5.00，20.0，40.0，60.0 和 80.0 μg/mL 氯苯。各取 1 μL 注入色谱仪，以峰高为纵坐标，含量为横坐标，绘制标准曲线。

23.1.6.3 试验

23.1.6.3.1 进样：

A 进样方式：直接进样。

B 进样量：1 μL。

C 操作：用洁净微量注射器(23.1.4.2)于待测样品中抽吸几次，排出气泡，取所需体积迅速注入色谱仪中，并立即拔出注射器。

23.1.6.3.2 记录：以标样核对，记录色谱峰的保留时间及对应的化合物。

23.1.6.3.3 色谱图的考查

A 标准色谱图：见图 18。

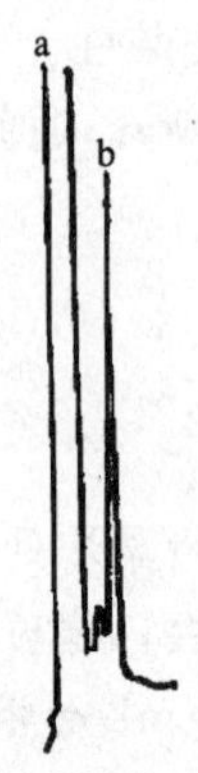

a——二硫化碳；
b——氯苯。

图 18 氯苯标准色谱图

B 定性分析：

a 各组分出峰顺序：二硫化碳，氯苯。

b 各组分的保留时间：氯苯 1.22 min。

C 定量分析：

a 色谱峰的测量，连接峰的起点和终点作为峰底，从峰高的最大值对峰底做垂线，垂线与峰底交点到峰顶的距离为峰高。

b 计算：根据色谱峰的峰高在标准曲线上查出各组分的含量按式(10)计算：

$$\rho(C_6H_5Cl) = \frac{\rho_1 \times V_1}{V} \qquad \cdots\cdots(10)$$

式中：

$\rho(C_6H_5Cl)$——水样中氯苯的质量浓度，单位为毫克每升(mg/L)；

ρ_1——相当于标准曲线上氯苯的质量浓度，单位为微克每毫升(μg/mL)；

V_1——萃取液体积，单位为毫升(mL)；

V——水样体积，单位为毫升(mL)。

23.1.7 结果的表示

23.1.7.1 定性结果：根据标准色谱图组分的保留时间确定被测水样中组分的数目和名称。

23.1.7.2 定量结果：

23.1.7.2.1 含量的表示：按式(10)计算出水样中各组分含量，以(mg/L)表示。

23.1.7.2.2 精密度和准确度：3个实验室对氯苯的浓度范围为0.02 mg/L～0.28 mg/L的水样重复测定六次，其相对标准偏差为5.1%～5.4%。浓度范围为0.04 mg/L～0.28 mg/L，回收率为88.0%～100%。

24 二氯苯

24.1 气相色谱法

24.1.1 范围

本标准规定了用气相色谱法测定生活饮用水及其水源水中氯苯系化合物。

本法适用于生活饮用水及其水源水中二氯苯、三氯苯、四氯苯和六氯苯的测定。

本法最低检测质量分别为：二氯苯，1.5 ng；三氯苯，0.050 ng；四氯苯，0.025 ng；六氯苯，0.025 ng。若取250 mL水样经处理后测定，则最低检测质量浓度分别为：二氯苯，2 μg/L；三氯苯，0.04 μg/L；四氯苯，0.02 μg/L；六氯苯，0.02 μg/L。

在选定的分析条件下六六六，滴滴涕，多氯联苯，对、间、邻硝基氯苯等均不干扰测定。

24.1.2 原理

用石油醚萃取水中氯苯系化合物，经净化后，用电子捕获气相色谱法进行测定。

24.1.3 试剂和材料

24.1.3.1 载气：高纯氮(99.999%)。

24.1.3.2 配制标准样品和试样预处理时使用的试剂：使用的溶剂、试剂应不含干扰物质，使用前应测定空白值。

24.1.3.2.1 石油醚：沸程30℃～60℃。

24.1.3.2.2 硫酸(ρ_{20}=1.84 g/mL)。

24.1.3.2.3 无水硫酸钠：经500℃烘烤4 h后置干燥器中备用。

24.1.3.2.4 苯。

24.1.3.2.5 异辛烷。

24.1.3.2.6 氯化钠：处理方法同24.1.3.2.3。

24.1.3.2.7 硫酸钠溶液(20 g/L)：称取20 g无水硫酸钠(24.1.3.2.3)溶于纯水中并稀释至1 000 mL。

24.1.3.2.8 色谱标准物：对二氯苯、间二氯苯、邻二氯苯、1,2,3-三氯苯、1,2,4-三氯苯、1,3,5,-三氯苯、1,2,3,4-四氯苯、1,2,3,5-四氯苯、1,2,4,5-四氯苯、五氯苯和六氯苯。

24.1.3.3 制备色谱柱使用的试剂和材料

24.1.3.3.1 色谱柱和填充物见24.1.4.1.3有关内容。

24.1.3.3.2 涂渍固定液所用的溶剂：二氯甲烷。

24.1.4 仪器

24.1.4.1 气相色谱仪：

24.1.4.1.1 电子捕获检测器。

24.1.4.1.2 记录仪或工作站。

24.1.4.1.3 色谱柱：

A 色谱柱类型：硬质玻璃填充柱。柱长 2 m，内径 2 mm。

B 填充物：

a 载体：上试 101 白色担体（硅烷化 80 目～100 目）或 Chromosorb W（AW-DMCS 60 目～80 目）。

b 固定液及含量：2%有机皂土和 2%DC-200。

C 涂渍固定液及老化的方法：称取 0.2 g 有机皂土，0.2 g DC-200 溶于二氯甲烷（24.1.3.3.2）溶剂中，待完全溶解后加入 10 g 载体（24.1.4.1.3.B.a），摇匀，置于通风橱内于室温下自然挥发。用普通装柱法装柱。

将填充好的色谱柱装机，将色谱柱与检测器断开，通氮气，于 160℃老化 24 h。

24.1.4.2 微量注射器：10 μL。

24.1.4.3 分液漏斗：500 mL。

24.1.4.4 KD 浓缩器。

24.1.5 样品

24.1.5.1 样品的稳定性：水样采集后要尽快进行萃取处理，如当天不能处理，在采样时每升水样中加 1.0 mL 硫酸（24.1.3.2.2），并置于 4℃冰箱内，保存期 4 d。经过萃取处理后的试样可在 4℃冰箱内保存 40 d。

24.1.5.2 水样的采集及保存方法：水样采集在磨口塞玻璃瓶中。

24.1.5.3 水样的萃取：取 250 mL 水样置于 500 mL 分液漏斗中，加 5 g 氯化钠（24.1.3.2.6）溶解后，再加入 20 mL 石油醚（24.1.3.2.1）振摇，时时放气，然后置于震荡器上振荡 10 min，取下，弃去水相。萃取液中加 2.5 mL 硫酸（24.1.3.2.2）轻轻振摇（防止发热，注意时时放气），静止分层弃去硫酸层，重复操作，直至硫酸层无色为止。加入 25 mL 硫酸钠溶液（24.1.3.2.7），振摇洗去残留硫酸，静止分层，弃去水相。石油醚经无水硫酸钠（24.1.3.2.3）脱水干燥。用少量的石油醚（24.1.3.2.1）洗涤锥形瓶和无水硫酸钠层，合并洗脱液于 KD 浓缩器中。于 50℃～70℃水浴中浓缩至 1.0 mL，待测。

24.1.6 分析步骤

24.1.6.1 仪器的调整

24.1.6.1.1 气化室温度：160℃。

24.1.6.1.2 柱箱温度：120℃。

24.1.6.1.3 检测器温度：160℃。

24.1.6.1.4 载气流量：40 mL/min～60 mL/min。

24.1.6.1.5 衰减：根据样品中被测组分含量调节记录器衰减。

24.1.6.2 校准

24.1.6.2.1 定量分析中的校准方法：外标法。

24.1.6.2.2 标准样品：

A 使用次数：每次分析样品时用新标准使用溶液绘制标准曲线或用校正因子计算。

B 标准样品的制备：

a 标准储备溶液的制备：取对二氯苯、间二氯苯、邻二氯苯、五氯苯、1,2,3-三氯苯、1,2,4-三氯苯、1,3,5-三氯苯、1,2,3,4-四氯苯、1,2,3,5-四氯苯、1,2,4,5-四氯苯和六氯苯各 100 mg 分别置于 100 mL 容量瓶中，加异辛烷（24.1.3.2.5）溶解后，并稀释到刻度（六氯苯需先用少量苯溶解），此溶液 ρ（氯苯系物）＝1.00 mg/mL。

b 标准中间溶液的制备：取 10.0 mL 二氯苯储备液，用异辛烷稀释至 100.0 mL，配制成 ρ（二氯苯）＝100 μg/mL。将 1.00 mL 三氯苯、四氯苯、五氯苯和六氯苯储备液稀释成 ρ（三氯苯、四氯苯、五氯苯、六氯苯）＝10.00 μg/mL。

c 混合标准使用溶液的制备：根据检测器的灵敏度及线性要求，用石油醚配制适应浓度的混合标准使用溶液。

C 气相色谱法中使用标准品的条件：

a 标准样品进样体积应与试样进样体积相同，标准样品的响应值应接近试样的响应值。

b 在工作范围内相对标准差小于10%即可认为仪器处于稳定状态。

c 标准样品与试样尽可能同时进样分析。

24.1.6.2.3 标准曲线的绘制：取6个250 mL容量瓶，分别加入混合标准使用溶液(24.1.6.2.2.B.c)，配制成0,10.0,20.0,40.0,80.0和100.0 μg/L的二氯苯。0、5.0、10.0、20.0、30.0和40.0 μg/L的三氯苯、四氯苯、五氯苯、六氯苯的标准系列。取5 μL注入色谱仪，以峰高为纵坐标，含量为横坐标，绘制标准曲线。

24.1.6.3 **试验**

24.1.6.3.1 进样：

A 进样方式：直接进样。

B 进样量：5 μL。

C 操作：用洁净微量注射器(24.1.4.2)于待测样品中抽吸几次，排出气泡，取所需体积迅速注入色谱仪中，并立即拔出注射器。

24.1.6.3.2 记录：以标样核对，记录色谱峰的保留时间及对应的化合物。

24.1.6.3.3 色谱图的考查：

A 标准色谱图：见图19。

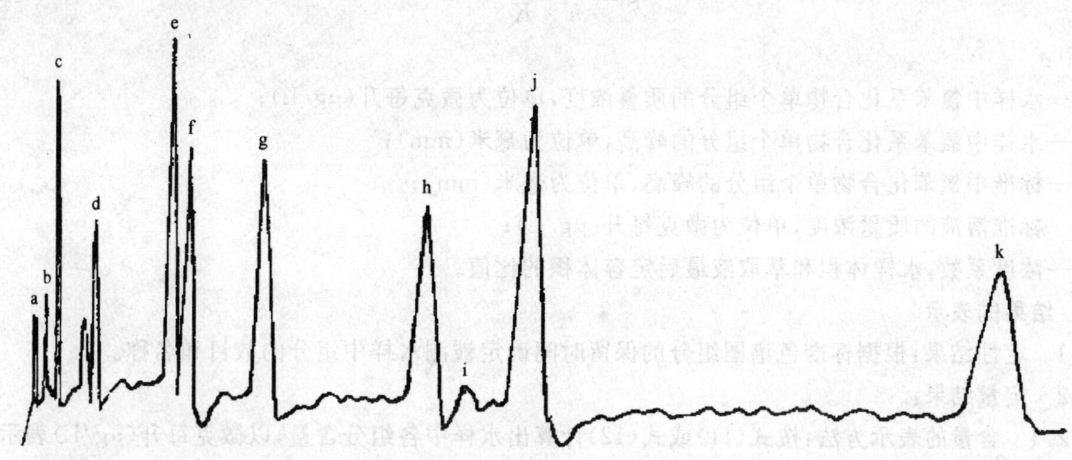

a——对二氯苯；

b——间二氯苯；

c——1,3,5-三氯苯；

d——邻二氯苯；

e——1,2,4-三氯苯；

f——1,2,3,5-四氯苯；

g——1,2,4,5-四氯苯；

h——1,2,3-三氯苯；

i——1,2,3,4-四氯苯；

j——五氯苯；

k——六氯苯。

图19 标准色谱图

B 定性分析：

a 各组分出峰顺序：对二氯苯；间二氯苯；1,3,5-三氯苯；邻二氯苯；1,2,4-三氯苯；1,2,3,5-四氯苯；1,2,4,5-四氯苯；1,2,3-三氯苯；1,2,3,4-四氯苯；五氯苯和六氯苯。

b 各组分的保留时间：对二氯苯 1.867 min；间二氯苯 2.383 min；1,3,5-三氯苯 3.017 min；邻-二氯苯 4.65 min；1,2,4-三氯苯 4.883 min；1,2,3,5-四氯苯 8.333 min；1,2,4,5-四氯苯 9.283 min；1,2,3-三氯苯 13.333 min；1,2,3,4-四氯苯 20.033 min；五氯苯 24 min 和六氯苯 45.217 min。

C 定量分析：

a 色谱峰的测量：连接峰的起点和终点作为峰底，从峰高的最大值对峰底做垂线，垂线与峰底交点到峰顶的距离为峰高。

b 计算：根据色谱峰的峰高在标准曲线上查出各组分的含量按式(11)计算；如果用单标准定量，按式(12)计算。

$$\rho = \frac{\rho_1 \times V_1}{V} \qquad \cdots\cdots\cdots\cdots\cdots\cdots (11)$$

式中：

ρ——水样中氯苯系化合物单个组分的质量浓度，单位为微克每升(μg/L)；

ρ_1——相当于标准曲线上氯苯系化合物的质量浓度，单位为微克每升(μg/L)；

V_1——萃取液体积，单位为毫升(mL)；

V——水样体积，单位为毫升(mL)。

$$\rho = \frac{h_1 \times \rho_1}{h \times K} \qquad \cdots\cdots\cdots\cdots\cdots\cdots (12)$$

式中：

ρ——水样中氯苯系化合物单个组分的质量浓度，单位为微克每升(μg/L)；

h_1——水样中氯苯系化合物单个组分的峰高，单位为毫米(mm)；

h——标准中氯苯化合物单个组分的峰高，单位为毫米(mm)；

ρ_1——标准溶液的质量浓度，单位为微克每升(μg/L)；

K——浓度系数，水样体积和萃取液最后定容体积的比值。

24.1.7 结果的表示

24.1.7.1 定性结果：根据标准色谱图组分的保留时间确定被测水样中组分的数目和名称。

24.1.7.2 定量结果：

24.1.7.2.1 含量的表示方法：按式(11)或式(12)计算出水样中各组分含量，以微克每升(μg/L)表示。

24.1.7.2.2 精密度和准确度

3 个实验室对二氯苯浓度范围为 30 μg/L～2 300 μg/L 的水样进行重复测定，其相对标准偏差为 4.0%～12%；测定浓度范围为 16 μg/L～14 000 μg/L 的水样，回收率为 82.7%～107%。

3 个实验室对三氯苯浓度范围为 7.3 μg/L～330 μg/L 的水样进行重复测定，其相对标准偏差为 2.6%～9.6%，浓度范围为 8.0 μg/L～2 000 μg/L 的水样，其回收率为 87.5%～98.0%。

3 个实验室对四氯苯浓度范围为 3.85 μg/L～170 μg/L 的水样进行重复测定，其相对标准偏差为 2.5%～8.2%，浓度范围为 4.0 μg/L～200 μg/L 的水样，其回收率为 85.5%～91.0%。

3 个实验室对六氯苯浓度范围为 1.77 μg/L～42 μg/L 的水样进行重复测定，其相对标准偏差为 5.8%～7.1%，浓度范围为 2.0 μg/L～50 μg/L 的水样，回收率为 81.1%～91.0%。

25 1,2-二氯苯

见第 24 章。

26 1,4-二氯苯

见第 24 章。

27 三氯苯

见第 24 章。

28 四氯苯

见第 24 章。

29 硝基苯

29.1 气相色谱法

29.1.1 范围

本标准规定了用气相色谱法测定生活饮用水及其水源水中硝基苯。

本法适用于生活饮用水及其水源水中硝基苯的测定。

本法的最低检测质量为 0.01 ng,若取 500 mL 水样测定,则最低检测质量浓度为 0.5 μg/L。

29.1.2 原理

本法是将水样用 H_2SO_4 酸化(或酸化、蒸馏)、苯萃取后用带电子捕获检测器的气相色谱法测定。

29.1.3 试剂和材料

29.1.3.1 载气:高纯氮(99.999%)。

29.1.3.2 配制标准样品和试样预处理时使用的试剂和材料:

29.1.3.2.1 纯水:色谱检验无待测组分。

29.1.3.2.2 无水硫酸钠:在 300℃烘箱中烘烤 4 h,置于干燥器中冷却至室温。

29.1.3.2.2 苯:优级纯,色谱检验无被测组分。

29.1.3.2.3 正己烷:优级纯,色谱检验无被测组分。

29.1.3.2.4 色谱标准物:硝基苯(>99%)。

29.1.4 仪器

29.1.4.1 气相色谱仪:

29.1.4.1.1 电子捕获检测器。

29.1.4.1.2 色谱柱:FFAP(25 m×0.32 mm)毛细管色谱柱,或者相同极性的毛细管色谱柱。

29.1.4.2 样品瓶:1 000 mL 具塞磨口玻璃瓶。

29.1.4.3 分液漏斗:100 mL,500 mL。

29.1.4.4 微量进样器:10 μL。

29.1.4.5 比色管:25 mL。

29.1.5 样品

29.1.5.1 样品的稳定性:样品待测组分易挥发,需避光低温保存,尽快测定。

29.1.5.2 样品的采集:采集后 7 d 内完成萃取,萃取前样品在 4℃保存,萃取后 40 d 内完成分析。

29.1.5.3 样品的处理:摇匀水样,准确量取 500 mL 置入 500 mL 分液漏斗中,加入 25 mL 苯,摇动,放出气体。再振荡萃取 3 min~5 min,静置 10 min,两相分层,弃去水相,置入事先盛有少许无水硫酸钠的具塞离心管中,备色谱分析用。

29.1.6 分析步骤

29.1.6.1 仪器的调整

29.1.6.1.1 气化室温度:310℃。

29.1.6.1.2 柱温:160℃。

29.1.6.1.3 检测器温度:315℃。

29.1.6.1.4 载气流量:2.0 mL/min。

29.1.6.1.5 分流比:11∶1。

29.1.6.1.6 尾吹气流量:50 mL/min。

29.1.6.2 **校准**

29.1.6.2.1 定量分析中的校准方法:外标法。

29.1.6.2.2 标准样品:

A 使用次数:每次分析样品时用新标准使用溶液绘制工作曲线或用相应因子进行计算。

B 标准样品的制备:

a 标准储备液的制备:称取硝基苯标准物(29.1.3.2.4)0.100 0 g,置于容量瓶中,用苯(29.1.3.2.2)溶解,定容至 100 mL,在 4℃避光保存,可保存 6 个月。

b 标准使用液的制备:吸取 1 mL 硝基苯标准储备溶液(29.1.6.2.2.B.a),用苯(29.1.3.2.2)定容至 10 mL 的容量瓶中,此溶液中硝基苯浓度为 100 mg/L,再取 1 mL 此标液,用苯定容至 10 mL的容量瓶中,此溶液中硝基苯浓度为 10 mg/L。如此逐级稀释至 ρ=1 μg/mL。

C 气相色谱中使用标准样品的条件:

a 标准样品进样体积与试样进样体积相同,标准样品的响应值应接近试样的响应值。

b 在工作范围内相对标准偏差小于 10%即可认为处于稳定状态。

c 每批样品必须同时制备工作曲线。

29.1.6.2.3 工作曲线的制作:分别取 0.10,0.20,0.50,0.80,1.00 mL 标准使用液(29.1.6.2.2.B.b)用正己烷定容至 10 mL,此即为标准系列 0.01,0.02,0.05,0.08,0.1 μg/mL。进样 1 μL 注入色谱仪。以峰高或峰面积为纵坐标,浓度为横坐标绘制工作曲线。

29.1.6.3 **试验**

29.1.6.3.1 进样:

A 进样方式:直接进样。

B 进样量:1 μL。

29.1.6.3.2 记录:以标样核对,记录色谱峰的保留时间及对应的化合物。

29.1.6.3.3 色谱图的考察:

A 标准色谱图:见图 20。

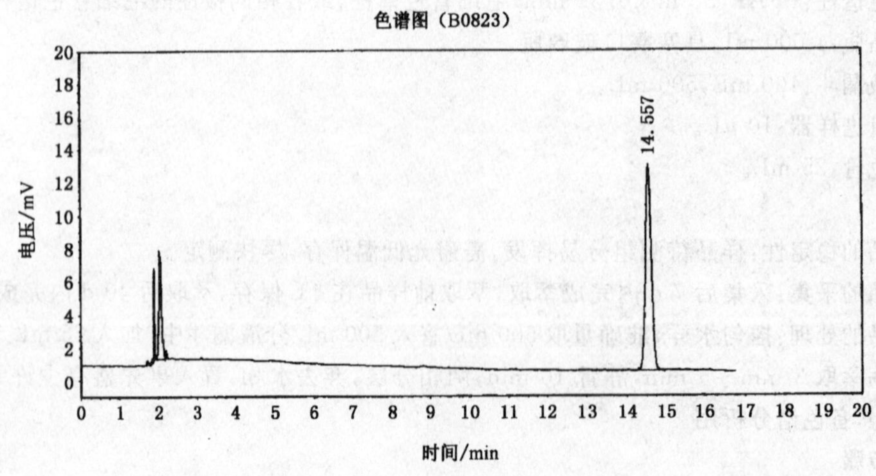

图 20 硝基苯标准色谱图

B　定性分析：硝基苯保留时间 14.557 min。

C　定量分析：

a　色谱峰的测量：可量峰高或峰面积，用微机时自动测量并记录。用记录仪时需人工测量，峰高的测量：组分峰的最高点与基线（峰底）的垂直距离为峰高。

b　计算：根据色谱图的峰高或峰面积在工作曲线上查出相应的质量浓度。

29.1.7　结果的表示

29.1.7.1　定性结果：根据标准色谱图各组分的保留时间确定被测样品中组分的数目和名称。

29.1.7.2　定量结果：

29.1.7.2.1　含量的表示方法：直接从标准曲线上查出水样中硝基苯的质量浓度，以微克每升（μg/L）表示。

29.1.7.2.2　精密度和准确度：1 个实验室测定加硝基苯标准的水样，其相对标准偏差为 1.0%～6.4%，回收率为 90.7%～97.9%。

30　三硝基甲苯

30.1　气相色谱法

30.1.1　范围

本标准规定了用气相色谱法测定生活饮用水及其水源水中的三硝基甲苯。

本法适用于生活饮用水及其水源水中的三硝基甲苯的测定。

本法最低检测质量为 0.20 μg，若取 100 mL 水样测定，则最低检测质量浓度为 0.4 mg/L。

水中硝基苯类、硝基氯苯类均不干扰测定。

30.1.2　原理

水中微量三硝基甲苯在酸性介质中经二氯甲烷萃取浓缩后，可用带氢火焰检测器的气相色谱仪分别测定各种硝基苯异构体的含量。

30.1.3　试剂和材料

30.1.3.1　载体和辅助气体

30.1.3.1.1　载体：高纯氮（99.999%）。

30.1.3.1.2　氢气（>99.6%）。

30.1.3.1.3　压缩空气：经硅胶、活性炭或 0.5 nm 分子筛净化处理。

30.1.3.2　配制标准品和样品预处理时使用的试剂

30.1.3.2.1　2,4,6-三硝基甲苯。

30.1.3.2.2　硝基甲烷：化学纯。

30.1.3.2.3　二氯甲烷：经色谱检查应无干扰峰，必要时用全玻璃蒸馏器蒸馏。

30.1.3.2.4　盐酸（$\rho_{20}=1.19$ g/mL）。

30.1.3.2.5　无水硫酸钠：经 400℃灼烧 2 h，密封储存。

30.1.3.3　制备色谱柱使用的试剂和材料

30.1.3.3.1　色谱柱和填充物见 30.1.4.1.3 有关内容。

30.1.3.3.2　涂渍固定液所用的溶剂：三氯甲烷。

30.1.4　仪器

30.1.4.1　气相色谱仪：具程序升温控制器。

30.1.4.1.1　氢火焰离子化检测器。

30.1.4.1.2　记录仪或工作站。

30.1.4.1.3　色谱柱

A　色谱柱类型：硬质玻璃填充柱长 2 m，内径 2 mm。

B 填充物：

a 载体：Chromosorb Hp 60 目～80 目。

b 固定液及含量：5%二甲基硅酮(SE-30)。

C 涂渍固定液方法：称取 0.5 g SE-30 溶于三氯甲烷(30.1.3.3.2)中，然后加入 10 g 载体(30.1.4.1.3.B.a)摇匀，置于室温下自然挥干，装柱。

D 色谱柱老化：将色谱柱进口端接到色谱系统，出口端与检测器断开，通氮气于 220℃老化 24 h。

30.1.4.2 微量注射器：10 μL。

30.1.4.3 电动振荡器。

30.1.4.4 分液漏斗：125 mL～250 mL。

30.1.4.5 电恒温水浴。

30.1.4.6 KD 浓缩器。

30.1.5 样品

30.1.5.1 样品稳定性：三硝基甲苯对光照不稳定。

30.1.5.2 水样采集及储存方法：用玻璃瓶采集水样避光保存，于 2 d 内分析完毕。

30.1.5.3 水样预处理：

30.1.5.3.1 水样的萃取：取 100 mL 水样于 125 mL～250 mL 分液漏斗中，加 5 mL 盐酸(30.1.3.2.4)，混匀。放置 3 min 后，依次用 15 mL、10 mL 和 5 mL 二氯甲烷(30.1.3.2.3)振荡萃取 3 min，静置分层，二氯甲烷相通过预先装有无水硫酸钠的筒形漏斗，收集于 KD 浓缩器。

30.1.5.3.2 样品浓缩：于 KD 浓缩器(30.1.4.6)中加入 1 mL 硝基甲烷，混匀，于 40℃水浴中浓缩至 1.0 mL，供测定用。

30.1.6 分析步骤

30.1.6.1 仪器的调整

30.1.6.1.1 气化室温度：210℃。

30.1.6.1.2 柱温：起始温度 100℃，保持 3 min，升温速率 20℃/min，终止温度 210℃，保持 1 min。

30.1.6.1.3 检测器温度：210℃。

30.1.6.1.4 气体流量：载气 50 mL/min；氢气 35 mL/min；空气 350 mL/min。

30.1.6.2 校准

30.1.6.2.1 定量分析中的校准方法：外标法。

30.1.6.2.2 样品标准溶液的制备：精确称取 0.100 0 g 2,4,6 三硝基甲苯(TNT)，置于 100 mL 容量瓶中，用硝基甲烷溶解，并定容至刻度，此溶液浓度 ρ(2,4,6-三硝基甲苯)＝1 mg/mL。密封、避光、低温保存。

30.1.6.2.3 标准曲线的绘制：取 8 个 10 mL 容量瓶，分别加入标准溶液(30.1.6.2.2)0，0.1，0.2，0.4，0.6，0.8 和 1.0 mL，用硝基甲烷稀释至刻度，使其浓度为 0，10，20，30，40，60，80 和 100 μg/mL 的标准系列，分别取 5 μL 注入色谱仪，测得峰高，以峰高对浓度绘制标准曲线。

30.1.6.3 试验

30.1.6.3.1 进样

A 进样方式：直接进样。

B 进样量：5 μL。

C 操作：用洁净的注射器(30.1.4.2)于待测的样品中抽取几次，排出气泡，取所需体积，迅速注入色谱仪中，并立即拔出注射器。

30.1.6.3.2 色谱图的考察

A 标准色谱图：见图 21。

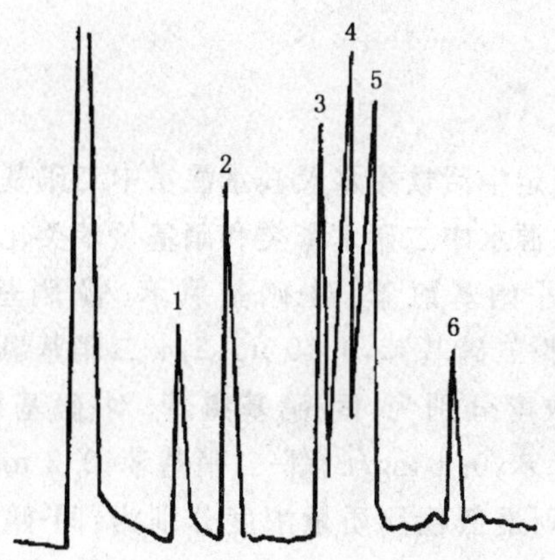

1——邻-硝基甲苯；

2——间-硝基甲苯；

3——2,5-二硝基甲苯；

4——2,4-二硝基甲苯；

5——3,4-二硝基甲苯；

6——2,4,6-三硝基甲苯。

图 21 三硝基甲苯标准色谱图

B 定性分析：

a 组分出峰顺序：邻-硝基甲苯；间-硝基甲苯；2,5-二硝基甲苯；2,4-二硝基甲苯；3,4-二硝基甲苯；2,4,6-三硝基甲苯。

b 保留时间：邻-硝基甲苯 2.85 min；间-硝基甲苯 3.77 min；2,5-二硝基甲苯 6.85 min；2,4-二硝基甲苯 7.26 min；3,4-二硝基甲苯 7.44 min；2,4,6-三硝基甲苯 8.42 min。

C 定量分析：

a 色谱峰的测量：连接峰的起点和终点作为峰底，从峰高的最大值对峰底做垂线，垂线与峰底的交点到峰顶的距离为峰高。

b 计算：根据样品峰高从标准曲线上查得相应的三硝基甲苯的浓度，计算见式(13)：

$$\rho(\mathrm{TNT}) = \frac{\rho_1 \times V_1}{V} \qquad \cdots\cdots(13)$$

式中：

$\rho(\mathrm{TNT})$——水样中三硝基甲苯的质量浓度，单位为毫克每升(mg/L)；

ρ_1——相当于标准曲线上三硝基甲苯的质量浓度，单位为微克每毫升(μg/mL)；

V_1——萃取液体积，单位为毫升(mL)；

V——水样的体积，单位为毫升(mL)。

30.1.7 结果的表示

30.1.7.1 定性结果：根据标准色谱图各组分的保留时间确定被测组分数目及组分名称。

30.1.7.2 定量结果：

30.1.7.2.1 含量的表示方法：按式(13)计算水样中组分的含量，以毫克每升(mg/L)表示。

30.1.7.2.2 精密度和准确度：6 个实验室对三硝基甲苯浓度为 2 mg/L～10 mg/L 的水样进行测定，回收率为 95.0%～105%，相对标准偏差均小于 5.0%；浓度在 0.5 mg/L～2 mg/L 时，回收率为 84.0%～96.0%，相对标准偏差为 8.0%。

31 二硝基苯

31.1 气相色谱法

31.1.1 范围

本标准规定了用气相色谱法测定生活饮用水及其水源水中二硝基苯类和硝基氯苯类化合物。

本法适用于生活饮用水及其水源水中二硝基苯类和硝基氯苯类化合物的测定。

本法最低检测质量分别为:间-硝基氯苯、对-硝基氯苯、邻-硝基氯苯,0.020 μg;对-二硝基苯,0.040 μg;间-二硝基苯,0.20 μg;邻-二硝基苯,0.10 μg;2,4-二硝基氯苯,0.10 μg。若取 250 mL 水样经处理后测定,则最低检测质量浓度分别为:间-硝基氯苯、对-硝基氯苯、邻-硝基氯苯,0.04 mg/L;对-二硝基苯,0.08 mg/L;间-二硝基苯,0.4 mg/L;邻-二硝基苯,0.2 mg/L;2,4-二硝基氯苯,0.2 mg/L。若取 500 mL 水样经处理后测定,则最低检测质量浓度分别为:间-硝基氯苯、对-硝基氯苯、邻-硝基氯苯,0.02 mg/L;对-二硝基苯,0.04 mg/L;间-二硝基苯,0.2 mg/L;邻-二硝基苯,0.1 mg/L;2,4-二硝基氯苯,0.1 mg/L。

在本操作条件下 0.2 mg/L 的硝基苯和邻-硝基甲苯,2 mg/L 的三氯苯和六氯苯,3 mg/L 的 DDT,0.2 mg/L 以下的六六六均不干扰测定。

31.1.2 原理

水中二硝基苯类、硝基氯苯类化合物经溶剂萃取(用苯与乙酸乙酯混合溶剂)或用 GDX-502 聚二乙烯基苯多孔小球吸附,浓缩,用电子捕获检测器测定。其出峰顺序为:间-硝基氯苯,对-硝基氯苯,邻-硝基氯苯,对-二硝基苯,间-二硝基苯,邻-二硝基苯和 2,4-二硝基氯苯。测定结果用各异构体质量浓度之和表示。

31.1.3 试剂和材料

31.1.3.1 载气:高纯氮气(99.999%)。

31.1.3.2 配制标准样品和试样预处理时使用的试剂:

31.1.3.2.1 苯(重蒸馏)。

31.1.3.2.2 乙酸乙酯。

31.1.3.2.3 无水硫酸钠:经 350℃灼烧 4 h,储存于密闭的容器中。

31.1.3.2.4 GDX-502 聚乙二烯苯多孔小球(80 目～100 目)。

31.1.3.2.5 色谱标准物:对-硝基氯苯,间-硝基氯苯,邻-硝基氯苯,对-硝基氯苯,间-硝基氯苯,对-二硝基苯和 2,4-二硝基氯苯(色谱纯或分析纯)。

31.1.3.3 制备色谱柱时使用的试剂和材料:

31.1.3.3.1 色谱柱和填充物见 31.1.4.1.3 有关内容。

31.1.3.3.2 涂渍固定液所用的溶剂:丙酮。

31.1.4 仪器

31.1.4.1 气相色谱仪

31.1.4.1.1 电子捕获检测器。

31.1.4.1.2 记录仪或工作站。

31.1.4.1.3 色谱柱

A 色谱柱类型:硬质玻璃填充柱,长 2 m,内径 3 mm。

B 填充物:

a 载体:Chromasorb W 60 目～80 目。

b 固定液及含量:5%丁二酸二乙二醇聚酯(DEGS)。

C 涂渍固定液的方法及老化的方法:将载体 Chromosorb W(60 目～80 目)(31.1.4.1.3.B.a)用溴化钾溶液(50g/L)浸泡 2 h 后,过滤烘干。称取 0.5 g DEGS 于蒸发皿中,用丙酮溶解,然后加入 10.0 g 上述载体，轻轻摇动，使载体与固定液混匀，于红外灯下挥干溶剂。采用普通装柱法装柱。

将色谱柱与检测器断开，将填充好的色谱柱装机通氮气，流量 5 mL/min～10 mL/min，于柱温 200℃，老化 24 h。

31.1.4.2 微量注射器：10 μL。

31.1.4.3 分液漏斗：500 mL。

31.1.4.4 KD 浓缩器。

31.1.4.5 玻璃吸附管，按图 22 自制。

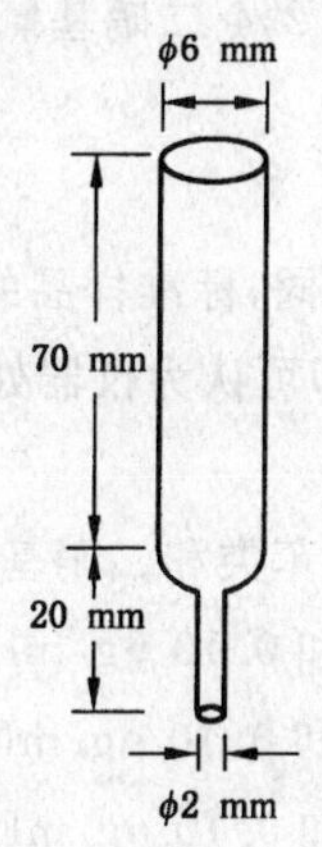

图 22 玻璃吸附管

31.1.4.6 玻璃棉。

31.1.4.7 磨口玻璃瓶。

31.1.5 样品

31.1.5.1 水样的采集及保存方法：用玻璃瓶采集水样，盖紧瓶塞。如不能立即测定，需置 4℃冰箱中保存。

31.1.5.2 样品的预处理：

31.1.5.2.1 水样的萃取：取 250 mL 水样置于 500 mL 分液漏斗(31.1.4.3)中，加入 50 mL 乙酸乙酯(31.1.3.2.2)振摇 5 min，静置分层。分出乙酸乙酯层后，再加入 20 mL 苯(31.1.3.2.1)，振摇 5 min，静止分层分出苯层，与乙酸乙酯合并。加入 1 g 无水硫酸钠(31.1.3.2.3)脱水，在 70℃水浴上减压，浓缩至 1.0 mL 供分析用。

31.1.5.2.2 水样的吸附：取 250 mL 水样置于 500 mL 分液漏斗中(31.1.4.3)，连接好吸附装置，然后以 3 mL/min 的流量进行抽滤，抽滤结束后取下吸附柱，用吸球吹去柱内残留水。加 10 mL 苯洗脱，收集洗液于 KD 浓缩瓶中，浓缩定容至 1.0 mL 供分析用。

31.1.6 分析步骤

31.1.6.1 调整仪器

31.1.6.1.1 气化室温度：200℃。

31.1.6.1.2 柱箱温度：160℃。

31.1.6.1.3 检测器温度：200℃。

31.1.6.1.4 载气流量：20 mL/min。

31.1.6.1.5 衰减：根据样品中被测组分含量调节记录器衰减。

31.1.6.2 校准

31.1.6.2.1 定量分析中的校准方法：外标法。

31.1.6.2.2 标准样品：

A 使用次数：每次分析样品时用新标准使用液绘制新的校准曲线或用其响应因子进行计算。

B 标准样品的制备：

a 标准储备溶液的制备：准确称取间-硝基氯苯，对-硝基氯苯，邻-硝基氯苯，对-二硝基苯，间-二硝基苯，邻-二硝基苯和2,4-二硝基氯苯各0.500 g分别于50 mL容量瓶中用苯溶解，并稀释至刻度。此溶液ρ(硝基氯苯类)=10 mg/mL，ρ(二硝基苯，二硝基氯苯)=10 mg/mL。

b 标准中间溶液的制备：分别取标准储备溶液(31.1.6.2.2.B.a)硝基氯苯类，邻-二硝基苯和2,4-二硝基氯苯10 mL，对-二硝基苯和间-二硝基苯20 mL于100 mL容量瓶中用苯稀释至刻度，此溶液为ρ(硝基氯苯类，邻-二硝基苯和2,4-二硝基氯苯)=1 mg/mL；ρ(对-二硝基苯，间-二硝基苯)=2 mg/mL。

C 气相色谱法中使用标准品的条件：

a 标准样品进样体积与试样进样体积相同，标准样品的响应值应接近试样的响应值。

b 在工作范围内相对标准差小于10%即可认为仪器处于稳定状态。

c 标准样品与试样尽可能同时进样分析。

31.1.6.2.3 标准使用溶液的配制：将硝基氯苯类和二硝基苯类标准溶液分别稀释成下列浓度：

a 对-硝基氯苯：0,0.025,0.050,0.075和0.10 μg/mL；

b 间-硝基氯苯：0,0.025,0.050,0.075和0.10 μg/mL；

c 邻-硝基氯苯：0,0.025,0.050,0.075和0.10 μg/mL；

d 对-二硝基苯：0,0.050,0.10,0.15和0.20 μg/mL；

e 间-二硝基苯：0,0.50,1.0,1.5和2.0 μg/mL；

f 邻-二硝基苯：0,0.25,0.50,0.75和1.0 μg/mL；

g 2,4-二硝基氯苯：0,0.25,0.50,0.75和1.0 μg/mL。

然后，按硝基氯苯类和二硝基苯类的各组分线性范围，配成不同浓度的混合标准溶液。

31.1.6.2.4 标准曲线的绘制：取混合标准溶液注入气相色谱仪，按31.1.6.1测定，以峰高为纵坐标，浓度为横坐标，绘制标准曲线。

31.1.6.3 试验

31.1.6.3.1 进样：

A 进样方式：直接进样。

B 进样量：一般为2 μL。

C 操作：用洁净微量注射器(31.1.4.2)于待测样品中抽吸几次，排出气泡，取所需体积，迅速注入色谱仪中，并立即拔出注射器。

31.1.6.3.2 记录：以标样核对，记录色谱峰的保留时间及对应的化合物。

31.1.6.3.3 色谱图的考查：

A 标准色谱图：见图23。

B 定性分析：

a 各组分出峰顺序：间-硝基氯苯；对-硝基氯苯；邻-硝基氯苯；对二硝基苯；间-二硝基苯；邻-二硝基苯和2.4-二硝基氯苯。

b 各组分保留时间：间-硝基氯苯1.5 min；对-硝基氯苯1.683 min；邻-硝基氯苯2 min；对-二硝基苯10.417 min；间-二硝基苯10.933 min；邻-二硝基苯15.783 min和2,4-二硝基氯苯17.917 min。

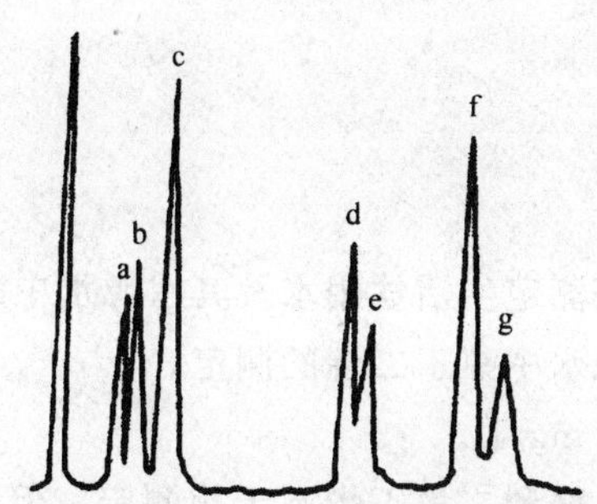

a——间-硝基氯苯；

b——对-硝基氯苯；

c——邻-硝基氯苯；

d——对-二硝基苯；

e——间-二硝基苯；

f——邻-二硝基苯；

g——2,4-二硝基氯苯。

图 23　二硝基苯类和硝基氯苯类化合物标准色谱图

C　定量分析：

a　色谱峰的测量：连接峰的起点和终点作为峰底，从峰高的极大值对峰底做垂线，此线与峰底相交，交点与峰顶的距离即为峰高。

b　计算：通过色谱峰高，在标准曲线上查出各化合物的含量，按式(14)进行计算。

$$\rho(\mathrm{B})=\frac{\rho_1\times V_1\times 1\,000}{V} \quad \cdots\cdots(14)$$

式中：

$\rho(\mathrm{B})$——水样中的各某化合物质量浓度，单位为微克每升(μg/L)；

ρ_1——相当于标准的某化合物的质量浓度，单位为微克每毫升(μg/mL)；

V_1——萃取浓缩液体积，单位为毫升(mL)；

V——水样体积，单位为毫升(mL)。

31.1.7　结果的表示

31.1.7.1　定性结果：根据标准色谱图组分的保留时间确定被测水样中组分的数目和名称。

31.1.7.2　定量结果：

31.1.7.2.1　含量的表示方法：按式(14)计算水样各组分含量，以微克每升(μg/L)表示。

31.1.7.2.2　精密度和准确度：

同一实验室对不同浓度的加标水样测定结果，二硝基苯质量浓度在 0.068 mg/L～3.4 mg/L 时相对标准偏差为 3.4%～8.2%；二硝基苯质量浓度在 0.16 mg/L～4.0 mg/L 时，平均回收率为 87.0%。

对不同质量浓度的加标水样测定结果，硝基氯苯质量浓度在 0.070 mg/L～0.095 mg/L 时相对标准偏差为 6.7%～7.4%；质量浓度在 0.16 mg/L～4.0 mg/L 时平均回收率为 92.0%。

对不同质量浓度的加标水样测定结果，硝基氯苯质量浓度在 0.70 mg/L～3.76 mg/L 时相对标准偏差为 3.4%～4.8%；质量浓度在 0.16 mg/L～4.0 mg/L 时平均回收率为 88.0%。

32　硝基氯苯

见第 31 章。

33　二硝基氯苯

见第 31 章。

34 氯丁二烯

34.1 顶空气相色谱法

34.1.1 范围

本标准规定了用顶空气相色谱法测定生活饮用水及其水源水中的氯丁二烯。

本法适用于生活饮用水及其水源水中氯丁二烯的测定。

本法最低检测质量浓度为 0.002 mg/L。

在选定的条件下,乙烯基乙炔、乙醛和二氯丁烯不干扰测定。但不洁净的样品瓶将影响测定,应采取相应的净化措施。

34.1.2 原理

在密闭的顶空瓶中,易挥发的氯丁二烯分子从液相逸出液面至上部空间的气体中,在一定的温度下,氯丁二烯的分子在气液两相之间达到动态平衡,此时氯丁二烯在气相中的浓度和它在液相中的浓度成正比,通过对气相中氯丁二烯浓度的测定,即可计算水样中氯丁二烯的浓度。

34.1.3 试剂和材料

34.1.3.1 载气和辅助气体

34.1.3.1.1 载气:高纯氮(99.999%)。

34.1.3.1.2 燃气:纯氢(>99.6%)。

34.1.3.1.3 助燃气:无油压缩空气,经装 0.5 nm 分子筛的净化管净化。

34.1.3.2 配制标准样品和试样预处理时使用的试剂

34.1.3.2.1 纯水:蒸馏水经纯氮吹气 1 h。

34.1.3.2.2 无水硫酸钠。

34.1.3.2.3 氯丁二烯:取车间精制品,重蒸馏,含量大于 99.5%。

34.1.3.3 制备色谱柱使用的试剂和材料

34.1.3.3.1 色谱柱和填充物,见 34.1.4.1.3 有关内容。

34.1.3.3.2 涂渍固定液所用的溶剂:二氯甲烷。

34.1.4 仪器

34.1.4.1 气相色谱仪

34.1.4.1.1 氢火焰离子化检测器。

34.1.4.1.2 记录仪或工作站。

34.1.4.1.3 色谱柱:

A 色谱柱类型:不锈钢填充柱,柱长 2 m,内径 4 mm。

B 填充物:

a 载体:红色 6201 载体,60 目~80 目经筛分干燥后备用。

b 固定液及含量:10%聚乙二醇已二酸酯,10%阿皮松 L。

C 涂渍固定液及老化的方法:将 10%聚乙二醇己二酸酯和 10%阿皮松 L 分别涂在 60 目~80 目的红色 6201 担体上,以 5∶1 比例混合。采用普通装柱法装柱。将填充好的色谱柱装机通氮气,流量 5 mL/min~10 mL/min,于柱温 120℃,老化 10 h。

34.1.4.2 注射器:1.0 mL。

34.1.4.3 顶空瓶:100 mL 细口瓶,使用前烘烤 2 h。

34.1.4.4 恒温水浴(±0.5℃)。

34.1.4.5 翻口胶塞。

34.1.4.6 铝箔或聚四氟乙烯膜。

34.1.5 样品

34.1.5.1 样品的稳定性：易挥发，低温保存，尽快分析。

34.1.5.2 水样的采集及保存方法；在 100 mL 的顶空瓶中加入 15g 无水硫酸钠，立即用包有聚四氟乙烯薄膜的翻口胶塞盖好，然后用 100 mL 注射器抽取瓶内空气两次，每次抽到 100 mL 刻度，此时瓶内余压约 40 kPa。再用注射器注入水样 40 mL，摇匀。送往实验室尽快分析。

34.1.5.3 水样预处理：将采集样品的顶空瓶放入 60℃±0.1℃的恒温水浴锅内恒温 20 min，备用。

34.1.6 分析步骤

34.1.6.1 仪器的调整

34.1.6.1.1 气化室温度：120℃。

34.1.6.1.2 柱温：90℃。

34.1.6.1.3 检测器温度：140℃。

34.1.6.1.4 气体流量：载气 30 mL/min；氢气 50 mL/min；空气 200 mL/min。

34.1.6.1.5 衰减：根据样品中被测组分含量调节记录器衰减。

34.1.6.2 校准

34.1.6.2.1 定量分析中的校准方法：外标法。

34.1.6.2.2 标准样品：

A 使用次数：每次分析样品时，用新标准使用液绘制标准曲线。

B 标准样品的制备：

a 标准储备溶液：在 10 mL 的容量瓶中注入纯水至刻度，称量后再用微量注射器在水面以下加入 10 μL 新蒸馏的氯丁二烯，密封摇匀，称量，计算储备液的浓度。

b 标准使用溶液的制备：于 500 mL 容量瓶中加入 400 mL 纯水，加入适量氯丁二烯标准储备液(34.1.6.2.2.B.a)，再加入纯水稀释到刻度，混匀，使此溶液为 ρ(氯丁二烯)=1.00 μg/mL。

C 气相色谱法中使用标准样品的条件：

a 标准样品进样体积与试样进样体积相同，标准样品的响应值接近试样的响应值。

b 工作范围内相对标准差小于 10%即可认为仪器处于稳定状态。

c 标准样品与试样尽可能同时进样分析。

34.1.6.2.3 工作曲线的绘制：取 7 个 100 mL 容量瓶，分别加入 0，0.20，1.00，4.00，10.0，40.0 和 100.0 mL 氯丁二烯标准使用溶液(34.1.6.2.2.B.b)，加纯水至刻度，混匀，配成 0，0.002，0.01，0.04，0.10，0.40 和 1.00 mg/L 的标准系列。将标准系列按 34.1.5.2 处理后将顶空瓶置于超级恒温水浴中，在 60℃±0.1℃温度下平衡 20 min，用预热过的注射器插入瓶内空间，抽取 1 mL 顶空气体注入气相色谱仪，按 34.1.6.1 的条件测定，以峰高为纵坐标，浓度为横坐标，绘制工作曲线。

34.1.6.3 试验

34.1.6.3.1 进样：

A 进样方式：直接进样。

B 进样量：1.00 mL。

C 操作：用清洁微量注射器(34.1.4.2)于待测样品中吸取所需体积注入色谱仪测定。

34.1.6.3.2 记录：以标样核对，记录色谱峰的保留时间及对应的化合物。

34.1.6.3.3 色谱图的考查：

A 标准色谱图：见图 24。

B 定性分析：

a 各组分出峰次序：乙烯基乙炔；乙醛；氯丁二烯；苯和二氯丁烯。

b 保留时间：乙烯基乙炔 36 s；乙醛 45 s；氯丁二烯 61 s；苯 1.6 min 和二氯丁烯 4.267 min。

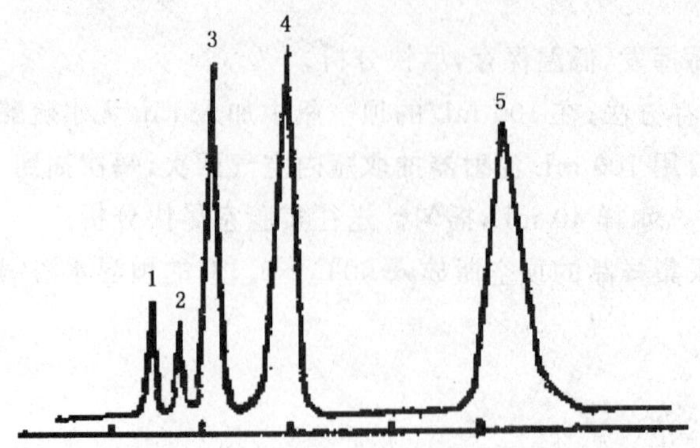

1——乙烯基乙炔；

2——乙醛；

3——氯丁二烯；

4——苯；

5——二氯丁烯。

图 24 氯丁二烯标准色谱图

C 定量分析：

a 色谱峰的测量：连接峰的起点和终点作为峰底，从峰高最大值对峰底做垂线，与峰底的交点到峰顶的距离为峰高。

b 计算：用样品的峰高直接从工作曲线上查出水样中氯丁二烯质量浓度。

34.1.7 结果的表示

34.1.7.1 定性结果：根据标准色谱图组分的保留时间，确定被测水样中组分的数目和名称。

34.1.7.2 定量结果

34.1.7.2.1 含量的表示方法：直接从工作曲线上查出水样中氯丁二烯的质量浓度，以毫克每升(mg/L)表示。

34.1.7.2.2 精密度和准确度：3个实验室对氯丁二烯质量浓度为 9.6 μg/L～96 μg/L 水样进行重复测定，相对标准偏差为 3.1%～7.1%；氯丁二烯质量浓度为 10 μg/L～100 μg/L，水样回收率范围为 88.1%～101%。

35 苯乙烯

见第 18 章。

36 三乙胺

36.1 气相色谱法

36.1.1 范围

本标准规定了用气相色谱法测定生活饮用水及其水源水中的三乙胺和二丙胺。

本法适用于生活饮用水及其水源水中三乙胺和二丙胺的测定。

本法三乙胺和二丙胺的最低检测质量均为 1.0 ng。若取 200 mL 水样经处理后测定，则最低检测质量浓度均为 0.05 mg/L。

36.1.2 原理

在水样中加入盐酸，使其中的胺类化合物生成盐酸盐，加热浓缩后，在浓缩液中加碱使之生成胺，取中和后的样品注入色谱仪，测其胺的含量。

36.1.3 试剂和材料

36.1.3.1 载气和辅助气体

36.1.3.1.1 载气:高纯氮(99.999%)。

36.1.3.1.2 氢气(>99.6%)。

36.1.3.1.3 压缩空气:经硅胶,活性炭或 0.5 nm 分子筛净化处理。

36.1.3.2 配制标准样品和试样预处理时使用的试剂

36.1.3.2.1 标准物:三乙胺和二丙胺。

36.1.3.2.2 盐酸溶液[$c(HCl)=1$ mol/L]:取 18.3 mL 盐酸($\rho_{20}=1.19$ g/mL),溶于纯水中,并稀释至 100 mL。

36.1.3.2.3 氢氧化钠溶液[$c(NaOH)=1$ mol/L]:称取 4 g 氢氧化钠(NaOH)溶于纯水中,并稀释至 100 mL。

36.1.3.2.4 本标准配制溶液及稀释用水均为无胺类物质的蒸馏水。

36.1.3.3 制备色谱柱时使用的试剂和材料

36.1.3.3.1 色谱柱和填充物,见 36.1.4.1.3 有关内容。

36.1.3.3.2 涂渍固定液所用的溶剂:丙酮、乙醇。

36.1.4 仪器

36.1.4.1 气相色谱仪

36.1.4.1.1 氢火焰检测器。

36.1.4.1.2 记录仪或工作站。

36.1.4.1.3 色谱柱:

A 色谱柱类型:U 型或螺旋形硬质玻璃柱,长 2 m,内径 3 mm。

B 填充物:

a 载体:Chromosorb 103(80 目~100 目)。

b 固定液及含量:5%角鲨烷;2%氢氧化钾。

C 涂渍固定液的方法:称取 0.5 g 角鲨烷,用丙酮溶解后,加入 10 g 载体,摇匀,于室温下自然挥干。然后再称取 0.2 g 氢氧化钾,用乙醇溶解后,以同样方法再涂一次,待溶剂完全挥干后再装柱。

D 填充方法:采用抽吸振动法,即色谱柱一端塞上少许玻璃棉接上真空泵,另一端接上小漏斗倒入固定相,启动真空泵(没有真空泵可用 100 mL 注射器人工抽气),轻轻振动色谱柱,使固定相填充均匀紧密。

E 色谱柱老化:将填充好的柱子装在色谱仪上。出口不接检测器,通氮气,于 140℃ 老化 48 h 以上。

36.1.4.2 可调温电炉。

36.1.4.3 微量注射器:10 μL。

36.1.4.4 容量瓶:10 mL。

36.1.5 样品

36.1.5.1 水样采集及储存方法:用 500 mL 玻璃瓶采集样品,如不能立即测定,可于每升水样中加 2.5 mL盐酸溶液(36.1.3.2.2)保存。用此法保存水样,测定时可直接取水样浓缩,而不必再加盐酸。

36.1.5.2 样品预处理:取 200 mL 水样置于 250 mL 烧杯中,加入 0.5 mL 盐酸溶液(36.1.3.2.2)混匀,在电炉上加热浓缩至 3 mL 左右,取下,冷却至室温,转移至 10 mL 刻度试管中,用蒸馏水充分洗涤烧杯,将洗涤液倒入试管中,加入 0.5 mL 氢氧化钠溶液(36.1.3.2.3)混匀,用蒸馏水定容至 10 mL,供色谱分析用。

36.1.6 分析步骤

36.1.6.1 仪器的调整

36.1.6.1.1 气化室温度:200℃。

36.1.6.1.2 柱箱温度:135℃。

36.1.6.1.3 检测器温度:200℃。

36.1.6.1.4 气体流量:载气 50 mL/min,氢气 50 mL/min,空气 600 mL/min。

36.1.6.2 校准

36.1.6.2.1 定量分析中的校准方法:外标法。

36.1.6.2.2 标准样品:

A 使用次数:每次分析样品时使用新标准使用液绘制标准曲线。

B 标准溶液制备:准确称取三乙胺 100 mg(或取 ρ=0.727 5 g/mL 的三乙胺标准品 137.5 μL),二丙胺 100 mg(或取 ρ=0.75 g/mL 的二丙胺标准品 133.3 μL)于 1 000 mL 容量瓶中,用蒸馏水稀释至刻度,此溶液中 ρ(三乙胺)=100 μg/mL,ρ(二丙胺)=100 μg/mL。将此溶液再稀释 10 倍,此溶液为 ρ(三乙胺)=10 μg/mL,ρ(二丙胺)=10 μg/mL。

C 气相色谱使用标准品的条件:

a 标准品应测平行样,每个样各做三次,相对标准偏差小于 10%即可认为仪器处于稳定状态。

b 标准品进样体积与试样进样相同,标准品的响应值应接近试样的响应值。

36.1.6.2.3 标准曲线的绘制,于 7 个 10 mL 容量瓶中分别加入 0.5 mL 盐酸溶液(36.1.3.2.2),以及标准溶液(36.1.6.2.2)0,0.25,0.50,1.00,2.00,2.50 mL,然后依次加入 0.5 mL 氢氧化钠溶液(36.1.3.2.3),用蒸馏水稀释至刻度,摇匀。其浓度各为 0,0.25,0.50,1.00,2.00,2.50 mg/L。取1 μL 溶液注入色谱仪,以浓度为横坐标,峰高为纵坐标,绘制标准曲线。

36.1.6.3 试验

36.1.6.3.1 进样:

A 进样方式:直接进样。

B 进样量:1 μL。

C 操作:用洁净微量注射器(36.1.4.3)于待测样品中抽吸几次后排出气泡,取所需的体积迅速进样,每个水样重复测定三次,量取峰高计算平均值。

36.1.6.3.2 记录:用标样核对,记录色谱峰的保留时间及对应的化合物。

36.1.6.3.3 色谱图考察:

A 标准色谱图:见图 25。

B 定性分析:

a 组分出峰顺序:水蒸气;三乙胺;未知峰;二丙胺。

b 保留时间:水蒸气 1.067 min;三乙胺 2.433 min;未知峰 3.417 min;二丙胺 4.033 min。

C 定量分析:

a 色谱峰峰高的测量:连接峰的起点和终点作为峰底,从峰高的最大值对基线作垂线,此线与峰底相交,其交点与峰顶点的距离即为峰高。

b 根据样品峰高从标准曲线上查得相应的三乙胺和二丙胺的含量,按式(15)进行计算:

$$\rho[(C_2H_5)_3N] = \frac{\rho_1 \times V_1}{V} \qquad (15)$$

式中:

$\rho[(C_2H_5)_3N]$——样品中三乙胺的质量浓度,单位为毫克每升(mg/L);

ρ_1——由标准曲线上查得三乙胺的质量浓度,单位为毫克每升(mg/L);

V_1——样品浓缩后定容的体积,单位为毫升(mL);

V——水样体积,单位为毫升(mL)。

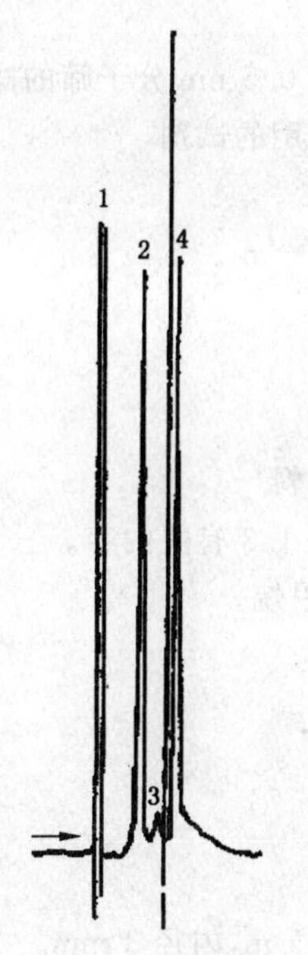

1——水蒸气；

2——三乙胺；

3——未知峰；

4——二丙胺。

图 25 三乙胺标准色谱图

36.1.7 结果的表示

36.1.7.1 定性结果：利用保留时间定性法，根据标准色谱图各组分的保留时间确定被测样品组分的数目及组分的名称。

36.1.7.2 定量结果：

36.1.7.2.1 含量的表示方法：根据式(15)计算出水中三乙胺的质量浓度，以毫克每升(mg/L)计。

36.1.7.2.2 精密度和准确度：4 个实验室用本标准重复测定三乙胺浓度分别为 0.25、1.50 和 2.50 mg/L的人工合成水样，平均回收率为：96.0%、99.0%和 99.0%。相对标准偏差为：3.2%、1.8%和 1.7%。二丙胺浓度分别为 0.25、1.5 和 2.5 mg/L 的人工合成水样，平均回收率为：94.0%、98.0%和 98.0%。相对标准偏差为：3.7%、3.0%和 3.1%。

37 苯胺

37.1 气相色谱法

37.1.1 范围

本标准规定了用气相色谱法测定生活饮用水及其水源水中苯胺。

本法适用于生活饮用水及其水源水中苯胺的测定。

本法最低检测质量为 0.1 μg。若取 10 L 水样经处理后测定，则最低检测质量浓度为 20 μg/L。

37.1.2 原理

用 GDX-502 高分子微球吸附水中微量苯胺，以少量二氯甲烷洗脱，将洗脱液注入色谱仪，用氢火焰离子化检测器测定苯胺含量。

37.1.3 试剂和材料

37.1.3.1 载气和辅助气体

37.1.3.1.1 载气：高纯氮(99.999%)。

37.1.3.1.2　燃气：氢气（>99.6%）。

37.1.3.1.3　助燃气：无油压缩空气，经装 0.5 nm 分子筛的净化管净化。

37.1.3.2　配制标准样品和试剂预处理使用的试剂

37.1.3.2.1　二氯甲烷。

37.1.3.2.2　丙酮。

37.1.3.2.3　甲醇。

37.1.3.2.4　氢氧化钾溶液（340 g/L）。

37.1.3.2.5　苯胺。临用前，新蒸馏。

37.1.3.3　制备色谱柱时使用的试剂和材料

37.1.3.3.1　色谱柱和填充物，见 37.1.4.1.3 有关内容。

37.1.3.3.2　涂渍固定液所用溶剂：二氯甲烷。

37.1.4　仪器

37.1.4.1　气相色谱仪

37.1.4.1.1　氢火焰离子化检测器。

37.1.4.1.2　记录仪或工作站。

37.1.4.1.3　色谱柱

A　色谱柱类型：玻璃填充柱，柱长 1.5 m，内径 3 mm。

B　填充物：

a　载体：Chromosorb W AW DMCS 担体（60 目～80 目）。

b　固定液及含量：3%有机皂土-34 和 2.5%硅酮弹性体。

c　涂渍固定液及老化的方法：准确称取 0.3 g 有机皂土-34 和 0.25 g 硅酮弹性体溶于二氯甲烷中（溶剂能淹没载体即可），待完全溶解后，加入 10 g 载体，摇匀，置于通风橱内，室温下自然挥干，采用普通装柱法装柱。把填充好的色谱柱接到色谱仪上，出口与检测器断开，用 20 mL/min 载气流量，于柱温 200℃老化 24 h 以上。

37.1.4.2　进样器：5 μL 微量注射器。

37.1.4.3　水样吸附装置：吸附柱内径 10 mm，长 100 mm～150 mm。

37.1.4.4　吸附柱的装填及净化：称取 1 g GDX-502 吸附剂（80 目～100 目），装入吸附柱内，吸附柱的上下端均需放置一层玻璃纤维，用二氯甲烷、丙酮及甲醇依次淋洗吸附柱。每加一种溶剂都要浸泡 10 min，然后放出，最后再用纯水洗去有机溶剂。净化后的吸附柱浸于甲醇中备用。使用后的吸附柱再生方法与新柱洗脱相同。

37.1.5　水样的预处理：取水样 10 L，用氢氧化钾溶液（37.1.3.2.4）调 pH 大于等于 9。水样以 40 mL/min流量通过吸附柱，吸附完毕，尽量抽干柱内水分。将 5 mL～8 mL 二氯甲烷注入柱内，待吸附剂全部浸没后静置 5 min～10 min（柱上端要盖好），然后在吸滤的情况下，用 10 mL 刻度吸管收集洗脱液，用二氯甲烷定容至 10 mL，用无水硫酸钠脱水后，供测试用。

37.1.6　分析步骤

37.1.6.1　仪器的调整

37.1.6.1.1　气化室温度：190℃。

37.1.6.1.2　柱温：160℃。

37.1.6.1.3　检测器温度：190℃。

37.1.6.1.4　气体流量：氮气 60 mL/min；氢气 50 mL/min；空气 500 mL/min。

37.1.6.1.5　衰减：根据样品被测组分含量调节记录器衰减。

37.1.6.2　校准

37.1.6.2.1　定量分析中的校准方法：外标法。

37.1.6.2.2 标准样品：

A 使用次数：每次分析样品时，用新配制的标准使用液。

B 苯胺标准储备溶液：于 25 mL 容量瓶中加入 10 mL 二氯甲烷，准确称量。加入数滴新蒸馏的苯胺，再准确称量。两次称量之差即苯胺质量，加二氯甲烷至刻度。计算出 1.00 mL 溶液中所含苯胺的质量，再用二氯甲烷稀释成 ρ(苯胺)＝1.00 mg/mL。

37.1.6.2.3 标准曲线的绘制：取 5 支具塞的 10 mL 容量瓶，分别加入不同体积苯胺标准储备溶液(37.1.6.2.2.B)，用二氯甲烷稀释至刻度，配制苯胺标准系列。各取 5 μL 注入色谱仪分析。以峰高为纵坐标，质量浓度为横坐标绘制标准曲线。

37.1.6.3 试验

37.1.6.3.1 进样：

A 进样方式：直接进样。

B 进样量：5 μL。

C 操作：用洁净微量注射器(37.1.4.2)于待测样品中抽吸几次，排出气泡，取所需体积迅速注射至色谱仪中，并立即拔出注射器。

37.1.6.3.2 记录：以标样核对，记录色谱峰的保留时间及对应的化合物。

37.1.6.3.3 定量分析

A 色谱峰的测量：连接峰的起点和终点作为峰底，从峰高的最大值做垂线，此线与峰底相交，其交点与峰顶点的距离即为峰高。

B 计算

水样中苯胺的质量浓度计算见式(16)：

$$\rho(C_6H_5NH_2)=\frac{\rho_1\times V_1}{V} \qquad \cdots\cdots\cdots(16)$$

式中：

$\rho(C_6H_5NH_2)$——水样中苯胺的质量浓度，单位为微克每升(μg/L)；

ρ_1——从标准曲线上查得的苯胺质量浓度，单位为微克每毫升(μg/mL)；

V_1——洗脱液体积，单位为毫升(mL)；

V——水样体积，单位为升(L)。

37.1.7 结果的表示

37.1.7.1 定性结果：根据标准色谱图分析保留时间确定被测水样中组分的数目和名称。

37.1.7.2 定量结果

37.1.7.2.1 含量的表示方法：按式(16)计算出水样中各组分的含量以微克每升(μg/L)表示。

37.1.7.2.2 精密度和准确度：单个实验室向纯水中加入 200 μg/L～600 μg/L 苯胺，平均回收率 96.3%；加入各 500 μg/L 的苯胺、邻甲苯胺、对甲苯胺和间甲苯胺，平均回收率为 94.5%。

37.2 重氮偶合分光光度法

37.2.1 范围

本标准规定了用重氮偶合分光光度法测定生活饮用水及其水源水中的苯胺。

本法适用于生活饮用水及其水源水中苯胺的测定。

本法最低检测质量为 2 μg。若取 25 mL 蒸馏液(相当于原水样 25 mL)测定，则最低检测质量浓度为 0.08 mg/L。

本法不是特异反应，所测定的苯胺质量浓度是经蒸馏后可参与反应的芳香族伯胺类化合物的总量，以苯胺表示。

37.2.2 原理

苯胺在酸性条件下，经亚硝酸重氮化，再与盐酸 *N*-(1-萘)-乙二胺偶合，生成紫红色染料，比色定量。

37.2.3 试剂

37.2.3.1 氢氧化钠溶液(40 g/L):称取4 g氢氧化钠溶于水,稀释至100 mL。

37.2.3.2 盐酸溶液[c(HCl)=0.1 mol/L]。

37.2.3.3 亚硝酸钠溶液(10 g/L)。

37.2.3.4 氨基磺酸铵溶液(25 g/L)。

37.2.3.5 盐酸 N-(1-萘)-乙二胺溶液(5 g/L):称取 0.5 g 盐酸 N-(1-萘)-乙二胺溶于水,稀释至100 mL,盛放于棕色瓶内。当溶液出现浑浊时,应重配。

37.2.3.6 苯胺标准储备溶液:于25 mL容量瓶内,加入约10 mL纯水,准确称量。加入2滴~3滴新蒸馏的苯胺,再称量,算出苯胺质量。加水稀释至刻度,计算1.00 mL溶液含苯胺的质量(mg)。

37.2.3.7 苯胺标准使用溶液:将苯胺标准储备溶液(37.2.3.6)用纯水稀释成 $\rho(C_6H_5NH_2)$=10 μg/mL。

37.2.4 仪器

37.2.4.1 全玻璃蒸馏器:250 mL。

37.2.4.2 比色管:50 mL。

37.2.4.3 分光光度计。

37.2.5 分析步骤

37.2.5.1 取100 mL水样于250 mL全玻璃蒸馏器中,用氢氧化钠溶液(37.2.3.1)调至碱性后再多加1 mL。加数粒玻璃珠,并加热蒸馏。取一个100 mL容量瓶,加10 mL盐酸溶液(37.2.3.2)作吸收液,蒸馏液的接收管应插入吸收液内,收集馏出液约50 mL,停止蒸馏,冷却后,加纯水至刻度。

37.2.5.2 取25.0 mL蒸馏液于50 mL比色管中。另取8支50 mL比色管,分别加入0,0.20,0.50,1.00,2.00,4.00和5.00 mL苯胺标准使用溶液(37.2.3.7),各加2.5 mL盐酸溶液(37.2.3.2),加纯水至25 mL。

37.2.5.3 向水样和标准管中,各加0.5 mL亚硝酸钠溶液(37.2.3.3),摇匀,放置40 min。各加1 mL氨基磺酸铵溶液(37.2.3.4),充分摇匀。完全去除气泡后,加入2.0 mL盐酸 N-(1-萘)-乙二胺溶液(37.2.3.5),摇匀,静置60 min。

37.2.5.4 于560 nm波长,用2 cm比色皿,以纯水为参比,测量吸光度。

37.2.5.5 绘制标准曲线,查出水样中苯胺的质量。

37.2.6 计算

水样中苯胺的质量浓度计算见式(17):

$$\rho(C_6H_5NH_2) = \frac{m}{V} \qquad \cdots\cdots(17)$$

式中:

$\rho(C_6H_5NH_2)$——水样中苯胺的质量浓度,单位为毫克每升(mg/L);

m——相当于标准的苯胺质量,单位为微克(μg);

V——水样体积,单位为毫升(mL)。

37.2.7 精密度和准确度

单个实验室对未检出苯胺的天然水100 mL,加入4.0 μg苯胺,测定六份蒸馏液,平均回收率为90.5%。

38 二硫化碳

38.1 气相色谱法

38.1.1 范围

本标准规定了用气相色谱法测定生活饮用水及其水源水中的二硫化碳。

本法适用于生活饮用水及其水源水中二硫化碳的测定。

本法最低检测质量为 1 ng。若取 20 mL 水样测定，则最低检测质量浓度为 50 μg/L。

38.1.2 原理

水中二硫化碳经萃取后注入气相色谱仪中，在色谱柱内被分离后进入火焰光度检测器。在火焰光度检测器内产生受激发的碎片 S_2 发生 394 nm 的特征光，经光电倍增管转变放大成电信号，在一定范围内，产生信号的大小与二硫化碳含量之间的对数成直线关系，用保留时间定性，外标法定量。

38.1.3 试剂和材料

38.1.3.1 载气和辅助气体

38.1.3.1.1 载气：氮气(99.999%)。

38.1.3.1.2 辅助气体：氢气，空气。

38.1.3.2 试样预处理和配制标准的试剂和材料

38.1.3.2.1 二硫化碳：分析纯(重蒸)。

38.1.3.2.2 苯：分析纯(重蒸)。

38.1.3.3 制备色谱柱时使用的试剂

38.1.3.3.1 色谱柱和填充物：见 38.1.4.1.3 有关内容。

38.1.3.3.2 涂渍固定液所用的溶剂：二氯甲烷、三氯甲烷。

38.1.4 仪器

38.1.4.1 气相色谱仪

38.1.4.1.1 火焰光度检测器。

38.1.4.1.2 记录仪。

38.1.4.1.3 色谱柱：

A 色谱柱类型：硬质玻璃填充柱，长 1.5 m，内径 4 mm。

B 填充物：

a 载体：Chromosorb GHP(80 目～100 目)。

b 固定液及含量：0.3% OV-17+3% QF-1。

C 涂渍固定液及老化的方法：根据载体的质量称取一定量的固定液，将 OV-17 溶于二氯甲烷，QF-1 溶于三氯甲烷之中，待完全溶解后，将两种溶液混匀，然后加入载体，摇匀，置于通风柜内，于室温下自然挥干，采用普通装柱法装柱。

将色谱柱与检测器断开，然后将填充好的色谱柱装机，通氮气，在 210℃老化 24 h。

38.1.4.2 微量注射器：10 μL。

38.1.4.3 容量瓶：50 mL。

38.1.4.4 分液漏斗：25 mL。

38.1.5 样品

38.1.5.1 水样采集及保存方法：用磨口玻璃瓶采集样品，采集后的样品于 4℃冰箱内保存，在 24 h 内尽快萃取。

38.1.5.2 水样预处理：吸取 20 mL 水样于 25 mL 分液漏斗中，加苯(38.1.3.2.2)1.0 mL 振摇 1 min。静置分层后，上层苯液依照 38.1.6 步骤测定。

38.1.6 分析步骤

38.1.6.1 仪器的调整

38.1.6.1.1 气化室温度：150℃。

38.1.6.1.2 柱温：50℃。

38.1.6.1.3 检测器温度：150℃。

38.1.6.1.4 载气流速：氮气：60 mL/min；氢气：100 mL/min；空气：60 mL/min。

38.1.6.1.5 衰减:根据样品中被测组分含量调节记录器衰减。

38.1.6.2 校准

38.1.6.2.1 定量分析中校准方法:外标法。

38.1.6.2.2 标准样品:

A 使用次数:每次分析样品时用新标准使用溶液绘制标准曲线。

B 标准样品的制备:

a 二硫化碳标准储备溶液:于 50 mL 容量瓶中加入 10 mL 苯(38.1.3.2.2),在分析天平上准确称量,加入 1 滴～2 滴二硫化碳(38.1.3.2.1),再准确称量,两次质量之差为二硫化碳质量,再用苯(38.1.3.2.2)稀释至刻度,储存于冰箱内保存。

b 二硫化碳标准使用溶液[$\rho(CS_2)=10\ \mu g/mL$]:临用前将二硫化碳标准储备溶液用苯稀释成 10.0 μg/mL 二硫化碳标准使用溶液。

C 气相色谱中使用标准样品的条件:

a 标准样品进样体积与试样进样体积相同。

b 标准样品与试样尽可能同时进样分析。

38.1.6.2.3 标准曲线的绘制:取 5 个 10 mL 容量瓶,分别加入 0,1.00,2.00,4.00,6.00 mL 二硫化碳标准使用溶液[$\rho(CS_2)=10\ \mu g/mL$],用苯稀释定容至 10.0 mL,配成 0,1.00,2.00,4.00,6.00 μg/mL 标准系列,将气相色谱仪调至成最佳状态,进样 1 μL,重复测定三次,取平均值,以峰高或峰面积定量。

38.1.6.3 试样

38.1.6.3.1 进样:

A 进样方式:直接进样。

B 进样量;一般进样量为 1 μL。

C 操作:用洁净微量注射器(38.1.4.2)于待测样品中抽吸几次后,排出气泡,取所需体积迅速注入色谱仪中。

38.1.6.3.2 记录:以标样核对,记录色谱峰的保留时间及对应的化合物。

38.1.6.3.3 色谱图考察

A 标准色谱图:见图 26。

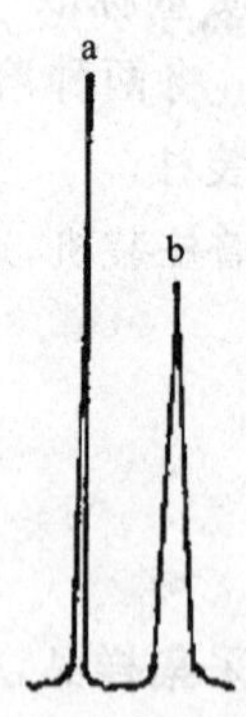

a——二硫化碳;

b——苯。

图 26 二硫化碳标准色谱图

B 定性分析:

a 组分出峰顺序:二硫化碳,苯。

b 保留时间:二硫化碳 31 s,苯 1.167 min。

C 定量分析:

a 色谱峰的测量:连接峰的起点和终点作为峰底,从峰高极大值对峰底做垂线,此线即为峰高。

b 计算:根据样品的峰高从标准曲线上查出二硫化碳的质量浓度,按式(18)计算:

$$\rho(CS_2) = \frac{\rho_1 \times V_1}{V} \quad \cdots\cdots\cdots\cdots\cdots\cdots (18)$$

式中：

$\rho(CS_2)$——水样中二硫化碳的质量浓度，单位为毫克每升(mg/L)；

ρ_1——从标准曲线上查出二硫化碳的质量浓度，单位为微克每毫升(μg/mL)；

V_1——萃取液体积，单位为毫升(mL)；

V——水样体积，单位为毫升(mL)。

38.1.7 结果的表示

38.1.7.1 定性结果：根据标准色谱图各组分的保留时间确定被测试样中的组分及组分名称。

38.1.7.2 定量结果

38.1.7.2.1 含量的表示方法：按式(17)计算出水样中组分含量，以毫克每升(mg/L)表示。

38.1.7.2.2 精密度和准确度：4 个实验室测定浓度为 0.5 μg/mL～4.3 μg/mL 的二硫化碳水样，相对标准偏差为 1.0%～4.1%；二硫化碳浓度为 1.0 μg/mL，4.4 μg/mL 的水样，其回收率范围为 93%～107%。

39 水合肼

39.1 对二甲氨基苯甲醛分光光度法

39.1.1 范围

本标准规定了用对二甲氨基苯甲醛直接分光光度法测定生活饮用水及其水源水中的水合肼。

本法适用于生活饮用水及其水源水中水合肼的测定。

本法最低检测质量为 0.05 μg(以肼计)，若取水样 10 mL 测定，则最低检测质量浓度为 0.005 mg/L(以肼计)。

铵及硝酸盐对本标准无干扰；尿素含量高于 5 mg/L 时引起正干扰；亚硝酸盐浓度高于 0.5 mg/L 时产生负干扰，可用氨基磺酸消除干扰。

39.1.2 原理

在酸性条件下，水样中的肼与对二甲氨基苯甲醛作用，生成黄色醌式结构的对二甲氨基苄连氮，比色定量。

39.1.3 试剂

39.1.3.1 盐酸溶液(1+11)：取盐酸(ρ_{20}=1.19 g/mL)83 mL，加纯水至 1 000 mL。

39.1.3.2 对二甲氨基苯甲醛溶液：称取 4.0 g 对二甲氨基苯甲醛溶于 200 mL 乙醇溶液(1+9)中，加盐酸(ρ_{20}=1.19 g/mL)20 mL，储于棕色瓶中，常温可保存 1 个月。

39.1.3.3 肼标准溶液[$\rho(N_2H_4)$=100 μg/mL]：准确称取 0.328 0 g 盐酸肼(又名盐酸联胺，$N_2H_4 \cdot 2HCl$)，用少量纯水溶解后，加 83 mL 盐酸(ρ_{20}=1.19 g/mL)，转入 1 000 mL 容量瓶中用纯水定容。临用前，用盐酸溶液(39.1.3.1)稀释为 $\rho(N_2H_4)$=1.00 μg/mL。

39.1.4 仪器

39.1.4.1 分光光度计。

39.1.4.2 具塞比色管：25 mL。

39.1.5 水样保存

在 1 L 水样中加入 91 mL 盐酸(ρ_{20}=1.19 g/mL)，使酸度为 1 mol/L，于冰箱中保存 10 d，肼的浓度无变化。

39.1.6 分析步骤

39.1.6.1 吸取酸化水样 10.0 mL 于 25 mL 具塞比色管中。

39.1.6.2 另取 8 支比色管，分别加入肼标准使用液(39.1.3.3)0，0.05，0.10，0.25，0.50，1.00，2.00

和 4.00 mL，用盐酸(39.1.3.1)稀释至 10.0 mL。

39.1.6.3 向水样及标准管内加入 5.0 mL 对二甲氨基苯甲醛溶液(39.1.3.2)，混匀。20 min 后于 460 nm 波长，用 3 cm 比色皿，以空白为参比，测定吸光度。

39.1.6.4 绘制标准曲线，从曲线上查得水样中肼的质量。

39.1.7 计算

$$\rho(N_2H_4 \cdot H_2O) = \frac{m \times 1.56}{V} \qquad \cdots\cdots(19)$$

式中：

$\rho(N_2H_4 \cdot H_2O)$——水样中水合肼(以 $N_2H_4 \cdot H_2O$ 计)的质量浓度，单位为毫克每升(mg/L)；

m——从标准曲线上查得水样中肼(以 N_2H_4 计)的质量，单位为微克(μg)；

V——水样体积，单位为毫升(mL)；

1.56——1 mol 肼(N_2H_4)相当于 1 mol 水合肼($N_2H_4 \cdot H_2O$)的质量换算系数。

40 松节油

40.1 气相色谱法

40.1.1 范围

本标准规定了用气相色谱法测定生活饮用水及其水源水中的松节油。

本法适用于生活饮用水及其水源水中松节油的测定。

本法最低检测质量为 2 ng，若取 250 mL 水样测定，则最低检测质量浓度为 0.02 mg/L。

40.1.2 原理

水中松节油经二硫化碳萃取后，用气相色谱氢火焰离子化检测器进行色谱分析，以保留时间定性，以峰高或峰面积外标法定量。

40.1.3 试剂和材料

40.1.3.1 载气和辅助气体

40.1.3.1.1 载气：高纯氮(99.999%)。

40.1.3.1.2 辅助气体：氢气、空气。

40.1.3.2 试样预处理和配制标准的试剂和材料

40.1.3.2.1 二硫化碳：重蒸。

40.1.3.2.2 氯化钠。

40.1.3.2.3 松节油。

40.1.3.2.4 无水硫酸钠。

40.1.3.3 制备色谱柱时使用的试剂

40.1.3.3.1 色谱柱和填充物见 40.1.4.1.3 有关内容。

40.1.3.3.2 涂渍固定液所用的溶剂：二氯甲烷。

40.1.4 仪器

40.1.4.1 气相色谱仪

40.1.4.1.1 氢火焰离子化检测器。

40.1.4.1.2 记录仪或工作站。

40.1.4.1.3 色谱柱：

A 色谱柱类型：螺旋形不锈钢填充柱，长 2 m，内径 3 mm。

B 填充物：

a 载体：101 白色担体(80 目～100 目)。

b 固定液及含量：3%有机皂土-34+3%邻苯二甲酸二壬酯。

C 涂渍固定液及老化的方法：

称取0.3 g有机皂土-34和邻苯二甲酸二壬酯，分别放入两个烧杯中，用二氯甲烷溶解，待充分溶解后，将两种固定液合并，充分混匀，加入10 g载体，摇匀，置于通风柜内于室温下自然挥干。采用普通装柱法装柱。

将色谱柱与检测器断开，然后将填充好的色谱柱装机通氮气。于柱温120℃，老化24 h。

40.1.4.2 微量注射器：10 μL。

40.1.4.3 分液漏斗：500 mL。

40.1.4.4 比色管：10 mL。

40.1.5 样品

40.1.5.1 水样采集及储存方法：用磨口玻璃瓶采集样品，采集后的样品于4℃冰箱内保存，在24 h内尽快萃取。

40.1.5.2 水样预处理：取250 mL水样于500 mL分液漏斗中(分析时根据水中松节油的含量酌情取样)。加入2.5 g氯化钠(40.1.3.2.2)混匀，用5.00 mL二硫化碳(40.1.3.2.1)萃取，充分振摇1 min，静置分层，收集有机相。按此法再用5.00 mL二硫化碳萃取一次，合并两次萃取液，经无水硫酸钠(40.1.3.2.4)脱水后。收集于10 mL比色管中定容至10 mL，供分析用。

40.1.6 分析步骤

40.1.6.1 仪器的调整

40.1.6.1.1 气化室温度：180℃。

40.1.6.1.2 柱温：110℃。

40.1.6.1.3 检测器温度：180℃。

40.1.6.1.4 载气流量：氮气25 mL/min，氢气和空气根据所用色谱仪选择最佳流量，比例约为1∶10。

40.1.6.1.5 衰减：根据样品中被测组分含量调节记录器衰减。

40.1.6.2 校准

40.1.6.2.1 定量分析中的校准方法：外标法。

40.1.6.2.2 标准样品：

A 使用次数：每次分析样品时用新标准使用液绘制工作曲线。

B 标准样品的制备：

a 松节油标准储备溶液：在10 mL容量瓶中加入5.0 mL二硫化碳(40.1.3.2.1)，准确称量，然后加入2滴～3滴松节油(40.1.3.2.3)，再称量，两次质量之差即为松节油质量，用二硫化碳稀释至刻度，计算出每毫升含松节油的毫克数，贮存于冰箱。

b 松节油标准使用溶液：临用时移取松节油标准储备溶液(40.1.6.2.2.B.a)用二硫化碳稀释成ρ(松节油)＝100 μg/mL的标准使用溶液。

C 气相色谱中使用的标准样品的条件：

a 标准样品进样体积与试样进样体积相同。

b 标准样品与试样尽可能同时进行分析。

40.1.6.2.3 工作曲线的绘制：取7个500 mL分液漏斗分别加入松节油标准使用溶液(40.1.6.2.2.B.b)0，0.05，0.10，0.20，0.50，0.70，1.00和2.00 mL，用蒸馏水稀释至250 mL。配制成浓度为0，0.020，0.040，0.080，0.20，0.28，0.40，0.80 mg/L的工作曲线系列。按40.1.5.2进行分析。用10 μL注射器吸取二硫化碳萃取液4 μL，注入色谱仪，以峰高为纵坐标，以浓度为横坐标，绘制工作曲线。

40.1.6.3 试验

40.1.6.3.1 进样

A 进样方式：直接进样。

B 进样量：一般进样量为4 μL。

C 操作:用洁净微量注射器(40.1.4.2)于待测样品中抽吸几次后,排出气泡,取 4 μL 样品迅速注射至色谱仪中,进行测定。

40.1.6.3.2 记录:以标样核对,记录色谱峰的保留时间及对应的化合物。

40.1.6.3.3 色谱图的考察

A 标准色谱图:见图 27。

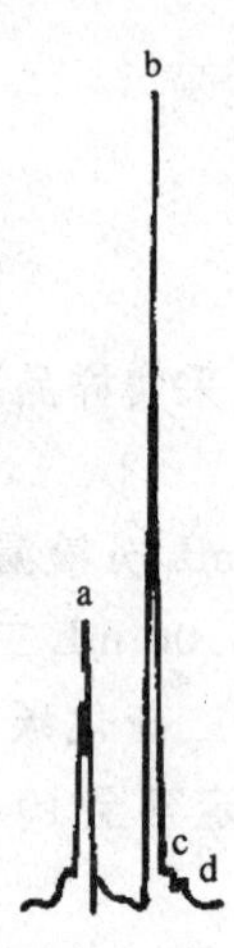

a——二硫化碳;

b,c,d——松节油。

图 27 松节油标准色谱图

B 定性分析:

a 组分出峰顺序:溶剂、松节油。

b 保留时间:松节油 1.267 min。

C 定量分析:

a 色谱峰的测量:连接峰的起点和终点作为峰底,从峰高极大值对峰底做垂线,此线即为峰高。

b 计算:根据样品的峰高或峰面积从工作曲线上查出松节油的质量浓度。

40.1.7 结果的表示

40.1.7.1 定性结果:根据标准色谱图中组分的保留时间确定被测试样中组分名称。

40.1.7.2 定量结果

40.1.7.2.1 含量的表示方法:以毫克每升(mg/L)表示。

40.1.7.2.2 精密度和准确度:4 个实验室分别测定,松节油浓度为 0.40、2.0 和 4.0 mg/L 的合成水样,相对标准偏差为 2.5%、2.0%及 1.6%。用各种水样作加标回收试验,松节油浓度为 0.40、2.0、4.0 和 6.0 mg/L 时,平均回收率分别为 101%、100%、100%及 101%。

41 吡啶

41.1 巴比妥酸分光光度法

41.1.1 范围

本标准规定了用巴比妥酸分光光度法测定生活饮用水及其水源水中的吡啶。

本法适用于生活饮用水及其水源水中吡啶的测定。

本法最低检测质量为 0.5 μg。若取 10 mL 水样测定,则最低检测质量浓度为 0.05 mg/L。

浑浊水样和色度的干扰,可将样品蒸馏后再测定。

41.1.2 原理

水样中吡啶与氯化氰,巴比妥酸反应生成二巴比妥酸戊烯二醛红紫色化合物,用分光光度法定量。

41.1.3 试剂

41.1.3.1 盐酸溶液[$c(HCl)=0.1$ mol/L]。

41.1.3.2 盐酸溶液[$c(HCl)=0.01$ mol/L]。

41.1.3.3 氰化钾溶液(20 g/L)。

注：此溶液剧毒！

41.1.3.4 氯胺T溶液(10 g/L),临用时配制。

41.1.3.5 氢氧化钠溶液(100 g/L)。

41.1.3.6 巴比妥酸溶液(12.5 g/L):称取1.25 g巴比妥酸($C_4H_4O_3N_2$,又名丙二酰脲)溶于100 mL丙酮和水(1+1)溶液中。

41.1.3.7 吡啶标准储备溶液:于25 mL容量瓶中加入10 mL盐酸溶液(41.1.3.2),称量,滴入2滴～3滴新蒸馏的吡啶,紧塞后再称量。用盐酸溶液(41.1.3.2)稀释至刻度。计算吡啶的质量浓度(mg/mL)。

41.1.3.8 吡啶标准使用溶液[$\rho(C_5H_5N)=1\ \mu g/mL$]:吸取适量吡啶标准储备溶液(41.1.3.7)用盐酸溶液(41.1.3.2)稀释成$\rho(C_5H_5N)=1\ \mu g/mL$。

41.1.4 仪器

41.1.4.1 分光光度计,580 nm,2 cm比色皿。

41.1.4.2 具塞比色管:25 mL。

41.1.4.3 全玻璃蒸馏器:500 mL。

41.1.5 分析步骤

41.1.5.1 洁净水样可直接测定,吡啶含量低的水样,水样浑浊或有色度时可按下述步骤蒸馏:取200 mL水样,置于全玻璃蒸馏器中(吡啶含量大于0.2 mg,可取适量水样用纯水稀释至200 mL),用氢氧化钠溶液(41.1.3.5)调节pH为中性后,再加过量5 mL。加热蒸馏,收集馏液于100 mL容量瓶中直至刻度为止。取水样或经蒸馏后的水样10 mL,置于25 mL具塞比色管中。

41.1.5.2 于7支25 mL具塞比色管中,分别加入0,0.5,1.0,2.0,4.0,6.0和8.0 mL吡啶标准使用溶液(41.1.3.8),加纯水稀释至10 mL。

41.1.5.3 向样品和标准管中依次加入2 mL盐酸溶液(41.1.3.1),1 mL氰化钾溶液(41.1.3.3),5 mL氯胺T溶液(41.1.3.4),2 mL巴比妥酸溶液(41.1.3.5),加纯水至刻度。

注：每加一种试剂,均需混匀。

41.1.5.4 将样品与标准管于40℃恒温水浴中加热45 min后,取出冷却至室温,于580 nm波长,2 cm比色皿,以纯水为参比,测量吸光度。

41.1.5.5 绘制标准曲线,从曲线上查出吡啶的质量。

41.1.6 计算

水样中吡啶的质量浓度计算见式(20):

$$\rho(C_5H_5N)=\frac{m}{V} \qquad \cdots\cdots(20)$$

式中：

$\rho(C_5H_5N)$——水样中吡啶的质量浓度,单位为毫克每升(mg/L);

m——从标准曲线上查得的吡啶的质量,单位为微克(μg);

V——水样体积,单位为毫升(mL)。

注：蒸馏法处理水样除了消除干扰外对含量低的水样具有富集的作用,计算时应注意取样量及收集馏液量,应校正水样体积。

41.1.7 精密度和准确度

测定吡啶含量为0.05 mg/L和0.8 mg/L的水样,相对标准偏差为5.5%和5.8%;以0.2 mg/L浓度加标,平均回收率为102%。

42 苦味酸

42.1 气相色谱法

42.1.1 范围

本标准规定了用气相色谱法测定生活饮用水及其水源水中的苦味酸。

本法适用于生活饮用水及其水源水中苦味酸含量的测定。

本法最低检测质量为 0.02 ng，若取 10 mL 水样，则最低检测质量浓度为 1 μg/L。

水样中常见物质不干扰。

42.1.2 原理

水中苦味酸与次氯酸钠在室温下反应 30 min，生成氯化苦(NO_2CCl_3)以苯萃取，用带有电子捕获检测器的气相色谱仪分离和测定。

42.1.3 试剂和材料

42.1.3.1 载气和辅助气体

42.1.3.1.1 载气：高纯氮(99.99%)。

42.1.3.1.2 辅助气体：氢气、空气。

42.1.3.2 配制标准品和样品预处理时使用的试剂

42.1.3.2.1 乙醇。

42.1.3.2.2 苯，用全玻璃蒸馏器重蒸馏，直至测定时不出现干扰峰。

42.1.3.2.3 次氯酸钠溶液。

42.1.3.2.4 色谱标准物：苦味酸，经乙醇[$\varphi(C_2H_5OH)=95\%$]重结晶二次。

42.1.3.3 制备色谱柱时使用的试剂和材料

42.1.3.3.1 色谱柱和填充物，见 42.1.4.1.3 有关内容。

42.1.3.3.2 涂渍固定液所用的溶剂：三氯甲烷。

42.1.4 仪器

42.1.4.1 气相色谱仪

42.1.4.1.1 电子捕获检测器。

42.1.4.1.2 记录仪或工作站。

42.1.4.1.3 色谱柱：

A 色谱柱的类型：硬质玻璃填充柱，长 2 m，内径 4 mm。

B 填充物：

a 载体：Chromosorb W 60 目～80 目经筛分干燥后备用。

b 固定液及含量：10% SE-52。

C 涂渍固定液及老化方法：根据载体的质量称取一定量的固定液，溶于三氯甲烷(42.1.3.3.2)溶剂中，待完全溶解后加入载体，摇匀，置于通风柜内，于室温下自然挥干。采用普通装柱法装柱。

将色谱柱与检测器断开，然后将填充好的色谱柱装机通氮气，于 280℃老化 48 h～72 h。

42.1.4.2 微量注射器：10 μL。

42.1.4.3 分液漏斗：50 mL。

42.1.5 样品

42.1.5.1 样品稳定性：苦味酸在水中不稳定，易氧化。

42.1.5.2 水样采集及储存方法：用洁净玻璃(塑料)瓶采集样品，最好当天测定，如当天不能测定，放于 4℃以下保存。

42.1.5.3 水样的预处理：吸取 10.0 mL 水样放于 50 mL 分液漏斗中，加入次氯酸钠溶液(42.1.3.2.3) 2 mL，振荡均匀，在室温下反应 30 min，加 1 mL 苯(42.1.3.2.2)萃取 3 min，静置分层，取苯层待测。

42.1.6 分析步骤

42.1.6.1 仪器的调整

42.1.6.1.1 气化室温度:270℃。

42.1.6.1.2 柱温:90℃。

42.1.6.1.3 检测器温度:270℃。

42.1.6.1.4 载气流量:80 mL/min。

42.1.6.1.5 衰减:根据样品中被测组分含量调节记录器衰减。

42.1.6.2 校准

42.1.6.2.1 定量分析中的校准方法:外标法。

42.1.6.2.2 标准样品:

A 使用次数:每次分析样品时,用新配标准使用液绘制工作曲线。

B 标准样品制备:

a 苦味酸标准储备液的制备[$\rho(C_6H_3N_3O_7)=100\ \mu g/mL$]:称取 0.100 0 g 苦味酸(42.1.3.2.4)用重蒸馏水溶解后,定容于 1 000 mL 棕色容量瓶中,混匀。

b 苦味酸标准使用液的制备:临用时将苦味酸标准储备液(42.1.6.2.2.B.a)稀释成 $\rho(C_6H_3N_3O_7)=0.10\ \mu g/mL$。

C 气相色谱中使用标准样品的条件:

a 标准样品体积与试样进样体积相同,标准样品应接近试样值。

b 标准样品与试样尽可能同时进样分析。

42.1.6.2.3 工作曲线的绘制:于 7 个 10 mL 容量瓶中分别取苦味酸标准使用溶液(42.1.6.2.2.B.b)溶液 0,0.10,0.20,0.40,1.0,1.5,2.0 mL,用蒸馏水稀释至刻度,使其浓度分别为 0,1.0,2.0,4.0,10,15,20 μg/L。按 42.1.5.3 方法操作,取 2 μL 注入色谱仪进行测定。以峰高为纵坐标,浓度为横坐标绘制工作曲线。

42.1.6.3 试验

42.1.6.3.1 进样:

A 进样方式:直接进样。

B 进样量:2 μL。

C 操作:用洁净微量注射器(42.1.4.2)于待测样品中抽吸几次后,排出气泡,取 2μL 迅速注射至色谱仪中,并立即拔出注射器。

42.1.6.3.2 记录:以标样核对,记录色谱峰的保留时间及对应的化合物。

42.1.6.3.3 色谱图考察:

A 标准色谱图:见图 28。

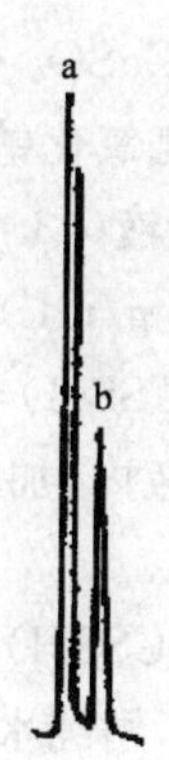

a——苯;

b——苦味酸。

图 28 标准色谱图

B 定性分析：

a 出峰的顺序：溶剂；苦味酸。

b 保留时间：苦味酸 1.1 min。

C 定量分析：

a 色谱峰高的测量：连接峰的起点和终点作为峰底，从峰高的极大值对峰底做垂线，此线即为峰高。

b 计算：直接从工作曲线上查出水样中苦味酸的质量浓度(mg/L)。

42.1.7 结果的表示

42.1.7.1 定性结果：根据标准色谱图苦味酸的保留时间进行定性。

42.1.7.2 定量结果

42.1.7.2.1 含量的表示方法：以毫克每升(mg/L)表示。

42.1.7.2.2 精密度和准确度：4 个实验室测定加标浓度范围为 0.05 μg/mL～0.15 μg/mL 的水样时，水样中苦味酸的回收率为 92.9%～105%，相对标准偏差均小于 5%。

43 丁基黄原酸

43.1 铜试剂亚铜分光光度法

43.1.1 范围

本标准规定了用铜试剂亚铜分光光度法测定生活饮用水及其水源水中的丁基黄原酸。

本法适用于生活饮用水及其水源水中丁基黄原酸的测定。

本法最低检测质量为 1 μg。若取 500 mL 水样测定，则最低检测质量浓度为 2 μg/L。

硫(S^{2-})的质量浓度低于 0.1 μg/L 时不产生干扰，但等于或大于 0.1 μg/L 时产生负干扰，需加游离氯除去。

43.1.2 原理

在 pH5.2 的盐酸羟胺还原体系中，将铜离子还原成亚铜离子。水样中的丁基黄原酸与亚铜离子生成黄原酸亚铜后，被环己烷萃取。黄原酸亚铜再与铜试剂作用，生成橙黄色的铜试剂亚铜，比色定量。

43.1.3 试剂

43.1.3.1 环己烷。

43.1.3.2 铜试剂：二乙基二硫代氨基甲酸钠，简称 DDTC[$(C_2H_5)_2NCS_2Na$]。

43.1.3.3 盐酸羟胺($NH_2OH \cdot HCl$)。

43.1.3.4 乙酸-乙酸钠缓冲溶液(pH5.2)：称取 12.0 g 冰乙酸和 77.6 g 乙酸钠($CH_3COONa \cdot 3H_2O$)，用纯水溶解，并定容至 1 000 mL。

43.1.3.5 硫酸铜溶液：称取 0.349 7 g 硫酸铜($CuSO_4 \cdot 5H_2O$)，用纯水溶解，并定容至 1 000 mL。

43.1.3.6 氢氧化钠溶液(400 g/L)：称取 40 g 氢氧化钠，用纯水溶解，并稀释为 100 mL。

43.1.3.7 氢氧化钠溶液(4 g/L)：取氢氧化钠溶液(43.1.3.6)用纯水稀释 100 倍。

43.1.3.8 盐酸溶液：取 0.8 mL 盐酸($\rho_{20}=1.19$ g/mL)，用纯水稀释为 100 mL。

43.1.3.9 丁基黄原酸标准储备溶液[$\rho(C_4H_9OCSSH)=100$ μg/mL]：称取 0.027 8 g 丁基黄原酸钾[C_4H_9OCSSK，含量为 90%]，置于 250 mL 容量瓶内，加三滴氢氧化钠溶液(43.1.3.6)，用纯水溶解，定容。在 4℃冰箱内可保存 1 W。

43.1.3.10 丁基黄原酸标准使用溶液[$\rho(C_4H_9OCSSH)=10.00$ μg/mL]：吸取 10.00 mL 丁基黄原酸标准储备溶液(43.1.3.9)置于 100 mL 容量瓶内，用纯水定容。临用时配制。

43.1.4 仪器

43.1.4.1 分液漏斗：1 000 mL。

43.1.4.2 具塞比色管：10 mL。

43.1.4.3 分光光度计。

43.1.5 分析步骤

43.1.5.1 样品处理:采样后用氢氧化钠溶液(43.1.3.7)或盐酸溶液(43.1.3.8)调 pH 至 5～6。若水样 S^{2-} 浓度小于 0.1 μg/L,可直接取水样测定。若 S^{2-} 大于等于 0.1 μg/L,则需进行氯化处理,使游离氯为 0.5 mg/L,即可消除 S^{2-} 的干扰。经氯化处理的样品,应同时做试剂空白。

43.1.5.2 水样测定

43.1.5.2.1 量取 500 mL 水样于预先盛有 1.25 g 盐酸羟胺(43.1.3.3)的 1 000 mL 分液漏斗中,另取 8 个 1 000 mL 分液漏斗,分别加入 1.25 g 盐酸羟胺(43.1.3.3)及 300 mL 纯水,再加入丁基黄原酸标准使用液(43.1.3.10)0,0.10,0.25,0.50,1.00,2.00,3.00 和 4.00 mL,再加纯水至 500 mL。振荡使盐酸羟胺溶解,放置 30 min。

43.1.5.2.2 向分液漏斗中加 5.0 mL 缓冲液(43.1.3.4),混匀。加 5.0 mL 硫酸铜溶液(43.1.3.5)及 10 mL 环已烷(43.1.3.1),立即振摇 4 min,放置使分层。

43.1.5.2.3 分去水层,加 10 mL pH5.2 的纯水洗涤分液漏斗,振摇 30 s,静置分层。弃去水层,再同样操作两次。

43.1.5.2.4 在分液漏斗颈内塞入少量脱脂棉,将环已烷放入 10 mL 具塞比色管中,管内预先加入少量 DDTC(43.1.3.2)和 1 滴纯水,充分振荡比色管(此时应剩余少量 DDTC 未溶解)。

43.1.5.2.5 于 436 nm 波长,用 3 cm 比色皿,以环已烷为参比,测定水样和标准管的吸光度。

43.1.5.2.6 绘制工作曲线,从曲线上查出样品管中丁基黄原酸的质量。

43.1.6 计算

水样中丁基黄原酸的质量浓度计算见式(21):

$$\rho(C_4H_9OCSSH) = \frac{m}{V} \qquad \cdots\cdots (21)$$

式中:

$\rho(C_4H_9OCSSH)$——水样中丁基黄原酸的质量浓度,单位为毫克每升(mg/L);

m——从工作曲线上查得样品管中丁基黄原酸的质量,单位为微克(μg);

V——水样体积,单位为毫升(mL)。

43.1.7 精密度和准确度

6 个实验室用本标准测定含丁基黄原酸 3 μg/L、20 μg/L、30 μg/L 的合成水样,相对标准偏差分别为 1.5%～5.2%、1.2%～4.8%、0.4%～4.6%。

向天然水样中加入标准 3.0、10.0、20.0、60.0 和 80.0 μg/L,平均回收率为 96%～104%。

44 六氯丁二烯

44.1 气相色谱法

44.1.1 范围

本标准规定了用气相色谱法测定生活饮用水及其水源水中的六氯丁二烯。

本标准适用于生活饮用水及其水源水中六氯丁二烯的测定。

本法最低检测质量为 10 pg,若取 200 mL 水样经处理后测定,则最低检测质量浓度为 0.1 μg/L。

44.1.2 原理

水中六氯丁二烯经有机溶剂萃取后,进入色谱柱进行分离,电子捕获检测器测定,以保留时间定性,外标法定量。

44.1.3 试剂和材料

44.1.3.1 载气:高纯氮(99.999%)。

44.1.3.2 配制标准样品和试样预处理时使用的试剂和材料:

44.1.3.2.1 石油醚:沸程(60℃~90℃),用全玻璃蒸馏器重蒸馏,直至色谱图上不出现干扰峰。

44.1.3.2.2 乙醇:用全玻璃蒸馏器重蒸馏,直至色谱图不出现干扰峰。

44.1.3.2.3 无水硫酸钠:经350℃,灼烧4 h,储存于密闭容器中。

44.1.3.2.4 标准品:六氯丁二烯,纯度为98%。

44.1.3.3 制备色谱柱使用的试剂和材料:

44.1.3.3.1 色谱柱和填充物(见44.1.4.1.3有关内容)。

44.1.3.3.2 涂浸固定液所用的溶剂:三氯甲烷。

44.1.4 仪器

44.1.4.1 气相色谱仪

44.1.4.1.1 电子捕获检测器。

44.1.4.1.2 记录仪或工作站。

44.1.4.1.3 色谱柱:

A 色谱柱类型:硬质玻璃填充柱,长2 m,内径3 mm。

B 填充物:

a 载体上试202硅烷化红色担体60目~80目。

b 固定液含量:5% Apiezon L。

C 涂渍固定液的方法及老化的方法:将载体(44.1.4.1.3.B.a)过筛,称取9.5g(60目~80目)备用。另称取0.5 g Apiezon L固定液,溶于适量三氯甲烷中(溶剂刚淹没载体即可),待完全溶解后,将载体一次加入,轻轻摇匀,放在通风橱中,待溶剂完全挥干后,采用普通装柱法装柱。把填充好的色谱柱接到色谱仪上,出口与检测器断开,用20 mL/min载气流量,于柱温210℃老化24 h以上。

44.1.4.2 微量进样器:1.0 μL。

44.1.4.3 分液漏斗:250 mL。

44.1.5 样品

44.1.5.1 样品的稳定性:常温下不稳定,水样采集后在48 h内萃取尽快分析测定。

44.1.5.2 水样的采集及保存方法:水样采集在磨口玻璃瓶中,尽快分析。

44.1.5.3 水样的预处理:取200 mL水样于分液漏斗中,加2.0 mL石油醚,充分振摇3 min,静置分层。弃去水相后,石油醚萃取液用无水硫酸钠脱水,供测试用。

44.1.6 测定步骤

44.1.6.1 仪器的调整

44.1.6.1.1 气化室温度:250℃。

44.1.6.1.2 柱温:180℃。

44.1.6.1.3 检测器温度:250℃。

44.1.6.1.4 载气:40 mL/min。

44.1.6.1.5 衰减:根据样品被测组分含量调整记录仪衰减。

44.1.6.2 校准

44.1.6.2.1 定量分析中的校准方法:外标法。

44.1.6.2.2 标准样品:

A 使用次数:每次分析样品时用新标准使用溶液绘制曲线,或用响应因子计算。

B 标准样品的制备:

a 六氯丁二烯标准储备溶液:称取0.037 5 g六氯丁二烯[(44.1.3.2.4)实际含量为0.035 0 g],置于预先放入10 mL石油醚(44.1.3.2.1)的25 mL容量瓶中溶解后,用石油醚稀释至刻度,摇匀备用。此液1.00 mL含1.40 mg六氯丁二烯,置冰箱中保存。

b 六氯丁二烯标准中间溶液:用石油醚将六氯丁二烯标准储备溶液(44.1.6.2.2.B.a)逐级稀释至1.00 mL含1.40 μg六氯丁二烯。

c 六氯丁二烯标准使用溶液:吸取3.75 mL六氯丁二烯标准中间溶液(44.1.6.2.2.B.b)置于25 mL容量瓶中,用石油醚(44.1.3.2.1)稀释至刻度,摇匀备用。此液1.00 mL含0.20 μg六氯丁二烯。

C 气相色谱法中使用标准品的条件:

a 标准样品进样体积与试样进样体积相同,当采用单点法定量时,标准样品的响应值应接近样品的响应值。

b 在工作范围内相对标准差小于10%即可认为仪器处于稳定状态。

c 标准样品与试样尽可能同时进行分析。

44.1.6.2.3 标准曲线的绘制:取7个10 mL容量瓶,分别加入不同体积六氯丁二烯标准使用溶液(44.1.6.2.2.B.c)0.50,1.00,2.00,3.00,4.00,5.00和7.00 mL,加石油醚稀释至刻度,摇匀备用。使用标准系列质量浓度分别为10,20,40,60,80,100和140 ng/mL。准确吸取1.0 μL注入色谱仪,按44.1.6.1条件测定,以浓度为横坐标对应的峰高或面积为纵坐标,绘制标准曲线。

44.1.6.3 **试验**

44.1.6.3.1 进样:

A 进样方式:直接进样。

B 进样量:1.0μL。

C 操作:用洁净微量进样器(44.1.4.2)于待测样品中抽吸几次,排出气泡,取所需体积迅速注射至色谱仪中,并立即拔出进样器。

44.1.6.3.2 记录:以标样核对,记录色谱峰的保留时间及对应的化合物。

44.1.6.3.3 色谱图的考查:

A 标准色谱图:见图29。

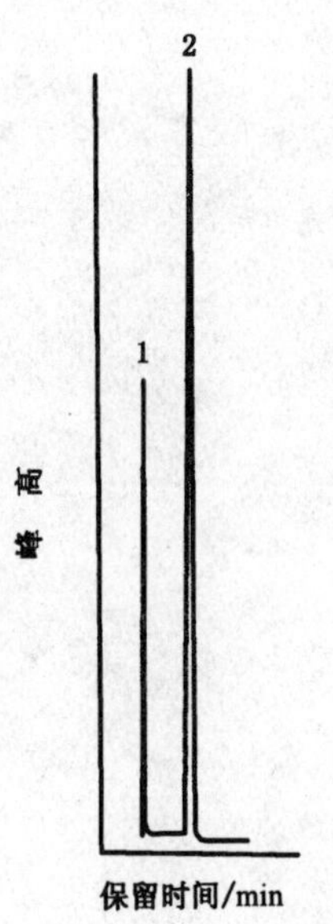

图29 标准色谱图

B 定性分析:

a 各组分出峰顺序:溶剂;六氯丁二烯。

b 各组分保留时间:溶剂:56 s;六氯丁二烯:3.917 min。

C　定量分析：

色谱峰的测量：连接峰的起点和终点作为峰底，从峰高的最大值对基线作垂线，此线与峰底相交，其交点与峰顶点连线的距离即为峰高。

计算：通过色谱峰高或峰面积，在标准曲线上查出萃取液中六氯丁二烯的质量浓度，按式(22)计算水样中六氯丁二烯的质量浓度：

$$\rho(C_4Cl_6) = \frac{\rho_1 \times V_1}{V} \qquad \cdots\cdots(22)$$

式中：

$\rho(C_4Cl_6)$——水样中六氯丁二烯的质量浓度，单位为微克每升(μg/L)；

ρ_1——相当于标准的六氯丁二烯的质量浓度，单位为纳克每毫升(ng/mL)；

V_1——萃取液总体积，单位为毫升(mL)；

V——水样体积，单位为毫升(mL)。

44.1.7　结果的表示

44.1.7.1　定性结果：根据标准色谱图组分的保留时间确定被测水样中组分的数目和名称。

44.1.7.2　定量结果：

44.1.7.2.1　含量的表示方法：按式(22)计算水样各组分含量，以微克每升(μg/L)表示。

44.1.7.2.2　精密度和准确度：4 个实验室测定人工合成水样，六氯丁二烯质量浓度为 0.20 μg/L，其相对标准偏差为 2.1%～5.8%，回收率范围为 93.5%～98.0%；六氯丁二烯质量浓度为 0.60 μg/L，其相对标准偏差为 1.9%～4.4%，回收率范围为 92.9%～100%；六氯丁二烯质量浓度为 1.00 μg/L，其相对标准偏差为 1.6%～6.2%；回收率范围为 90.4%～101%，平均回收率为 95.7%。

附 录 A
（资料性附录）
吹脱捕集/气相色谱-质谱法测定挥发性有机化合物

A.1 范围

本方法适用于测定生活饮用水、水源地表水和地下水中的可吹脱有机化合物，本方法测定挥发性有机化合物的种类（见表 A.1）和检出限随仪器和操作条件而变，水样为 25 mL 时的方法检出限（见表 A.2）。

表 A.1 吹脱捕集/气相色谱-质谱法测定的挥发性有机化合物

序号	化合物	序号	化合物	序号	化合物
1	丙酮	29	1,3-二氯苯	57	甲基丙烯酸甲酯
2	丙烯腈	30	1,4-二氯苯	58	4-甲基-2-戊酮
3	3-氯-1-丙烯	31	反-1,4-二氯-2-丁烯	59	甲基特丁基醚
4	苯	32	二氟二氯甲烷	60	萘
5	溴苯	33	1,1-二氯乙烷	61	一硝基苯
6	一氯一溴甲烷	34	1,2-二氯乙烷	62	2-硝基丙烷
7	二氯一溴甲烷	35	1,1-二氯乙烯	63	五氯乙烷
8	三溴甲烷	36	顺-1,2-二氯乙烯	64	丙腈
9	一溴甲烷	37	反-1,2-二氯乙烯	65	正丙基苯
10	2-丁酮	38	1,2-二氯丙烷	66	苯乙烯
11	丁苯	39	1,3-二氯丙烷	67	1,1,1,2-四氯乙烷
12	仲丁苯	40	2,2-二氯丙烷	68	1,1,2,2-四氯乙烷
13	叔丁苯	41	1,1-二氯丙烯	69	四氯乙烯
14	二硫化碳	42	1,1-二氯丙酮	70	四氢呋喃
15	四氯化碳	43	顺-1,2-二氯丙烯	71	甲苯
16	氯乙腈	44	反-1,2-二氯丙烯	72	1,2,3-三氯苯
17	氯苯	45	乙醚	73	1,2,4-三氯苯
18	氯丁烷	46	乙苯	74	1,1,1-三氯乙烷
19	氯乙烷	47	甲基丙烯酸乙酯	75	1,1,2-三氯乙烷
20	三氯甲烷	48	六氯丁二烯	76	三氯乙烯
21	氯甲烷	49	六氯乙烷	77	三氯氟甲烷
22	2-氯甲苯	50	2-己酮	78	1,2,3-三氯丙烷
23	4-氯甲苯	51	异丙基苯	79	1,2,4-三甲苯
24	一氯二溴乙烷	52	4-异丙基甲苯	80	1,3,5-三甲苯
25	1,2-二溴-3-氯丙烷	53	甲基丙烯腈	81	氯乙烯
26	1,2-二溴乙烷	54	丙烯酸甲酯	82	邻二甲苯
27	二溴甲烷	55	二氯甲烷	83	间二甲苯
28	1,2-二氯苯	56	碘甲烷	84	对二甲苯

表 A.2 挥发性有机化合物方法的最低检限(MDL)、回收率和精密度

组　分	组分浓度/(μg/L)	回收率/(%)	RSD/(%)	MDL/(μg/L)
苯	0.1～10	97	5.7	0.04
溴苯	0.1～10	100	5.5	0.03
一氯一溴甲烷	0.5～10	90	6.4	0.04
二氯一溴甲烷	0.1～10	95	6.1	0.08
三溴甲烷	0.5～10	101	6.3	0.12
一溴甲烷	0.5～10	95	8.2	0.11
丁苯	0.5～10	100	7.6	0.11
仲丁苯	0.5～10	100	7.6	0.13
叔丁苯	0.5～10	102	7.3	0.14
四氯化碳	0.5～10	84	8.8	0.21
氯苯	0.1～10	98	5.9	0.04
一氯乙烷	0.5～10	89	9.0	0.10
三氯甲烷	0.5～10	90	6.1	0.03
一氯甲烷	0.5～10	93	8.9	0.13
2-氯甲苯	0.1～10	90	6.2	0.04
4-氯甲苯	0.1～10	99	8.3	0.06
一氯二溴乙烷	0.1～10	92	7.0	0.05
1,2-二溴-3-氯丙烷	0.5～10	83	19.9	0.26
1,2-二溴乙烷	0.5～10	102	3.9	0.06
二溴甲烷	0.5～10	100	5.6	0.24
1,2-二氯苯	0.1～10	93	6.2	0.03
1,3-二氯苯	0.5～10	99	6.9	0.12
1,4-二氯苯	0.2～20	103	6.4	0.03
二氟二氯甲烷	0.5～10	90	7.7	0.10
1,1-二氯乙烷	0.5～10	96	5.3	0.04
1,2-二氯乙烷	0.1～10	95	5.4	0.06
1,1-二氯乙烯	0.1～10	94	6.7	0.12
顺-1,2-二氯乙烯	0.5～10	101	6.7	0.12
反-1,2-二氯乙烯	0.1～10	93	5.6	0.06
1,2-二氯丙烷	0.1～10	97	6.1	0.04
1,3-二氯丙烷	0.1～10	96	6.0	0.04
2,2-二氯丙烷	0.5～10	86	16.9	0.35
1,1-二氯丙烯	0.5～10	98	8.9	0.10
顺-1,2-二氯丙烯	0.1～10	97	3.1	0.02
反-1,2-二氯丙烯	0.1～10	96	14	0.048

表 A.2(续)

组　分	组分浓度/(μg/L)	回收率/(%)	RSD/(%)	MDL/(μg/L)
乙苯	0.1～10	99	8.6	0.06
六氯丁二烯	0.5～10	100	6.8	0.11
异丙苯	0.5～10	101	7.6	0.15
4-异丙基甲苯	0.1～10	99	6.7	0.12
二氯甲烷	0.1～10	95	5.3	0.03
萘	0.1～100	104	8.2	0.04
丙苯	0.1～10	100	5.8	0.04
苯乙烯	0.1～100	102	7.2	0.04
1,1,1,2-四氯乙烷	0.5～10	90	6.8	0.05
1,1,2,2-四氯乙烷	0.1～10	91	6.3	0.04
四氯乙烯	0.5～10	89	6.8	0.14
甲苯	0.5～10	102	8.0	0.11
1,2,3-三氯苯	0.5～10	109	8.6	0.03
1,2,4-三氯苯	0.5～10	108	8.3	0.04
1,1,1-三氯乙烷	0.5～10	98	8.1	0.08
1,1,2-三氯乙烷	0.5～10	104	7.3	0.10
三氯乙烯	0.5～10	90	7.3	0.19
三氯氟甲烷	0.5～10	89	8.1	0.08
1,2,3-三氯丙烷	0.5～10	108	14.4	0.32
1,2,4-三甲苯	0.5～10	99	8.1	0.13
1,3,5-三甲苯	0.5～10	92	7.4	0.05
氯乙烯	0.5～10	98	6.7	0.17
邻二甲苯	0.1～31	103	7.2	0.11
间二甲苯	0.1～10	97	6.5	0.05
对二甲苯	0.5～10	104	7.7	0.13

A.2　原理

将被测水样用注射器注入吹脱捕集装置的吹脱管中，于室温下通以惰性气体(氦气)，把水样中低水溶性的挥发性有机化合物及加入的内标和标记化合物吹脱出来，捕集在装有适当吸附剂的捕集管内。吹脱程序完成后，捕集管被瞬间加热并以氦气反吹，将所吸附的组分解吸入毛细管气相色谱仪(GC)中，组分经程序升温色谱分离后，用质谱仪(MS)检测。

通过目标组分的质谱图和保留时间与计算机谱库中的质谱图和保留时间作对照进行定性；每个定性出来的组分的浓度取决于其定量离子与内标物定量离子的质谱响应之比。每个样品中含已知浓度的内标化合物，用内标校正程序测定。

A.3　干扰及消除

主要的污染源是吹脱气体及捕集管路中的挥发性有机化合物，不要使用非聚四氟乙烯的塑料管和密封圈，吹脱装置中的流量计不应含橡胶元件；每天在操作条件下分析纯水空白，检查系统中是否有污染(不准从样品检测结果中扣除空白值)；仪器实验室不应有溶剂污染，特别是二氯甲烷和甲基叔丁基醚(MtBE)。

高、低浓度的样品交替分析时会产生残留性污染。为避免此类污染，在测定样品之间要用纯水将吹脱管和进样器冲洗两次。在分析特别高浓度的样品后要分析一个实验室纯水空白。若样品中含有大量水溶性物质、悬浮固体、高沸点物质或高浓度的有机物，会污染吹脱管，此时要用洗涤液清洗吹脱管，再用二次水淋洗干净后于 105℃烘箱中烘干后使用。吹脱系统的捕集管和其他部位也易被污染，要经常烘烤、吹脱整个系统。

样品在运输和贮藏过程中可能会因挥发性有机化合物(尤其是氟代烃和二氯甲烷)渗透过密封垫而受到污染。在采样、加固定剂和运输的全过程中携带纯水作为现场试剂空白来检查此类污染。

高纯甲醇中可能含有石油、二氯甲烷和其他有机污染物，在配制标准之前应检测是否含有此类污染。

A.4 样品采集与保存

A.4.1 样品采集

所有样品均采集平行样，每批样品要带一个现场空白，即在实验室中用纯水充满样品瓶，封好后与空的样品瓶一同运至采样点。

采样时，使水样在瓶中溢流出而不留气泡。若从水龙头采样，应先打开龙头放水至水温稳定(一般需 10 min)。调节水流速度约为 500 mL/min，从流水中采集平行样；若从开放的水体中采样，先用 1 L 的广口瓶或烧杯从有代表性的区域中采样，再小心把水样从广口瓶或烧杯中倒入样品瓶中。

对于不含余氯的样品和现场空白，每 40 mL 水样中加 4 滴 4 mol/L 的盐酸作固定剂，以防水样中发生生物降解，要确保盐酸中不含痕量有机杂质。

对于含余氯的样品和现场空白，在样品瓶中先加入抗坏血酸(每 40 mL 水样加 25 mg)，待样品瓶中充满水样并溢流后，每 20 mL 样品中加入 1 滴 4 mol/L 盐酸调节样品 pH 小于 2，再密封样品瓶。注意垫片的聚四氟乙烯(PTFE)面朝下。

A.4.2 样品保存

样品保存取决于被测目标组分和样品基体，采样后须将样品冷却至 4℃，并维持此温度直到分析。现场水样在到达实验室前须用冰块降温以保持在 4℃。样品存放区域须无有机物干扰。

样品在采样后 14 d 内分析。

A.5 试剂与材料

A.5.1 甲醇：优级纯。

A.5.2 纯水：普通纯水于 90℃水浴中用氮气吹脱 15 min，现用现制。所得纯水中应无干扰测定的杂质，或水中杂质含量小于方法中目标组分的检出限。

A.5.3 盐酸(1+1)：将一定体积的浓盐酸加入等体积纯水中。

A.5.4 氯乙烯：标准气。

A.5.5 抗坏血酸。

A.5.6 硫代硫酸钠。

A.5.7 标准储备液：可直接购买具有标准物质证书的标准溶液，标准溶液应包括所有相关的被测组分，也可用纯标准物质制备(称重法)，常用浓度为 1 mg/mL～5 mg/mL。将其置于 PTFE 封口的螺口瓶中或密闭安瓶中，尽量减少瓶内的液上顶空，避光于冰箱保存。

A.5.7.1 将 10 mL 容量瓶放在天平上先归零，加入大约 9.8 mL 甲醇，使其静置约 10 min，不要加盖，直至沾有甲醇液体的容器表面干燥为止，精确称量至 0.1 mg。

A.5.7.2　依下述步骤,加入已预先确认过纯度的标准参考品:

A.5.7.2.1　液体:使用 100 μL 的注射针,立即加入两滴或两滴以上已预先分析过的标准参考品于容量瓶中,再称量。加入的标准品液体必需直接落入甲醇液体中,不得与容量瓶的瓶颈部分接触。

A.5.7.2.2　气体:制备沸点在 30℃以下的标准品(如:溴甲烷、氯乙烷、氯甲烷、二氟二氯甲烷、一氟三氯甲烷、氯乙烯等),将 5 mL 气密式注射针阀内充满标准参考品至刻度,将针头伸入容量瓶内甲醇液体表面上 5 mm 处,在液面上缓缓将标准参考品释出,密度较重的气体很快的溶入甲醇液体中。

A.5.7.3　再称量,稀释至刻度,盖上瓶盖,倒置容量瓶数次,使充分混合。以标准参考品的净重,计算其于溶液中的浓度(mg/L)。若该化合物的纯度为 96%或更高时,则所称的质量,可直接计算储备标准溶液的浓度,而不需考虑因标准品纯度不足 100%所造成之误差。任何浓度之市售标准品,经制造商或一独立机构确认过,皆可使用。

A.5.7.4　将标准储备液倒入有 PTFE 内衬附螺旋盖的玻璃瓶。瓶内的液面上顶空愈少愈好,储存于－10℃至－20℃低温,避光。

A.5.7.5　气体标准储备液,需每周重新配制。其他的标准储备液需每月重新配制或与校准标准品比对发现有问题时需重新配制。

A.5.8　标准中间液:用甲醇稀释标准储备液,其浓度要便于配制校准溶液,并能包括校准曲线的浓度范围。将其置于 PTFE 封口的螺口瓶中或密闭瓿瓶中,尽量减少瓶内的液上顶空,避光于冰箱保存。经常检查溶液是否变质或挥发,在用它配制使用液时要将其放至室温。

A.5.9　内标及标记物添加液:用甲醇配制内标(氟代苯)、标记物(1,2-二氯苯-d_4 及 4-溴氟苯),使其浓度为 5 μg/mL。该混合液要加到样品、标样和空白中,例如,将 5 μL 内标及标记物的甲醇溶液加入 5 mL(或 25 mL)水样中,使内标及标记物在水样中的浓度为 5 μg/L(或 1 μg/L)。在满足方法要求并不干扰目标组分测定的前提下,也可用其他的内标和标记物。

A.5.10　校准使用液:将一定量的标准中间液加入到纯水中,倒转摇动两次,配制至少五个标准曲线点,其中一个接近但高于方法的最低检出限(MDL),或在实际工作范围的最低限处。其余标准曲线点要对应样品的浓度范围。在无液面上顶空时将此校准标准置于螺口瓶中,可保存 24 h。也可在 5 mL(或 25 mL)注射器中直接注入一定量的标准使用液和内标及标记物混合液,然后立刻将此校准液注入吹脱捕集装置中。

A.6　仪器

A.6.1　微量注射器:10 μL。

A.6.2　气密性注射器:5 mL 或 25 mL。

A.6.3　样品瓶:40 mL,棕色玻璃瓶附螺旋盖及聚四氟乙烯垫片。

A.6.4　吹脱捕集系统:此系统包括吹脱装置、捕集管及脱附装置。能容纳 25 mL 水样,且水样深度不小于 5 cm。若 GC/MS 系统的灵敏度足以达到方法的检出限,可使用 5 mL 的吹脱管。样品上方气体空间须小于 15 mL,吹脱气的初始气泡直径应小于 3 mm,吹脱气从距水样底部不大于 5 mm 处引入。

A.6.5　捕集管:25 cm×3 mm(内径),内填有三分之一聚 2,6-苯基对苯醚(Tenax)、三分之一硅胶、三分之一椰壳炭。若能满足质控要求,也可使用其他的填充物。

A.6.6　气相色谱仪:可程序升温,所有的玻璃元件(如进样口插件)均是用硅烷化试剂处理脱活。

A.6.7　气相色谱柱:要保证脱附气流与柱型匹配,可用以下柱子:

柱 1:60 m×0.75 mm(内径),1.5 μm,VOCOL 宽口径毛细柱。

柱 2:30 m×0.53 mm (内径),3 μm,DB-624 大口径毛细柱。

柱 3:30 m×0.32 mm(内径),1 μm,DB-5 毛细柱。

柱 4:30 m×0.25 mm(内径),1.4 μm,DB-624 毛细柱。

也可使用其他等效色谱柱。

A.6.8 质谱仪：0.7 s 内可由 35 amu 扫描至 265 amu，使用 EI 方式离子化，标准电子能量为 70 eV。

A.6.9 毛细界面管柱：连接脱附装置与气相色谱仪分离管柱间之界面管柱，此界面管柱具有将吹脱捕集装置中高温脱附后之各成分，以液氮低温（−150℃）收集于一个未涂布固定相的空毛细管界面管柱前端，再将此毛细管界面管柱以 15 s 或更短时间内加热到 250℃的方式，瞬间将各成分传输到气相色谱仪之分离管柱中。此毛细界面管柱前端与后端所连接的吸附管及分离管柱内径不同，应利用不锈钢螺旋帽转接，以不漏气为连接原则。

A.7 操作步骤

A.7.1 仪器条件（供参考用，可视实际需要适当调整）

A.7.1.1 吹脱捕集装置条件：吹脱温度：室温；吹脱时间：11 min；解吸温度 180℃；解吸时间：4 min；烘烤温度：230℃；烘烤时间：10 min；毛细管界面冷却温度：−150℃；气体流速：高纯度氮气或氦气（99.95%以上），流量为 40 mL/min±5 mL/min。

A.7.1.2 气相色谱仪条件：DB-624 柱：35℃（5 min）→（6℃/min）→160℃（6 min）→（20℃/min）→210℃（2 min）；载气：氦气（纯度 99.99%以上），流量 1.0 mL/min。

A.7.1.3 质谱仪操作条件：离子源：EI；离子源温度：200℃；接口温度：220℃；离子化能量：70 eV；扫描范围：35 amu～300 amu；扫描时间：0.45 s；回扫时间：0.05 s。

A.7.2 仪器校准

A.7.2.1 GC-MS 性能试验：直接导入 25 ng 的 4-溴氟苯（BFB）于 GC 中，或将 1 μL 25 μg/mL 的 BFB 加入到 5 mL（或 25 mL）纯水中进行吹脱捕集，得到的 BFB 质谱在扣除背景后，其 m/z 应满足表 A.3 的要求，否则要重新调谐质谱仪直至符合要求。

表 A.3 4-溴氟苯（BFB）离子丰度指标

质荷比（m/z）	相对丰度指标
50	质量为 95 的离子丰度的 15%～40%
75	质量为 95 的离子丰度的 30%～80%
95	基峰，相对丰度为 100%
96	质量为 95 的离子丰度的 5%～9%
173	小于质量为 174 的离子丰度的 2%
174	大于质量为 95 的离子丰度的 5%
175	质量为 174 离子丰度的 5%～9%
176	在质量为 174 离子丰度的 95%～101%之间
177	质量为 176 离子丰度的 5%～9%

A.7.2.2 内标法初始校准：使用氟代苯（或用标记物 1,2-二氯苯-d_4）作为内标。将内标物直接加入到注射器中，配制至少五个点的校准标准，按样品分析法分析每个校准标准，检查各组分的色谱图和质谱灵敏度，要求色谱峰窄而对称，多数无拖尾，灵敏度高；质谱识别校准溶液中每个化合物在适当保留时间窗口的色谱峰能初步确认，可辨认的化合物不少于 99%。按式（A.1）计算响应因子（RF）：

$$RF = A_x \times c_{is} / A_{is} \times c_x \qquad \text{(A.1)}$$

式中：

A_x——各组分定量离子峰面积；

A_{is}——内标物定量离子峰面积；

c_x——各组分浓度，单位为微克每升（μg/L）；

c_{is}——内标物浓度，单位为微克每升（μg/L）。

每种组分、标记化合物的平均 RF 的 RSD 应小于 20%。

A.7.2.3 再校正：使用与初始校正相同条件吹脱，并分析中间浓度校正溶液，确定内标物和标记物定量离子的峰面积不得比前一次连续校正低 30%以上，或比初始校正时少 50%以上，已再校正测得的数据计算每个组分和标记物的 RF 值，该 RF 值在初始校正时应在测出 RF 平均值的 30%以内。

A.7.3 测定

A.7.3.1 分析前将样品和标准品恢复至室温。

A.7.3.2 校正气相色谱质谱仪条件使符合分析条件。

A.7.3.3 开启样品瓶，用 5 mL(或 25 mL)注射器抽出略多的水样，倒转注射器，排除空气使水样体积为 5.0 mL(或 25.0 mL)，通过注射器的顶端加入一定量(5 μL)的内标物和标记物，立刻注入吹脱捕集装置中，在室温下进行吹脱、捕集、脱附、自动导入气相色谱质谱仪中，进行定性及定量之分析。

A.7.4 标准色谱图

挥发性有机化合物的标准色谱图见图 A.1。

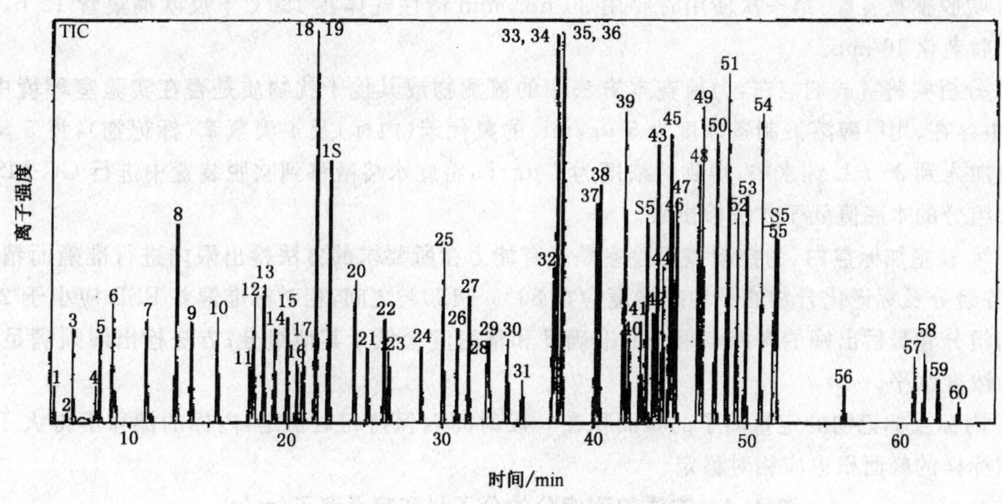

图 A.1 挥发性有机化合物的标准色谱图

A.8 结果处理

A.8.1 定性分析

A.8.1.1 定性分析的原则是以样品与标准品之特性离子图谱比较，且须符合下列条件：

A.8.1.1.1 若气相色谱质谱仪的 BFB 校正符合每日校正要求，则可进行样品与标准品之特性离子做比较。

A.8.1.1.2 样品与标准品比较其相对保留时间差最多不得超过其保留时间窗的 3 倍相对偏差范围。

A.8.1.1.3 比较特性离子时应符合下列要求：

A.8.1.1.3.1 标准质谱中相对强度大于 10%的特性离子(见表 A.4)均应出现在样品中。

A.8.1.1.3.2 样品中符合上项要求特性离子的大小应在标准品相对离子强度的±20%间。

A.8.1.1.3.3 对于有些重要的离子(如分子离子)，虽然其相对强度小于 10%，亦应列入评估中。

A.8.1.2 定量分析

用五种不同浓度的标准品(其中内标的浓度恒定)绘制标准曲线，该曲线的纵坐标为组分定量离子峰面积 A_x 与其浓度 c_x 之比，横坐标为内标氟代苯的定量离子峰面积 A_{is} 与其浓度 c_{is} 之比，由此求得响应因子 RF。

实际样品在测定前加入同样浓度的内标，测得未知物的定量离子峰面积 A_x 后，通过校准曲线并根据式(A.2)计算实际样品浓度 c_x。

$$c_x = (A_x \times c_{is})/(A_{is} \times RF) \quad \cdots\cdots\cdots\cdots\cdots\cdots\cdots\cdots\cdots (A.2)$$

式中：

c_x——实际样品被测组分浓度，单位为微克每升（μg/L）；

A_x——各组分定量离子峰面积；

c_{is}——内标物浓度，单位为微克每升（μg/L）；

A_{is}——内标物定量离子峰面积；

RF——响应因子。

A.9 精密度和准确度

方法的精密度和准确度见表 A.2。

A.10 注意事项

A.10.1 吹脱捕集装置：第一次使用时要用 20 mL/min 惰性气体在 180℃下反吹捕集管 12 h，以后在每天使用后老化 10 min。

A.10.2 分析实验室试剂空白：为检查本方法中的被测物或其他干扰物质是否在实验室环境中、试剂中、器皿中存在，用甲醇溶液制备浓度为 5 μg/mL 的氟代苯（内标）及 4-溴氟苯（标记物），将 5 μL 上述甲醇溶液加入到 25 mL 纯水中，得到的浓度为 1 μg/L，将此水溶液移到吹脱装置中进行 GC-MS 分析，要求方法组分的本底值低于方法检出限。

A.10.3 实验室加标空白：为控制该实验室是否有能力在所要求的方法检出限内进行准确而精密的测量，要求各组分及标记化合物的平均准确度应在 80%～120%之间，相对标准偏差 RSD 应小于 20%，出峰较早的组分和最后出峰的高沸点组分的准确度和精密度会低于其他组分；方法检出限须满足各组分所要求的浓度水平。

A.10.4 内标及标记物的定量离子的峰面积在一段时间内保持相对稳定，内标的漂移不得大于 50%，实验室加标样的峰面积也应相对稳定。

表 A.4 方法被测组分的分子量和定量离子(m/z)

序号	化合物	分子量	第一定量离子	第二定量离子
1	丙酮	58	43	58
2	丙烯腈	53	52	53
3	3-氯-1-丙烯	76	76	49
4	苯	78	78	77
5	溴苯	156	156	77,158
6	一氯一溴甲烷	128	128	49,130
7	二氯一溴甲烷	162	83	85,127
8	三溴甲烷	250	173	175,252
9	一溴甲烷	94	94	96
10	2-丁酮	72	43	57,72
11	丁苯	134	91	134
12	仲丁苯	134	105	134
13	叔丁苯	134	119	91

表 A.4(续)

序号	化合物	分子量	第一定量离子	第二定量离子
14	二硫化碳	76	76	—
15	四氯化碳	152	117	119
16	一氯乙腈	75	48	75
17	氯苯	112	112	77,114
18	一氯丁烷	92	56	49
19	一氯乙烷	64	64	66
20	三氯甲烷	118	83	85
21	一氯甲烷	50	50	52
22	2-氯甲苯	126	91	126
23	4-氯甲苯	126	91	126
24	一氯二溴乙烷	206	129	127
25	1,2-二溴-3-氯丙烷	234	75	155,157
26	1,2-二溴乙烷	186	107	109,188
27	二溴甲烷	172	93	95,174
28	1,2-二氯苯	146	146	111,148
29	1,3-二氯苯	146	146	111,148
30	1,4-二氯苯	146	146	111,148
31	反-1,4-二氯-2-丁烯	124	53	88,75
32	二氟二氯甲烷	120	85	87
33	1,1-二氯乙烷	98	63	65,83
34	1,2-二氯乙烷	98	62	98
35	1,1-二氯乙烯	96	96	61,63
36	顺-1,2-二氯乙烯	96	96	61,98
37	反-1,2-二氯乙烯	96	96	61,98
38	1,2-二氯丙烷	112	63	112
39	1,3-二氯丙烷	112	76	78
40	2,2-二氯丙烷	112	77	97
41	1,1-二氯丙烯	110	75	110,77
42	1,1-二氯丙酮	126	43	83
43	顺-1,2-二氯丙烯	110	75	110
44	反-1,2-二氯丙烯	110	75	110
45	乙醚	74	59	45,73
46	乙苯	106	91	106
47	甲基丙烯酸乙酯	114	69	99
48	六氯丁二烯	258	225	260
49	六氯乙烷	234	117	119,201
50	2-己酮	100	43	58

表 A.4(续)

序号	化合物	分子量	第一定量离子	第二定量离子
51	异丙苯	120	105	120
52	4-异丙基甲苯	134	119	134,91
53	甲基丙烯腈	67	67	52
54	丙烯酸甲酯	86	55	85
55	二氯甲烷	84	84	86,49
56	碘甲烷	142	142	127
57	甲基丙烯酸甲酯	100	69	99
58	4-甲基-2-戊酮	100	43	58,85
59	甲基特丁基醚	88	73	57
60	萘	128	128	—
61	一硝基苯	123	51	77
62	2-硝基丙烷	89	46	—
63	五氯乙烷	200	117	119,167
64	丙腈	55	54	—
65	丙苯	120	91	120
66	苯乙烯	104	104	78
67	1,1,1,2-四氯乙烷	166	131	133,119
68	1,1,2,2-四氯乙烷	166	83	131,85
69	四氯乙烯	164	166	168,129
70	四氢呋喃	72	71	72,42
71	甲苯	92	92	91
72	1,2,3-三氯苯	180	180	182
73	1,2,4-三氯苯	180	180	182
74	1,1,1-三氯乙烷	132	97	99,61
75	1,1,2-三氯乙烷	132	83	97,85
76	三氯乙烯	130	95	130,132
77	三氯氟甲烷	136	101	103
78	1,2,3-三氯丙烷	146	75	77
79	1,2,4-三甲苯	120	105	120
80	1,3,5-三甲苯	120	105	120
81	氯乙烯	62	62	64
82	邻二甲苯	106	106	91
83	间二甲苯	106	106	91
84	对二甲苯	106	106	91
85	氟代苯(内标)	96	96	77
86	4-溴氟苯(标记物)	174	95	174,176
87	1,2-二氯苯-d_4	150	152	115,150

附　录　B
（资料性附录）
固相萃取/气相色谱-质谱法测定半挥发性有机化合物

B.1　范围

本方法适用于测定生活饮用水、水源地表水和地下水中可被 C_{18} 固相萃取柱吸附、并具有热稳定性的有机化合物，本方法测定有机化合物的种类（见表 B.1）和检出限随仪器和操作条件而变，水样为 1L 时的方法检出限（见表 B.2）。

表 B.1　固相萃取/气相色谱-质谱法测定的半挥发性有机化合物

序号	化合物英文名称	化合物中文名称	分子量[a]
1	Acenaphthylene	苊	152
2	Alachlor	甲草胺	269
3	Aldrin	艾氏剂	362
4	Ametryn	莠灭净	227
5	Anthracene	蒽	178
6	Atraton	莠去通	211
7	Atrazine	莠去津	215
8	Benz[a]anthracene	苯并[a]蒽	228
9	Benzo[b]fluoranthene	苯并[b]荧蒽	252
10	Benzo[k]fluoranthene	苯并[k]荧蒽	252
11	Benzo[a]pyrene	苯并[a]芘	252
12	Benzo[g,h,i]perylene	苯并[g,h,i]苝	276
13	Bromacil	除草定	260
14	Butachlor	丁草胺	311
15	Butylate	丁草敌	317
16	Butylbenzylphthalate	邻苯二甲酸丁基苄基酯	312
17	Carboxin[b]	萎锈灵	235
18	alpha-Chlordane	α-氯丹	406
19	gamma-Chlordane	γ-氯丹	406
20	trans-Nonachlor	反式九氯	440
21	Chloroneb	氯苯甲醚	206
22	Chlorobenzilate	乙酯杀螨醇	324
23	Chlorpropham	氯苯胺灵	213
24	Chlorothalonil	百菌清	264
25	Chlorpyrifos	毒死蜱	349
26	2-Chlorobiphenyl	2-氯联苯	188

表 B.1(续)

序号	化合物英文名称	化合物中文名称	分子量[a]
27	Chrysene	䓛	228
28	Cyanazine	氰草津	240
29	Cycloate	环草敌	215
30	Dacthal(DCPA)	氯酞酸甲酯	330
31	4,4'-DDD	4,4'-滴滴滴	318
32	4,4'-DDE	4,4'-滴滴伊	316
33	4,4'-DDT	4,4'-滴滴涕	352
34	Diazinon[b]	二嗪磷	304
35	Dibenz[*a*,*h*]anthracene	二苯并[*a*,*h*]蒽	278
36	Di-*n*-Butylphthalate	邻苯二甲酸二正丁酯	278
37	2,3-Dichlorobiphenyl	2,3-二氯联苯	222
38	Dichlorvos	敌敌畏	220
39	Dieldrin	狄氏剂	378
40	Diethylphthalate	邻苯二甲酸二乙酯	222
41	Di(2-ethylhexyl)adipate	己二酸二(2-乙基己基)酯	370
42	Di(2-ethylhexyl)phthalate	邻苯二甲酸(2-乙基己基)酯	390
43	Dimethylphthalate	邻苯二甲酸二甲酯	194
44	2,4-Dinitrotoluene	2,4-二硝基甲苯	182
45	2,6-Dinitrotoluene	2,6-二硝基甲苯	182
46	Diphenamid	双苯酰草胺	239
47	Disulfoton[b]	乙拌磷	274
48	Disulfoton Sulfoxide[b]	乙拌磷亚砜	290
49	Disulfoton Sulfone	乙拌磷砜	306
50	Endosulfan Ⅰ	硫丹Ⅰ	404
51	Endosulfan Ⅱ	硫丹Ⅱ	404
52	Endosulfan Sulfate	硫丹硫酸酯	420
53	Endrin	异狄氏剂	378
54	Endrin Aldehyde	异狄氏剂醛	378
55	EPTC	菌草敌	189
56	Ethoprop	灭线磷	242
57	Etridiazole	土菌灵	246
58	Fenamiphos[b]	苯线磷	303
59	Fenarimol	氯苯嘧啶醇	330
60	Fluorene	芴	166
61	Fluridone	氟苯酮	328

表 B.1(续)

序号	化合物英文名称	化合物中文名称	分子量[a]
62	Heptachlor	七氯	370
63	Heptachlor Epoxide	环氧七氯	386
64	2,2',3,3',4,4',6-Heptachloro-biphenyl	2,2',3,3',4,4',6-七氯联苯	392
66	2,2',4,4',5,6'-Hexachloro-biphenyl	2,2',4,4',5,6'-七氯联苯	358
67	Hexachlorocyclohexane,alpha	α-六六六	288
68	Hexachlorocyclohexane,beta	β-六六六	288
69	Hexachlorocyclohexane,delta	δ-六六六	288
70	Hexachlorocyclopentadiene	六氯代环戊二烯	270
71	Hexazinone	环嗪酮	252
72	Indeno[1,2,3,*c*,*d*]pyrene	茚并[1,2,3-*c*,*d*]芘	276
73	Isophorone	异佛尔酮	138
74	Lindane	γ-六六六	288
75	Merphos[b]	三磷代磷酸三丁酯	298
76	Methoxychlor	甲氧滴滴涕	344
77	Methyl Paraoxon	甲基对氧磷	247
78	Metolachlor	异丙甲草胺	283
79	Metribuzin	嗪草酮	214
80	Mevinphos	速灭磷	224
81	MGK 264	增效胺	275
82	Molinate	禾草敌	187
83	Napropamide	敌草胺	271
84	Norflurazon	氟草敏	303
85	2,2',3,3',4,5',6,6'-Octachloro-biphenyl	2,2',3,3',4,5',6,6'-八氯联苯	426
86	Pebulate	克草胺	203
87	2,2',3',4,6'-Pentachlorobiphenyl	2,2',3',4,6'-五氯联苯	324
88	Pentachlorophenol	五氯酚	264
89	Phenanthrene	菲	178
90	cis-Permethrin	顺一氯菊酯	390
91	trans-Permethrin	反一氯菊酯	390
92	Prometon	扑灭通	225
93	Prometryn	扑草净	241
94	Pronamide	拿草特	255
95	Propachlor	毒草胺	211
96	Propazine	扑灭津	229
97	Pyrene	芘	202

表 B.1(续)

序号	化合物英文名称	化合物中文名称	分子量[a]
98	Simazine	西玛津	201
99	Simetryn	西草净	213
100	Stirofos	杀敌畏	364
101	Tebuthiuron	丁噻隆	228
102	Terbacil	特草定	216
103	Terbufos[b]	特丁硫磷	288
104	Terbutryn	特丁净	241
105	2,2',4,4'-Tetrachlorobiphenyl	2,2',4,4'-四氯联苯	290
106	Toxaphene	毒杀芬	
107	Triademefon	三唑酮	293
108	2,4,5-Trichlorobiphenyl	2,4,5-三氯联苯	256
109	Tricyclazole	三环唑	189
110	Trifluralin	氟乐灵	335
111	Vernolate	灭草敌	203
112	Aroclor 1016	多氯联苯-1016	222
113	Aroclor 1221	多氯联苯-1221	190
114	Aroclor 1232	多氯联苯-1232	190
115	Aroclor 1242	多氯联苯-1242	222
116	Aroclor 1248	多氯联苯-1248	292
117	Aroclor 1254	多氯联苯-1254	292
118	Aroclor 1260	多氯联苯-1260	360

a 化合物的最小质量数。

b 由于化合物在水中不稳定,只可用于定性分析。三磷代磷酸三丁酯、萎锈灵、乙拌磷和乙拌磷亚砜在 1 h 内开始不稳定。7 d 内,在本方法所定义的样品保存条件下,二嗪磷、苯线磷和特丁硫磷有明显的损失。

表 B.2 方法的检出限、测定范围、相对标准偏差和回收率性能指标

化合物	加标量/(μg/L)	平均测定值/(μg/L)	相对标准偏差/(%)	回收率/(%)	MDL/(μg/L)
1,3-二甲基-2-硝基苯	5.0	4.7	3.9	94	—
苝-d_{12}	5.0	4.9	4.8	98	—
三苯基膦	5.0	5.5	6.3	110	—
苊	0.50	0.45	8.2	91	0.11
甲草胺	0.50	0.47	12	93	0.16
艾氏剂	0.50	0.40	9.3	80	0.11
莠灭净	0.50	0.44	6.9	88	0.092
蒽	0.50	0.53	4.3	106	0.068
莠去津[a]	0.50	0.35	15	70	0.16

表 B.2(续)

化合物	加标量/(μg/L)	平均测定值/(μg/L)	相对标准偏差/(%)	回收率/(%)	MDL/(μg/L)
阿特拉津	0.50	0.54	4.8	109	0.078
苯并[a]蒽	0.50	0.41	16	82	0.20
苯并[b]荧蒽	0.50	0.49	20	98	0.30
苯并[k]荧蒽	0.50	0.51	35	102	0.54
苯并[g,h,i]苝	0.50	0.72	2.2	144	0.047
苯并[a]芘	0.50	0.58	1.9	116	0.032
除草定	0.50	0.54	6.4	108	0.10
丁草胺	0.50	0.62	4.1	124	0.076
丁草敌	0.50	0.52	4.1	105	0.064
邻苯二甲酸丁基苄基酯	0.50	0.77	11	154	0.25
萎锈灵	5.0	3.8	12	76	1.4
α-氯丹	0.50	0.36	11	72	0.12
γ-氯丹	0.50	0.40	8.8	80	0.11
反九氯	0.50	0.43	17	87	0.22
二氯甲氧苯	0.5	0.51	5.7	102	0.088
乙酯杀螨醇	5	6.5	6.9	130	1.3
2-氯联苯	0.5	0.4	7.2	80	0.086
氯苯胺灵	0.5	0.61	6.2	121	0.11
毒死蜱	0.5	0.55	2.7	110	0.044
百菌清	0.5	0.57	6.9	113	0.12
䓛	0.5	0.39	7	78	0.082
氰草津	0.5	0.71	8	141	0.17
环草敌	0.5	0.52	6.1	104	0.095
氯酞酸甲酯	0.5	0.55	5.8	109	0.094
4,4'-滴滴滴	0.5	0.54	4.4	107	0.071
4,4'-滴滴伊	0.5	0.40	6.3	80	0.075
4,4'-滴滴涕	0.5	0.79	3.5	159	0.083
二嗪磷	0.5	0.41	8.8	83	0.11
二苯并[a,h]蒽	0.5	0.53	0.5	106	0.01
2,3-二氯联苯	0.5	0.4	11	80	0.14
敌敌畏	0.5	0.55	9.1	110	0.15
狄氏剂	0.5	0.48	3.7	96	0.053
己二酸(2-乙基己基)酯	0.5	0.42	7.1	84	0.09
邻苯二甲酸二乙酯	0.5	0.59	9.6	118	0.17
邻苯二甲酸二甲酯	0.5	0.6	3.2	120	0.058

表 B.2(续)

化合物	加标量/(μg/L)	平均测定值/(μg/L)	相对标准偏差/(%)	回收率/(%)	MDL/(μg/L)
2,4-二硝基甲苯	0.5	0.6	5.6	119	0.099
2,6-二硝基甲苯	0.5	0.6	8.8	121	0.16
双苯酰草胺	0.5	0.54	2.5	107	0.041
乙拌膦	5.0	3.99	5.1	80	0.62
乙拌膦砜	0.5	0.74	3.2	148	0.07
乙拌膦亚砜	0.5	0.58	12	116	0.2
硫丹Ⅰ	0.5	0.55	18	110	0.3
硫丹Ⅱ	0.5	0.50	29	99	0.44
硫丹硫酸酯	0.5	0.62	7.2	124	0.13
异狄氏剂	0.5	0.54	18	108	0.29
异狄氏剂醛	0.5	0.43	15	87	0.19
茵草敌	0.5	0.5	7.2	100	0.11
灭线磷	0.5	0.62	6.1	123	0.11
土菌灵	0.5	0.69	7.6	139	0.16
苯线磷	5.0	5.2	6.1	103	0.95
氯苯嘧啶醇	5.0	6.3	6.5	126	1.2
芴	0.5	0.46	4.2	93	0.059
氟草酮	5	5.1	3.6	102	0.55
α-六六六	0.5	0.51	13	102	0.2
β-六六六	0.5	0.51	20	102	0.31
δ-六六六	0.5	0.56	13	112	0.21
γ-六六六(林丹)	0.5	0.63	8	126	0.15
七氯	0.5	0.41	12	83	0.15
环氧七氯	0.5	0.35	5.5	70	0.058
2,2',3,3',4,4',6-七氯联苯	0.5	0.35	10	71	0.11
六氯苯	0.5	0.39	11	78	0.13
2,2',4,4',5,6'-六氯联苯	0.5	0.37	9.6	73	0.11
六氯环戊二烯	0.5	0.43	5.6	86	0.072
环嗪酮	0.5	0.7	5	140	0.11
茚并[1,2,3-*c*,*d*]芘	0.5	0.69	2.7	139	0.057
异佛尔酮	0.5	0.44	3.2	88	0.042
甲氧滴滴涕	0.5	0.62	4.2	123	0.077
甲基对硫磷	0.5	0.57	10	115	0.17

表 B.2(续)

化合物	加标量/(μg/L)	平均测定值/(μg/L)	相对标准偏差/(%)	回收率/(%)	MDL/(μg/L)
异丙甲草胺	0.5	0.37	8	75	0.09
嗪草酮	0.5	0.49	11	97	0.16
速灭磷	0.5	0.57	12	114	0.2
MGK 264-Isomer[a]	0.33	0.39	3.4	116	0.04
MGK 264-Isomer	0.17	0.16	6.4	96	0.03
禾草敌	0.5	0.53	5.5	105	0.087
敌草胺	0.5	0.58	3.5	116	0.06
氟草敏	0.5	0.63	7.1	126	0.13
2,2',3,3',4,5',6,6'-八氯联苯	0.5	0.5	8.7	101	0.13
克草敌	0.5	0.49	5.4	98	0.08
2,2',3',4,6-五氯联苯	0.5	0.3	16	61	0.15
顺一氯菊酯	0.25	0.3	3.7	121	0.034
反一氯菊酯	0.75	0.82	2.7	109	0.067
菲	0.5	0.46	4.3	92	0.059
扑灭通[a]	0.5	0.3	42	60	0.38
扑草净	0.5	0.46	5.6	92	0.078
拿草特	0.5	0.54	5.9	108	0.095
毒草胺	0.5	0.49	7.5	98	0.11
扑灭津	0.5	0.54	7.1	108	0.12
芘	0.5	0.38	5.7	77	0.066
西玛津	0.5	0.55	9.1	109	0.15
西草净	0.5	0.52	8.2	105	0.13
杀敌畏	0.5	0.75	5.8	149	0.13
丁噻隆	5	6.8	14	136	2.8
特草定	5	4.9	14	97	2.1
特丁硫磷	0.5	0.53	6.1	106	0.096
特丁净	0.5	0.47	7.6	95	0.11
2,2',4,4'-四氯联苯	0.5	0.36	4.1	71	0.044
三唑酮	0.5	0.57	20	113	0.33
2,4,5-三氯联苯	0.5	0.38	6.7	75	0.075
三环唑	5	4.6	19	92	2.6
氟乐灵	0.5	0.63	5.1	127	0.096
灭草敌	0.5	0.51	5.5	102	0.084

[a] 回收率数据是在 pH=2 条件下萃取得到的,为了准确的测定,需用盐水的 pH 值条件下萃取。

B.2 原理

水样中有机化合物被 C_{18} 固相萃取柱吸附、用二氯甲烷和乙酸乙酯洗脱，洗脱液经浓缩；用气相色谱毛细柱分离各个组分后，再以质谱作为检测器，进行水中有机化合物的测定。

通过目标组分的质谱图和保留时间与计算机谱库中的质谱图和保留时间作对照进行定性；每个定性出来的组分的浓度取决于其定量离子与内标物定量离子的质谱响应之比。每个样品中含已知浓度的内标化合物，用内标校正程序测定。

B.3 干扰及消除

B.3.1 分析过程中，污染的主要来源是试剂和固相萃取装置。现场空白和实验室试剂空白可提供污染存在的信息。

B.3.2 污染也可能发生在分析高浓度样品后立即分析低浓度样品，注射器和无分流进样口应彻底清洗或更换，以去除此类污染。分析过程如遇到高浓度样品时，应紧随着分析溶剂空白，以保证样品没有交叉污染。

B.4 试剂与材料

B.4.1 溶剂：二氯甲烷、乙酸乙酯、丙酮、甲苯、甲醇为农药残留级高纯溶剂。

B.4.2 纯水：本方法需使用不含有机物的纯水，纯水中干扰物的浓度需低于方法中待测物的检出限。

B.4.3 盐酸：6 mol/L。

B.4.4 无水硫酸钠：于马福炉中 400℃加热 2 h。

B.4.5 标准溶液

B.4.5.1 标准储备溶液

可直接购买具有标准物质证书的标准溶液，标准溶液应包括所有相关的分析组分、内标及标记物，也可用纯标准物质制备（称重法）。使用预先确认过成分纯度的液体或固体来制备以甲醇、乙酸乙酯或丙酮为溶剂的标准贮备溶液，常用浓度为 1 mg/mL～5 mg/mL。

准确称取 10.0 mg 标准样品放于 2 mL 容量瓶中，加入约 1.8 mL 甲醇、乙酸乙酯或丙酮溶解，定容到刻度。把标准溶液转移到安瓿瓶中于 4℃保存。多环芳烃的标样用甲苯作为溶剂。

B.4.5.2 标准中间溶液

将标准储备溶液用丙酮或乙酸乙酯稀释配制成所需的单一或混合化合物的标准中间溶液。将标准中间溶液转移到安瓿瓶中于 4℃保存。

B.4.5.3 内标及标记物添加液：用甲醇、乙酸乙酯或丙酮配制浓度为 500 μg/mL 的二氢苊-d_{10}、菲-d_{10} 和䓛-d_{12} 内标溶液，作为制备校准曲线用；将内标液稀释 10 倍后，使其浓度为 5.0 μg/mL，该混合液要加到样品和空白中。用甲醇、乙酸乙酯或丙酮配制浓度为 500 μg/mL 和 50.0 μg/mL 的 1,3-二甲基-2-硝基苯、苝-d_{10} 和三苯基膦的标记溶液，分别作为标准和添加用。内标及标记物添加液放于安瓿瓶中 4℃保存。

B.4.5.4 GC-MS 性能校准溶液

用二氯甲烷配制浓度为 5.0 μg/mL 的十氟三苯基膦(DFTPP)、艾氏剂、4,4'-DDT 校准溶液，放于安瓿瓶中 4℃保存。

B.4.5.5 标准使用溶液

用乙酸乙酯将一定量的标准中间液（五氯酚、毒杀芬和多氯联苯除外）配制成浓度为 0.1,0.5,1,2,5,10 μg/mL，内标和标记物浓度均为 5 μg/mL 的标准使用溶液。所有的校准溶液需含有 80%以上的乙酸乙酯以防止气相色谱的问题。如果要分析方法中的所有化合物，需配制 2 套～3 套标准使用液。

在标准使用液中，五氯酚浓度为其他组分浓度的 4 倍；单独配制毒杀芬浓度为 10,25,50,100,200,

250 μg/mL,多氯联苯浓度为 0.2,0.5,1,2.5,5,10,25 μg/mL。

标准使用液放于安瓿瓶中避光 4℃保存,经常检查是否发生降解,如检出蒽醌表明蒽被氧化。

B.5 仪器

B.5.1 固相萃取装置:包括真空泵、支架和 C_{18} 固相萃取柱。

B.5.2 洗脱装置。

B.5.3 干燥柱:装有 5 g~7 g 无水硫酸钠的玻璃柱。

B.5.4 微量注射器:10 μL。

B.5.5 分析天平:可准确称量至 0.1 mg。

B.5.6 小样品瓶:2 mL,供配制标准品用。

B.5.7 样品瓶:1 000 mL,带螺旋盖及聚四氟依稀垫片的棕色玻璃瓶。

B.5.8 气相色谱仪:可程序升温,所有的玻璃元件(如进样口插件)均是用硅烷化试剂处理脱活。

B.5.9 气相色谱柱:DB-5 MS 柱或等同石英毛细色谱柱,30 m ×0.25 mm(内径),液膜厚度 0.25 μm。

B.5.10 质谱仪:当注射进约 5 ng DFTPP 时,GC-MS 系统所产生的质谱应符合表 B.4 的要求。性能测试要求仪器参数为:电子能量 70 eV,质量范围 35 amu~500 amu,扫描时间为每个峰至少有 5 次扫描,但每次扫描不超过 1 s。

B.6 仪器操作条件

B.6.1 色谱条件

B.6.1.1 气化室温度:300℃。

B.6.1.2 柱温:起始温度 45℃保持 1 min,以 40℃/min 升温至 130℃,再以 12℃/min 升到 180℃;再以 7℃/min 升到 240℃;再以 12℃/min 升到 320℃。

B.6.1.3 检测器温度:300℃。

B.6.1.4 载气(氦气)线速度:33 cm/s,不分流方式。

B.6.2 质谱条件

B.6.2.1 离子化方式:EI,70 eV。

B.6.2.2 质谱扫描范围:45 amu~450 amu,4 min 时开始采集数据。

B.6.2.3 离子源温度:280℃。

B.6.2.4 扫描时间:每一尖峰至少须有五次扫描,且每一扫描不得超过 0.7 s。

B.7 GC-MS 系统性能测试

每天分析运行开始时,都应以 DFTPP 检查 GC-MS 系统是否达到性能指标要求。性能测试要求仪器参数为:电子能量 70 eV,质量范围 35 amu~500 amu,扫描时间为每个峰至少须有五次扫描,但每次扫描不超过 1 s。得到背景校正的 DFTPP 质谱后,确认所有关键质量数是否都达到表 B.3 的要求。

表 B.3 DFTPP 特征离子和离子丰度指标

质量数	离子丰度指标	质量数	离子丰度指标
51	198 质量数的 30%~60%	199	198 质量数的 5%~9%
68	小于 69 质量数的 2%	275	198 质量数的 10%~30%
70	小于 69 质量数的 2%	365	大于 198 质量数的 1%
127	198 质量数的 40%~60%	441	出现,但小于 443 质量数的丰度
197	小于 198 质量数的 1%	442	大于 198 质量数的 40%
198	基峰,相对丰度为 100%	443	442 质量数的 17%~23%

B.8 操作步骤

B.8.1 样品采集和保存

B.8.1.1 采集自来水水样时,先打开自来水放水约 2 min 后,调节水流量至 500 mL/mim,用采样瓶采集水样,封好采样瓶。

B.8.1.2 水样脱氯和保护:样品送到实验室后,加入约 40 mg～50 mg 亚硫酸钠去除余氯(在加酸调 pH 前应脱氯),放于冰箱中 4℃保存。

B.8.1.3 所有样品应在采集后 14 d 之内进行固相萃取,萃取液装于密闭玻璃瓶,要避光并储存于 4℃以下,并在萃取后 30 d 内完成分析。

B.8.1.4 每批样品要带一个现场空白。

B.8.2 样品前处理

B.8.2.1 固相萃取

B.8.2.1.1 活化:每一个固相萃取柱分别用 5 mL 二氯甲烷,5 mL 乙酸乙酯,10 mL 甲醇和 10 mL 水活化,活化时,不要让甲醇和水流干(液面不低于吸附剂顶部)。

B.8.2.1.2 吸附:把 1 L 水样倒进固相萃取装置的分液漏斗中,用 6 mol/L 的盐酸调 pH 小于 2,加入 5 mL 甲醇,混匀,加入 100 μL 浓度为 50 μg/mL 的内标及标记物添加液,立刻混匀,加标物在水中的浓度为 5.0 μg/L。水样以约 15 mL/min 的流量通过固相萃取柱。

B.8.2.1.3 干燥:用氮气干燥固相萃取柱(吹约 10 min)。

B.8.2.2 洗脱

B.8.2.2.1 把 125 mL 的分液漏斗和固相萃取柱转移到洗脱装置中。用 5 mL 乙酸乙酯洗 2 L 的分液漏斗和样品瓶,通过固相萃取柱进入收集瓶,再用 5 mL 二氯甲烷洗分液漏斗和样品瓶,通过固相萃取柱进入同一收集瓶。

B.8.2.2.2 使洗脱液通过干燥柱中并用 10 mL 收集管收集,用 2 mL 二氯甲烷洗干燥柱,液体收集于同一管收集中。

B.8.2.2.3 洗脱液在 45℃下,用氮气吹至约 0.5 mL,用乙酸乙酯定容至 0.5 mL。

B.8.3 标准曲线的绘制

分别取五种不同浓度的标准使用溶液,仪器操作条件,将气相色谱质谱仪调到最佳状态,1.0 μL 进样测定,以测得的峰面积分别对相应的标准物浓度绘制标准曲线。

B.8.4 样品测定

取 1.0 μL 样品在与标准曲线相同的条件下进样分析。

B.9 质量控制

B.9.1 质量控制要求

通过试剂空白、标准样品和加标样品的分析证明实验室的分析能力,应确定每个目标化合物的方法检出限(MDL)。实验室要有记录数据质量的文件,建议有质量管理规范。

B.9.2 固相萃取系统的空白实验

在样品分析之前,或新购固相萃取管后,应做空白试验,保证分析的化合物不会受到污染。

B.9.2.1 影响检测的潜在污染源是萃取管中有邻苯二甲酸酯、硅酮和其他污染物。尽管固相萃取管是用惰性材料做成,但它们仍有邻苯二甲酸酯类化合物。邻苯二甲酸酯类化合物能溶于二氯甲烷和乙酸乙酯中,使水样本底变化,如果污染物的本底影响测定的准确性和精度,那么实验前就应进行处理。

B.9.2.2 本底污染的其他来源有溶剂、试剂和玻璃容器。本底污染应该控制在可接受的范围内,通常应低于方法检出限。

B.9.2.3 萃取时间不宜变化太大。

B.9.3 实验的准确度和精密度

分析 4 到 7 个浓度为 2 μg/L～5 μg/L 的标准样品，根据仪器的灵敏度，浓度应选择在校正曲线的中间范围。

B.9.3.1 根据样品组分添加亚硫酸钠或盐酸，用标准原液或质控标样加到试剂水中，配制标准样品。

B.9.3.2 测出标准样品中每个组分的浓度、平均浓度、平均准确度(真值的百分比)、精密度(相对标准偏差，RSD)。

B.9.3.3 每个待测化合物和内标化合物的准确度应在 70%～130%内，RSD 小于 30%，如果不符合这个标准，应查找问题的来源，配制新的标准样品，重新测定。

B.9.3.4 配制 7 个包含所有待测组分的标准样品，每个组分的浓度为 0.5 μg/L 左右，计算出每个组分的方法检出限。建议分析过程跨越 3 d～4 d，这样更符合实际的方法检出限。

B.9.3.5 绘制待测化合物和内标化合物检测准确度和精密度对时间的质量控制图。内标化合物回收率的质量控制图很有用，因为它们加在所有的样品中，它们的分析结果对分析质量有显著的影响。

B.9.4 连续监测内标化合物定量离子的峰面积。在标准样品或加标样品分析中，虽然内标化合物定量离子的峰面积不恒定，但它们与标准样品峰面积的比率应合理稳定。建议加 10 μL 浓度为 500 μg/mL 的三联苯-d_{14}做回收率标准测定标准，内标回收率应大于 70%。

B.9.5 同一批次的样品在 12 h 内应做一次空白实验，以确定系统的背景污染状况。当更换新的固相萃取管或试剂时，也要进行本底空白实验。

B.9.6 同一批次的样品可以进行一个标准样品分析。如果样品量超过 20 个，应每 20 个样品增加一个标准样品分析。如果准确度达不到要求，应查找原因并解决，将结果记录下来，加到质量控制图中。

B.9.7 检测样品基体是否含有影响测定结果的物质，可以通过基体加标样品的测定来完成，确定基体加标样品的准确度、精密度及检出限是否与无基体干扰时一致。

B.9.8 同一批次的样品应做一个现场试剂空白，以确定污染是由采样现场产生的，还是由样品转运过程中产生的。

B.9.9 至少每季度分析一次外面来源的质控样品。如果结果不在允许范围内，检查整个分析过程，找出问题的原因并纠正。

B.9.10 还有大量其他的质量控制措施可结合在这个过程的其他方面，提醒分析人员一些潜在的问题。

B.10 结果处理

B.10.1 定性分析

本方法中测定的各化合物的定性鉴定是根据保留时间和扣除背景后的样品质谱图与参考质谱图中的特征离子比较完成的。参考质谱图中的特征离子被定义为最大相对强度的三个离子，或者任何相对强度超过 30%的离子。

B.10.2 定量分析

用五种不同浓度的标准品(其中内标的浓度恒定)绘制标准曲线，该曲线的纵坐标为组分定量离子峰面积 A_x 与其浓度 c_x 之比，横坐标为内标的定量离子峰面积 A_{is} 与其浓度 c_{is} 之比。由此求得响应因子 RF。

实际样品在测定前加入同样浓度的内标，测得未知物的定量离子峰面积 A_x 后，通过校准曲线并根据式(B.1)计算实际样品浓度 c_x。

$$c_x = (A_x \times Q_{is})/(A_{is} \times RF \times V) \quad \text{(B.1)}$$

式中：

c_x——实际样品被测组分浓度，单位为微克每升(μg/L)；

A_x——各组分定量离子峰面积；

Q_{is}——加入水样中内标物量，单位为微克(μg)；

A_{is}——内标物定量离子峰面积；

RF——响应因子；

V——水样体积，单位为升(L)。

B.11 说明

本方法测定有机化合物的种类(见表 B.4)。

表 B.4 半挥发性有机化合物的分子量和定量离子(m/z)

化合物英文名称	化合物中文名称	分子量	定量离子
Acenaphthene-d_{10}	二氢苊-d_{10}	164	164
Chrysene-d_{12}	䓛-d_{12}	240	241
Phenanthrene-d_{10}	菲-d_{10}	188	188
1,2-Dimethyl-2-Nitrobenzene	1,3-二甲基-2-硝基苯	134	134
Perylene-d_{12}	苝-d_{12}	264	264
Triphenylphosphate	三苯基膦	326	326/325
Acenaphthylene	苊	152	152
Alachlor	甲草胺	269	160
Aldrin	艾氏剂	362	66
Ametryn	莠灭净	227	227/170
Anthracene	蒽	178	178
Atraton	莠去通	211	196/169
Atrazine	莠去津	215	200/215
Benz[*a*]anthracene	苯并[*a*]蒽	228	228
Benzo[*b*]fluoranthene	苯并[*b*]荧蒽	252	252
Benzo[*k*]fluoranthene	苯并[*k*]荧蒽	252	252
Benzo[*a*]pyrene	苯并[*a*]芘	252	252
Benzo[*g*,*h*,*i*]perylene	苯并[*g*,*h*,*i*]苝	276	276
Bromacil	除草定	260	205
Butachlor	丁草胺	311	176/160
Butylate	丁草敌	317	57/146
Butylbenzylphthalate	邻苯二甲酸丁基苄基酯	312	149
Carboxin	萎锈灵	235	143
alpha-Chlordane	α-氯丹	406	375/373
gamma-Chlordane	γ-氯丹	406	373
trans-Nonachlor	反式九氯	440	409
Chloroneb	氯苯甲醚	206	191
Chlorobenzilate	乙酯杀螨醇	324	139
Chlorpropham	氯苯胺灵	213	127
Chlorothalonil	百菌清	264	266

表 B.4(续)

化合物英文名称	化合物中文名称	分子量	定量离子
Chlorpyrifos	毒死蜱	349	197/97
2-Chlorobiphenyl	2-氯联苯	188	188
Chrysene	䓛	228	228
Cyanazine	氰草津	240	225/68
Cycloate	环草敌	215	83/154
Dacthal(DCPA)	氯酞酸甲酯	330	301
4,4'-DDD	4,4'-滴滴滴	318	235/165
4,4'-DDE	4,4'-滴滴伊	316	246
4,4'-DDT	4,4'-滴滴涕	352	235/165
Diazinon[b]	二嗪磷	304	137/179
Dibenz[*a*,*h*]anthracene	二苯并[*a*,*h*]蒽	278	278
Di-n-Butylphthalate	邻苯二甲酸二正丁酯	278	149
2,3-Dichlorobiphenyl	2,3-二氯联苯	222	222/152
Dichlorvos	敌敌畏	220	109
Dieldrin	狄氏剂	378	79
Diethylphthalate	邻苯二甲酸二乙酯	222	149
Di(2-ethylhexyl)adipate	己二酸二(2-乙基己基)酯	370	129
Di(2-ethylhexyl)phthalate	邻苯二甲酸二(2-乙基己基)酯	390	149
Dimethylphthalate	邻苯二甲酸二甲酯	194	163
2,4-Dinitrotoluene	2,4-二硝基甲苯	182	165
2,6-Dinitrotoluene	2,6-二硝基甲苯	182	165
Diphenamid	双苯酰草胺	239	72/167
Disulfoton	乙拌磷	274	88
Disulfoton Sulfoxide	乙拌磷亚砜	290	213/153
Disulfoton Sulfone	乙拌磷砜	306	97
Endosulfan Ⅰ	硫丹Ⅰ	404	195
Endosulfan Ⅱ	硫丹Ⅱ	404	195
Endosulfan Sulfate	硫丹硫酯	420	272
Endrin	异狄氏剂	378	67/81
Endrin Aldehyde	异狄氏剂醛	378	67
EPTC	菌草敌	189	128
Ethoprop	灭线磷	242	158
Etridiazole	土菌灵	246	211/183
Fenamiphos	苯线磷	303	303/154
Fenarimol	氯苯嘧啶醇	330	139

表 B.4(续)

化合物英文名称	化合物中文名称	分子量	定量离子
Fluorene	芴	166	166
Fluridone	氟苯酮	328	328
Heptachlor	七氯	370	100
Heptachlor Epoxide	环氧七氯	386	81
2,2',3,3',4,4',6-Hexachloro-biphenyl	2,2',3,3',4,4',6-七氯联苯	392	394/396
Hexachlorobenzene	六氯苯	282	284
2,2',4,4',5,6'-Hexachloro-biphenyl	2,2',4,4',5,6'-七氯联苯	358	360
Hexachlorocyclohexane,alpha	α-六六六	288	181
Hexachlorocyclohexane,beta	β-六六六	288	181
Hexachlorocyclohexane,delta	δ-六六六	288	181
Hexachlorocyclopentadiene	六氯代环戊二烯	270	237
Hexazinone	环嗪酮	252	171
Indeno[1,2,3,*c*,*d*]pyrene	茚并[1,2,3-*c*,*d*]芘	276	276
Isophorone	异佛尔酮	138	82
Lindane	γ-六六六	288	181
Merphos	三磷代磷酸三丁酯	298	209/153
Methoxychlor	甲氧滴滴涕	344	227
Methyl Paraoxon	甲基对氧磷	247	109
Metolachlor	异丙甲草胺	283	162
Metribuzin	嗪草酮	214	198
Mevinphos	速灭磷	224	127
MGK 264	增效胺	275	164/66
Molinate	禾草敌	187	126
Napropamide	敌草胺	271	72
Norflurazon	氟草敏	303	145
2,2',3,3',4,5',6,6'-Octachloro-biphenyl	2,2',3,3',4,5',6,6'-八氯联苯	426	430/428
Pebulate	克草胺	203	128
2,2',3',4,6'-Pentachlorobiphenyl	2,2',3',4,6'-五氯联苯	324	326
Pentachlorophenol	五氯酚	264	266
Phenanthrene	菲	178	178
cis-Permethrin	顺一氯菊酯	390	183
trans-Permethrin	反一氯菊酯	390	183
Prometon	扑灭通	225	225/168
Prometryn	扑草净	241	241/184
Pronamide	拿草特	255	173

表 B.4(续)

化合物英文名称	化合物中文名称	分子量	定量离子
Propachlor	毒草胺	211	120
Propazine	扑灭津	229	214/172
Pyrene	芘	202	202
Simazine	西玛津	201	201/186
Simetryn	西草净	213	213
Stirofos	杀敌畏	364	109
Tebuthiuron	丁噻隆	228	156
Terbacil	特草定	216	161
Terbufos	特丁硫磷	288	57
Terbutryn	特丁净	241	226/185
2,2',4,4'-Tetrachloro biphenyl	2,2',4,4'-四氯联苯	290	292
Toxaphene	毒杀芬		159
Triademefon	三唑酮	293	57
2,4,5-Trichlorobiphenyl	2,4,5-三氯联苯	256	256
Tricyclazole	三环唑	189	189
Trifluralin	氟乐灵	335	306
Vernolate	灭草敌	203	128
Aroclor 1016	多氯联苯-1016	222	152/256/292
Aroclor 1221	多氯联苯-1221	190	152/222/256
Aroclor 1232	多氯联苯-1232	190	152/256/292
Aroclor 1242	多氯联苯-1242	222	152/256/292
Aroclor 1248	多氯联苯-1248	292	152/256/292
Aroclor 1254	多氯联苯-1254	292	220/326/360
Aroclor 1260	多氯联苯-1260	360	326/369/394

附 录 C
（规范性附录）
引 用 文 件

GB/T 5750.10—2006 生活饮用水标准检验方法 消毒副产物指标

ICS 13.060
C 51

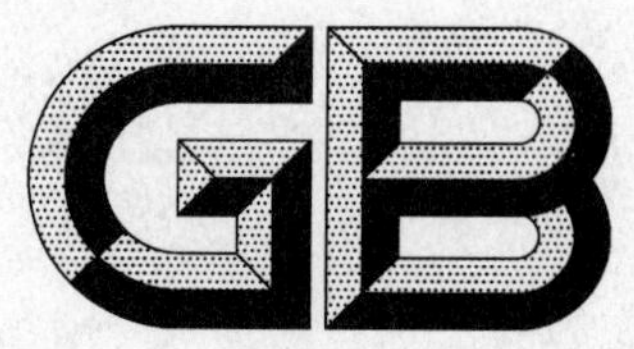

中华人民共和国国家标准

GB/T 5750.9—2006
部分代替 GB/T 5750—1985

生活饮用水标准检验方法 农药指标

Standard examination methods for drinking water—Pesticides parameters

2006-12-29 发布　　　　2007-07-01 实施

中华人民共和国卫生部
中国国家标准化管理委员会　发布

前　言

GB/T 5750《生活饮用水标准检验方法》分为以下部分：

——总则；

——水样的采集和保存；

——水质分析质量控制；

——感官性状和物理指标；

——无机非金属指标；

——金属指标；

——有机物综合指标；

——有机物指标；

——农药指标；

——消毒副产物指标；

——消毒剂指标；

——微生物指标；

——放射性指标。

本标准代替 GB/T 5750—1985《生活饮用水标准检验法》第二篇中的滴滴涕、六六六。

本标准与 GB/T 5750—1985 相比主要变化如下：

——依据 GB/T 1.1—2000《标准化工作导则　第1部分：标准的结构和编写规则》与 GB/T 20001.4—2001《标准编写规则　第4部分：化学分析方法》调整了结构；

——依据国家标准的要求修改了量和计量单位；

——当量浓度改成摩尔浓度（氧化还原部分仍保留当量浓度）；

——质量浓度表示符号由 C 改成 ρ，含量表示符号由 M 改成 m；

——增加了生活饮用水中林丹、对硫磷、甲基对硫磷、内吸磷、马拉硫磷、乐果、百菌清、甲萘威、溴氰菊酯、灭草松、2,4-滴、敌敌畏（含敌百虫）、呋喃丹、毒死蜱、莠去津、草甘膦、七氯、六氯苯、五氯酚19项指标的30个检验方法；

——增加了生活饮用水中滴滴涕、六六六的毛细管柱气相色谱法。

本标准的附录A为规范性附录。

本标准由中华人民共和国卫生部提出并归口。

本标准负责起草单位：中国疾病预防控制中心环境与健康相关产品安全所。

本标准参加起草单位：江苏省疾病预防控制中心、唐山市疾病预防控制中心、重庆市疾病预防控制中心、北京市疾病预防控制中心、广东省疾病预防控制中心、辽宁省疾病预防控制中心、广州市疾病预防控制中心、武汉市疾病预防控制中心、吉林省疾病预防控制中心、上海市疾病预防控制中心、黑龙江省疾病预防控制中心、北京市东城区疾病预防控制中心、北京市西城区疾病预防控制中心、北京市海淀区疾病预防控制中心、无锡市疾病预防控制中心、扬州市疾病预防控制中心、湖南省疾病预防控制中心、河南省疾病预防控制中心、四川省疾病预防控制中心、安徽省疾病预防控制中心。

本标准主要起草人：金银龙、鄂学礼、陈亚妍、张岚、陈昌杰、陈守建、邢大荣、王正虹、魏建荣、杨业、张宏陶、艾有年、庄丽、姜树秋、卢玉棋、周明乐。

本标准参加起草人：陈丽华、丁茜、王坚民、祝孝巽、王岙、李少霞、吴西梅、周珊、张丽薇、赵舰、万丽奎、高建、张冠英、黄伟雄、雒丽娜、白梅、顾万江、李冬梅、马腾蛟、郭蒙京、王晓威、曹忠波、刘文卫、夏俊鹏、刘长福、崔勇、李莉、肖白曼、王斌、肖义夫、冯家力、潘振球、施小平、王爱月。

本标准于1985年8月首次发布，本次为第一次修订。

生活饮用水标准检验方法
农　药　指　标

1　滴滴涕

1.1　填充柱气相色谱法

1.1.1　范围

本标准规定了用填充柱气相色谱法测定生活饮用水及其水源水中滴滴涕和六六六的各种异构体。

本法适用于生活饮用水及其水源水中滴滴涕和六六六各种异构体的测定。

本法最低检测质量：滴滴涕为6.0 pg，六六六的各异构体为2.0 pg，若取500 mL水样测定，则最低检测质量浓度滴滴涕为0.03 μg/L，六六六各异构体为0.008 μg/L。

在选定的分析条件下，本法对滴滴涕和六六六的各种异构体分离效果好，干扰小。

1.1.2　原理

用环己烷萃取水中滴滴涕和六六六的各种异构体，浓缩后用带有电子捕获检测器的气相色谱仪分离和测定。

1.1.3　试剂和材料

1.1.3.1　载气和辅助气体：氮气(99.999%)。

1.1.3.2　配制标准样品和试样预处理时使用的试剂。

1.1.3.2.1　环己烷或石油醚：用全玻璃蒸馏器重蒸馏，直至测定时不出现干扰峰。

1.1.3.2.2　苯，色谱纯。

1.1.3.2.3　无水硫酸钠(Na_2SO_4)：经350℃烘烤4 h后置干燥器内备用。

1.1.3.2.4　硫酸($\rho_{20}=1.84$ g/mL)：优级纯。

1.1.3.2.5　硫酸钠溶液(40 g/L)：称取4 g无水硫酸钠(1.1.3.2.3)，溶于纯水中，稀释至100 mL。

1.1.3.2.6　色谱标准物：滴滴涕和六六六的各种异构体标准物的纯度均为色谱纯。

1.1.3.3　制备色谱柱时使用的试剂。

1.1.3.3.1　色谱柱和填充物，见1.1.4.1.3有关内容。

1.1.3.3.2　涂渍固定液所用的溶剂：二氯甲烷(CH_2Cl_2)。

1.1.4　仪器

1.1.4.1　气相色谱仪。

1.1.4.1.1　电子捕获检测器，Ni-63源或氚源。

1.1.4.1.2　记录仪或工作站。

1.1.4.1.3　色谱柱

A　色谱柱类型：硬质玻璃填充柱，长2 m，内径3 mm。

B　填充物

a　载体：Chromosorb W 酸洗硅烷化担体，80目～100目，经筛分干燥后备用。

b　固定液：3%OV-210(或QF-1)与0.5%OV-17的混合液。

C　涂渍固定液的方法及老化方法：根据载体的质量称取一定量的固定液，溶于二氯甲烷(1.1.3.3.2)溶剂中，待完全溶解后加入载体，摇匀，置于通风柜内于室温下自然挥干，采用普通装柱法装柱，将装好的色谱柱于色谱仪上通氮老化24 h。

1.1.4.2　微量注射器，5 μL。

1.1.4.3 磨口玻璃瓶,2 000 mL。

1.1.4.4 分液漏斗,1 000 mL。

1.1.4.5 具塞比色管,10 mL。

1.1.4.6 容量瓶,10 mL。

1.1.5 样品

1.1.5.1 样品稳定性

滴滴涕和六六六的各种异构体在水中性质稳定,具有臭味。

1.1.5.2 水样采集和保存方法

用磨口玻璃瓶(1.1.4.3)采集样品,采集后的样品于4℃冰箱内保存。

1.1.5.3 水样的预处理

1.1.5.3.1 洁净的水样:取水样 500 mL 置于 1 000 mL 分液漏斗中,加入 10 mL 环己烷或石油醚(1.1.3.2.1),充分振荡 3 min,静置分层,弃去水相,环己烷萃取液经无水硫酸钠(1.1.3.2.3)脱水后,供测定用。

1.1.5.3.2 污染较重的水样:取水样 500 mL 置于 1 000 mL 分液漏斗中,加入 10 mL 环己烷(1.1.3.2.1)。充分振荡 3 min,静置分层,弃去水相。加入 2 mL 硫酸(1.1.3.2.4),轻轻振荡数次,静置分层,弃去硫酸相。加入 10 mL 硫酸钠溶液(1.1.3.2.5),振荡,静置分层后,弃去水相,环己烷萃取液经无水硫酸钠(1.1.3.2.3)脱水后,供测定用。

1.1.6 分析步骤

1.1.6.1 仪器的调整

1.1.6.1.1 气化室温度:250℃。

1.1.6.1.2 柱温:210℃。

1.1.6.1.3 检测器温度:225℃(Ni-63 检测器)。

1.1.6.1.4 载气流量:32 mL/min。

1.1.6.1.5 衰减:根据样品中被测组分含量调节记录器衰减。

1.1.6.2 校准

1.1.6.2.1 定量分析中的校准方法:外标法。

1.1.6.2.2 标准样品

A 使用次数

每次分析样品时标准使用液需临时配制。

B 标准样品的制备

a 标准储备溶液的制备:称取色谱纯 α-666,β-666,γ-666,δ-666 和 o,p-DDE,p,p'-DDE,o,p-DDT,p,p'-DDD,p,p'-DDT 各 10.00 mg。分别置于 10 mL 容量瓶中,用苯溶解并稀释至刻度。ρ(DDT 和六六六各异构体)=1 000 μg/mL。

b 标准中间溶液的制备:分别吸取 1.0 mL 各物质的标准储备溶液(1.1.6.2.2 B a)分别置于 9 个 100 mL 容量瓶中,用环己烷(1.1.3.2.1)稀释至刻度,九种标准中间溶液的浓度为 ρ(α-666,γ-666,δ-666,β-666,o,p-DDE,o,p-DDT,p,p'-DDD,p,p'-DDE,p,p'-DDT)=10 μg/mL。

c 混合标准使用溶液的制备:取标准中间液(1.1.6.2.2 B b)中 α-666、γ-666 各 0.10 mL;δ-666 0.2 mL;β-666、o,p-DDE、p,p'-DDE 各 0.5 mL;o,p-DDT、p,p'-DDD、p,p'-DDT 各 1.0 mL,合并于 10 mL的容量瓶中,加环己烷(1.1.3.2.1)稀释至刻度,摇匀。混合标准液 1.00 mL 含 α-666、γ-666 各 0.1 μg;δ-666 0.20 μg;β-666、o,p-DDE、p,p'-DDE 各 0.5 μg;o,p-DDT、p,p'-DDD、p,p'-DDT 各 1.00 μg。根据仪器的灵敏度,用环己烷将此混合标准再稀释成标准系列,储存于冰箱中。

C 气相色谱法中使用标准样品的条件

a 标准样品进样体积与试样体积相同,标准样品的响应值应接近试样的响应值。

b　在工作范围内相对标准偏差小于10%即可认为仪器处于稳定状态。

c　标准样品与试样尽可能同时进行分析。

1.1.6.2.3　标准曲线的绘制：分别吸取混合标准系列溶液(1.1.6.2.2 B c)5.0 μL注入色谱柱，以测得的峰高或峰面积为纵坐标，各单体滴滴滴和六六六的浓度为横坐标，分别绘制标准曲线。

1.1.6.3　**试验**

1.1.6.3.1　进样：

A　进样方式：直接进样；

B　进样量：5 μL；

C　操作：用洁净注射器(1.1.4.2)于待测样品中抽吸几次后，排出气泡，取所需体积迅速注射至色谱仪中，并立即拔出注射器。

1.1.6.3.2　记录：以标样核对，记录色谱峰的保留时间及对应的化合物。

1.1.6.3.3　色谱图的考察

A　标准色谱图

见图1。

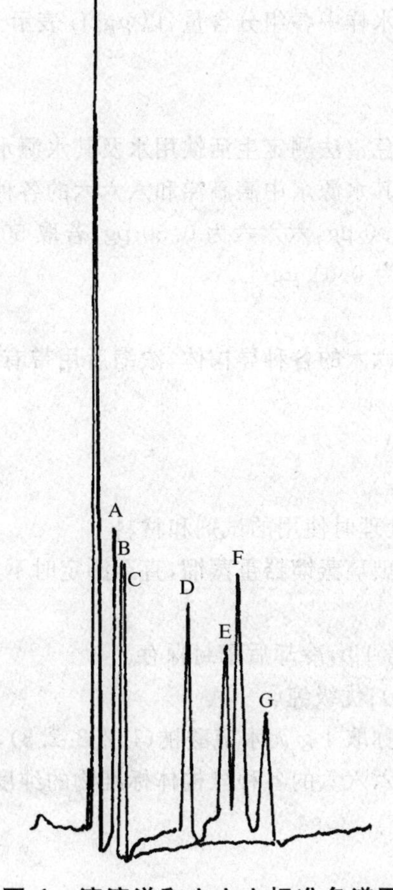

图1　滴滴涕和六六六标准色谱图

B　定性分析

a　各组分的出峰次序为：(1) α-666，(2) γ-666，(3) β-666，(4) p，p′-DDE，(5) o，p-DDT，(6) p，p′-DDD，(7) p，p′-DDT。

b　保留时间：α-666 1 min 6 s，γ-666 1 min 24 s，β-666 1 min 43 s，p，p′-DDE 5 min，o，p-DDT 7 min 6 s，p，p′-DDD 7 min 48 s，p，p′-DDT 9 min 18 s。

C　定量分析

a　色谱峰的测量：连接峰的起点和终点作为峰底，从峰高的最大值对基线做垂线与峰底相交，其交点与峰顶点的距离为峰高。

b　计算：根据色谱峰的峰高，在标准曲线上查出各组分的含量，按式(1)计算。

$$\rho(B)=\frac{\rho_1\times V_1\times 1\ 000}{V} \quad \cdots\cdots(1)$$

式中：

$\rho(B)$——水样中各单体滴滴涕或六六六异构体的质量浓度，单位为微克每升(μg/L)；

ρ_1——相当于标准曲线标准的质量浓度，单位为微克每毫升(μg/mL)；

V_1——萃取液总体积，单位为毫升(mL)；

V——水样的体积，单位为毫升(mL)。

滴滴滴和六六六总量分别为各单体量之和。

1.1.7　结果的表示

1.1.7.1　定性结果

根据标准色谱图各组分的保留时间确定被测试样中的组分数目及组分名称。

1.1.7.2　定量结果

含量的表示方法：按式(1)算出水样中各组分含量，以 μg/L 表示。

1.2　毛细管柱气相色谱法

1.2.1　范围

本标准规定了用毛细管柱气相色谱法测定生活饮用水及其水源水中的滴滴涕、六六六。

本法适用于测定生活饮用水及其水源水中滴滴涕和六六六的各种异构体。

本法最低检测质量：滴滴涕为 1.0 pg，六六六为 0.50 pg；若取 500 mL 水样测定，则最低检测质量浓度：滴滴涕为 0.02 μg/L，六六六为 0.01 μg/L。

1.2.2　原理

用环己烷萃取水中滴滴涕和六六六的各种异构体，浓缩后用带有电子捕获检测器的气相色谱仪分离和测定。

1.2.3　试剂和材料

1.2.3.1　载气：高纯氮气(99.999%)。

1.2.3.2　配制标准样品和试样预处理时使用的试剂和材料

1.2.3.2.1　环己烷或石油醚：用全玻璃蒸馏器重蒸馏，直至测定时不出现干扰峰。

1.2.3.2.2　苯：色谱纯。

1.2.3.2.3　无水硫酸钠：600℃烘烤 4 h，冷却后密封保存。

1.2.3.2.4　硫酸(ρ_{20}=1.84 g/mL)：优级纯。

1.2.3.2.5　硫酸钠溶液(40 g/L)：称取 4 g 无水硫酸钠(1.2.3.2.3)，溶于纯水中，稀释至 100 mL。

1.2.3.2.6　色谱标准物：滴滴涕和六六六的各种异构体标准物的纯度均为色谱纯。

1.2.4　仪器

1.2.4.1　气相色谱仪。

1.2.4.1.1　电子捕获检测器。

1.2.4.1.2　记录仪或工作站。

1.2.4.1.3　色谱柱：DM-1701(30 m×0.32 mm×0.25 μm)高弹石英毛细管色谱柱，或者同等极性的毛细管色谱柱。

1.2.4.2　微量注射器：1 μL。

1.2.4.3　分液漏斗：1 000 mL。

1.2.4.4 具塞比色管:10 mL。

1.2.4.5 容量瓶:10 mL。

1.2.5 样品

1.2.5.1 水样采集和保存方法

用磨口玻璃瓶采集样品,采集后的样品于4℃冰箱内保存。

1.2.5.2 水样的预处理

1.2.5.2.1 洁净的水样:取水样 500 mL 置于 1 000 mL 分液漏斗中,用 70 mL 环己烷或石油醚(1.2.3.2.1)分三次萃取(30 mL,20 mL,20 mL),每次充分振荡 3 min,静置分层,合并环己烷萃取液经无水硫酸钠(1.2.3.2.3)脱水后,浓缩至 10 mL,供测定用。

1.2.5.2.2 污染较重的水样:取水样 500 mL 置于 1 000 mL 分液漏斗中,用 70 mL 环己烷(1.2.3.2.1)分三次萃取(30 mL,20 mL,20 mL),每次充分振荡 5 min,静置分层,合并环己烷萃取液经无水硫酸钠(1.2.3.2.3)脱水后,浓缩至 10 mL,加入 2 mL 硫酸(1.2.3.2.4),轻轻振荡数次,静置分层,弃去硫酸相。加入 10 mL 硫酸钠溶液(1.2.3.2.5),振荡,静置分层后,弃去水相,环己烷萃取液经无水硫酸钠(1.2.3.2.3)脱水后,供测定用。

1.2.6 分析步骤

1.2.6.1 仪器的调整

1.2.6.1.1 汽化室温度:260℃。

1.2.6.1.2 柱温:210℃。

1.2.6.1.3 检测器温度:260℃(Ni-63 检测器)。

1.2.6.1.4 载气流量:1 mL/min。

1.2.6.1.5 分流比:10∶1。

1.2.6.1.6 尾吹气流量:40 mL/min。

1.2.6.2 校准

1.2.6.2.1 定量分析中的校准方法:外标法。

1.2.6.2.2 标准样品

A 使用次数

每次分析样品时标准使用液需临时配制。

B 标准样品的制备

a 标准储备溶液的制备:称取色谱纯 α-666,β-666,γ-666,δ-666 和 p,p'-DDE,o,p'-DDT,p,p'-DDD,p,p'-DDT 各 10.00 mg。分别置于 10 mL 容量瓶中,用苯溶解并稀释至刻度。此溶液 ρ(DDT 和 666 各异构体)=1 000 μg/mL。

b 标准中间溶液的制备:分别取各物质的标准储备溶液(1.2.6.2.2 B a)1.0 mL 分别置于九个 100 mL 容量瓶中,用环己烷(1.2.3.2.1)稀释至刻度,九种标准中间溶液的浓度为 ρ(α-666,β-666,γ-666,δ-666 和 p,p'-DDE,o,p'-DDT,p,p'-DDD,p,p'-DDT)=10 μg/mL。

c 混合标准使用溶液的制备:取标准中间液(1.2.6.2.2 B b)中各物质的标准储备溶液 10.0 mL 分别置于一个 100 mL 容量瓶中,用环己烷(1.2.3.2.1)稀释至刻度,九种标准中间溶液的浓度为 ρ(α-666,β-666,γ-666,δ-666 和 p,p'-DDE,o,p'-DDT,p,p'-DDD,p,p'-DDT)=1.0 μg/mL。根据仪器的灵敏度,用环己烷将此混合标准溶液再稀释成标准系列。

C 气相色谱法中使用标准样品的条件

a 标准样品进样体积与试样体积相同,标准样品的响应值应接近试样的响应值。

b 在工作范围内,相对标准偏差小于10%,即可认为仪器处于稳定状态。

c 标准样品与试样尽可能同时进行分析。

1.2.6.2.3 标准曲线的绘制:取 6 个 10 mL 容量瓶分别加入混合标准溶液(1.2.6.2.2 B c)配制成浓

度为 0,0.05,0.10,0.20,0.40,0.50 μg/mL 六六六;0,0.05,0.10,0.20,0.40,0.50 μg/mL 滴滴涕标准系列。分别吸取混合标准系列溶液 1.0 μL 注入色谱柱,以测得的峰高或峰面积为纵坐标,各单体滴滴滴或六六六的浓度为横坐标,分别绘制标准曲线。

1.2.6.3 试验

1.2.6.3.1 进样

1.2.6.3.1.1 进样方式:直接进样。

1.2.6.3.1.2 进样量:1 μL。

1.2.6.3.1.3 操作:用洁净微量注射器 (1.2.4.1.4)于待测样品中抽吸几次后,排出气泡,取所需体积迅速注射至色谱仪中。

1.2.6.3.1.4 色谱图考察

A 标准色谱图

见图 2。

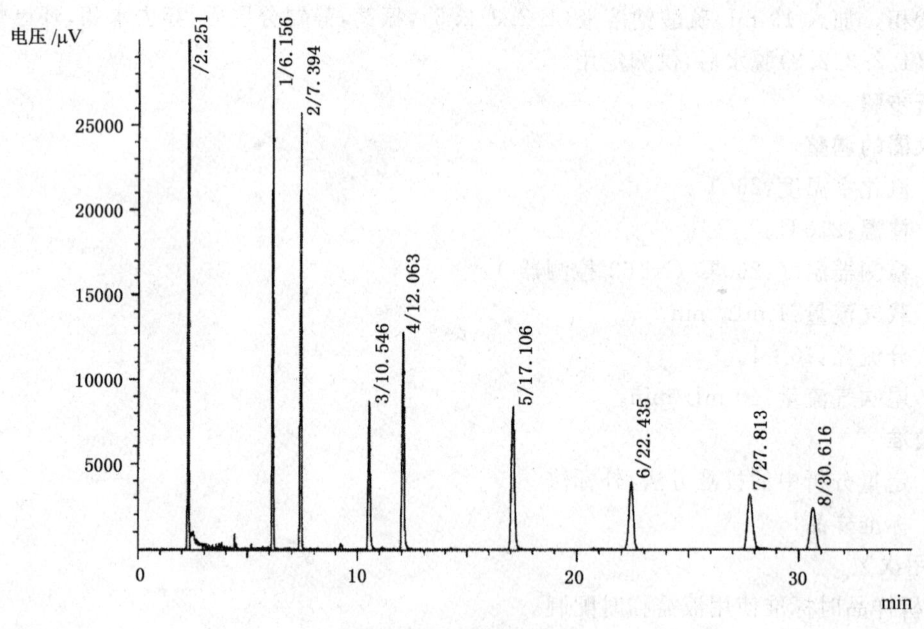

图 2 标准色谱图

B 定性分析

a 各组分出峰顺序(1)α-666,(2)γ-666,(3)β-666,(4)δ-666,(5)p,p′-DDE,(6)o,p′-DDT,(7)p,p′-DDD,(8)p,p′-DDT。

b 各组分保留时间:α-666 (6.156 min);γ-666 (7.394 min);β-666 (10.546 min);δ-666 (12.063 min)和 p,p′-DDE(17.106 min);o,p′-DDT(22.435 min);p,p′-DDD (27.813 min);p,p′-DDT(30.616 min)。

C 定量分析

a 色谱峰的测量:连接峰的起点和终点作为峰底,从峰高极大值对峰底做垂线,此线即为峰高。

b 计算:根据色谱峰的峰高或峰面积,在标准曲线上查出萃取液中被测组分的质量浓度,按式(2)计算水样中被测组分的质量浓度。

$$\rho(B) = \frac{\rho_1 \times V_1 \times 1\ 000}{V} \quad \cdots\cdots\cdots\cdots (2)$$

式中:

$\rho(B)$——水样中各单体滴滴涕或六六六的各种异构体的质量浓度,单位为微克每升(μg/L);

ρ_1——相当于标准曲线的质量浓度,单位为微克每毫升(μg/mL);

V_1——萃取液总体积，单位为毫升(mL)；

V——水样的体积，单位为毫升(mL)。

滴滴涕和六六六总量分别为各单体量之和。

1.2.7 结果的表示

1.2.7.1 定性结果

根据标准色谱图各组分的保留时间确定被测试样中的组分数目及组分名称。

1.2.7.2 定量结果

1.2.7.2.1 含量的表示方法：以 μg/L 表示。

1.2.7.2.2 精密度和准确度：4 个实验室测定添加六六六标准的水样(六六六的质量浓度为0.01 μg/L～10 μg/L 时)，其相对标准偏差为 2.5%～7.9%，其平均回收率为 85.8%～108%。测定加滴滴涕标准的水样(滴滴涕的质量浓度为 0.02 μg/L～10 μg/L 时)，其相对标准偏差为 3.2%～10%，其平均回收率为 91.3%～102%。

2 六六六

2.1 填充柱气相色谱法

2.1.1 检验方法

见 1.1。

2.1.2 精密度和准确度

见表 1。

表 1 天然水中加入六六六各异构体的回收率

项目	α-666	β-666	γ-666	δ-666
加入标准/(μg/L)	0.01	0.02	0.01	0.02
测定次数/(n)	22	22	22	20
平均回收率/(%)	109	94.9	105	98.9
相对标准偏差/(%)	6.9	8.2	5.2	16

2.2 毛细管柱气相色谱法

见 1.2。

3 林丹(γ-666)

见第 1 章滴滴涕。

4 对硫磷

4.1 填充柱气相色谱法

4.1.1 范围

本标准规定了用填充柱气相色谱法测定生活饮用水及其水源水中的对硫磷(E-605)、甲基对硫磷(甲基 E-605)、内吸磷(E-059)、马拉硫磷(4049)、乐果和敌敌畏(DDVP)六种有机磷农药。

本法适用于生活饮用水及其水源水中 E-605、甲基 E-605、E-059、4049、乐果和 DDVP 的测定。

本法测定对硫磷(E-605)等 6 种有机磷的最低检测质量均为 0.20 ng。若取 100 mL 水样萃取后测定，对硫磷(E-605)等 6 种有机磷的最低检测质量浓度均为 2.5 μg/L。

4.1.2 原理

水中微量有机磷经二氯甲烷萃取，浓缩，定量注入色谱柱，各有机磷在柱上逐一分离，依次在火焰光度检测器富氢火焰中燃烧，发射出 526 nm 波长的特征光。光强度与含磷量成正比，此特征光通过磷滤光片，由光电倍增管检测进行定量分析。

4.1.3 试剂和材料

4.1.3.1 载气和辅助气体

4.1.3.1.1 载气：氮气。

4.1.3.1.2 辅助气体：氢气、空气。

4.1.3.2 试样预处理和配制标准使用的试剂

4.1.3.2.1 二氯甲烷(重蒸)。

4.1.3.2.2 丙酮。

4.1.3.2.3 无水硫酸钠。

4.1.3.2.4 标准

A E-605：ω(E-605)＝90％。

B E-059：ω(E-059)＝50％。

C 乐果：ω(乐果)＝95％。

D 甲基 E-605：ω(甲基 E-605)＝99％。

E 4049：ω(4049)＝99％。

F DDVP：ω(DDVP)＝99％。

4.1.3.3 制备色谱柱使用的试剂和材料

4.1.3.3.1 色谱柱及填充物见 4.1.4.1.3 有关内容。

4.1.3.3.2 涂渍固定液所用的溶剂：三氯甲烷。

4.1.4 仪器

4.1.4.1 气相色谱仪

4.1.4.1.1 火焰光度检测器。

4.1.4.1.2 记录仪或工作站。

4.1.4.1.3 色谱柱

A 色谱柱类型

硬质玻璃填充柱，长 1.5 m，内径 3 mm。

B 填充物

a 载体：Chromosrb-W 酸洗硅烷化担体(60 目～80 目)。

b 固定液及含量：2％ SE-30＋3％ QF-1。

C 涂渍固定液及老化的方法

根据担体的用量，称取 0.2 g 的 SE-30 和 0.3 g 的 QF-1，分别用三氯甲烷溶解后，将两种固定液合并在一起，然后加入 10 g Chromosorb-W 担体，混匀，置于红外灯下烤干，采用普通装柱法装柱。

将色谱柱与检测器断开，然后将填充好的色谱柱装机通氮气，柱温 190℃，老化 24 h。

4.1.4.2 微量注射器：10 μL。

4.1.4.3 KD 浓缩器。

4.1.4.4 分液漏斗：250 mL。

4.1.5 样品

4.1.5.1 采样

水样采集于硬质磨口玻璃瓶中，在冰箱中保存，于 24 h 内测定。

4.1.5.2 水样预处理

4.1.5.2.1 萃取：取 100 mL 水样置于 250 mL 分液漏斗中，用二氯甲烷 30 mL 分两次萃取，合并萃取液，用无水硫酸钠脱水。

4.1.5.2.2 浓缩：将 4.1.5.2.1 的样品萃取液于 40℃～60℃水浴中减压浓缩至 5 mL，供分析用。

4.1.6 分析步骤

4.1.6.1 仪器的调整

4.1.6.1.1 气化室温度:220℃。

4.1.6.1.2 柱温:180℃。

4.1.6.1.3 检测器温度:250℃。

4.1.6.1.4 载气流量:氮气 50 mL/min;氢气和空气根据所用仪器选择最佳流量。

4.1.6.1.5 衰减:根据样品中被测组分含量调节记录器衰减。

4.1.6.2 校准

4.1.6.2.1 定量分析中的校准方法:外标法。

4.1.6.2.2 标准样品

A 使用次数

每次分析样品时用新标准使用液绘制标准曲线。

B 标准样品的制备

a 标准储备溶液:将 E-605、E-059、乐果、甲基 E-605、4049、DDVP 标准用丙酮配制;其浓度均为 ρ(E-605、E-059、乐果、甲基 E-605、4049、DDVP)=100 μg/mL。

C 气相色谱法中使用标准样品的条件

a 标准样品进样体积与试样的进样体积相同。

b 标准样品与试样尽可能同时分析。

4.1.6.2.3 标准曲线的绘制:取标准储备溶液(4.1.6.2.2 B a)用二氯甲烷稀释至浓度分别为 0.50 μg/mL、0.70 μg/mL、1.0 μg/mL、1.2 μg/mL、1.5 μg/mL 的混合标准溶液。各取 4 μL 有机磷混合标准系列,注入气相色谱仪。用测得的峰高或峰面积为纵坐标,浓度为横坐标,绘制标准曲线。

4.1.6.3 试验

4.1.6.3.1 进样

A 进样方式:直接进样。

B 进样量:4 μL。

C 操作:用洁净微量注射器(4.1.4.2)于待测样品中抽吸几次后,排出气泡,取所需体积迅速注射至色谱仪中。

4.1.6.3.2 记录

以标样核对,记录色谱峰的保留时间及对应的化合物。

4.1.6.3.3 色谱图考察

A 标准色谱图

见图 3。

B 定性分析

a 各组分出峰顺序为 DDVP、E-059、乐果、甲基 E-605、4049 和 E-605。

b 保留时间:DDVP 47 s,E-059 3 min 16 s,乐果 4 min 38 s,甲基 E-605 6 min 51 s,4049 7 min 39 s,E-605 9 min 24 s。

C 定量分析

a 色谱峰的测量:连接峰的起点和终点作为峰底,从峰高极大值对峰底做垂线,此线即为峰高。

b 计算:根据样品的峰高或峰面积从标准曲线上查出有机磷的质量浓度。按式(3)进行计算水样中有机磷的质量浓度。

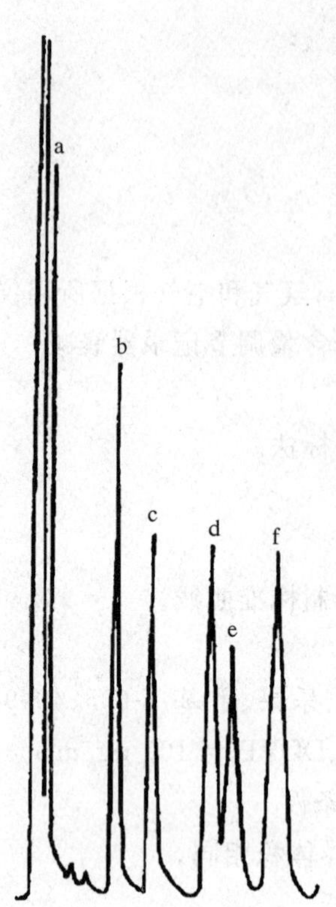

a——DDVP；
b——E-059；
c——乐果；
d——甲基 E-605；
e——4049；
f——E-605。

图 3 标准色谱图

$$\rho(B)=\frac{\rho_1\times V_1}{V} \quad \cdots\cdots(3)$$

式中：

$\rho(B)$——水样中有机磷的质量浓度，单位为毫克每升(mg/L)；

ρ_1——从标准曲线上查出有机磷的质量浓度，单位为微克每毫升(μg/mL)；

V_1——浓缩后的体积，单位为毫升(mL)；

V——水样体积，单位为毫升(mL)。

4.1.7 结果表示

4.1.7.1 定性结果

根据标准色谱图组分保留时间确定被测水样中有机磷农药的种类。

4.1.7.2 定量结果

4.1.7.2.1 含量的表示方法：以 mg/L 表示。

4.1.7.2.2 精密度和准确度：3 个实验室测定加标水样质量浓度为 0.05 mg/L 时，其相对标准偏差为：DDVP 3.9%～6.5%，乐果 2.4%～8.5%，甲基 E-605 2.7%～4.5%，4049 2.9%～4.4%和 E-605 2.2%～6.2%。回收率为：DDVP 94.0%～97.0%，乐果 97.0%～99.0%，甲基 E-605 95.0 %～100 %，4049 95.0%～100%和 E-605 91.0%～101%。

4.2 毛细管柱气相色谱法

4.2.1 范围

本标准规定了用毛细管柱气相色谱法测定生活饮用水及其水源水中敌敌畏、甲拌磷、内吸磷

(E-059)、乐果、甲基对硫磷(甲基 E-605)、马拉硫磷(4049)和对硫磷(E-605)七种有机磷农药。

本法适用于生活饮用水及其水源水中敌敌畏、甲拌磷、E-059、乐果、甲基 E-605、4049 和 E-605 的测定。

本法最低检测质量分别为:敌敌畏,0.012 ng;甲拌磷,0.025 ng;内吸磷,0.025 ng;乐果,0.025 ng;甲基对硫磷,0.025 ng;马拉硫磷,0.025 ng;对硫磷,0.025 ng。若取 250 mL 水样萃取后测定,则最低检测质量浓度分别为:敌敌畏,0.05 μg/L;甲拌磷,0.1 μg/L;内吸磷,0.1 μg/L;乐果,0.1 μg/L;甲基对硫磷,0.1 μg/L;马拉硫磷,0.1 μg/L;对硫磷,0.1 μg/L。

4.2.2 原理

水中微量有机磷经二氯甲烷萃取、浓缩,定量注入色谱柱,各有机磷在柱上逐一分离,依次在火焰光度检测器富氢火焰中燃烧,发射出 526 nm 波长的特征光。光强度与含磷量成正比,此特征光通过磷滤光片,由光电倍增管检测进行定量分析。

4.2.3 试剂和材料

4.2.3.1 载气和辅助气体

4.2.3.1.1 载气:氮气(纯度:99.999%)。

4.2.3.1.2 辅助气体:氢气、空气。

4.2.3.2 试样预处理和配制标准的试剂的材料

4.2.3.2.1 二氯甲烷(重蒸)。

4.2.3.2.2 丙酮。

4.2.3.2.3 无水硫酸钠。

4.2.3.3 制备色谱柱使用的试剂和材料

色谱柱见 4.2.4.1.3 有关内容。

4.2.4 仪器

4.2.4.1 气相色谱仪

4.2.4.1.1 火焰光度检测器。

4.2.4.1.2 记录仪或工作站。

4.2.4.1.3 色谱柱:石英玻璃毛细管柱 DB-1701(30 m×0.32 mm×0.25 μm),或同等极性色谱柱。

4.2.4.2 微量注射器:10 μL。

4.2.4.3 旋转蒸发器。

4.2.4.4 500 mL 分液漏斗。

4.2.5 样品

4.2.5.1 采样

水样采集于硬质磨口玻璃瓶中,在冰箱中保存,于 24 h 内测定。

4.2.5.2 水样预处理

4.2.5.2.1 萃取:取 250 mL 水样置于 500 mL 分液漏斗中,用二氯甲烷(4.2.3.2.1)50 mL 分两次萃取,合并萃取液,用无水硫酸钠(4.2.3.2.3)脱水。

4.2.5.2.2 浓缩:将 4.2.5.2.1 的样品萃取液,于 40℃~60℃水浴中减压浓缩至 1 mL,供分析用。

4.2.6 分析步骤

4.2.6.1 仪器的调整

4.2.6.1.1 气化室温度:270℃。

4.2.6.1.2 柱温:程序升温,初温 120℃,保持 1 min,以 20℃/min 升至 190℃,保持 5 min。

4.2.6.1.3 检测器温度:270℃。

4.2.6.1.4 载气流量:氮气(30 mL/min);尾吹气流量(15 mL/min);氢气和空气根据所用仪器选择最佳流量。

4.2.6.1.5 衰减:根据样品中被测组分含量调节衰减。

4.2.6.2 **校准**

4.2.6.2.1 定量分析中的校准方法:外标法。

4.2.6.2.2 标准样品

A 使用次数

每次分析样品时用新标准使用液绘制标准曲线。

B 标准样品的制备

a 标准储备溶液:将敌敌畏、甲拌磷、内吸磷 (E-059)、乐果、甲基对硫磷 (甲基 E-605)、马拉硫磷(4049)和对硫磷 (E-605)标准用丙酮配制,其浓度:敌敌畏、甲胺磷、乙酰甲胺磷、甲拌磷、E-059、乐果、甲基 E-605、4049、E-605 均为 100 μg/mL。储存于冰箱中。

b 标准使用溶液:临用前吸取一定量的标准储备溶液 (4.2.6.2.2 B a)用二氯甲烷稀释为浓度均为 10 μg/mL 的标准使用溶液。

C 气相色谱法中使用标准样品的条件

a 标准样品进样体积与试样的进样体积相同。

b 标准样品与试样尽可能同时分析。

4.2.6.2.3 标准曲线的绘制:取不同体积标准使用溶液 (4.2.6.2.2 B b),用二氯甲烷稀释成有机磷混合标准系列,各取 1 μL 注入气相色谱仪。以测得的峰高为纵坐标,浓度为横坐标,绘制标准曲线。

4.2.6.3 **试验**

4.2.6.3.1 **进样**

A 进样方式:直接进样。

B 进样量:1.0 μL。

C 操作:用洁净微量注射器 (4.2.4.2)于待测样品中抽吸几次后,排出气泡,取所需体积迅速注射至色谱仪中。

4.2.6.3.2 **记录**

以标样核对,记录色谱峰高的保留时间及对应的化合物。

4.2.6.3.3 **色谱图考察**

A 标准色谱图

见图 4。

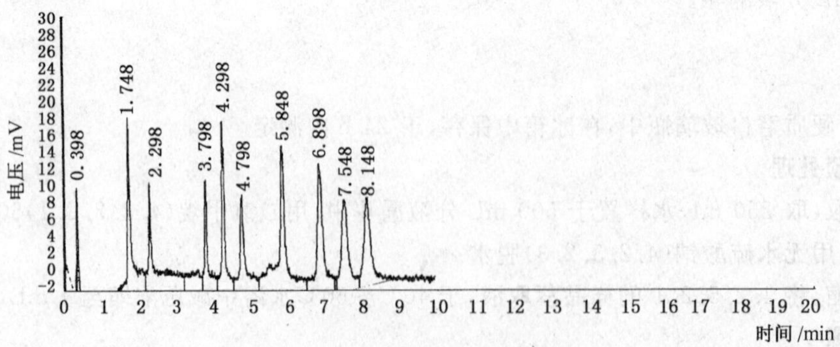

图 4 有机磷农药标准色谱图

B 定性分析

a 各组分出峰顺序为 DDV、甲胺磷、乙酰甲胺磷、甲拌磷、乐果、E-059、甲基 E-605、4049 和 E-605。

b 保留时间:DDV(1.748 min),甲胺磷(2.298 min),乙酰甲胺磷 (3.798 min),甲拌磷(4.298 min),E-059(4.798 min),乐果(5.848 min),甲基 E-605(6.898 min),4049(7.548 min),E-605 (8.148 min)。

C 定量分析

a 色谱峰的测量:连接峰的起点和终点作为峰底,从峰高极大值对峰底做垂线,此线即为峰高。

b 计算:根据样品的峰高或峰面积从标准曲线上查出萃取液中有机磷的质量浓度。按式(4)计算水样中有机磷的质量浓度:

$$\rho(B)=\frac{\rho_1\times V_1}{V} \qquad \cdots\cdots(4)$$

式中:

$\rho(B)$——水样中有机磷的质量浓度,单位为毫克每升(mg/L);

ρ_1——从标准曲线上查出有机磷的质量浓度,单位为微克每毫升(μg/mL);

V_1——浓缩后的体积,单位为毫升(mL);

V——水样体积,单位为毫升(mL)。

4.2.7 结果表示

4.2.7.1 定性结果

根据标准色谱图组分保留时间确定被测水样中有机磷农药的种类。

4.2.7.2 定量结果

4.2.7.2.1 含量的表示方法:按式(4)计算出水样中各组分的质量浓度,以 mg/L 表示。

4.2.7.2.2 精密度和准确度:4 个实验室测定加标水样,有机磷各组分的加标回收的测定,分别加 0.05 mg/L、0.25 mg/L、0.45 mg/L 三个浓度作回收试验,测定 7 次,测定结果为 7 次的平均值,结果见表 2。

表 2 加标回收试验结果

组分名称	加标 0.05 mg/L	加标 0.25 mg/L	加标 0.45 mg/L
	测定值/(mg/L)	测定值/(mg/L)	测定值/(mg/L)
敌敌畏	0.050	0.24	0.44
甲拌磷	0.041	0.20	0.40
内吸磷	0.042	0.20	0.38
乐果	0.045	0.21	0.41
甲基对硫磷	0.039	0.20	0.37
马拉硫磷	0.045	0.22	0.39
对硫磷	0.042	0.22	0.37

有机磷各组分的准确度及精密度,平均回收率分别为:敌敌畏:98.3%;甲拌磷:83.5%;内吸磷:83.0%;乐果:89.1%;甲基对硫磷:80.7%;马拉硫磷:88.5%;对硫磷:84.8%。相对标准偏差分别为:敌敌畏:5.6%;甲拌磷:6.3%;内吸磷:6.3%;乐果:5.9%;甲基对硫磷:6.2%;马拉硫磷:6.0%;对硫磷:6.0%。结果见表 3。

表 3 有机磷各组分的准确度及精密度

组分名称	加标量 0.05 mg/L		加标量 0.25 mg/L		加标量 0.45 mg/L	
	回收率/(%)	相对标准偏差/(%)	回收率/(%)	相对标准偏差/(%)	回收率/(%)	相对标准偏差/(%)
敌敌畏	99.2	5.8	97.2	5.0	98.4	6.1
甲拌磷	82.8	6.3	79.2	5.8	88.4	6.7
内吸磷	83.6	6.9	80.8	6.1	84.7	5.9

表 3(续)

组分名称	加标量 0.05 mg/L		加标量 0.25 mg/L		加标量 0.45 mg/L	
	回收率/(%)	相对标准偏差/(%)	回收率/(%)	相对标准偏差/(%)	回收率/(%)	相对标准偏差/(%)
乐果	90.1	6.2	85.2	5.4	92.0	6.0
甲基对硫磷	78.4	6.4	81.6	6.0	82.0	6.3
马拉硫磷	90.0	5.6	88.4	6.3	87.1	6.1
对硫磷	84.4	6.1	88.0	5.5	82.0	6.4

4.2.8 干扰试验

实验结果表明,在上述实验条件下,氧化乐果对内吸磷的测定有干扰,久效磷、甲基毒死蜱对乐果的测定有干扰,毒死蜱对甲基对硫磷的测定有干扰。如果上述几种干扰存在时,可以用 HP-1(30 m×0.53 mm×2.65 μm)色谱柱进行确证(仪器条件:气化室温度 270℃;柱温:程序升温,初温 140℃,保持 1 min,以 10℃/min 升至 190℃,保持 4 min,以 5℃/min 升至 220℃,保持 1 min;检测器温度:270℃;载气流量:氮气 30 mL/min;尾吹气流量 15 mL/min)。

由于甲胺磷和乙酰甲胺磷在水中的溶解度大,直接用二氯甲烷提取时其回收率很低,故此方法不适合于甲胺磷及乙酰甲胺磷的测定。

5 甲基对硫磷

见第 4 章对硫磷。

6 内吸磷

见第 4 章对硫磷。

7 马拉硫磷

见第 4 章对硫磷。

8 乐果

见第 4 章对硫磷。

9 百菌清

9.1 气相色谱法

9.1.1 范围

本标准规定了用气相色谱法测定生活饮用水及其水源水中的百菌清。

本法适用于生活饮用水及其水源水中百菌清的测定。

本法最低检测质量为 0.02 ng,若取 500 mL 水样经处理后测定,则最低检测质量浓度为 0.4 μg/L。

9.1.2 原理

水中百菌清农药经有机溶剂萃取后,进入色谱柱进行分离,电子捕获检测器检测,以保留时间定性,外标法定量。

9.1.3 试剂和材料

9.1.3.1 载气:高纯氮(99.999%)。

9.1.3.2 配制标准样品和试样预处理时使用的试剂

9.1.3.2.1 苯:用全玻璃蒸馏器重蒸馏,直至色谱图上不出现干扰峰。

9.1.3.2.2 石油醚:沸程 60℃～90℃,用全玻璃蒸馏器重蒸馏,直至色谱图上不出现干扰峰。

9.1.3.2.3 无水硫酸钠:经 350℃灼烧 4 h,储存于密闭容器中。

9.1.3.2.4 标准品:百菌清,$\omega[C_6(CN)_2Cl_4]=98\%$。

9.1.3.3 制备色谱柱使用的试剂和材料

9.1.3.3.1 色谱柱和填充物见 9.1.4.1.3 有关内容。

9.1.3.3.2 涂渍固定液所用的溶剂:三氯甲烷。

9.1.4 仪器

9.1.4.1 气相色谱仪

9.1.4.1.1 电子捕获检测器。

9.1.4.1.2 记录仪或工作站。

9.1.4.1.3 色谱柱

A 色谱柱类型:硬质玻璃填充柱,长 2 m,内径 3 mm。

B 填充物:

a 载体:Chromosorb W AW DMCS 60 目～80 目。

b 固定液及含量:2% OV-17。

C 涂渍固定液及老化的方法:将载体(9.1.4.1.3 B a)过筛,称取 10 g(60 目～80 目)备用。准确称取 0.2 g OV-17 固定液,溶于适量的三氯甲烷中(溶剂能刚淹没载体即可),待完全溶解后,将载体一次加入,轻轻摇匀,放在通风橱中,待溶剂完全挥干后,采用普通装柱法装柱。把填充好的色谱柱接到色谱仪上,出口与检测器断开,用 20 mL/min 载气流量,于柱温 250℃老化 24 h 以上。

9.1.4.2 进样器:微量注射器,10 μL。

9.1.4.3 分液漏斗,1 000 mL。

9.1.5 样品

9.1.5.1 样品的稳定性:常温下对酸、碱稳定,不挥发。

9.1.5.2 水样的采集及保存方法:水样采集在磨口塞玻璃瓶中,尽快分析。

9.1.5.3 水样的预处理:取 500 mL 水样于分液漏斗中,用 20.0 mL 石油醚,分两次萃取,每次充分振摇 3 min,静止分层弃去水相后,合并石油醚萃取液用无水硫酸钠脱水,浓缩至 10.0 mL 供测试用。

9.1.6 分析步骤

9.1.6.1 仪器的调整

9.1.6.1.1 气化室温度:300℃。

9.1.6.1.2 柱温:200℃。

9.1.6.1.3 检测器温度:300℃。

9.1.6.1.4 气体流量:载气 60 mL/min,氢气和空气根据所用仪器选择最佳流量。

9.1.6.1.5 衰减:根据样品被测组分含量调节记录器衰减。

9.1.6.2 校准

9.1.6.2.1 定量分析中的校准方法:外标法。

9.1.6.2.2 标准样品

A 使用次数:每次分析样品时用新标准使用液绘制标准曲线或用响应因子计算。

B 标准样品的制备:

a 百菌清标准储备溶液 $\rho[C_6(CN)_2Cl_4]=1$ mg/mL:称取 0.051 0 g 百菌清,以少量苯溶解后,用石油醚定容至 50 mL 摇匀。此液 1.00 mL 含 1.00 mg 百菌清,置冰箱中保存。

b 百菌清标准中间液:吸取 1.00 mL 百菌清标准储备溶液(9.1.6.2.2 B a)于 50 mL 容量瓶中,用石油醚(9.1.3.2.2)定容至刻度摇匀,此液 $\rho[C_6(CN)_2Cl_4]=20$ μg/mL。

c　百菌清标准使用溶液：吸取百菌清标准中间溶液 5.00 mL 置 50 mL 容量瓶中，用石油醚(9.1.3.2.2)定容至刻度。此液 $\rho[C_6(CN)_2Cl_4]=2\ \mu g/mL$。

C　气相色谱法中使用标准品的条件：

a　标准样品进样体积与试样进样体积相同，标准样品的响应值应接近试样的响应值。

b　在工作范围内相对标准差小于10%即可认为仪器处于稳定状态。

c　标准样品与试样尽可能同时进样分析。

9.1.6.2.3　标准曲线的绘制：取 7 个 10 mL 容量瓶，分别加入百菌清标准使用溶液(9.1.6.2.2 B c)0，0.25，0.50，2.5，5.0，7.5，10 mL，加石油醚至刻度，使标准系列质量浓度分别为：0，0.050，0.10，0.50，1.0，1.5，2.0 μg/mL 摇匀，准确吸取 1.0 μL 注入色谱仪，按 9.1.6.1 的条件测定，以浓度为横坐标对应的峰高或峰面积为纵坐标，绘制标准曲线。

9.1.6.3　试验

9.1.6.3.1　进样

A　进样方式：直接进样。

B　进样量：1.0 μL。

C　操作：用洁净注射器(9.1.4.2)于待测样品中抽吸几次，排出气泡，取所需体积迅速注入色谱仪中，并立即拔出注射器。

9.1.6.3.2　记录

以标样核对，记录色谱峰的保留时间及对应的化合物。

9.1.6.3.3　色谱图的考察

A　标准色谱图

见图 5。

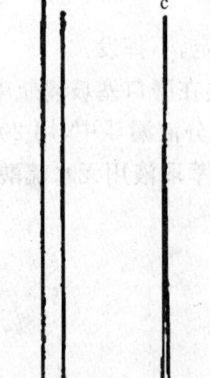

a——溶剂；

b——四氯对苯二腈；

c——百菌清。

图 5　标准色谱图

B　定性分析

a　各组分出峰顺序：溶剂；四氯对苯二腈；百菌清。

b　各组分保留时间：溶剂 0.542 min；四氯对苯二腈 10.475 min；百菌清 11.508 min。

C 定量分析

a 色谱峰的测量：连接峰的起点和终点作为峰底，从峰高的最大值对基线作垂线与峰底相交，其交点与峰顶点的距离即为峰高。

b 计算：通过色谱峰高或峰面积，在标准曲线上查出百菌清的质量浓度，按式(5)计算：

$$\rho[C_6(CN)_2Cl_4] = \frac{\rho_1 \times V_1}{V} \quad \cdots\cdots(5)$$

式中：

$\rho[C_6(CN)_2Cl_4]$——水样中的百菌清的质量浓度，单位为毫克每升(mg/L)；

ρ_1——相当于标准的百菌清的质量浓度，单位为微克每毫升(μg/mL)；

V_1——萃取液总体积，单位为毫升(mL)；

V——水样体积，单位为毫升(mL)。

9.1.7 **结果的表示**

9.1.7.1 **定性结果**

根据标准色谱图组分的保留时间确定被测水样中组分的数目和名称。

9.1.7.2 **定量结果**

9.1.7.2.1 含量的表示方法：按式(5)计算出水样中各组分含量，以 mg/L 表示。

9.1.7.2.2 精密度和准确度：6 个实验室测定人工合成水样，百菌清质量浓度为 0.6 μg/L～2.0 μg/L，其相对标准偏差为 0.5%～8.7%；6 个实验室测定加标回收试验，百菌清质量浓度为0.5 μg/L～20.0 μg/L，其回收率范围为 83.0%～112%；平均回收率为 97.2%。

10 甲萘威

10.1 高压液相色谱法-紫外检测器

10.1.1 **范围**

本标准规定了用高压液相色谱法测定生活饮用水及其水源水中的甲萘威。

本法适用于生活饮用水及其水源水中甲萘威的测定。

本法的最低检测质量为 2 ng。若取 100 mL 水样测定，则最低检测质量浓度为 0.01 mg/L。

10.1.2 **原理**

水中甲萘威经有机溶剂萃取浓缩后，用高压液相色谱柱分离，根据保留时间定性，外标法定量。

10.1.3 **试剂和材料**

10.1.3.1 **流动相**

甲醇＋水＝3＋2。

10.1.3.2 **配制标准样品和试剂预处理时使用的试剂和材料**

10.1.3.2.1 甲醇(色谱纯)，使用前经过滤脱气处理。

10.1.3.2.2 无水乙醇：使用前用 0.45 μm 滤膜过滤。

10.1.3.2.3 二氯甲烷：使用前用 0.45 μm 滤膜过滤。

10.1.3.2.4 去离子水。

10.1.3.2.5 磷酸(ρ_{20}＝1.69 g/mL)。

10.1.3.2.6 色谱标准物质：甲萘威纯品($C_{12}H_{11}NO_2$)。

10.1.3.3 **制备色谱柱时使用的试剂和材料**

10.1.3.3.1 色谱柱见 10.1.4.1.3 有关内容。

10.1.4 **仪器**

10.1.4.1 高压液相色谱仪

10.1.4.1.1 紫外检测器。

10.1.4.1.2 记录仪或工作站。

10.1.4.1.3 色谱柱：

A 色谱柱的类型：不锈钢柱，长 250 mm，内径 3.9 mm。

B 填充物：μ-Bondapak C_{18}。

10.1.4.2 微量注射器：10 μL。

10.1.4.3 分液漏斗：250 mL。

10.1.4.4 浓缩瓶。

10.1.4.5 过滤脱气装置。

10.1.5 样品

10.1.5.1 样品的稳定性

水样自然放置时甲萘威易分解。

10.1.5.2 水样的采集和储存方法

用玻璃磨口瓶采集样品，于样品中滴加磷酸调节 pH 为 3，尽快分析。

10.1.5.3 水样预处理

10.1.5.3.1 萃取：将水样经 0.45 μm 滤膜过滤后，取 100 mL 于分液漏斗(10.1.4.3)中，用 15 mL 二氯甲烷(10.1.3.2.3)分二次萃取，第一次 10 mL，第二次 5 mL，每次振摇约 5 min，静置分层将萃取液移至浓缩瓶(10.1.4.4)中。

10.1.5.3.2 浓缩：合并两次萃取液于 45℃～50℃ 的水浴上挥干溶剂。加入 5.0 mL 无水乙醇(10.1.3.2.2)摇匀待测。

10.1.5.3.3 如水样中甲萘威浓度大于 0.75 mg/L 时，可将水样过滤后直接进行测定。

10.1.6 分析步骤

10.1.6.1 仪器的调整

10.1.6.1.1 检测波长：280 nm。

10.1.6.1.2 流速：1.0 mL/min。

10.1.6.1.3 温度：室温。

10.1.6.1.4 衰减：根据样品中被测组分含量调节记录器衰减。

10.1.6.2 校准

10.1.6.2.1 定量分析中的校准方法：外标法。

10.1.6.2.2 标准样品

A 使用次数

每次分析样品时用新标准使用液绘制标准曲线。

B 标准样品的制备

a 甲萘威标准储备溶液[$\rho(C_{12}H_{11}NO_2)=1$ mg/mL]：称取 0.050 0 g 甲萘威(10.1.3.2.6)用无水乙醇(10.1.3.2.2)溶解，于 50 mL 容量瓶稀释至刻度。置于冰箱中保存。

b 甲萘威标准使用溶液：吸取 2.50 mL 甲萘威标准储备溶液(10.1.6.2.1 B a)，用无水乙醇(10.1.3.2.2)定容至 50 mL，此溶液 $\rho(C_{12}H_{11}NO_2)=50$ μg/mL。

C 液相色谱法中使用标准样品的条件

a 标准样品进样体积与试样进样体积相同。

b 标准样品与试样尽可能同时进样分析。

10.1.6.2.3 标准曲线绘制：吸取甲萘威标准使用溶液(10.1.6.2.2 B b)以无水乙醇(10.1.3.2.2)稀释，配成浓度为 0，0.20，0.50，1.0，2.0，5.0，10，15 μg/mL 的甲萘威标准系列，各取 10μL 注入高压液相

色谱仪分析。以峰高或峰面积为纵坐标,浓度为横坐标,绘制标准曲线。

10.1.6.3 试验

10.1.6.3.1 进样

A 进样方式:直接进样。

B 进样量:10 μL。

C 操作:用洁净注射器(10.1.4.2)于待测样品中抽吸几次后,排出气泡,取 10 μL 注入高压液相色谱仪中。

10.1.6.3.2 记录

以标样核对,记录色谱峰的保留时间及对应的化合物。

10.1.6.3.3 色谱图的考察

A 标准色谱图

见图 6。

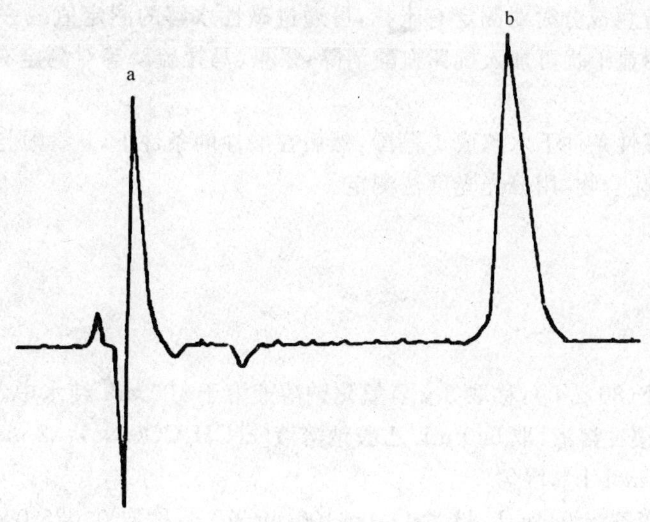

a——溶剂;

b——甲萘威。

图 6 标准色谱图

B 定性分析

a 组分出峰顺序:溶剂、甲萘威。

b 保留时间:甲萘威 9 min 4 s。

C 定量分析

a 色谱峰的测量:连接峰的起点和终点作为峰底,从峰高极大值对峰底做垂线,此线即为峰高。

b 计算:根据样品的峰高或峰面积从标准曲线上查出甲萘威的质量浓度,按式(6)进行计算。

$$\rho(C_{12}H_{11}NO_2) = \frac{\rho_1 \times V_1}{V} \quad \cdots\cdots (6)$$

式中:

$\rho(C_{12}H_{11}NO_2)$——水样中甲萘威的质量浓度,单位为毫克每升(mg/L);

ρ_1——从标准曲线上查出甲萘威的质量浓度,单位为微克每毫升(μg/mL);

V_1——萃取液浓缩后体积,单位为毫升(mL);

V——水样体积,单位为毫升(mL)。

10.1.7 结果的表示

10.1.7.1 定性结果

根据标准色谱图组分的保留时间，确定被测组分的名称。

10.1.7.2 定量结果

10.1.7.2.1 含量的表示方法：以毫克每升(mg/L)表示。

10.1.7.2.2 精密度和准确度：5个实验室进行加标测定，加标量为5.0 μg～10.0 μg时，相对标准偏差范围为2.0%～5.9%，平均回收率范围为93.0%～98.0%；加标量为20 μg～50 μg时，相对标准偏差范围为2.3%～5.2%，平均回收率范围为95.0%～98.0%。

10.2 分光光度法

10.2.1 范围

本标准规定了用分光光度法测定生活饮用水及其水源水中的甲萘威。

本法适用于生活饮用水及其水源水中甲萘威的测定。

本法最低检测质量为2.0 μg，若取100 mL水样，则最低检测量质量浓度为0.02 mg/L。

水中存在1-萘酚及着色成分时对测定有干扰，可通过碱性水解的测定值减去弱酸稀释的测定值加以扣除。余氯对测定有明显干扰可加入抗坏血酸消除，乐果、马拉硫磷等对测定有一定的负干扰。

10.2.2 原理

水样中甲萘威先在碱性条件下水解成1-萘酚，然后在酸性的条件下，1-萘酚与对硝基氟硼化重氮盐进行偶合反应，生成橙色化合物，用分光光度法测定。

10.2.3 试剂

10.2.3.1 乙酸钠。

10.2.3.2 二氯甲烷。

10.2.3.3 丙酮。

10.2.3.4 氢氧化钠溶液(80 g/L)：称取8 g氢氧化钠溶液溶于100 mL纯水中。

10.2.3.5 乙酸钠-乙酸缓冲溶液：取5.0 mL乙酸钠溶液[$c(CH_3COONa)=2$ mol/L]与50 mL的乙酸溶液[$c(CH_3COOH)=2$ mol/L]，混匀。

10.2.3.6 甲萘威标准储备溶液[$\rho(C_{12}H_{11}NO_2)=100$ μg/mL]：称取0.025 0 g甲萘威纯品，用丙酮(10.2.3.3)溶解并定容至250 mL。保存于4℃冰箱内。

10.2.3.7 甲萘威标准使用溶液：临用时取1.00 mL储备液(10.2.3.6)，用纯水定容至100 mL，此溶液$\rho(C_{12}H_{11}NO_2)=1$ μg/mL。室温下可使用一天。

10.2.3.8 冰乙酸($\rho_{20}=1.06$ g/mL)+乙醇[$\varphi(C_2H_5OH)=95\%$]溶液(1+4)。

10.2.3.9 对硝基氟硼化重氮盐显色溶液：称取0.025 g对硝基氟硼化重氮盐，溶于25 mL冰乙酸-乙醇溶液(10.2.3.8)中，静置片刻，取上清溶液使用(因重氮盐易分解，必须临用前配制)。

10.2.3.10 磷酸+冰乙酸溶液(1+499)：吸取1 mL磷酸($\rho_{20}=1.69$ g/mL)，用冰乙酸($\rho_{20}=1.06$ g/mL)稀释至500 mL。

10.2.4 仪器

10.2.4.1 比色管：25 mL。

10.2.4.2 分液漏斗：250 mL。

10.2.4.3 分光光度计。

10.2.4.4 秒表。

10.2.5 分析步骤

10.2.5.1 水样的预处理

若水样中甲萘威含量低于0.1 mg/L，需先行萃取浓缩。

10.2.5.1.1 萃取：取100 mL水样置于250 mL分液漏斗中，加入5 g乙酸钠(10.2.3.1)，振摇溶解，加入 5.00 mL 二氯甲烷(10.2.3.2)振摇 30 s,静置分层后,将二氯甲烷放入 25 mL 比色管中,然后用 5.00 mL二氯甲烷(10.2.3.2)再萃取一次,合并两次萃取液。

10.2.5.1.2 浓缩:将萃取液置于 50℃～60℃水浴中,将二氯甲烷蒸干,取出烧杯,放冷,沿四壁加入 1 mL丙酮(10.2.3.3),再用少量水洗涤烧杯,洗涤剂合并于 25 mL 比色管中,用纯水稀释至 10 mL(供测定用)。

10.2.5.2 碱性水解

吸取 10.0 mL 水样于 25 mL 比色管中,然后加入 1.0 mL 氢氧化钠(10.2.3.4),放置 2 min 后加入 2.0 mL 磷酸＋冰乙酸溶液(10.2.3.10)混匀。

10.2.5.3 弱酸性稀释

另取 10.0 mL 水样于 25 mL 比色管中,加入 3.0 mL 乙酸钠-乙酸缓冲溶液(10.2.3.5),混匀。

10.2.5.4 标准曲线的制备

吸取 0,2.0,4.0,6.0,8.0,10.0 mL 甲萘威标准使用溶液(10.2.3.7)于 25 mL 比色管中,加入纯水至 10 mL,然后加入 1.0 mL 氢氧化钠溶液(10.2.3.4)混匀。

10.2.5.5 标准曲线的绘制

分别向上述比色管中(10.2.5.2,10.2.5.3 和 10.2.5.4)加入 10 mL 对硝基氟硼化重氮盐显色溶液(10.2.3.9),混匀,于 10 min 内在 475 nm 处比色测定,以吸光度为纵坐标,浓度为横坐标,绘制标准曲线,从标准曲线上查出样品中甲萘威的含量。

10.2.6 计算

水样中甲萘威的质量浓度按式(7)计算。

$$\rho(C_{12}H_{11}NO_2) = \frac{m_1 - m_2}{V} \qquad \cdots\cdots(7)$$

式中:

$\rho(C_{12}H_{11}NO_2)$——水样中甲萘威的质量浓度,单位为毫克每升(mg/L);

m_1——通过碱性水解测出的甲萘威的质量,单位为微克(μg);

m_2——通过弱酸性稀释测出的甲萘威的质量,单位为微克(μg);

V——水样体积,单位为毫升(mL)。

10.2.7 精密度和准确度

6 个实验室测定 0.10,0.50,1.0 mg/L 甲萘威,相对标准偏差范围分别为 0.40%～4.2%、1.1%～3.2%及 6.5%～9.2%。6 个实验室加标 0.10 mg/L 时,平均回收率为 94.0%～98.6%,加标 0.40 mg/L～1.00 mg/L 时,平均回收率为 95.1%～102%,加标 4.0 mg/L～8.0 mg/L 时,平均回收率为 98.0%。

10.3 高压液相色谱法-荧光检测器

见 15.1。

11 溴氰菊酯

11.1 气相色谱法

11.1.1 范围

本标准规定了用气相色谱法测定生活饮用水及其水源水中的溴氰菊酯、甲氰菊酯、功夫菊酯、二氯苯醚菊酯、氯氰菊酯和氰戊菊酯。

本法适用于生活饮用水及其水源水中溴氰菊酯、甲氰菊酯、功夫菊酯、二氯苯醚菊酯、氯氰菊酯和氰戊菊酯的测定。

本法的最低检测质量分别为:甲氰菊酯,0.02 ng;功夫菊酯,0.008 ng;二氯苯醚菊酯,0.128 ng;氯氰菊酯,0.028 ng;氰戊菊酯,0.052 ng;溴氰菊酯,0.040 ng。若取 200 mL 水样测定,则最低检测质量浓度分别为：甲氰菊酯，0.10 μg/L；功夫菊酯，0.04 μg/L；二氯苯醚菊酯，0.64 μg/L；氯氰菊酯，0.14 μg/L；氰戊菊酯，0.26 μg/L；溴氰菊酯，0.20 μg/L。

在选定的本分析条件下六六六、DDT、DDVP、敌百虫、乐果等农药皆不干扰测定，但所用试剂和玻璃器皿不洁时将干扰测定。

11.1.2 原理

本法用石油醚萃取水中溴氰菊酯及五种拟除虫菊酯，浓缩后用带有电子捕获检测器的气相色谱仪分离和测定。

11.1.3 试剂和材料

11.1.3.1 载气和辅助气体

11.1.3.1.1 载气：高纯氮(99.999%)。

11.1.3.1.2 燃气：纯氢(>99.6%)。

11.1.3.1.3 助燃气：压缩空气，经净化管净化。

11.1.3.2 配制标准样品和试样预处理时使用的试剂

11.1.3.2.1 石油醚：沸程60℃～90℃，用全玻璃蒸馏器重蒸馏，直至测定时不出现干扰峰。

11.1.3.2.2 丙酮：净化方法同11.1.3.2.1。

11.1.3.2.3 氯化钠：经500℃烘烤4 h后置干燥器内备用。

11.1.3.2.4 无水硫酸钠：处理方法同11.1.3.2.3。

11.1.3.2.5 色谱标准物：标准物纯度分别如下：ω(溴氰菊酯)=97.5 %；ω(甲氰菊酯)=92.3%；ω(功夫菊酯)=92.2%；ω(二氯苯醚菊酯)=97%；ω(氯氰菊酯)=95%；ω(氰戊菊酯)=94.3%。

11.1.3.3 制备色谱柱时使用的试剂和材料

11.1.3.3.1 色谱柱和填充物见11.1.4.1.3有关内容。

11.1.3.3.2 涂渍固定液所用的溶剂：二氯甲烷(CH_2Cl_2)。

11.1.4 仪器

11.1.4.1 气相色谱仪

11.1.4.1.1 电子捕获检测器。

11.1.4.1.2 记录仪或工作站。

11.1.4.1.3 色谱柱

A 色谱柱类型：硬质玻璃填充柱，长度2 m，内径2 mm。

B 填充物：

a 载体：Chromosorb W AW DMCS 80目～100目，经筛分干燥后备用。

b 固定液及含量：3% OV-101(甲基硅油OV-101)。

C 涂渍固定液及老化的方法：根据载体的质量称取一定量的固定液，溶于二氯甲烷(11.1.3.3.2)溶剂中，待完全溶解后加入载体摇匀，置于通风柜内于室温下自然挥干。采用普通装柱法装柱。

将色谱柱与检测器断开，然后将填充好的色谱柱装机通氮气。以100℃为起点，每2 h上升50℃，到260℃后继续老化至30 h。

11.1.4.2 微量注射器：10 μL。

11.1.4.3 振荡器。

11.1.4.4 高温炉：自控调温。

11.1.4.5 KD浓缩器。

11.1.4.6 磨口玻璃瓶：1 000 mL。

11.1.4.7 分液漏斗：250 mL。

11.1.4.8 锥形瓶:150 mL。

11.1.5 样品

11.1.5.1 样品的稳定性

溴氰菊酯及五种拟除虫菊酯类农药在水中不稳定,易分解。

11.1.5.2 水样的采集及储存方法

用磨口玻璃瓶(11.1.4.6)采集样品,所采集的样品于4℃冰箱内保存,尽快在24 h内萃取。

11.1.5.3 水样的预处理

11.1.5.3.1 水样的萃取:取200 mL均匀水样置于250 mL分液漏斗中(11.1.4.7),加入5.0 g氯化钠(11.1.3.2.3),摇匀。用20 mL石油醚(11.1.3.2.1)分两次萃取,每次10 mL,于振荡器(11.1.4.3)上振摇5 min。静置分层后弃去水层,石油醚萃取液并入同一锥形瓶(11.1.4.8)内,加无水硫酸钠(11.1.3.2.4)脱水干燥。

11.1.5.3.2 样品浓缩:将萃取液移入KD浓缩器中,用少量石油醚(11.1.3.2.1)洗涤锥形瓶和无水硫酸钠层,洗涤液转入KD浓缩器内。于50℃~70℃水浴中浓缩至1.0 mL。

11.1.6 分析步骤

11.1.6.1 仪器的调整

11.1.6.1.1 气化室温度:260℃。

11.1.6.1.2 柱温:240℃。

11.1.6.1.3 检测器温度:270℃。

11.1.6.1.4 载气流量:50 mL/min。

11.1.6.2 校准

11.1.6.2.1 定量分析中的校准方法:外标法。

11.1.6.2.2 标准样品

A 使用次数:每次分析样品时,用新标准使用液绘制标准曲线或用其响应因子进行计算。

B 标准样品的制备

a 标准储备溶液:分别称取0.100 0 g的甲氰菊酯、功夫菊酯、二氯苯醚菊酯、氯氰菊酯、氰戊菊酯、溴氰菊酯,分别用石油醚(11.1.3.2.1)溶解并定容至100 mL。六种储备溶液的浓度分别为ρ(甲氰菊酯、功夫菊酯、二氯苯醚菊酯、氯氰菊酯、氰戊菊酯、溴氰菊酯)=1 mg/mL。

b 标准中间溶液:分别吸取1.0 mL溴氰菊酯及五种拟除虫菊酯的标准储备溶液(11.1.6.2.2 B a)置于6个100 mL容量瓶中,用石油醚(11.1.3.2.1)定容至刻度。6种标准中间液的浓度均为10 μg/mL。

c 混合标准使用溶液:吸取标准中间溶液(11.1.6.2.2 B b)中甲氰菊酯2.50 mL、功夫菊酯1.00 mL、二氯苯醚菊酯16.00 mL、氯氰菊酯3.50 mL、氰戊菊酯6.50 mL、溴氰菊酯5.00 mL于50 mL容量瓶中,用石油醚(11.1.3.2.1)定容至刻度。此混合标准使用溶液中各种物质的质量浓度分别为:甲氰菊酯0.50 μg/mL、功夫菊酯0.20 μg/mL、二氯苯醚菊酯3.20 μg/mL、氯氰菊酯0.70 μg/mL、氰戊菊酯1.30 μg/mL、溴氰菊酯1 μg/mL。

C 气相色谱法中使用标准样品的条件

a 标准样品进样体积与试样进样体积相同,标准样品的响应值接近试样的响应值。

b 在工作范围内相对标准偏差小于10%即可认为仪器处于稳定状态。

c 标准样品与试样尽可能同时进样分析。

11.1.6.2.3 标准曲线的绘制:用6个10 mL容量瓶,依次加入0,0.40,1.00,1.50,2.00,2.50 mL混合标准使用溶液(11.1.6.2.2 B c),用石油醚(11.1.3.2.1)稀释至刻度,摇匀。配制成甲氰菊酯浓度为0,0.020,0.050,0.075,0.100,0.125 μg/mL;功夫菊酯浓度为0,0.008,0.020,0.030,0.040,0.050 μg/mL;二氯苯醚菊酯浓度为0,0.128,0.320,0.480,0.640,0.800 μg/mL;氯氰菊酯浓度为0,0.028,0.070,0.105,0.140,0.175 μg/mL;氰戊菊酯浓度为0,0.052,0.130,0.195,0.260,

0.325 μg/mL;溴氰菊酯浓度为 0,0.04,0.10,0.15,0.20,0.25 μg/mL 的标准系列。各取 1.0 μL 注入色谱仪。以峰高或峰面积为纵坐标,浓度为横坐标,绘制标准曲线。

11.1.6.3 试验

11.1.6.3.1 进样

A 进样方式:直接进样。

B 进样量:1 μL。

C 操作:用洁净注射器(11.1.4.2)于待测样品中抽吸几次后,排出气泡,取所需体积迅速注射至色谱仪中,并立即拔出注射器。

11.1.6.3.2 记录

以标样核对,记录色谱峰的保留时间及对应有化合物。

11.1.6.3.3 色谱图的考察

A 标准色谱图

见图 7。

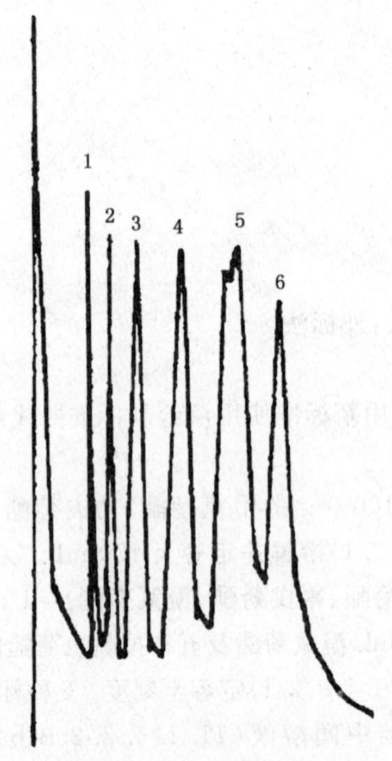

图 7 标准色谱图

B 定性分析

a 各组分的出峰次序:甲氰菊酯、功夫菊酯、二氯苯醚菊酯、氯氰菊酯、氰戊菊酯、溴氰菊酯。

b 保留时间:甲氰菊酯 1.39 min;功夫菊酯 1.78 min;二氯苯醚菊酯 2.28 min;氯氰菊酯 3.19 min;氰戊菊酯 4.10,4.20 min;溴氰菊酯 5.05 min。其中氰戊菊酯有两种异构体,则出现两个小峰,本法测定其总量。

C 定量分析

a 色谱峰的测量:连接峰的起点和终点作为峰底,从峰高极大值对峰底做垂线,此线即为峰高。

b 计算:水样中拟除虫菊酯的质量浓度按式(8)计算。

$$\rho(B) = \frac{\rho_1 \times V_1 \times 1\,000}{V} \quad \cdots\cdots(8)$$

式中:

$\rho(B)$——水样中拟除虫菊酯的质量浓度,单位为微克每升(μg/L);

ρ_1——相当于标准曲线拟除虫菊酯标准的质量浓度，单位为微克每毫升（μg/mL）；

V_1——萃取液浓缩后的体积，单位为毫升（mL）；

V——水样体积，单位为毫升（mL）。

11.1.7 结果的表示

11.1.7.1 定性结果

根据标准色谱图各组分的保留时间确定被测试样的组分数目及组分名称。

11.1.7.2 定量结果

11.1.7.2.1 含量的表示方法：按式(8)计算出水样中各组分含量，以 μg/L 表示。

11.1.7.2.2 精密度和准确度：4 个实验室用本标准测定，测定结果见表 4。

表 4 精密度和准确度

农药的名称	低浓度相对标准偏差/(%)	高浓度相对标准偏差/(%)	平均回收率/(%)
甲氰菊酯	2.8～4.5	2.2～4.6	91.3～98.4
功夫菊酯	2.3～7.6	2.5～5.1	87.8～104
二氯苯醚菊酯	2.4～5.8	2.6～4.8	94.5～96.9
氯氰菊酯	3.4～5.6	2.8～6.9	94.8～98.7
氰戊菊酯	2.2～6.3	3.1～4.6	95.5～99.8
溴氰菊酯	1.9～7.2	2.7～4.4	100～107

11.2 高压液相色谱法

11.2.1 范围

本标准规定了用高压液相色谱法测定生活饮用水及其水源水中的溴氰菊酯。

本法适用于生活饮用水及其水源水中溴氰菊酯的测定。

本法最低检测质量为 5.0 ng。若取 250 mL 水样经处理后测定，则最低检测质量浓度为 0.002 mg/L。

11.2.2 原理

水中溴氰菊酯经萃取溶剂萃取后，用高压液相色谱仪进行测定，用峰面积（或峰高）定量。

11.2.3 试剂和材料

11.2.3.1 流动相：环己烷＋乙醚＝92＋8。

11.2.3.2 配制标准样品和试样预处理时使用的试剂和材料。

11.2.3.2.1 环己烷：重蒸馏。

11.2.3.2.2 乙醚：重蒸馏。

11.2.3.2.3 萃取溶剂：环己烷＋乙醚＝92＋8。

11.2.3.2.4 色谱标准物质：ω（溴氰菊酯）＝98％。

11.2.3.3 制备色谱柱时使用的试剂和材料：色谱柱和填充物见 11.2.4.1.3 有关内容。

11.2.4 仪器

11.2.4.1 高压液相色谱仪

11.2.4.1.1 紫外检测器。

11.2.4.1.2 记录器或工作站。

11.2.4.1.3 色谱柱

A 色谱柱类型：不锈钢填充柱，长 250 mm，内径 3.9 mm。

B 填充物：UporasiL。

11.2.4.2 微量注射器：20 μL。

11.2.4.3 分液漏斗：500 mL。

11.2.4.4 比色管：10 mL。

11.2.4.5 容量瓶：10 mL。

11.2.4.6 KD浓缩器。

11.2.5 样品

11.2.5.1 水样的采集和储存方法

用玻璃磨口瓶采集样品，样品在24 h内用溶剂萃取，萃取液于4℃冰箱内保存，在48 h内进行测定。

11.2.5.2 水样的预处理

11.2.5.2.1 离心沉淀：浑浊的水样需离心后取上清液备用；洁净的水样可直接取样分析。

11.2.5.2.2 萃取：取250 mL水样于500 mL分液漏斗中，加入10.0 mL萃取溶剂(11.2.3.2.3)，充分振摇1 min，将萃取液收集于10 mL比色管中，然后用KD浓缩器(11.2.4.6)浓缩至1.0 mL，供分析。

11.2.6 分析步骤

11.2.6.1 仪器的调整

11.2.6.1.1 检测波长：280 nm。

11.2.6.1.2 流量：1.0 mL/min。

11.2.6.1.3 温度：室温。

11.2.6.2 校准

11.2.6.2.1 定量分析中的校准方法：外标法。

11.2.6.2.2 标准样品

A 使用次数：每次分析样品时用新标准使用液绘制标准曲线。

B 标准样品的制备

a 溴氰菊酯标准储备溶液[ρ=500 μg/mL]：准确称取25.5 mg溴氰菊酯(11.1.3.2.4)，用萃取溶剂(11.2.3.2.3)定容至50 mL。

b 溴氰菊酯标准使用溶液：取溴氰菊酯标准储备溶液(11.2.6.2.2 B a)用萃取溶剂(11.2.3.2.3)稀释成ρ=50 μg/mL。

C 液相色谱法中使用标准样品的条件

a 标准样品进样体积与试样进样体积相同。

b 标准样与试样尽可能同时进样分析。

11.2.6.2.3 标准曲线的绘制：取7个10 mL容量瓶(11.2.4.5)分别加入溴氰菊酯标准使用溶液(11.2.6.2.2 B b)0，0.10，0.20，0.40，0.60，1.00，2.00 mL，用萃取溶剂(11.2.3.2.3)稀释至刻度(每毫升分别含0，0.5，1.0，2.0，3.0，5.0，10 μg溴氰菊酯)。用微量注射器各取10 μL标准系列溶液注入高压液相色谱仪中测定。以峰高或峰面积为纵坐标，浓度为横坐标，绘制标准曲线。

11.2.6.3 试验

11.2.6.3.1 进样

A 进样方式：直接进样。

B 进样量：10 μL。

C 操作：用洁净注射器(11.2.4.2)于待测样品中抽吸几次后，排出气泡，取10 μL注入高压液相色谱仪中进行测定。

11.2.6.3.2 记录

以标样核对，记录色谱峰的保留时间及对应的化合物。

11.2.6.3.3 色谱峰的考察

A 标准色谱图

见图8。

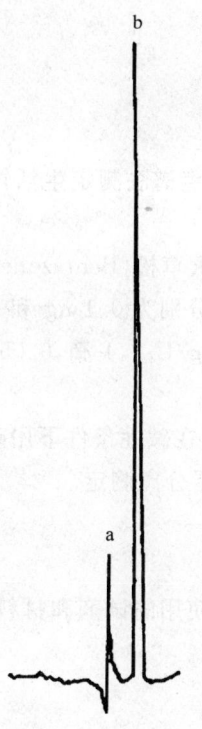

a——溶剂；

b——溴氰菊酯。

图 8 溴氰菊酯标准色谱图

B 定性分析

a 组分出峰顺序：溶剂、溴氰菊酯。

b 保留时间：溴氰菊酯 4.71 min。

C 定量分析

a 色谱峰的测量：连接峰的起点和终点作为峰底，从峰高极大值对峰底做垂线，此线即为峰高。

b 计算：根据样品的峰高或峰面积从标准曲线上查出溴氰菊酯的质量浓度，按式(9)进行计算。

$$\rho(\text{溴氰菊酯}) = \frac{\rho_1 \times V_1}{V} \qquad \cdots\cdots(9)$$

式中：

ρ(溴氰菊酯)——水样中溴氰菊酯的质量浓度，单位为毫克每升(mg/L)；

ρ_1——从标准曲线上查出溴氰菊酯的质量浓度，单位为微克每毫升(μg/mL)；

V_1——萃取液总体积，单位为毫升(mL)；

V——水样体积，单位为毫升(mL)。

11.2.7 结果的表示

11.2.7.1 定性结果

根据标准色谱图组分的保留时间，确定被测组分。

11.2.7.2 定量结果

11.2.7.2.1 浓度的表示方法：按式(9)计算出水样中溴氰菊酯的质量浓度，以 mg/L 表示。

11.2.7.2.2 精密度和准确度：4 个实验室分别测定人工合成水样，溴氰菊酯浓度为 0.04 mg/L～0.40 mg/L，相对标准偏差为 1.6%～2.5%；4 个实验室用井水、河水、塘水、自来水、人工合成水样加标回收试验，溴氰菊酯浓度为 0.10、0.20、0.40 mg/L，回收率范围分别为 100%～102%、91.6%～106%和95.5%～103%。

12 灭草松

12.1 气相色谱法

12.1.1 范围

本标准规定了液-液萃取毛细管柱气相色谱法测定生活饮用水及其水源水中的灭草松(Bentazone)和2,4-滴(2,4-D)。

本法适用于生活饮用水及其水源水中灭草松(Bentazone)和2,4-滴(2,4-D)的测定。

本法灭草松和2,4-滴的最低检测质量分别为0.1 ng和0.03 ng,若取水样200 mL经处理后测定,则最低检测质量浓度分别为:灭草松,0.2 μg/L;2,4-滴,0.05 μg/L。

12.1.2 原理

水在酸性条件下经乙酸乙酯萃取,然后在碱性条件下用碘甲烷溶液酯化,生成较易挥发的甲基化衍生物,用毛细管柱气相色谱-电子捕获检测器分离测定。

12.1.3 试剂和材料

12.1.3.1 载气:高纯氮气(99.999%)。

12.1.3.2 配制标准样品和试样预处理时使用的试剂和材料。

12.1.3.2.1 丙酮。

12.1.3.2.2 乙酸乙酯。

12.1.3.2.3 二氯甲烷。

12.1.3.2.4 碘甲烷+二氯甲烷(1+9):量取20 mL碘甲烷,溶于180 mL二氯甲烷溶剂中,混匀,此溶液现用现配。

12.1.3.2.5 四丁基硫酸氢铵-氢氧化钠溶液:分别称取6.8 g四丁基硫酸氢铵和4.0 g氢氧化钠,溶于200 mL纯水,混合均匀。

12.1.3.2.6 硝酸(ρ_{20}=1.42 g/mL):优级纯。

12.1.3.2.7 磷酸[$c(H_3PO_4)$=0.5 mol/L]:吸取2.9 mL磷酸(ρ_{20}=1.69 g/mL)溶于100 mL纯水。

12.1.3.2.8 无水硫酸钠:于600℃马福炉中灼烧4 h后置于干燥器中备用。

12.1.3.2.9 氢氧化钠。

12.1.3.2.10 灭草松标准:ω(灭草松)=99%。

12.1.3.2.11 2,4-滴标准:ω(2,4-滴)=99.4%。

12.1.4 仪器

12.1.4.1 气相色谱仪

12.1.4.1.1 电子捕获检测器(ECD)。

12.1.4.1.2 色谱柱:HP-1701(30 m×0.25 μm×0.25 mm)或同等极性石英毛细管柱。

12.1.4.1.3 微量注射器:5 μL。

12.1.4.2 样品容器:全玻璃采样瓶,容积200 mL~250 mL,使用前用稀硝酸(1+9)浸泡处理,纯水冲净,并于180℃烘箱烘烤1 h~2 h备用。

12.1.4.3 容量瓶:10 mL,100 mL。

12.1.4.4 试剂瓶:无色及棕色。

12.1.4.5 比色管:50 mL,100 mL。

12.1.4.6 分液漏斗:50 mL,500 mL。

12.1.4.7 超声波清洗器。

12.1.5 样品

12.1.5.1 水样采集和保存:于250 mL采样瓶中加入约1.1 mL的硝酸(ρ_{20}=1.42 g/mL),使采样后

溶液的 pH＜1,样品充满采样瓶,置于 4℃冰箱保存,尽快测定。

12.1.5.2 水样预处理:准确量取水样(pH＜1)200 mL 于 500 mL 分液漏斗中,分别用 50 mL 乙酸乙酯(12.1.3.2.2)萃取三次,使乙酸乙酯和水溶液充分混合振摇,静置分层,合并有机相,氮吹浓缩近干。

12.1.5.3 衍生:将 12.1.5.2 的残留物用少量二氯甲烷溶解并转入 50 mL 或 100 mL 比色管,加入 10 mL碘甲烷＋二氯甲烷(12.1.3.2.4)和 10 mL 四丁基硫酸氢铵-氢氧化钠溶液(12.1.3.2.5),超声反应 50 min。加冰水控制反应温度在 10℃～20℃之间。反应完成后,转移反应液至 50 mL 分液漏斗,静置分层,收集有机相。水相再用 10 mL 二氯甲烷(12.1.3.2.3)萃取,合并有机相,用适量的 0.5 mol/L 磷酸(12.1.3.2.7)洗涤,然后有机相用无水硫酸钠(12.1.3.2.8)干燥,氮吹浓缩至干,正己烷定容至 1 mL。

12.1.6 分析步骤

12.1.6.1 仪器调整

12.1.6.1.1 气化室温度:250℃。

12.1.6.1.2 色谱柱:起始温度 150℃,保持 2 min,升温速率 10℃/min,最终温度 250℃,保持 1 min。

12.1.6.1.3 检测器:ECD 检测器,温度 260℃。

12.1.6.1.4 载气:氮气,流量 1.5 mL/min,线速 40 cm/s;分流比:10∶1;尾吹气流量:45 mL/min。

12.1.6.2 校准

12.1.6.2.1 定量分析校准方法:外标法。

12.1.6.2.2 标准样品

A 使用次数:每次分析样品时用新标准使用溶液绘制标准曲线。

B 标准样品的制备

a 灭草松标准储备溶液:准确称取 0.101 0 g 灭草松标准(12.1.3.2.10),用丙酮(12.1.3.2.1)溶解,定容于 100 mL 容量瓶中,此溶液浓度为 ρ(灭草松)＝1.000 mg/mL。

b 2,4-滴标准储备溶液:准确称取 0.100 6 g 2,4-滴标准(12.1.3.2.11),用丙酮(12.1.3.2.1)溶解,定容于 100 mL 容量瓶中,此溶液浓度为 ρ(2,4-滴)＝1.000 mg/mL。

c 标准中间溶液:分别移取灭草松标准储备溶液(12.1.6.2.2 B a)及 2,4-滴标准储备溶液(12.1.6.2.2 B b)各 10 mL 至 100 mL 容量瓶中,用丙酮稀释至刻度,混匀,获得混合中间溶液,置于 4℃冰箱保存备用,此溶液浓度为 ρ(灭草松,2,4-滴)＝100.0 μg/mL。

d 标准使用溶液:移取 10.00 mL 标准中间溶液(12.1.6.2.2 B c)至 100 mL 容量瓶中,用丙酮稀释至刻度,混匀,获得混合标准使用溶液,此溶液浓度为 ρ(灭草松,2,4-滴)＝10.0 μg/mL。

C 气相色谱法中使用标准品的条件

a 标准品进样体积与试样进样体积相同。

b 标准样品与试样尽可能同时分析。

12.1.6.2.3 工作曲线制备:分别吸取标准使用溶液(12.1.6.2.2 B d)0,0.050,0.10,0.20,0.30,0.40,0.50 mL,制成标准系列。将溶剂挥干,再按 12.1.5.3 衍生步骤进行衍生,最终定容体积 1.00 mL,进样 1.00 μL,注入色谱仪。以峰面积为纵坐标,浓度为横坐标,绘制工作曲线。工作曲线质量浓度相当于水中质量浓度为 0,2.5,5.0,10.0,15.0,20.0,25.0 μg/L。

12.1.6.3 试验

12.1.6.3.1 进样

A 进样方式:直接进样。

B 进样量:3μL。

12.1.6.3.2 记录

用标样核对,记录色谱峰的保留时间及对应的化合物。

12.1.6.3.3 色谱图考察

A 标准色谱图

见图 9。

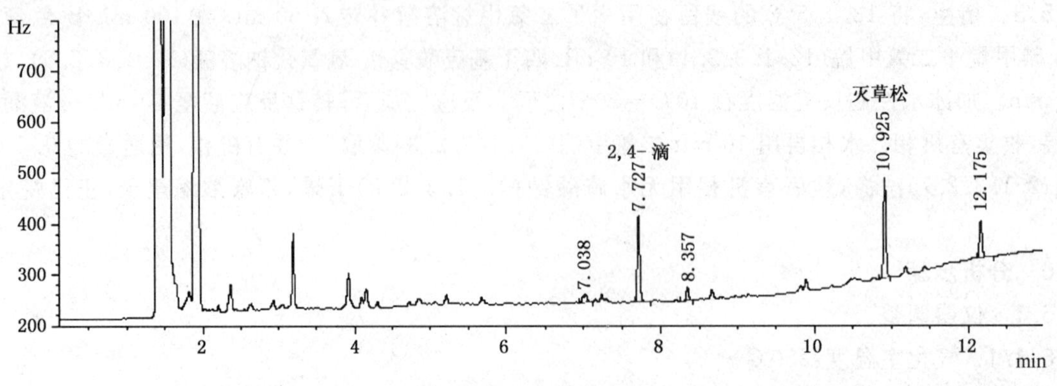

图 9 标准色谱图

B 定性分析

a 出峰顺序:2,4-滴;灭草松。

b 保留时间:2,4-滴 7.73 min;灭草松 10.93 min。

C 定量分析

根据样品的峰高或峰面积从工作曲线上查出水样中的被测组分的质量浓度(μg/L)。

12.1.6.4 结果的表示

12.1.6.4.1 定性结果

根据标准色谱图组分的保留时间确定被测水样中组分的名称。

12.1.6.4.2 定量结果

A 含量的表示方法:以 mg/L 表示。

B 精密度和准确度:见表 5。

表 5 加标回收率和精密度

化合物	加标量/(μg/L)	平均测定值/(μg/L)	平均回收率/(%)	RSD(n=7)/(%)
灭草松	2.5	2.04～2.33	81.6～93.2	5.3
	5.0	4.18～4.93	83.6～98.6	6.4
2,4-滴	2.5	2.04～2.44	81.6～97.6	7.2
	5.0	4.27～4.96	85.4～99.2	5.1

经 3 个实验室验证表明,测定水样浓度为 2.5 μg/L～25 μg/L 时,分析六次的相对标准偏差为 3.8%～12%;而在水样中加入灭草松和 2,4-滴标准,加标浓度为 2.5 μg/L～25 μg/L 时,回收率为 81.6%～120%。

13 2,4-滴

见第 12 章灭草松。

14 敌敌畏

见第 4 章对硫磷。

15 呋喃丹

15.1 高压液相色谱法

15.1.1 范围

本标准规定了高压液相色谱法(HPLC)测定生活饮用水及其水源水中的呋喃丹(Carbofuran)和甲萘威(Carbaryl)。

本法适用于生活饮用水及其水源水中呋喃丹和甲萘威的测定。

本法呋喃丹和甲萘威的最低检测质量为 0.25 ng,若取 200 mL 水样经处理后测定,则最低检测质量浓度为 0.125 μg/L。

15.1.2 原理

样品经过滤后注入反相 HPLC 柱中,其各种组分经梯度洗脱色谱方式分离。经过柱分离后,氨基甲酸酯类化合物与氢氧化钠发生水解反应,生成的甲胺与邻苯二醛(OPA)和 2-巯基乙醇(MERC)反应生成一种强荧光的异吲哚产物,可用荧光检测器定量。柱后反应,一般对伯胺类比较敏感,因为它们能生成测定的荧光加合物。干扰的大小取决于它们的洗脱时间或荧光强度。干扰还可能来源于污染。因此,要求使用高纯度试剂和溶剂。

15.1.3 试剂和材料

柱后反应产生干扰较大,干扰还可能来源于污染,因此,要求使用高纯度的试剂和色谱纯的或相当的溶剂(以 HPLC 检验无杂峰出现)。衍生剂、流动相、上机样品采用 0.45 μm 过滤膜过滤。

15.1.3.1 甲醇:HPLC 级。

15.1.3.2 纯水:电阻大于 18.0MΩ。

15.1.3.3 氢氧化钠溶液[$c(NaOH)=0.05$ mol/L]:称取 2.0 g 氢氧化钠,溶于 1 000 mL 水中。使用前需过滤,并用氦气脱除气体或在线脱气。

15.1.3.4 2-巯基乙醇乙腈溶液(1+1):将 10 mL 2-巯基乙醇和 10 mL 乙腈混合,加盖密封储存于冰箱中(注意:恶臭)。

15.1.3.5 四硼酸钠溶液[$c(Na_2B_4O_7)=0.05$ mol/L]:称取 19.1 g 十水四硼酸钠($Na_2B_4O_7 \cdot 10H_2O$)溶于 1 000 mL 水中。使用前一天制备,以保证完全溶解。

15.1.3.6 邻苯二醛溶液(*o*-phthaldehyde,OPA):称取 0.100 g 邻苯二醛,溶于 10 mL 甲醇(15.1.3.1)中,再加入 1 000 mL 四硼酸钠溶液(15.1.3.5),混合,过滤,用氦气脱除气体或在线脱气,然后加入 100 μL 2-巯基乙醇乙腈溶液(15.1.3.4),混合。如果隔绝氧气保存,此溶液可稳定存放至少 3 天。否则,需当天配制。

15.1.3.7 硫代硫酸钠。

15.1.3.8 二氯甲烷。

15.1.3.9 甲萘威。

15.1.3.10 呋喃丹。

15.1.3.11 无水硫酸钠。

15.1.4 仪器

15.1.4.1 高压液相色谱仪

15.1.4.1.1 荧光检测器。

15.1.4.1.2 记录仪。

15.1.4.1.3 色谱柱。

色谱柱类型:不锈钢柱,C_{18},150 mm×4.6 mm×5 μm。

15.1.4.1.4 微量注射器:10 μL。

15.1.4.1.5 柱后反应器:应装配能将各种试剂以 0.1 mL/min~1.0 mL/min 流量送入流动相并充分

混合的泵。反应圈和柱后管线使用聚四氟乙烯。

15.1.4.1.6　过滤器。

15.1.4.2　采样瓶:500 mL具螺旋盖聚丙烯瓶,也可采用聚乙烯瓶或玻璃容量器。

15.1.5　样品

15.1.5.1　水样采集及储存方法

在氯浓度较高的情况下,可能造成干扰或损失,应在加氯之前,或离加氯点尽可能远的地方取样。当有余氯存在时,加入硫代硫酸钠(15.1.3.7),使硫代硫酸钠在水样中浓度到80 mg/L,并混匀。

15.1.5.2　水样预处理

取水样200 mL于250 mL分液漏斗中,加入30 mL二氯甲烷(15.1.3.8),震摇萃取3 min。静置分层后,放出二氯甲烷流经装有无水硫酸钠(15.1.3.11)的玻璃漏斗,至收集器中。再加入20 mL二氯甲烷萃取3 min,二氯甲烷萃取液与第一次萃取液合并。把二氯甲烷抽提液在旋转蒸发器或KD浓缩器中蒸发至近干,用二氯甲烷定容至1.0 mL,上机测定。

15.1.6　分析步骤

15.1.6.1　仪器的调整

15.1.6.1.1　流动相:梯度洗脱。

时间(min)	甲醇	水
0	42	58
5	55	45
12	60	40
15	42	58

15.1.6.1.2　流量:1.0 mL/min。

15.1.6.1.3　荧光检测器:$E_x=339$ nm,$E_m=445$ nm。

15.1.6.1.4　柱后反应条件:

A　水解:氢氧化钠[c(NaOH)=0.05 mol/L],流量0.5 mL/min,9 cm反应线圈,95℃。

B　衍生:OPA溶液,流量0.5 mL/min,室温。

15.1.6.2　校准

15.1.6.2.1　定量分析中的校准方法:外标法。

15.1.6.2.2　标准样品

A　使用次数:每次分析样品时用新标准使用液绘制标准曲线。

B　标准样品的制备

a　混合标准储备液(1.00 mg/L):准确称取甲萘威(15.1.3.9)和呋喃丹(15.1.3.10)各0.010 0 g,用5 mL甲醇(15.1.3.1)溶解后,移至10 mL容量瓶中,用甲醇稀释至刻度。若储存于−10℃冰箱中,可保存数月。

b　混合标准系列:取5个10 mL容量瓶,加入0,0.02,0.10,0.40,1.00 mL混合标准储备溶液(15.1.6.2.2 B a),用甲醇(15.1.3.1)稀释至刻度。分别为1.00 mL含有0.0,2.0,10.0,40.0,100 ng甲萘威和呋喃丹。

C　液相色谱法中使用标准样品的条件

a　标准样品进样体积与试样的进样体积相同。

b　标准样品与试样尽可能同时分析。

15.1.6.2.3　标准曲线的绘制:各取10 μL混合标准系列(15.1.6.2.2 B b)注入色谱仪,记录色谱峰高或峰面积。以峰高或峰面积为纵坐标,浓度为横坐标,绘制标准曲线。

15.1.6.3 **试验**

15.1.6.3.1 **进样**

A 进样方式:直接进样。

B 进样量:10 μL。

C 操作:用洁净微量注射器(15.1.4.1.4)于待测样品中抽吸几次后,排出气泡,取所需体积迅速注射至色谱仪中。

15.1.6.3.2 **记录**

以标样核对,记录色谱峰的保留时间及对应的化合物。

15.1.6.3.3 **色谱峰的考察**

A 标准色谱图

见图10。

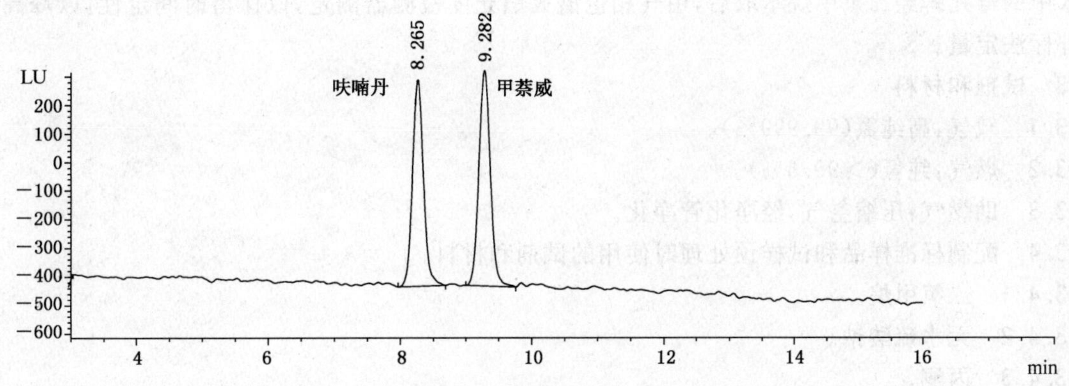

图10 呋喃丹和甲萘威的标准色谱图

B 定性分析

a 组分出峰顺序:呋喃丹、甲萘威。

b 保留时间:呋喃丹8.265 min、甲萘威9.282 min。

C 定量分析

a 色谱峰面积的测量:色谱流出曲线与基线之间所包含的面积即为峰面积。

b 色谱峰高的测量:连接峰的起点和终点作为峰底,从峰高极大值对峰底作垂线,此线即为峰高。

c 计算:通过色谱峰面积或峰高,在标准曲线上查出萃取液中呋喃丹或甲萘威的质量浓度。按式(10)计算水样中呋喃丹或甲萘威的质量浓度。

$$\rho(B)=\frac{\rho_1\times V_1}{V} \qquad \cdots\cdots(10)$$

式中:

$\rho(B)$——水样中呋喃丹或甲萘威质量浓度,单位为微克每升(μg/L);

ρ_1——标准曲线中查得萃取液中呋喃丹或甲萘威的质量浓度,单位为微克每升(μg/L);

V_1——萃取液的体积,单位为毫升(mL);

V——水样体积,单位为毫升(mL)。

15.1.7 **结果的表示**

15.1.7.1 **定性结果**

根据标准色谱图组分的保留时间确定被测水样中组分的名称。

15.1.7.2 **定量结果**

15.1.7.2.1 含量的表示方法:以μg/L表示。

15.1.7.2.2 精密度和准确度:两个实验室对浓度范围为0.050 mg/L～0.90 mg/L的自来水和水源水

测定,其相对标准偏差甲萘威为3.9%～7.7%,呋喃丹为4.6%～8.9%;加标回收率甲萘威为85.0%～120%;呋喃丹为81.0%～120%。

16 毒死蜱

16.1 气相色谱法

16.1.1 范围

本标准规定了用气相色谱法测定生活饮用水及其水源水中的毒死蜱。

本法适用于生活饮用水及其水源水中毒死蜱的测定。

本法最低检测质量为0.2 ng,若取200 mL水样,则最低检测质量浓度为2 μg/L。

在本法操作条件下,其他有机磷农药不造成干扰。

16.1.2 原理

水中的毒死蜱经二氯甲烷萃取后,用气相色谱火焰光度检测器测定,以保留时间定性,以峰高或峰面积外标法定量。

16.1.3 试剂和材料

16.1.3.1 载气:高纯氮(99.999%)。

16.1.3.2 燃气:纯氢(>99.6%)。

16.1.3.3 助燃气:压缩空气,经净化管净化。

16.1.3.4 配制标准样品和试样预处理时使用的试剂和材料。

16.1.3.4.1 二氯甲烷。

16.1.3.4.2 无水硫酸钠。

16.1.3.4.3 丙酮。

16.1.3.4.4 毒死蜱标准物质。

16.1.3.4.5 脱脂棉。

16.1.4 仪器

16.1.4.1 气相色谱仪。

16.1.4.1.1 火焰光度检测器(FPD)。

16.1.4.1.2 色谱柱:弹性石英毛细管柱DB-1701,30 m×0.32 mm×0.25 μm,或等效的中极性柱。

16.1.4.2 进样器:微量注射器,10 μL。

16.1.4.3 分液漏斗:500 mL。

16.1.4.4 旋转蒸发器(配真空泵)或KD浓缩器。

16.1.4.5 玻璃漏斗。

16.1.5 样品

16.1.5.1 采样

水样采集于硬质磨口玻璃瓶中,在冰箱中保存,尽快测定。

16.1.5.2 水样预处理

取水样200 mL于500 mL分液漏斗中,加入30 mL二氯甲烷(16.1.3.4.1),振摇提取3 min。静置分层后,将下层二氯甲烷萃取液流经装有无水硫酸钠玻璃漏斗,至收集器中。再加入20 mL二氯甲烷(16.1.3.4.1)提取3 min,二氯甲烷萃取液与第一次萃取液合并。把二氯甲烷萃取液在旋转蒸发器或KD浓缩器(16.1.4.4)中,40℃水浴中蒸发至近干,用二氯甲烷(16.1.3.4.1)定容至2.0 mL,待测。

16.1.6 分析步骤

16.1.6.1 仪器的调整

16.1.6.1.1 气化室温度:250℃。

16.1.6.1.2 柱温:100℃保持2 min,以15℃/min升至230℃,保留10 min。

16.1.6.1.3 检测器温度:250℃。

16.1.6.1.4 载气流量:氮气,60 mL/min;氢气,80 mL/min;空气,90 mL/min。

16.1.6.2 **校准**

16.1.6.2.1 定量分析中的校准方法:外标法。

16.1.6.2.2 标准样品

A 使用次数:每次分析样品时用新标准使用溶液绘制标准曲线或用响应因子进行计算。

B 标准样品的制备

a 标准储备溶液:准确称取 10.0 mg 毒死蜱标准物质(16.1.3.4.4)用丙酮(16.1.3.4.3)溶解后,用丙酮(16.1.3.4.3)稀释定容至 100 mL。此溶液浓度为 ρ=100 mg/L。

b 标准使用溶液:准确吸取 1.00 mL 毒死蜱标准储备溶液于 5.0 mL 容量瓶中,用丙酮(16.1.3.4.3)定容至刻度。此溶液浓度为 ρ=20 mg/L。

C 气相色谱法中使用标准样品的条件

a 标准样品进样体积与试样进样体积相同,标准样品的响应值应接近试样的响应值。

b 在工作范围内相对标准差小于 10%即可认为仪器处于稳定状态。

c 标准样品与试样尽可能同时进样分析。

16.1.6.2.3 标准曲线的绘制:准确吸取标准使用溶液(16.1.6.2.2 B b),用二氯甲烷(16.1.3.4.1)配制成浓度分别是 0,0.20,0.50,0.80,1.0,5.0,10,15 mg/L 的标准系列。各取 1 μL 注入色谱仪,按16.1.6.1的条件测定,记录色谱峰面积或峰高。以峰面积或峰高为纵坐标,浓度为横坐标,绘制标准曲线。

16.1.6.3 **试验**

16.1.6.3.1 **进样**

A 进样方式:直接进样。

B 进样量:1 μL。

C 操作:用洁净的微量注射器(16.1.4.2)于待测样品中抽吸几次,排出气泡,取所需体积迅速注入色谱柱中,并立即拔出注射器。

16.1.6.3.2 **记录**

以标样核对,记录色谱峰的保留时间及对应的化合物。

16.1.6.3.3 **色谱图的考察**

A 标准色谱图

见图 11。

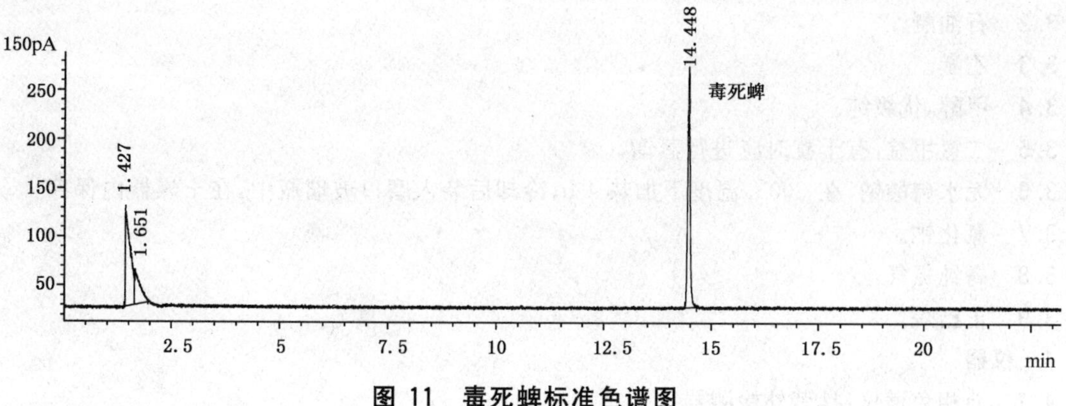

图 11 毒死蜱标准色谱图

B 定性分析

组分出峰时间:毒死蜱,14.448 min。

C 定量分析

a　色谱峰面积的测量:色谱流出曲线与基线之间所包含的面积即为峰面积。

b　色谱峰高的测量:连接峰的起点和终点作为峰底,从峰高极大值对峰底作垂线,此线即为峰高。

c　计算:通过色谱峰面积或峰高,在标准曲线上查出萃取液中毒死蜱的质量浓度,按式(11)计算水样中毒死蜱的质量浓度。

$$\rho = \frac{\rho_1 \times V_1}{V} \qquad \cdots\cdots\cdots\cdots(11)$$

式中:

ρ——水样中毒死蜱质量浓度,单位为毫克每升(mg/L);

ρ_1——标准曲线中查得萃取液中毒死蜱的质量浓度,单位为毫克每升(mg/L);

V_1——浓缩后的体积,单位为毫升(mL);

V——水样体积,单位为毫升(mL)。

16.1.7　结果的表示

16.1.7.1　定性结果

根据标准色谱图组分的保留时间确定被测水样中组分的名称。

16.1.7.2　定量结果

16.1.7.2.1　含量的表示方法:以 mg/L 表示。

16.1.7.2.2　精密度和准确度:7 个实验室对浓度范围为 0.970 μg/L～268 μg/L 的加标水样重复 6 次测定,其相对标准偏差均小于 10%,加标回收率为 77.8%～114%。

17　莠去津

17.1　高压液相色谱法

17.1.1　范围

本标准规定了用高压液相色谱法测定生活饮用水及其水源水中莠去津。

本法适用于生活饮用水及其水源水中莠去津的测定。

本法最低检测质量为 0.5 ng。若取 100 mL 水样测定,则最低检测质量浓度为 0.000 5 mg/L。

有干扰物质存在时可用硅酸镁吸附柱进行净化。

17.1.2　原理

用二氯甲烷萃取水中的莠去津,浓缩,挥干,用甲醇定容后用液相色谱仪测定。

17.1.3　试剂和材料

17.1.3.1　莠去津(纯度 96.4%)。

17.1.3.2　石油醚。

17.1.3.3　乙醚。

17.1.3.4　甲醇,优级纯。

17.1.3.5　二氯甲烷,有干扰时应进行蒸馏。

17.1.3.6　无水硫酸钠,在 300℃温度下加热 4 h,冷却后装入磨口玻璃瓶中,在干燥器内保存。

17.1.3.7　氯化钠。

17.1.3.8　高纯氮气。

17.1.3.9　正己烷。

17.1.4　仪器

17.1.4.1　液相色谱仪:具紫外检测器。

17.1.4.2　色谱柱,C_{18}(250 mm×4.6 mm×5 μm)。

17.1.4.3　KD 浓缩器。

17.1.4.4　分液漏斗:250 mL。

17.1.4.5 硅酸镁净化柱:200 mm×10 mm,具旋塞。

17.1.4.6 微量注射器,10 μL。

17.1.5 样品

17.1.5.1 采样

水样采集后应尽快分析,否则应在4℃冰箱中保存,保存时间不能超过7天。

17.1.5.2 样品预处理

取100 mL水样于250 mL分液漏斗中,加入5 g氯化钠(17.1.3.7),溶解后加入10 mL二氯甲烷(17.1.3.5)萃取1 min,注意及时放气,静置分层后,转移出有机相,再加入10 mL二氯甲烷(17.1.3.5)萃取,分层,合并有机相,有机相经过无水硫酸钠(17.1.3.6)脱水后转入浓缩瓶中。用KD浓缩器将萃取液浓缩至近干,取下浓缩瓶,用高纯氮气(17.1.3.8)将其刚好吹干,用甲醇(17.1.3.4)定容至1 mL,过0.45 μm滤膜,供色谱分析用。测定有干扰时,采用硅酸镁柱净化。

17.1.5.3 净化

17.1.5.3.1 净化柱的制备:取活化过的硅酸镁吸附剂填入净化柱,轻轻敲打,使硅酸镁填实,最后填入一层大约1 cm厚的无水硫酸钠。

17.1.5.3.2 将浓缩至干的样品用10 mL正己烷(17.1.3.9)溶解。

17.1.5.3.3 用适量石油醚(17.1.3.2)预淋洗净化柱,弃去淋洗液,当硫酸钠刚要露出,将样品萃取液定量加入柱中,随即用20 mL石油醚(17.1.3.2)冲洗。将洗脱流量调至5 mL/min,用20 mL的乙醚-石油醚(1+1)洗脱液洗脱。

17.1.5.3.4 将洗脱液用KD浓缩器浓缩至近干后,用氮气刚好吹干,最后用甲醇定容至1 mL,过0.45 μm滤膜,供HPLC分离测定用。

17.1.6 分析步骤

17.1.6.1 仪器的调整

17.1.6.1.1 色谱柱:C_{18}(250 mm×4.6 mm×5 μm)ODS;柱温:40℃。

17.1.6.1.2 流动相:甲醇+水=5+1。

17.1.6.1.3 流动相流量:0.9 mL/min。

17.1.6.1.4 检测波长:254 nm。

17.1.6.2 校准

17.1.6.2.1 定量分析中的校准方法:外标法。

17.1.6.2.2 标准样品

A 使用次数

每次分析样品时用新标准使用液绘制标准曲线。

B 标准样品的制备

a 莠去津标准储备溶液:称取0.010 0 g莠去津标准样品,用少量二氯甲烷溶解后,再用甲醇准确定容至100 mL,该溶液为100 μg/mL储备溶液。在4℃冰箱中保存。

b 标准系列:分别移取100 μg/mL的莠去津标准储备溶液(17.1.6.2.2 B a)0、0.05、0.1、0.5、1.0、5.0 mL于100 mL容量瓶中,用甲醇定容至刻度,配成浓度分别为0、0.05、0.1、0.5、1.0、5.0 μg/mL的标准系列,过0.45 μm滤膜后供HPLC测定。

C 液相色谱法中使用标准样品的条件

a 标准样品进样体积与试样的进样体积相同。

b 标准样品与试样尽可能同时分析。

17.1.6.2.3 标准曲线的绘制:各取10 μL标准系列(17.1.6.2.2 B b)注入色谱仪,记录色谱峰高或峰面积。以峰高或峰面积为纵坐标,浓度为横坐标,绘制标准曲线。

17.1.6.3 试验

17.1.6.3.1 进样

A 进样方式:直接进样。

B 进样量:10 μL。

C 操作:用洁净微量注射器(17.1.4.6)于待测样品中抽吸几次后,排出气泡,取所需体积迅速注射至色谱仪中。

17.1.6.3.2 记录

以标样核对,记录色谱峰的保留时间及对应的化合物。

17.1.6.3.3 色谱峰的考察

A 标准色谱图

见图 12。

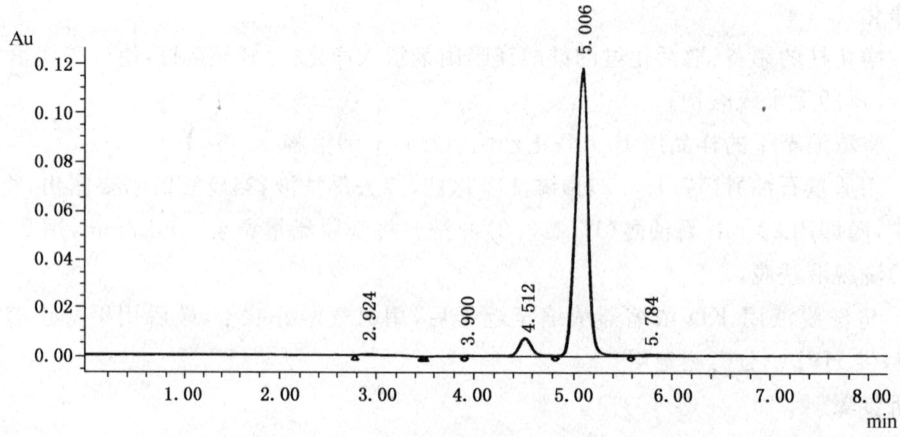

图 12 莠去津的标准色谱图

B 定性分析

a 组分出峰顺序:试剂、莠去津。

b 保留时间:莠去津 5.006 min。

C 定量分析

a 色谱峰面积的测量:色谱流出曲线与基线之间所包含的面积即为峰面积。

b 色谱峰高的测量:连接峰的起点和终点作为峰底,从峰高极大值对峰底作垂线,此线即为峰高。

c 计算:通过色谱峰面积或峰高,在标准曲线上查出萃取液中莠去津的质量浓度。按式(12)计算水中莠去津的质量浓度。

$$\rho = \frac{\rho_1 \times V_1}{V} \qquad \cdots\cdots (12)$$

式中:

ρ—— 水样中莠去津的质量浓度,单位为毫克每升(mg/L);

ρ_1——水样萃取液中莠去津的质量浓度,单位为毫克每升(mg/L);

V_1——水样浓缩后体积,单位为毫升(mL);

V——水样体积,单位为毫升(mL)。

17.1.7 结果的表示

17.1.7.1 定性结果

根据标准色谱图组分的保留时间确定被测水样中组分的名称。

17.1.7.2 定量结果

17.1.7.2.1 含量的表示方法:以 mg/L 表示。

17.1.7.2.2　精密度和准确度：单个实验室对含 1.95 μg/L、32.5 μg/L、72.8 μg/L 莠去津水质样品进行测定，其相对标准偏差为 1.6%～6.9%。加标回收率为 84.6%～96.9%。

采用净化方法时的加标回收率为 74.9%～92.9%。

18　草甘膦

18.1　高压液相色谱法

18.1.1　范围

本标准规定了用高压液相色谱法测定饮用水及其水源水中草甘膦和氨甲基膦酸。

本法适用于生活饮用水及其水源水中草甘膦和氨甲基膦酸的测定。

本法草甘膦和氨甲基膦酸的最低检测质量均为 5.0 ng。若取 200 μL 直接进样则最低检测质量浓度均为 25 μg/L。

目前未见有基质干扰的报道。草甘膦可在氯消毒过的水中降解。草甘膦在矿物和玻璃表面有强吸附作用。

18.1.2　原理

采用阴离子或阳离子交换色谱法分离草甘膦和氨甲基膦酸，经柱后衍生，用荧光检测器检测。柱后衍生反应为先用次氯酸盐溶液将草甘膦氧化成氨基乙酸；然后氨基乙酸与邻苯二醛(OPA)和 2-巯基乙醇(MERC)的混合液反应，形成一种强光的异吲哚产物。氨甲基膦酸可直接与 OPA/MERC 混合液反应，在次氯酸盐存在下，检测灵敏度会下降。

18.1.3　材料与试剂

18.1.3.1　水：用纯水系统生产的水或 HPLC 水。

18.1.3.2　磷酸(ρ_{20}=1.69 g/mL)。

18.1.3.3　硫酸(ρ_{20}=1.84 g/mL)。

18.1.3.4　盐酸(ρ_{20}=1.19 g/mL)。

18.1.3.5　甲醇，HPLC 级，或相当的。

18.1.3.6　磷酸二氢钾。

18.1.3.7　乙二胺四乙酸二钠溶液：将 0.37 g 的乙二胺四乙酸二钠(Na_2-EDTA·$2H_2O$)加入 1 L 纯水中配制浓度为 0.001 mol/L 的溶液，并经 0.22 μm 或 0.45 μm 的滤膜过滤。将 11.2 g EDTA 二水合物加入 1 L 纯水中，配制浓度为 0.03 mol/L 的溶液，并经 0.22 μm 或 0.45 μm 的滤膜过滤。

18.1.3.8　氯化钠。

18.1.3.9　氢氧化钠。

18.1.3.10　次氯酸钙：有效氯 70.9%。

18.1.3.11　氧化试剂：0.5 g 次氯酸钙溶解于 500 mL 纯水中，用磁力器快速搅拌 45 min。取 10 mL 次氯酸钙储备液于 1 L 的容量瓶中，加入 1.74 g 磷酸二氢钾，11.6 g 氯化钠，0.4 g 氢氧化钠，加水稀释，定容，混匀。经 0.22 μm 或 0.45 μm 的滤膜过滤。

18.1.3.12　邻苯二醛(OPA)。

18.1.3.13　2-巯基乙醇(MERC)。

18.1.3.14　硼酸。

18.1.3.15　氢氧化钾。

18.1.3.16　荧光标记溶液：将 100 g 硼酸和 72 g 氢氧化钾溶于 700 mL 纯水中并转移至 1 L 的容量瓶中，需 1 h～2 h；加入含 0.8 g OPA 的 5 mL 甲醇溶液，2.0 mL MERC，混匀。

18.1.3.17　草甘膦：纯度≥99%。

18.1.3.18　甲基膦酸：纯度≥99%。

18.1.4　仪器设备

18.1.4.1　高压液相色谱仪:附荧光检测器。

18.1.4.2　色谱柱:使用阳离子交换树脂或阴离子交换树脂柱,4.6 mm×(25～30)cm,加热至50℃～60℃之间效率最大。

18.1.4.3　柱后反应器:应装配能将试剂以 0.1 mL/min～0.5 mL/min 速度送入流动相并充分混合,可承受 2 000 kPa 的压力的 2 个分离泵,反应圈和柱后管线使用聚四氟乙烯。

18.1.5　样品

18.1.5.1　样品的性质

18.1.5.1.1　样品的名称:水样。

18.1.5.1.2　样品采集后应用聚丙烯容器储存,加入 100 mg/L 的硫代硫酸钠可消除氯带来的影响。样品应储存在 4℃、避光的环境中,并在 2 周内测定。

18.1.5.2　样品预处理

18.1.5.2.1　样品浓度≥25 μg/L 时,不需浓缩,取 9.9 mL 的样品和 0.1 mL0.1 mol/L 的 EDTA,经 0.22 μm 或 0.45 μm 的滤膜过滤,进样 200 μL。

18.1.5.2.2　样品浓度低于检出限时需要对样品进行浓缩,取 500 mL 水样,若为悬浮液,将样品通过粗滤膜过滤,先取 250 mL 移至 500 mL 圆底瓶中,加 5 mL 盐酸(18.1.3.4)于烧瓶中,5 mL 盐酸(18.1.3.4)于剩余样品中。在旋转蒸发器中浓缩,缓慢升温从 20℃到 60℃。在第一部分完全蒸发前,加入剩余样品和 2 次 5 mL 清洗液,蒸干,若必要,用干氮去除最后的痕量水。取 2.9 mL 流动相(若必要调节 pH=2)和 0.1 mL 0.03 mol/L 的 EDTA 溶解残留。过 0.45 μm 滤膜,进样。

18.1.6　分析步骤

18.1.6.1　仪器的调整

18.1.6.1.1　流动相

18.1.6.1.1.1　阴离子交换流动相:5 L 纯水中加入 26 mL 磷酸(18.1.3.2)、2.7 mL 硫酸(18.1.3.3)。

18.1.6.1.1.2　阳离子交换流动相:取 0.68 g 磷酸二氢钾溶于 1 L 的甲醇水溶液(4+96)中,用磷酸(18.1.3.2)调节至 pH 为 2.1。

18.1.6.1.2　柱温:50℃。

18.1.6.1.3　流速:0.5 mL/min。

18.1.6.1.4　荧光检测器:激发波长 Ex=230 nm(氘)、340 nm(石英卤素或氙),发射波长Em=420 nm～455 nm。

18.1.6.1.5　柱后反应条件

18.1.6.1.5.1　氧化剂流速:0.5 mL/min。

18.1.6.1.5.2　OPA-MERC 溶液:流速 0.3 mL/min。

18.1.6.2　校准

18.1.6.2.1　定量分析中的标准方法:外标法。

18.1.6.2.2　标准样品

18.1.6.2.2.1　草甘膦和氨甲基膦酸标准溶液:用水配制草甘膦、氨甲基膦酸均为 0.1 mg/mL 储备溶液。稀释储备液配制浓度为 10 μg/mL、1.0 μg/mL 系列工作液。储存于聚丙烯瓶中,冰箱保存。每月重新配置。

18.1.6.2.2.2　草甘膦和氨甲基膦酸 HPLC 校准溶液:用 0.001 mol/L EDTA 二钠溶液配制草甘膦、氨甲基膦酸浓度均为 0.11 mg/mL 储备液。稀释储备液配制 0、0.025、0.05、0.10、0.50、1.00 μg/mL 标准系列工作液。储存于聚丙烯瓶中,冰箱保存。每月重新配置。

18.1.6.2.2.3　标准数据的表示:用标准曲线计算测定结果。

18.1.7 定量分析

取 200 μL 水样注入色谱仪，测量峰高或峰面积。通过标准曲线的回归分析计算草甘膦和氨甲基膦酸的浓度。浓缩样品可通过浓缩因子(500 mL 原始样品/3 mL)，确定原始水样浓度。

18.1.8 精密度和准确度

对样品(加标浓度 0.5 μg/L～5 000 μg/L)重复测定六次，草甘膦的相对标准偏差为 12%～20%，平均标准偏差 15%。氨甲基膦酸的相对标准偏差为 6.6%～29%，平均标准偏差 14.5%。草甘膦的加标回收率为 94.6%～120%，平均回收率 104%。氨甲基膦酸的回收率为 86.0%～100%，平均回收率 93.1%。

19 七氯

19.1 液液萃取气相色谱法

19.1.1 范围

本标准规定了用气相色谱法测定生活饮用水及其水源水中的七氯(Heptachlor)。

本法适用于生活饮用水及其水源水中七氯的测定。

本法最低检测质量为 0.02 ng。若取 100 mL 水样测定，则最低检测质量浓度为 0.000 2 mg/L。

19.1.2 原理

水样经二氯甲烷萃取后，用 KD 浓缩器浓缩。浓缩后的萃取液经气相色谱柱分离，用电子捕获检测器测定。

19.1.3 试剂和材料

19.1.3.1 高纯氮气(99.999%)。

19.1.3.2 配制标准样品和试样预处理时使用的试剂和材料。

19.1.3.2.1 二氯甲烷。

19.1.3.2.2 正己烷。

19.1.3.2.3 氯化钠。

19.1.3.2.4 七氯标准品。

19.1.4 仪器

19.1.4.1 分液漏斗：250 mL。

19.1.4.2 KD 浓缩器。

19.1.4.3 气相色谱仪

19.1.4.3.1 电子捕获检测器。

19.1.4.3.2 色谱柱：毛细管柱 OV1701(30 m×0.53 mm×1 μm)或相同极性的毛细管柱。

19.1.4.3.3 微量注射器：10 μL。

19.1.5 样品

19.1.5.1 水样的预处理

19.1.5.1.1 萃取：取 100 mL 水样于 250 分液漏斗(19.1.4.1)中，加入 5 g 氯化钠(19.1.3.2.3)，溶解后加入 10 mL 二氯甲烷(19.1.3.2.1)。振摇萃取 2 min。静置分层(10 min 以上)，将有机相移入 KD 浓缩器(19.1.4.2)中，重复萃取三次，将萃取液收集于 KD 浓缩器(19.1.4.2)中。

19.1.5.1.2 样品浓缩：将 KD 浓缩器中水样萃取液在 60℃～65℃水浴中浓缩近干后，用氮气刚好吹干。用正已烷(19.1.3.2.2)定容至 1 mL，供气相色谱分析。

19.1.6 分析步骤

19.1.6.1 仪器调整

19.1.6.1.1 柱温：180℃。

19.1.6.1.2 检测器温度：230℃。

19.1.6.1.3　进样口温度:230℃。

19.1.6.2　**校准**

19.1.6.2.1　定量分析校准方法:外标法。

19.1.6.2.2　标准样品

A　使用次数

每次分析样品时用新的标准使用溶液绘制标准曲线。

B　标准样品的配制

a　标准储备溶液:准确称取 0.010 0 g 七氯(19.1.3.2.4),溶于装有少量正己烷(19.1.3.2.2)的 100 mL 容量瓶中,定容至刻度,此溶液 ρ=100 μg/mL。避光于 4℃保存。

b　七氯标准使用溶液:吸取 1.00 mL 七氯标准储备溶液(19.1.6.2.2 B a)于 100 mL 容量瓶中,加正己烷(19.1.3.2.2)定容至刻度,此溶液 ρ=1.00μg/ mL。

C　气相色谱中使用标准样品的条件

a　标准进样体积与试样进样体积相同。

b　标准样品与试样尽可能同时分析。

19.1.6.2.3　标准曲线的绘制

分别吸取七氯标准使用溶液(19.1.6.2.2 B b)0.00,0.20,0.40,0.80,1.00,2.00,5.00,10.00 mL 于 10 mL 容量瓶中,用正己烷定容至刻度,配成浓度分别为 0,0.020,0.040,0.080,0.10,0.20,0.50,1.00 mg/L的标准系列,混匀,供气相色谱分析。

19.1.6.3　**试验**

19.1.6.3.1　**进样**

A　进样方法:直接进样。

B　进样量:1 μL。

19.1.6.3.2　**记录**

以标样核对,记录色谱峰的保留时间及对应的化合物。

19.1.6.3.3　**色谱图的考察**

A　标准色谱图

见图 13。

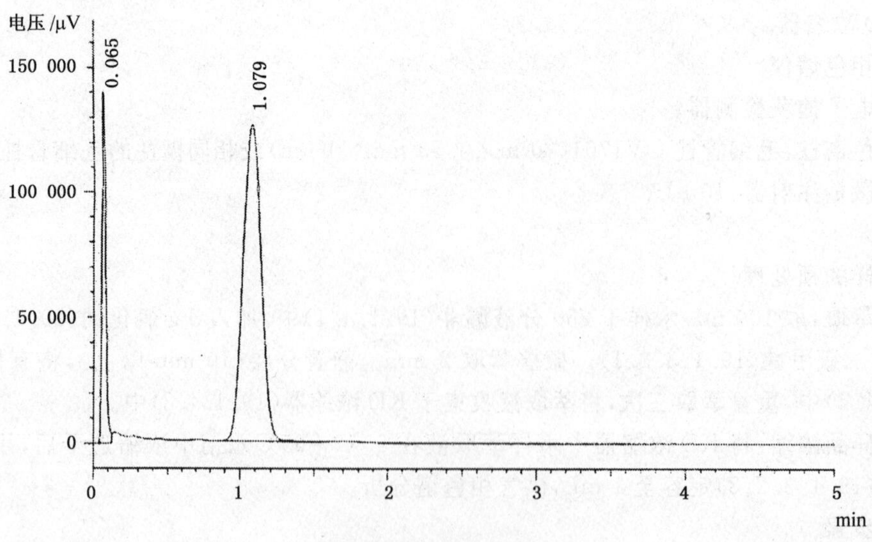

图 13　标准色谱图

B　定性分析

a　出峰顺序:七氯。

b　保留时间：七氯 1.079 min。

C　定量分析

a　色谱峰面积的测量：色谱流出曲线与基线之间所包含的面积即为峰面积。

b　色谱峰高的测量：连接峰的起点和终点作为峰底，从峰高极大值对峰底作垂线，此线即为峰高。

c　计算：根据色谱峰的峰高或峰面积，在标准曲线上查出萃取液中七氯的质量浓度，按式(3)计算水样中七氯的质量浓度：

$$\rho = \frac{\rho_1 \times V_1}{V} \qquad \cdots\cdots(13)$$

式中：

ρ——水样中七氯质量浓度，单位为毫克每升(mg/L)；

ρ_1——水样萃取液中七氯质量浓度，单位为毫克每升(mg/L)；

V_1——萃取液定容体积，单位为毫升(mL)；

V——水样体积，单位为毫升(mL)。

19.1.7　精密度和准确度

单个实验室对含 0.020 mg/L、0.10 mg/L、1.00 mg/L 七氯水质样品进行测定，其相对标准偏差为 2.1%～5.8%。加标回收率为 83.0%～97.0%。

20　六氯苯

见 GB/T 5750.8—2006 第 24 章二氯苯。

21　五氯酚

见 GB/T 5750.10—2006 第 12 章 2,4,6-三氯酚。

附 录 A
（规范性附录）
引 用 文 件

GB/T 5750.8—2006 生活饮用水标准检验方法 有机物指标

GB/T 5750.10—2006 生活饮用水标准检验方法 消毒副产物指标

ICS 13.060
C 51

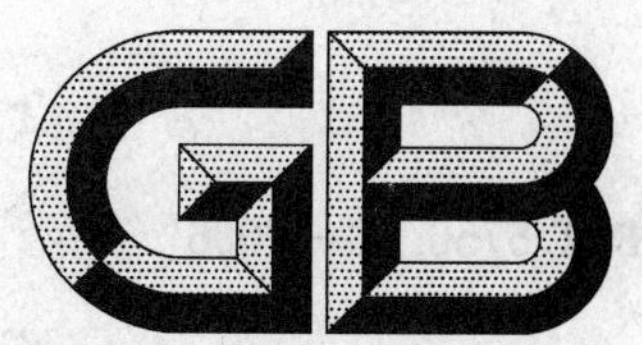

中华人民共和国国家标准

GB/T 5750.10—2006
部分代替 GB/T 5750—1985

生活饮用水标准检验方法 消毒副产物指标

Standard examination methods for drinking water—Disinfection by-products parameters

2006-12-29 发布　　2007-07-01 实施

中华人民共和国卫生部
中国国家标准化管理委员会　发布

前　言

GB/T 5750《生活饮用水标准检验方法》分为以下部分：

——总则；

——水样的采集和保存；

——水质分析质量控制；

——感官性状和物理指标；

——无机非金属指标；

——金属指标；

——有机物综合指标；

——有机物指标；

——农药指标；

——消毒副产物指标；

——消毒剂指标；

——微生物指标；

——放射性指标。

本标准代替 GB/T 5750—1985《生活饮用水标准检验法》第二篇中的三氯甲烷。

本标准与 GB/T 5750—1985 相比主要变化如下：

——依据 GB/T 1.1—2000《标准化工作导则　第 1 部分：标准的结构和编写规则》与 GB/T 20001.4—2001《标准编写规则　第 4 部分：化学分析方法》调整了结构；

——依据国家标准的要求修改了量和计量单位；

——当量浓度改成摩尔浓度(氧化还原部分仍保留当量浓度)；

——质量浓度表示符号由 C 改成 ρ，含量表示符号由 M 改成 m ；

——增加了生活饮用水中三溴甲烷、二氯一溴甲烷、一氯二溴甲烷、二氯甲烷、甲醛、乙醛、三氯乙醛、二氯乙酸、三氯乙酸、氯化氰、2,4,6-三氯酚、亚氯酸盐、溴酸盐 13 项指标的 18 个检验方法；

——增加了生活饮用水中三氯甲烷的毛细管柱气相色谱法。

本标准的附录 A 为规范性附录。

本标准由中华人民共和国卫生部提出并归口。

本标准负责起草单位：中国疾病预防控制中心环境与健康相关产品安全所。

本标准参加起草单位：江苏省疾病预防控制中心、唐山市疾病预防控制中心、重庆市疾病预防控制中心、北京市疾病预防控制中心、广东省疾病预防控制中心、辽宁省疾病预防控制中心、广州市疾病预防控制中心、武汉市疾病预防控制中心、上海市疾病预防控制中心、河北省疾病预防控制中心、深圳市宝安区疾病预防控制中心、中国科学院生态环境研究中心、北京市门头沟区疾病预防控制中心、上海市虹口区疾病预防控制中心、上海市浦东新区疾病预防控制中心、无锡市疾病预防控制中心、澳实分析测试有限公司。

本标准主要起草人：金银龙、鄂学礼、陈亚妍、张岚、陈昌杰、陈守建、邢大荣、王正虹、魏建荣、杨业、张宏陶、艾有年、庄丽、姜树秋、卢玉棋、周明乐。

本标准参加起草人：应波、邰昌松、杨进、祝孝巽、姜丽娟、周世伟、刘祖强、马永建、陆幽芳、张立辉、万丽奎、张昀、常凤启、李淑敏、岳银铃、牟世芬、史亚利、李文杰、钟汉怀、王丹侠、詹铭、刘运明、张大为、张莉萍、秦振顺、吴英、陈静、唐宏兵、高建、伊萍、邱宏、鲁杰、吴飞、谢英、周虹。

本标准于 1985 年 8 月首次发布，本次为第一次修订。

生活饮用水标准检验方法
消毒副产物指标

1 三氯甲烷

同 GB/T 5750.8—2006 中第 1 章四氯化碳的检验方法。

2 三溴甲烷

同 GB/T 5750.8—2006 中第 1 章四氯化碳的检验方法。

3 二氯一溴甲烷

同 GB/T 5750.8—2006 中第 1 章四氯化碳的检验方法。

4 一氯二溴甲烷

同 GB/T 5750.8—2006 中第 1 章四氯化碳的检验方法。

5 二氯甲烷

5.1 顶空气相色谱法

5.1.1 范围

本标准规定了用顶空气相色谱法测定生活饮用水及其水源水中二氯甲烷、1,1-二氯乙烷和 1,2-二氯乙烷。

本法适用于生活饮用水及其水源水中的二氯甲烷、1,1-二氯乙烷和 1,2-二氯乙烷的测定。

本法最低检测质量浓度:二氯甲烷 9 μg/L,1,1-二氯乙烷 8 μg/L 和 1,2-二氯乙烷 13 μg/L。

在本法操作条件下,其他卤代烃不干扰。

5.1.2 原理

在密闭的顶空瓶中,易挥发的卤代烃分子从液相逸入液面上部空间的气体中,在一定的温度下,卤代烃的分子在气液两相之间达到动态平衡,此时卤代烃在气相中的浓度和它在液相中的浓度成正比,通过对气相中卤代烃浓度的测定,即可计算出水样中卤代烃的质量浓度。

5.1.3 试剂和材料

5.1.3.1 载气和辅助气体

5.1.3.1.1 载气:高纯氮(99.999%)。

5.1.3.1.2 燃气:纯氢(>99.6%)。

5.1.3.1.3 助燃气:无油压缩空气,经装 0.5 nm 分子筛的净化管净化。

5.1.3.2 配制标准样品和试剂时使用的试剂

5.1.3.2.1 纯水(新鲜去离子水)。

5.1.3.2.2 色谱标准物(色谱纯):二氯甲烷、1,1-二氯乙烷和 1,2-二氯乙烷。

5.1.3.3 制备色谱柱使用的试剂和材料

5.1.3.3.1 色谱柱和填充物见 5.1.4.1.3 有关内容。

5.1.3.3.2 涂渍固定液所用的溶剂:三氯甲烷+丁醇(1+1)。

5.1.4 仪器

5.1.4.1 气相色谱仪

5.1.4.1.1 氢火焰离子化检测器。

5.1.4.1.2 记录仪或工作站。

5.1.4.1.3 色谱柱

A 色谱柱类型：硬质玻璃填充柱。柱长 2 m，内径 3 mm。

B 填充物：

a 载体：Chromosorb W AW DMCS 60 目～80 目。

b 固定液及含量：SE-30(10%)。

C 涂渍固定液及老化的方法：称取 1.0 g SE-30 固定液，用三氯甲烷＋丁醇(1＋1)(5.1.3.3.2)溶解，待完全溶解后，加入 10 g 载体混匀，置于通风橱内于室温下自然挥发。采用普通装柱法装柱。

将填充好的色谱柱装机，将色谱柱与检测器断开，通氮气，流量 5 mL/min～10 mL/min，柱温 250℃老化 24 h 以上。然后将色谱柱与检测器相联，继续老化至在工作范围内基线相对偏差小于 10% 为止。

5.1.4.2 进样器：注射器，1.00 mL。

5.1.4.3 恒温水浴：控制温度±1℃。

5.1.4.4 顶空瓶：细口瓶(或输液瓶)，250 mL。使用前在 120℃烘烤 2 h。

5.1.4.5 翻口胶塞：首次使用时，于盐酸溶液(1＋9)中煮沸，再于纯水中煮沸处理，以后使用时，只用纯水煮沸 20 min，晾干备用。

5.1.4.6 聚四氟乙烯薄膜或铝箔。

5.1.5 样品

5.1.5.1 样品的稳定性：易挥发，需低温保存，尽快分析。

5.1.5.2 水样的采集及保存方法：用 250 mL 顶空瓶采集水样至满瓶(不应有气泡)，立即用垫有聚四氟乙烯薄膜(或铝箔)的翻口胶塞盖好，带回实验室，如不能立即测定，需于冰箱内保存，但不得超过 4h。

5.1.5.3 样品的预处理：水样送至实验室后，在无卤代烃的环境中倒出部分水样，使瓶内留有 250 mL 水样，迅速盖好，然后于 40℃恒温水浴中保持 40 min，气液平衡后可供分析。

5.1.6 分析步骤

5.1.6.1 仪器的调整

5.1.6.1.1 气化室温度：200℃。

5.1.6.1.2 柱温：85℃。

5.1.6.1.3 检测器温度：200℃。

5.1.6.1.4 气体流量：载气 50 mL/min；氢气 52 mL/min；空气 700 mL/min。

5.1.6.1.5 衰减：根据样品中被测组分含量调节记录器衰减。

5.1.6.2 校准

5.1.6.2.1 定量分析中的校准方法：外标法。

5.1.6.2.2 标准样品

A 使用次数：每次分析样品时用新标准使用溶液绘制标准曲线或用响应因子进行计算。

B 标准样品的制备：取 10 mL 容量瓶三个，加数毫升蒸馏水，准确称量，分别滴加二氯甲烷，1,1-二氯乙烷和 1,2-二氯乙烷各一滴再准确称量，增加的质量即为二氯甲烷，1,1-二氯乙烷和 1,2-二氯乙烷的质量，用纯水定容至刻度。计算含量后，分别取适量此液稀释成 ρ(二氯甲烷)＝5 μg/mL，ρ(1,1-二氯乙烷)＝7.5 μg/mL，ρ(1,2-二氯乙烷)＝7.5 μg/mL，临用时现配。

C 气相色谱法中使用标准溶液的条件：

a 标准溶液进样体积与试样进样体积相同，当用单标法测定时标准溶液的响应值应接近试样的响应值。

b 在工作范围内相对标准差小于 10% 即可认为仪器处于稳定状态。

c 标准样品与试样尽可能同时进样分析。

5.1.6.2.3 标准曲线的绘制：取7个250 mL容量瓶，分别加入0，0.50，1.00，3.00，5.00，7.00，10.00 mL卤代烃标准溶液(5.1.6.2.2.B)用纯水定容至刻度，混匀，此液二氯甲烷浓度为0，10，20，60，100，140，200 μg/L，1，1-二氯乙烷和1，2-二氯乙烷浓度为0，15，30，90，150，210，300 μg/L。按5.1.6.1的条件测定，以峰高或峰面积为纵坐标，浓度为横坐标，绘制标准曲线。

5.1.6.3 试验

5.1.6.3.1 进样

A 进样方式：直接进样。

B 进样量：1.00 mL。

C 操作：用洁净注射器(5.1.4.2)抽取所需体积注入色谱仪中，并立即拔出注射器。

5.1.6.3.2 记录

以标样核对，记录色谱峰的保留时间及对应的化合物。

5.1.6.3.3 色谱图的考察

A 标准色谱图：见图1。

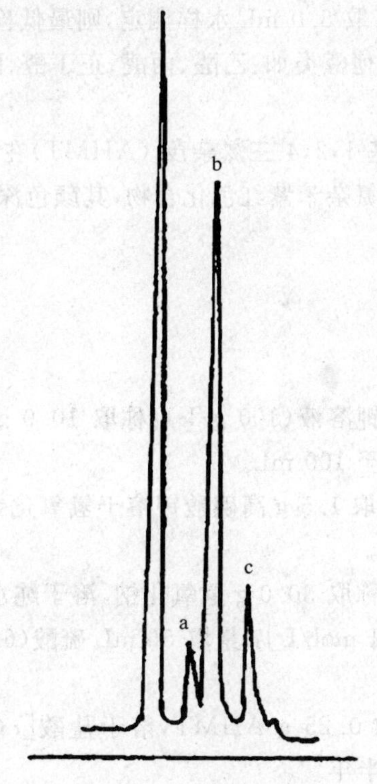

a——二氯甲烷；

b——1，1-二氯乙烷；

c——1，2-二氯乙烷。

图1 二氯甲烷、1，1-二氯乙烷和1，2-二氯乙烷色谱图

B 定性分析

a 各组分出峰顺序：二氯甲烷，1，1-二氯乙烷，1，2-二氯乙烷。

b 保留时间：二氯甲烷45 s，1，1-二氯乙烷55 s，1，2-二氯乙烷：1 min 10 s。

C 定量分析

a 色谱峰的测量：连接峰的起点和终点作为峰底，从峰的最高点对基线做垂线，此线与峰底相交，其交点与峰顶点连线的距离即为峰高。

b 计算：通过色谱峰高或峰面积，在标准曲线上查出各化合物的浓度。

5.1.7 结果的表示

5.1.7.1 定性结果

根据标准色谱图组分的保留时间确定被测水样中组分的数目和名称。

5.1.7.2 定量结果

5.1.7.2.1 含量的表示方法:在标准曲线上查出水样中二氯甲烷、1,1-二氯乙烷和1,2-二氯乙烷的浓度,以微克每升(μg/L)表示。

5.1.7.2.2 精密度和准确度:同一实验室对不同浓度的加标水样重复测定,二氯甲烷浓度为20 μg/L、100 μg/L和200 μg/L时,相对标准偏差为4.2%、2.6%和1.9%,平均回收率为99.8%。

6 甲醛

6.1 4-氨基-3-联氨-5-巯基-1,2,4-三氮杂茂(AHMT)分光光度法

6.1.1 范围

本标准规定了用AHMT分光光度法测定生活饮用水及其水源水中的甲醛。

本法适用于生活饮用水及其水源水中甲醛的测定。

本法最低检测质量为0.25 μg,若取5.0 mL水样测定,则最低检测质量浓度为0.05 mg/L。

AHMT分光光度法选择性高,其他醛类如:乙醛、丙醛、正丁醛、丙烯醛及苯甲醛等对本法无干扰。

6.1.2 原理

水中甲醛与4-氨基-3-联氨-5-巯基-1,2,4-三氮杂茂(AHMT)在碱性条件下缩合后,经高碘酸钾氧化成6-巯基-S-三氮杂茂[4,3-b]-S-四氮杂苯紫红色化合物,其颜色深浅与甲醛含量成正比。

6.1.3 试剂

6.1.3.1 硫酸(ρ_{20}=1.84 g/mL)。

6.1.3.2 碘片。

6.1.3.3 碘化钾。

6.1.3.4 乙二胺四乙酸二钠-氢氧化钾溶液(100 g/L):称取10.0 g乙二胺四乙酸二钠溶于氢氧化钾溶液[c(KOH)=5 mol/L]中,并稀释至100 mL。

6.1.3.5 高碘酸钾溶液(15 g/L):称取1.5 g高碘酸钾溶于氢氧化钾溶液[c(KOH)=0.2 mol/L]中,于水浴上加热溶解,并稀释至100 mL。

6.1.3.6 氢氧化钠溶液(300 g/L):称取30.0 g氢氧化钠,溶于纯水中,并稀释至100 mL。

6.1.3.7 硫酸溶液[$c(1/2H_2SO_4)$=1 mol/L]:量取56 mL硫酸(6.1.3.1)缓缓加入900 mL纯水中,最后加纯水至1 000 mL。

6.1.3.8 AHMT溶液(5 g/L):称取0.25 g AHMT,溶于盐酸[c(HCl)=0.5 mol/L]中,并稀释至50 mL。此溶液置于棕色瓶中,可存放半年。

6.1.3.9 硫代硫酸钠标准溶液[$c(Na_2S_2O_3)$=0.100 0 mol/L]:其配制及标定见GB/T 5750.4—2006中9.1.4.11。

6.1.3.10 碘标准溶液[$c(1/2\ I_2)$=0.050 00 mol/L]:称取6.5 g碘片及20 g碘化钾于烧杯中,加入少量纯水,不断搅拌至溶解,再加纯水至1 000 mL。用玻璃砂芯漏斗过滤,储于棕色瓶中,用下述方法进行标定:准确吸取25.00 mL待标定碘标准溶液于碘量瓶中,加150 mL纯水,用硫代硫酸钠标准溶液(6.1.3.9)滴定,近终点时加入3 mL淀粉指示剂(6.1.3.13)继续滴定至溶液蓝色消失。同时用150 mL纯水做空白试验。按式(1)计算碘标准溶液的浓度:

$$c(1/2\ I_2)=\frac{(V_1-V_0)\times c_1}{25.00} \qquad \cdots\cdots(1)$$

式中:

$c(1/2\ I_2)$——碘标准溶液的浓度,单位为摩尔每升(mol/L);

V_0——空白滴定硫代硫酸钠标准溶液的用量，单位为毫升(mL)；

V_1——滴定碘标准溶液硫代硫酸钠标准溶液的用量，单位为毫升(mL)；

c_1——硫代硫酸钠标准溶液的浓度，单位为摩尔每升(mol/L)。

6.1.3.11 甲醛标准储备溶液：取 7 mL 甲醛溶液[$\varphi(HCHO)=36\%\sim38\%$]于 250 mL 容量瓶中，加 0.5 mL 硫酸(6.1.3.1)并用纯水稀释至刻度，摇匀。用下述方法标定其浓度：取甲醛储备溶液 10.00 mL于 100 mL 容量瓶中，用纯水稀释至刻度，混匀。取此稀释的溶液 10.00 mL 于 250 mL 碘量瓶中，加入 90 mL 纯水，25.00 mL 碘标准溶液(6.1.3.10)，立即逐滴加入氢氧化钠溶液(6.1.3.6)至颜色褪成淡黄色，放置 15 min 后，加 10 mL 硫酸溶液(6.1.3.7)于暗处放置 10 min，用硫代硫酸钠标准溶液(6.1.3.9)滴定至淡黄色，加入淀粉指示剂(6.1.3.13)继续滴定至蓝色消失为终点。同时用 100 mL 纯水做空白试验，用式(2)计算储备液中甲醛含量。

$$\rho(HCHO)=\frac{(V_0-V_1)\times c\times 15}{10.00} \quad\cdots\cdots(2)$$

式中：

$\rho(HCHO)$——甲醛标准储备溶液的质量浓度，单位为毫克每毫升(mg/mL)；

V_0——滴定空白所用硫代硫酸钠标准溶液体积，单位为毫升(mL)；

V_1——滴定甲醛溶液所用硫代硫酸钠标准溶液体积，单位为毫升(mL)；

c——硫代硫酸钠标准溶液的浓度，单位为摩尔每升(mol/L)；

15——与 1.00 mL 硫代硫酸钠标准溶液[$c(Na_2S_2O_3)=1.000$ mol/L]相当的以毫克表示的甲醛的质量。

6.1.3.12 甲醛标准使用溶液[$\rho(HCHO)=1\ \mu g/mL$]：取甲醛标准储备溶液(6.1.3.11)稀释成每毫升含有 1 μg 甲醛的标准溶液。

6.1.3.13 淀粉指示剂(5 g/L)。

6.1.4 仪器

6.1.4.1 分光光度计。

6.1.4.2 具塞比色管，10 mL。

6.1.5 分析步骤

6.1.5.1 吸取 5.00 mL 水样于 10 mL 比色管中。

6.1.5.2 另取 0，0.25，0.50，1.00，2.00，3.00，4.00，5.00 mL 甲醛标准使用溶液(6.1.3.12)于 10 mL 比色管并加纯水至 5.0 mL。

6.1.5.3 在水样及标准系列中加入 2.0 mL 乙二胺四乙酸二钠-氢氧化钾溶液(6.1.3.4)及 2.0 mL AHMT 溶液(6.1.3.8)，混匀，于室温下放置 20 min。加入 0.5 mL 高碘酸钾溶液(6.1.3.5)振摇半分钟，放置 5 min。于 550 nm 波长，用 1 cm 比色皿，以纯水为参比，测量吸光度。

6.1.5.4 绘制标准曲线并查出甲醛的质量。

6.1.6 计算

水样中甲醛的质量浓度按式(3)计算。

$$\rho(HCHO)=\frac{m}{V} \quad\cdots\cdots(3)$$

式中：

$\rho(HCHO)$——水样中甲醛的质量浓度，单位为毫克每升(mg/L)；

m——由标准曲线查得甲醛的质量，单位为微克(μg)；

V——水样体积，单位为毫升(mL)。

6.1.7 精密度和准确度

7 个实验室分别测定人工合成水样，甲醛浓度在 0.10 mg/L～0.60 mg/L 时，相对标准偏差为

0.9%～10%。采用地下水、地面水及人工合成水样做加标回收试验，甲醛浓度在 0.10 mg/L 时，回收率范围为 90.0%～117%，平均回收率为 101%；甲醛浓度在 0.20 mg/L 时，回收率范围为 93.1%～109.5%，平均回收率为 100%；甲醛浓度在 0.40 mg/L 时，回收率范围为 89.0%～108%，平均回收率为 98.5%。

7 乙醛

7.1 气相色谱法

7.1.1 范围

本标准规定了用气相色谱法测定生活饮用水及其水源水中的乙醛和丙烯醛。

本法适用于生活饮用水及其水源水中乙醛和丙烯醛的测定。

本法最低检测质量为乙醛 12 ng 和丙烯醛 0.95 ng。若取 50 μL 水样直接进样，则最低检测质量浓度为：乙醛 0.3 mg/L 和丙烯醛 0.02 mg/L。

在选定的色谱条件下，甲醛、丙醛、丙酮和丁醛等均不干扰测定。

7.1.2 原理

水中乙醛、丙烯醛可以直接用带有氢火焰离子化检测器的气相色谱仪分离测定，出峰顺序为丙烯醛和乙醛。

7.1.3 试剂和材料

7.1.3.1 载气和辅助气体

7.1.3.1.1 载气：高纯氮(99.999%)。

7.1.3.1.2 燃气：纯氢(>99.6%)。

7.1.3.1.3 助燃气：无油压缩空气，经装有 0.5 nm 分子筛的净化管净化。

7.1.3.2 配制标准样品和试样预处理时使用的试剂

7.1.3.2.1 亚硫酸氢钠溶液〔$c(NaHSO_3)$〕=0.05 mol/L〕。

7.1.3.2.2 碘标准溶液〔$c(1/2I_2)$=0.10 mol/L〕，待标定。

7.1.3.2.3 硫代硫酸钠标准溶液〔$c(Na_2S_2O_3)$=0.10 mol/L〕，待标定。

7.1.3.2.4 淀粉溶液(5 g/L)。

7.1.3.2.5 硫酸溶液(1+1)。

7.1.3.2.6 标准物：丙烯醛和乙醛溶液[$\omega(CH_3CHO)$=40%]。

7.1.3.3 制备色谱柱使用的试剂和材料

7.1.3.3.1 色谱柱和填充物见 7.1.4.1.3 有关内容。

7.1.3.3.2 涂渍固定液所用的溶剂：二氯甲烷。

7.1.4 仪器

7.1.4.1 气相色谱仪

7.1.4.1.1 氢火焰离子化检测器。

7.1.4.1.2 记录仪或工作站。

7.1.4.1.3 色谱柱

A 色谱柱类型：不锈钢填充柱，柱长 2 m，内径 4 mm。

B 填充物

a 载体：6201 釉化担体 60 目～80 目，经筛分干燥后备用。

b 固定液及含量：20%聚乙二醇-20M。

7.1.4.1.4 涂渍固定液及老化的方法：称取 2 g 聚乙二醇-20M[7.1.4.1.3 B b]溶于二氯甲烷(7.1.3.3.2)溶剂中，待完全溶解后加入 10 g 载体[7.1.4.1.3 B a]，摇匀，置于通风橱内于室温下自然挥发。用普通装柱法装柱。

将填充好的色谱柱装机。将色谱柱与检测器断开，通氮气，流速 5 mL/min～10 mL/min，柱温 150℃老化 8 h 后色谱柱与检测器相连，继续老化至工作范围内基线相对偏差小于 10%为止。

7.1.4.2 进样器：微量注射器，50 μL。

7.1.4.3 全玻璃蒸馏器。

7.1.5 样品

水样的采集及保存方法：水样采集在磨口塞玻璃瓶中，尽快分析。

7.1.6 分析步骤

7.1.6.1 仪器的调整

7.1.6.1.1 气化室温度：130℃。

7.1.6.1.2 柱箱温度：76℃。

7.1.6.1.3 检测器温度：150℃。

7.1.6.1.4 气体流量：氮气 40 mL/min；氢气 52 mL/min；空气 700 mL/min。

7.1.6.1.5 衰减：根据样品中被测组分含量调节记录器衰减。

7.1.6.2 校准

7.1.6.2.1 定量分析中的校准方法：外标法。

7.1.6.2.2 标准样品

A 使用次数：每次分析样品时用新标准使用溶液绘制标准曲线。

B 标准样品的制备

a 乙醛标准溶液的制备：取 2 mL 乙醛溶液[$\omega(CH_3CHO)=40\%$]置于 250 mL 全玻璃蒸馏器中，加蒸馏水至 100 mL，加硫酸溶液(7.1.3.2.5)酸化，投入数粒玻璃珠，加热蒸馏。收集馏出液于盛有少量蒸馏水的 250 mL 容量瓶中，尾接管要插入容量瓶内水面下，容量瓶放在冰水浴中，收集馏出液约 50 mL，加蒸馏水至刻度。取 10.00 mL 上述蒸馏溶液，置于 250 mL 碘量瓶中，加 25.0 mL 亚硫酸氢钠溶液(7.1.3.2.1)，混匀，在暗处放置 30 min，加入 50 mL 碘标准溶液(7.1.3.2.2)，再在暗处放置 5 min，然后用硫代硫酸钠溶液(7.1.3.2.3)滴定，当滴定至浅黄色刚褪时，加 1 mL 淀粉溶液(7.1.3.2.4)继续滴定至蓝色刚褪去为止。按同样的条件滴定空白，根据硫代硫酸钠溶液的用量按式(4)计算每毫升溶液中的乙醛浓度。

$$\rho(CH_3CHO)=\frac{(V_1-V_0)\times c\times 22}{10} \qquad (4)$$

式中：

$\rho(CH_3CHO)$——乙醛的质量浓度，单位为毫克每毫升(mg/mL)；

V_0——滴定空白所用硫代硫酸钠标准溶液的体积，单位为毫升(mL)；

V_1——滴定乙醛所用硫代硫酸钠标准溶液的体积，单位为毫升(mL)；

c——硫代硫酸钠标准溶液的浓度，单位为摩尔每升(mol/L)；

22——与 1.00 mL 硫代硫酸钠标准溶液[$c(Na_2S_2O_3)=1.000$ mol/L]相当的以毫克表示的乙醛的质量。

根据乙醛溶液的浓度稀释为 $\rho(CH_3CHO)=1$ mg/mL。

b 丙烯醛标准溶液的制备：取 10 mL 容量瓶，加蒸馏水数毫升，准确称量，滴加 2 滴～3 滴新蒸馏的丙烯醛，再称量。增加的质量即为丙烯醛质量，加蒸馏水至刻度，计算含量后，取适量此液用蒸馏水稀释为 ρ(丙烯醛)=10 μg/mL。

C 气相色谱法中使用标准品的条件

a 标准样品进样体积与试样进样体积相同，标准样品的响应值应接近试样的响应值。

b 在工作范围内相对标准差小于 10%即可认为仪器处于稳定状态。

c 标准样品与试样尽可能同时进样分析。

7.1.6.2.3　标准曲线的绘制：取6个10 mL容量瓶，将乙醛和丙烯醛的标准溶液稀释配制成乙醛浓度为0，0.5，1.0，3.0，5.0，10.0 mg/L；丙烯醛浓度为0，0.1，0.3，0.5，0.7，1.0 mg/L的标准系列。

各取50 μL注入色谱仪，以峰高为纵坐标，浓度为横坐标，绘制标准曲线。

7.1.6.3　**试验**

7.1.6.3.1　进样

A　进样方式：直接进样。

B　进样量：50 μL。

C　操作：用洁净注射器（7.1.4.2）于待测样品中抽吸几次，排出气泡，取所需体积迅速注射至色谱仪中，并立即拔出注射器。

7.1.6.3.2　记录：以标样核对，记录色谱峰的保留时间及对应的化合物。

7.1.6.3.3　色谱图的考察

A　标准色谱图：见图2。

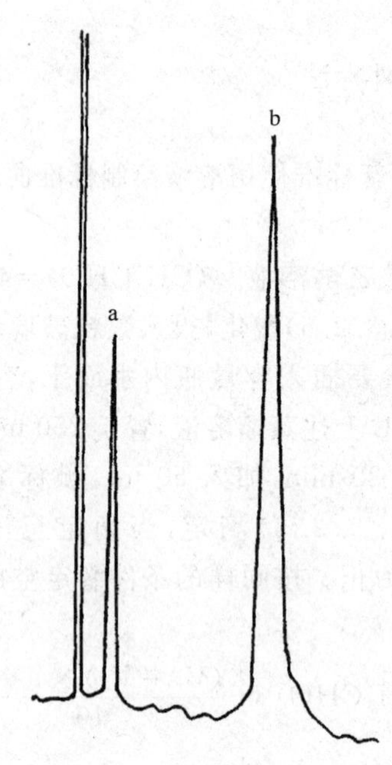

a——丙烯醛；

b——乙醛。

图2　丙烯醛、乙醛标准色谱图

B　定性分析

a　各组分出峰顺序：丙烯醛，乙醛。

b　各组分保留时间：丙烯醛1 min 48 s，乙醛7 min 12 s。

C　定量分析

a　色谱峰的测量：连接峰的起点和终点作为峰底，从峰高的最大值对基线做垂线，此线与峰底相交，其交点与峰顶点的距离即为峰高。

b　计算：通过色谱峰高，直接在标准曲线上查出乙醛、丙烯醛的质量浓度即为水样中乙醛、丙烯醛的质量浓度。

7.1.7　**结果的表示**

7.1.7.1　**定性结果**

根据标准色谱图组分的保留时间确定被测水样中组分的数目和名称。

7.1.7.2 **定量结果**

7.1.7.2.1 含量的表示方法:在标准曲线上查出水样中乙醛、丙烯醛的浓度,以毫克每升(mg/L)表示。

7.1.7.2.2 精密度和准确度:分别取质量浓度为 1 mg/L 和 9 mg/L 的乙醛溶液各测定 6 次,其相对标准偏差分别为 8.1%,1.7%。用各种水样做回收试验,回收率为 87.4%~101%。

8 三氯乙醛

8.1 气相色谱法

8.1.1 **范围**

本标准规定了用气相色谱法测定生活饮用水及其水源水中的三氯乙醛。

本法适用于生活饮用水及其水源水中三氯乙醛的测定。

本法最低检测质量浓度为 1 μg/L。

8.1.2 **原理**

三氯乙醛溶于水以水合三氯乙醛形式存在,水合三氯乙醛与碱作用生成三氯甲烷。

$$Cl_3CCH(OH)_2+NaOH=CHCl_3+HCOONa+H_2O$$

此反应容易进行,因此用顶空分析法测定加碱后生成的三氯甲烷以及不加碱反应的水中原有的三氯甲烷,根据两者之差便可间接计算出三氯乙醛的含量。

8.1.3 **试剂与材料**

8.1.3.1 载气:高纯氮(99.999%)。

8.1.3.2 配制标准样品和试样预处理时使用的试剂

8.1.3.2.1 配制溶液及稀释用水均为无卤代烷烃的蒸馏水,可将蒸馏水通过 120℃ 烘烤过的活性炭柱。

8.1.3.2.2 氢氧化钠溶液(100 g/L)。

8.1.3.3 色谱标准物:三氯乙醛或水合三氯乙醛,分析纯试剂。

8.1.3.4 制备色谱柱使用的试剂和材料:见 8.1.4.1.3 内容。

8.1.4 **仪器**

8.1.4.1 气相色谱仪

8.1.4.1.1 电子捕获检测器。

8.1.4.1.2 记录仪或工作站。

8.1.4.1.3 色谱柱

A 色谱柱类型:U 型玻璃填充柱,长 2 m,内径 3 mm。

B 填充物:高分子多孔小球,60 目~80 目 GDX-102。

C 填充方法:采取抽吸振动法:色谱柱一端塞入少许玻璃棉并连接上真空泵,另一端连接小漏斗,倒入固定相,启动真空泵(没有真空泵可用 100 mL 注射器人工抽气)轻轻振动色谱柱,使固定相均匀紧密填充。

D 色谱柱老化:将填充好的柱子装在色谱仪上(不接鉴定器)通氮气于 200℃ 老化 48 h 以上。

8.1.4.2 微量注射器:50 μL。

8.1.4.3 带有 50 mL 刻度的顶空瓶:使用前在 120℃ 烘烤 2 h。

8.1.4.4 医用翻口胶塞:用前洗净,用水煮沸 20 min 晾干,备用。

8.1.4.5 聚四氟乙烯膜或铝箔。

8.1.4.6 恒温水浴:控制温度±1℃。

8.1.5 **样品**

8.1.5.1 采样方法及储存方法:取两个装有 0.1 g 硫代硫酸钠的顶空瓶带到现场,充满水样并立即用包有铝箔(或聚四氟乙烯膜)的翻口胶塞封好带回实验室,如不能立即测定,需在冰箱内保存。

8.1.5.2 水样预处理:水样送到实验室后在无三氯甲烷的环境中倒出部分水样使瓶中水样至 50 mL 刻度,立即盖好瓶塞。其中一瓶直接放入 40℃恒温水浴中为瓶Ⅰ,另一瓶通过注射针头注入 0.2 mL 氢氧化钠溶液(8.1.3.2.2),振荡混匀,放入 40℃恒温水浴中为瓶Ⅱ,均于 40℃水浴中平衡 2.5 h。

8.1.6 分析步骤

8.1.6.1 仪器调整

8.1.6.1.1 气化室温度:200℃。

8.1.6.1.2 柱箱温度:150℃。

8.1.6.1.3 检测器温度:250℃。

8.1.6.1.4 载气流量:80 mL/min。

8.1.6.2 校准

8.1.6.2.1 定量分析中的校准方法:外标法。

8.1.6.2.2 标准样品

A 使用次数:每次分析样品时用新配制标准使用溶液。

B 标准样品的制备

a 标准储备溶液制备:称取 0.100 0 g 三氯乙醛(或水合三氯乙醛 0.112 0 g)于 100 mL 容量瓶中,用蒸馏水定容,此溶液 ρ(三氯乙醛)=1 mg/mL(冰箱内可保存三周)。

b 标准使用溶液的制备:临用时用蒸馏水(8.1.3.2.1)稀释标准储备溶液配制成 0、10、20、30、40 和 50 μg/L 的三氯乙醛标准系列。

c 使用标准样品的条件:标准样品与试样同时分析。

C 工作曲线的绘制:取标准系列溶液 50 mL 于 6 个装有 0.1 g 硫代硫酸钠的顶空瓶中,分别加入 0.2 mL 氢氧化钠溶液(8.1.3.2.2),用铝箔包好的翻口胶塞封好。振荡混匀,放入 40℃水浴中平衡 2.5 h后,取 50 μL 顶空气体注入气相色谱仪。测定所生成三氯甲烷的峰高,每个浓度重复测三次,取平均值减去空白峰高的平均值为纵坐标,以浓度(μg/L)为横坐标绘制工作曲线。

8.1.6.3 试验

8.1.6.3.1 进样

A 进样方式:直接进样。

B 进样量:50 μL。

C 操作:用洁净的注射器(8.1.4.2)抽取瓶Ⅰ及瓶Ⅱ的上部气体 50 μL 注入气相色谱仪,每个水样重复测三次,量取峰高,计算瓶Ⅰ及瓶Ⅱ峰高的平均值 H_1,H_2。

8.1.6.3.2 记录:以标样核对,记录色谱峰保留时间及对应的化合物。

8.1.6.3.3 色谱图考察

A 标准色谱图:见图 3。

B 定性分析

a 出峰顺序:空气,未知峰,三氯甲烷(由三氯乙醛生成)。

b 保留时间:空气峰:47 s;未知峰:2 min 12 s;三氯甲烷:4 min 52 s。

C 定量分析

a 色谱峰的测量:测量峰高(mm)。

b 计算:根据 H_2、H_1 峰高的差值从工作曲线上查出三氯乙醛的浓度。若水样经稀释后测定,应乘以稀释倍数。

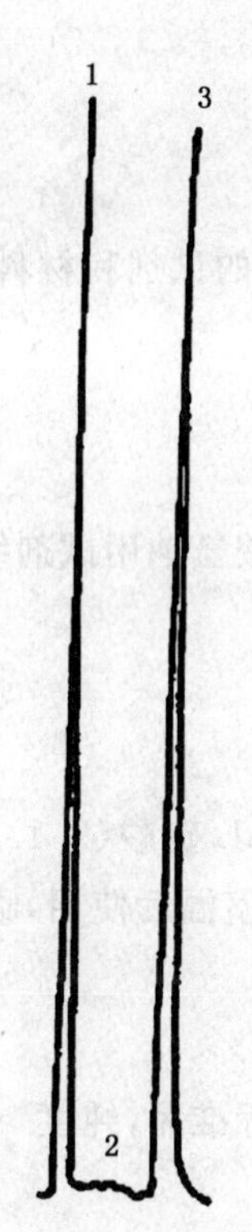

1——空气；

2——未知物；

3——三氯甲烷(由三氯乙醛生成)。

图 3 三氯乙醛标准色谱图

8.1.7 结果的表示

8.1.7.1 定性结果

根据标准色谱图组分的保留时间，确定被测水样中组分，根据加碱前后三氯甲烷值增高与否来确定是否含有三氯乙醛。

8.1.7.2 定量结果

8.1.7.2.1 含量的表示方法：在工作曲线上查出三氯乙醛的质量浓度，以微克每升(μg/L)表示。

8.1.7.2.2 精密度和准确度：6 个实验室重复测定，三氯乙醛的浓度范围为 10 μg/L～90 μg/L，平均回收率为 97.8%～101%，相对标准偏差为 1.0%～3.2%。

9 二氯乙酸

9.1 液液萃取衍生气相色谱法

9.1.1 范围

本标准规定了用气相色谱法测定生活饮用水及其水源水中一氯乙酸(MCAA)、二氯乙酸(DCAA)和三氯乙酸 (TCAA)。

本法适用于生活饮用水及其水源水中一氯乙酸、二氯乙酸、三氯乙酸的测定。

本法最低检测质量：一氯乙酸(MCAA)、二氯乙酸(DCAA)、三氯乙酸(TCAA)分别为 0.062 ng、0.025 ng、0.012 ng。若取水样 25 mL 水样测定，则最低检测质量浓度分别为：5.0 μg/L、2.0 μg/L、1.0 μg/L。

9.1.2 原理

在酸性条件下(pH<0.5)，以含 1,2-二溴丙烷(1,2-DBP)内标的甲基叔丁基醚萃取水样，萃取液用硫酸酸化的甲醇溶液衍生，使水中卤乙酸形成卤代乙酸甲酯，用毛细管柱分离，电子捕获检测器(ECD)

测定。以相对保留时间定性，内标法定量。

9.1.3 试剂和材料

9.1.3.1 载气：高纯氮(99.999%)。

9.1.3.2 配制标准样品和试样预处理时使用的试剂和材料

9.1.3.2.1 氯化铵晶体。

9.1.3.2.2 无水硫酸铜。

9.1.3.2.3 硫酸钠晶体。

9.1.3.2.4 饱和碳酸氢钠溶液：取足量的碳酸氢钠用试剂级纯水溶解在 50 mL 试剂瓶中，保持在瓶底有碳酸氢钠粉末。

9.1.3.2.5 1,2-二溴丙烷(1,2-DBP)。

9.1.3.2.6 硫酸(ρ_{20}=1.84 g/mL)。

9.1.3.2.7 硫酸-甲醇溶液(5+45)：移取 5 mL 硫酸(9.1.3.2.6)缓慢地滴入预先装有 45 mL 甲醇放在冰水浴中的 100 mL 容器中，待温度冷却至室温后使用，临用现配。

9.1.3.2.8 无水硫酸钠。

9.1.3.2.9 甲基叔丁基醚(MtBE)，纯度>99%。

9.1.3.2.10 一氯乙酸、二氯乙酸、三氯乙酸标准品，纯度>99%。

9.1.4 仪器

9.1.4.1 气相色谱仪

9.1.4.1.1 电子捕获检测器。

9.1.4.1.2 记录仪或工作站。

9.1.4.1.3 色谱柱：HP-5 毛细管柱(30 m×0.25 mm×0.25 μm)，或者相同极性的其他毛细管柱。

9.1.4.2 具塞采样瓶，50 mL。

9.1.4.3 具塞萃取瓶，50 mL。

9.1.4.4 具塞衍生瓶，16 mL。

9.1.4.5 加热块：孔径适合相应的衍生瓶。

9.1.4.6 微量注射器：5，10，25，100，250，1 000 μL。

9.1.4.7 漩涡振荡器。

9.1.5 样品

9.1.5.1 样品的稳定性：二氯乙酸在水中不稳定。

9.1.5.2 水样采集和保存方法：先将 5 mg 氯化铵晶体(9.1.3.2.1)于 50 mL 采样瓶(9.1.4.2)中（含量约为 100 mg/L，对于高氯化的水应该增加氯化铵的量)，取满水样。自来水采集时，先打开水龙头，使水流中不含气泡，3 min～5 min 后开始采集(注意不要让水溢出)，盖好塞子，上下翻转振摇使晶体溶解。于 24 h 内分析，4℃冰箱保存不超过 7 天；样品衍生液在−20℃冰箱保存不超过 7 天。

9.1.5.3 水样预处理

9.1.5.3.1 取 25 mL 水样倒入 50 mL 萃取瓶中(9.1.4.3)。

9.1.5.3.2 萃取衍生：向水样中加入 2 mL 浓硫酸，摇匀；迅速加入约 3 g 无水硫酸铜(9.1.3.2.2)，摇匀；再加入约 10 g 无水硫酸钠(9.1.3.2.3)，摇匀；然后加入 4.0 mL 含内标(1,2-DBP)300 μg/L 的甲基叔丁醚，振荡，静止 5 min。取上层清液 3.0 mL 至另一 16 mL 衍生瓶中(9.1.4.4)，加入新鲜配置硫酸-甲醇溶液(9.1.3.2.7)1.0 mL，在 50℃ 加热块上衍生 120 min±10 min。取出衍生瓶，冷至室温后逐滴加入 4 mL 饱和碳酸氢钠溶液(9.1.3.2.4)，盖上塞子，振荡并注意不断放气；最后，取上清液 1 mL～1.5 mL至萃取瓶中，加入少量无水硫酸钠(9.1.3.2.8)，取 2 μL 上清液进气相色谱分析。

9.1.6 **分析步骤**

9.1.6.1 **仪器调整**

9.1.6.1.1 进样口温度:200℃。

9.1.6.1.2 柱温:程序升温 35℃保持 7 min,5℃/min 至 70℃,30℃/min 至 250℃,保持 5 min。

9.1.6.1.3 检测器温度:250℃。

9.1.6.1.4 载气(N_2)流量:1 mL/min。

9.1.6.2 **校准**

9.1.6.2.1 定量分析中校准方法:内标法。

9.1.6.2.2 标准样品

A 每次分析样品时,标准使用液需临时配制。标准样品和试样尽可能同时分析。

B 标准样品的制备

a 标准储备溶液:单一标准储备液,取纯度不小于 99%的单一标准物质一氯乙酸,二氯乙酸和三氯乙酸(9.1.3.2.10)6.4μL,6.4 μL 和 6.2 μL 分别滴入预先盛有 5 mL 左右甲基叔丁基醚(9.1.3.2.9)的 10 mL 容量瓶中,振摇,定容,各溶液质量浓度均为 1 mg/mL。

b 标准使用溶液:分别取标准储备溶液(9.1.6.2.2 B a),1 000,500,250 μL 滴入预先盛有 5 mL 左右甲基叔丁基醚的 10 mL 容量瓶中,振摇,定容;混合后一氯乙酸,二氯乙酸和三氯乙酸的质量浓度依次为 100 mg/L,50 mg/L,25 mg/L。

c 内标萃取液:取内标物质 1,2-DBP (9.1.3.2.5)7.8 μL 滴入预先盛有约 20 mL 甲基叔丁基醚(9.1.3.2.9)的 50 mL 容量瓶中,振摇,定容,内标储备溶液质量浓度为 300 mg/L;再取 50 μL 此储备溶液,滴入预先盛有约 20 mL 甲基叔丁基醚的 50 mL 容量瓶中,振摇,定容,内标萃取液浓度为 300 μg/L。

9.1.6.2.3 工作曲线的制备

分别取标准使用溶液(9.1.6.2.2 B b)0,5,10,20,40 μL 至装有 25 mL 纯水的萃取瓶中,配制后工作曲线的质量浓度:MCAA 为 0,25,50,100,200 μg/L,DCAA 为 0,12.5,25,50,100 μg/L,TCAA 为 0,6.25,12.5,25,50 μg/L。按 9.1.5.3.2 方法进行萃取、衍生、分析。以标准物质峰面积与内标物质峰面积比值为纵坐标,质量浓度为横坐标,绘制工作曲线。

9.1.6.3 **试验**

9.1.6.3.1 进样

A 进样方式:直接进样。

B 进样量:2 μL。

9.1.6.3.2 记录:用标样核对,记录色谱峰的保留时间及对应的化合物。

9.1.6.3.3 色谱图考察

A 标准色谱图:见图 4。

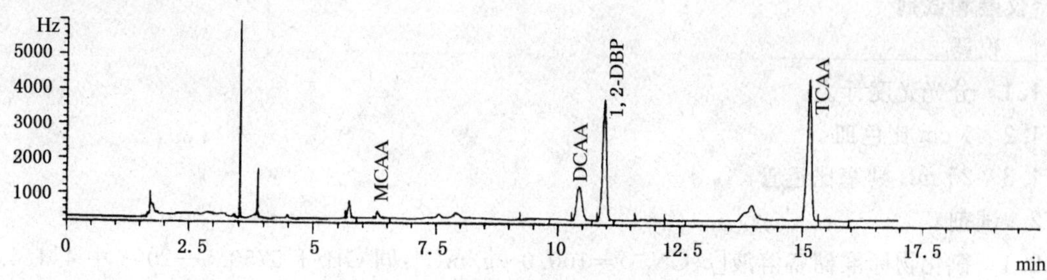

图 4 氯乙酸标准色谱图

B 定性分析

a 各组分出峰顺序:MCAA,DCAA,1,2-DBP,TCAA。

b 保留时间:MCAA 6.2 min,DCAA 10.4 min,1,2-DBP 11.0 min,TCAA 15.2 min。

C 定量分析

按式(5)计算被分析物的质量浓度。

$$\rho=\frac{R-R_0}{K} \qquad \cdots\cdots(5)$$

式中：

ρ——被分析物的质量浓度，单位为微克每升(μg/L)；

K——工作曲线的斜率；

R——被分析物质峰面积与内标峰面积比值；

R_0——工作曲线的截距。

9.1.7 结果表示

9.1.7.1 定性结果

根据标准色谱图各组分的保留时间，确定水样中组分的名称和组分的数目。

9.1.7.2 定量结果

9.1.7.2.1 含量的表示：根据式(6)计算各组分的质量浓度，以微克每升(μg/L)计。

9.1.7.2.2 精密度和准确度：5个实验室测定相对标准偏差MCAA、DCAA、TCAA分别为4.6%，5.4%，3.8%。5个实验室对高中低三个浓度的加标回收率试验结果，二氯乙酸低浓度(4.0 μg/L～20 μg/L)时，平均回收率为93.0%。中浓度(40 μg/L～90 μg/L)时，平均回收率为96.0%。高浓度(100 μg/L～200 μg/L)时，平均回收率为92.0%。三氯乙酸低浓度(2.0 μg/L～10 μg/L)时，平均回收率为98.0%。中浓度(10 μg/L～40 μg/L)时，平均回收率为91.0%。高浓度(40 μg/L～100 μg/L)时，平均回收率为98.0%。

10 三氯乙酸

见第9章二氯乙酸。

11 氯化氰

11.1 异烟酸-巴比妥酸分光光度法

11.1.1 范围

本标准规定了用异烟酸-巴比妥酸分光光度法测定生活饮用水中氯化氰。

本法适用于测定生活饮用水(经氯化消毒处理)中氯化氰的测定。

本法最低检测质量为0.10 μg。若取10.0 mL水样测定，则最低检测质量浓度为0.01 mg/L。

11.1.2 原理

水中氯化氰与异烟酸-巴比妥酸试剂反应生成蓝紫色的化合物，于600 nm波长处比色定量。

11.1.3 仪器和试剂

11.1.3.1 仪器

11.1.3.1.1 分光光度计。

11.1.3.1.2 1 cm比色皿。

11.1.3.1.3 25 mL具塞比色管。

11.1.3.2 试剂

11.1.3.2.1 氰化物标准储备溶液[$\rho(CN^-)=100.0$ μg/mL]：同GB/T 5750.5—2006中4.1.4.9。

11.1.3.2.2 氰化物标准使用溶液[$\rho(CN^-)=1.00$ μg/mL]：同GB/T 5750.5—2006中4.1.4.10。

11.1.3.2.3 异烟酸-巴比妥酸：称取1.0 g异烟酸($C_6H_5O_2N$)和1.0 g巴比妥酸(又名丙二酰脲，$C_4H_4N_2O_3$)溶于100 mL(40℃～50℃)12 g/L氢氧化钠溶液中，搅拌至溶解，必要时过滤。此溶液应为无色或淡黄色。

11.1.3.2.4 磷酸盐缓冲液(pH 5.8):称取 68 g 无水磷酸二氢钾(KH_2PO_4)和 7.6 g 磷酸氢二钠($Na_2HPO_4 \cdot 12H_2O$)置于 1 000 mL 容量瓶中,用纯水稀释至刻度。

11.1.3.2.5 10 g/L 氯胺 T 溶液:临用现配。

11.1.3.2.6 0.025 mol/L 氢氧化钠溶液。

11.1.3.2.7 实验中所用的水均为纯水。

11.1.4 分析步骤

11.1.4.1 标准曲线的绘制:取 8 只 25 mL 具塞比色管,分别加入氰化物标准使用溶液 0,0.10,0.50,1.0,1.5,2.0,4.0,8.0 mL,加纯水至 10.0 mL,各管浓度为 0.00,0.01,0.05,0.10,0.15,0.20,0.40,0.80 mg/L。向各管加入 2.0 mL 磷酸盐缓冲液和 0.25 mL 氯胺 T 溶液,充分混匀,放置 2 min~5 min 后加入 4.0 mL 异烟酸-巴比妥酸溶液,加纯水至 25 mL 混匀,室温下放置 30 min。于 600 nm 波长,1 cm比色皿,以纯水为参比,测定吸光度。绘制标准曲线。

11.1.4.2 样品的测定:取 10.0 mL 水样,置于 25 mL 具塞比色管中,按标准曲线的操作步骤,测定样品的吸光度,从标准曲线上查出样品中氯化氰的质量。

11.1.5 结果表示

11.1.5.1 计算

水样中氯化氰的质量浓度按式(6)计算。

$$\rho(CNCl-CN^-)=\frac{m}{V} \quad \cdots\cdots(6)$$

式中:

$\rho(CNCl-CN^-)$——水样中氯化氰(以 CN^- 计)的质量浓度,单位为毫克每升(mg/L);

m——从标准曲线上查得的样品中氯化氰(以 CN^- 计)的质量,单位为微克(μg);

V——水样体积,单位为毫升(mL)。

11.1.5.2 精密度和准确度

2 个实验室重复测定氯化氰浓度为 0.01,0.2,0.8 mg/L 的人工合成水样,平均回收率分别为 80.0%~90.0%,83.0%~92.0%,94.0%~100%;相对标准差为 5.2%,3.1%,2.8%。

注:氯化氰(CNCl)是氰化物氯化过程中的初级产物,是一种微溶于水的挥发性气体,即使在低浓度下,仍具有较高的毒性。

12 2,4,6-三氯酚

12.1 衍生化气相色谱法

12.1.1 范围

本标准规定了用衍生化气相色谱法测定生活饮用水及其水源水中的 2-氯酚、2,4-二氯酚、2,4,6-三氯酚和五氯酚。

本法适用于生活饮用水及其水源水中 2-氯酚、2,4-二氯酚、2,4,6-三氯酚和五氯酚的测定。

本法对 2,4,6-三氯酚、2-氯酚、2,4-二氯酚和五氯酚的最低检测质量分别为 0.000 5 ng、0.04 ng、0.005 ng和 0.000 3 ng。若取 50 mL 水样,则最低检测质量浓度分别为 0.04 μg/L、3.2 μg/L、0.4 μg/L 和 0.03 μg/L。

12.1.2 原理

水样中氯酚类化合物用环己烷和乙酸乙酯混合溶剂萃取,用乙酸酐在碱性溶液中衍生化反应,然后用毛细管色谱分离,电子捕获检测器测定。

12.1.3 试剂和材料

12.1.3.1 载气和辅助气体

12.1.3.1.1 载气:高纯氮(99.999%)。

12.1.3.1.2 辅助气体:氢气、空气。

12.1.3.2 **配制标准样和试样预处理使用的试剂**

12.1.3.2.1 环乙烷:重蒸馏。

12.1.3.2.2 乙酸乙酯:重蒸馏。

12.1.3.2.3 丙酮:重蒸馏。

12.1.3.2.4 重蒸水:取市售蒸馏水,用氢氧化钠溶液调节 pH>12 后重蒸馏。

12.1.3.2.5 盐酸溶液[c(HCl)=2.4 mol/L]:取 20 mL 盐酸(ρ_{20}=1.19 g/mL)用重蒸馏水稀释至 100 mL。

12.1.3.2.6 萃取剂:环已烷和乙酸乙酯(4+1)。

12.1.3.2.7 衍生化试剂:乙酸酐和吡啶(1+1)。

12.1.3.2.8 碳酸钾溶液[$c(K_2CO_3)$=0.2 mol/L]:称取 27.6 g 碳酸钾溶于重蒸水,并稀释至 1 000 mL。

12.1.3.2.9 2,4-二溴酚(DBP)内标液:准确称取 0.100 0 g DBP,用丙酮溶解,并定容至 100 mL,此溶液的浓度为 100 0 μg/mL。经逐级稀释至浓度为 1 μg/mL。

12.1.3.2.10 色谱标准物:氯酚类化合物的纯度均为色谱纯。

12.1.4 **仪器**

12.1.4.1 气相色谱仪

12.1.4.1.1 电子捕获检测器:Ni-63 或氚源。

12.1.4.1.2 记录器:与仪器相匹配的记录仪。

12.1.4.1.3 色谱柱

A 色谱柱类型:石英毛细色谱柱,长 30 m,内径 0.25μm。

B 色谱柱填充物:SE-30。

12.1.4.2 微量注射器:10 μL 和 50 μL。

12.1.4.3 比色管:10 mL 和 50 mL。

12.1.4.4 容量瓶:100 mL。

12.1.5 **样品**

12.1.5.1 水样采集和保存:水样采集后应尽快分析,如不能立即分析,应于每升水样中加入 1 mL 硫酸(ρ_{20}=1.84 g/mL),5 g 硫酸铜,置于冰箱中保存。

12.1.5.2 水样预处理:取 50 mL 水样置于 50 mL 比色管中,加入 500 μL 2,4-二溴酚(DBP)内标液(12.1.3.2.9),用盐酸溶液(12.1.3.2.5)调 pH<2,加入 4 mL 萃取剂(12.1.3.2.6)。萃取 1 min,静置分层后,取出 2.0 mL 有机相于 10 mL 比色管中,加入 10μL 衍生化试剂(12.1.3.2.7),于 60℃水浴中放置 20 min,冷却后,加入 2 mL 碳酸钾溶液(12.1.3.2.8)充分混匀后,静置 10 min,弃去水相,再重复一次。取出有机相待测。

12.1.6 **分析步骤**

12.1.6.1 **调整仪器**

12.1.6.1.1 气化室温度:180℃。

12.1.6.1.2 柱温:起始温度 80℃,以 10℃/min 的速度升温至 260℃,保持 1 min。

12.1.6.1.3 检测器温度:280℃。

12.1.6.1.4 载气流量:30 L/min。

12.1.6.1.5 衰减:根据样品中被测组分含量调节记录器衰减。

12.1.6.2 **校准**

12.1.6.2.1 定量分析中的校准方法:外标法。

12.1.6.2.2 标准样品

A 使用次数:每次分析样品时,混合标准使用液需临时配制。

B 标准样品的配制

a 标准储备溶液:分别准确称取 2-氯酚(MCP),2,4-二氯酚(DCP),2,4,6-三氯酚(TCP)和五氯酚(PCP)各 0.100 0 g,用丙酮溶解,定容至 100 mL,此溶液的浓度 ρ(氯酚类化合物)=1.0 mg/mL。每月配制一次。

b 标准中间溶液:分别吸取标准储备溶液(12.1.6.2.2 B a)1.00 mL 于 4 个 100 mL 容量瓶中,用重蒸水稀释至刻度。此溶液的浓度 ρ(氯酚类化合物)=10 μg/mL。

c 混合标准使用溶液:取 25.00 mL MCP,5.00 mL DCP,2.00 mL TCP 和 1.00 mL PCP 标准中间溶液(12.1.6.2.2 B b)于 100 mL 容量瓶中,加重蒸水至刻度,摇匀。混合标准溶液 1.00 mL 含有 2.5 μg MCP,0.5 μg DCP,0.2 μg TCP,0.1 μg PCP。

C 根据仪器的灵敏度用重蒸水将上述混合标准使用溶液再稀释成标准系列按 12.1.5.2 进行预处理。取 1 μL 注入色谱,以所测得氯酚类化合物(CPs)的峰面积与 DBP 峰面积比为纵坐标,每一种氯酚类化合物(CPs)的浓度为横坐标,分别绘制标准曲线。

12.1.6.3 试验

12.1.6.3.1 进样

A 进样方法:用注射器人工进样。

B 进样量:1 μL。

C 操作:用洁净注射器(12.1.4.2)取待测 1μL 样品迅速注入色谱仪。

12.1.6.3.2 记录:以标样核对记录色谱峰的保留时间及对应的化合物。

12.1.6.3.3 色谱图的考察

A 标准色谱图:见图 5。

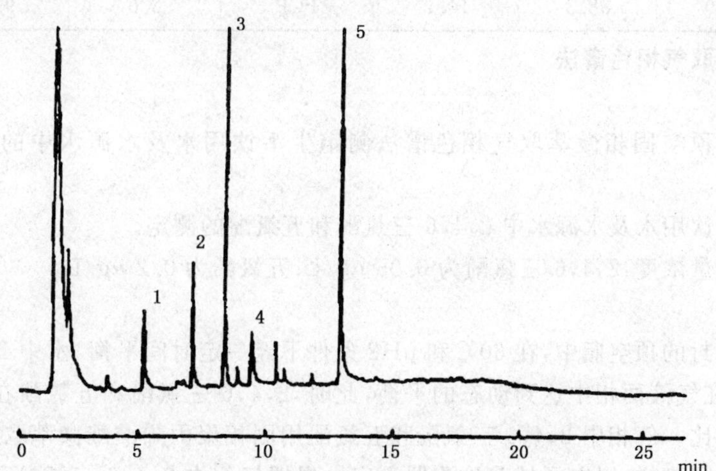

1——MCP;

2——DCP;

3——TCP;

4——DBP;

5——PCP。

图 5 标准色谱图

B 定性分析

a 各组分出峰的次序:(1)MCP,(2)DCP,(3)TCP,(4)DBP,(5)PCP。

b 保留时间:MCP 5.18 min,DCP 7.09 min,TCP 8.36 min,DBP 9.41 min,PCP 12.89 min。

C 定量分析

水样中氯酚类化合物的质量浓度按式(7)计算。

$$\rho = \frac{\rho_1 \times V_1 \times 1\ 000}{V} \quad \cdots\cdots(7)$$

式中：

ρ——水样中氯酚类化合物的质量浓度，单位为微克每升(μg/L)；

ρ_1——相当于标准曲线标准的质量浓度，单位为微克每毫升(μg/mL)；

V_1——萃取液的总体积，单位为毫升(mL)；

V——水样体积，单位为毫升(mL)。

12.1.7 结果的表示

12.1.7.1 定性结果

根据标准色谱图各组分的保留时间确定被测试样的组分数目及组分的名称。

12.1.7.2 定量结果

12.1.7.2.1 含量的表示方法：按式(8)计算水样中各组分的含量，以微克每升(μg/L)表示。

12.1.7.2.2 精密度和准确度：单个实验室进行回收率和相对标准偏差(RSD)测定的结果见表1。

表1 氯酚类化合物回收率和精密度

化合物	浓度/(μg/L)	回收率/(%)	RSD/(%)	化合物	浓度/(μg/L)	回收率/(%)	RSD/(%)
MCP	74.0	105	3.1	MCP	740	102	1.9
DCP	2.03	105	5.0	DCP	20.3	102	4.2
TCP	0.402	82.6	6.1	TCP	4.02	99.4	3.2
PCP	0.20	98.3	14.1	PCP	2.0	99.1	7.4

12.2 顶空固相微萃取气相色谱法

12.2.1 范围

本标准规定了用顶空固相微萃取气相色谱法测定生活饮用水及水源水中的2,4,6-三氯酚和五氯酚。

本法适用于生活饮用水及水源水中2,4,6-三氯酚和五氯酚的测定。

本法最低检测质量浓度：2,4,6-三氯酚为0.05 μg/L；五氯酚为0.2 μg/L。

12.2.2 原理

被测水样置于密封的顶空瓶中，在60℃和pH2条件下经一定时间平衡，水中2,4,6-三氯酚和五氯酚逸至上部空间，并在气液两相中达到动态的平衡，此时，2,4,6-三氯酚和五氯酚在气相中的浓度与它在液相中的浓度成正比。气相中2,4,6-三氯酚和五氯酚用固相聚丙烯酸酯微萃取头萃取一定时间，在气相色谱进样器中解吸进样，以电子捕获检测器测定。根据气相中2,4,6-三氯酚和五氯酚浓度可计算出水样中2,4,6-三氯酚和五氯酚的浓度。

12.2.3 试剂和材料

12.2.3.1 载气：高纯氮气(>99.999%)。

12.2.3.2 试剂

12.2.3.2.1 纯水：无2,4,6-三氯酚和五氯酚的纯水，将蒸馏水煮沸15 min～30 min或通高纯氮气20 min～25 min。应用前检查无色谱干扰峰。

12.2.3.2.2 盐酸溶液[$c(HCl)=1$ mol/L]：取83 mL盐酸($\rho_{20}=1.84$ mg/L)加纯水稀释至1 L。

12.2.3.2.3 氢氧化钠溶液[$c(NaOH)=1$ mmol/L]：称取0.04 g氢氧化钠溶解于1 L纯水中。

12.2.3.2.4 氢氧化钠溶液[$c(NaOH)=0.1$ mol/L]：称取4 g氢氧化钠溶解于1 L纯水中。

12.2.3.2.5 2,4,6-三氯酚和五氯酚标准物质，色谱纯。

12.2.3.2.6 氯化钠。

12.2.4 仪器

12.2.4.1 气相色谱仪

12.2.4.1.1 电子捕获检测器,Ni-63。

12.2.4.1.2 记录仪或工作站。

12.2.4.2 色谱柱:HP-5 毛细管柱(30 m×0.32 mm×0.25 μm),SE-30 或同等极性色谱柱。

12.2.4.3 固相微萃取装置

12.2.4.3.1 取样台,搅拌恒温加热,控制温度 60℃±1℃。

12.2.4.3.2 萃取柄。

12.2.4.3.3 聚丙烯酸酯萃取头,薄膜厚 85 μm。

12.2.4.3.4 顶空瓶,15 mL,带硅橡胶密封盖。初次使用时,用盐酸溶液(12.2.3.2.2)煮沸 20 min,纯水煮沸 20 min,最后 120℃烤箱烘烤 30 min。以后使用时,洗净后 120℃烘烤 30 min 即可。

12.2.4.4 100 mL 具塞试管(或比色管)。

12.2.5 样品

12.2.5.1 样品的稳定性:样品中被测组分不稳定,应尽快测定。

12.2.5.2 样品采集及储存方法:在 100 mL 具塞试管中加入 1 mL 氢氧化钠溶液(12.2.3.2.4),带至现场装 100 mL 水样,密封。采集后 24 h 内完成测定。

12.2.6 分析步骤

12.2.6.1 仪器条件

12.2.6.1.1 气化室温度:280℃。

12.2.6.1.2 柱温(程序升温):40℃(保持 3 min),以 10℃/min 升至 120℃,以 15℃/min 升至 240℃(保持 2 min)。

12.2.6.1.3 检测器温度:300℃。

12.2.6.1.4 载气流速:2.0 mL/min。

12.2.6.2 校准

12.2.6.2.1 定量分析中的校准方法:外标法。

12.2.6.2.2 标准样品

A 使用次数:每次分析样品时用新标准溶液绘制标准曲线。

B 标准样品的制备:

a 标准储备液:准确称取 0.100 0 g 2,4,6-三氯酚和 0.100 0 g 五氯酚标准物质(12.2.3.2.5),分别用 0.1 mol/L 氢氧化钠溶液(12.2.3.2.4)溶解并定容至 100 mL。此溶液的浓度 ρ(氯酚类化合物)=1.0 mg/mL。于 4℃可保存 1 个月。

b 混合标准使用液:分别取 2,4,6-三氯酚和五氯酚标准储备液(12.2.6.2.2 B a)5.00 mL,1.00 mL加入 100 mL 容量瓶中,用 1 mmol/L 氢氧化钠溶液(12.2.3.2.3)定容。再取此溶液 10.00 mL用 1 mmol/L 氢氧化钠溶液(12.2.3.2.3)定容至 100 mL。此混合标准溶液中 2,4,6-三氯酚和五氯酚的含量分别为 0.5 μg/mL 和 0.1 μg/mL。每次使用时配制。

12.2.6.2.3 标准系列的配制:在空气中不含有 2,4,6-三氯酚和五氯酚或干扰物质的实验室,取 6 个 100 mL 容量瓶,分别加入混合标准溶液(12.2.6.2.2 B b)0.00,2.00,4.00,6.00,8.00,10.00 mL,用 1 mmol/L 氢氧化钠溶液(12.2.3.2.3)定容,配制成标准系列溶液。其中 2,4,6-三氯酚的浓度为0.0,10.0,20.0,30.0,40.0,50.0 μg/L,五氯酚的浓度为 0.0,2.0,4.0,6.0,8.0,10.0 μg/L。

12.2.6.2.4 标准曲线绘制:吸取 10.00 mL 配制好的标准系列溶液(12.2.6.2.3)至预先加入 0.5 mL 盐酸溶液(12.2.3.2.2)和 3.6 g 氯化钠(12.2.3.2.6)的顶空瓶中,立即封盖,置于固相微萃取取样台上,于 60℃±1℃平衡 40 min。将聚丙烯酸酯萃取头插入顶空瓶内液上空间吸附 12 min,取出萃取头插入气相色谱仪进样器280℃解吸2.5 min,不分流进样测定。以标准系列溶液的浓度对峰高值绘制标准曲线或计算回归方程($y=ax+b$)。

12.2.6.3 试验

12.2.6.3.1 样品处理和进样操作:取10.00 mL水样至预先加入0.5 mL盐酸溶液(12.2.3.2.2)和3.6 g氯化钠(12.2.3.2.6)的顶空瓶中,立即封盖。同时做平行样。以下操作同12.2.6.2.4。

12.2.6.3.2 记录:以标样核对,用积分仪或工作站或记录仪记录色谱图及色谱峰的信息。

12.2.6.3.3 色谱图的考察

A 标准色谱图:见图6。

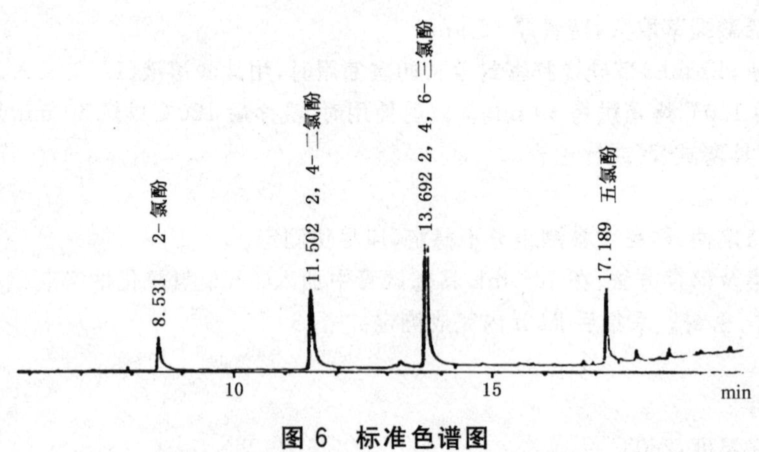

图6 标准色谱图

B 定性分析

a 各组分出峰顺序:2-氯酚、2,4-二氯酚、2,4,6-三氯酚、五氯酚。

b 各组分保留时间:2-氯酚8.531 min、2,4-二氯酚11.502 min、2,4,6-三氯酚13.692 min、五氯酚17.189 min。

C 定量分析

a 色谱峰的测量:测量峰高,可用积分仪或工作站自动测量。用记录仪时需手工积分,方法如下:连接峰的起点和终点作为峰底,从峰高的最大值对基线做垂线与峰底相交,其交点与峰顶点的距离为峰高。

b 计算:以峰高直接在标准曲线上查出2,4,6-三氯酚和五氯酚的浓度即为水中2,4,6-三氯酚和五氯酚的浓度(μg/L)。或将峰高值代入回归方程中的y值,计算出的x值即为水中2,4,6-三氯酚和五氯酚的浓度(μg/L)。

12.2.7 结果的表示

12.2.7.1 定性结果

根据标准色谱图中组分的峰保留时间确定被测试样中组分性质。

12.2.7.2 定量结果

12.2.7.2.1 含量的表示方法:在标准曲线上查出2,4,6-三氯酚和五氯酚的浓度或从回归方程计算出2,4,6-三氯酚和五氯酚的浓度,以微克每升(μg/L)表示。

12.2.7.2.2 精密度和准确度:3个实验室进行加标测定,2-氯酚加标量为100 μg/L~2 500 μg/L时,相对标准偏差范围为1.0%~8.1%,平均回收率范围为90.5%~107%;2,4-二氯酚加标量为5 μg/L~500 μg/L时,相对标准偏差范围为1.6%~9.8%,平均回收率范围为86.0%~116%,2,4,6-三氯酚加标量为0.5 μg/L~50 μg/L时,相对标准偏差范围为2.1%~8.9%,平均回收率范围为90.3%~111%;五氯酚加标量为1 μg/L~50 μg/L时,相对标准偏差范围为2.0%~8.5%,平均回收率范围为87.7%~111%。

13 亚氯酸盐

13.1 碘量法

13.1.1 范围

本标准规定了用碘量法测定生活饮用水中的亚氯酸盐和氯酸盐。

本法适用于生活饮用水中亚氯酸盐和氯酸盐含量的测定。

本法最低检测质量:亚氯酸盐,0.004 mg;氯酸盐,0.004 mg。若取 100 mL 水样测定,则亚氯酸盐最低检测质量浓度为 0.04 mg/L;若取 15 mL 水样测定,则氯酸盐最低检测质量浓度为 0.23 mg/L。

13.1.2 原理

经二氧化氯消毒后的水样,用纯氮吹去二氧化氯后,先在 pH7 与碘反应测定不挥发余氯。再在 pH2 测定亚氯酸盐。经氮气吹后的水样,加溴化钾处理,避免碘化钾被溶解氧氧化产生的干扰,处理后测定氯酸盐。

13.1.3 试剂

本法配制试剂、稀释标准溶液及洗涤玻璃仪器所用纯水均为无需氯水。

无需氯水制备方法:每升纯水加入 5 mg 游离氯,避光放置两天,游离余氯至少应>2 mg/L。将加氯放置后的纯水煮沸后在日光或紫外灯下照射,以分解余氯。检查无余氯后使用。

13.1.3.1 磷酸盐缓冲溶液(pH7):溶解 25.4 g 无水磷酸二氢钾和 33.1 g 无水磷酸氢二钠于1 000 mL的无需氯的纯水中,如有沉淀,应过滤后使用。

13.1.3.2 盐酸($\rho_{20}=1.19$ g/mL)。

13.1.3.3 盐酸溶液[$c(HCl)=2.5$ mol/L]:小心将 200 mL 盐酸($\rho_{20}=1.19$ g/mL)用纯水稀释至 1 000 mL。

13.1.3.4 饱和磷酸氢二钠溶液:将十二水磷酸氢二钠用纯水配制成饱和溶液。

13.1.3.5 溴化钾溶液(50 g/L):称取 5 g 溴化钾,用纯水溶解,并稀释至 100 mL。储于棕色玻璃瓶中,每周新配。

13.1.3.6 碘化钾:小颗粒晶体。

13.1.3.7 硫代硫酸钠标准储备溶液[$c(Na_2S_2O_3)=0.100\ 0$ mol/L]。

13.1.3.8 硫代硫酸钠标准使用溶液[$c(Na_2S_2O_3)=0.005\ 000$ mol/L]:取硫代硫酸钠标准储备溶液(13.1.3.7)用新煮沸放冷的纯水稀释配制。当 ClO_2^- 含量高时,配制成 $c(Na_2S_2O_3)=0.010\ 00$ mol/L。

13.1.3.9 淀粉溶液(5 g/L)。

13.1.3.10 超纯氮:需通过碘化钾溶液(50 g/L)洗涤,当碘化钾溶液变色时应更换。

13.1.4 仪器

所有的玻璃仪器应专用。直接接触样品的玻璃器皿,在第一次使用前应在二氧化氯浓溶液(200 mg/L~500 mg/L)中浸泡 24 h,使二氧化氯与玻璃表面形成疏水层,洗净后备用。

13.1.4.1 碘量瓶:250 mL、500 mL。

13.1.4.2 洗气瓶:500 mL。

13.1.4.3 微量滴定管:5 mL。

13.1.4.4 比色管:25 mL。

13.1.5 分析步骤

13.1.5.1 采样:ClO_2 易从溶液中挥发,采集水样时应避免样品与空气接触,装满水样瓶,勿留空间,避光。取样时,吸管插入样品瓶底部,弃去最初吸出的数次溶液;放出样品时应将吸管尖放置试剂或稀释水的液面以下。

13.1.5.2 量取 200 mL 水样(如需要时可吸取适量水样用纯水稀释)于 500 mL 洗气瓶中,加2 mLpH7 磷酸盐缓冲溶液(13.1.3.1),用 1.5 L/min 流量的超纯氮(13.1.3.10)吹气 10 min 以除去水样中全部

的 ClO_2 和 Cl_2。

13.1.5.3 吸取 100 mL 吹气后的水样于 250 mL 碘量瓶中，加入 1 g 碘化钾(13.1.3.6)，以淀粉溶液(13.1.3.9)作指示剂，用硫代硫酸钠标准使用溶液(13.1.3.8)滴定至终点，记录用量，计算不挥发性余氯的平均消耗量 A。A=硫代硫酸钠标准使用溶液用量(mL)/水样体积(mL)。

13.1.5.4 在上述水样中加入 2.5 mol/L 盐酸溶液(13.1.3.3)2 mL，在暗处放置 5 min，继续用硫代硫酸钠标准使用溶液(13.1.3.8)滴定至终点，记录用量，计算亚氯酸盐(ClO_2^-)平均消耗量 B。B=硫代硫酸钠标准使用溶液用量(mL)/水样体积(mL)。

13.1.5.5 不挥发性余氯、亚氯酸盐(ClO_2^-)及氯酸盐(ClO_3^-)：加 1 mL 溴化钾溶液(13.1.3.5)及 10 mL盐酸(13.1.3.2)于 25 mL 比色管中(13.1.4.4)，小心加入 15 mL 吹气后的水样(13.1.5.2)，尽量不接触空气，立即盖紧、混合，于暗处放置 20 min。加入 1 g 碘化钾(13.1.3.6)轻微摇动使碘化钾溶解，迅速倾入已加有 25 mL 饱和磷酸氢二钠溶液(13.1.3.4)的 500 mL 碘量瓶(13.1.4.1)中，以 25 mL 纯水洗涤比色管，洗涤液合并于碘量瓶中，再加 200 mL 纯水稀释，摇匀。用硫代硫酸钠标准使用液(13.1.3.8)滴定至终点，记录用量(mL)。同时用纯水代替水样，测定试剂空白，记录用量(mL)。计算不挥发性余氯、亚氯酸盐及氯酸盐的平均消耗量 C。

C=(水样中硫代硫酸钠标准使用溶液用量－空白中硫代硫酸钠标准使用溶液用量)mL/15 mL

13.1.6 **计算**

亚氯酸盐的质量浓度按式(8)计算：

$$\rho(ClO_2^-) = B \times c \times 16.863 \times 1\,000 \qquad \cdots\cdots(8)$$

氯酸盐的质量浓度按式(9)计算：

$$\rho(ClO_3^-) = [C-(A+B)] \times c \times 13.908 \times 1\,000 \qquad \cdots\cdots(9)$$

式中：

ρ——亚氯酸盐和氯酸盐的质量浓度，单位为毫克每升(mg/L)；

A——滴定不挥发性余氯时，硫代硫酸钠标准使用溶液平均消耗量；

B——滴定亚氯酸盐时，硫代硫酸钠标准使用溶液平均消耗量；

C——滴定不挥发性余氯、亚氯酸盐及氯酸盐时，硫代硫酸钠标准使用溶液平均消耗量；

c——硫代硫酸钠标准使用溶液浓度，单位为摩尔每升(mol/L)；

16.863——在 pH2 时，与 1.00 mL 硫代硫酸钠标准使用液[$c(Na_2S_2O_3)$=1.000 mol/L]相当的以毫克表示的 ClO_2^- 的质量；

13.908——在 pH0.1 时，与 1.00 mL 硫代硫酸钠标准使用液[$c(Na_2S_2O_3)$=1.000 mol/L]相当的以毫克表示的 ClO_3^- 的质量。

13.1.7 **精密度和准确度**

4 个实验室在纯水中加入 0.12 mg/L、0.50 mg/L、0.80 m/L、2.00 mg/L 亚氯酸盐，各测定 6 份，回收率为 96.3%～101%，平均为 99.5%，相对标准偏差为 0.7%～8.0%。4 个实验室在纯水中加入 0.50 mg/L、1.00 mg/L、3.00 m/L 氯酸盐，各测定 6 份，回收率为 91.6%～110%，平均为 99.5%，相对标准偏差为 0%～9.8%。

13.2 **离子色谱法**

13.2.1 **范围**

本标准规定了用离子色谱法测定生活饮用水及水源水中的亚氯酸盐、氯酸盐、溴离子。

本法适用于生活饮用水及水源水中亚氯酸盐，氯酸盐、溴离子的测定。

本法的最低检测质量浓度分别是：ClO_2^- 2.4 μg/L；ClO_3^- 5.0 μg/L；Br^- 4.4 μg/L。

水样中存在高浓度的 ClO_2 对分析有影响，可以通过吹入氮气和加入乙二胺作保护剂消除 ClO_2 对分析的影响。

水样中存在较高浓度的低分子量有机酸时，可能因保留时间相近造成干扰。用加标后测量以帮助鉴别此类干扰。水中 NO_3^- 浓度太大,对 ClO_3^- 测定有严重干扰,可以通过稀释水样及改变淋洗条件来改善此类干扰。

由于进样量很小,操作中应严格防止纯水和器皿在水样预处理过程中的污染,以确保分析的准确性。

为了防止保护柱和分离柱系统堵塞,样品应先经过 0.20 μm 滤膜过滤。为防高硬度水在碳酸盐淋洗液中沉淀,必要时要将水样先经过强酸性阳离子交换柱。

不同浓度离子同时分析时的相互干扰,或存在其他组分干扰时可采取水样预浓缩、梯度淋洗或将流出部分收集后再进样的方法消除干扰,但应对所采取的方法的精密度及偏性进行确认。

13.2.2 原理

水样中待测的阴离子随碳酸盐淋洗液进入离子交换系统中(由保护柱和分离柱组成),根据分离柱对不同离子的亲和力不同进行分离,已分离的阴离子流经抑制器系统转化成具有高电导度的强酸,而淋洗液则转化成弱电导度的碳酸,由电导检测器测量各种离子组分的电导率,以相对保留时间定性,峰面积或峰高定量。

13.2.3 试剂和材料

13.2.3.1 试剂

13.2.3.1.1 亚氯酸盐标准贮备溶液[$\rho(ClO_2^-)=1.0$ mg/mL]:使用工业品试剂作标准品,含量约为82%,亚氯酸盐含量及杂质氯酸盐的含量的测定见 13.2.8。置于干燥器中备用。经计算后,称取适量工业品亚氯酸钠,用纯水溶解,并定容到 100 mL。置 4℃冰箱备用,可保存一个月。

13.2.3.1.2 氯酸盐标准贮备溶液[$\rho(ClO_3^-)=1.0$ mg/mL]:使用基准纯试剂,置于干燥器中备用。称取适量氯酸钠,用纯水溶解,并定容到 100 mL。置 4℃冰箱备用,可保存一个月。

13.2.3.1.3 溴离子标准贮备溶液[$\rho(Br^-)=1.0$ mg/mL]:称取 0.128 8 g 溴化钠(基准纯),用纯水溶解,并定容到 100 mL。置 4℃冰箱备用,可保存一个月。

13.2.3.1.4 混合标准贮备溶液:分别吸取 1.0 mL 亚氯酸盐标准贮备溶液(13.2.3.1.1)、氯酸盐标准贮备溶液(13.2.3.1.2)、溴离子标准贮备溶液(13.2.3.1.3),用纯水定容到 100 mL。此混合标准贮备溶液分别含亚氯酸盐(ClO_2^-)、氯酸盐(ClO_3^-)、溴离子(Br^-)10.0 mg/L。当天新配。

13.2.3.1.5 无水碳酸钠:分析纯试剂。置于干燥器中备用。

13.2.3.1.6 样品保存液(乙二胺溶液):取 2.8 mL 乙二胺稀释到 25 mL,置 4℃冰箱备用,可用一个月。

13.2.3.1.7 纯水:重蒸水或去离子水,电导率<1 μS/cm,不含目标离子,经 0.2 μm 的滤膜过滤。

13.2.3.1.8 辅助气体:压缩空气,高纯氮气(小瓶装方便携带)。

13.2.4 仪器

13.2.4.1 离子色谱仪

13.2.4.1.1 电导检测器。

13.2.4.1.2 工作站或记录仪。

13.2.4.1.3 色谱柱:AS9+AG9-HC(内径:4 mm)。

13.2.4.2 采样瓶:500 mL 棕色玻璃或塑料瓶,洗涤干净,并用纯水冲洗,晾干备用。

13.2.4.3 滤器及滤膜:0.2μm。

13.2.5 分析步骤

13.2.5.1 样品采集与储存方法

用采样瓶(13.2.4.2)采集水样,往水中通入高纯氮气(或其他惰性气体,如氩气)10 min(1.0 L/min,)(对于用二氧化氯消毒的水样通氮气是必须的,对于加氯消毒的水样可省略此步骤),然后加入 0.25 mL 乙二胺溶液(13.2.3.1.6),密封,摇匀,置 4℃冰箱。采集后当天测定。

13.2.5.2 **仪器条件的设定**

13.2.5.2.1 电导检测池温度:25℃。

13.2.5.2.2 进样器加压:0.5 MPa。

13.2.5.2.3 流动相瓶加压:40 kPa。

13.2.5.2.4 流动相:8.0 mmol/L Na_2CO_3 溶液。

13.2.5.2.5 流动相流速:1.3 mL/min。

13.2.5.2.6 进样体积:200 μL。

13.2.5.2.7 抑制器抑制模式:外接纯水模式(循环模式的基线噪声较大)。

13.2.5.2.8 抑制器电流:50 mA。

13.2.5.3 **校准**

取 100 mL 容量瓶 7 个,分别加入混合标准贮备溶液(13.2.3.1.4)0.00,0.50,1.00,2.00,3.00,4.00,5.00 mL,用纯水定容到 100 mL。此系列标准溶液浓度为 0.0,50.0,100.0,200.0,300.0,400.0,500.0 μg/L。当天新配。将配好的系列标准溶液分别进样。以峰高或峰面积(Y)对溶液的浓度(X)绘制标准曲线,或计算回归曲线。

13.2.5.4 **样品分析**

13.2.5.4.1 样品预处理:将水样经 0.2 μm 滤膜过滤,对硬度高的水必要时先过阳离子交换树脂柱,然后经 0.2μm 滤膜过滤。对含有机物的水先经过 C_{18} 柱过滤。

13.2.5.4.2 将预处理后的水样注入进样系统,记录峰高和峰面积。

13.2.5.4.3 离子色谱图出峰顺序和保留时间见图 7。

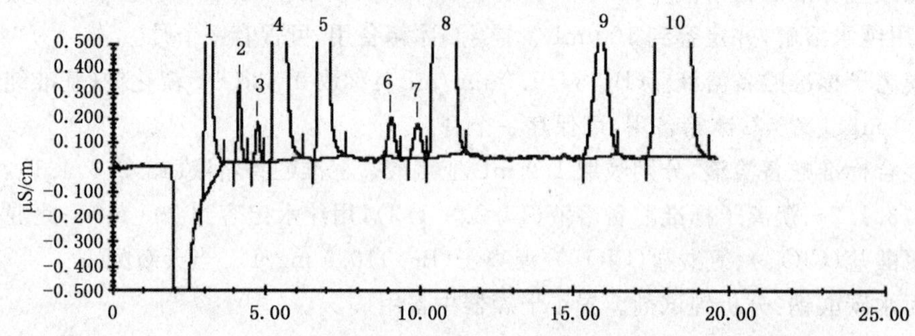

图 7 亚氯酸盐,氯酸盐,溴离子及常见阴离子标准色谱图

a 出峰顺序:1-氟离子,2-亚氯酸盐,3-溴酸盐,4-氯离子,5-亚硝酸盐,6-溴离子,7-氯酸盐,8-硝酸盐,9-磷酸盐,10-硫酸盐。

b 保留时间:氟离子 3.06 min,亚氯酸盐 4.14 min,溴酸盐 4.74 min,氯离子 5.43 min,亚硝酸盐 6.84 min,溴离子 9.07 min,氯酸盐 9.91 min,硝酸盐 10.69 min,磷酸盐 15.86 min,硫酸盐 18.17 min。

13.2.6 **计算**

各种分析离子的质量浓度(μg/L),可以直接在标准曲线上查得。

13.2.7 **精密度和准确度**

亚氯酸盐(ClO_2^-):经 3 个实验室测定分别含 50,200,400 μg/L 的亚氯酸根离子(ClO_2^-)标准溶液,其相对标准偏差(RSD,$n=6$)分别为:6.1%,3.2%,1.7%;6.2%,1.7%,1.1%;5.8%,6.9%,4.4%。对生活饮用水分别加标 50,200,400 μg/L,其回收率分别为:109%,94.6%,101%;95.5%,99.1%,102%;93.2%,107%,107%。

氯酸盐(ClO_3^-):经 3 个实验室测定分别含 50,200,400 μg/L 的氯酸根离子(ClO_3^-)标准溶液,其相对标准偏差(RSD,$n=6$)分别为:5.1%,2.7%,1.2%;2.8%,3.3%,1.7%;5.8%,5.4%,3.9%。对生活饮用水分别加标 50,200,400 μg/L,其回收率分别为:83.9%,85.5%,92.1%;97.7%,95.6%,95.3%;109%,106%,106%。

溴离子(Br^-):经3个实验室测定分别含50,200,400 μg/L的溴离子(Br^-)标准溶液,其相对标准偏差(RSD,$n=6$)分别为:6.7%,2.1%,0.8%;5.6%,3.4%,0.9%;8.4%,6.6%,2.4%。对生活饮用水分别加标50,200,400 μg/L,其回收率分别为:105%,95.0%,98.5%;113%,102%,105%;101%,105%,106%。

注:高纯度的亚氯酸钠是极易爆炸的,只能用工业亚氯酸钠作为标准品。工业品中$NaClO_2$含量只有80%左右,而且总是含有少量ClO_3^-(3%~4%)。因此亚氯酸钠要经过准确标定$NaClO_2$含量和杂质$NaClO_3$含量后才能使用。其中含有的ClO_3^-还将影响混合标准液中ClO_3^-的浓度。

13.2.8 亚氯酸钠含量和亚氯酸钠中氯酸钠含量的测定

13.2.8.1 亚氯酸钠含量的测定

13.2.8.1.1 试剂与溶液

A 硫酸溶液(1+8):吸取20 mL硫酸,缓缓加入160 mL水中,不断搅拌。

B 碘化钾溶液(100 g/L):称取20 g碘化钾,溶入200 mL水中,新配。

C 淀粉指示液(5 g/L):称取淀粉0.5 g,溶入100 mL沸水中,新配。

D 硫代硫酸钠标准溶液[$c(Na_2S_2O_3)=0.1000$ mol/L]:称取26 g硫代硫酸钠及0.2 g碳酸钠,加入适量的新煮沸的冷水使之溶解,并稀释到1 000 mL,混匀,转入棕色试剂瓶中,放置一个月后过滤,经准确标定后备用。

a 硫代硫酸钠标准溶液的标定 精密称取约0.15 g在120℃干燥至恒重的重铬酸钾(国家标准物质GB W 06105c),置于500 mL碘量瓶中,加入50 mL水使之溶解。加入2 g碘化钾,轻轻振摇使之溶解,再加入20 mL硫酸溶液(13.2.8.1.1 A),密闭,摇匀。放于暗处10 min后用250 mL水稀释。用硫代硫酸钠标准滴定液滴到溶液呈淡黄色,再加入3 mL淀粉指示液(13.2.8.1.1 C),继续滴定到蓝色消失而显亮绿色。反应液及稀释用水的温度不应高于20℃。同时做试剂空白试验。

b 硫代硫酸钠标准溶液浓度按式(10)计算。

$$c(Na_2S_2O_3 \cdot 5H_2O)=\frac{m}{(V-V_{空白})\times 0.04903} \qquad (10)$$

式中:

$c(Na_2S_2O_3 \cdot 5H_2O)$——硫代硫酸钠标准溶液的实际浓度,单位为摩尔每升(mol/L);

m——重铬酸钾的质量,单位为克(g);

V——硫代硫酸钠标准溶液的用量,单位为毫升(mL);

$V_{空白}$——试剂空白试验中硫代硫酸钠标准溶液的用量,单位为毫升(mL);

0.049 03——与1.00 mL硫代硫酸钠标准溶液[$c(Na_2S_2O_3 \cdot 5H_2O)=1.000$ mol/L]相当的以克表示的重铬酸钾的质量。

13.2.8.1.2 测定步骤

称量约3 g亚氯酸钠,精确到0.000 2 g,置于100 mL烧杯中,加水溶解后,全部移入500 mL容量瓶中,用水稀释至刻度,摇匀。

量取10 mL试液,置于预先加有20 mL碘化钾溶液(13.2.8.1.1 B)的250 mL碘量瓶中,加入20 mL硫酸溶液(13.2.8.1.1 A),摇匀。于暗处放置10 min。加100 mL水,用硫代硫酸钠标准溶液(13.2.8.2.1.1 D)滴定至溶液呈浅黄色时,加入约3 mL淀粉指示液(13.2.8.1.1 C),继续滴定至蓝色消失即为终点。同时做空白试验。

13.2.8.1.3 结果的表示和计算

以质量分数表示的亚氯酸钠($NaClO_2$)含量(X_1)按式(11)计算:

$$X_1=\frac{(V_1-V_{空白1})\times c_1\times 0.02261}{m\times 10/500}\times 100$$

$$=\frac{113.05\times(V_1-V_{空白1})\times c_1}{m} \qquad (11)$$

式中：

X_1——$NaClO_2$ 的质量分数，%；

V_1——测定试样时所消耗的硫代硫酸钠标准溶液的体积，单位为毫升(mL)；

$V_{空白1}$——空白试验所消耗的硫代硫酸钠标准溶液的体积，单位为毫升(mL)；

c_1——硫代硫酸钠标准溶液的浓度，单位为摩尔每升(mol/L)；

0.022 61——与1.00 mL硫代硫酸钠溶液[$c(Na_2S_2O_3)$=1.000 mol/L]相当的以克表示的亚氯酸钠的质量；

m——亚氯酸钠的质量，单位为克(g)。

两次平行测定结果之差不大于0.2%，取其算术平均值为测定结果。

13.2.8.2 亚氯酸钠中氯酸钠含量的测定

13.2.8.2.1 原理

在酸性介质中，在加热条件下，硫酸亚铁铵被亚氯酸盐和氯酸盐氧化成硫酸铁铵，过量的硫酸亚铁铵用重铬酸钾溶液反滴定，以测定氯酸钠含量。

13.2.8.2.2 试剂和溶液

A 硫酸亚铁铵溶液[$c(Fe(NH_4)_2(SO_4)_2\cdot 6H_2O)$约0.1 mol/L]：称取40 g硫酸亚铁铵，溶于1 000 mL水中，摇匀备用。

B 重铬酸钾标准溶液[$c(1/6K_2Cr_2O_7)$=0.100 0 mol/L]：精确称取4.903 g在120℃干燥至恒重的重铬酸钾(国家标准物质GBW 06105c)，置于小烧杯中，用纯水溶解后转入1 000 mL容量瓶，定容。

C 硫酸溶液(1+35)。

D 硫酸-磷酸混合酸：150 mL磷酸注入100 mL水中混合后，再慢慢地注入150 mL浓硫酸。

E 二苯胺磺酸钠(5 g/L)：称取0.5 g二苯胺磺酸钠，溶于100 mL水中。

13.2.8.2.3 测定步骤

量取50 mL硫酸亚铁铵标准溶液(13.2.8.2.2 A)，置于500 mL锥形瓶中。量取10 mL试液(13.2.8.1.2)，从液下加入锥形瓶中，加入10 mL硫酸溶液(13.2.8.2.2 C)，置于电炉上加热至沸，维持1 min，然后取下，用水迅速冷却，再加入20 mL硫酸-磷酸混合酸(13.2.8.2.2 D)及5滴二苯胺磺酸钠指示液(13.2.8.2.2 E)，以重铬酸钾标准溶液(13.2.8.2.2 B)滴定至紫蓝色即为终点。

空白试验 量取50 mL硫酸亚铁铵标准溶液(13.2.8.2.2 A)置于500 mL锥形瓶中，加入10 mL硫酸溶液(13.2.8.2.2 C)，置于电炉上加热至沸，维持1 min，然后取下，用水迅速冷却，再加入20 mL硫酸-磷酸混合酸(13.2.8.2.2 D)及5滴二苯胺磺酸钠指示液(13.2.8.2.2 E)，以重铬酸钾标准溶液(13.2.8.2.2 B)滴定至紫蓝色即为终点。

13.2.8.2.4 结果的表示和计算

以质量分数表示的氯酸钠($NaClO_3$)含量(X_2)按式(12)计算：

$$X_2=\frac{[(V_{空白2}-V_3)\times c_2-(V_1-V_{空白1})\times c_1]\times 0.017\,74}{m\times 10/500}\times 100$$

$$=\frac{88.7\times[(V_{空白2}-V_3)\times c_2-(V_1-V_{空白1})\times c_1]}{m} \qquad \cdots\cdots\cdots\cdots(12)$$

式中：

X_2——$NaClO_3$ 的质量分数，%；

V_3——测定时所消耗的重铬酸钾标准溶液的体积，单位为毫升(mL)；

$V_{空白2}$——空白试验所消耗的重铬酸钾标准溶液的体积，单位为毫升(mL)；

c_2——重铬酸钾标准溶液的浓度，单位为摩尔每升(mol/L)；

V_1——先前测定亚氯酸钠含量时所消耗的硫代硫酸钠标准溶液的体积，单位为毫升(mL)；

$V_{空白1}$——先前测定亚氯酸钠含量时所做空白试验所消耗的硫代硫酸钠标准溶液的体积，单位为毫升(mL)；

c_1——先前测定试样中亚氯酸钠含量时所用的硫代硫酸钠标准溶液的浓度，单位为摩尔每升(mol/L)；

0.017 74——与1.00 mL重铬酸钾溶液[$c(1/6K_2Cr_2O_7)=1.000$ mol/L]相当的以克表示的氯酸钠的质量；

m——亚氯酸钠的质量，单位为克(g)。

两次平行测定结果之差不大于0.1%，取其算术平均值为测定结果。

14 溴酸盐

14.1 离子色谱法-氢氧根系统淋洗液

14.1.1 范围

本标准规定了用离子色谱法测定生活饮用水及其水源水中的溴酸盐。

本法适用于生活饮用水及其水源水中溴酸盐的测定。

本法最低检测质量为2.5 ng，若采用直接进样，进样体积为500 μL，则最低检测质量浓度为5 μg/L。

14.1.2 原理

水样中的溴酸盐和其他阴离子随氢氧化钾(或氢氧化钠)淋洗液进入阴离子交换分离系统(由保护柱和分析柱组成)，根据分析柱对各离子的亲和力不同进行分离，已分离的阴离子流经阴离子抑制系统转化成具有高电导率的强酸，而淋洗液则转化成低电导率的水，由电导检测器测量各种阴离子组分的电导率，以保留时间定性，峰面积或峰高定量。

14.1.3 试剂

14.1.3.1 纯水：重蒸水或去离子水，电阻率>18.0 MΩ·cm。

14.1.3.2 乙二胺(EDA)。

14.1.3.3 溴酸钠：基准纯或优级纯。

14.1.3.4 溴酸盐标准储备溶液[$\rho(BrO_3^-)=1.0$ mg/mL]：准确称取0.118 0 g溴酸钠(基准纯或优级纯)，用纯水(14.1.3.1)溶解，并定容到100 mL容量瓶中。置4℃冰箱备用，可保存6个月。

14.1.3.5 溴酸盐标准中间溶液[$\rho(BrO_3^-)=10.0$ mg/L]：吸取5.00 mL溴酸盐标准储备溶液(14.1.3.4)，置于500 mL容量瓶中，用纯水(14.1.3.1)稀释至刻度。置于4℃冰箱下避光密封保存，可保存2周。

14.1.3.6 溴酸盐标准使用溶液[$\rho(BrO_3^-)=1.00$ mg/L]：吸取10.0 mL溴酸盐标准中间溶液(14.1.3.5)，置于100 mL容量瓶中，用纯水(14.1.3.1)稀释至刻度，此标准使用溶液需当天新配。

14.1.3.7 乙二胺储备溶液[ρ(EDA)=100 mg/mL]：吸取2.8 mL乙二胺，用纯水(14.1.3.1)稀释至25 mL，可保存一个月。

14.1.3.8 氢氧化钾淋洗液：由EG40淋洗液自动电解发生器(或其他能自动产生淋洗液的设备)在线产生或手工配制氢氧化钾(或氢氧化钠)淋洗液。

14.1.4 仪器

14.1.4.1 离子色谱仪。

14.1.4.2 电导检测器。

14.1.4.3 色谱工作站。

14.1.4.4 辅助气体：高纯氮气，纯度99.99%。

14.1.4.5 进样器：2.5 mL～10 mL注射器。

14.1.4.6 0.45 μm微孔滤膜过滤器。

14.1.4.7 离子色谱仪器参数

阴离子保护柱：IonPac AG19（50 mm×4 mm）或相当的保护柱；阴离子分析柱：IonPac AS19（250 mm×4 mm）或相当的分析柱；阴离子抑制器：ASRS-ULTRAⅡ型抑制器或相当的抑制器；抑制器电流：75 mA；淋洗液流速：1.0 mL/min。

淋洗液梯度淋洗参考程序见表 2。

表 2　淋洗液梯度淋洗参考程序

时间/min	氢氧化钾浓度/(mmol/L)
0.0	10.0
10.0	10.0
10.1	35.0
18.0	35.0
18.1	10.0
23.0	10.0

14.1.5　分析步骤

14.1.5.1　水样采集与预处理：用玻璃或塑料采样瓶采集水样，对于用二氧化氯和臭氧消毒的水样需通入惰性气体（如高纯氮气）5 min（1.0 L/min）以除去二氧化氯和臭氧等活性气体；加氯消毒的水样则可省略此步骤。

14.1.5.2　样品保存：水样采集后密封，置 4℃冰箱保存，需在一周内完成分析。采集水样后加入乙二胺储备溶液（14.1.3.7）至水样中浓度为 50 mg/L（相当于 1 L 水样加 0.5 mL 乙二胺储备溶液），密封，摇匀，置 4℃冰箱可保存 28 天。

14.1.5.3　校准曲线的绘制：取 6 个 100 mL 容量瓶，分别加入溴酸盐标准使用溶液（14.1.3.6）0.50，1.00，2.50，5.00，7.50，10.00 mL，用纯水（14.1.3.1）稀释到刻度。此系列标准溶液浓度为 5.00，10.0，25.0，50.0，75.0，100 μg/L，当天新配。将标准系列溶液分别进样，以峰高或峰面积（Y）对溶液的浓度（X）绘制校准曲线，或计算回归方程。

14.1.5.4　将水样经 0.45 μm 微孔滤膜过滤器过滤，对含有机物的水先经过 C_{18} 柱过滤。

14.1.5.5　将预处理后的水样直接进样，进样体积 500 μL，记录保留时间、峰高或峰面积。

14.1.5.6　离子色谱图、出峰顺序与保留时间见图 8。

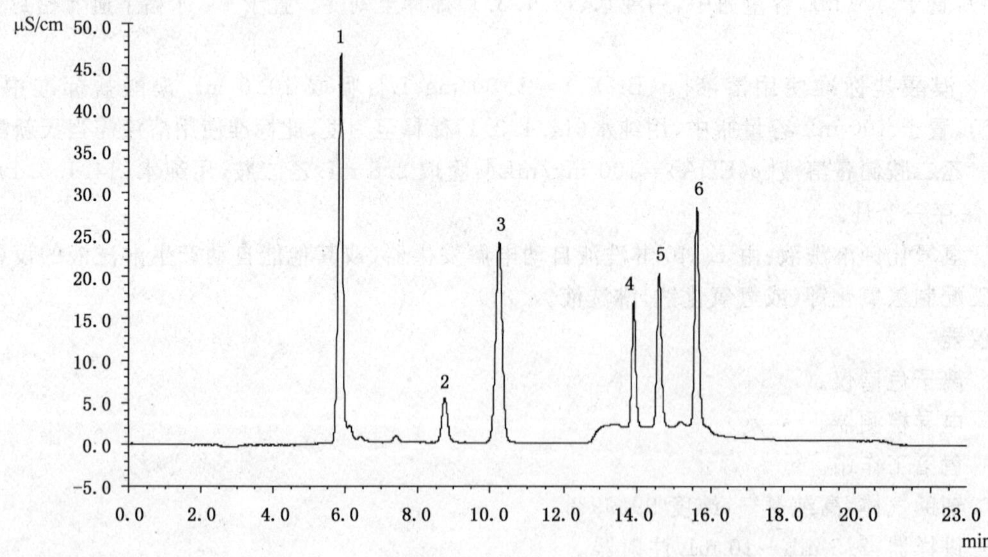

图 8　用 IonPac AS19 分析柱分离的混合标准溶液的色谱图

a　出峰顺序：(1)氟化物；(2)溴酸盐；(3)氯化物；(4)溴化物；(5)硝酸盐；(6)硫酸盐。

b　保留时间：氟化物 5.87 min，溴酸盐 8.76 min，氯化物 10.25 min，溴化物 13.91 min，硝酸盐 14.60 min，硫酸盐 15.63 min。

14.1.6　计算

溴酸盐的质量浓度(μg/L)可以直接在校准曲线上查得。

14.1.7　精密度和准确度

两个实验室分别对含 5.0，40，80 μg/L 的溴酸盐标准溶液重复测定($n=6$)，其相对标准偏差为：0.4%～2.2%。两个实验室对市政自来水分别加标 5.0，40，80 μg/L，其平均回收率为：92.0%～105%。对纯净水分别加标 5.0，40，80 μg/L，其平均回收率为：99%～108%。对矿泉水分别加标 5.0，40，80 μg/L，其平均回收率为：90%～106%。

14.2　离子色谱法-碳酸盐系统淋洗液

14.2.1　范围

本标准规定了用离子色谱法测定生活饮用水及其水源水中的溴酸盐。

本法适用于生活饮用水及其水源水中溴酸盐的测定。

本法采用 IonPac AS9-HC 分析柱，溴酸盐最低检测质量为 0.5 ng，若采用直接进样，进样体积为 100 μL，则最低检测质量浓度 5.0 μg/L；采用 Metrosep A Supp 5-250 分析柱，溴酸盐最低检测质量为 0.2 ng，若采用直接进样，进样体积为 40 μL，则最低检测质量浓度 5.0 μg/L。

14.2.2　原理

水样中的溴酸盐和其他阴离子随碳酸盐系统淋洗液进入阴离子交换分离系统（由保护柱和分析柱组成），根据分析柱对各离子的亲和力不同进行分离，已分离的阴离子流经阴离子抑制系统转化成具有高电导率的强酸，而淋洗液则转化成低电导率的弱酸或水，由电导检测器测量各种阴离子组分的电导率，以保留时间定性，峰面积或峰高定量。

14.2.3　试剂

14.2.3.1　纯水：见 14.1.3.1。

14.2.3.2　乙二胺(EDA)：见 14.1.3.2。

14.2.3.3　溴酸钠：见 14.1.3.3。

14.2.3.4　溴酸盐标准储备溶液[$\rho(BrO_3^-)=1.0$ mg/mL]：见 14.1.3.4。

14.2.3.5　溴酸盐标准中间溶液[$\rho(BrO_3^-)=10.0$ mg/L]：见 14.1.3.5。

14.2.3.6　溴酸盐标准使用溶液[$\rho(BrO_3^-)=1.00$ mg/L]：见 14.1.3.6。

14.2.3.7　乙二胺储备溶液[$\rho(EDA)=100$ mg/mL]：见 14.1.3.7。

14.2.3.8　碳酸钠储备液[$c(CO_3^{2-})=1.0$ mol/L]：准确称取 10.60 g 无水碳酸钠(优级纯)，用纯水(14.2.3.1)溶解，于 100 mL 容量瓶中定容。置 4℃冰箱备用，可保存 6 个月。

14.2.3.9　氢氧化钠储备液[$c(NaOH)=1.0$ mol/L]：准确称取 4.00 g 氢氧化钠(优级纯)，用纯水(14.2.3.1)溶解，于 100 mL 容量瓶中定容。置 4℃冰箱备用，可保存 6 个月。

14.2.3.10　碳酸氢钠储备液[$c(HCO_3^-)=1.0$ mol/L]：准确称取 8.40 g 碳酸氢钠(优级纯)，用纯水(14.2.3.1)溶解，于 100 mL 容量瓶中定容。置 4℃冰箱备用，可保存 6 个月。

14.2.3.11　淋洗液使用液：吸取适量的碳酸钠储备液(14.2.3.8)和氢氧化钠储备液(14.2.3.9)，或碳酸氢钠储备液(14.2.3.10)，用纯水(14.2.3.1)稀释，每日新配。

14.2.3.12　再生液[$c(H_2SO_4)=50$ mmol/L]：吸取 6.80 mL 浓硫酸，移入装有 800 mL 纯水(14.2.3.1)的 1 000 mL 容量瓶中，定容至刻度。(适用于化学抑制器)

14.2.4　仪器

14.2.4.1　离子色谱仪。

14.2.4.2　电导检测器。

14.2.4.3 色谱工作站

14.2.4.4 辅助气体：高纯氮气，纯度 99.99%。

14.2.4.5 进样器：2.5 mL～10 mL 注射器。

14.2.4.6 0.45 μm 微孔滤膜过滤器。

14.2.4.7 离子色谱仪器参数（示例）

分析系统 1 阴离子保护柱：IonPac AG9-HC 或相当的保护柱；阴离子分析柱：IonPac AS9-HC 或相当的分析柱；阴离子抑制器：AAES 抑制器或相当的抑制器；抑制器电流：53 mA；淋洗液：7.2 mmol/L Na_2CO_3 +2.0 mmol/L NaOH；淋洗液流速：1.00 mL/min。

分析系统 2 阴离子保护柱：Metrosep A Supp4/5 Guard 或相当的保护柱；阴离子分析柱：Metrosep A Supp 5-250 或相当的分析柱；阴离子抑制器：MSMⅡ +MCS 双抑制系统或相当的抑制器；淋洗液：3.2 mmol/L Na_2CO_3 +1.0 mmol/L $NaHCO_3$；淋洗液流速：0.65 mL/min。

14.2.5 分析步骤

14.2.5.1 水样采集与预处理：见 14.1.5.1。

14.2.5.2 样品保存：见 14.1.5.2。

14.2.5.3 校准曲线的绘制：见 14.1.5.3。

14.2.5.4 水样过滤：见 14.1.5.4。

14.2.5.5 将预处理后的水样直接进样，进样体积 40 μL～100 μL，记录保留时间、峰高或峰面积。

14.2.5.6 离子色谱图、出峰顺序与保留时间见图 9、图 10 和表 3、表 4。

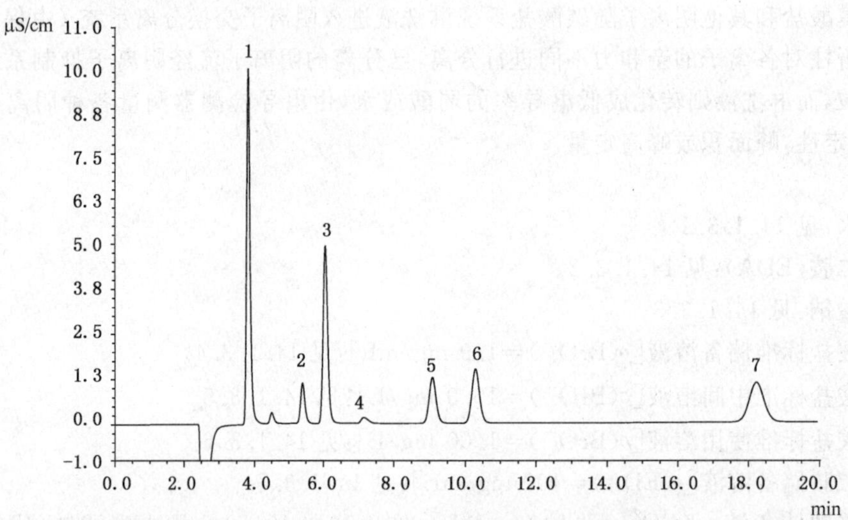

图 9 用 IonPac AS9-HC 分析柱分离的混合标准溶液的色谱图

（7.2 mmol/L Na_2CO_3 +2.0 mmol/L NaOH 淋洗液，进样体积 100 μL）

表 3 IonPac AS9-HC 分析柱出峰顺序与保留时间

出峰顺序	名称	保留时间/min	浓度/(mg/L)
1	氟化物	3.817	1.00
2	溴酸盐	5.403	1.00
3	氯化物	6.053	1.00
4	亚硝酸盐	7.147	1.00
5	溴化物	9.083	1.00
6	硝酸盐	10.290	1.00
7	硫酸盐	18.233	1.00

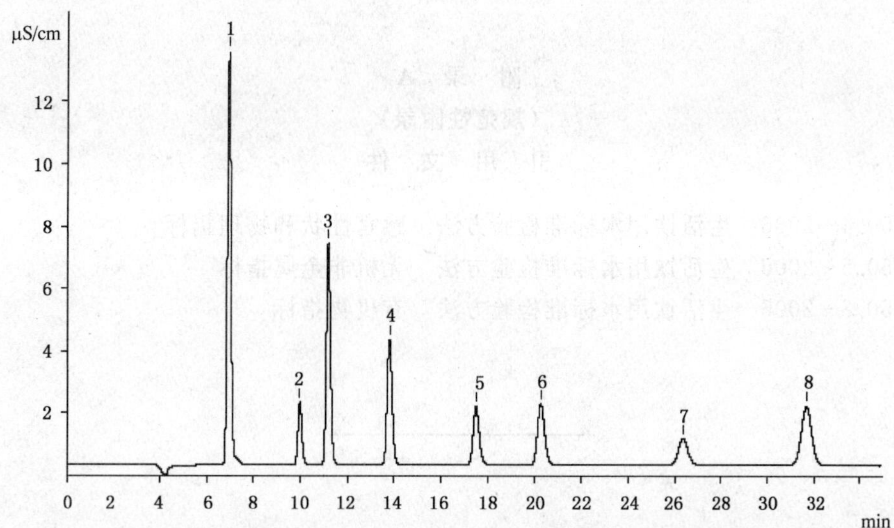

图 10 用 Metrosep A Supp 5-250 分析柱分离的混合标准溶液的色谱图

（3.2 mmol/L Na_2CO_3-1.0 mmol/L $NaHCO_3$ 淋洗液，进样体积 40 μL）

表 4 Metrosep A Supp 5-250 分析柱出峰顺序与保留时间

出峰顺序	名称	保留时间/min	浓度/(mg/L)
1	氟化物	6.96	1.00
2	溴酸盐	9.98	1.00
3	氯化物	11.18	1.00
4	亚硝酸盐	13.79	1.00
5	溴化物	17.50	1.00
6	硝酸盐	20.29	1.00
7	磷酸盐	26.35	1.00
8	硫酸盐	31.65	1.00

14.2.6 计算

溴酸盐的质量浓度(μg/L)可以直接在校准曲线上查得。

14.2.7 精密度和准确度

14.2.7.1 IonPac AG9-HC 分析柱，7.2 mmol/L Na_2CO_3＋2.0 mmol/L NaOH 淋洗液：单个实验室对含 5.0，40，80 μg/L 的溴酸盐标准溶液重复测定（n＝6），其相对标准偏差为：0.9%～2.0%。对自来水分别加标 5.0，40，80 μg/L，其平均回收率为 102%～105%。对纯净水分别加标 5.0，40，80 μg/L，其平均回收率为 97.0%～104%。对矿泉水分别加标 5.0，40，80 μg/L，其平均回收率为 97.0%～101%。

14.2.7.2 Metrosep A Supp 5-250 分析柱，3.2 mmol/L Na_2CO_3＋1.0 mmol/L$NaHCO_3$ 淋洗液：单个实验室对含 5.0，40，80 μg/L 的溴酸盐标准溶液重复测定（n＝6），其相对标准偏差为：0.7%～3.2%。对自来水分别加标 5.0，40，80 μg/L，其平均回收率为 96.1%～104%。对纯净水分别加标 5.0，40，80 μg/L，其平均回收率为 98.0%～104%。对矿泉水分别加标 5.0，40，80 μg/L，其平均回收率为 100%～105%。

附 录 A
（规范性附录）
引 用 文 件

GB/T 5750.4—2006 生活饮用水标准检验方法 感官性状和物理指标
GB/T 5750.5—2006 生活饮用水标准检验方法 无机非金属指标
GB/T 5750.8—2006 生活饮用水标准检验方法 有机物指标

ICS 13.060
C 51

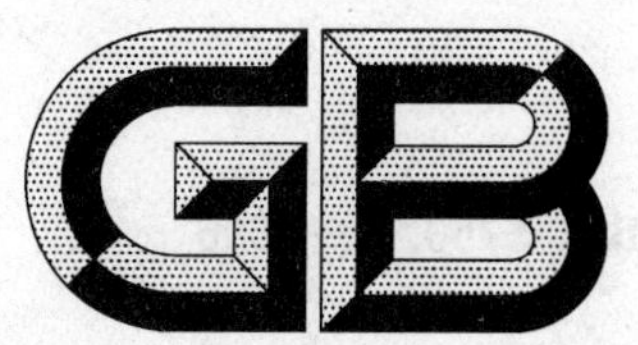

中华人民共和国国家标准

GB/T 5750.11—2006
部分代替 GB/T 5750—1985

生活饮用水标准检验方法 消毒剂指标

Standard examination methods for drinking water—
Disinfectants parameters

2006-12-29 发布 2007-07-01 实施

中华人民共和国卫生部
中国国家标准化管理委员会 发布

前 言

GB/T 5750《生活饮用水标准检验方法》分为以下部分：

——总则；

——水样的采集和保存；

——水质分析质量控制；

——感官性状和物理指标；

——无机非金属指标；

——金属指标；

——有机物综合指标；

——有机物指标；

——农药指标；

——消毒副产物指标；

——消毒剂指标；

——微生物指标；

——放射性指标。

本标准代替 GB/T 5750—1985《生活饮用水标准检验法》第二篇中的余氯。

本标准与 GB/T 5750—1985 相比主要变化如下：

—— 依据 GB/T 1.1—2000《标准化工作导则　第 1 部分：标准的结构和编写规则》与 GB/T 20001.4—2001《标准编写规则　第 4 部分：化学分析方法》调整了结构；

—— 依据国家标准的要求修改了量和计量单位；

—— 当量浓度改成摩尔浓度(氧化还原部分仍保留当量浓度)；

—— 质量浓度表示符号由 C 改成 ρ，含量表示符号由 M 改成 m；

—— 增加了生活饮用水中氯消毒剂中有效氯、氯胺、二氧化氯、臭氧、氯酸盐 5 项指标的 11 个检验方法。

本标准的附录 A 为规范性附录。

本标准由中华人民共和国卫生部提出并归口。

本标准负责起草单位：中国疾病预防控制中心环境与健康相关产品安全所。

本标准参加起草单位：江苏省疾病预防控制中心、唐山市疾病预防控制中心、重庆市疾病预防控制中心、北京市疾病预防控制中心、广东省疾病预防控制中心、辽宁省疾病预防控制中心、广州市疾病预防控制中心、武汉市疾病预防控制中心、安徽省疾病预防控制中心、军事医学科学院卫生学环境医学研究所、苏州大学、河北省疾病预防控制中心、华北煤炭医学院、重庆市渝中区疾病预防控制中心、镇江市疾病预防控制中心、北京市门头沟区疾病预防控制中心。

本标准主要起草人：金银龙、鄂学礼、陈亚妍、张岚、陈昌杰、陈守建、邢大荣、王正虹、魏建荣、杨业、张宏陶、艾有年、庄丽、姜树秋、卢玉棋、周明乐。

本标准参加起草人：赵月朝、梁军、蔡肇夏、潘延存、吴国辉、陈斌生、李连元、刘玉欣、赵竹、吕静、边秀兰、伊萍、邱宏、鲁杰、吴飞、谢英、杨保民、张秀琴、田凯、潘心红、钟汉怀。

本标准于 1985 年 8 月首次发布，本次为第一次修订。

生活饮用水标准检验方法　消毒剂指标

1　游离余氯

1.1　*N*,*N*-二乙基对苯二胺(DPD)分光光度法

1.1.1　范围

本标准规定了用 *N*,*N*-二乙基对苯二胺(DPD)分光光度法测定生活饮用水及其水源水中的游离余氯。

本法适用于经氯化消毒后的生活饮用水及其水源水中游离余氯和各种形态的化合性余氯的测定。

本法最低检测质量为 0.1 μg,若取 10 mL 水样测定,则最低检测质量浓度为 0.01 mg/L。

高浓度的一氯胺对游离余氯的测定有干扰,可用亚砷酸盐或硫代乙酰胺控制反应以除去干扰。氧化锰的干扰可通过做水样空白扣除。铬酸盐的干扰可用硫代乙酰胺排除。

1.1.2　原理

DPD 与水中游离余氯迅速反应而产生红色。在碘化物催化下,一氯胺也能与 DPD 反应显色。在加入 DPD 试剂前加入碘化物时,一部分三氯胺与游离余氯一起显色,通过变换试剂的加入顺序可测得三氯胺的浓度。本法可用高锰酸钾溶液配制永久性标准系列。

1.1.3　试剂

1.1.3.1　碘化钾晶体。

1.1.3.2　碘化钾溶液(5 g/L):称取 0.50 g 碘化钾(KI),溶于新煮沸放冷的纯水,并稀释至 100 mL,储存于棕色瓶中,在冰箱中保存,溶液变黄应弃去重配。

1.1.3.3　磷酸盐缓冲溶液(pH 6.5):称取 24 g 无水磷酸氢二钠(Na_2HPO_4),46 g 无水磷酸二氢钾(KH_2PO_4),0.8 g 乙二胺四乙酸二钠(Na_2-EDTA)和 0.02 g 氯化汞($HgCl_2$)。依次溶解于纯水中稀释至 1 000 mL。

注:$HgCl_2$ 可防止霉菌生长,并可消除试剂中微量碘化物对游离余氯测定造成的干扰。$HgCl_2$ 剧毒,使用时切勿入口和接触皮肤和手指。

1.1.3.4　*N*,*N*-二乙基对苯二胺(DPD)溶液(1 g/L):称取 1.0 g 盐酸 *N*,*N*-二乙基对苯二胺[$H_2N \cdot C_6H_4 \cdot N(C_2H_5)_2 \cdot 2HCl$],或 1.5 g 硫酸 *N*,*N*-二乙基对苯二胺[$H_2N \cdot C_6H_4 \cdot N(C_2H_5)_2 \cdot H_2SO_4 \cdot 5H_2O$],溶解于含 8 mL 硫酸溶液(1+3)和 0.2 g Na_2-EDTA 的无氯纯水中,并稀释至 1 000 mL。储存于棕色瓶中,在冷暗处保存。

注:DPD 溶液不稳定,一次配制不宜过多,储存中如溶液颜色变深或褪色,应重新配制。

1.1.3.5　亚砷酸钾溶液(5.0 g/L):称取 5.0 g 亚砷酸钾($KAsO_2$)溶于纯水中,并稀释至 1 000 mL。

1.1.3.6　硫代乙酰胺溶液(2.5 g/L):称取 0.25 g 硫代乙酰胺(CH_3CSNH_2),溶于 100 mL 纯水中。

注:硫代乙酰胺是可疑致癌物,切勿接触皮肤或吸入。

1.1.3.7　无需氯水:在无氯纯水中加入少量氯水或漂粉精溶液,使水中总余氯浓度约为 0.5 mg/L。加热煮沸除氯。冷却后备用。

注:使用前可加入碘化钾用本标准检验其总余氯。

1.1.3.8　氯标准储备溶液[$\rho(Cl_2)$=1 000 μg/mL]:称取 0.891 0 g 优级纯高锰酸钾($KMnO_4$),用纯水溶解并稀释至 1 000 mL。

注:用含氯水配制标准溶液,步骤繁琐且不稳定。经试验,标准溶液中高锰酸钾量与 DPD 和所标示的余氯生成的红色相似。

1.1.3.9　氯标准使用溶液[$\rho(Cl_2)$=1 μg/mL]:吸取 10.0 mL 氯标准储备溶液(1.1.3.8),加纯水稀释至 100 mL。混匀后取 1.00 mL 再稀释至 100 mL。

1.1.4 仪器

1.1.4.1 分光光度计。

1.1.4.2 具塞比色管,10 mL。

1.1.5 分析步骤

1.1.5.1 标准曲线绘制:吸取 0,0.1,0.5,2.0,4.0,8.0 mL 氯标准使用溶液(1.1.3.9)置于 6 支10 mL 具塞比色管中,用无需氯水(1.1.3.7) 稀释至刻度。各加入 0.5 mL 磷酸盐缓冲溶液(1.1.3.3), 0.5 mL DPD 溶液(1.1.3.4),混匀 ,于波长 515 nm,1 cm 比色皿,以纯水为参比,测定吸光度,绘制标准曲线。

1.1.5.2 吸取 10 mL 水样置于 10 mL 比色管中,加入 0.5 mL 磷酸盐缓冲溶液(1.1.3.3),0.5 mL DPD 溶液(1.1.3.4),混匀,立即于 515 nm 波长,1 cm 比色皿,以纯水为参比,测量吸光度,记录读数为 A,同时测量样品空白值,在读数中扣除。

注:如果样品中一氯胺含量过高,水样可用亚砷酸盐或硫代乙酰胺进行处理。

1.1.5.3 继续向上述试管中加入一小粒碘化钾晶体(约 0.1 mg),混匀后,再测量吸光度,记录读数为 B。

注:如果样品中二氯胺含量过高,可加入 0.1 mL 新配制的碘化钾溶液(1 g/L)。

1.1.5.4 再向上述试管加入碘化钾晶体(约 0.1 g),混匀,2 min 后,测量吸光度,记录读数为 C。

1.1.5.5 另取两支 10 mL 比色管,取 10 mL 水样于其中一支比色管中,然后加入一小粒碘化钾晶体(约 0.1 mg),混匀,于第二支比色管中加入 0.5 mL 缓冲溶液(1.1.3.3)和 0.5 mL DPD 溶液(1.1.3.4)然后将此混合液倒入第一管中,混匀。测量吸光度,记录读数为 N。

1.1.6 计算

游离余氯和各种氯胺,根据存在的情况计算,见表 1。

表 1 游离余氯和各种氯胺

读　数	不含三氯胺的水样	含三氯胺的水样
A	游离余氯	游离余氯
$B—A$	一氯胺	一氯胺
$C—B$	二氯胺	二氯胺+50%三氯胺
N	—	游离余氯+50%三氯胺
$2(N—A)$	—	三氯胺
$C—N$	—	二氯胺

根据表 1 中读数从标准曲线查出水样中游离余氯和各种化合余氯的含量,按式(1)计算水样中余氯的含量。

$$\rho(Cl_2) = \frac{m}{V} \qquad \cdots\cdots(1)$$

式中:

$\rho(Cl_2)$——水样中余氯的质量浓度,单位为毫克每升(mg/L);

m——从标准曲线上查得余氯的质量,单位为微克(μg);

V——水样体积,单位为毫升(mL)。

1.1.7 精密度和准确度

5 个实验室用本法测定 0.75 mg/L 及 3.0 mg/L 余氯样品,相对标准偏差范围分别为 2.5%～16.9%及 1%～8.5%。以 0.05 mg/L 作加标试验,平均回收率为 97.0%～108%,加标质量浓度为 0.3 mg/L～0.5 mg/L 时,平均回收率为 90.0%～103%;加标质量浓度为 1.0 mg/L～3.0 mg/L 时,平均回收率为 94.0%～106%。

1.2 3,3′,5,5′-四甲基联苯胺比色法

1.2.1 范围

本标准规定了用3,3′,5,5′-四甲基联苯胺比色法测定生活饮用水及其水源水中的游离余氯。

本法适用于经氯化消毒后的生活饮用水及其水源水中总余氯及游离余氯的测定。

本法最低检测质量浓度为0.005 mg/L余氯。

超过0.12 mg/L的铁和0.05 mg/L的亚硝酸盐对本法有干扰。

1.2.2 原理

在pH值小于2的酸性溶液中，余氯与3,3′,5,5′-四甲基联苯胺(以下简称四甲基联苯胺)反应，生成黄色的醌式化合物，用目视比色法定量。本法可用重铬酸钾溶液配制永久性余氯标准色列。

1.2.3 试剂

1.2.3.1 氯化钾-盐酸缓冲溶液(pH2.2)：称取3.7 g经100℃～110℃干燥至恒重的氯化钾，用纯水溶解，再加0.56 mL盐酸($\rho_{20}=1.19$ g/mL)，并用纯水稀释至1 000 mL。

1.2.3.2 盐酸溶液(1+4)。

1.2.3.3 3,3′,5,5′-四甲基联苯胺溶液(0.3 g/L)：称取0.03 g 3,3′,5 5′-四甲基联苯胺($C_{16}H_{20}N_2$)，用100 mL盐酸溶液[c(HCl)=0.1 mol/L]分批加入并搅拌使试剂溶解(必要时可加温助溶)，混匀，此溶液应无色透明、储存于棕色瓶中，在常温下可保存6个月。

1.2.3.4 重铬酸钾-铬酸钾溶液：称取0.155 0 g经120℃干燥至恒重的重铬酸钾($K_2Cr_2O_7$)及0.465 0 g经120℃干燥至恒重的铬酸钾(K_2CrO_4)，溶解于氯化钾-盐酸缓冲溶液(1.2.3.1)中，并稀释至1 000 mL。此溶液生成的颜色相当于1 mg/L余氯与四甲基联苯胺生成的颜色。

1.2.3.5 Na_2-EDTA溶液(20 g/L)。

1.2.4 仪器

具塞比色管，50 mL。

1.2.5 分析步骤

1.2.5.1 永久性余氯标准比色管(0.005 mg/L～1.0 mg/L)的配制。按表2所列用量分别吸取重铬酸钾-铬酸钾溶液(1.2.3.4)注入50 mL具塞比色管中，用氯化钾-盐酸缓冲溶液(1.2.3.1)稀释至50 mL刻度，在冷暗处保存可使用6个月。

表2 0.005 mg/L～1.0 mg/L永久性余氯标准的配制

余氯/(mg/L)	重铬酸钾-铬酸钾溶液/mL	余氯/(mg/L)	重铬酸钾-铬酸钾溶液/mL
0.005	0.25	0.40	20.0
0.01	0.50	0.50	25.0
0.03	1.50	0.60	30.0
0.05	2.50	0.70	35.0
0.10	5.0	0.80	40.0
0.20	10.0	0.90	45.0
0.30	15.0	1.0	50.0
注：若水样余氯大于1 mg/L时，可将重铬酸钾-铬酸钾溶液的浓度提高10倍，配成相当于10 mg/L余氯的标准色，配制成1.0 mg/L～10 mg/L的永久性余氯标准色列。			

1.2.5.2 于50 mL具塞比色管中，先加入2.5 mL四甲基联苯胺溶液(1.2.3.3)，加入澄清水样至50 mL刻度，混合后立即比色，所得结果为游离余氯；放置10 min，比色所得结果为总余氯，总余氯减去游离余氯即为化合余氯。

注1：pH值大于7的水样可先用盐酸溶液调节pH为4再行测定。

注2：水样中铁离子大于0.12 mg/L时，可在每50 mL水样中加1滴～2滴Na_2-EDTA溶液(1.2.3.5)，以消除干扰。

注3：水温低于20℃时，可先温热水样至25℃～30℃，以加快反应速度。

注4：测试时，如显浅蓝色，表明显色液酸度偏低，可多加1mL试剂，就出现正常颜色。又如加试剂后，出现桔色，表示余氯含量过高，可改用余氯1 mg/L～10 mg/L的标准系列，并多加1 mL试剂。

2 氯消毒剂中有效氯

2.1 碘量法

2.1.1 范围

本标准规定了用碘量法测定氯消毒剂中的有效氯。

本法适用于固体或液体含氯消毒剂中有效氯的测定。

2.1.2 原理

含氯消毒剂中有效氯在酸性溶液中与碘化钾反应，释放出相当量的碘，用硫代硫酸钠标准溶液滴定，计算有效氯的含量。

2.1.3 试剂

2.1.3.1 碘化钾晶体。

2.1.3.2 冰乙酸($\rho_{20}=1.06$ g/mL)。

2.1.3.3 硫酸溶液(1+8)。

2.1.3.4 硫代硫酸钠标准溶液[$c(Na_2S_2O_3)=0.1$ mol/L]：称取26 g硫代硫酸钠($Na_2S_2O_3\cdot 5H_2O$)及0.2 g无水碳酸钠(Na_2CO_3)，溶于新煮沸放冷的纯水中，并稀释至1 000 mL，摇匀。放置1周后过滤并标定浓度。

标定：准确称取3份0.11 g～0.14 g于120℃干燥至恒重的基准级重铬酸钾($K_2Cr_2O_7$)置于250 mL碘量瓶中。于每瓶中加入25 mL纯水，溶解后加2 g碘化钾(2.1.3.1)及20 mL硫酸溶液(2.1.3.3)，混匀，于暗处放置10 min。加150 mL纯水，用硫代硫酸钠标准溶液(2.1.3.4)滴定，至溶液呈淡黄色时，加3 mL淀粉溶液(2.1.3.5)。继续滴定至溶液由蓝色变为亮绿色，记录用量为V_1。同时做空白试验，记录用量为V_0。按式(2)计算硫代硫酸钠标准溶液的浓度。

$$c(Na_2S_2O_3)=\frac{m}{(V_1-V_0)\times 0.049\ 03} \qquad \cdots\cdots(2)$$

式中：

$c(Na_2S_2O_3)$——硫代硫酸钠标准溶液的浓度，单位为摩尔每升(mol/L)；

m——重铬酸钾的质量，单位为克(g)；

V_1——滴定重铬酸钾的硫代硫酸钠标准溶液的体积，单位为毫升(mL)；

V_0——滴定空白的硫代硫酸钠标准溶液的体积，单位为毫升(mL)；

0.049 03——与1.00 mL硫代硫酸钠标准溶液[$c(Na_2S_2O_3)=1.000$ mol/L]相当的以克表示的重铬酸钾的质量。

2.1.3.5 淀粉溶液(5 g/L)：称取0.5 g可溶性淀粉，用少许纯水调成糊状，边搅拌边倾入100 mL沸水中，继续煮沸2 min，冷后取上清液备用。

2.1.4 仪器

2.1.4.1 滴定管，50 mL。

2.1.4.2 碘量瓶，250 mL。

2.1.5 分析步骤

2.1.5.1 将具有代表性的固体样品于研钵中研匀，用减量法称取1 g～2 g，置于100 mL烧杯中。加入少量纯水，将样品调成糊状。将样品全部转移至250 mL容量瓶中，加纯水到刻度，混合均匀。

注：2.1.5.1一般指常用的漂白粉(有效氯含量25%～35%)和漂粉精(有效氯含量60%～70%)的取样量，其他含氯消毒剂的取样量可据此计算。

2.1.5.2　液体样品及可溶性样品可按产品标示的有效氯含量，吸取或称取适量，于 250 mL 容量瓶中稀释至刻度，混合均匀。

2.1.5.3　于 250 mL 碘量瓶中加入 1 g 碘化钾晶体(2.1.3.1)，75 mL 纯水，使碘化钾溶解，加入 2 mL 冰乙酸(2.1.3.2)。从容量瓶中吸取 25.0 mL 样品溶液，注入上述碘量瓶中，密塞，加水封口于暗处放置 5 min。

2.1.5.4　用硫代硫酸钠标准溶液(2.1.3.4)滴定至溶液呈淡黄色时，加入 1 mL 淀粉溶液(2.1.3.5)，继续滴定至溶液蓝色刚消失为止，记录用量为 V。

2.1.6　**计算**

按式(3)计算含氯消毒剂中有效氯含量。

$$\omega(\mathrm{Cl_2}) = \frac{V \times c \times 0.035\,45 \times 250 \times 100}{m \times 25} \quad \cdots\cdots (3)$$

式中：

$\omega(\mathrm{Cl_2})$——含氯消毒剂中有效氯含量，%；

V——硫代硫酸钠标准溶液的用量，单位为毫升(mL)；

c——硫代硫酸钠标准溶液的浓度，单位为摩尔每升(mol/L)；

0.035 45——与 1.00 mL 硫代硫酸钠标准溶液[$c(\mathrm{Na_2S_2O_3})$=1.000 mol/L]相当的以克表示的有效氯的质量；

m——氯消毒剂的用量，单位为克(g)。

3　氯胺

3.1　*N,N*-二乙基对苯二胺(DPD)分光光度法

见 1.1。

4　二氧化氯

4.1　*N,N*-二乙基对苯二胺硫酸亚铁铵滴定法

4.1.1　**范围**

本标准规定了用 N,N-二乙基对苯二胺(DPD)-硫酸亚铁铵滴定法测定生活饮用水中的二氧化氯。

本法适用于生活饮用水中二氧化氯的测定。

本法要求水样的总有效氯($\mathrm{Cl_2}$)不高于 5 mg/L，高于此值时，样品必须稀释。

本法测定范围为 0.025 mg/L～9.5 mg/L，最低检测质量浓度为 0.025 mg/L($\mathrm{ClO_2}$)。

氧化态锰和铬酸盐可使 DPD 产生颜色，导致测定结果偏高，可向水样中加入亚砷酸钠或硫代乙酰胺校正；由于滴定液进入的铁离子可活化亚氯酸盐而干扰滴定终点，可加入乙二胺四乙酸二钠盐抑制。

4.1.2　**原理**

甘氨酸将水中的游离氯转化为氯化氨基乙酸而不干扰二氧化氯的测定。水中的二氧化氯与 DPD 反应呈红色。用硫酸亚铁铵标准溶液滴定。加入磷酸盐缓冲盐会使水样保持中性，在此条件下，二氧化氯只能得到 1 mol 电子而被还原为 $\mathrm{ClO_2^-}$，从硫酸亚铁铵溶液用量可计算水样中二氧化氯的质量浓度。

4.1.3　**试剂**

4.1.3.1　重铬酸钾标准溶液[$c(1/6\mathrm{K_2Cr_2O_7})$=0.100 0 mol/L]：称取干燥的基准重铬酸钾 4.904 g，溶于蒸馏水中，定容至 1 000 mL，储存于磨口玻璃瓶中。

4.1.3.2　二苯胺磺酸钡溶液(1 g/L)：称取 0.1 g 二苯胺磺酸钡[$\mathrm{(C_6H_5NHC_6H_4\text{-}SO_3)_2Ba}$]溶于 100 mL 蒸馏水中。

4.1.3.3　硫酸亚铁铵标准溶液{$c[\mathrm{(NH_4)_2Fe(SO_4)_2}]$=0.003 000 mol/L}：称取硫酸亚铁铵[$\mathrm{Fe(NH_4)_2(SO_4)_2 \cdot 6H_2O}$]1.176 g 溶于含 1 mL 硫酸溶液(1+3)的蒸馏水中，用新煮沸放冷的蒸馏水稀释至 1 000 mL。用重铬酸钾标准溶液按下述方法标定浓度，此溶液可保存 1 个月。

吸取 100 mL 硫酸亚铁铵标准溶液，加入 10 mL 硫酸溶液(1+5)、5 mL 磷酸(ρ_{20} = 1.69 g/mL)和 2 mL二苯胺磺酸钡溶液(4.1.3.2)，用重铬酸钾标准溶液(4.1.3.1)滴定至紫色持续 30 s 不褪。硫酸亚铁铵标准溶液的浓度可由式(4)算出：

$$c[(NH_4)_2Fe(SO_4)_2] = \frac{c_1 \times V_1}{V_2} \quad \cdots\cdots(4)$$

式中：

$c[(NH_4)_2Fe(SO_4)_2]$——硫酸亚铁铵标准溶液的浓度，单位为摩尔每升(mol/L)；

c_1——重铬酸钾标准溶液的浓度，单位为摩尔每升(mol/L)；

V_1——滴定硫酸亚铁铵标准溶液消耗的重铬酸钾标准溶液的体积，单位为毫升(mL)；

V_2——硫酸亚铁铵标准溶液的体积，单位为毫升(mL)。

4.1.3.4 磷酸盐缓冲溶液：称取 24 g 无水磷酸氢二钠(Na_2HPO_4)和 46 g 无水磷酸二氢钾(KH_2PO_4)溶于蒸馏水中。另在 100 mL 蒸馏水中溶解 800 mg 乙二胺四乙酸二钠($C_{10}H_{14}N_2O_8Na_2 \cdot 2H_2O$)，合并两种溶液，加蒸馏水至 1 000 mL。另加 20 mg 氯化汞($HgCl_2$)防止溶液长霉。

注意：$HgCl_2$ 剧毒！

4.1.3.5 *N*,*N*-二乙基对苯二胺(DPD)指示剂溶液：称取 1 g DPD 草酸盐[$(C_2H_5)_2NC_6H_4NH_2 \cdot (COOH)_2$]，或 1.5 g DPD 五水硫酸盐[$(C_2H_5)_2NC_6H_4NH_2 \cdot H_2SO_4 \cdot 5H_2O$]，或 1.1 g DPD 无水硫酸盐[$(C_2H_5)_2NC_6H_4NH_2 \cdot H_2SO_4$]溶于含 8 mL 硫酸溶液(1+3)和 200 mg Na_2-EDTA 的无氯蒸馏水中，并用无氯蒸馏水稀释至 1 000 mL，储于具玻塞的棕色玻璃瓶中，置于暗处。如发现溶液褪色，应即弃去。定期检查溶液空白，当其在 515 nm 处吸光度大于 0.002/cm 时，应即弃去。

注意：DPD 草酸盐有毒！

4.1.3.6 甘氨酸溶液(100 g/L)：称取 10 g 甘氨酸($C_2H_5O_2N$)溶于 100 mL 蒸馏水中。

4.1.3.7 乙二胺四乙酸二钠(Na_2-EDTA)：固体。

4.1.3.8 亚砷酸钠溶液(5 g/L)：称取 5.0 g 亚砷酸钠($NaAsO_2$)溶于 1 000 mL 蒸馏水中。

注意：亚砷酸钠剧毒！

4.1.3.9 硫代乙酰胺溶液(2.5 g/L)：称取 250 mg 硫代乙酰胺(CH_3CSNH_2)溶于 100 mL 蒸馏水中。

注意：硫代乙酰胺为怀疑致癌物！

4.1.4 分析步骤

4.1.4.1 在一个 250 mL 锥形瓶中加入 5 mL 磷酸盐缓冲溶液(4.1.3.4)和 0.5 mL 亚砷酸钠溶液(4.1.3.8)或 0.5 mL 硫代乙酰胺溶液(4.1.3.9)，加入 100 mL 水样混匀。

4.1.4.2 向上述锥形瓶中加入 5 mL DPD 指示剂溶液(4.1.3.5)，混匀，用硫酸亚铁铵标准溶液(4.1.3.3)滴定至红色消失，记录滴定读数 V_1。

4.1.4.3 另取一个 250 mL 锥形瓶，加入 100 mL 水样和 2 mL 甘氨酸溶液(4.1.3.6)，混匀。

4.1.4.4 再取一个 250 mL 锥形瓶，加入 5 mL 磷酸盐缓冲溶液(4.1.3.4) 和 5 mL DPD 指示剂溶液(4.1.3.5)，混匀，加入约 200 mg Na_2-EDTA(4.1.3.7)。

4.1.4.5 将经过甘氨酸处理的水样(4.1.4.3)加入混合溶液(4.1.4.4)中，混匀，用硫酸亚铁铵标准溶液(4.1.3.3)快速滴定至红色消失，记录滴定液读数 V_2。

4.1.5 结果计算

按式(5)计算水样中二氧化氯的质量浓度。

$$\rho(ClO_2) = \frac{c \times (V_2 - V_1) \times 13.49 \times 5 \times 1\,000}{V} \quad \cdots\cdots(5)$$

式中：

$\rho(ClO_2)$——水样中二氧化氯的质量浓度，单位为毫克每升(mg/L)；

c——硫酸亚铁铵标准溶液浓度，单位为摩尔每升(mol/L)；

V_2——水样滴定时消耗硫酸亚铁铵标准溶液的体积，单位为毫升(mL)；

V_1——水样中氧化态锰和铬酸盐消耗硫酸铁铵标准溶液的体积，单位为毫升(mL)；

V——水样体积，单位为毫升(mL)；

13.49×5——与 1.00 mL 硫酸亚铁铵标准溶液{$c[(NH_4)_2Fe(SO_4)_2]=1.000$ mol/L}相当的以毫克表示的二氧化氯的实际质量。

4.2 碘量法

4.2.1 范围

本标准规定了用碘量法测定纯二氧化氯水溶液中的二氧化氯。

本法适用于纯二氧化氯水溶液中二氧化氯的测定。

本法最低检测质量为 10 μg(以 ClO_2 计)，若取水溶液 500 mL，其最低检测质量浓度为 20 μg/L(以 ClO_2 计)。温度和强光可影响溶液的稳定性，因此二氧化氯储备液应避光、密闭，并冷藏保存。为尽量减少二氧化氯的损失，其制备及标定过程要求在室温不超过 20℃及非直射光线下进行。

4.2.2 原理

亚氯酸钠($NaClO_2$)溶液与稀硫酸反应，可生成二氧化氯。氯等杂质通过亚氯酸钠溶液除去。用恒定的空气流将所产生的二氧化氯带出，并通入纯水中配制成二氧化氯溶液，其质量浓度以碘量法测定。

4.2.3 试剂

4.2.3.1 碘片。

4.2.3.2 乙酸($\rho_{20}=1.06$ g/mL)。

4.2.3.3 亚氯酸钠($NaClO_2$)。

4.2.3.4 碳酸氢钠。

4.2.3.5 三氧化二砷：基准试剂。

4.2.3.6 碘化钾。

4.2.3.7 硫代硫酸钠：优级纯。

4.2.3.8 硫酸($\rho_{20}=1.84$ g/mL)。

4.2.3.9 硫酸溶液(1+9)。

4.2.3.10 氢氧化钠溶液(150 g/L)。

4.2.3.11 亚氯酸钠饱和溶液：取适量亚氯酸钠($NaClO_2$)于烧杯内，加少量纯水，搅拌使成为饱和溶液(亚氯酸钠的溶解度相当高，按所需用量配制)。

4.2.3.12 二氧化氯储备溶液：

二氧化氯的发生及吸收装置见图 1。

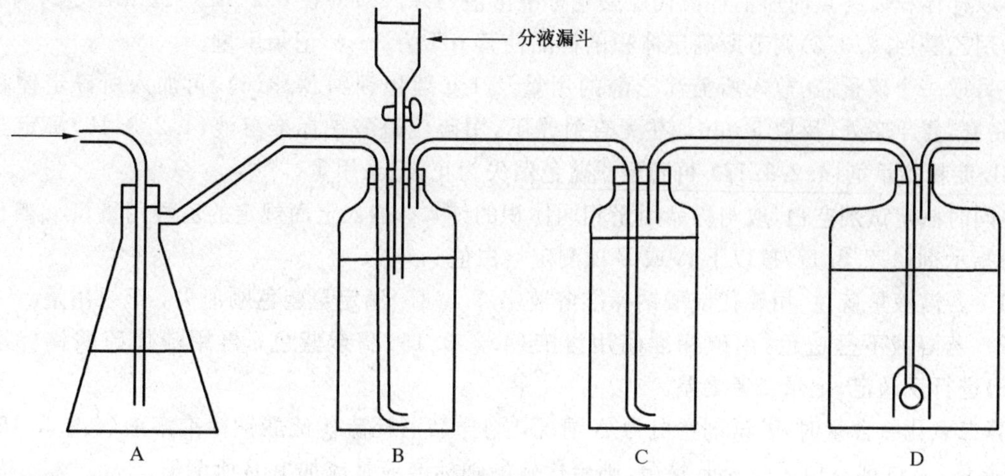

图 1 二氧化氯发生及吸收装置

在A瓶中放入300 mL纯水，将A瓶一端玻璃与空气压缩机相接，另一玻璃管与B瓶相连。B瓶为高强度硼硅玻璃瓶，瓶口有三根玻璃管；第一根插至离瓶底5 mm处，用以引进空气；第二根上接带刻度的圆柱形分液漏斗，下端伸至液面下；第三根下端离开液面，上端与C瓶相接。溶解10 g亚氯酸钠(4.2.3.3)于750 mL纯水中并倒入B瓶中；在分液漏斗中装有20 mL硫酸溶液(4.2.3.9)。C瓶装有亚氯酸钠饱和溶液(4.2.3.11)或片状固体亚氯酸钠的洗气塔。D瓶为2L硼硅玻璃收集瓶，瓶中装有1 500 mL纯水，用以吸收所发生的二氧化氯，余气由排气管排出。整套装置应放入通风橱内。

启动空气压缩机，使空气均匀地通过整个装置。每隔5 min由分液漏斗加入5 mL硫酸溶液(4.2.3.9)，加完最后一次硫酸溶液后，空气流要持续30 min。

所获得的黄色二氧化氯储备溶液放入棕色瓶中密塞于冷藏箱中保存。其质量浓度约为250 mg/L～600 mg/L ClO_2，相当于500 mg/L～1 200 mg/L有效氯(Cl_2)。

4.2.3.13　二氧化氯标准溶液：临用前，取一定量二氧化氯储备液，用无需氯水稀释至所需浓度，用碘量法标定。

4.2.3.14　碘标准储备溶液[$c(1/2I_2)$=0.1 mol/L]：称取13 g碘片(4.2.3.1)及35 g碘化钾(4.2.3.6)溶于100 mL纯水中并稀释至1 000 mL，保存在棕色瓶中。准确称取0.15 g预先在硫酸干燥器中干燥至恒重的三氧化二砷(4.2.3.5)，放入250 mL碘量瓶中，加4 mL氢氧化钠溶液(4.2.3.10)溶解，再加入50 mL纯水，2滴酚酞指示剂(4.2.3.18)，用硫酸溶液(4.2.3.9)中和，再加3 g碳酸氢钠(4.2.3.4)及3 mL淀粉指示剂(4.2.3.17)，用碘标准储备溶液滴至浅蓝色，同时做空白试验。

4.2.3.15　碘标准使用溶液[$c(1/2\ I_2)$=0.028 20 mol/L]：溶解25 g碘化钾(4.2.3.6)于1 000 mL容量瓶中，加少许纯水，按计算量加入经过标定的碘标准储备溶液(4.2.3.13)，用无需氯水稀释至刻度，此液浓度为0.028 20 mol/L，保存于棕色广口瓶，防止直射光照射，勿与橡皮塞或橡胶管接触。

4.2.3.16　硫代硫酸钠标准溶液[$c(Na_2S_2O_3)$=0.100 0 mol/L]。其配制及标定见GB/T 5750.4—2006中9.1.4.11。

4.2.3.17　淀粉指示剂(5 g/L)。

4.2.3.18　酚酞指示剂(5 g/L)。

4.2.4　仪器

4.2.4.1　碘量瓶。

4.2.4.2　滴定管。

4.2.5　分析步骤

4.2.5.1　取样体积以终点时所消耗硫代硫酸钠标准溶液(4.2.3.16)在0.2 mL～20 mL之间为宜。

4.2.5.2　用乙酸(4.2.3.2)调节所确定体积的样品使其pH为3～4，记录用量。

4.2.5.3　另取一个碘量瓶，放入所需冰乙酸的用量及1 g碘化钾(4.2.3.6)，再加入所确定体积的样品，摇匀，密塞，置于暗处，反应5 min。在无直射光下，用硫代硫酸钠标准溶液(4.2.3.16)滴定至淡黄色，加1 mL淀粉指示剂(4.2.3.17)再滴至浅蓝色消失为止，记录用量。

4.2.5.4　同时测定试剂空白，取与样品用量相同体积的纯水，加入上面规定的乙酸用量，1 g碘化钾和1 mL淀粉指示剂(4.2.3.17)按以下A或B项测定空白值。

4.2.5.4.1　若溶液呈蓝色，用硫代硫酸钠标准溶液(4.2.3.16)滴定至蓝色刚消失，记录用量。

4.2.5.4.2　若溶液不呈蓝色，用碘标准使用溶液(4.2.3.15)滴至蓝色，再用硫代硫酸钠标准溶液(4.2.3.16)进行反滴定，记录二者之差。

在计算二氧化氯含量时，若试剂空白为A情况，则样品消耗硫代硫酸钠标准溶液(4.2.3.16)的用量减A所测值；若试剂空白试验为B情况，则硫代硫酸钠标准液量应加上B所测值。

4.2.6　计算

二氧化氯(ClO_2)的质量浓度可用二氧化氯(ClO_2)或有效氯(Cl_2)表示。按式(6)计算。

$$\rho(ClO_2)=\frac{(V_1-V_0)\times c\times 13.49\times 1\ 000}{V}\quad\cdots\cdots\cdots\cdots(6)$$

式中：

$\rho(ClO_2)$——水样中二氧化氯质量浓度，单位为毫克每升(mg/L)；

V_1——水样硫代硫酸钠标准溶液的用量，单位为毫升(mL)；

V_0——空白试验硫代硫酸钠标准溶液的用量，单位为毫升(mL)；

c——硫代硫酸钠标准溶液的浓度，单位为摩尔每升(mol/L)；

V——水样体积，单位为毫升(mL)；

13.49——与 1.00 mL 硫代硫酸钠标准溶液[$c(Na_2S_2O_3)=1.000$ mol/L]相当的以毫克表示的二氧化氯的质量。

4.3 甲酚红分光光度法

4.3.1 范围

本标准规定了用分光光度法测定生活饮用水中的二氧化氯。

本法适用于生活饮用水中二氧化氯的测定。

本法最低检测质量为 0.5 μg，若取 25 mL 水样测定，则最低检测质量浓度为 0.02 mg/L。

4.3.2 原理

在 pH=3 时，二氧化氯与甲酚红发生氧化还原反应，剩余的甲酚红在碱性条件下显紫红色，于 573 nm波长下比色定量。

4.3.3 仪器和试剂

4.3.3.1 本法配制试剂及稀释标准溶液所用纯水均为无需二氧化氯量的蒸馏水。即取蒸馏水每升加入 2 mg 二氧化氯(或含 5 mg 游离氯的氯水)放置 1 天，用二乙基对苯二胺法检查尚有余氯反应。将此蒸馏水让日光照射或煮沸，检查无余氯后使用。

4.3.3.1.1 硫代硫酸钠标准溶液[$c(Na_2S_2O_3)=0.100\ 0$ mol/L]。

4.3.3.1.2 碘标准溶液[$c(I)=0.100\ 0$ mol/L]。

4.3.3.1.3 淀粉溶液(5 g/L)。

4.3.3.1.4 甲基橙指示剂溶液。

4.3.3.1.5 盐酸溶液(1+23)。

4.3.3.1.6 柠檬酸盐缓冲液(pH=3)：取 46.5 mL 19.2 g/L 柠檬酸溶液与 3.5 mL 29.4 g/L 柠檬酸钠溶液混合后用纯水稀释至 100 mL。在 pH 计上用柠檬酸溶液调 pH 为 3。

4.3.3.1.7 甲酚红溶液：称取 0.1 g 甲酚红，用 20 mL 99%乙醇溶解后加水至 100 mL 成储备液。取 1 mL用纯水稀释为 50 mL 后使用。

4.3.3.1.8 氢氧化钠溶液(50 g/L)。

4.3.3.1.9 二氧化氯标准储备溶液：取 250 mL 暴气瓶 4 个串联，于第一及第二两个瓶中依次加入 50 mL及 100 mL 亚氯酸钠饱和溶液，第三及第四个瓶中各加入 100 mL 纯水，联接好后向第一个瓶中加入硫酸(1+1)至呈酸性(产生黄橙色气体)，用 500 mL/min 的流量抽气，将二氧化氯吸收于纯水中。当第四个瓶纯水吸收液中黄色较深时停止抽气，取第四个瓶中的标准溶液贮于棕色瓶内，冰箱内保存。按下法准确测定二氧化氯标准储备溶液的浓度。

A 向 250 mL 碘量瓶内加入 100 mL 无需氯量纯水、1 g 碘化钾及 5 mL 冰乙酸，摇动碘量瓶，让碘化钾溶完。加入 10.00 mL 二氧化氯标准溶液，在暗处放置 5 min。用 0.100 0 mol/L 硫代硫酸钠标准溶液滴定至溶液呈淡黄色时，加入 1 mL 淀粉溶液(4.3.3.1.3)，继续滴定至终点。

B 空白滴定：向碘量瓶内按测定二氧化氯步骤加入相同量的试剂(仅不加二氧化氯)，如果加入淀粉溶液后溶液显蓝色，则用硫代硫酸钠标准溶液滴定至蓝色消失，记录用量。如果加入淀粉溶液后不显蓝色，则加入 1.00 mL 0.100 0 mol/L 碘标准使溶液呈蓝色，再用硫代硫酸钠标准溶液滴定至终点，记录用量。在计算二氧化氯浓度时，应减去空白。如果加有碘标准溶液，则应加入空白（此时空白值为 1 mL碘标准溶液相当的硫酸钠标准溶液的体积减去滴定的体积）。

C　计算：按式(7)计算二氧化氯标准储备溶液的浓度。

$$\rho(ClO_2) = \frac{c \times (V_1 - V_0) \times 13.49}{V_2} \qquad (7)$$

式中：

$\rho(ClO_2)$——二氧化氯标准储备溶液的浓度，单位为毫克每毫升(mg/mL)；

c——硫代硫酸钠标准溶液的浓度，单位为摩尔每升(mol/L)；

V_1——滴定二氧化氯所用硫代硫酸钠标准溶液的体积，单位为毫升(mL)；

V_0——滴定空白所用硫代硫酸钠标准溶液的体积，单位为毫升(mL)；

V_2——二氧化氯体积，单位为毫升(mL)；

13.49——与 1.00 mL 硫代硫酸钠标准溶液[$c(Na_2S_2O_3)$=0.100 0 mol/L]相当的以毫克表示的二氧化氯的质量。

4.3.3.1.10　二氧化氯标准使用液：取二氧化氯标准储备溶液(4.3.3.1.9)用纯水稀释为 1 mL 含 5 μg 二氧化氯。

4.3.3.2　仪器

4.3.3.2.1　具塞比色管，25 mL。

4.3.3.2.2　分光光度计。

4.3.4　测定步骤

4.3.4.1　量取 100 mL 水样于 250 mL 锥形瓶中，加两滴甲基橙指示剂溶液，用盐酸溶液(4.3.3.1.5)滴定至浅橙红色，记录用量。

4.3.4.2　取 25 mL 水样于比色管中，根据 4.3.4.1 步骤中盐酸(4.3.3.1.5)用量加入盐酸（一般地面水须加 2 滴）。

4.3.4.3　取 25 mL 比色管 7 支，分别加入二氧化氯标准使用液(4.3.3.1.10)0，0.10，0.25，0.50，0.75，1.00，1.25 mL，加纯水至标线。再各加 1 滴盐酸溶液(4.3.3.1.5)。

4.3.4.4　向样品及标准管中各加 0.5 mL 缓冲液(4.3.3.1.6)摇匀。再各加 0.5 mL 甲酚红溶液(4.3.3.1.7)，摇匀后室温放置 10 min。

4.3.4.5　各加 1 mL 8 g/L 氢氧化钠溶液，摇匀。

4.3.4.6　于 573 nm 波长、用 5 cm 比色皿、以纯水作参比，调透光率 40%，测定水样和标准的吸光度。

4.3.4.7　以吸光度为纵坐标，以二氧化氯质量为横坐标，绘制标准曲线，从标准曲线上查出样品管中二氧化氯的质量。

4.3.5　计算

水样中二氧化氯的质量浓度按式(8)计算。

$$\rho = \frac{m}{V} \qquad (8)$$

式中：

ρ——水样中二氧化氯的质量浓度，单位为克每升(g/L)；

m——从标准曲线上查得的二氧化氯质量，单位为毫克(mg)；

V——水样体积，单位为毫升(mL)。

4.3.6　精密度和准确度

4 个实验室向天然水中加入 0.05 mg/L、0.10 mg/L、0.20 mg/L 二氧化氯，测定 5 份，回收率为

88.5%～106%，平均为95.4%；相对标准差为9.3%。

4.4 现场测定法

4.4.1 范围

本标准规定了用二氧化氯现场测定法测定生活饮用水中残留二氧化氯。

本法适用于经二氧化氯消毒后的生活饮用水中二氧化氯质量浓度为 0 mg/L～5.50 mg/L 的水样直接测定。超出此范围的水样稀释后会造成水中二氧化氯损失。

本法最低检测质量浓度为 0.01 mg/L。

4.4.2 原理

水中二氧化氯与 N,N-二乙基对苯二胺(DPD)反应产生粉色，其中二氧化氯中20%的氯转化成亚氯酸盐，显色反应与水中二氧化氯含量成正比，于 528 nm 波长下比色定量。甘氨酸将水中的氯离子转化为氯化氨基乙酸而不干扰二氧化氯的测定。

4.4.3 试剂和材料

4.4.3.1 DPD 试剂或含 DPD 试剂的安瓿。

4.4.3.2 甘氨酸溶液(100 g/L)。

4.4.4 仪器

4.4.4.1 分光光度计或单项比色计。

4.4.4.2 10 mL 比色杯。

4.4.4.3 50 mL 烧杯。

4.4.5 分析步骤

4.4.5.1 将待测样品倒入 10 mL 比色杯中，作为空白对照。将此比色杯置于比色池中，盖上器具盖，按下仪器的 ZERO 键，此时显示 0.00。

4.4.5.2 取水样 10 mL 于 10 mL 比色杯中，立刻加入 4 滴甘氨酸试剂，摇匀。加入 1 包 DPD 试剂(4.4.3.1)，轻摇 20 s，静置 30 s 使不溶物沉于底部。

或于 50 mL 烧杯中取 40 mL 水样，加入 16 滴甘氨酸试剂，摇匀。将含有 DPD 试剂的安瓿(4.4.3.1)倒置于待测水样的烧杯中(毛细管部分朝下)，用力将毛细管部分折断，此时水将充满安瓿，待水完全充满后，快速将安瓿颠倒数次混匀，擦去安瓿外部的液体及手印，静置 30 s 使不溶物沉于底部。操作见图 2。

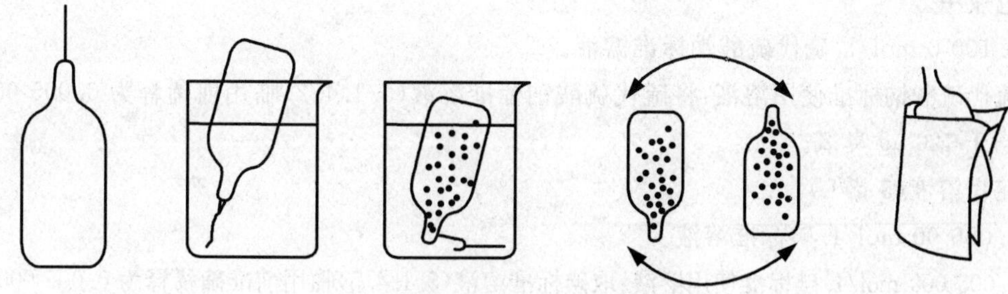

图 2 操作示意图

4.4.5.3 将装有样品的比色杯或安瓿放置于比色池中，盖上器具盖，按下仪器的 READ 键，仪器将显示测定水样中二氧化氯的质量浓度(以 mg/L 为单位)。

注 1：要严格掌握反应时间，样品静置后的比色测定应在 1 min 内完成。

注 2：二氧化氯在水中稳定性很差，故最好现场取样立即测定。

4.4.5.4 干扰去除

4.4.5.4.1 当水样中碱度>250 mg/L(以 $CaCO_3$ 计)或酸度>150 mg/L(以 $CaCO_3$ 计)时可以抑制颜

色生成或生成的颜色立即褪色,用0.5 mol/L硫酸标准溶液或1 mol/L氢氧化钠标准溶液将水样中和至pH6~7,测定结果要进行体积校正。

4.4.5.4.2　二氧化氯浓度较高时一氯胺将干扰测定,试剂加入后1 min内3.0 mg/L的一氯胺将引起约0.1 mg/L值的增加。

4.4.5.4.3　氧化态的锰和铬干扰测定结果,于25 mL水样中加入3滴30 g/L碘化钾反应1 min或通过加入3滴5 g/L亚砷酸钠去除锰和铬的干扰。各种金属通过与甘氨酸反应也会干扰测定结果,可以通过多加甘氨酸去除此干扰。

4.4.5.4.4　溴、氯、碘、臭氧和有机胺和过氧化物干扰测定的结果。

4.4.6　精密度

5个实验室分别对含二氧化氯低、中、高3种不同质量浓度的水样进行了精密度试验,低浓度(0.1 mg/L)精密度测定结果平均相对标准偏差(RSD)为0.1%;中浓度(1.3 mg/L)精密度测定结果平均相对标准偏差(RSD)为1.1%;高浓度(3.7 μg/L)精密度测定结果平均相对标准偏差(RSD)为2.0%。

5　臭氧

5.1　碘量法

5.1.1　范围

本标准规定了用碘量法测定生活饮用水中残留臭氧。

本法适用于经臭氧消毒后生活饮用水中残留臭氧的测定。

5.1.2　原理

臭氧能从碘化钾溶液中释放出游离碘,再用硫代硫酸钠标准溶液滴定,计算出水样中臭氧含量。

5.1.3　仪器

5.1.3.1　1 L和500 mL标准的洗气瓶和吸收瓶,进气支管的末端配有中等孔隙度的玻璃砂芯滤板。

5.1.3.2　纯氮气或纯空气气源,0.2 L/min~1.0 L/min。

5.1.3.3　玻璃管或不锈钢管。

5.1.4　试剂

5.1.4.1　碘化钾溶液:溶解20 g不含游离碘、碘酸盐和还原性物质的碘化钾于1 L新煮沸并冷却的纯水,贮于棕色瓶中。

5.1.4.2　0.100 0 mol/L硫代硫酸钠标准溶液。

5.1.4.3　硫代硫酸钠标准使用溶液:将硫代硫酸钠标准溶液(5.1.4.2)临用前稀释为0.005 000 mol/L,每1 mL相当于120 μg臭氧。

5.1.4.4　淀粉溶液(5 g/L)。

5.1.4.5　0.050 00 mol/L碘标准溶液。

5.1.4.6　0.005 000 mol/L碘标准使用溶液:取碘标准溶液(5.1.4.5)临用前准确稀释为0.005 000 mol/L。

5.1.4.7　硫酸溶液(1+35)。

5.1.5　分析步骤

水中剩余臭氧很不稳定,因此要在取样后立即测定。在低温和低pH值时,剩余臭氧的稳定性相对较高。

5.1.5.1　采集水样:用1L洗气瓶,在进气支管的出口端配有玻璃砂芯滤板,采集水样800 mL。

5.1.5.2　臭氧吸收:用纯氮气或纯空气由洗气瓶底部的玻砂滤板通入水样中,洗气瓶与另一只含有400 mL碘化钾溶液的吸收瓶相串联,通气至少5 min,通气流量保持在0.5 L/min~1.0 L/min,供水中所有的臭氧都被驱出并吸收在碘化钾中。

5.1.5.3 滴定:将吸收臭氧的碘化钾溶液移至1L的碘量瓶中,并用适量的纯水冲洗吸收瓶,洗液合并在碘量瓶中。加入20 mL硫酸溶液(5.1.4.7),使pH值降低到2.0以下。用硫代硫酸钠标准使用溶液(5.1.4.3)滴定至淡黄色时,再加入4 mL淀粉溶液(5.1.4.4),使溶液变为蓝色,再迅速滴定到终点。

5.1.5.4 空白试验:取400 mL碘化钾溶液,加20 mL硫酸溶液(5.1.4.7)和4 mL淀粉溶液(5.1.4.4),进行下列一种空白滴定(空白值可能是正值,也可能是负值):

如出现蓝色,用硫代硫酸钠标准使用溶液(5.1.4.3)滴定至蓝色刚消失。

如不出现蓝色,用碘标准使用溶液(5.1.4.6)滴定至蓝色刚出现。

5.1.6 计算

水样中臭氧的浓度按式(9)计算。

$$\rho = \frac{(V_1 - V_2) \times c \times 24 \times 1\,000}{V} \qquad \cdots\cdots(9)$$

式中:

ρ ——水样中臭氧浓度,单位为毫克每升(mg/L);

V_1——水样滴定时所用硫代硫酸钠标准溶液的体积,单位为毫升(mL);

V_2—— 空白滴定时所用硫代硫酸钠标准溶液或碘标准溶液的体积,单位为毫升(mL);

c ——硫代硫酸钠标准溶液的浓度,单位为摩尔每升(mol/L);

24 ——与1 mL硫代硫酸钠溶液[$c(Na_2S_2O_3)=1.000$ mol/L]相当的以毫克表示的臭氧的质量;

V ——水样体积,单位为毫升(mL)。

5.1.7 精密度和准确度

单个实验室向水中分别注入4 mg/L及5 mg/L臭氧,测定11次,剩余臭氧平均值为0.339 mg/L及0.424 mg/L,标准偏差为0.018 mg与0.025 mg,相对标准偏差为5.3%及5.9%。

5.2 靛蓝分光光度法

5.2.1 范围

本标准规定了用靛蓝分光光度法测定生活饮用水中残留臭氧。

本法适用于经臭氧消毒后生活饮用水中残留臭氧的测定。

本法最低检测质量浓度为0.01 μg/L。

过氧化氢和有机过氧化物可以使靛蓝缓慢褪色。若加入靛蓝后6 h内测定臭氧即可预防过氧化氢的干扰。有机过氧化物可能反应更快。三价铁不会产生干扰。二价锰也不会产生干扰,但会被臭氧氧化,而氧化后的产物会使靛蓝褪色。通过设立对照(事先选择性地去掉臭氧)来消除这些干扰。否则,0.1 mg/L被氧化的锰即可产生0.08 mg/L臭氧的相当的反应。氯会产生干扰,低浓度的氯(<0.1 mg/L)可被丙二酸掩盖。溴被还原成溴离子,可引起干扰(1 mol的HOBr相当于0.4 mol臭氧)。若HOBr或氯的浓度超过0.1 mg/L,不适合用该法来精确检测臭氧。

5.2.2 原理

在酸性条件下,臭氧可迅速氧化靛蓝,使之褪色,吸光率的下降与臭氧浓度的增加呈线性。

5.2.3 试剂和材料

5.2.3.1 三磺酸钾靛蓝:纯度:80%~85%。

5.2.3.2 磷酸($\rho_{20}=1.69$ g/mL)。

5.2.3.3 磷酸二氢钠。

5.2.3.4 靛蓝储备液(0.77 g/L):于1L的容量瓶中加入约200 mL蒸馏水和1 mL磷酸(5.2.3.2),摇匀,加入0.77 g三磺酸钾靛蓝(5.2.3.1),加蒸馏水至刻度。储备液避光可保存4个月。

注:1∶100的稀释液在600 nm的吸光度是(0.20±0.010)/cm,当吸光度降至0.16/cm时,弃掉。

5.2.3.5 靛蓝溶液Ⅰ:在1 L的容量瓶中加入20 mL靛蓝储备液(5.2.3.4)、10 g磷酸二氢钠(5.2.3.3)、7 mL磷酸(5.2.3.2),加水稀释至刻度。

注:当吸光度降至原来的80%时,需重新配制溶液。

5.2.3.6 靛蓝溶液Ⅱ:除需加入靛蓝储备液(5.2.3.4)100 mL外,配制过程如溶液Ⅰ(5.2.3.5)。

5.2.3.7 丙二酸溶液(50 g/L):取5 g丙二酸溶于水中,定容100 mL。

5.2.3.8 氨基乙酸溶液(70 g/L):取7 g氨基乙酸溶于100 mL蒸馏水中。

5.2.4 仪器

5.2.4.1 分光光度计。

5.2.4.2 容量瓶,100 mL。

5.2.5 样品

5.2.5.1 样品的稳定性:臭氧在水中稳定性很差(10 min～15 min即可衰减一半;40 min后浓度几乎衰减为零),故最好现场取样立即测定。而且对于臭氧浓度≥0.60 mg/L的水样,水样稀释后会造成水中臭氧损失。

5.2.5.2 样品的采集:样品与靛蓝反应越快越好,因为残留物会很快分解掉。在收集样品过程中,要避免因气体处理而损失。不要将样品放置在烧瓶的底部。加入样品后,持续摇晃,使得溶液完全反应。

5.2.6 分析步骤

5.2.6.1 臭氧质量浓度为0.01 mg/L～0.1 mg/L范围的测定:于2个100 mL的容量瓶中分别加入靛蓝溶液Ⅰ(5.2.3.5)10 mL,其中一个加入样品90 mL,而另一个加入蒸馏水90 mL作为空白对照,于600 nm波长下,5 cm比色杯,测定两个溶液的吸光度。

注:比色测定应在4 h内完成。

5.2.6.2 臭氧质量浓度为0.05 mg/L～0.5 mg/L范围的测定:将上述过程(5.2.6.1)中的10 mL靛蓝溶液Ⅰ(5.2.3.5)换成10 mL靛蓝溶液Ⅱ(5.2.3.6),其他步骤相同。

5.2.6.3 干扰去除

5.2.6.3.1 若存在低浓度的氯(<0.1 mg/L),可分别在两个容量瓶中加入1 mL的丙二酸去除氯的干扰,然后再加入样品并定容。尽快测量吸光度,最好在60 min内(Br^-,Br_2,HOBr仅能被丙二酸部分去除)。

5.2.6.3.2 若存在锰,则预先将样品经过氨基乙酸处理,破坏掉臭氧。将0.1 mL的氨基乙酸溶液加入100 mL的容量瓶(作为空白),另取一个加入10 mL的靛蓝溶液Ⅱ(作为样品)。用吸管吸取相同体积的样品加入上述容量瓶中。调整剂量,以至于样品瓶中的褪色反应可肉眼观察又不完全漂白(最大体积80 mL)。在加入靛蓝前,确定空白瓶中的氨基乙酸和样品混合液的pH值不低于6,因为臭氧和氨基乙酸在低pH值下反应非常缓慢。盖好塞子,仔细混匀。加入样品30 s到60 s后,加入10 mL的靛蓝溶液Ⅱ到空白瓶中。向两个瓶中加入不含臭氧的水定容至刻度,充分混匀。然后在大致相同的时间里大约30 min到60 min内测定吸光度(若超过这个时间,则残留的锰氧化物会缓慢氧化靛蓝使之褪色,空白和样品的吸光度的漂移产生变化)。空白瓶中的吸光度的减少由锰氧化物引起,而样品中的吸光度则是由臭氧和锰氧化物共同作用引起。

5.2.6.4 计算

水样中残留臭氧的质量浓度按式(10)计算。

$$\rho(O_3) = \frac{100 \times \Delta A}{f \times b \times V} \qquad \cdots\cdots(10)$$

式中:

$\rho(O_3)$——水样中残留臭氧的质量浓度,单位为毫克每升(mg/L);

ΔA——样品和空白吸光度之差;

b——比色杯的厚度，单位为厘米(cm)；

V——样品的体积(一般是 90 mL)，单位为毫升(mL)；

f——0.42[因子 f 以灵敏度因子 20 000/cm 为基础，即每升水中 1 mol 的臭氧引起的吸光度(600 nm)的变化，由碘滴定法获得]。

5.2.7 精密度

3 个实验室对臭氧质量浓度为 0.05 mg/L～0.5 mg/L 范围内水样进行了精密度的测定，测定结果相对标准偏差(RSD)在 0.8%～4.7%之间。

5.3 靛蓝现场测定法

5.3.1 范围

本标准规定了用靛蓝现场测定法测定生活饮用水中残留臭氧。

本法适用于经臭氧消毒后的生活饮用水中臭氧质量浓度为 0.01 mg/L～0.75 mg/L 的水样直接测定，超出此范围的水样稀释后会造成水中臭氧损失。

本法最低检测质量浓度为 0.01 mg/L。

氯会对结果产生干扰，含靛蓝试剂的安瓿中含抑制干扰的试剂。

5.3.2 原理

在 pH2.5 的条件下，水中臭氧与靛蓝试剂发生蓝色褪色反应，于 600 nm 波长下可以定量测定。

5.3.3 试剂和材料

5.3.3.1 含靛蓝试剂的安瓿。

5.3.4 仪器

5.3.4.1 分光光度计或单项比色计。

5.3.4.2 烧杯，50 mL。

5.3.5 分析步骤

5.3.5.1 于 50 mL 烧杯中取 40 mL 水样，另一个烧杯取至少 40 mL 空白样(不含臭氧的蒸馏水)，用含有靛蓝试剂的安瓿(5.3.3.1)分别倒置于空白样和待测水样的烧杯中(毛细管部分朝下)，用力将毛细管部分折断，此时水将充满安瓿，待水完全充满后，快速将安瓿颠倒数次混匀，擦去安瓿外部的液体及手印(见图 2)。

5.3.5.2 将空白对照的安瓿置于比色池中(空白样应为蓝色)，盖上器具盖，按下仪器的 ZERO 键，此时显示 0.00。

5.3.5.3 再将装有样品的安瓿放置于比色池中，盖上器具盖，按下仪器的 READ 键，仪器将显示测定水样中臭氧的质量浓度(以 mg/L 为单位)。

注：臭氧在水中稳定性很差(10 min～15 min 即可衰减一半；40 min 后浓度几乎衰减为零)，故最好现场取样立即测定。

5.3.6 精密度

5 个实验室对臭氧质量浓度为 0.05 mg/L～0.5 mg/L 范围内水样进行了精密度的测定，测定结果相对标准偏差(RSD)在 5.5%～11%之间。

6 氯酸盐

见 GB/T 5750.10—2006 第 13 章亚氯酸盐。

附 录 A
（规范性附录）
引 用 文 件

GB/T 5750.4—2006　生活饮用水标准检验方法　感官性状和物理指标

GB/T 5750.10—2006　生活饮用水标准检验方法　消毒副产物指标

ICS 13.060
C 51

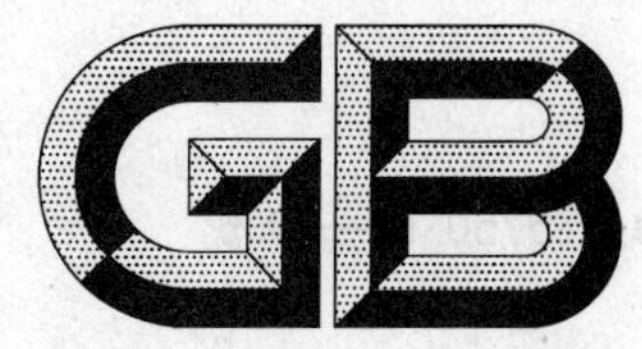

中华人民共和国国家标准

GB/T 5750.12—2006
部分代替 GB/T 5750—1985

生活饮用水标准检验方法 微生物指标

Standard examination methods for drinking water—Microbiological parameters

2006-12-29 发布 2007-07-01 实施

中华人民共和国卫生部
中国国家标准化管理委员会 发布

前　言

GB/T 5750《生活饮用水标准检验方法》分为以下部分：

——总则；

——水样的采集和保存；

——水质分析质量控制；

——感官性状和物理指标；

——无机非金属指标；

——金属指标；

——有机物综合指标；

——有机物指标；

——农药指标；

——消毒副产物指标；

——消毒剂指标；

——微生物指标；

——放射性指标。

本标准代替 GB/T 5750—1985《生活饮用水标准检验法》第二篇中的细菌总数、总大肠菌群。

本标准与 GB/T 5750—1985 相比主要变化如下：

——依据 GB/T 1.1—2000《标准化工作导则　第 1 部分：标准的结构和编写规则》调整了结构；

——增加了生活饮用水中耐热大肠菌群、大肠埃希氏菌、贾第鞭毛虫、隐孢子虫 4 项指标的 7 个检验方法。

本标准由中华人民共和国卫生部提出并归口。

本标准负责起草单位：中国疾病预防控制中心环境与健康相关产品安全所。

本标准参加起草单位：中山大学、黑龙江省疾病预防控制中心、河北省疾病预防控制中心、北京市疾病预防控制中心、深圳市疾病预防控制中心、澳门自来水公司、广州市自来水公司。

本标准主要起草人：金银龙、陈西平、周淑玉、孙宗科、宋宏。

本标准参加起草人：遇晓杰、张淑红、张雅婕、丁培、薛金荣、余淑苑、范晓军、章诗芳。

本标准于 1985 年 8 月首次发布，本次为第一次修订。

生活饮用水标准检验方法 微生物指标

1 菌落总数

1.1 平皿计数法

1.1.1 范围

本标准规定了用平皿计数法测定生活饮用水及其水源水中的菌落总数。

本法适用于生活饮用水及其水源水中菌落总数的测定。

1.1.2 术语和定义

下列术语和定义适用于本标准。

1.1.2.1

菌落总数 standard plate-count bacteria

水样在营养琼脂上有氧条件下37℃培养48 h后，所得1 mL水样所含菌落的总数。

1.1.3 培养基与试剂

1.1.3.1 营养琼脂

1.1.3.1.1 成分：

A	蛋白胨	10 g
B	牛肉膏	3 g
C	氯化钠	5 g
D	琼脂	10 g～20 g
E	蒸馏水	1 000 mL

1.1.3.1.2 制法：将上述成分混合后，加热溶解，调整pH为7.4～7.6，分装于玻璃容器中(如用含杂质较多的琼脂时，应先过滤)，经103.43 kPa (121℃，15 lb)灭菌20 min，储存于冷暗处备用。

1.1.4 仪器

1.1.4.1 高压蒸汽灭菌器。

1.1.4.2 干热灭菌箱。

1.1.4.3 培养箱36℃±1℃。

1.1.4.4 电炉。

1.1.4.5 天平。

1.1.4.6 冰箱。

1.1.4.7 放大镜或菌落计数器。

1.1.4.8 pH计或精密pH试纸。

1.1.4.9 灭菌试管、平皿(直径9 cm)、刻度吸管、采样瓶等。

1.1.5 检验步骤

1.1.5.1 生活饮用水

1.1.5.1.1 以无菌操作方法用灭菌吸管吸取1 mL充分混匀的水样，注入灭菌平皿中，倾注约15 mL已融化并冷却到45℃左右的营养琼脂培养基，并立即旋摇平皿，使水样与培养基充分混匀。每次检验时应做一平行接种，同时另用一个平皿只倾注营养琼脂培养基作为空白对照。

1.1.5.1.2 待冷却凝固后，翻转平皿，使底面向上，置于36℃±1℃培养箱内培养48 h，进行菌落计数，即为水样 1 mL 中的菌落总数。

1.1.5.2 **水源水**

1.1.5.2.1 以无菌操作方法吸取 1 mL 充分混匀的水样，注入盛有 9 mL 灭菌生理盐水的试管中，混匀成 1∶10 稀释液。

1.1.5.2.2 吸取 1∶10 的稀释液 1 mL 注入盛有 9 mL 灭菌生理盐水的试管中，混匀成 1∶100 稀释液。按同法依次稀释成 1∶1 000，1∶10 000 稀释液等备用。如此递增稀释一次，必须更换一支 1 mL 灭菌吸管。

1.1.5.2.3 用灭菌吸管取未稀释的水样和 2 个～3 个适宜稀释度的水样 1 mL，分别注入灭菌平皿内。以下操作同生活饮用水的检验步骤。

1.1.6 **菌落计数及报告方法**

作平皿菌落计数时，可用眼睛直接观察，必要时用放大镜检查，以防遗漏。在记下各平皿的菌落数后，应求出同稀释度的平均菌落数，供下一步计算时应用。在求同稀释度的平均数时，若其中一个平皿有较大片状菌落生长时，则不宜采用，而应以无片状菌落生长的平皿作为该稀释度的平均菌落数。若片状菌落不到平皿的一半，而其余一半中菌落数分布又很均匀，则可将此半皿计数后乘 2 以代表全皿菌落数。然后再求该稀释度的平均菌落数。

1.1.7 **不同稀释度的选择及报告方法**

1.1.7.1 首先选择平均菌落数在 30～300 之间者进行计算，若只有一个稀释度的平均菌落数符合此范围时，则将该菌落数乘以稀释倍数报告之(见表 1 中实例 1)。

1.1.7.2 若有两个稀释度，其生长的菌落数均在 30～300 之间，则视二者之比值来决定，若其比值小于 2 应报告两者的平均数(如表 1 中实例 2)。若大于 2 则报告其中稀释度较小的菌落总数(如表 1 中实例 3)。若等于 2 亦报告其中稀释度较小的菌落数(见表 1 中实例 4)。

1.1.7.3 若所有稀释度的平均菌落数均大于 300，则应按稀释度最高的平均菌落数乘以稀释倍数报告之(见表 1 中实例 5)。

1.1.7.4 若所有稀释度的平均菌落数均小于 30，则应以按稀释度最低的平均菌落数乘以稀释倍数报告之(见表 1 中实例 6)。

1.1.7.5 若所有稀释度的平均菌落数均不在 30～300 之间，则应以最接近 30 或 300 的平均菌落数乘以稀释倍数报告之(见表 1 中实例 7)。

1.1.7.6 若所有稀释度的平板上均无菌落生长，则以未检出报告之。

1.1.7.7 如果所有平板上都菌落密布，不要用“多不可计”报告，而应在稀释度最大的平板上，任意数其中 2 个平板 1 cm^2 中的菌落数，除 2 求出每平方厘米内平均菌落数，乘以皿底面积 63.6 cm^2，再乘其稀释倍数作报告。

1.1.7.8 菌落计数的报告：菌落数在 100 以内时按实有数报告，大于 100 时，采用两位有效数字，在两位有效数字后面的数值，以四舍五入方法计算，为了缩短数字后面的零数也可用 10 的指数来表示(见表 1“报告方式”栏)。

表 1 稀释度选择及菌落总数报告方式

实例	不同稀释度的平均菌落数			两个稀释度菌落数之比	菌落总数/(CFU/mL)	报告方式/(CFU/mL)
	10^{-1}	10^{-2}	10^{-3}			
1	1 365	164	20	—	16 400	16 000 或 1.6×10^4
2	2 760	295	46	1.6	37 750	38 000 或 3.8×10^4
3	2 890	271	60	2.2	27 100	27 000 或 2.7×10^4
4	150	30	8	2	1 500	1 500 或 1.5×10^3

表 1(续)

实 例	不同稀释度的平均菌落数			两个稀释度菌落数之比	菌落总数/(CFU/mL)	报告方式/(CFU/mL)
	10^{-1}	10^{-2}	10^{-3}			
5	多不可计	1 650	513	—	513 000	510 000 或 5.1×10^{5}
6	27	11	5	—	270	270 或 2.7×10^{2}
7	多不可计	305	12	—	30 500	31 000 或 3.1×10^{4}

2 总大肠菌群

2.1 多管发酵法

2.1.1 范围

本标准规定了用多管发酵法测定生活饮用水及其水源水中的总大肠菌群。

本法适用于生活饮用水及其水源水中总大肠菌群的测定。

2.1.2 术语和定义

下列术语和定义适用于本标准。

2.1.2.1

总大肠菌群 total coliforms

总大肠菌群指一群在 37℃培养 24 h 能发酵乳糖、产酸产气、需氧和兼性厌氧的革兰氏阴性无芽孢杆菌。

2.1.3 培养基与试剂

2.1.3.1 乳糖蛋白胨培养液

2.1.3.1.1 成分

A 蛋白胨 10 g
B 牛肉膏 3 g
C 乳糖 5 g
D 氯化钠 5 g
E 溴甲酚紫乙醇溶液(16 g/L) 1 mL
F 蒸馏水 1 000 mL

2.1.3.1.2 制法

将蛋白胨、牛肉膏、乳糖及氯化钠溶于蒸馏水中，调整 pH 为 7.2～7.4，再加入 1 mL 16 g/L 的溴甲酚紫乙醇溶液，充分混匀，分装于装有倒管的试管中，68.95 kPa (115℃，10 lb)高压灭菌 20 min，贮存于冷暗处备用。

2.1.3.2 二倍浓缩乳糖蛋白胨培养液

按上述乳糖蛋白胨培养液(2.1.3.1)，除蒸馏水外，其他成分量加倍。

2.1.3.3 伊红美蓝培养基

2.1.3.3.1 成分

A 蛋白胨 10 g
B 乳糖 10 g
C 磷酸氢二钾 2 g
D 琼脂 20 g～30 g
E 蒸馏水 1 000 mL
F 伊红水溶液(20 g/L) 20 mL

G　美蓝水溶液(5 g/L)　　13 mL

2.1.3.3.2　**制法**

将蛋白胨、磷酸盐和琼脂溶解于蒸馏水中，校正 pH 为 7.2，加入乳糖，混匀后分装，以 68.95 kPa (115℃，10 lb)高压灭菌 20 min。临用时加热融化琼脂，冷至 50℃～55℃，加入伊红和美蓝溶液，混匀，倾注平皿。

2.1.3.4　**革兰氏染色液**

2.1.3.4.1　**结晶紫染色液**

A　成分：

a　结晶紫　　1 g

b　乙醇(95%，体积分数)　　20 mL

c　草酸铵水溶液(10 g/L)　　80 mL

B　制法：将结晶紫溶于乙醇中，然后与草酸铵溶液混合。

注：结晶紫不可用龙胆紫代替，前者是纯品，后者不是单一成分，易出现假阳性。结晶紫溶液放置过久会产生沉淀，不能再用。

2.1.3.4.2　**革兰氏碘液**

A　成分：

a　碘　　1 g

b　碘化钾　　2 g

c　蒸馏水　　300 mL

B　制法：将碘和碘化钾先进行混合，加入蒸馏水少许，充分振摇，待完全溶解后，再加蒸馏水。

2.1.3.4.3　**脱色剂**

乙醇(95%，体积分数)。

2.1.3.4.4　**沙黄复染液**

A　成分：

a　沙黄　　0.25 g

b　乙醇(95%，体积分数)　　10 mL

c　蒸馏水　　90 mL

B　制法：将沙黄溶解于乙醇中，待完全溶解后加入蒸馏水。

2.1.3.4.5　**染色法**

A　将培养 18 h～24 h 的培养物涂片。

B　将涂片在火焰上固定，滴加结晶紫染色液，染 1 min，水洗。

C　滴加革兰氏碘液，作用 1 min，水洗。

D　滴加脱色剂，摇动玻片，直至无紫色脱落为止，约 30 s，水洗。

E　滴加复染剂，复染 1 min，水洗，待干，镜检。

2.1.4　**仪器**

2.1.4.1　培养箱：36℃±1℃。

2.1.4.2　冰箱：0℃～4℃。

2.1.4.3　天平。

2.1.4.4　显微镜。

2.1.4.5　平皿：直径为 9 cm。

2.1.4.6　试管。

2.1.4.7　分度吸管：1 mL，10 mL。

2.1.4.8 锥形瓶。

2.1.4.9 小倒管。

2.1.4.10 载玻片。

2.1.5 检验步骤

2.1.5.1 乳糖发酵试验

2.1.5.1.1 取10 mL水样接种到10 mL双料乳糖蛋白胨培养液中，取1 mL水样接种到10 mL单料乳糖蛋白胨培养液中，另取1 mL水样注入到9 mL灭菌生理盐水中，混匀后吸取1 mL(即0.1 mL水样)注入到10 mL单料乳糖蛋白胨培养液中，每一稀释度接种5管。

对已处理过的出厂自来水，需经常检验或每天检验一次的，可直接接种5份10 mL水样双料培养基，每份接种10 mL水样。

2.1.5.1.2 检验水源水时，如污染较严重，应加大稀释度，可接种1，0.1,0.01 mL甚至0.1，0.01，0.001 mL，每个稀释度接种5管，每个水样共接种15管。接种1 mL以下水样时，必须作10倍递增稀释后，取1 mL接种，每递增稀释一次，换用1支1 mL灭菌刻度吸管。

2.1.5.1.3 将接种管置36℃±1℃培养箱内，培养24 h±2 h，如所有乳糖蛋白胨培养管都不产气产酸，则可报告为总大肠菌群阴性，如有产酸产气者，则按下列步骤进行。

2.1.5.2 分离培养

将产酸产气的发酵管分别转种在伊红美蓝琼脂平板上，于36℃±1℃培养箱内培养18h～24h，观察菌落形态，挑取符合下列特征的菌落作革兰氏染色、镜检和证实试验。

深紫黑色、具有金属光泽的菌落；

紫黑色、不带或略带金属光泽的菌落；

淡紫红色、中心较深的菌落。

2.1.5.3 证实试验

经上述染色镜检为革兰氏阴性无芽孢杆菌，同时接种乳糖蛋白胨培养液，置36℃±1℃培养箱中培养24 h±2 h，有产酸产气者，即证实有总大肠菌群存在。

2.1.6 结果报告

根据证实为总大肠菌群阳性的管数，查MPN(most probable number，最可能数)检索表，报告每100 mL水样中的总大肠菌群最可能数(MPN)值。5管法结果见表2,15管法结果见表3。稀释样品查表后所得结果应乘稀释倍数。如所有乳糖发酵管均阴性时，可报告总大肠菌群未检出。

表2 用5份10 mL水样时各种阳性和阴性结果组合时的最可能数(MPN)

5个10 mL管中阳性管数	最可能数(MPN)
0	<2.2
1	2.2
2	5.1
3	9.2
4	16.0
5	>16

表 3 总大肠菌群 MPN 检索表

（总接种量 55.5 mL，其中 5 份 10 mL 水样，5 份 1 mL 水样，5 份 0.1 mL 水样）

接种量/mL			总大肠菌群/(MPN/100 mL)	接种量/mL			总大肠菌群/(MPN/100 mL)
10	1	0.1		10	1	0.1	
0	0	0	<2	1	0	0	2
0	0	1	2	1	0	1	4
0	0	2	4	1	0	2	6
0	0	3	5	1	0	3	8
0	0	4	7	1	0	4	10
0	0	5	9	1	0	5	12
0	1	0	2	1	1	0	4
0	1	1	4	1	1	1	6
0	1	2	6	1	1	2	8
0	1	3	7	1	1	3	10
0	1	4	9	1	1	4	12
0	1	5	11	1	1	5	14
0	2	0	4	1	2	0	6
0	2	1	6	1	2	1	8
0	2	2	7	1	2	2	10
0	2	3	9	1	2	3	12
0	2	4	11	1	2	4	15
0	2	5	13	1	2	5	17
0	3	0	6	1	3	0	8
0	3	1	7	1	3	1	10
0	3	2	9	1	3	2	12
0	3	3	11	1	3	3	15
0	3	4	13	1	3	4	17
0	3	5	15	1	3	5	19
0	4	0	8	1	4	0	11
0	4	1	9	1	4	1	13
0	4	2	11	1	4	2	15
0	4	3	13	1	4	3	17
0	4	4	15	1	4	4	19
0	4	5	17	1	4	5	22
0	5	0	9	1	5	0	13
0	5	1	11	1	5	1	15
0	5	2	13	1	5	2	17
0	5	3	15	1	5	3	19
0	5	4	17	1	5	4	22
0	5	5	19	1	5	5	24

表 3（续）

接种量/mL			总大肠菌群/(MPN/100 mL)	接种量/mL			总大肠菌群/(MPN/100 mL)
10	1	0.1		10	1	0.1	
2	0	0	5	3	0	0	8
2	0	1	7	3	0	1	11
2	0	2	9	3	0	2	13
2	0	3	12	3	0	3	16
2	0	4	14	3	0	4	20
2	0	5	16	3	0	5	23
2	1	0	7	3	1	0	11
2	1	1	9	3	1	1	14
2	1	2	12	3	1	2	17
2	1	3	14	3	1	3	20
2	1	4	17	3	1	4	23
2	1	5	19	3	1	5	27
2	2	0	9	3	2	0	14
2	2	1	12	3	2	1	17
2	2	2	14	3	2	2	20
2	2	3	17	3	2	3	24
2	2	4	19	3	2	4	27
2	2	5	22	3	2	5	31
2	3	0	12	3	3	0	17
2	3	1	14	3	3	1	21
2	3	2	17	3	3	2	24
2	3	3	20	3	3	3	28
2	3	4	22	3	3	4	32
2	3	5	25	3	3	5	36
2	4	0	15	3	4	0	21
2	4	1	17	3	4	1	24
2	4	2	20	3	4	2	28
2	4	3	23	3	4	3	32
2	4	4	25	3	4	4	36
2	4	5	28	3	4	5	40
2	5	0	17	3	5	0	25
2	5	1	20	3	5	1	29
2	5	2	23	3	5	2	32
2	5	3	26	3	5	3	37
2	5	4	29	3	5	4	41
2	5	5	32	3	5	5	45

表 3（续）

接种量/mL			总大肠菌群/（MPN/100 mL）	接种量/mL			总大肠菌群/（MPN/100 mL）
10	1	0.1		10	1	0.1	
4	0	0	13	5	0	0	23
4	0	1	17	5	0	1	31
4	0	2	21	5	0	2	43
4	0	3	25	5	0	3	58
4	0	4	30	5	0	4	76
4	0	5	36	5	0	5	95
4	1	0	17	5	1	0	33
4	1	1	21	5	1	1	46
4	1	2	26	5	1	2	63
4	1	3	31	5	1	3	84
4	1	4	36	5	1	4	110
4	1	5	42	5	1	5	130
4	2	0	22	5	2	0	49
4	2	1	26	5	2	1	70
4	2	2	32	5	2	2	94
4	2	3	38	5	2	3	120
4	2	4	44	5	2	4	150
4	2	5	50	5	2	5	180
4	3	0	27	5	3	0	79
4	3	1	33	5	3	1	110
4	3	2	39	5	3	2	140
4	3	3	45	5	3	3	180
4	3	4	52	5	3	4	210
4	3	5	59	5	3	5	250
4	4	0	34	5	4	0	130
4	4	1	40	5	4	1	170
4	4	2	47	5	4	2	220
4	4	3	54	5	4	3	280
4	4	4	62	5	4	4	350
4	4	5	69	5	4	5	430
4	5	0	41	5	5	0	240
4	5	1	48	5	5	1	350
4	5	2	56	5	5	2	540
4	5	3	64	5	5	3	920
4	5	4	72	5	5	4	1 600
4	5	5	81	5	5	5	>1 600

2.2 滤膜法

2.2.1 范围

本标准规定了用滤膜法测定生活饮用水及其水源水中的总大肠菌群。

本法适用于生活饮用水及其水源水中总大肠菌群的测定。

2.2.2 术语和定义

下列术语和定义适用于本标准。

2.2.2.1

总大肠菌群滤膜法 membrane filter technique for total coliforms

总大肠菌群滤膜法是指用孔径为 0.45 μm 的微孔滤膜过滤水样，将滤膜贴在添加乳糖的选择性培养基上 37℃培养 24 h，能形成特征性菌落的需氧和兼性厌氧的革兰氏阴性无芽胞杆菌以检测水中总大肠菌群的方法。

2.2.3 培养基与试剂

2.2.3.1 品红亚硫酸钠培养基

2.2.3.1.1 成分

A	蛋白胨	10 g
B	酵母浸膏	5 g
C	牛肉膏	5 g
D	乳糖	10 g
E	琼脂	15 g～20 g
F	磷酸氢二钾	3.5 g
G	无水亚硫酸钠	5 g
H	碱性品红乙醇溶液(50 g/L)	20 mL
I	蒸馏水	1 000 mL

2.2.3.1.2 储备培养基的制备

先将琼脂加到 500 mL 蒸馏水中，煮沸溶解，于另 500 mL 蒸馏水中加入磷酸氢二钾、蛋白胨、酵母浸膏和牛肉膏，加热溶解，倒入已溶解的琼脂，补足蒸馏水至 1 000 mL，混匀后调 pH 为 7.2～7.4，再加入乳糖，分装，68.95 kPa (115℃，10 lb)高压灭菌 20 min，储存于冷暗处备用。

本培养基也可不加琼脂，制成液体培养基，使用时加 2 mL～3 mL 于灭菌吸收垫上，再将滤膜置于培养垫上培养。

2.2.3.1.3 平皿培养基的配制

将上法制备的储备培养基加热融化，用灭菌吸管按比例吸取一定量的 50 g/L 的碱性品红乙醇溶液置于灭菌空试管中，再按比例称取所需的无水亚硫酸钠置于另一灭菌试管中，加灭菌水少许，使其溶解后，置沸水浴中煮沸 10 min 以灭菌。

用灭菌吸管吸取已灭菌的亚硫酸钠溶液，滴加于碱性品红乙醇溶液至深红色退成淡粉色为止，将此亚硫酸钠与碱性品红的混合液全部加到已融化的储备培养基内，并充分混匀(防止产生气泡)，立即将此种培养基 15 mL 倾入已灭菌的空平皿内。待冷却凝固后置冰箱内备用。此种已制成的培养基于冰箱内保存不宜超过两周。如培养基已由淡粉色变成深红色，则不能再用。

2.2.3.2 乳糖蛋白胨培养液

同 2.1.3.1。

2.2.4 仪器

2.2.4.1 滤器。

2.2.4.2 滤膜，孔径 0.45 μm。

2.2.4.3 抽滤设备。

2.2.4.4 无齿镊子。

2.2.4.5 其他仪器同多管发酵法 2.1.4。

2.2.5 检验步骤

2.2.5.1 准备工作

2.2.5.1.1 滤膜灭菌:将滤膜放入烧杯中,加入蒸馏水,置于沸水浴中煮沸灭菌 3 次,每次 15 min。前两次煮沸后需更换水洗涤 2 次~3 次,以除去残留溶剂。

2.2.5.1.2 滤器灭菌:用点燃的酒精棉球火焰灭菌。也可用蒸汽灭菌器 103.43 kPa (121℃,15 lb) 高压灭菌 20 min。

2.2.5.2 过滤水样

用无菌镊子夹取灭菌滤膜边缘部分,将粗糙面向上,贴放在已灭菌的滤床上,固定好滤器,将 100 mL水样(如水样含菌数较多,可减少过滤水样量,或将水样稀释)注入滤器中,打开滤器阀门,在 -5.07×10^{4} Pa(负 0.5 大气压)下抽滤。

2.2.5.3 培养

水样滤完后,再抽气约 5 s,关上滤器阀门,取下滤器,用灭菌镊子夹取滤膜边缘部分,移放在品红亚硫酸钠培养基上,滤膜截留细菌面向上,滤膜应与培养基完全贴紧,两者间不得留有气泡,然后将平皿倒置,放入 37℃恒温箱内培养 24 h±2 h。

2.2.6 结果观察与报告

2.2.6.1 挑取符合下列特征菌落进行革兰氏染色、镜检:

紫红色、具有金属光泽的菌落;

深红色、不带或略带金属光泽的菌落;

淡红色、中心色较深的菌落。

2.2.6.1.1 凡革兰氏染色为阴性的无芽胞杆菌,再接种乳糖蛋白胨培养液,于 37℃培养 24h,有产酸产气者,则判定为总大肠菌群阳性。

2.2.6.1.2 按式(1)计算滤膜上生长的总大肠菌群数,以每 100 mL 水样中的总大肠菌群数(CFU/100 mL)报告之。

$$\text{总大肠菌群菌落数(CFU/100 mL)} = \frac{\text{数出的总大肠菌群菌落数} \times 100}{\text{过滤的水样体积(mL)}} \quad \cdots\cdots\cdots\cdots(1)$$

2.3 酶底物法

2.3.1 范围

本标准规定了用酶底物法测定生活饮用水及其水源水中的总大肠菌群。

本法适用于生活饮用水及其水源水中总大肠菌群的检测。

本法可在 24 h 判断水样中是否含有总大肠菌群及含有的总大肠菌群的最可能数(MPN)。

本法可同时检测大肠埃希氏菌,见大肠埃希氏菌检测(4.3)。

2.3.2 术语和定义

下列术语和定义适用于本标准。

2.3.2.1

总大肠菌群酶底物法 enzyme substrate technique for total coliforms

总大肠菌群酶底物法是指在选择性培养基上能产生β-半乳糖苷酶(β-D-galactosidase)的细菌群组,该细菌群组能分解色原底物释放出色原体使培养基呈现颜色变化,以此技术来检测水中总大肠菌群的方法。

2.3.3 培养基与试剂

2.3.3.1 培养基

在本标准中酶底物法采用固定底物技术(Defined Substrate Technology,DST),本方法采用 Minimal Medium ONPG-MUG (MMO-MUG)培养基,可选用市售商品化制品。每 1 000 mL MMO-MUG

培养基所含基本成分为：

A	硫酸铵 [$(NH_4)_2SO_4$]	5.0 g
B	硫酸锰 ($MnSO_4$)	0.5 mg
C	硫酸锌 ($ZnSO_4$)	0.5 mg
D	硫酸镁 ($MgSO_4$)	100 mg
E	氯化钠 (NaCl)	10 g
F	氯化钙 ($CaCl_2$)	50 mg
G	亚硫酸钠 (Na_2SO_3)	40 mg
H	两性霉素 B (Amphotericin B)	1 mg
I	邻硝基苯-β-D-吡喃半乳糖苷(ONPG)	500 mg
J	4-甲基伞形酮-β-D-葡萄糖醛酸苷(MUG)	75 mg
K	茄属植物萃取物(Solanium 萃取物)	500 mg
L	N-2-羟乙基哌嗪-N-2-乙磺酸钠盐(HEPES 钠盐)	5.3 g
M	N-2-羟乙基哌嗪-N-2-乙磺酸 (HEPES)	6.9 g

2.3.3.2 生理盐水

8.5 g/L 的生理盐水，用于稀释样品。

成分：氯化钠 8.5 g

蒸馏水加至 1 000 mL

溶解后，分装到稀释瓶内，每瓶 90 mL，103.43 kPa (121℃，15 lb)20 min 高压灭菌。

2.3.4 仪器设备

2.3.4.1 量筒：100 mL、500 mL、1 000 mL。

2.3.4.2 吸管：1 mL、5 mL 及 10 mL 的无菌玻璃吸管或塑料一次性吸管。

2.3.4.3 稀释瓶：100 mL、250 mL、500 mL 及 1 000 mL 能耐高压的灭菌玻璃瓶。

2.3.4.4 试管：可高压灭菌的玻璃或塑料试管，大小约 15 mm×10 cm。

2.3.4.5 培养箱：36℃±1℃。

2.3.4.6 高压蒸汽灭菌器。

2.3.4.7 干热灭菌器(烤箱)。

2.3.4.8 定量盘：定量培养用无菌塑料盘，含 51 个孔穴，每一孔穴可容纳 2 mL 水样。

2.3.4.9 程控定量封口机：用于 51 孔或 97 孔法(MPN 法，最可能数法)定量盘的封口。

2.3.5 检验步骤

2.3.5.1 水样稀释

检测所需水样为 100 mL。若水样污染严重，可对水样进行稀释。取 10 mL 水样加入到 90 mL 灭菌生理盐水中，必要时可加大稀释度。

2.3.5.2 定性反应

用 100 mL 的无菌稀释瓶量取 100 mL 水样，加入 2.7 g±0.5 g MMO-MUG 培养基粉末，混摇均匀使之完全溶解后，放入 36℃±1℃的培养箱内培养 24 h。

2.3.5.3 10 管法

2.3.5.3.1 用 100 mL 的无菌稀释瓶量取 100 mL 水样，加入 2.7 g±0.5 g MMO-MUG 培养基粉末，混摇均匀使之完全溶解。

2.3.5.3.2 准备 10 支 15 mm×10 cm 或适当大小的灭菌试管，用无菌吸管分别从前述稀释瓶中吸取 10 mL 水样至各试管中，放入 36℃±1℃的培养箱中培养 24 h。

2.3.5.4 51 孔定量盘法

2.3.5.4.1 用 100 mL 的无菌稀释瓶量取 100 mL 水样，加入 2.7 g±0.5 g MMO-MUG 培养基粉末，

混摇均匀使之完全溶解。

2.3.5.4.2 将前述100 mL水样全部倒入51孔无菌定量盘内，以手抚平定量盘背面以赶除孔穴内气泡，然后用程控定量封口机封口。放入36℃±1℃的培养箱中培养24 h。

2.3.6 结果报告

2.3.6.1 结果判读

将水样培养24 h后进行结果判读，如果结果为可疑阳性，可延长培养时间到28 h进行结果判读，超过28 h之后出现的颜色反应不作为阳性结果。

2.3.6.2 定性反应

水样经24 h培养之后如果颜色变成黄色，判断为阳性反应，表示水中含有总大肠菌群。水样颜色未发生变化，判断为阴性反应。定性反应结果以总大肠菌群检出或未检出报告。

2.3.6.3 10管法

2.3.6.3.1 将培养24 h之后的试管取出观察，如果试管内水样变成黄色则表示该试管含有总大肠菌群。

2.3.6.3.2 计算有黄色反应的试管数，对照表4查出其代表的总大肠菌群最可能数(MPN)。结果以MPN/100 mL表示。如所有管未产生黄色，则可报告为总大肠菌群未检出。

表4 10管法不同阳性结果的最可能数(MPN)及95%可信范围

阳性试管数	总大肠菌群(MPN/100 mL)	95%可信范围	
		下 限	上 限
0	<1.1	0	3.0
1	1.1	0.03	5.9
2	2.2	0.26	8.1
3	3.6	0.69	10.6
4	5.1	1.3	13.4
5	6.9	2.1	16.8
6	9.2	3.1	21.1
7	12.0	4.3	27.1
8	16.1	5.9	36.8
9	23.0	8.1	59.5
10	>23.0	13.5	—

2.3.6.4 51孔定量盘法

2.3.6.4.1 将培养24 h之后的定量盘取出观察，如果孔穴内的水样变成黄色则表示该孔穴中含有总大肠菌群。

2.3.6.4.2 计算有黄色反应的孔穴数，对照表5查出其代表的总大肠菌群最可能数(MPN)。结果以MPN/100 mL表示。如所有孔未产生黄色，则可报告为总大肠菌群未检出。

表 5　51 孔定量盘法不同阳性结果的最可能数(MPN)及 95%可信范围

阳性数	总大肠菌群/(MPN/100 mL)	95%可信范围	
		下限	上限
0	<1	0.0	3.7
1	1.0	0.3	5.6
2	2.0	0.6	7.3
3	3.1	1.1	9.0
4	4.2	1.7	10.7
5	5.3	2.3	12.3
6	6.4	3.0	13.9
7	7.5	3.7	15.5
8	8.7	4.5	17.1
9	9.9	5.3	18.8
10	11.1	6.1	20.5
11	12.4	7.0	22.1
12	13.7	7.9	23.9
13	15.0	8.8	25.7
14	16.4	9.8	27.5
15	17.8	10.8	29.4
16	19.2	11.9	31.3
17	20.7	13.0	33.3
18	22.2	14.1	35.2
19	23.8	15.3	37.3
20	25.4	16.5	39.4
21	27.1	17.7	41.6
22	28.8	19.0	43.9
23	30.6	20.4	46.3
24	32.4	21.8	48.7
25	34.4	23.3	51.2
26	36.4	24.7	53.9
27	38.4	26.4	56.6
28	40.6	28.0	59.5
29	42.9	29.7	62.5
30	45.3	31.5	65.6
31	47.8	33.4	69.0
32	50.4	35.4	72.5
33	53.1	37.5	76.2

表 5（续）

阳性数	总大肠菌群/（MPN/100 mL）	95%可信范围	
		下限	上限
34	56.0	39.7	80.1
35	59.1	42.0	84.4
36	62.4	44.6	88.8
37	65.9	47.2	93.7
38	69.7	50.0	99.0
39	73.8	53.1	104.8
40	78.2	56.4	111.2
41	83.1	59.9	118.3
42	88.5	63.9	126.2
43	94.5	68.2	135.4
44	101.3	73.1	146.0
45	109.1	78.6	158.7
46	118.4	85.0	174.5
47	129.8	92.7	195.0
48	144.5	102.3	224.1
49	165.2	115.2	272.2
50	200.5	135.8	387.6
51	＞200.5	146.1	—

3 耐热大肠菌群

3.1 多管发酵法

3.1.1 范围

本标准规定了用多管发酵法测定生活饮用水及其水源水中的耐热大肠菌群。

本法适用于生活饮用水及其水源水中耐热大肠菌群的测定。

3.1.2 术语和定义

下列术语和定义适用于本标准。

3.1.2.1

耐热大肠菌群 thermotolerant coliform bacteria

用提高培养温度的方法将自然环境中的大肠菌群与粪便中的大肠菌群区分开，在44.5℃仍能生长的大肠菌群，称为耐热大肠菌群。

3.1.3 培养基与试剂

3.1.3.1 EC培养基

3.1.3.1.1 成分：

A 胰蛋白胨 20 g

B 乳糖 5 g

C 3号胆盐或混合胆盐 1.5 g

D 磷酸氢二钾 4 g

E　磷酸二氢钾　　1.5 g
F　氯化钠　　5 g
G　蒸馏水　　1 000 mL

3.1.3.1.2　制法：将上述成分溶解于蒸馏水中，分装到带有倒管的试管中，68.95 kPa (115℃,10 lb)高压灭菌 20 min，最终 pH 为 6.9±0.2。

3.1.3.2　**伊红美蓝琼脂**

同 2.1.3.3。

3.1.4　**仪器**

3.1.4.1　恒温水浴：44.5℃±0.5℃或隔水式恒温培养箱。

3.1.4.2　其他同总大肠菌群多管发酵法(2.1.4.1～2.1.4.9)。

3.1.5　**检验步骤**

3.1.5.1　自总大肠菌群乳糖发酵试验中的阳性管(产酸产气)中取 1 滴转种于 EC 培养基中，置 44.5℃水浴箱或隔水式恒温培养箱内(水浴箱的水面应高于试管中培养基液面)，培养 24 h±2 h，如所有管均不产气，则可报告为阴性，如有产气者，则转种于伊红美蓝琼脂平板上，置 44.5℃培养 18 h～24 h，凡平板上有典型菌落者，则证实为耐热大肠菌群阳性。

3.1.5.2　如检测未经氯化消毒的水，且只想检测耐热大肠菌群时，或调查水源水的耐热大肠菌群污染时，可用直接多管耐热大肠菌群方法，即在第一步乳糖发酵试验时按总大肠菌群 2.1.5.1 接种乳糖蛋白胨培养液在 44.5℃±0.5℃水浴中培养，以下步骤同 3.1.5.1。

3.1.6　**结果报告**

根据证实为耐热大肠菌群的阳性管数，查最可能数(MPN)检索表，报告每 100 mL 水样中耐热大肠菌群的最可能数(MPN)值。

3.2　滤膜法

3.2.1　**范围**

本标准规定了用滤膜法测定生活饮用水及低浊度水源水中的耐热大肠菌群。

本法适用于生活饮用水及低浊度水源水中耐热大肠菌群的测定。

3.2.2　**术语和定义**

下列术语和定义适用于本标准。

3.2.2.1

耐热大肠菌群滤膜法　membrane filter technique for thermotolerant coliform bacteria

耐热大肠菌群滤膜法是指用孔径为 0.45 μm 的滤膜过滤水样，细菌被阻留在膜上，将滤膜贴在添加乳糖的选择性培养基上，44.5℃培养 24 h 能形成特征性菌落以此来检测水中耐热大肠菌群的方法。

3.2.3　**培养基与试剂**

3.2.3.1　**MFC 培养基**

3.2.3.1.1　**成分**

A　胰胨　　10 g
B　多胨　　5 g
C　酵母浸膏　　3 g
D　氯化钠　　5 g
E　乳糖　　12.5 g
F　3 号胆盐或混合胆盐　　1.5 g
G　琼脂　　15 g
H　苯胺蓝　　0.2 g
I　蒸馏水　　1 000 mL

3.2.3.1.2 制法

在1 000 mL蒸馏水中先加入玫红酸(10 g/L)的0.2 mol/L氢氧化钠溶液10 mL,混匀后,取500 mL加入琼脂煮沸溶解,于另外500 mL蒸馏水中,加入除苯胺蓝以外的其他试剂,加热溶解,倒入已溶解的琼脂,混匀调pH为7.4,加入苯胺蓝煮沸,迅速离开热源,待冷却至60℃左右,制成平板,不可高压灭菌。

制好的培养基应存放于2℃～10℃,不超过96 h。

本培养基也可不加琼脂,制成液体培养基,使用时加2 mL～3 mL于灭菌吸收垫上,再将滤膜置于培养垫上培养。

3.2.3.2 **EC培养基**

同3.1.3.1。

3.2.4 **仪器**

3.2.4.1 隔水式恒温培养箱或恒温水浴。

3.2.4.2 玻璃或塑料培养皿:60 mm×15 mm或50 mm×12 mm。

3.2.4.3 其他仪器同2.2.4。

3.2.5 **检验步骤**

3.2.5.1 准备工作 同2.2.5.1。

3.2.5.2 过滤水样 同2.2.5.2。

3.2.5.3 培养:水样滤完后,再抽气约5 s,关上滤器阀门,取下滤器,用灭菌镊子夹取滤膜边缘部分,移放在MFC培养基上,滤膜截留细菌面向上,滤膜应与培养基完全贴紧,两者间不得留有气泡,然后将平皿倒置,放入44.5℃隔水式培养箱内培养24 h±2 h。如使用恒温水浴,则需用塑料平皿,将皿盖紧,或用防水胶带贴封每个平皿,将培养皿成叠封入塑料袋内,浸到44.5℃恒温水浴里,培养24 h±2 h。耐热大肠菌群在此培养基上菌落为蓝色,非耐热大肠菌群菌落为灰色至奶油色。

3.2.5.4 对可疑菌落转种EC培养基,44.5℃培养24 h±2 h,如产气则证实为耐热大肠菌群。

3.2.6 **结果报告**

计数被证实的耐热大肠菌落数,水中耐热大肠菌群数系以100 mL水样中耐热大肠菌群菌落形成单位(CFU)表示,见式(2)。

$$\text{耐热大肠菌菌落数(CFU/100 mL)} = \frac{\text{所计得的耐热大肠菌菌落数} \times 100}{\text{过滤的水样体积(mL)}} \quad \cdots\cdots(2)$$

4 大肠埃希氏菌

4.1 多管发酵法

4.1.1 **范围**

本标准规定了用多管发酵法测定生活饮用水及其水源水中的大肠埃希氏菌。

本法适用于生活饮用水及其水源水中大肠埃希氏菌的测定。

4.1.2 **术语和定义**

下列术语和定义适用于本标准。

4.1.2.1

大肠埃希氏菌多管发酵法 multiple tube fermentation technique for *Escherichia coli*

大肠埃希氏菌多管发酵法是指多管发酵法总大肠菌群阳性,在含有荧光底物的培养基上44.5℃培养24 h产生β-葡萄糖醛酸酶(β-glucuronidase),分解荧光底物释放出荧光产物,使培养基在紫外光下产生特征性荧光的细菌,以此来检测水中大肠埃希氏菌的方法。

4.1.3 **培养基与试剂**

4.1.3.1 **EC-MUG培养基**

4.1.3.1.1 **成分**

A	胰蛋白胨	20.0 g
B	乳糖	5.0 g
C	3号胆盐或混合胆盐	1.5 g
D	磷酸氢二钾	4.0 g
E	磷酸二氢钾	1.5 g
F	氯化钠	5.0 g
G	4-甲基伞形酮-β-D-葡萄糖醛酸苷(MUG)	0.05 g

4.1.3.1.2 **制法**

将干燥成分加入水中，充分混匀，加热溶解，在366 nm紫外光下检查无自发荧光后分装于试管中，68.95 kPa (115℃,10 lb)高压灭菌20 min，最终pH为6.9±0.2。

4.1.4 **仪器**

4.1.4.1 紫外光灯：6 W、波长366 nm的紫外灯，用于观测荧光反应。

4.1.4.2 培养箱：36℃±1℃。

4.1.4.3 天平。

4.1.4.4 平皿：直径为9 cm。

4.1.4.5 试管。

4.1.4.6 分度吸管：1 mL，10 mL。

4.1.4.7 锥形瓶。

4.1.4.8 小倒管。

4.1.4.9 金属接种环。

4.1.4.10 冰箱：0℃～4℃。

4.1.5 **检验步骤**

4.1.5.1 **接种**

将总大肠菌群多管发酵法初发酵产酸或产气的管进行大肠埃希氏菌检测。用烧灼灭菌的金属接种环或无菌棉签将上述试管中液体接种到EC-MUG管中。

4.1.5.2 **培养**

将已接种的EC-MUG管在培养箱或恒温水浴中44.5℃±0.5℃培养24 h±2 h。如使用恒温水浴，在接种后30 min内进行培养，使水浴的液面超过EC-MUG管的液面。

4.1.6 **结果观察与报告**

将培养后的EC-MUG管在暗处用波长为366 nm功率为6 W的紫外光灯照射，如果有蓝色荧光产生则表示水样中含有大肠埃希氏菌。

计算EC-MUG阳性管数，查对应的最可能数(MPN)表得出大肠埃希氏菌的最可能数，结果以MPN/100 mL报告。

4.2 **滤膜法**

4.2.1 **范围**

本标准规定了用滤膜法测定生活饮用水及其水源水中的大肠埃希氏菌。

本法适用于生活饮用水及其水源水中大肠埃希氏菌的测定。

4.2.2 **术语和定义**

下列术语和定义适用于本标准。

4.2.2.1

大肠埃希氏菌滤膜法　membrane filter technique for *Escherichia coli*

用滤膜法检测水样后，将总大肠菌群阳性的滤膜在含有荧光底物的培养基上培养，能产生β-葡萄糖醛酸酶分解荧光底物释放出荧光产物，使菌落能够在紫外光下产生特征性荧光，以此来检测水中大肠埃希氏菌的方法。

4.2.3 培养基与试剂

4.2.3.1 MUG营养琼脂培养基(NA-MUG)

4.2.3.1.1 成分

A	蛋白胨	5.0 g
B	牛肉浸膏	3.0 g
C	琼脂	15.0 g
D	4-甲基伞形酮-β-D-葡萄糖醛酸苷(MUG)	0.1 g
E	蒸馏水	1 000 mL

4.2.3.1.2 制法

将干燥成分加入水中，充分混匀，加热溶解，103.43 kPa (121℃，15 lb)高压灭菌 15 min，最终 pH 为6.8±0.2。在无菌操作条件下倾倒直径 50 mm 平板备用。倾倒好的平板在 4℃条件下可保存两个星期。

本培养基也可不加琼脂，制成液体培养基，使用时加 2 mL～3 mL 于灭菌吸收垫上，再将滤膜置于培养垫上培养。

4.2.4 仪器

4.2.4.1 紫外光灯:6 W、波长 366 nm 的紫外灯，用于观测荧光反应。

4.2.4.2 其他仪器同 2.2.4。

4.2.5 检验步骤

4.2.5.1 接种

将总大肠菌群滤膜法有典型菌落生长的滤膜进行大肠埃希氏菌检测。在无菌操作条件下将滤膜转移到 NA-MUG 平板上，细菌截留面朝上，进行培养。

4.2.5.2 培养

将已接种的 NA-MUG 平板 36℃±1℃培养 4h。

4.2.6 结果观察与报告

将培养后的 NA-MUG 平板在暗处用波长为 366 nm 功率为 6W 的紫外光灯照射，如果菌落边缘或菌落背面有蓝色荧光产生则表示水样中含有大肠埃希氏菌。

记录有蓝色荧光产生的菌落数并报告，报告格式同总大肠菌群滤膜法格式。

4.3 酶底物法

4.3.1 范围

本标准规定了用酶底物法测定生活饮用水及其水源水中的大肠埃希氏菌。

本法适用于生活饮用水及其水源水中大肠埃希氏菌的检测。

本法可在 24 h 判断水样中是否含有大肠埃希氏菌及含有的大肠埃希氏菌的最可能数(MPN)值。

本法可同时检测总大肠菌群，方法见 2.3。

4.3.2 术语和定义

下列术语和定义适用于本标准。

4.3.2.1

大肠埃希氏菌酶底物法 enzyme substrate technique for *Escherichia coli*

在选择性培养基上能产生 β-半乳糖苷酶(β-D-galactosidase)分解色原底物释放出色原体使培养基呈现颜色变化，并能产生 β-葡萄糖醛酸酶(β-glucuronidase)分解荧光底物释放出荧光产物，使菌落能够在紫外光下产生特征性荧光；以此技术来检测大肠埃希氏菌的方法为大肠埃希氏菌酶底物法。

4.3.3 培养基与试剂

培养基与试剂同 2.3.3。

4.3.4 仪器设备

4.3.4.1 紫外光灯:6 W、波长 366 nm 的紫外灯,用于观测荧光反应。

4.3.4.2 其他仪器同 2.3.4。

4.3.5 检验步骤

检验步骤同 2.3.5。

4.3.6 结果观察与报告

4.3.6.1 结果判读

结果判读同 2.3.6.1,对照表同表 4 与表 5。水样变黄色同时有蓝色荧光判断为大肠埃希氏菌阳性,水样未变黄色而有荧光产生不判定为大肠埃希氏菌阳性。

4.3.6.2 定性反应

将经过 24 h 培养颜色变成黄色的水样在暗处用波长为 366 nm 的紫外光灯照射,如果有蓝色荧光产生判断为阳性反应,表示水中含有大肠埃希氏菌。水样未产生蓝色荧光判断为阴性反应。结果以大肠埃希氏菌检出或未检出报告。

4.3.6.3 10 管法

4.3.6.3.1 将培养 24 h 颜色变成黄色的水样的试管在暗处用波长为 366 nm 的紫外光灯照射,如果有蓝色荧光产生则表示有大肠埃希氏菌存在。

4.3.6.3.2 计算有荧光反应的试管数,对照表 4 查出其代表的大肠埃希氏菌最可能数。结果以 MPN/100 mL 表示。如所有管未产生荧光,则可报告为大肠埃希氏菌未检出。

4.3.6.4 51 孔定量盘法

4.3.6.4.1 将培养 24 h 颜色变成黄色的水样的定量盘在暗处用波长为 366 nm 的紫外光灯照射,如果有蓝色的荧光产生则表示该定量盘孔穴中含有大肠埃希氏菌。

4.3.6.4.2 计算有荧光反应的孔穴数,对照表 5 查出其代表的大肠埃希氏菌最可能数。结果以 MPN/100 mL 表示。如所有孔未产生荧光,则可报告为大肠埃希氏菌未检出。

5 贾第鞭毛虫

5.1 免疫磁分离荧光抗体法

5.1.1 范围

本标准规定了用免疫磁分离荧光抗体法测定生活饮用水及其水源水中的贾第鞭毛虫孢囊和隐孢子虫卵囊。

本法适用于生活饮用水及水源水中贾第鞭毛虫孢囊和隐孢子虫卵囊的测定。

5.1.2 术语和定义

下列术语和定义适用于本标准。

5.1.2.1

贾第鞭毛虫 giardia

一种可能在水中或其他介质中发现的原虫类寄生虫。有两个种,它们的宿主是:*G. intestinalis*(人类)和 *G. muris*(鼠类)。

5.1.2.2

隐孢子虫 cryptosporidium

一种可能在水中或其他介质中发现的原虫类寄生虫,有 6 个种,且它们可能的宿主是:*C. parvum*

(哺乳类动物,包括人类);*C. boileyi* 和 *C. meleagridis*(鸟类);*C. muris*(鼠类);*C. serpeatis*(爬行类)和 *C. nasorum*(鱼类)。

5.1.3 器材与试剂

5.1.3.1 采样器材

5.1.3.1.1 **Envirochek 方法**

A 蠕动泵;

B 泵管;

C Evirocheck 滤囊(醚砜滤膜,有效过滤面积 1 300 cm,孔径 1.0 μm);

D 夹子;

E 水表;

F 流量控制阀;

G 过滤管;

H 塑料连接。

5.1.3.1.2 **Filta-Max 方法**

A Filta-Max 滤芯:压缩后的多孔海绵滤膜模块(共 60 层多孔海绵滤膜从 600 mm 压缩到 30 mm,其中单层多孔海绵滤膜厚 10 mm,外径 55 mm,内径 18 mm);

B Filta-Max 滤器:带进出水样口及配套软管和辅助工具的 Filta-Max 滤器;

C 合适的压力泵(导流泵,蠕动泵等);

D 泵管;

E 夹子;

F 水表;

G 流量控制阀(1 L/min~4 L/min)。

5.1.3.1.3 **Filta-Max Xpress 快速方法**

A Filta-Max Xpress 快速滤芯;

B Filta-MaXpress 滤器:带进出水样口及配套软管和辅助工具的 Filta-Max Xpress 滤器;

C 合适的压力泵(导流泵,蠕动泵);

D 泵管;

E 夹子;

F 水表;

G 流量控制阀(1 L/min~4 L/min)。

5.1.3.2 淘洗/浓缩/纯化器材

5.1.3.2.1 **Envirochek 方法**

A 过滤夹:带臂水平振荡装置,臂有垂直安装的过滤夹,最大频率 600 r/min;

B 175 mL 锥形离心管;

C 离心机:容量 175 mL 刻度锥形离心管和能达到 1 500 *g* 的加速度的离心机;

D 旋涡搅拌器;

E 塑料吸耳球;

F 10 mL 移液管;

G 50 mL 移液管;

H 100 mL 有刻度的量筒;

I 一侧平面试管,125 mm×16 mm,带管塞,一侧为 60 mm×10 mm 平面;

J　用于一侧平面试管的磁颗粒浓缩器(MPC-M)；

K　锥形具塞 5 mL 微量离心管；

L　巴斯德移液管。

5.1.3.2.2　**Filta-Max 方法**

A　手动或自动 Filta-Max 淘洗主设备及配套装置(浓缩管及底座,洗涤管及不锈钢虹吸管)；

B　手动真空泵；

C　磁力搅拌器和搅拌棒；

D　滤膜(3.0 μm),直径 73 mm。

5.1.3.2.3　**Filta-Max Xpress 快速法**

A　Filta-Max Xpress 快速淘洗装置；

B　空气压缩机,至少 0.4 MPa 以上压力,15 L 压缩空气；

C　容量 500 mL 刻度锥形离心管和能达到 2 000 *g* 加速度的离心机；

D　500 mL 锥形离心管；

E　蠕动泵。

5.1.3.3　**染色器材**

5.1.3.3.1　三通真空泵。

5.1.3.3.2　湿度孵化盒。

5.1.3.3.3　显微镜玻璃井形载玻片(井的直径为 9 mm),容积 100 μL。

5.1.3.3.4　玻璃盖玻片。

5.1.3.3.5　37℃培养箱。

5.1.3.3.6　荧光显微镜。

5.1.3.3.7　450 nm～480 nm 的蓝色滤光片。

5.1.3.3.8　330 nm～385 nm 的紫外光滤光片。

5.1.3.3.9　20 倍、40 倍、100 倍的目镜。

5.1.3.3.10　测微计。

5.1.3.3.11　5 μL～20 μL 的可调微量移液管。

5.1.3.3.12　20μL～200μL 的可调微量移液管。

5.1.3.3.13　200μL～1000μL 的可调微量移液管。

5.1.3.4　**接种器材**

5.1.3.4.1　小口塑料瓶 (20 L)。

5.1.3.4.2　Mallasez 或修改的 Neubauer 血球计数器。

所有玻璃器皿和塑料管都必须在使用后及洗涤前经高压消毒。用热的浓洗涤剂溶液清洁器材,然后将它们放到浓度最小为 50 g/L 的次氯酸钠溶液中,至少在室温浸泡 30 min。用蒸馏水冲洗器材,然后将其放到没有卵囊的环境中干燥。尽可能使用一次性物品。

5.1.3.5　**试剂**

5.1.3.5.1　超纯水。

5.1.3.5.2　150 mmol/L PBS 溶液(磷酸缓冲盐)。

A　成分：

NaCl	8.5 g
Na_2HPO_4	1.07 g
$Na_2HPO_4 \cdot 2H_2O$	0.39 g
加超纯水到	1 000 mL

B　制法:用盐酸或氢氧化钠将 pH 调到 7.2±0.1,在 4℃可储存 1 个星期。

5.1.3.5.3 贾第鞭毛虫/隐孢子虫免疫磁分离(IMS)试剂盒。

A 抗隐孢子虫单克隆抗体磁微粒;

B 抗贾第鞭毛虫单克隆抗体磁微粒;

C 10 SL缓冲液A(15 mL),透明无色;

D 10 SLTM缓冲液B(10 mL),品红色。

将免疫磁分离(IMS)试剂盒,4℃储存。

5.1.3.5.4 免疫荧光试剂盒。

抗隐孢子虫/贾第鞭毛虫单克隆抗体-异硫氰酸盐荧光素试剂盒(5mL),于4℃储存。

5.1.3.5.5 封固剂:2% DABCO/甘油。

A 成分:

甘油/ PBS缓冲盐溶液(60%/40%)	100 mL
DABCO	2 g

B 保存:室温条件下储存12个月。

5.1.3.5.6 1 mol/L Tris,pH 7.4。

在1 000 mL超纯水中溶解132.2 g的Tris盐酸;然后再加19.4 g的Tris碱。用盐酸或氢氧化钠溶液将pH调到7.4±0.1。用孔径0.2 μm的滤膜将它过滤灭菌后,移到一个无菌的塑料容器中。室温条件下储存6个月。

5.1.3.5.7 0.5 mol/L Na_2-EDTA,pH 8.0。

将37.22 g乙二胺四乙酸二钠盐二水化合物(Na_2-EDTA)溶解到200 mL的超纯水中,然后用盐酸或氢氧化钠溶液将pH调到8.0±0.1,室温条件下储存6个月。

5.1.3.5.8 淘洗缓冲液。

A Envirochek淘洗缓冲液:

月桂醇聚醚-12(Laureth-12)	4 g
1 mol/L Tris,pH 7.4	40 mL
0.5 mol/L Na_2-EDTA,pH 8.0	8 mL
A型止泡剂	600 μL
加超纯水到	4 000 mL

称取1 g月桂醇聚醚-12到玻璃烧杯中,然后加100 mL超纯水。用电炉或微波炉将烧杯加热,使月桂醇聚醚-12溶解,然后再将其转移到1 000 mL有刻度的量筒中。用超纯水将烧杯冲洗几次,确保所有的洗涤剂都转移到量筒中。加10 mL pH为7.4的Tris溶液;2 mL pH为8.0的Na_2-EDTA溶液和150 μLA型止泡剂。最后用超纯水稀释到1 000 mL。室温条件下储存1个月。

B Filta-Max淘洗缓冲液(PBST缓冲液):

Na_2HPO_4	1.44 g
KH_2PO_4	0.24 g
KCl	0.2 g
NaCl	8 g
非离子表面活性剂Tween-20	0.1 mL
超纯水	900 mL

将1.44 g磷酸氢二钠、0.24 g磷酸二氢钾、0.2 g氯化钾及8 g氯化钠加入900 mL超纯水,搅拌20 min至完全溶解,加入0.1 mL非离子表面活性剂Tween-20并继续搅拌10 min,然后用超纯水稀释至1 000 mL。

C Filta-Max Xpress快速法淘洗缓冲液(PETT缓冲液):

焦磷酸四钠(Sodium pyrophosphate tetra-basic decahydrate) 0.2 g

EDTA 柠檬酸三钠(EDTA tri-sodium salt)	0.3 g
Tris-HCl(1 mol/L)	10 mL
Tween-80	0.1 mL

将 0.2 g 焦磷酸四钠和 0.3 g EDTA 柠檬酸三钠加入 900 mL 超纯水，搅拌 10 min 使之完全混合。然后加入 10 mL 1.0 mol/L Tris-HCl 并搅拌 5 min 使之混合。再加入 0.1 mL Tween-80 并搅拌 10 min混合（Tween-80 粘度高，吸取时务必注意）。最后用超纯水稀释至 1 000 mL，并调节 pH 至 7.4±0.2。

5.1.3.5.9　0.1 mol/L 盐酸溶液。

5.1.3.5.10　1 mol/L 氢氧化钠溶液。

5.1.3.5.11　纯甲醇。

5.1.3.5.12　DAPI 储存溶液：在一个含有 1 mg 4'6-二氨基-2-苯基吲哚(DAPI)的烧瓶中，注入 500 μL 的纯甲醇 (2mg/L)。4℃暗处储存 15 天。

5.1.3.5.13　DAPI 染色溶液：用 50 mL PBS 稀释 10 μL DAPI 母液。每日配制并将它储存在暗的 4℃ 环境中。

5.1.3.5.14　50 g/L 的次氯酸钠溶液。

5.1.3.5.15　碱性洗涤剂。

5.1.3.5.16　纯的 *Giardia lamblia* 孢囊：浓度为 100 个孢囊/mL，能在 4℃储存 2 个月。

5.1.3.5.17　纯的 *Cryptosporidium parvum* 卵囊：浓度为 100 个卵囊/mL，能在 4℃储存 2 个月。

注：对于储存了 2 个月以上的卵囊存储液，可以在对其浓度和荧光的强度检查之后继续使用。

5.1.4　分析步骤

5.1.4.1　采样/淘洗/浓缩

因水样中的卵囊数量很少，因此需要浓缩较大体积的水样，采样的体积取决于水样的类型：

体积(L)	
原水	20 L
处理水	100 L

5.1.4.1.1　Envirochek 方法

A　采样系统的组成

a　一次性使用的，孔径 1 μm，褶聚醚砜滤纸的滤囊；

b　压力标定在 0.21 MPa 的控制阀(对于处理水来说是可任意选择的)；

c　连接在滤囊出口的水表，能控制过滤水样的体积；

d　流量能达到 2 L/min 的蠕动泵。

B　采样

a　连接滤囊以外的采样系统。

b　打开蠕动泵的开关，并将流量调到 2 L/min。

c　在作业线上安装滤囊，用适当的夹子将滤囊的进口和出口固牢。

d　记录水表上指示的体积。

e　将采样系统连接到自来水龙头或其他水源上。

f　通过滤囊过滤适当体积的水样。

g　在过滤结束的时候，记录滤囊过滤的水样体积。

h　将连接在水源上的采样系统取下。

i　打开泵，尽快把滤囊放空。

过滤后，要将滤囊放到 4℃的暗处存放，一般不要超过 72 h。

C　淘洗

a　取下滤囊进水口的乙烯栓，用量筒加 110 mL 左右的淘洗缓冲液到每个滤囊的外腔中。

b　将滤囊插到带臂水平振荡器的夹钳上，滤囊的出水阀在 12 点钟的位置。

c　打开振荡器的开关，将速度设在最大速度的 80%，然后将样本振荡 10 min。

d　将滤囊中的淘洗液倾注到 175 mL 的锥形离心管中，再用 110 mL 的淘洗缓冲液将滤囊的外腔再充满。

e　将过滤器插到振荡器的夹钳上，这次出水阀的位置是它原来位置沿着它的轴方向转 90°角。在 80% 的功率下，再摇 10 min。

f　重复操作步骤 d，将乙烯帽小心取下，将滤囊中的淘洗液倾注到 175 mL 的锥形离心管中。

D　浓缩

a　将装有淘洗液样本的 175 mL 离心管置 1 500 *g* 离心 15 min。自然地减速，以免扰乱沉淀物。

b　用移液管小心地将上清液吸掉，使上清液刚好到沉淀物的上面为止（不要扰乱沉淀物）。

c　如果压实的沉淀物体积小于或等于 0.5 mL，就要加试剂水到离心管中，使其总体积为 10 mL。将试管置于旋转式搅拌器 10 s～15 s，以便使沉淀物再悬浮。

d　如果压实的沉淀物体积大于 0.5 mL，就要用式(3)确定在离心管中需要的总体积：

$$\text{总需要体积 (mL)} = \text{沉淀物体积} \times 10\ \text{mL}/0.5\ \text{mL} \qquad \cdots\cdots(3)$$

以便将再悬浮的沉淀物调整到一个 0.5 mL 相同压实的沉淀物体积，加试剂水到离心管中，使其总体积达到上面计算的水平。将试管旋转搅拌 10 s～15 s，以便使沉淀物再悬浮。记录这个再悬浮物的体积。

5.1.4.1.2　Filta-Max 方法

A　采样

a　将滤芯（螺栓头朝下）安装在支架上，拧紧盖子（盖子即为进样口）。

b　将过滤装置连接到需采样的水源。

注 1：为使液体流经滤芯需在顶部施加 0.05 MPa 的压力。推荐的 0.05 MPa 工作压力形成的液体流速为 3 L/min～4 L/min。工作压力最大不应超过 0.8 MPa。

注 2：采样时如使用导流泵、蠕动泵等泵类装置，应安装在过滤装置上游。

注 3：样品采集可在水源现场或实验室完成。

B　淘洗与浓缩

在淘洗与浓缩过程中，参考生产商的手动或自动淘洗装置使用手册操作。

a　手工淘洗步骤

1）　第一次淘洗。将 3 μm 滤膜放置到浓缩器中，组装好浓缩管和洗涤管。将过滤模块（滤芯）从支架上取下，安装到淘洗器的活塞顶部。将淘洗器的狭口与洗涤管用快接头连接。拉下淘洗器的延伸臂至锁住，从过滤模块上去除螺栓。再连接上不锈钢虹吸管。向浓缩管注入 600 mL PBST 缓冲液，随后连接到快接头上。将活塞上下活动 20 次，以冲洗解压的过滤模块。拆下浓缩管，挤压活塞 5 次以清除过滤器中的残留液体。

2）　第一次淘洗液浓缩。将浓缩管与磁性搅拌棒连接，放置在磁性搅拌盘上，以 60 r/min～120 r/min 搅拌。将真空泵连接到浓缩器上，形成压力为 13.3 kPa～40.0 kPa 的真空。打开活栓，使流出液浓缩到 30 mL～40 mL。将浓缩液轻轻倒入 50 mL 离心管中。

3）　第二次淘洗。浓缩管中重新加入 600 mL PBST 缓冲液，再连接到洗涤管上。重复第一次淘洗过程，只需 10 次。

4）　第二次淘洗液浓缩。将第一次的浓缩液加入到第二次的淘洗液中。按上述方法重复浓缩过程。

5）　将 3 μm 滤膜转移到提供的袋子中，加入 5 mL PBST 缓冲液，隔着袋子用手轻轻磨擦滤膜。如此，清洗 2 次。将清洗液与浓缩液混合。

b 自动淘洗步骤

1） 第一次淘洗。将 3 μm 滤膜放置到浓缩器中，组装好浓缩管和洗涤管。打开自动淘洗器电源。将过滤模块从支架上取下，安装到淘洗器的活塞顶部。将淘洗器的狭口与淘洗管用快接头连接。按控制面板上的 F1 键，卸下过滤模块上的螺栓。再连接上不锈钢虹吸管。向浓缩管注入 600 mL PBST 缓冲液，随后连接到快接头上。按 F1 键开始初次浸润，然后按 F3 键进行第一次淘洗。拆下浓缩管，按 F4 键以清除过滤器中的残留液体。

2） 第一次淘洗液浓缩。将浓缩管与磁性搅拌棒连接，放置在磁性搅拌盘上，以 60 r/min～120 r/min搅拌。将真空泵连接到浓缩器上，形成压力为 13.3 kPa～40.0 kPa 的真空。打开活栓，使流出液浓缩到 30 mL～40 mL。将浓缩液轻轻倒入 50 mL 离心管中。

3） 第二次淘洗。浓缩管中重新加入 600 mL PBST 缓冲液，再连接到洗涤管上。按 F3 键开始淘洗。拆下浓缩管，按 F4 键以清除过滤器中的残留液体。

4） 第二次淘洗液浓缩。将第一次的浓缩液加入第二次的淘洗液中。按上述方法重复浓缩过程。

5） 将 3 μm 滤膜转移到提供的袋子中，加入 5mL PBST 缓冲液，隔着袋子用手轻轻磨擦滤膜。如此，清洗 2 次。将清洗液与浓缩液混合。

5.1.4.1.3 Filta-Max Xpress 快速方法

A 采样

a 将过滤模块（螺栓头朝下）安装在支架上，拧紧盖子（盖子即为进样口）。

b 将过滤装置连接到需采样的水源。

注 1：为使液体流经滤膜需在顶部施加 0.05 MPa 的压力。推荐的 0.05 MPa 工作压力形成的液体流速为 3 L/min～4 L/min。工作压力最大不应超过 0.8 MPa。

注 2：采样时如使用导流泵、蠕动泵等泵类装置，应安装在过滤装置上游。

注 3：样品采集可在水源现场或实验室完成。

注 4：本方法亦适用于浊度高的水源水的采样。

B 淘洗

采用 Filta-Max Xpress 压力淘洗装置可使淘洗过程全自动完成。详细操作程序参见生产商使用指南。将压力淘洗装置准备就绪，向缓冲液槽中加入足量的淘洗缓冲液，利用厂商提供的连接锁合将缓冲液槽与压力淘洗装置连接，确保二者之间形成良好密封。连接压缩空气源和压力淘洗装置，保证足够的空气压力和体积。打开压力淘洗装置后面的封闭阀。

淘洗步骤为：

a 打开压力淘洗器。

b 过滤装置进样口朝上，移开样品阻留器，连接出样口分流装置（过滤模块仍在过滤装置内）。

c 将过滤装置倒转，用快接头连接到压力淘洗器上。

d 将 500 mL 锥形离心瓶放置在样品收集器支架上，关闭压力淘洗装置。

e 按控制面板的 F1 键，开始自动淘洗。

f 淘洗结束时，打开压力淘洗装置。卸下过滤装置，再拿开出样分流装置，打开过滤装置，弃掉过滤模块。

g 将离心瓶盖好，从样品收集器支架中取出。

C 浓缩

a 将装有淘洗液样本的 500 mL 离心管置 2 000 *g* 离心 15 min。慢慢地减速，以免搅起沉淀物。记录沉淀物体积。

注意：勿用制动器！

b 离心后，用吸气装置将沉淀物上层 8 mL～10 mL 处的悬浮物小心吸出（吸气装置的真空应小于 3.3 kPa。

c 如果压实的沉淀物体积小于或等于 0.5 mL，将试管置于旋转式搅拌器 20 s，然后将样品转入 Leighton 管中；用 1 mL 试剂水冲洗离心瓶两次，清洗液转入同一 Leighton 管中。

d 如果压实的沉淀物体积大于 0.5 mL，就要用式(4)确定在离心管中需要的总体积，以便将再悬浮的沉淀物调整到相当于 0.5 mL 压实沉淀物的体积。

$$总需要体积\ (mL) = 沉淀物体积 \times 10\ mL/0.5\ mL \qquad \cdots\cdots (4)$$

加试剂水到离心管中，使其总体积达到上面计算的水平。将试管旋转搅拌 10 s～15 s，以便使沉淀物再悬浮。记录这个再悬浮物的体积。

5.1.4.2 IMS 分离

5.1.4.2.1 试剂制备

A 由 10×SL-A 型缓冲液配制稀释的 1×SL-A 型缓冲液。用试剂水作为稀释剂。每个样品制备 1mL 的 1×SL-A 型缓冲液。

注意：长时间在 0℃～4℃ 储存后，可能会在 10×SL-A 型缓冲液中形成一些结晶沉淀。为了确保这些沉淀的结晶能够再溶解，使用前应将其置室温(15℃～22℃)恒温。

B 加 1 mL 10×SL-A 型缓冲液和 1 mL 10×SL-B 型缓冲液到一侧平面试管中。

5.1.4.2.2 卵囊捕获

A 定量转移 10 mL 水样浓缩物到含有 SL -缓冲液的一侧平面试管中。

B 将抗隐孢子虫抗体和抗贾第鞭毛虫的磁微粒原液置于漩涡混合器上搅拌，以便使珠粒悬浮。通过倒置试管的方法保证珠粒再悬浮，并确定底部没有残留的小团。

C 在含有水样浓缩物和 SL -缓冲液样品的一侧试管中各加 100 μL 上述悬浮的微粒。

D 将样品试管固定到旋转式的搅拌器上，在大约 25 r/min 的条件下至少旋转 1 h。

E 至少旋转 1 h 后，将试管从搅拌器上取下，然后再将其放在磁粒浓缩器 (MPC-1)上，并将试管有平面的一边朝向磁铁。

F 用手柔和地大约 90°角头尾相连地摇动试管，使试管的盖顶和基底轮流上下倾斜。以每秒大约倾斜一次的频率持续 2 min。

G 如果让 MPC-1 中的样品静置 10 s 以上，就要在进行下一个步骤之前，重复前一个(即步骤 F)步骤。

H 立即打开顶端的盖，同时将保持在 MPC-1 上的试管中的所有上清液倒到一个适当的容器中。做这一步骤时，不要摇动试管，也不要将试管从 MPC-1 上取下。

I 将试管从 MPC-1 上取下，加 1 mL 1×SL-A 型缓冲液。非常柔和地将试管中的所有物质再悬浮。不要形成漩涡。

J 将样品试管中的所有液体定量转移到有标签的 1.5mL 微量离心管中。

K 将微量离心管放到另一磁粒子浓缩器(MPC-M)中，MPC-M 在放微量离心管的位置有一根磁条。

L 用手 180°角轻轻地摇动试管。每秒大约摇动一个 180°角的频率，持续大约 1 min。在这一步结束时，珠粒和卵囊会在试管的背面形成一个褐色圆点。

M 立即从留在 MPC-M 上的试管和顶盖中的上清液吸出。如果同时处理一个以上的样品，就要在吸去每个试管的上清液之前，进行 3 个 180°角的摇动或滚动的动作。小心不要扰乱与磁铁邻近管壁上的附着物。不要摇动试管。当进行这些步骤时，不要将试管从 MPC-M 上取下。

5.1.4.2.3 磁珠与孢(卵)囊复合物的分离

A 将磁条从 MPC-M 上取下。

B 加 50μL 0.1 mol/L 的盐酸(HCl)至上述微量离心管中，用涡旋混合 10 s。

C 将试管放在 MPC-M 上，然后让它在室温垂直静止 10 min。

D 用力涡旋 5 s～10 s。

E 保证所有样品都在试管的底部，然后将微量离心管放在 Dynal MPC-M 上。

F　再将磁条放到 MPC-M 上，然后大约 90°角头尾相连地轻轻摇动试管。使试管的盖顶和基底轮流上下倾斜，以每秒大约倾斜一次的频率持续 30 s。

G　准备一个井型载玻片，然后加 5 μL 1 mol/L 的氢氧化钠（NaOH）溶液至样本井中。

H　不要将微量离心管从 MPC-M 上取下。将所有样品从 MPC-M 上的微量离心管中转移到有氢氧化钠的样品井中。不要扰乱试管背壁上的珠粒。

I　重复步骤 A～F，然后将样品转移到相同的井形载玻片上。

5.1.4.3　染色

5.1.4.3.1　将有样品的井形载玻片放到 42℃的培养箱中，蒸发干。

5.1.4.3.2　在每一含有干样品的井中加一滴(50 μL)纯甲醇，然后让它空干 3 min～5 min。

5.1.4.3.3　用试管准备所需体积(每井 50 μL)的抗隐孢子虫抗体和抗贾第鞭毛虫单克隆抗体异硫氰酸荧光素(FITC)工作稀释液(1/1：Cellabs/PBS)。

5.1.4.3.4　加 50 μL 用上述异硫氰酸荧光素(FITC)单克隆抗体工作稀释液至含样本井中。将载玻片放到湿室中于 37℃培养 30 min 左右。

5.1.4.3.5　30 min 后，取出载玻片，然后用一个干净的顶端带有真空源的巴斯德移液管轻轻地从每个井边吸掉过量的荧光素标记单克隆抗体。

5.1.4.3.6　在每个井中加 70 μL 的 PBS，静止 1 min～2 min 后，吸掉多余的 PBS。

5.1.4.3.7　加 50 μL DAPI 溶液(使用时配制，即加 10 μL 2 mg/mL 溶于纯甲醇中的 DAPI 于 50 mL 的 PBS 中)到每个井中，然后让它在室温静止 2 min 左右。

5.1.4.3.8　吸掉过量的 DAPI 溶液。

5.1.4.3.9　加 70 μL 的 PBS 到每个井中，静止 1 min～2 min 后，吸掉多余的 PBS。

5.1.4.3.10　加 70 μL 的试剂水到每个井中，静止 1 min 后，吸掉多余的试剂水。

5.1.4.3.11　让载玻片在暗处干燥后，加一滴含防荧光减弱的封固剂到每个井的中心。

5.1.4.3.12　在井形载玻片上盖上盖玻片，然后将它存放在干燥的暗盒中，备查。

5.1.4.4　镜检

打开显微镜和汞灯。预热 10 min 后，在 200 倍的荧光显微镜下检查，在 400 倍的荧光显微镜下进一步证实。并将全井进行记数。

贾第鞭毛虫的孢囊是椭圆形的。它们的长度为 8 μm～14 μm，宽度为 7 μm～10 μm。孢囊壁会发出苹果绿的荧光。在紫外光下，DAPI 阳性孢囊会出现 4 个亮蓝色的核。

隐孢子虫的卵囊为稍微椭圆的圆形。它们的直径为 2 μm～6 μm。卵囊壁会发出苹果绿的荧光。在紫外光下，DAPI 阳性卵囊会出现 4 个亮蓝色的核。

计数整个井面，呈现表 6 特征的就是孢(卵)囊。

表 6　贾第鞭毛虫孢囊与隐孢子虫卵囊的特征

标　准	重 要 性	备　注
染了绿色的膜	+++	染色的强度是容易变的
大小	+++	
膜与细胞质的对照	++	膜的荧光强些
形状	++	贾第鞭毛虫：卵圆形 隐孢虫：球形
孢囊壁的完整性	+	孢囊会失去形状！

注 1：DAPI 染色是为了帮助计数，因为假的孢囊（亮苹果绿物体）呈 DAPI 阴性（无 4 个天蓝色核，只有亮蓝色胞浆），出现 4 个亮蓝色核和亮蓝色胞浆为 DAPI 阳性，为真孢囊。

注 2：DIC 装置用于了解孢囊的内在结构，当荧光和 DAPI 两种都不清楚的时候可以使用 DIC 装置。

注 3：如结构清楚，有助于真孢囊记数，如结构不清楚而只有苹果绿色荧光时，可能是空的孢囊，或带有无定形结构的孢囊，亦可能是有内部结构的孢囊。

5.1.5 结果的计算、报告和检测限

5.1.5.1 用式(5)报告每升样本中的孢(卵)囊数：

$$Y = (X \times V) / (V_1 \times V_2) \quad \cdots\cdots (5)$$

式中：

Y——每升水中孢囊或卵囊的数目；

X——计数样本的体积中孢囊或卵囊的数目；

V——离心后再悬浮的体积，单位为毫升(mL)；

V_1——计数样本的体积，单位为毫升(mL)；

V_2——过滤后水的体积，单位为升(L)；

5.1.5.2 用式(6)计算分析的检测限：

$$D = V/(V_1 \times V_2) \quad \cdots\cdots (6)$$

式中：

D——每升孢囊或卵囊的检测限；

V——离心后再悬浮的体积，单位为毫升(mL)；

V_1——计数样本的体积，单位为毫升(mL)；

V_2——过滤后水的体积，单位为升(L)。

5.1.6 质量控制

5.1.6.1 免疫荧光质量控制

免疫荧光试剂盒的控制必须每个星期做一次。它由两个试验组成：一个阳性对照和一个阴性对照。

5.1.6.2 阴性对照

5.1.6.2.1 制准备一个井形载玻片。

5.1.6.2.2 加 50 μL 蒸馏水，然后将它放在培养箱中干燥。

5.1.6.2.3 参照 5.1.4.3 染色。

5.1.6.2.4 对整个井面进行计数。

不得找出任何贾第鞭毛虫囊和隐孢子虫的卵囊。

5.1.6.3 阳性对照

5.1.6.3.1 制备一个井形载玻片。

5.1.6.3.2 涡旋储存的原虫 2 min。

5.1.6.3.3 在同一井中搀加 5 μL 贾第鞭毛虫囊和 5 μL 隐孢子虫卵囊阳性样本，然后将它放在培养箱中干燥。

5.1.6.3.4 参照 5.1.4.3 染色。

5.1.6.3.5 对整个井面进行计数。

必须找到根据表 6 中描述的规则而均匀染色的孢囊和卵囊。

5.1.6.4 整个程序的质量控制

整个步骤(从采样到质量控制显微镜检查)的质量控制应每三个月做一次。它由两个试验组成：分析 20 L 加有原虫的水作为阳性对照，分析 20 L 的蒸馏水作为阴性对照。

5.1.6.4.1 阴性对照

A 加 20 L 蒸馏水到小口塑料瓶中。

B 与样品分析一样分析蒸馏水。

不得找到任何贾第鞭毛虫或隐孢子虫。

将所有结果记录在表 7 原虫测定方法质量控制表格中。

5.1.6.4.2 阳性对照

为了做阳性对照，应在 20 L 蒸馏水中搀加已知数量的囊和卵囊。用血球计数器和用染色的井形载玻片，测定在20L蒸馏水中加入的孢囊和卵囊的数量。

A 原虫接种液的计数

a 涡旋2 min储存的原虫。

b 在一个有10 mL蒸馏水的烧杯中加一些孢囊和卵囊，以便得到一个最终浓度大约每mL 5×10^4个孢(卵)囊的溶液。

c 用磁棒搅拌30 min。

d 用血球计数器测定这种溶液的浓度10次。

e 用染色的井形载玻片[加大约250个孢(卵)囊到井上]测定这种溶液的浓度5次。

计数这两种方法的浓度和标准差。如果标准差小于25%，那么就可以把这个读数看作是正确的。如果标准差大于25%，就要制备新的原虫接种液，然后再测定它的浓度。

B 阳性对照的分析

a 在装有10 L蒸馏水的小口塑料瓶中加500个贾第鞭毛虫的孢囊和500个隐孢子虫的卵囊。

b 用滤囊过滤该水。

c 用10 L蒸馏水冲洗小口塑料瓶，然后用同一个滤囊过滤该水。

d 分析这个样品要象分析一个典型的样品一样。

将所有结果记录在表7中。这种方法的回收率为10%～100%之间。如不在此范围，需检查所有的设备和试剂，同时再做一个阳性对照。

5.1.6.5 免疫荧光质量控制记录

原虫测定方法质量控制记录到表7中。

表7　原虫测定方法质量控制表格

日　期	操作人员	阴性对照	阳性对照	批　号

操作质量控制记录

日期：　　　　　　　　　　　　　　操作人员：

阴性对照：　　　　　　　　　　　　阳性对照：

过滤体积：　　　　　　　　　　　　过滤体积：

免疫磁分离试剂盒批号：　　　　　　免疫磁分离试剂盒批号：

荧光抗体试剂盒批号：　　　　　　　荧光抗体试剂盒批号：

结果：　　　　　　　　　　　　　　贾第鞭毛虫孢囊的数量：

　　　　　　　　　　　　　　　　　隐孢子虫卵囊的数量：

血球计数器			井形载玻片		
序号	隐孢子虫	贾第鞭毛虫	序号	隐孢子虫	贾第鞭毛虫
1			1		
2			2		
3			3		
4			4		
5			5		
6					
7					
8					
9					
10					

平　均	
标准差	
结　果	

隐孢子虫回收率　　　　　　　　　贾第鞭毛虫回收率　　　　　结论

6　隐孢子虫

见第5章。

ICS 13.060
C 51

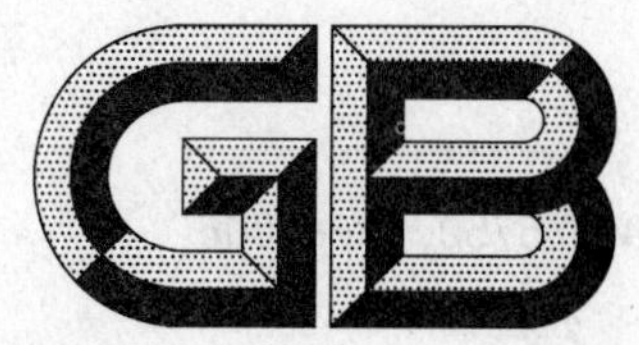

中华人民共和国国家标准

GB/T 5750.13—2006
部分代替 GB/T 5750—1985

生活饮用水标准检验方法 放射性指标

Standard examination methods for drinking water—Radiological parameters

2006-12-29 发布　　　　2007-07-01 实施

中华人民共和国卫生部
中国国家标准化管理委员会　发布

前　言

GB/T 5750《生活饮用水标准检验方法》分为以下部分：

——总则；

——水样的采集和保存；

——水质分析质量控制；

——感官性状和物理指标；

——无机非金属指标；

——金属指标；

——有机物综合指标；

——有机物指标；

——农药指标；

——消毒副产物指标；

——消毒剂指标；

——微生物指标；

——放射性指标。

本标准代替 GB/T 5750—1985《生活饮用水标准检验法》第二篇中的总 α 放射性、总 β 放射性。

本标准与 GB/T 5750—1985 相比主要变化如下：

——依据 GB/T 20001.4—2001《标准编写规则　第 4 部分：化学分析方法》调整了结构。

本标准的附录 A 为规范性附录。

本标准由中华人民共和国卫生部提出并归口。

本标准负责起草单位：中国疾病预防控制中心环境与健康相关产品安全所。

本标准参加起草单位：中国疾病预防控制中心辐射防护与核安全医学所。

本标准主要起草人：金银龙、魏宗源。

本标准于 1985 年 8 月首次发布，本次为第一次修订。

生活饮用水标准检验方法
放射性指标

1 总α放射性

1.1 低本底总α检测法

1.1.1 范围

本标准规定了三种测定生活饮用水及其水源水中α放射性核素的总α放射性体积活度的方法。

本法适用于测定生活饮用水及其水源水中α放射性核素(不包括在本法规定条件下属于挥发性核素)的总α放射性体积活度。

如果生活饮用水中含有^{226}Ra,从固体残渣灼烧到样品源测量完毕期间产生的α放射性子体——^{222}Rn对测定结果有干扰。通过缩短灼烧后固体残渣及制成样品源的放置时间可以减少干扰;通过定期测量固体残渣α放射性活度随放置时间增长而增长的情况可以扣除这一干扰。

经过扩展,本法也可用于测定含盐水和矿化水的总α放射性体积活度,但灵敏度有所下降。

本法的探测限取决于水样所含无机盐量、计数测量系统的计数效率、本底计数率、计数时间等多种因素。在典型条件下,本法的探测限为1.6×10^{-2} Bq/L。

1.1.2 原理

将水样酸化,蒸发浓缩,转化为硫酸盐,于350℃灼烧。残渣转移至样品盘中制成样品源,在低本底α、β测量系统的α道测量α计数。

对于生活饮用水中总α放射性体积活度的检测,有三种方法可供选择:第一,用电镀源测定测量系统的仪器计数效率,再用实验测定有效厚度的厚样法;第二,通过待测样品源与含有已知量标准物质的标准源在相同条件下制样测量的比较测量法;第三,用已知质量活度的标准物质粉末制备成一系列不同质量厚度的标准源、测量给出标准源的计数效率与标准源质量厚度的关系、绘制α计数效率曲线的标准曲线法。检测单位根据自身条件,任选其一即可。

1.1.3 试剂

除非另有说明,本法均使用符合国家标准或专业标准的分析试剂和蒸馏水(或同等纯度的水)。所有试剂的放射性本底计数与仪器的本底计数比较,不应有显著差异。

1.1.3.1 硝酸(ρ_{20}=1.42 g/mL)。

1.1.3.2 硝酸溶液(1+1)。

1.1.3.3 硫酸(ρ_{20}=1.84 g/mL)。

1.1.3.4 丙酮。

1.1.3.5 标准源

1.1.3.5.1 电镀源

电镀源活性区面积与样品源面积相同,表面α粒子发射率为2~20粒子数/s(2π方向)。此源用于测定测量装置的计数效率和监督测量装置稳定性。

1.1.3.5.2 天然铀标准溶液

用可溯源到国家标准的商品天然铀标准溶液稀释,或按下述方法配制:取一定量光谱纯八氧化三铀置于蒸发皿中,放入高温炉(1.1.4.5),在500℃下灼烧20 min,在干燥器中冷至室温。准确称取0.461 g八氧化三铀放入250 mL烧杯,用少量硝酸(1.1.3.2)加热溶解,冷却后,将溶液转入1 000 mL容量瓶,用少量水洗涤称量瓶及烧杯3次,洗涤液并入1 000 mL容量瓶,用水稀释至刻度,摇匀。此标准溶液的

α 放射性体积活度为 10.0 Bq/mL 。

1.1.3.5.3 ^{241}Am 或天然铀标准物质粉末

^{241}Am 或天然铀标准物质粉末应是国家标准部门推荐使用的，标准物质的基质应与水蒸发残渣具有相同或相近的化学成分及物理状态，标准物质的放射性质量活度应经准确标定并给出了不确定度。

1.1.4 仪器、设备

1.1.4.1 低本底 α、β 测量系统。

1.1.4.2 样品盘：样品盘应是有盘沿的不锈钢盘，厚度不小于 250 mg/cm^2。样品盘的直径应与探测器灵敏区直径及仪器内置托架相匹配。

1.1.4.3 不锈钢压样器，应与样品盘(1.1.4.2)相匹配。

1.1.4.4 分析天平，感量 0.1 mg。

1.1.4.5 高温炉，0～500℃可调，能在 350℃±10℃下控温加热。

1.1.4.6 电热板，1 000 W，可调温。

1.1.4.7 红外线干燥灯，250 W。

1.1.4.8 瓷蒸发皿，125 mL。

1.1.4.9 聚乙烯扁桶，10 L，带密封盖。

1.1.5 水样的采集与储存

采集样品的代表性、取样方法及水样的保存方法，应符合 GB/T 12997～12999 的规定。

按每 1 L 水样加 20 mL±1 mL 硝酸(1.1.3.1)的比例，将相应量硝酸加入聚乙烯扁桶(1.1.4.9)中，再采集水样。记录水样采集日期。水样宜低温下储存，并尽快分析。

1.1.6 操作方法

1.1.6.1 水样蒸发

1.1.6.1.1 取一定量的水，例如能产生固体残渣量 10A mg～30A mg (A 为样品源面积，cm^2)的确定体积水样，分次加入 2 000 mL 烧杯，使水样体积不超过烧杯容积的一半，在可调温电热板(1.1.4.6)上加热，于微沸条件下蒸发浓缩，直至全部水样浓缩至大约 100 mL。

注：待分析水样的无机盐含量可通过预实验测定。如果水中无机盐含量很低，为满足产生 10 A mg 残渣量须蒸干水样体积过大，实际操作有困难，可适当减少分析水样体积，但所产生残渣量不得少于 5 A mg。

1.1.6.1.2 将浓缩液转移至 250 mL 烧杯中，用少量硝酸(1.1.3.2)分次洗涤 2 000 mL 烧杯，合并洗涤液于 250 mL 烧杯中，将样品置于电热板上继续在微沸条件下蒸发浓缩，直至约 50 mL，冷却。

1.1.6.1.3 将浓缩液转入已预先在 350℃下恒重的瓷蒸发皿(1.1.4.8)，用少量水分次仔细洗涤烧杯，洗涤液并入瓷蒸发皿。

1.1.6.2 硫酸盐化

将 1 mL 硫酸(1.1.3.3)沿器壁缓慢加入瓷蒸发皿，与浓缩液充分混合后，置于红外灯下小心加热、蒸干(防止溅出!)。待硫酸冒烟后，将蒸发皿移至电热板上继续加热蒸干(应控制电热板温度不高于350℃)，直至将烟雾赶尽。

注：若根据预实验测定结果固体残渣量超过 1 g，应相应增加硫酸用量。

1.1.6.3 灼烧

将蒸发皿连同残渣放入高温炉(1.1.4.5)，在 350℃±10℃下灼烧 1 h，取出，置于干燥器中冷至室温。记录从高温炉取出样品的日期和时间。

准确称量蒸发皿连同固体残渣的质量，用差减法计算灼烧后固体残渣质量(mg)。

1.1.6.4 样品源制备

用不锈钢样品勺将灼烧后称量过的固体残渣刮下，在瓷蒸发皿内用玻璃棒研细、混匀。取 7 A mg ～9 A mg残渣放入已称量的样品盘(1.1.4.2)，借助压样器(1.1.4.3)和丙酮(1.1.3.4)将固体粉末铺设均匀、平整。在红外灯下烘干，置于干燥器中冷却至室温，准确称量。按 1.1.6.5 的方法，在低本底 α、β 测量系统

(1.1.4.1)的α道进行α计数测量。

1.1.6.5 测量

1.1.6.5.1 厚样法

1.1.6.5.1.1 仪器计数效率测定

在低本底α、β测量系统(1.1.4.1)的α道,测量已知表面发射率的α电镀源(1.1.3.5.1)的计数率,按式(1)计算仪器计数效率:

$$\varepsilon_i = \frac{n_x - n_0}{q_{2\pi}} \quad \cdots\cdots\cdots\cdots(1)$$

式中:

ε_i——测量系统α道在2π方向的计数效率;

n_x——α电镀源的计数率,单位为计数每秒(计数/s);

n_0——测量系统的α本底计数率,单位为计数每秒(计数/s);

$q_{2\pi}$——电镀源在2π方向的α粒子表面发射率,单位为粒子数每秒(粒子数/s)。

1.1.6.5.1.2 有效厚度测定

根据灼烧后至少产生30A mg固体残渣量来确定取待分析水样体积(L),使之分次加入2 000 mL烧杯(水样体积不得超过烧杯容积的一半)。准确吸取5 mL铀标准溶液(1.1.3.5.2),注入同一烧杯,按1.1.6.1～1.1.6.4操作。

分别称取0.5A,1A,2A,3A,4A,5A,7A,10A,20A,30A mg(A为样品源活性区面积,cm^2)的固体残渣粉末制备成一系列质量厚度不等的测量源,在低本底α、β测量系统(1.1.4.1)的α道及与1.1.6.5.1.1相同的几何条件下,分别测量这一系列源的α净计数率。以α净计数率对测量源的质量厚度(mg/cm^2)作图,绘制α自吸收曲线。分别延长自吸收曲线的斜线段和水平线段,其交会点所对应的测量源的质量厚度即为由同一水样制备的样品源的有效厚度δ(mg/cm^2)。

由于样品源的有效厚度与组成它的物质的性质有关,因此当水样性质发生变化时,其样品源的有效厚度应重新测定。

若使用上述实验方法测定δ值有困难,可直接引用经验值,即$\delta = 4\ mg/cm^2$。

1.1.6.5.1.3 样品源测量

将被测水样残渣制成的样品源在与1.1.6.5.1.1相同的几何条件下进行α计数测量,测量时间按测量精度的要求确定(1.1.6.5.1.6)。在每测量2～3个样品源后,应插入本底测量,以确认计数系统本底计数率稳定。记录测量的起、止日期和时间。

1.1.6.5.1.4 本底测量

用一清洁的空白样品盘测量计数系统的α本底计数率n_0。测量时间应足够长,以保证测定结果具有足够的精度。

1.1.6.5.1.5 计算

按式(2)计算水中总α放射性体积活度。

$$A_{V\alpha} = \frac{4W(n_x - n_0) \times 2 \times 1.02}{F\varepsilon_i V\delta S} \quad \cdots\cdots\cdots\cdots(2)$$

式中:

$A_{V\alpha}$——水中总α放射性体积活度,单位为贝可每升(Bq/L);

W——水样蒸干后的残渣质量,单位为毫克(mg);

n_x——样品源计数率,单位为计数每秒(计数/s);

n_0——测量系统的α本底计数率,单位为计数每秒(计数/s);

F——α放射性回收率($F \leqslant 1$,用小数表示);

ε_i——测量系统的仪器计数效率(用小数表示);

V——水样体积,单位为升(L);

δ——样品源的有效厚度,单位为毫克每平方厘米(mg/cm^2);

S——样品源的活性区面积,单位为平方厘米(cm^2);

1.02——每1 L水样加入20 mL硝酸的体积修正系数;

2——将仪器计数效率ε_i从2π方向校正成4π方向的校正系数;

4——样品源2π方向表面逸出的α粒子数等于有效厚度层内α衰变数的1/4的校正系数。

1.1.6.5.1.6 **准确度**

准确度取决于测量结果的不确定度,当其他误差可以忽略时,不确定度等于计数的标准偏差。

A 标准偏差

$$S_{AV}=\sqrt{\frac{n_x}{t_x}+\frac{n_0}{t_0}}\times\frac{4\times2\times1.02\,W}{F\varepsilon_i V\delta S} \quad\cdots\cdots(3)$$

式中:

S_{AV}——由统计计数误差引起的水样总α放射性体积活度测定结果的标准偏差,单位为贝可每升(Bq/L);

t_x——样品源计数时间,单位为秒(s);

t_0——本底计数时间,单位为秒(s)。

B 相对标准偏差

$$E=\sqrt{\frac{n_x}{t_x}+\frac{n_0}{t_0}}/(n_x-n_0) \quad\cdots\cdots(4)$$

式中:

E——样品测量结果的相对标准偏差。

C 样品源测量时间控制

若已知样品源的计数率n_x和本底计数率n_0,及要求控制的相对标准偏差E,样品源的测量时间按式(5)计算:

$$t_x=(n_x+\sqrt{n_x n_0})/[(n_x-n_0)^2E^2] \quad\cdots\cdots(5)$$

式中:

t_x——样品源的测量时间,单位为秒(s);

E——测定结果相对标准偏差的控制值,它应由权威机构根据水样体积活度分布及所带来的相对标准偏差情况确定。当E的控制值尚未确定时,可先给出试值。

1.1.6.5.2 **比较测量法**

比较测量法是指待测水样与含有标准放射性物质的水样按相同步骤浓集,分别制成样品源和标准源,按相同的几何条件进行比较测量,并计算水样中总α放射性体积活度的方法。由于使用比较测量法计算公式的前提是样品源和标准源的有效厚度必须相同,因此要求制备标准源所用的水样必须与制备样品源所用水样相同。

1.1.6.5.2.1 **标准源制备**

准确吸取1 mL铀标准溶液(1.1.3.5.2)注入2 000 mL烧杯中,加入与样品源相同体积的酸化水样,按1.1.6.1~1.1.6.4操作,将固体残渣粉末制成标准源。

1.1.6.5.2.2 **标准源的测量**

将制备好的标准源(1.1.6.5.2.1)置于低本底α、β测量系统(1.1.4.1),用α道计数。测量时间由测量精度要求确定(1.1.6.5.1.6)。记录测量起、止日期和时间。

1.1.6.5.2.3 **样品源制备**

同1.1.6.4。

1.1.6.5.2.4 样品源测量

同 1.1.6.5.1.3。

1.1.6.5.2.5 本底测量

同 1.1.6.5.1.4。

1.1.6.5.2.6 计算

水样总 α 放射性体积活度按式(6)计算。

$$A_{V\alpha}=\frac{A_{Vs}V_sW_x(n_x-n_0)}{VW_s(n_s-n_x)}\times 1.02 \quad\cdots\cdots\cdots\cdots(6)$$

式中：

$A_{V\alpha}$——水样总 α 放射性体积活度，单位为贝可每升(Bq/L)；

A_{Vs}——铀标准溶液体积活度，单位为贝可每毫升(Bq/mL)；

V_s——铀标准溶液体积，单位为毫升(mL)；

n_s——标准源 α 计数率，单位为计数每秒(计数/s)；

n_x——样品源 α 计数率，单位为计数每秒(计数/s)；

n_0——计数系统 α 本底计数率，单位为计数每秒(计数/s)；

W_s——由含铀标准物质水样制得的固体残渣质量，单位为毫克(mg)；

W_x——由待测水样制得的固体残渣质量，单位为毫克(mg)；

V——待测水样的体积，单位为升(L)；

1.02——每 1 L 水样加入 20 mL 硝酸的体积修正系数。

1.1.6.5.2.7 准确度

A 标准偏差

$$S_{AV}=\sqrt{\frac{n_x}{t_x}+\frac{n_0}{t_0}}\times\frac{A_{Vs}V_sW_x}{(n_s-n_x)W_sV}\times 1.02 \quad\cdots\cdots\cdots\cdots(7)$$

式中：

S_{AV}——由统计计数误差引起的水样总 α 放射性体积活度测定结果的标准偏差，单位为贝可每升(Bq/L)；

t_x——样品源计数时间，单位为秒(s)；

t_0——本底计数时间，单位为秒(s)。

B 相对标准偏差

同 1.1.6.5.1.6 B。

C 样品源测量时间控制

同 1.1.6.5.1.6 C。

1.1.6.5.3 标准曲线法

用已知质量活度的 ^{241}Am 或天然铀标准物质粉末，制备成一系列不同质量厚度的标准源，在低本底 α、β 测量系统用 α 道测量 α 计数，由 α 净计数率和构成标准源的标准物质粉末的活度，计算给出测量系统的 α 计数效率 ε_α，将 ε_α 与标准源质量厚度 D 的对应关系绘制 α 计数效率曲线。样品测量时，由样品源的质量厚度查出对应的 α 计数效率，计算水样品的 α 放射性体积活度。

1.1.6.5.3.1 标准源制备

分别称取 2 A，5 A，10 A，15 A，20 A mg(A 为样品源活性区面积，cm^2)的标准物质粉末(1.1.3.5.3)置于样品盘中，按 1.1.6.4 操作方法制备成一系列标准源。

1.1.6.5.3.2 标准源测量

将制备好的一系列标准源(1.1.6.5.3.1)，分别置于低本底 α、β 测量系统(1.1.4.1)，用 α 道测量，测量时间由精度要求确定(1.1.6.5.1.6)，记录测量起、止日期和时间，并按式(8)计算 α 计数效率。对系列标准源进行测量的同时，以同样的方法、在相同几何条件下测量电镀源(1.1.3.5.1)，以检验测量系统的稳定性。

$$\varepsilon_\alpha = \frac{n_s - n_0}{A} \qquad \cdots\cdots(8)$$

式中：

ε_α——计数系统的 α 计数效率(用小数表示)；

n_s——标准源 α 计数率，单位为计数每秒(计数/s)；

n_0——测量系统 α 本底计数率，单位为计数每秒(计数/s)；

A——样品盘中标准物质粉末的 α 放射性活度(由标准物质粉末的质量活度与样品盘中标准物质粉末的质量相乘给出)，单位为贝可(Bq)。

由计数系统对标准源的计数效率 ε_α(纵坐标)与对应的标准源的质量厚度 D(mg/cm²)(横坐标)作图，绘制出测量系统的 α 计数效率曲线(也可用计算机处理给出相应的经验公式)。

1.1.6.5.3.3 样品源制备

同 1.1.6.4。

1.1.6.5.3.4 样品源测量

同 1.1.6.5.1.3。

1.1.6.5.3.5 本底测量

同 1.1.6.5.1.4。

1.1.6.5.3.6 计算

$$A_{V\alpha} = \frac{(n_x - n_0)W}{\varepsilon_\alpha F m V} \times 1.02 \qquad \cdots\cdots(9)$$

式中：

$A_{V\alpha}$——水样总 α 放射性体积活度，单位为贝可每升(Bq/L)；

n_x——样品源 α 计数率，单位为计数每秒(计数/s)；

n_0——测量系统 α 本底计数率，单位为计数每秒(计数/s)；

W——水样残渣总质量，单位为毫克(mg)；

ε_α——计数系统的 α 计数效率(由计数效率曲线查出与被测样品源质量厚度相对应的 ε_α 数值，用小数表示)；

F——α 放射性回收率($F \leqslant 1$，用小数表示)；

m——样品盘中制备样品源的水残渣质量，单位为毫克(mg)；

V——水样体积，单位为升(L)；

1.02——每 1 L 水样加入 20 mL 硝酸的体积修正系数。

1.1.6.5.3.7 准确度

A 标准偏差

$$S_{AV} = \sqrt{\frac{n_x}{t_x} + \frac{n_0}{t_0}} \times \frac{1.02W}{\varepsilon_\alpha F m V} \qquad \cdots\cdots(10)$$

式中：

S_{AV}——由统计计数误差引起的水样总放射性体积活度的标准偏差，单位为贝可每升(Bq/L)；

t_x——样品源计数时间，单位为秒(s)；

t_0——计数系统 α 本底计数时间，单位为秒(s)。

B 相对标准偏差

同 1.1.6.5.1.6 B。

C 样品源测量时间控制

同 1.1.6.5.1.6 C。

1.1.7 结果报告

结果报告应包括以下内容：

1.1.7.1 使用方法所依据的标准；

1.1.7.2 所用电镀标准源的核素种类及其表面发射率；

1.1.7.3 使用放射性标准溶液或标准物质粉末的核素种类、配制方法、基质及质量活度；

1.1.7.4 水样采集日期，固体残渣灼烧日期和时间，样品源测量的起、止日期和时间；

1.1.7.5 水样的总α放射性体积活度，以测量结果加、减 2 倍标准差表示。例如：

$$A_{V\alpha} = x + 2s(\text{Bq/L})$$

式中：

x——样品测量结果；

s——样品测量结果的标准偏差。

1.1.8 污染检查

此项检查不作为常规检测项目。当样品检测结果异常并怀疑由试剂或试验器皿污染所致时，此项可作为污染检查方法使用。

1.1.8.1 试剂污染检查

分别蒸干与本法使用量相等的各种试剂，放在清洁的样品盘(1.1.4.2)中，在低本底α、β测量系统的α道测量α计数率。所有试剂的α计数率与测量系统的α本底计数率相比，均不应有显著性差异，否则应更换试剂。

1.1.8.2 全程污染检查

取 1 L 蒸馏水用 20 mL±1 mL 硝酸(1.1.3.1)酸化后，加入 20A mg 色谱纯硅胶，溶解后按 1.1.6.1～1.1.6.4 步骤操作，制成样品源；另取一份 8A mg 磨成粉末的色谱纯硅胶，按 1.1.6.4 方法制成样品源，将两者在低本底α、β测量系统的α道测量α计数率，两者的计数率不应有显著性差异。如果两者的计数率有显著性差异，应考虑更换化学器皿并在操作过程中采取防止引入放射性污染物的措施。

2 总β放射性

2.1 薄样法

2.1.1 范围

本标准规定了测定生活饮用水及其水源水中β放射性核素的总β放射性体积活度的方法。

本法适用于测定生活饮用水及其水源水中β放射性核素(不包括在本法规定条件下属于挥发性核素)的总β放射性体积活度。如果不作修改，本法不适用于测定含盐水和矿化水中总β放射性体积活度。

本法的探测限取决于水样所含无机盐量、存在的放射性核素种类、计数测量系统的计数效率、本底计数率、计数时间等多种因素。典型条件下，本法的探测限为 2.8×10^{-2} Bq/L。

2.1.2 原理

将水样酸化，蒸发浓缩，转化为硫酸盐，蒸发至硫酸冒烟完毕，然后于 350℃灼烧。残渣转移到样品盘中制成样品源，在低本底α、β测量系统的β道作β计数测量。

用已知β质量活度的标准物质粉末，制备成一系列不同质量厚度的标准源，测量给出标准源的计数效率与质量厚度关系，绘制β计数效率曲线。由水残渣制成的样品源在相同几何条件下作相对测量，由样品源的质量厚度在计数效率曲线上查出对应的计数效率值，计算水样的总β放射性体积活度。

2.1.3 试剂

除非另有说明，本法均使用符合国家标准或专业标准的分析试剂和蒸馏水(或同等纯度的水)。所有试剂的放射性本底计数与仪器的本底计数比较，不应有显著性差异。

2.1.3.1 硝酸(ρ_{20}=1.42 g/mL)。

2.1.3.2 硝酸溶液(1+1)。

2.1.3.3 硫酸(ρ_{20}=1.84 g/mL)。

2.1.3.4 丙酮。

2.1.3.5 标准源

2.1.3.5.1 检验源

检验源可以是任何一种半衰期足够长的β放射性核素电镀源。其活性区面积不大于探测器灵敏区,2π方向β粒子表面发射率为5~50粒子数/s。

2.1.3.5.2 ^{40}K标准物质

已准确标定KCl含量的优质纯KCl,^{40}K的质量活度(以KCl计)为14.4 Bq/g。

2.1.4 仪器、设备

2.1.4.1 低本底α、β测量系统。

2.1.4.2 样品盘:样品盘应是有盘沿的不锈钢盘,厚度不小于250 mg/cm^2。样品盘的直径应与探测器灵敏区直径及仪器内置托架相配合。

2.1.4.3 压样器,应与样品盘(2.1.4.2)相匹配。

2.1.4.4 分析天平,感量0.1 mg。

2.1.4.5 高温炉,0~500℃,可调,能在350℃±10℃下控温加热。

2.1.4.6 电热板,1 000 W,可调温。

2.1.4.7 红外线干燥灯,250 W。

2.1.4.8 瓷蒸发皿,125 mL。

2.1.4.9 聚乙烯扁桶,10 L,带密封盖。

2.1.5 水样的采集与储存

采集样品的代表性、取样方法及水样的保存方法,应符合GB/T 12997~12999的规定。

按每1 L水样加20 mL±1 mL硝酸(2.1.3.1)的比例,将相应量硝酸加入聚乙烯扁桶(2.1.4.9)中,再采集水样。记录水样采集日期。水样宜在低温下(例如4℃±2℃)下储存,并尽快分析。

2.1.6 操作方法

2.1.6.1 水样蒸发

2.1.6.1.1 取一定量的水样,例如能产生固体残渣量10A mg~30A mg(A为样品源活性区面积,cm^2)的确定体积水样,分次加入到2 000 mL烧杯中,使水样体积不超过烧杯容积的一半,在可调温电热板(2.1.4.6)上加热,于微沸条件下蒸发浓缩,直至全部水样浓缩至大约100 mL。

注:若水中无机盐含量很低,为满足产生10A mg固体残渣所需水样体积过大,可用尽可能大而又切实可行体积的水样进行分析测定。

2.1.6.1.2 将浓缩液转移至250 mL烧杯中,用少量硝酸(2.1.3.2)分次洗涤2 000 mL烧杯,合并洗涤液于250 mL烧杯中,继续在电热板上于微沸条件下蒸发浓缩,直至约50 mL,冷却。

2.1.6.1.3 浓缩液转移到已预先在350℃下恒重的蒸发皿(2.1.4.8)中,用少量水分次仔细洗涤烧杯,洗涤液并入瓷蒸发皿。

2.1.6.2 硫酸盐化

将1 mL硫酸(2.1.3.3)沿器壁缓慢加入瓷蒸发皿中,与浓缩液充分混合后置于红外灯下小心加热、蒸干(防止溅出!)。待硫酸冒烟后,将蒸发皿移至电热板上继续加热蒸干(电热板温度应控制在不高于350℃),直至将烟雾赶尽。

注:若根据预实验结果所制得的固体残渣量将超过1 g,应相应增加浓硫酸用量。

2.1.6.3 灼烧

将蒸发皿放入高温炉(2.1.4.5),350℃±10℃下灼烧1 h,取出,置于干燥器中冷却至室温。记录从高温炉取出样品的日期和时间。

准确称量蒸发皿连同固体残渣质量，用差减法计算灼烧后固体残渣的质量(mg)。

2.1.6.4 **样品源制备**

用不锈钢样品勺将灼烧后已称量的固体残渣刮下，在瓷蒸发皿中用玻璃棒研细、混匀。取 10*A* mg～30*A* mg 残渣到已称量的样品盘(2.1.4.2)中，借助压样器(2.1.4.3)和丙酮(2.1.3.4)，将固体粉末铺设均匀、平整。在红外灯下烘干，置于干燥器中，冷却至室温，准确称量固体残渣质量(mg)。在低本底α、β测量系统(2.1.4.1)的β道进行β计数测量。

2.1.6.5 **测量**

2.1.6.5.1 **计数效率曲线的测定**

取一定量 KCl 标准物质(2.1.3.5.2)，在烘干后的研钵中研细，于 105℃恒重，粉末保存在干燥器中。

准确称取质量分别为 5*A*，10*A*，15*A*，20*A*，25*A*，30*A*，40*A*，50*A* mg(*A* 为样品盘面积，cm^2)的 KCl 标准物质粉末(2.1.3.5.2)，置于样品盘中，按 2.1.6.4 操作方法制备成一系列标准源，并由各标准源的质量计算其所含^{40}K 的放射性活度。

将制备好的一系列标准源分别置于低本底α、β测量系统(2.1.4.1)，用β道作β计数测量，并按式(11)计算计数系统的计数效率。

$$\varepsilon_{\beta} = \frac{n_x - n_0}{A} \qquad \cdots\cdots(11)$$

式中：

ε_{β}——计数系统的β计数效率(用小数表示)；

n_x——标准源β计数率，单位为计数每秒(计数/s)；

n_0——测量系统β本底计数率，单位为计数每秒(计数/s)；

A——样品盘中标准物质β放射性活度，单位为贝可(Bq)。

由标准源的计数效率 ε_{β}(纵坐标)与标准源的质量厚度 *D*(mg/cm^2)(横坐标)作图，绘制出测量系统的β计数效率曲线(也可用计算机处理，给出相应的经验公式)。

测定计数效率曲线时，应测定检验源(2.1.3.5.1)的计数率，以检验测量系统的稳定性。

2.1.6.5.2 **样品源测量**

将被测水样残渣制成的样品源(2.1.6.4)置于α、β低本底测量系统(2.1.4.1)，在与 2.1.6.5.1 相同的几何条件下进行β计数测量，测量时间按测量精度要求确定(2.1.6.5.5)。记录测量的起、止日期和时间。

2.1.6.5.3 **本底测量**

将清洁的空白样品盘(2.1.4.2)置于低本底α、β测量系统(2.1.4.1)，用β道测量计数系统的β本底计数率 n_0。

2.1.6.5.4 **计算**

水中总β放射性体积活度按式(12)计算。

$$A_{V\beta} = \frac{(n_x - n_0)W \times 1.02}{F\varepsilon_{\beta} m V} \qquad \cdots\cdots(12)$$

式中：

$A_{V\beta}$——水中总β放射性体积活度，单位为贝可每升(Bq/L)；

n_x——样品源β计数率，单位为计数每秒(计数/s)；

n_0——测量系统β本底计数率，单位为计数每秒(计数/s)；

W——水样残渣的总量，单位为毫克(mg)；

ε_β——与样品源质量厚度相对应的计数系统β计数效率(由计数效率曲线查出或由经验公式计算给出)；

F——β放射性回收率($F\leqslant1$,用小数表示)；

m——制备样品源的水残渣的质量,单位为毫克(mg)；

V——分析水样体积,单位为升(L)；

1.02——每1 L水样加入20 mL硝酸的体积修正系数。

2.1.6.5.5 准确度

2.1.6.5.5.1 标准差

$$S_{AV}=\sqrt{\frac{n_x}{t_x}+\frac{n_0}{t_0}}\times\frac{1.02W}{\varepsilon_\beta FmV} \qquad \cdots\cdots(13)$$

式中：

S_{AV}——由统计误差引起的水样总β放射性体积活度的标准差,单位为贝可每升(Bq/L)；

t_x——样品源测量时间,单位为秒(s)；

t_0——测量系统β本底测量时间,单位为秒(s)。

2.1.6.5.5.2 相对标准差

$$E=\sqrt{\frac{n_x}{t_x}+\frac{n_0}{t_0}}/(n_x-n_0) \qquad \cdots\cdots(14)$$

式中：

E——水样中总β放射性体积活度测量结果的相对标准偏差。

2.1.6.5.5.3 样品源测量时间控制

若已知样品源计数率和测量系统本底计数率,且按要求须将测量结果的相对标准偏差控制到E,则样品源的测量时间应按式(15)控制：

$$t_x=(n_x+\sqrt{n_xn_0})/[(n_x-n_0)^2E^2] \qquad \cdots\cdots(15)$$

式中：

t_x——样品测量时间,单位为秒(s)。

2.1.7 结果报告

结果报告应包括下述内容：

2.1.7.1 使用检验方法所依据的标准；

2.1.7.2 使用标准源的核素类型及其强度；

2.1.7.3 水样采集日期,固体残渣灼烧日期和时间,样品源测量的起、止日期和时间；

2.1.7.4 水样的总β放射性体积活度,以测定结果加、减2倍标准偏差形式表示,如

$$A_{V\beta}=x+2s(\mathrm{Bq/L})$$

式中：

x——样品测量结果；

s——样品测量结果的标准偏差。

2.1.8 污染检查

此项检查不作为常规检测项目。当样品检测结果异常并怀疑由试剂或试验器皿污染所致时,此项可作为污染检查方法使用。

2.1.8.1 试剂污染检查

分别蒸干与本法使用量相等的试剂,放在清洁的样品盘(2.1.4.2)中,在低本底α、β测量系统的β道测量β计数率,所有试剂的β计数率与测量系统的本底计数率比较,不应有显著性差异,否则应更换

试剂。

2.1.8.2 全程污染检查

取1 L蒸馏水，用20 mL±1 mL硝酸(2.1.3.1)酸化，加入20*A* mg色谱纯硅胶，溶解后按2.1.6.1～2.1.6.4步骤操作，制成测量源；另取一份20*A* mg已研磨成粉末的色谱纯硅胶，按2.1.6.4操作方法制成测量源。两者在低本底α、β测量系统的β道测量，两者计数率比较不应有显著性差异。否则应考虑更换化学器皿以及在操作过程中采取防止引入放射性污染物的措施。

附　录　A
（规范性附录）
引 用 文 件

GB/T 12997—1991　水质　采样方案设计技术规定

GB/T 12998—1991　水质　采样技术指导

GB/T 12999—1991　水质采样　样品的保存和管理技术规定

UDC 616-07:614.73

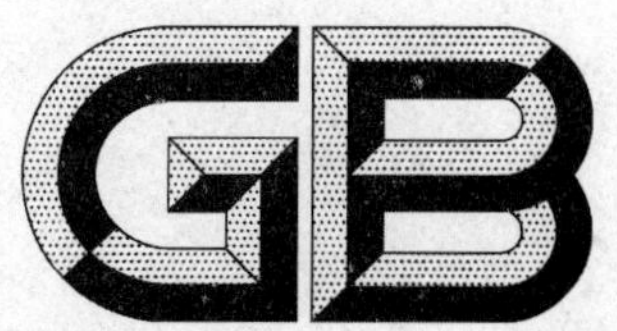

中华人民共和国国家标准

GB 6989—86

水体污染慢性甲基汞中毒诊断标准及处理原则

Diagnostic criteria and principle of treatment for chronic methyl-mercury poisoning caused by water pollution

1986-11-12发布　　　　1987-10-01实施

中华人民共和国卫生部　批准

GB

中华人民共和国国家标准

UDC 616-07
:614.73

水体污染慢性甲基汞中毒诊断标准及处理原则

GB 6989—86

Diagnostic criteria and principle of treatment for chronic methyl-mercury poisoning caused by water pollution

水体污染慢性甲基汞中毒是长期食用被汞（甲基汞）污染水体的鱼贝类食物，造成体内甲基汞蓄积并超过一定阈值引起以神经系统损伤为主的中毒表现。

为了对水体汞（甲基汞）污染所引起的健康危害进行科学评价，统一诊断标准，以推动防治和污染治理工作，特制定本标准。

1 诊断原则

根据水体汞污染水平、食用被汞污染的鱼贝类食物的历史、体内汞蓄积状况、以及临床表现和化验资料，进行综合分析，排除其他疾病，方可诊断。

2 诊断及分级

2.1 甲基汞吸收

头发中总汞值超过10μg/g，其中甲基汞值超过5μg/g者。

2.2 观察对象

在汞吸收的基础上，出现下列三项体征当中的1～2项阳性体征者。

a. 四肢周围型（手套、袜套型）感觉减退。

b. 向心性视野缩小15～30度。

c. 高频部感音神经性听力减退11～30dB。

2.3 慢性甲基汞中毒

在汞吸收的基础上，具有下列a、b、c三项体征者，可诊断为慢性甲基汞中毒。

a. 四肢周围型（手套、袜套型）感觉减退。

b. 向心性视野缩小15～30度，或有颞侧月芽状缺损到30度者。

c. 高频部感音神经性听力减退11～30dB。

d. 具有上述三项体征，但发汞低于10μg/g以下时，可做驱汞试验，驱汞后尿中总汞值超过20μg/L，其中甲基汞超过10μg/L者，方可诊断。

3 处理原则

禁止食用被甲基汞污染水体的鱼贝类食物。

3.1 甲基汞吸收

定期检查发汞。

3.2 观察对象

定期复查。

中华人民共和国卫生部1986-11-12发布　　1987-10-01实施

3.3 慢性甲基汞中毒

适当休息、驱汞治疗、定期复查。

附 录 A
神经系统检查法
（补充件）

A.1 询问：四肢远端麻木感、头痛、头晕、无力、健忘、睡眠障碍、流涎、多汗等，以及有无其他中毒史和其他神经病史。

A.2 痛觉：按目前普遍应用的针刺法，在两侧肢体相应部位上对比检查，由远端向近端检查，让受检者回答有无痛觉减退。

A.3 温度觉：用金属管分别盛10～15℃水测冷觉；用金属管盛50～55℃水测热觉。进行两侧肢体远端、近端对比检查，让受检者区别凉热程度。

A.4 触觉：用棉絮进行两侧肢体远端、近端对比检查，让受检者回答有无触觉减退。

A.5 振动觉：以C 128振的音叉进行双侧远端、近端对比检查，让受检者回答振动感的程度。

A.6 小脑功能检查：检查构音、眼球震颤、走直线、昂白（Romberg's）氏征、指鼻、轮替及跟膝胫试验等。

A.7 有条件可检查肌电、神经传导速度等。

附 录 B
视野检查法
（补充件）

B.1 仪器

用光点投射视野计或330mm半径的弓形视野计。视标 3 ～ 5 mm白色视标。

B.2 方法步骤

a. 用光点投射视野计检查，在暗室进行，用弓形视野计时，争取在固定人工照明下进行。受检者将下颌置于视野计颏架上遮盖一眼，分别检查。

b. 用 3 ～ 5 mm白视标分别检查 8 ～12个方位。

c. 记录于视野纸上，以备判断。

B.3 注意事项

a. 视野检查背景光应为“明适应”状态，选用30 lx 左右，视标光斑亮度约为背景光的一倍。

b. 视野首选 3 mm直径。

如果视野已表现为较重的向心性缩小，可改用 5 或10 mm的视标重查。此时可能只呈现颞侧月芽状缺损（表明矩状裂前端病变较重），有助于对本病的诊断。

c. 检查视野的各项条件，在各次检查中统一标准。

d. 检查时视标由里向外或由外向里移动，其结果相差在10度以内者，则取用多次所在点位，如果相差在10度以上者，应考虑为视标移动太快或病人反应迟钝，有待追随复查。

e. 有睑下垂或上睑皮肤松弛影响检查结果时，应协助处理后再行检查。

B.4 其他

a. 在有条件情况下，对视野明显缺损者，建议做ERG，暗适应等。

b. 为了解视皮质功能状态，建议用VEP。

附 录 C
听力检查法
（补充件）

C.1 测听仪器

纯音听力计。

C.2 检查方法

a. 检查外耳及中耳情况，以排除传音性聋。详细询问病史，排除其他原因所致的感音神经性聋。

b. 在隔音条件下分别检测两耳听阈，先测气导，后测骨导，检测时，以5dB为一档，检测骨导时必须加适量噪声遮盖。

c. 有条件可查语言测听的最大清晰度（PB_{max}）、Bekesy测听、声阻抗测听和耳蜗电图及脑干电测听。

C.3 记录方法

检查结果按全国通用符号标记。右耳气导符号为“○”，左耳为“×”。右耳骨导符号为“〔”，左耳为“〕”。气导以实线相联，骨导以虚线相联，制成听力曲线。

C.4 检查标准

慢性甲基汞中毒引起的听力损失在高频部（2、4、6、8 kHz），高频部平均损失11～30dB为轻度；31～60dB为中度；61～90dB为重度；91dB以上为全聋。

附 录 D
头发中总汞含量的测定方法
（补充件）

D.1 原理

汞蒸气对波长253.7nm的紫外光具有强烈的吸收作用，试样经适当处理后，将各种形态的汞转变成汞离子，用氯化亚锡将汞离子还原成元素汞，再用测汞仪进行测定，汞浓度与吸收值成正比。

D.2 方法一

加氧燃烧－冷原子吸收法。

D.2.1 仪器

a. 测汞仪（F－732型）。

b. 管式电炉。

D.2.2 试剂

D.2.2.1 30％氯化亚锡：取30g氯化亚锡（$SnCl_2 \cdot 2H_2O$）溶于100ml1N硫酸溶液中，或加10ml浓盐酸，溶解后用去离子水稀释至100ml（发黄的氯化亚锡不能用）。

D.2.2.2 吸收液：2％高锰酸钾溶液和10％硫酸溶液，临用时等体积混合。

D.2.2.3 汞标准液：a.汞标准贮备液：称取二氯化汞（分析纯）0.1354g，用1N硫酸溶解并稀释至100ml。此溶液1.00ml等于1.00mg汞。b.汞标准使用液：用1N硫酸把贮备液稀释成1.00ml含有0.10μg汞。此溶液使用前配制。

D.2.3 分析步骤

D.2.3.1 样品处理：准确称取处理好的发样0.1～0.2g置于石英舟中（上盖一小块滤纸），将石英舟放入管式电炉的石英管里，石英管的一端与氧气瓶连接，另一端与盛有20ml吸收液的吸收管连接。如下图：

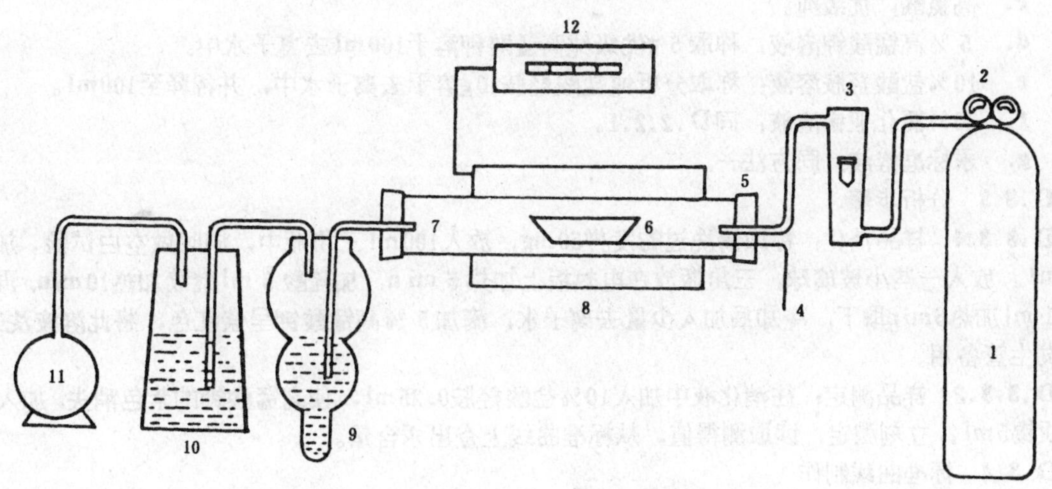

1—氧气瓶；2—氧气表；3—转子流量计；4—铬铝钩；5—聚四氟乙烯塞；6—石英舟；7—石英管；8—管状电炉；9—吸收管；10—缓冲瓶；11—抽气泵；12—控温仪

将炉温控制在750±50℃ 通氧气（流速2L/min），分段燃烧3min，样品中的汞富集于吸收液中，备作测定。

D.2.3.2 测定：准确吸取一定体积吸收液（燃烧后的）于汞反应瓶中，加入2ml 30％氯化亚锡溶液后立即塞紧瓶塞，开动循环泵，读取最大吸收值，根据标准曲线求出汞含量。

D.2.4 标准曲线的绘制：分别吸取0.00，0.50，1.00，2.00，3.00，4.00，5.00ml汞标准使用液于汞反应瓶中，配成的标准系列为0.00，0.05，0.10，0.20，0.30，0.40，0.50μg汞，以1N硫酸溶液稀释到一定体积，加入2ml30％氯化亚锡溶液，立即塞紧瓶塞，开动循环泵，读取最大吸收值。以吸收值为纵坐标，汞量（μg）为横坐标，绘制标准曲线，绘制时应减去空白值。

D.2.5 计算

$$汞（Hg，\mu g/g）=\frac{读取汞量（\mu g）\times 吸收液总体积（ml）}{发样重量（g）\times 测定取试样溶液体积（ml）} \quad \cdots\cdots（1）$$

D.2.6 注意事项

a. 石英器皿在使用前或测定后必须清洗。

b. 测定时石英管出口及连接部位塞紧，避免漏气。

D.3 方法二

三酸混合消解法。

D.3.1 仪器

a. 测汞仪（F－732型）。

b. 50ml汞发生管。

c. 100ml三角瓶。

d. 漏斗。

e. 可调电炉。

D.3.2 试剂

a. 硝酸，优级纯。

b. 硫酸，优级纯。

c. 高氯酸，优级纯。

d. 5％高锰酸钾溶液：称取5g优级纯高锰酸钾溶于100ml去离子水中。

e. 10％盐酸羟胺溶液：称取分析纯盐酸羟胺10g溶于去离子水中，并稀释至100ml。

f. 30％氯化亚锡溶液：同D.2.2.1。

g. 汞标准溶液：同方法一。

D.3.3 分析步骤

D.3.3.1 样品消化：称取清洗过的发样50mg，放入100ml三角瓶中，同时做空白试验，加入硝酸5ml。放入一些小玻璃球，三角瓶放在电热板上加热5min，加硫酸5ml继续加热10min，再加高氯酸1ml加热5min取下，冷却后加入少量去离子水，滴加5％高锰酸钾呈紫红色，将此溶液洗入50ml汞发生管备用。

D.3.3.2 样品测定：往消化液中加入10％盐酸羟胺0.25ml，使高锰酸钾的紫色消失，加入20％氯化亚锡5ml，立刻测定，读取测得值，从标准曲线上查出汞含量。

D.3.4 标准曲线制作

取0.10μg/ml汞标准使用液0，0.1，0.3，1.0，1.2，1.5，2.0ml。分别置于50ml汞发生管中，加入少量去离子水，然后加入5ml硫酸，1滴高锰酸钾，用去离子水稀释到50ml，加入10％盐酸羟胺0.25ml，使高锰酸钾的紫色消失，加入5ml20％氯化亚锡，进行测定。以测得值为纵坐标，汞含量为横坐标，制备标准曲线。

D.3.5 计算

$$总汞(\mu g/g) = \frac{查出的汞含量(\mu g)}{样品重量(g)} \qquad (2)$$

D.3.6 注意事项

D.3.6.1 硝酸加入样品后，加热温度控制在130℃以下，使反应缓慢进行，加入硫酸、高氯酸后，消化温度控制在250℃左右，以二氧化硫白烟产生为消化终点，立刻取下，否则会造成汞损失。

D.3.6.2 注意玻璃容器对汞的吸收。所有的玻璃容器，特别是新用的玻璃容器，使用前用热高锰酸钾－硫酸溶液洗二次，再用去离子水冲洗干净。

附 录 E
头发及尿中甲基汞含量的测定方法
（补充件）

E.1 原理

用盐酸浸提出样品中的甲基汞，在pH＝3条件下，经巯基棉富集，用2N盐酸解析，以苯萃取。采用气相色谱仪测定苯萃取液中的甲基汞。

E.2 仪器和试剂

E.2.1 仪器

a. 气相色谱仪：具电子捕获检测器。

b. 巯基棉管：自制，内径8～10mm玻璃管，长10～15cm，一端拉细，一端平口。

E.2.2 试剂

a. 苯：优级纯，色谱图上无干扰氯化甲基汞的杂峰。

b. 盐酸：优级纯。

c. 氯化甲基汞标准溶液。

d. 巯基棉：取50ml硫代乙醇酸（HS—CH_2COOH）。加入35ml乙酸酐，16ml 36%乙酸，0.15ml浓硫酸，5ml去离子水于具塞三角烧瓶中混匀。加入15g脱脂棉浸透，加塞放在37～39℃的烘箱中烘四天，取出用蒸馏水洗至中性，挤掉水分后摊在瓷盘上，置于39℃烘箱中烘干（注意避免污染），成品保存于棕色广口瓶中备用。新制备的巯基棉需用甲基汞标样进行回收率实验，回收率在95%以上者方可应用。

e. 硫酸铜溶液：溶解50g$CuSO_4 \cdot 5H_2O$于200ml去离子水中。

E.3 操作步骤

E.3.1 样品提取

E.3.1.1 头发：准确称取经过清洗的发样0.1～0.5g，放入20ml离心管中，加入5ml 2N盐酸，浸泡过夜，用去离子水稀释至20ml左右，投入1～2g氯化钠，将清液倾入分液漏斗中，调节pH＝3，以下按浓缩步骤进行。

E.3.1.2 人尿：取尿样50～100ml于分液漏斗中，用浓盐酸酸化至1N，加入几滴硫酸铜溶液，10min后用氢氧化钠溶液和稀盐酸调节pH＝3，以下操作按浓缩步骤进行。

E.3.2 浓缩

在分液漏斗下端接上巯基棉管，令提取液通过巯基棉并以每分钟40滴的速度流出。流完后用蒸馏水冲洗分液漏斗管壁。最后用二联球加压吹出最后一滴。

取下巯基棉管，将其放在具塞比色管上，加入2ml 2N盐酸，令其自然流下，用玻璃棒挤净残存酸液。

准确取1ml纯苯，加入上述比色管中，振摇3min，以萃取盐酸中的甲基汞，待分层后即可取上层苯液进行色谱测定。

E.4 色谱条件

a. 固定液：国产7%丁二酸乙二醇聚酯或7%PEG－20M。

b. 担体：上试201酸洗红色担体（预涂5%NaCl）或Chromosorb W 60～80目。

c. 色谱柱：1m×4mm不锈钢柱或玻璃柱。

d. 柱温：165～170℃。

e. 检测器温度：175～180℃。

f. 气化室温度：210℃。

g. 出口温度：150℃。

h. 载气：高纯氮，流速70ml/min。

E.5 结果计算

$$\text{甲基汞}(\mu g/g\text{或}\mu g/L)=\frac{\text{标准甲基汞量}(\mu g)\times\text{样品峰高}(mm)\times\text{萃取液总体积}(ml)}{\text{标准峰高}(mm)\times\text{进样体积}(ml)\times\text{发样重量}(g)\text{或尿样体积}(L)}$$

附 录 F
尿中总汞含量的测定方法
（补充件）

F.1 原理

在碱性溶液中镉离子催化下，尿中各种形态的汞能迅速地被氯化亚锡还原为元素汞，用测汞仪测定其总汞含量。

F.2 仪器

测汞仪：F732或CH7601型，附带10～15ml翻泡瓶。

F.3 试剂

a. 30％氢氧化钠溶液（优级纯）。

b. 氯化亚锡－硫酸镉试剂：取氯化亚锡（分析纯）10g，加盐酸（优级纯） 5 ml，溶解后加去离子水至20ml，加入硫酸镉（分析纯）1.6g。临用前配制。

c. 抗泡剂：磷酸三丁酯或灭泡剂（天津助剂厂）。

d. 2％L－半胱胺酸溶液。

e. 汞标准液：1 ml含0.1μg汞（Hg^{2+}）。

F.4 测定

吸取尿样 5～10 ml于翻泡瓶中，加30％氢氧化钠 2 ml，2％L－半胱胺酸0.25ml，抗泡剂 1～2 滴，氯化亚锡－硫酸镉试剂 1 ml，立即塞紧瓶塞，开动循环泵，读取最大吸收值。

F.5 标准曲线制作

取汞标准液（0～0.15μgHg^{2+}），按上述测定方法，测定其吸收值，以汞标准液浓度为横坐标，吸收值为纵坐标，绘出标准曲线。

F.6 结果计算

$$尿汞含量（\mu g/L）= \frac{相当于标准液汞的微克数}{尿样量(L)}$$

附 录 G
正确使用标准的说明
（参考件）

G.1 本标准的使用范围

凡长期大量食用被汞污染水体的鱼贝类食物者，可按本标准诊断及处理。

G.2 几点说明

G.2.1 慢性甲基汞中毒诊断，应由省级以上的专门诊断组织进行。

G.2.2 长期大量食用汞污染鱼

长期是指经常食用汞污染鱼达半年以上。大量是指平均每天食用汞污染鱼500g以上。汞污染鱼是指在汞污染水体中的鱼贝类汞含量超过我国食品卫生标准规定0.3μg/g。

G.2.3 驱汞试验

用5%二巯基丙磺酸钠5ml一次肌肉注射后，收集24h尿量，测尿中总汞及甲基汞含量。

G.2.4 采发样部位及清洗方法

采取后发际贴头皮的头发。

发样清洗：将发样置于10%中性洗涤剂中浸泡10min，振摇洗涤后，再依次用自来水、去离子水漂洗，干燥后剪成1～3mm长备用。如果发样油脂较多，可将按上述方法清洗后的发样，浸泡于乙醚（或丙酮）中，搅拌10min后取出晾干备用。

附加说明：

本标准由中华人民共和国卫生部提出。

本标准由白求恩医科大学、哈尔滨医科大学负责起草。

本标准由卫生部委托白求恩医科大学、哈尔滨医科大学负责解释。

ICS 13.020
C 51

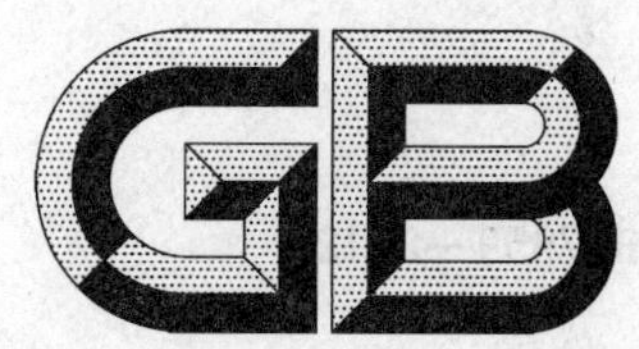

中华人民共和国国家标准

GB 7959—2012
代替 GB 7959—1987

粪便无害化卫生要求

Hygienic requirements for harmless disposal of night soil

2012-11-20 发布　　　　2013-05-01 实施

中华人民共和国卫生部
中国国家标准化管理委员会　发布

前　言

本标准的全部技术内容为强制性。

本标准按照 GB/T 1.1—2009 给出的规则起草。

本标准代替 GB 7959—1987《粪便无害化卫生标准》。

本标准与 GB 7959—1987 相比主要变化如下：

——依据 GB/T 1.1—2009《标准化工作导则　第 1 部分：标准的结构和编写规则》调整了结构，对标准中的文字部分作了全面修改；

——补充了术语和定义，如粪便无害化处理、粪大肠菌值等；

——按好氧、厌氧与兼性厌氧发酵、密闭贮存、粪尿分集干式粪便处理和固液分离絮凝-脱水处理方法的类别，分别提出了卫生要求；

——本标准所指粪便无害化，涉及减少、去除或杀灭粪便中的肠道致病菌、寄生虫卵等生物性致病因子，强调农业资源化利用与土地处理是粪便深度处理的组成部分；

——明确了进行粪便处理运行监管部门和卫生监督检测部门的责任；

——修改并增加了与本标准配套监测检验方法的部分内容。

本标准由中华人民共和国卫生部提出并归口。

本标准负责起草单位：中国疾病预防控制中心环境与健康相关产品安全所。

本标准参加起草单位：四川省疾病预防控制中心、河南省疾病预防控制中心、重庆市疾病预防控制中心。

本标准主要起草人：王俊起、王友斌、潘力军、张本界、田洪春、孙凤英、韩克勤、汪新丽、谢红、潘顺昌。

粪便无害化卫生要求

1 范围

本标准规定了粪便无害化卫生要求限值和粪便处理卫生质量的监测检验方法。

本标准适用于城乡户厕、粪便处理厂(场)和小型粪便无害化处理设施处理效果的监督检测和卫生学评价。

2 规范性引用文件

下列文件对于本文件的应用是必不可少的。凡是注日期的引用文件,仅注日期的版本适用于本文件。凡是不注日期的引用文件,其最新版本(包括所有的修改单)适用于本文件。

GB 18918 城镇污水处理厂污染物排放标准

CJJ/T 30 城市粪便处理厂运行、维护及其安全技术规程

CJJ 64 粪便处理厂设计规范

消毒技术规范 卫生部

3 术语和定义

下列术语和定义适用于本文件。

3.1

粪便 excreta,night soil

人体排泄的粪和尿,统称为粪便。

3.2

粪便无害化处理 harmless disposal of night soil

减少、去除或杀灭粪便中的肠道致病菌、寄生虫卵等病原体,能控制蚊蝇孳生、防止恶臭扩散,并使其处理产物达到土地处理与农业资源化利用的处理技术。

3.3

好氧发酵 aerobic fermentation

高温堆肥 thermophilic composting

采用人工与机械堆积的方式,在有氧条件下,经微生物作用,使粪便和生活垃圾等有机物,温度达到50 ℃及以上并能维持一定时间的处理方法。

3.4

厌氧消化 anaerobic fermentation

粪便有机物在厌氧条件下,依专性厌氧菌使粪便中的有机物降解并产生沼气的处理方法,其处理设施包括高温、中温和常温沼气消化处理池。

3.5

兼性厌氧发酵 facultative anaerobic fermentation

依兼性厌氧菌使粪便中的有机物降解的处理方法,其处理设施包括三格化粪池、双瓮化粪池。

3.6

粪大肠菌值　values of fecal coliforms

检出一个粪大肠菌菌落形成单位的最小样本量,系评价粪便无害化效果的重要卫生指标,菌值越大表明处理效果越好。

3.7

消毒　disinfection

减少、去除或杀灭粪便中的病原微生物使达到无传播危害的处理技术。

4　粪便处理的卫生要求

4.1　城乡采用的粪便处理技术,应遵循卫生安全、资源利用和保护生态环境的原则。

4.2　对粪便必须进行无害化处理,严禁未经无害化处理的粪便用于农业施肥和直接排放。

4.3　粪便处理厂设计应符合 CJJ 64 的规定。采用固液分离-絮凝脱水处理法处理粪便时,产生的上清液应与污水处理厂污水合并处理,污泥须采用高温堆肥等方法处理。处理后最终的排放出水,其总氮、总磷等富营养化物质含量应符合 GB 18918 要求。

4.4　应有效地控制蚊、蝇孳生。使堆肥堆体、贮粪池与厕所周边无存活的蛆、蛹和新羽化的成蝇。

4.5　清掏出的贮粪池粪渣、粪皮,沼气池沉渣、各类处理设施的污泥,应经高温堆肥无害化处理合格后方可用作农业施肥。

4.6　肠道传染病发生时,应对粪便、贮粪池及粪便可能污染的场所、容器等进行消毒,消毒方法与消毒剂应用应参照《消毒技术规范》的要求执行。

4.7　经各种方法处理后的粪便产物应符合表 1～表 4 的卫生要求。

表 1　好氧发酵(高温堆肥)的卫生要求

编号	项　目	卫 生 要 求	
1	温度与持续时间	人工	堆温≥50 ℃,至少持续 10 d 堆温≥60 ℃,至少持续 5 d
		机械	堆温≥50 ℃,至少持续 2 d
2	蛔虫卵死亡率	≥95%	
3	粪大肠菌值	$\geqslant 10^{-2}$	
4	沙门氏菌	不得检出	

表 2　厌氧与兼性厌氧消化的卫生要求

编号	项　目	卫 生 要 求			
1	消化温度与时间	户用型	常温厌氧消化	≥30 d	
			兼性厌氧发酵	≥30 d	
		工程型	常温厌氧消化	≥10 ℃	≥20 d
			中温厌氧消化	35 ℃	≥15 d
			高温厌氧消化	55 ℃	≥8 d
2	蛔虫卵	常温、中温厌氧消化		沉降率	≥95%
		高温厌氧消化		死亡率	≥95%

表 2（续）

<table>
<tr><th>编号</th><th>项　目</th><th>卫生要求</th></tr>
<tr><td>3</td><td>血吸虫卵和钩虫卵[a]</td><td>不得检出活卵</td></tr>
<tr><td>4</td><td>粪大肠菌值</td><td>中温、常温厌氧消化　$\geqslant 10^{-4}$
高温厌氧消化　$\geqslant 10^{-2}$
兼性厌氧发酵　$\geqslant 10^{-4}$</td></tr>
<tr><td>5</td><td>沙门氏菌</td><td>不得检出</td></tr>
<tr><td colspan="3">[a] 在非血吸虫病和钩虫病流行区，血吸虫卵和钩虫卵指标免检。</td></tr>
</table>

表 3　密封贮存处理的卫生要求

编号	项　目	卫生要求
1	密封贮存时间	不少于 12 个月
2	蛔虫卵死亡率	≥95%
3	血吸虫卵和钩虫卵	不得检出活卵
4	粪大肠菌值	$\geqslant 10^{-4}$
5	沙门氏菌	不得检出

表 4　脱水干燥、粪尿分集处理粪便的卫生要求

<table>
<tr><th>编号</th><th>项　目</th><th colspan="2">卫生要求</th></tr>
<tr><td rowspan="2">1</td><td rowspan="2">贮存时间</td><td>尿</td><td>及时应用；
疾病流行时，不少于 10 d[a]</td></tr>
<tr><td>粪</td><td>草木灰混合　2 个月；
细沙混合　6 个月；
煤灰、黄土混合　12 个月</td></tr>
<tr><td>2</td><td>蛔虫卵</td><td colspan="2">死亡率 ≥95%</td></tr>
<tr><td>3</td><td>血吸虫卵和钩虫卵</td><td colspan="2">不得检出活卵</td></tr>
<tr><td>4</td><td>粪大肠菌值</td><td colspan="2">$\geqslant 10^{-2}$</td></tr>
<tr><td>5</td><td>沙门氏菌</td><td colspan="2">不得检出</td></tr>
<tr><td>6</td><td>pH</td><td colspan="2">草木灰、粪混合后＞pH 9</td></tr>
<tr><td>7</td><td>水分</td><td colspan="2">50%以下</td></tr>
<tr><td colspan="4">[a] 按卫生行政部门的要求执行。</td></tr>
</table>

5　监督监测

5.1　粪便处理厂应按照 CJJ/T 30 的规定进行日常运行监测。

5.2　相关部门应定期进行粪便处理效果的监督监测和卫生学评价。

6 监测检验方法

6.1 高温堆肥温度测定方法见附录 A。

6.2 粪便水分含量测定法见附录 B。

6.3 沙门氏菌检测法见附录 C。

6.4 堆肥、粪稀中粪大肠菌群检验法见附录 D。

6.5 蛔虫卵检查法见附录 E。

6.6 粪稀钩虫卵检查法见附录 F。

6.7 粪稀中血吸虫卵检查法见附录 G。

6.8 蠕虫卵死活鉴别方法见附录 H。

6.9 蚊、蝇的密度监测方法见附录 I。

附 录 A
（规范性附录）
高温堆肥温度测定方法

A.1 适用范围

适用于高温堆肥堆体内温度的测定。

A.2 温度要求

堆体好氧发酵过程中，保持50 ℃以上的温度，是评定粪便无害化效果的重要指标。

A.3 仪器

选择金属套筒温度计或热敏数显测温装置。

A.4 测定方法

A.4.1 测点：堆体的上、中、下三层，各层测量堆体距表面10 cm与中心部位两个测点。
A.4.2 待温度恒定后，读数记录。
A.4.3 在堆积周期内应每天测试各测试点温度。

附　录　B
（规范性附录）
粪便水分含量测定法

B.1　适用范围

适用于脱水干燥、干式贮存粪便水分含量的测定。

B.2　温度要求

粪便样品在(105±2)℃烘至恒重时的失重，即为粪便样品所含水分的质量。

B.3　仪器、设备

B.3.1　金属铲。
B.3.2　土壤筛：孔径 1 mm。
B.3.3　铝盒：小型的直径(D)约 50 mm，高约 20 mm。
B.3.4　天平：感量为 0.001 g。
B.3.5　电热恒温烘箱。
B.3.6　干燥器：内盛变色硅胶或无水氯化钙。

B.4　试样的选取和制备

用金属铲在贮粪池取有代表性的粪样，刮去上部浮物，将金属铲至所需深度处，取粪便样品约 10 g，迅速装入已知准确称量的铝盒内，盖紧并将铝盒外表擦拭干净，待测定。应做平行样。

B.5　测定步骤

将盛有粪便的两份平行样品铝盒分别在分析天平上称量，准确至 0.01 g。揭开盒盖，放在盒底下，置于已预热至(105±2)℃的烘烤箱中烘烤 12 h。取出后立即盖紧，在干燥器中冷却至室温(约需 30 min)，再称重。样品在烘箱内应干燥至恒重(烘烤规定时间后一次称量)，使两次称量差值不超过试样质量的 3%。

B.6　测定结果的计算

B.6.1　计算公式：

湿重计算方法见公式(B.1)

$$w_{湿}=\frac{m_1-m_2}{m_1-m_0}\times 100\% \qquad \cdots\cdots(B.1)$$

式中：

$w_{湿}$——湿重，%；

m_0 ——烘干空铝盒质量,单位为克(g);

m_1 ——烘干前铝盒及土样质量,单位为克(g);

m_2 ——烘干后铝盒及土样质量,单位为克(g)。

干重计算方法见公式(B.2)

$$w_{干}=\frac{m_1-m_2}{m_2-m_0}\times 100\% \quad \cdots\cdots\cdots\cdots (B.2)$$

式中:

$w_{干}$——干重,%;

m_0 ——烘干空铝盒质量,单位为克(g);

m_1 ——烘干前铝盒及土样质量,单位为克(g);

m_2 ——烘干后铝盒及土样质量,单位为克(g)。

B.6.2 平行测定的结果用算术平均值表示,保留小数点后一位。

附 录 C
(规范性附录)
沙门氏菌属检测法

C.1 适用范围

适用于未经处理或无害化处理后粪便、粪液和堆肥中的沙门氏菌测定。

C.2 检测指标

沙门氏菌属是人类和动物常见的一组肠道致病菌,是肠道传染性疾病流行时,评价粪便无害化处理效果的主要指标。

C.3 设备和材料

C.3.1 设备

天平、乳钵或均质器、恒温培养箱(36±1)℃,(44±0.5)℃、水浴箱、显微镜、冰箱、高压蒸汽灭菌器、pH计或精密pH试纸、平皿、刻度吸管、试管、玻片、接种环(针)、采样瓶、锥形瓶。

C.3.2 培养基和试剂

C.3.2.1 样品稀释液

氯化钠	8.5 g
蒸馏水	1 000 mL

制法:将上述成分溶解于蒸馏水中,分装到加玻璃珠的锥形瓶内,每瓶90 mL,121 ℃,20 min高压蒸汽灭菌。

C.3.2.2 双倍料缓冲蛋白胨水(BP)

蛋白胨	20 g
氯化钠	10 g
磷酸氢二钠($Na_2HPO_4 \cdot 12H_2O$)	18 g
磷酸二氢钾(KH_2PO_4)	3 g
蒸馏水	1 000 mL

制法:将上述成分溶解于蒸馏水中,调节pH 7.2,分装到内有玻璃珠的锥形瓶中,每瓶100 mL,121 ℃,15 min高压蒸汽灭菌。

C.3.2.3 氯化镁孔雀绿增菌液(MM)

C.3.2.3.1 甲液

胰蛋白胨	5 g
氯化钠	8 g

磷酸二氢钾	1.6 g
蒸馏水	1 000 mL

制法：将上述成分溶于蒸馏水中，121 ℃，15 min 高压蒸汽灭菌，为甲液。

C.3.2.3.2 乙液

氯化镁	40 g
蒸馏水	1 000 mL

制法：将上述成分溶于蒸馏水中，121 ℃，15 min 高压蒸汽灭菌，为乙液。

C.3.2.3.3 丙液

孔雀石绿溶液（4 g/L）

制法：取甲液 90 mL，乙液 9 mL 和丙液 2.7 mL，以无菌操作混合即成氯化镁孔雀绿增菌液（MM），分装无菌试管，每管 9 mL。

C.3.2.4 亚硫酸铋琼脂（BS）

蛋白胨	10 g
牛肉膏	5 g
葡萄糖	5 g
硫酸亚铁（$FeSO_4 \cdot 7H_2O$）	0.3 g
磷酸氢二钠（$Na_2HPO_4 \cdot 12H_2O$）	4 g
孔雀石绿	0.025 g
柠檬酸铋铵[$Bi(NH_4)_3(C_6H_5O_7)_2H_2O$]	2 g
亚硫酸钠（Na_2SO_3）	6 g
琼脂	18 g～20 g
蒸馏水	1 000 mL

制法：将上述前 5 种成分溶解于 300 mL 蒸馏水中，将柠檬酸铋铵和亚硫酸钠另用 50 mL 蒸馏水溶解。将琼脂于 600 mL 蒸馏水中煮沸溶解，冷却至 80 ℃。将以上三液合并，补充蒸馏水至 1 000 mL，调至 pH 7.5，加入 5 mL 孔雀石绿溶液（5 g/L），摇匀。冷却至 50 ℃～55 ℃，倾注平皿备用，平板呈淡绿色。

注：此培养基不需高压灭菌，制备过程不宜过分加热，以免降低其选择性，应在临用前 1 d 制备，贮存于室温暗处，超过 48 h 不宜使用。

C.3.2.5 SS 琼脂

C.3.2.5.1 基础培养基

牛肉膏	5 g
际胨	5 g
胆盐（三号）	3.5 g
琼脂	17 g
蒸馏水	1 000 mL

制法：将牛肉膏、际胨和胆盐溶解于 400 mL 蒸馏水中，将琼脂加入于 600 mL 蒸馏水中，煮沸使其溶解，再将两液混合，121 ℃，15 min 高压蒸汽灭菌，备用。

C.3.2.5.2 完全培养基

基础培养基	1 000 mL
乳糖	10 g
柠檬酸钠($Na_3C_6H_5O_7 \cdot 2H_2O$)	8.5 g
硫代硫酸钠($Na_2S_2O_3 \cdot 5H_2O$)	8.5 g
柠檬酸铁溶液($Na_3C_6H_5O_7 \cdot 2H_2O$)(100 g/L)	10 mL
中性红溶液(10 g/L)	2.5 mL
孔雀石绿溶液(1 g/L)	0.33 mL

制法:加热溶化基础培养基,按比例加入上述染料以外的各成分,充分混匀,调至 pH 7.0,加入中性红和孔雀石绿溶液,混匀后倾注平板。

注:制好的培养基宜当日使用,或保存于冰箱内于 48 h 内使用。孔雀石绿溶液配好后应在 10 d 以内使用。

C.3.2.6 三糖铁琼脂(TSI)

蛋白胨	20 g
牛肉膏	5 g
乳糖	10 g
蔗糖	10 g
葡萄糖	1 g
氯化钠	5 g
硫酸亚铁铵[$(NH_4)_2SO_4 \cdot FeSO_4 \cdot 6H_2O$]	0.2 g
硫代硫酸钠($Na_2S_2O_3 \cdot 5H_2O$)	0.2 g
琼脂	12 g
酚红	0.025 g
蒸馏水	1 000 mL

制法:将上述除琼脂和酚红以外的各成分溶解于蒸馏水中,调至 pH 7.4。加入琼脂,加热煮沸溶化。加入 5 mL 酚红(5 g/L)摇匀,分装试管,115 ℃,20 min 高压蒸汽灭菌。放置高层斜面备用。

C.3.3 革兰氏染色

C.3.3.1 革兰氏染液

C.3.3.1.1 结晶紫染液

结晶紫	1 g
乙醇[$\varphi(C_2H_5OH)=95\%$]	20 mL
草酸铵[$(NH_4)_2C_2O_4$]溶液(10 g/L)	80 mL

制法:将结晶紫溶解于乙醇中,与草酸铵染液混合。

C.3.3.1.2 革兰氏碘液

碘片	1 g
碘化钾	2 g
蒸馏水	300 mL

制法:在碘化钾中加入少许蒸馏水溶解后,加入碘片充分振摇,再补足蒸馏水至 300 mL。

C.3.3.1.3 脱色剂

乙醇[$\varphi(C_2H_5OH)=95\%$]

C.3.3.1.4 沙黄复染液

沙黄	0.25 g
乙醇[$\varphi(C_2H_5OH)=95\%$]	10 mL
蒸馏水	90 mL

制法：将沙黄溶解于乙醇中，待完全溶解后加入蒸馏水。

C.3.3.2 染色法

将 18 h～24 h 的培养物涂片。

将涂片在火焰上固定，滴加结晶紫染色液，染 1 min，水洗。

滴加革兰氏碘液，作用 1 min，水洗。

滴加脱色剂，摇动玻片，直至无紫色脱落为止，约 30 s，水洗。

滴加复染剂，复染 1 min，水洗，待干，镜检。

C.3.4 沙门氏菌属因子诊断血清

C.4 检验步骤

C.4.1 样品采集、制备

C.4.1.1 样品采集

C.4.1.1.1 粪便样品采集：用无菌铲(勺)采集粪便样品，在 5 个以上的采样点共采取约 500 g，置无菌广口瓶内备检。

C.4.1.1.2 堆肥样品采集：堆肥的表层(距表面 10 cm 以上)和中层断面各采集三点，用无菌镊子拣出样品中石块、木屑、玻璃等块状物，充分混合后取约 500 g。

C.4.1.1.3 粪稀样品采集：用无菌采样器、蠕动泵等，在三格化粪池、双瓮池、沼气池相应部位，采集贮粪池、沼气池内样品，样品量约 500 mL，置无菌广口瓶内备检。

C.4.1.2 样品制备

C.4.1.2.1 固态样品：将样品置于无菌瓷盘内，充分混匀称取 10 g 样品，放入带有玻璃珠的无菌锥形瓶内，加入 90 mL 生理盐水(8.5 g/L)，混摇 3 min～5 min，制成混悬液。

C.4.1.2.2 粪稀等样品，取混摇均匀的粪稀 10 g 或粪稀液 10 mL，置于带有玻璃珠的无菌锥形瓶内，加入 90 mL 生理盐水(8.5 g/L)，混摇 3 min～5 min，制成混悬液。

C.4.2 前增菌

以无菌操作，取制备的混悬液 10 mL 接种到 90 mL 缓冲蛋白胨水(BP)中，混匀，置(36±1)℃培养(18±2)h。

C.4.3 选择性增菌

用无菌吸管吸取 1 mL 增菌液加入到 9 mL 氯化镁孔雀绿增菌液(MM)中，置(44±0.5)℃培养 24 h～48 h。

C.4.4 分离

用接种环分别取选择性增菌液1环，划线接种于一个亚硫酸铋琼脂平板(BS)和一个SS琼脂平板，于(36±1)℃培养24 h～48 h，观察各个平板上生长的菌落。沙门氏菌在亚硫酸铋琼脂平板上的菌落特征为，产H_2S菌落为棕褐色或灰色至黑色，有时有金属光泽，周围培养基呈棕色或黑色，不产H_2S菌株呈灰绿色，周围培养基不变或微变暗；沙门氏菌在SS琼脂平板上的菌落特征为，无色半透明；产H_2S菌株菌落中心带程度不同的黑色；乳糖阳性菌株为粉红色中心黑色。若各选择性平板上无可疑菌落生长，可直接报告未检出沙门氏菌。

C.4.5 生化试验

自选择性琼脂平板上用接种针直接挑取可疑菌落，分别接种三糖铁琼脂斜面上，尽可能多的选择可疑菌落，少于5个菌落的平板，应全部挑取。置(36±1)℃培养24 h～48 h，观察结果。在三糖铁琼脂上，凡生化反应特征符合斜面为红色、高层变黄，少量或中等程度产气，产或不产H_2S者，应继续进行血清学鉴定实验，全部变黄或仍为红色者弃之。

C.4.6 革兰氏染色

取三糖铁琼脂可疑阳性的斜面菌苔，涂片进行革兰氏染色，显微镜下镜检应为革兰氏阴性短杆菌。

C.4.7 血清学鉴定

用沙门氏菌因子血清做玻片凝集试验，同时用生理盐水做对照。

C.5 结果报告

C.5.1 综合上述生化试验和血清学鉴定的结果，符合沙门氏菌属特征的确认检出沙门氏菌，并报告为“检出沙门氏菌”。

C.5.2 各选择性平板上无可疑菌落生长，或检出可疑菌落而生化试验和血清学鉴定不符合者，报告“未检出沙门氏菌”。

附 录 D
（规范性附录）
堆肥、粪稀中粪大肠菌群检测法

D.1 适用范围

适用于堆肥、粪稀中粪大肠菌群测定。

D.2 温度要求

粪大肠菌群系指一群需氧和兼性厌氧，在44.5 ℃生长，发酵乳糖并在24 h～48 h内产酸产气的革兰氏阴性无芽孢杆菌。依粪大肠菌值，评价粪便无害化处理效果。

D.3 设备和材料

D.3.1 设备

恒温培养箱：(36±1)℃、(44±0.5)℃、高压蒸汽灭菌器、显微镜、冰箱4 ℃、接种环、电磁炉、锥形瓶、试管、小倒管、pH计或精密pH试纸、温度计、灭菌吸管(10 mL、1 mL)、灭菌平皿[直径(d) 90 mm]、载玻片、接种环。

D.3.2 培养基和试剂

D.3.2.1 乳糖胆盐培养基

D.3.2.1.1 成分：

a) 蛋白胨	20 g
b) 猪胆盐(或牛、羊胆盐)	5 g
c) 乳糖	10 g
d) 溴甲酚紫水溶液(4 g/L)	2.5 mL
e) 蒸馏水	1 000 mL

D.3.2.1.2 制法：将a)～c)加入蒸馏水中溶解，调pH到7.2～7.4，加d)，混匀，分装至带有小发酵倒管的试管内，每管10 mL。115 ℃，20 min灭菌。如需要二倍浓缩培养基，将上述成分a)～d)的用量加倍，蒸馏水量不变，配制即成。复发酵用乳糖发酵管，减除上述培养基成分中的胆盐即可。

D.3.2.2 品红亚硫酸钠培养基

D.3.2.2.1 成分：

a) 蛋白胨	10 g
b) 酵母浸膏	5 g
c) 牛肉膏	5 g
d) 磷酸氢二钾(K_2HPO_4)	3.5 g
e) 乳糖	10 g
f) 亚硫酸钠(Na_2SO_3)	5 g

g) 琼脂 15 g～20 g
h) 碱性品红乙醇溶液(50 g/L) 20 mL
i) 蒸馏水 1 000 mL

D.3.2.2.2 制法

D.3.2.2.2.1 将琼脂加入到500 mL蒸馏水中，煮沸溶解，于另500 mL蒸馏水中加入a)～d)，加热溶解后与已溶解的琼脂混匀，调pH为7.2～7.4，加入乳糖，分装，115 ℃，20 min高压蒸汽灭菌。即成基础培养基，储存于冰箱4 ℃备用。

D.3.2.2.2.2 将亚硫酸钠用少许无菌蒸馏水溶解，沸水浴中煮沸10 min，用灭菌吸管滴加上述碱性品红乙醇溶液，至淡粉红色。将此混合液加入上述基础培养基中，充分混匀，倾注灭菌平皿。不能及时使用可置冰箱4 ℃避光保存备用，但不宜超过两周，如培养基成为深红色，则不能应用。

D.3.2.3 伊红美蓝(EMB)琼脂

D.3.2.3.1 成分

蛋白胨 10 g
乳糖 10 g
磷酸氢二钾(K_2HPO_4) 2 g
琼脂 20 g
伊红溶液(20 g/L) 20 mL
美蓝溶液(5 g/L) 13 mL
蒸馏水 1 000 mL

D.3.2.3.2 制法

将琼脂加到500 mL蒸馏水中加热溶解，另取适量蒸馏水加入磷酸氢二钾、蛋白胨，混匀溶解，两液混合，补充蒸馏水至1 000 mL，校正pH为7.2～7.4，分装于锥形瓶内，121 ℃，15 min灭菌备用。用前融化琼脂并加入乳糖，混匀冷至50 ℃～55 ℃，无菌操作加入灭菌的伊红美蓝溶液，摇匀倾注平皿备用。

品红亚硫酸钠培养基与伊红美蓝(EMB)琼脂可任选其中一种。

D.3.2.4 革兰氏染色

同附录C.4.6。

D.3.2.5 样品稀释液

氯化钠 8.5 g
蒸馏水 1 000 mL

制法：将上述成分溶解于蒸馏水中，分装到加玻璃珠的锥形瓶内，每瓶90 mL，或按需要分装到试管中，121 ℃，20 min高压蒸汽灭菌。

D.4 操作步骤

D.4.1 样品采集、制备

同附录C.4.1.1。

D.4.2 样品接种

D.4.2.1 根据样品污染程度决定稀释度，避免样品接种结果均呈阳性或阴性。用无菌吸管吸取1∶10样品混悬液 1 mL 加到含有 9 mL 灭菌生理盐水的试管中，制成 1∶100 稀释液，由 1∶100 稀释液管中用无菌吸管吸取 1 mL 加到含有 9 mL 灭菌生理盐水的试管中，制成1∶1 000稀释液，按同法依次稀释，制成 1∶10 000、1∶100 000 等梯度稀释液。

D.4.2.2 初发酵试验：分别用 1 mL 灭菌吸管吸取 1∶10、1∶100、1∶1 000、1∶10 000 等稀释液各 1 mL，分别接种于乳糖胆盐发酵管内，置(44±0.5)℃培养箱中培养 24 h(接种量为 10 mL 时，可用与接种量相等的双料乳糖胆盐发酵管)。

D.4.2.3 分离培养：将经培养 24 h 后，产酸产气或只产酸的发酵管，用接种环分别取发酵液，划线接种于碱性品红亚硫酸钠琼脂或伊红美蓝琼脂平板，置(36±1)℃培养 24 h。

D.4.2.4 染色镜检：用接种环挑取所使用培养基上生长的粪大肠菌可疑菌落的一小部分，进行革兰氏染色，镜检。

D.4.2.5 复发酵试验：经革兰氏染色，镜检为革兰氏阴性无芽孢杆菌，挑取该可疑菌落的另一部分接种乳糖发酵管，置(44±0.5)℃培养箱中培养 24 h，如产酸产气，即证实有粪大肠菌群存在。

D.5 结果报告

D.5.1 根据证实为粪大肠菌群的阳性发酵管数，查表 D.1 粪大肠菌值表，报告样品粪大肠菌值/g(或mL)。

D.5.2 由于表 D.1 是按一定的四个 10 倍浓度差接种量设计的(粪稀接种量为 10 mL、1 mL、0.1 mL和 0.01 mL，粪便污泥接种量为 1 g、0.1 g、0.01 g 和 0.001 g)，当采用其他四个 10 倍浓度差接种量时，需要修正表 D.1 中值，具体方法如下：

D.5.3 表内所列粪稀(粪便污泥)最大接种量增加或减少 10 倍时，表 D.1 的粪大肠菌值相应增加或减少 10 倍。如粪稀接种量改为 10 mL、1 mL、0.1 mL 和 0.01 mL，表 D.1 的粪大肠菌值相应增加10 倍。其他的四个 10 倍浓度差接种量的粪大肠菌值相应类推。

表 D.1 粪大肠菌值表

样品接种量/g(或 mL)				菌 值
10	1	0.1	0.01	
−	−	−	−	>11.1
−	−	−	+	11.1
−	−	+	−	11.1
−	+	−	−	10.5
−	−	+	+	5.6
−	+	−	+	5.3
−	+	+	−	4.6
+	−	−	−	4.3
−	+	+	+	3.6
+	−	+	+	1.1

表 D.1（续）

样品接种量/g(或 mL)				菌　值
10	1	0.1	0.01	
+	−	+	−	1.0
+	−	+	+	0.6
+	+	−	−	0.4
+	+	−	+	0.1
+	+	+	−	0.04
+	+	+	+	<0.04

注：−表示阴性发酵管。
　　+表示阳性发酵管。

附 录 E
（规范性附录）
蛔虫卵检查法

E.1 堆肥蛔虫卵的检查

E.1.1 饱和硝酸钠漂浮法

E.1.1.1 方法原理

经碱性溶液处理使蛔虫卵从堆肥、粪便样品中分离，用饱和硝酸钠溶液将蛔虫卵漂浮，收集漂浮的蛔虫卵镜检，计数样品中的蛔虫卵个数。

E.1.1.2 设备与试剂

E.1.1.2.1 设备：离心机、电动振荡机、离心管（50 mL）、橡皮塞子、玻璃珠、金属丝圈、光学显微镜、铜筛（3 mm）、铜筛（2 mm）、滤器、漏斗、火棉胶滤膜、抽滤设备、瓷盘、镊子、眼科弯头小镊子

E.1.1.2.2 试剂：氢氧化钠溶液（50 g/L），饱和硝酸钠溶液。福尔马林溶液（ω（HCHO）＝3％），盐酸溶液（30 g/L）。

E.1.1.3 检验步骤

E.1.1.3.1 样品采集：（同附录 C.4.1.1）。

E.1.1.3.2 样品预处理：将样品倒于瓷盘内，压碎该样品中较大的土颗粒，先后用孔径 3 mm 的铜筛和孔径 2 mm 的铜筛过筛，收集过筛后的样品。备检样品量不少于 100 g。多含大量腐烂蔬叶、瓜果皮和草梗等纤维的堆肥样品，采用沉淀法。

E.1.1.3.3 分离虫卵：取过筛样 10 g，放入 50 mL 清洁离心管中，加入 35 mL～40 mL 氢氧化钠溶液（50 g/L）至刻度线，另加玻璃珠约 10 粒，用适当大小的橡皮塞紧塞管口，置电动振荡机上，振荡 10 min～15 min，转速 200 r/min～300 r/min，静置 15 min～30 min 后，再行振荡，如此重复 3 次～4 次，使蛔虫卵与堆肥分离。

E.1.1.3.4 漂浮虫卵：取下离心管，揭去橡皮塞子，用清水将附着在皮塞上和管口内壁的泥状物冲入管中，2 000 r/min～2 500 r/min 离心 3 min～5 min，倒去氢氧化钠溶液，加清水将沉淀物搅浑后，2 000 r/min～2 500 r/min 离心 3 min～5 min，倒去液体，加水漂洗，直到清洗透明为止。加入饱和硝酸钠溶液（密度 1.38 g/mL～1.40 g/mL），用玻璃棒搅成糊状后，徐徐添加饱和硝酸钠溶液，随加随搅，直加到离管口约 10 mm 处，用一两滴饱和硝酸钠溶液清洗玻棒并收集于管中，2000 r/min～2500 r/min 离心 3 min～5 min。

E.1.1.3.5 虫卵收集：

a) 捞取法：用直径 10 mm 的金属圈，将表层液膜移于盛有半杯清水的小烧杯中，约捞取 30 次后。重复虫卵分离、漂浮操作，适当增加一些饱和硝酸钠溶液，如此反复操作 3 次～4 次，直到液膜涂片未查见虫卵为止。

b) 黏贴法：在饱和硝酸钠溶液满至管口处，覆上 18 mm×18 mm 盖玻片。静置 15 min 后，取下盖玻片置于载玻片上镜检，反复 3 次，直到未查见虫卵为止。

E.1.1.3.6 抽滤：将烧杯中含卵液通过直径 35 mm 微孔火棉胶滤膜（孔径 0.65 μm～0.80 μm）抽滤。一张滤膜不能滤过全部液体时，可另取滤膜过滤。

E.1.1.3.7 镜检:用眼科弯头镊子,将滤膜取下,平铺于 40 mm×75 mm 载物玻璃片上,滴加二、三滴 50%甘油溶液进行透明,低倍显微镜下镜检和计数。

E.1.1.4 样品保存

待检堆肥样品,需滴加福尔马林溶液(ω(HCHO)=3%)或盐酸溶液(30 g/L)少许,加盖放置冰箱保存。

E.1.1.5 结果报告方式

计数虫卵数≥150 个,并计算报告死亡率;检出蛔虫卵数小于 150 个,报告检出蛔虫卵总数与死、活虫卵个数。

E.1.2 沉淀法

E.1.2.1 适用条件

粪便样品、不具备滤膜滤器设备或多含大量腐烂蔬叶等纤维的堆肥样品,采用沉淀法检测其蛔虫卵数。

E.1.2.2 设备与试剂

E.1.2.2.1 设备:剪刀、锥形瓶、量杯(1 000 mL)、刻度量筒、橡胶塞、玻璃珠、光学显微镜、铜筛(3 mm)、铜筛(2 mm)、载玻片。

E.1.2.2.2 试剂:氢氧化钠溶液(50 g/L),饱和硝酸钠溶液。

E.1.2.3 检验步骤

E.1.2.3.1 样品采集(同 C.4.1.1)。

E.1.2.3.2 样品预处理:样品用剪刀剪小,清水浸泡,继将洗液静置沉淀,而后收集 100 mL 沉淀物备检。

E.1.2.3.3 水洗:量取 50 mL~100 mL 堆肥或粪便的浸出沉淀物,放在 500 mL 锥形瓶中,加入 100 mL~150 mL 氢氧化钠溶液(50 g/L)和三四十粒玻璃珠,塞以橡皮塞。浸泡 30 min 后,振摇 3 min~4 min,将上面的液体,倒入大烧杯中,再加等量清水于锥形瓶中,清洗 3~4 次,直到洗出液透明为止。

E.1.2.3.4 过滤:将收集的洗液,用 1~2 层纱布过滤于 1 000 mL 量杯中,静置 0.5 h~1 h 后,倒去上层液体,如此,约 30 min 换水一次,直至上层水澄清为止。

E.1.2.3.5 测定体积:用虹吸管吸去上层液体,将沉淀物倒入刻度量筒中,准确测量沉淀物的容积。

E.1.2.3.6 镜检:将沉淀物搅拌均匀,用 1 mL 吸管取 0.05 mL 和 0.1 mL 样品于载玻片,盖以盖玻片,在低倍镜下镜检并计数。

E.1.2.4 结果报告

连续观察 3 次,取其平均数,计算 1 mL 沉淀物的虫卵数,最后乘以沉淀总容积数,便是 100 g 原始堆肥样品的虫卵数。样片中虫卵数≥150 个,应按死亡率报告;样片中虫卵数≤150 个,分别报告实际虫卵总数与死、活虫卵个数。

E.2 粪稀蛔虫卵的检查

E.2.1 粪稀浓缩法

取出料口粪稀,样品量可达 5 000 mL,分别用 250 μm 铜筛过滤于量杯中,让其自然沉淀 1 h,倒去上层液体，另换清水搅浑，静置沉淀，反复水洗沉淀，至沉渣上面的水接近澄清后，弃去上清液。将沉渣倒入 100 mL 量筒中，测量沉渣的容积。经充分搅拌后，用 1 mL 玻璃吸管，迅速吸取沉渣 0.1 mL 于载玻片上，盖以盖玻片镜检。

E.2.2 司氏法

E.2.2.1 将定量(质量或容积均可)的稠粪样品，稀释为定量的稀释液，经混合均匀后，从中再吸出一定量的稀释液，在显微镜下，计数其中含有的蛔虫卵。然后按稀释的倍数，计算出该稀释液中的卵数，最后换算成单位重量或容积原样品中含有的蛔虫卵数。

E.2.2.2 用一支 100 mL 硬质玻璃试管，在容水 45 mL 处作一标志或刻度。

E.2.2.3 称取 3 g 搅匀的粪稀样品，装入试管中，注入氢氧化钠溶液[$c(NaOH)=0.1$ mol/L]的至 45 mL 标志或刻度处，另加十余粒玻璃珠。

E.2.2.4 用橡皮塞子紧塞管口后，极力振摇，使成均匀的混合液为止。如样品中含有粪块，应放置过夜，使有足够的消化时间。

E.2.2.5 在计数前再把它摇匀。摇后速用 1 mL 刻度吸管，吸取混合液 0.15 mL 于大型载物片(37 mm～75 mm)上，盖以 22 mm×40 mm 的盖玻片(如缺大载物片，则将吸出的 0.15 mL 混合液分别滴于 2～3 张一般大小的载物片上，盖以 10 mm×18 mm 的盖玻片亦可)。

E.2.2.6 然后在低倍显微镜下数完 0.15 mL 混悬液中所有的蛔虫卵数，将所数得的卵数乘以 100，即为每克粪稀中所含有的蛔虫卵数。

如样品稍稀，不用玻璃试管，改用 100 mL 锥形瓶亦可，在容积 60 mL 处，刻一刻度，取混匀的粪稀样品 4 mL 于此刻度烧瓶中，注入氢氧化钠溶液[$c(NaOH)=0.1$ mol/L]，至 60 mL 刻度处，再放入十粒玻璃珠，用橡皮塞紧塞瓶口，极力振摇，直至混合液呈均匀状态为止。然后吸取 0.15 mL 混合液于载玻片上，盖以盖玻片，并在低倍镜下进行蛔虫卵计数，将所得的卵数乘 100，即是每毫升粪稀中所含有的蛔虫卵数。

附 录 F
(规范性附录)
粪稀钩虫卵检查法

F.1 直接检查法

适用于直接粪便中检查虫卵检查(参照附录E)。

F.2 试管滤纸培养法

适用于通过培养钩虫幼虫的检查。

F.2.1 器材

试管[长11.5 cm、内径(d)1.5 cm]、试管架、吸管、载玻片、盖玻片(20 mm×20 mm)、小镊子、显微镜、温箱、解剖镜或放大镜、滤纸条(将滤纸条对折用剪刀剪成宽度略大于试管直径,长度略短于试管的长条,通常大小约为9.0 cm×1.6 cm,滤纸条要用剪刀剪,防止毛边)、竹签、旧报纸、橡皮筋。

F.2.2 检验步骤

F.2.2.1 在培养管上贴上标签并写上受检者的姓名和编号。

F.2.2.2 每管内加入冷开水约2 mL。

F.2.2.3 将滤纸条沿长轴纵折,以保持挺直。

F.2.2.4 用吸管吸取粪稀或其沉淀物,涂抹于滤纸中段,左右各留0.5 cm,上端留1 cm,下端留约2 cm空白(面积约为4 cm×1.3 cm)。

F.2.2.5 滤纸上面垫以吸水性强的粗草纸,以便吸去多余的水分。将涂布粪稀或其沉淀物的滤纸插入管中,但不应该接触管底,滤纸条插入管中的深度,以水只接触滤纸而不碰到粪稀或其沉淀物为准。

F.2.2.6 将培养管置于31 ℃温度中培养4 d,或置于26 ℃~30 ℃温度中培养6 d~8 d。以保证所有幼虫都有足够的时间发育到感染期幼虫。

F.2.2.7 分离幼虫:沿管壁加入45 ℃温水,淹没滤纸上的粪便,1 h后用镊子取出滤纸条,弃去。将培养管静置1 h,用吸管吸去上清液,幼虫留于管底0.5 mL或更少的水内。

F.2.2.8 用放大镜(4倍以上)或解剖镜以侧照法检查沉淀物内有无活的幼虫。如有活的幼虫,可先将管底部浸于50 ℃~60 ℃的热水内抑制活动。

F.2.2.9 吸取沉淀物1~3滴于载玻片上,将载玻片置于低倍镜下(10×10)检查,为使可折光的幼虫易于观察,检查时要尽量缩小光圈减弱光线,如需详细辨认幼虫,可加上盖玻片,在高倍镜下(40×10)检查,必要时可用目镜测微计测量幼虫。

表F.1 钩虫、粪类圆线虫、东方毛圆线虫丝状蚴鉴别要点

特征	钩 虫	粪类圆线虫	东方毛圆线虫
蚴体长度	0.5 mm~0.7 mm	0.5 mm	0.75 mm
食道长度	1/5体长	1/2体长	1/4体长
生殖原基	位于蚴体中部	位于蚴体后部	钝圆,有小球状
尾 端	尖细	分叉	—

附 录 G
（规范性附录）
粪稀中血吸虫卵检查法

G.1 直接检查法

适用于粪便中血吸虫卵的检测(参照附录 E)。

G.2 尼龙袋集卵孵化法

适用于粪便中血吸虫卵数量较低时与粪稀中血吸虫卵的检测。

G.2.1 仪器

180 μm～250 μm 尼龙袋、55 μm 尼龙袋、250 mL 锥形瓶、竹筷、尼龙袋支架、止血钳、水管、水桶、脱氯水等。

尼龙袋准备：

a) 55 μm 锥形尼龙袋：取 55 μm 尼龙绢裁剪成扇形裁片，两边以聚胺酯粘合剂粘合。用 8 号铁丝弯成直径为 8 cm 的带柄圆圈，将尼龙袋的上口缝合到铁丝圆圈上。袋深约 20 cm，下端剪成直径约 1.5 cm 的开口；

b) 180 μm～250 μm 尼龙袋：取 180 μm～250 μm 的尼龙绢裁剪成圆形，以 8 号铁丝弯成直径为 8 cm 的带柄圆圈，将尼龙袋的上口缝合到铁丝圆圈上，袋深约 5 cm。

G.2.2 检验步骤

G.2.2.1 水洗浓集

取混匀的粪稀 100 mL，如果出口很稀可以浓缩后取(取粪液出料口上层粪稀 3 000 mL～4 000 mL，下层粪稀 1 000 mL～2 000 mL，分别用 250 μm 铜筛过滤于 1～2 个 2 000 mL 量杯中，让其自然沉淀)100 mL。置于 250 μm 尼龙袋中，250 μm 尼龙袋置于下口夹有止血钳的 55 μm 尼龙袋口上；淋水冲洗，使粪液直接滤入 55 μm 尼龙袋中；然后移去 250 μm 尼龙袋，继续淋水冲洗 55 μm 锥形尼龙袋内粪渣，并用竹筷在袋外轻轻刮动助滤，直到滤出液变清；将锥形袋的下口置入锥形瓶口上，取下袋底下口的止血钳，将袋内沉渣冲洗入锥形瓶。

G.2.2.2 毛蚴孵化

将盛有粪便沉渣的锥形瓶加脱氯水至离瓶口 1 cm 处，放入孵化室(箱)孵化，最适宜的孵化温度为 26 ℃～30 ℃。

G.2.2.3 毛蚴观察

观察时烧瓶后衬以深色背景，每瓶观察时间不少于 2 min。观察时注意毛蚴与水中原生动物的区别(见表 G.1)，必要时用毛细吸管吸出，在显微镜下鉴别。孵化阳性需经两人确认。观察时间随温度高低而不同。气温超出 30 ℃时，0.5 h～1 h 后观察第 1 次，4 h 后观察第 2 次，8 h 后观察第 3 次；气温在 26 ℃～30 ℃时，4 h、8 h 及 12 h 分别观察；气温在 20 ℃～25 ℃时，则可在 8 h 后观察第 1 次，12 h 后观察第2次。

表 G.1 血吸虫毛蚴与水中原生动物的鉴别要点

特　征	血吸虫毛蚴	水中原生动物
形状	针尖大,大小一致稍带长形	大小不一,扁形或圆形
颜色	透明发亮,有折光	灰黄或灰白色,不透明,无折光
游动速度	游动迅速,来回不停匀速前进	游动缓慢,时游时停,游速不匀
游动方向	都为直线的斜向,横向,直向前进	多为曲线,无一定方向
游动方式	碰壁后折回,一般不在中途改变方向,折回后又直线匀速前进	呈间歇式,波浪式,螺旋式,跳板式和摇摆式
游动范围	多在水面下 1 cm～4 cm 处	范围广,水之上,中,下层都有

G.2.2.4　注意事项

G.2.2.4.1　孵化用自来水时,一般要将水过夜脱氯;急用时可在水中加入少量硫代硫酸钠(每50 L水中,加入硫代硫酸钠 0.2 g～0.4 g)除氯 0.5 h 后使用。如用河水或井水,可将水加热至 60 ℃或经过滤,以除去水虫。

G.2.2.4.2　温度是促使虫卵孵化的必要条件,25 ℃左右最适宜。室温在 20 ℃以下或更低时,必须加温。

G.2.2.4.3　一切粪检用具每次用后都必须清洗干净,浸泡入 60 ℃～80 ℃热水中杀死虫卵;尼龙袋正反面反复冲洗,浸泡入 80 ℃热水浸泡 2 min～3 min 杀卵,避免交叉污染。

G.2.2.4.4　残余的粪便、粪渣、粪水和沉渣等必须倒入指定的沉淀粪池中贮存或用药物杀卵,以防病原扩散。

G.2.2.4.5　尼龙绢袋使用过久,孔目变形或孔目破损者应及时更换,以免影响效果。

附 录 H
（规范性附录）
蠕虫卵死活鉴别方法

H.1 直接镜检法

H.1.1 适用范围

适用于粪便样品蛔虫卵生活力试验与无害化效果评价。镜检并依据形态，以鉴别其死活。

H.1.2 形态鉴别要点

H.1.2.1 未受精蛔虫卵的形态：

多为长椭圆形，有时呈三菱形或不规则形，大小平均为(80～98)μm×(40～60)μm，一般为黄褐色，有时蛋白质壳发育不全，有时完全失去蛋白质壳，卵内经常充满大大小小油滴状的卵黄细胞。

H.1.2.2 受精蛔虫卵的形态：

活的受精蛔虫卵的形态：蛋白质壳为黄褐色，脱去蛋白质壳的为无色透明；平均大小为(50～70)μm×(40～50)μm；外层卵壳厚，内层壳薄，有屈光性，最外层的蛋白质壳也很厚，呈乳状或花纹状突起；卵内有一个球形的卵细胞，卵壳两端和卵细胞之间，有半月形的空隙，卵内的卵黄颗粒清晰而致密。

H.1.2.3 死受精蛔虫卵(变性卵)的形态：

a) 卵细胞移向一端，致使卵壳两端呈现有大小不等的半月形空隙。

b) 卵内脂肪变性，形成空泡，很像未受精卵，高温堆肥样品中卵内的空泡尤为显著。

c) 卵细胞颗粒减少或消失。

d) 卵细胞质浑浊，呈黑色或棕黑色。

e) 卵细胞向不定部位呈球状收缩。

f) 卵壳的一侧或两侧，一端或两端向内凹陷或破裂。

g) 只有蛋白质壳，而缺内容物。

H.1.2.4 含有活幼虫卵的形态：

虫体的前后部没有颗粒，中部颗粒清晰而有金属光泽，有立体感，镜检时，注视或轻压，可见有轻微蠕动，强压后，有时可挤出幼虫。

H.1.2.5 含有死幼虫卵的形态：

幼虫体内几乎充满颗粒，且模糊不清，无金属光泽，缺乏立体感，镜检时注视之，久久不见蠕动，稍稍加热或轻压，不会蠕动；强压时，虽能挤出幼虫，也不改变其原来的状态。

以上所列是死活蛔虫卵的一般形态，在镜检中有时会遇到外形发生变化的畸形活卵和各种形态的未受精卵，以及容易误认为寄生虫卵异物。

H.2 滤膜培养法

H.2.1 适用范围

适用于观察粪便样品蛔虫卵发育过程试验与评价粪便无害化技术。

通过饱和硝酸钠溶液离心漂浮后收集在滤膜上的蛔虫卵，经过培养观察其发育、死亡状况并计数。

H.2.2 操作步骤

H.2.2.1 在直径 10 cm～12 cm 的玻璃平皿的底部平铺一层厚约 1 cm 的脱脂棉(或微孔塑料),脱脂棉上铺一张直径与平皿等大的普通滤纸。

H.2.2.2 为防止霉菌和原生动物的繁殖,可加入甲醛溶液(ω(HCHO)＝2%～3%)或甲醛生理盐水,以湿透滤纸和脱脂棉。

H.2.2.3 把含卵滤膜平铺在皿中滤纸上加盖,并在皿盖上编号。一个平皿可同时放上几张滤膜,互不接触。

H.2.2.4 把平皿放在 24 ℃～26 ℃的恒温箱中培养一个月,培养过程中经常滴加清水或甲醛溶液(ω(HCHO)＝2%～3%),使滤膜保持潮湿状态。

注:堆肥样品中的蛔虫卵,因受温度的影响,死卵的形态变化比较显著,往往培养不到一个月,即能明确判定为死卵,无需继续培养。

H.2.2.5 培养一个月后自皿中取出滤膜置于载玻片上,滴加甘油溶液(500 g/L),使其透明后,在低倍镜下查找蛔虫卵,然后在高倍镜下,根据形态,鉴定蛔虫卵的死活,并加以计数。镜检时有时会感到视野的亮度和滤膜的透明度不够理想,则可在一张载物片上,滴一滴清水,另用一张盖玻片从滤膜上刮下少许含蛔虫卵滤渣,与水混合搅匀,盖上同一盖玻片进行镜检,或是在载玻片上滴 1～2 小滴"30%安替福尼"液代替清水,蛔虫卵外面的蛋白质壳很快被溶解掉,内部构造便于观察。凡含有幼虫的,都认为是活卵,其他阶段的或单细胞的,都判为是死卵。

H.3 图谱

H.3.1 蛔虫卵

H.3.1.1 蛔虫卵发育各阶段图谱

图 H.1 为受精卵,宽椭圆形,最外层为厚而呈乳头状突起的蛋白膜,壳呈棕黄色,卵细胞呈微细颗粒状淡黄色,尚处于单细胞阶段,发育初期。图 H.2 为受精卵从单细胞发育至两个分裂球期。

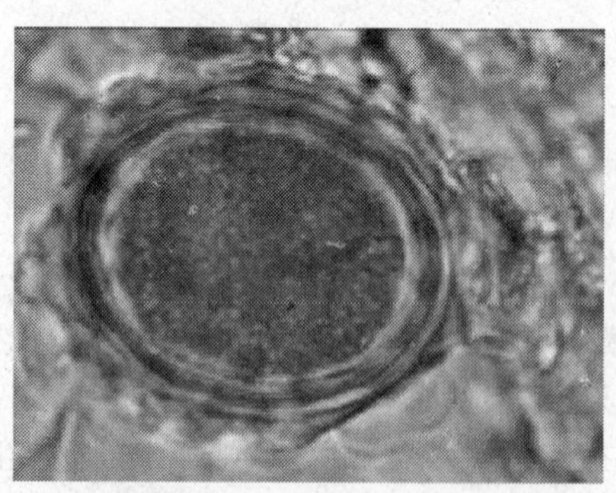

图 H.1 受精卵(400 倍)

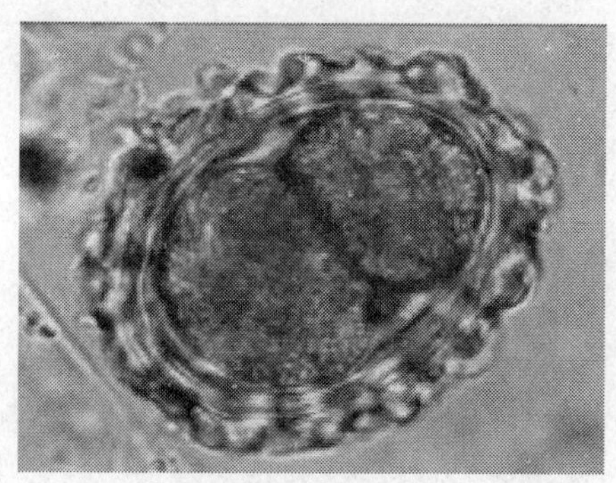

图 H.2　两个分裂球期(400 倍)

图 H.3 为受精卵从单细胞发育至四个细胞球期，外层具有显著的蛋白膜。图 H.4 为受精卵从单细胞发育至多细胞球期，外层具有显著的蛋白膜。

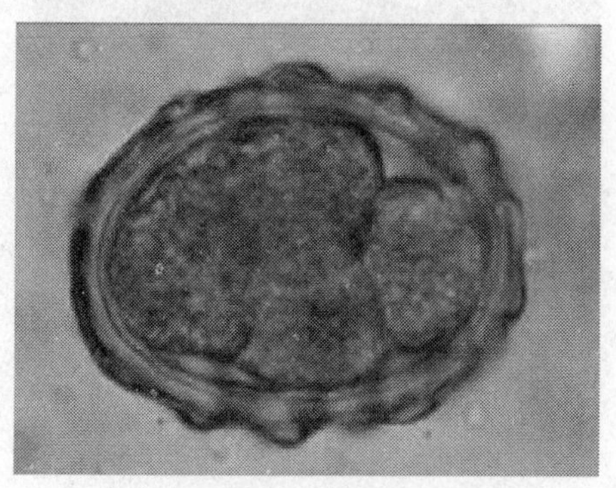

图 H.3　四个分裂球期 (400 倍)

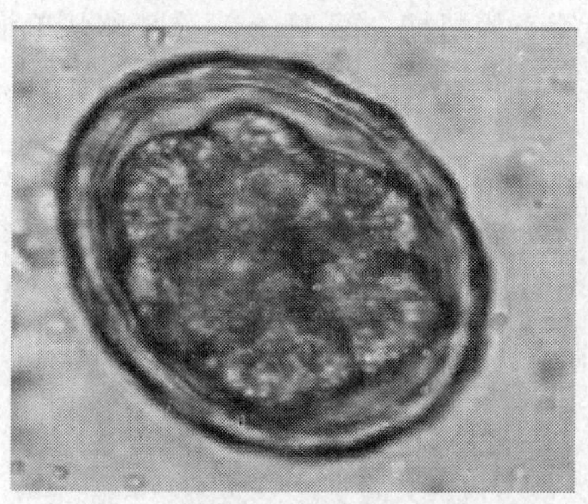

图 H.4　多个分裂球期(400 倍)

图 H.5 为受精卵从单细胞发育至桑葚期。图 H.6 为受精卵从单细胞发育至原肠胚期，外层具有显著的蛋白膜。

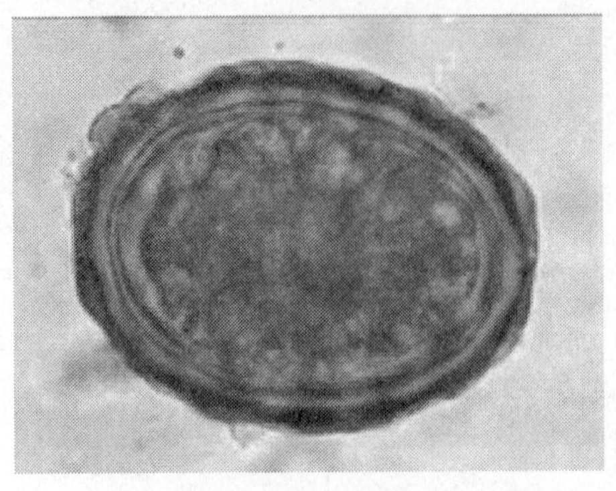

图 H.5　桑葚期(400 倍)

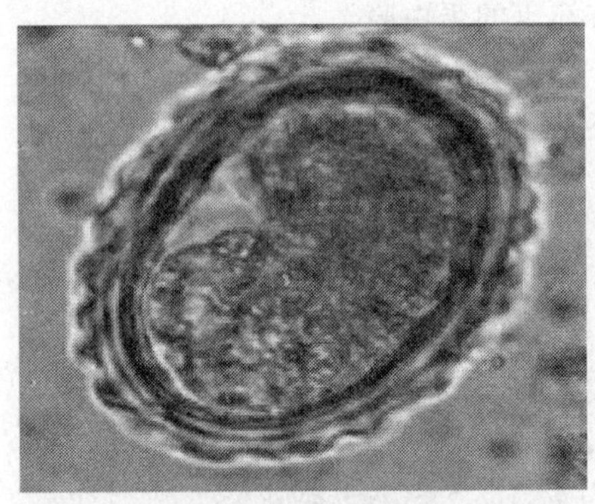

图 H.6　肠胚期(400 倍)

图 H.7 为受精卵从单细胞发育至蝌蚪期。图 H.8 为受精卵从单细胞发育至幼虫期,具有感染性。

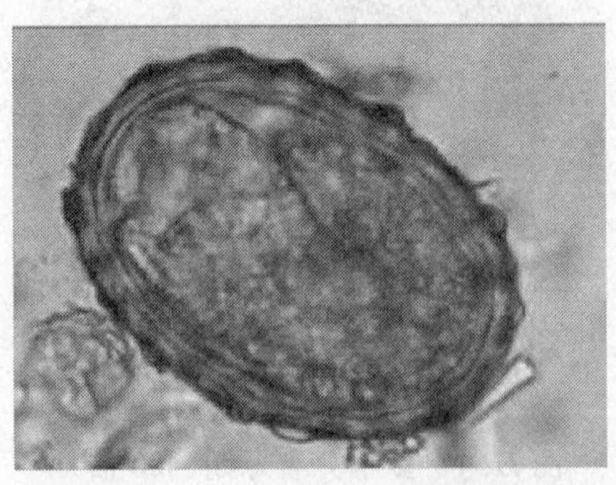

图 H.7　蝌蚪期(400 倍)

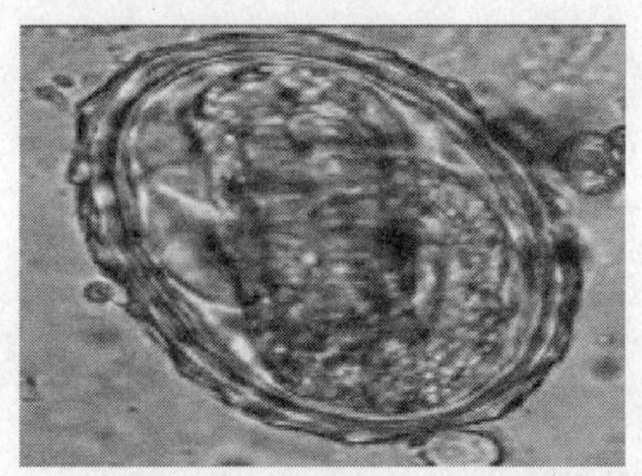

图 H.8　感染期(400 倍)

H.3.1.2　蛔虫卵死卵图谱

图 H.9 为未受精卵,长椭圆形,外层蛋白膜有锯齿状突起,卵内含大小不等的屈光性圆形颗粒,比受精卵略长,在形态鉴别上判定为死蛔虫卵。图 H.10 为死卵,卵黄颗粒变性,卵细胞萎缩,卵细胞靠向一边。

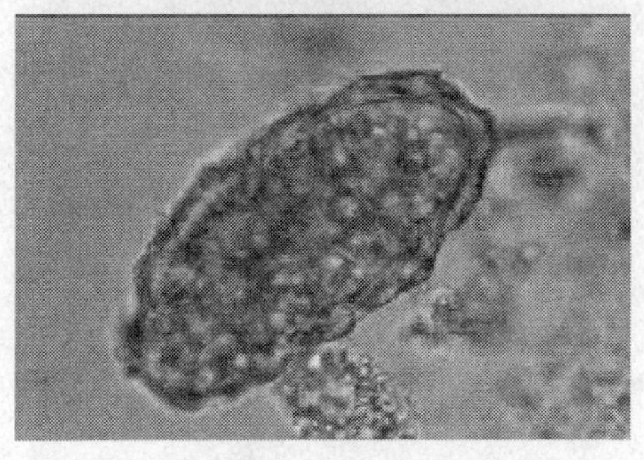

图 H.9　未受精卵(400 倍)

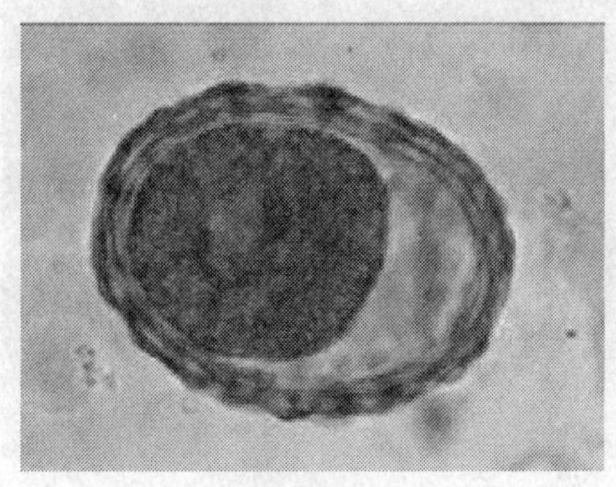

图 H.10　卵细胞萎缩(400 倍)

图 H.11 为死卵,卵黄颗粒变性,混浊,颜色为褐色。图 H.12 为死卵,卵黄颗粒变性,混浊,外层蛋白膜不规则。

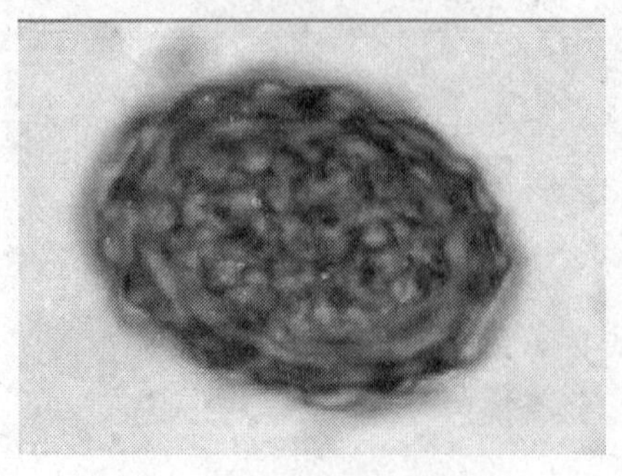

图 H.11 卵细胞变性(400倍)

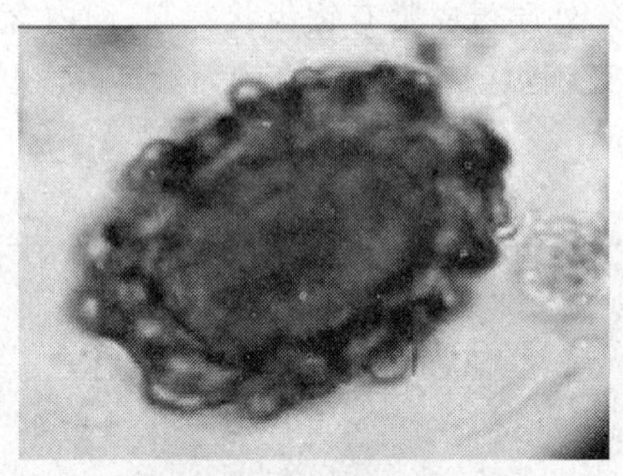

图 H.12 卵细胞浑浊(400倍)

图 H.13为死卵,卵黄颗粒变性,卵细胞形成空泡。图 H.14为死卵,卵黄颗粒变性,卵细胞溶解。

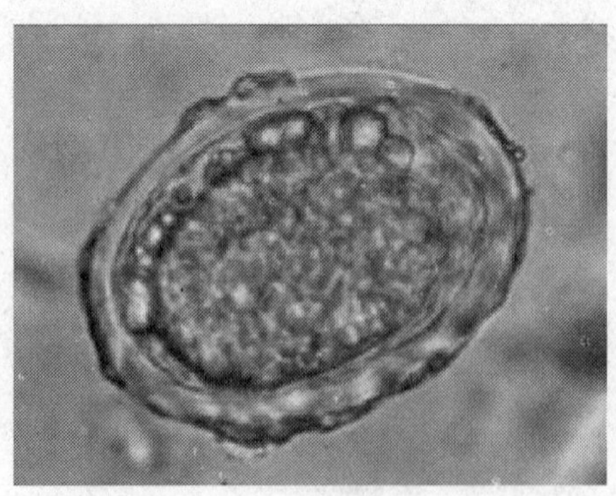

图 H.13 卵细胞空泡(400倍)

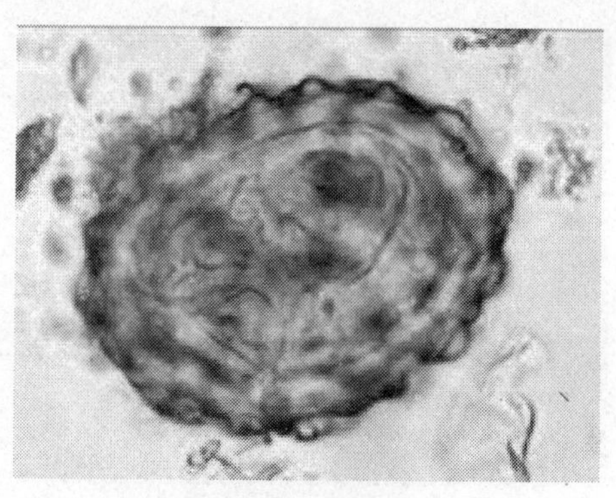

图 H.14　卵细胞溶解(400 倍)

图 H.15 为死卵,卵黄颗粒变性,卵细胞翘起。图 H.16 为死卵,卵黄颗粒变性,卵细胞混浊,颜色变为褐黑色。

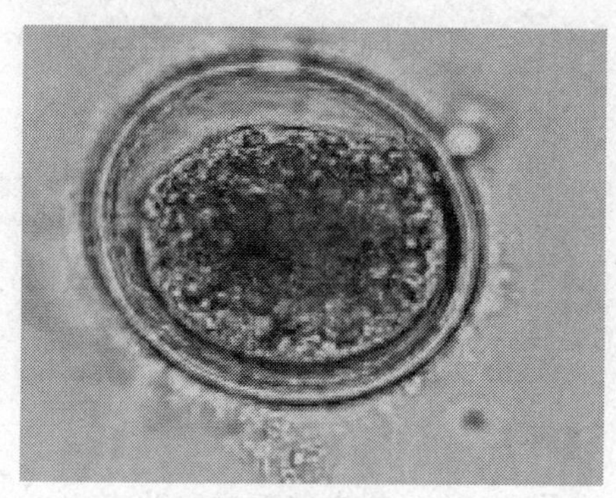

图 H.15　卵细胞翘起(400 倍)

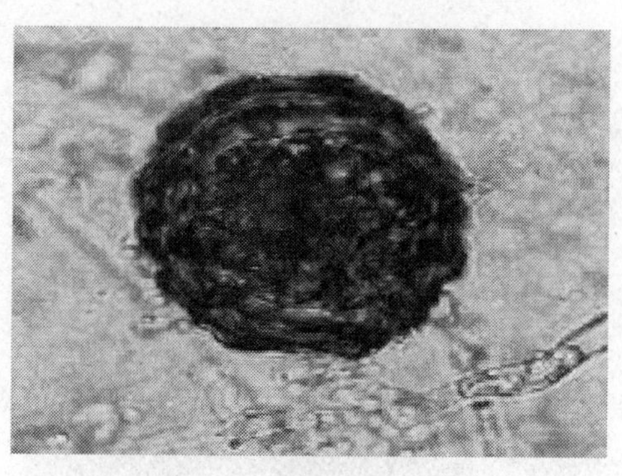

图 H.16　卵细胞变褐色(400 倍)

H.3.2　血吸虫卵死活图谱

图 H.17 为胚胎期卵,活卵。无卵盖,壳薄,侧突短小。图 H.18 为成熟期卵,活卵。无卵盖,壳薄,侧突短小,卵内含成熟毛蚴。

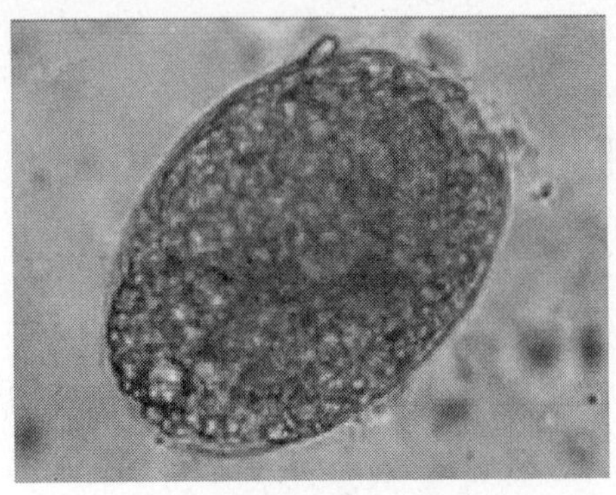

图 H.17　胚胎期(400 倍)

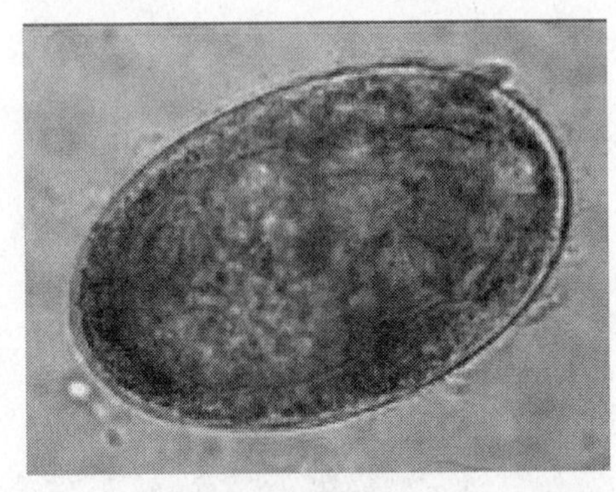

图 H.18　含成熟毛蚴(400 倍)

图 H.19 为变性死卵。卵细胞变性,颜色变为黑色,无卵盖,壳薄,侧突短小。图 H.20 为空壳死卵,内无内容物。

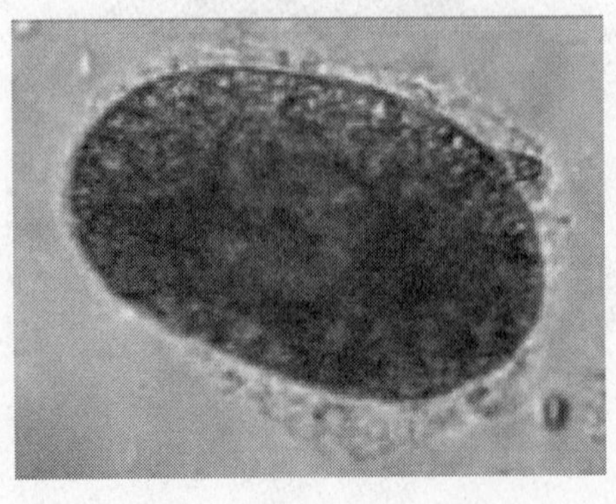

图 H.19　变性卵(400 倍)

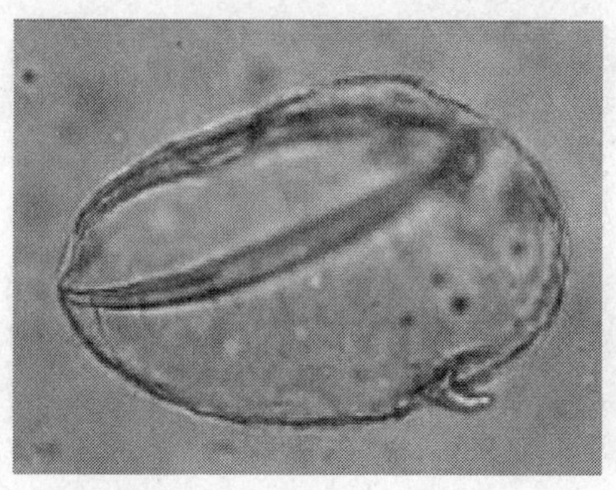

图 H.20 空壳(400 倍)

H.3.3 钩虫卵发育的各阶段图谱

图 H.21 为多细胞球期 钩虫卵发育 8 个以上分裂球期,新鲜卵内含 4～16 个灰色颗粒状细胞,卵壳透明。图 H.22 为发育至桑葚期,卵壳透明。

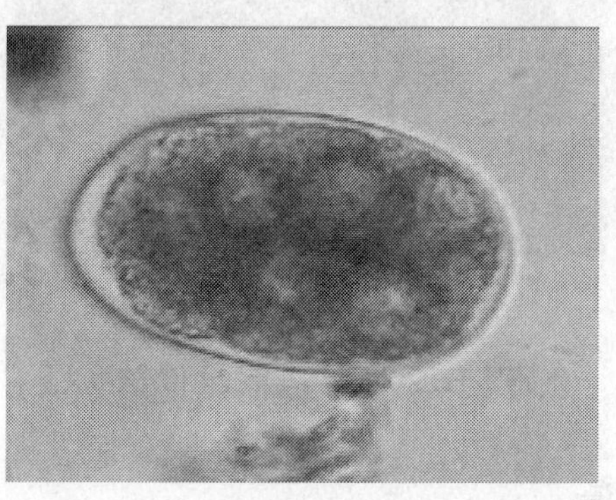

图 H.21 多细胞球期(400 倍)

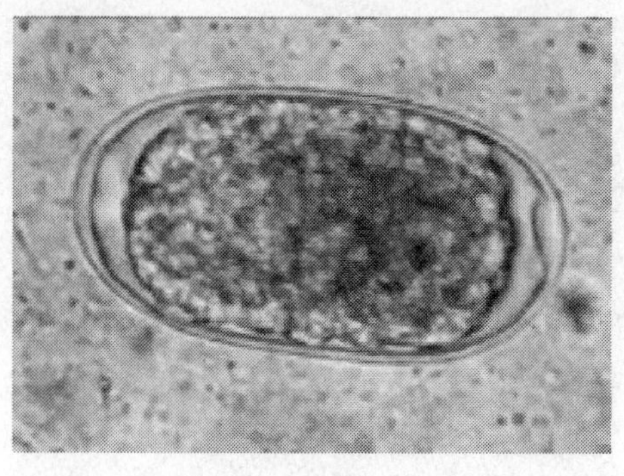

图 H.22 桑葚期(400 倍)

图 H.23 为发育至蝌蚪期,卵壳透明。图 H.24 为发育至感染期,卵内形成 U 形幼虫,卵壳透明。

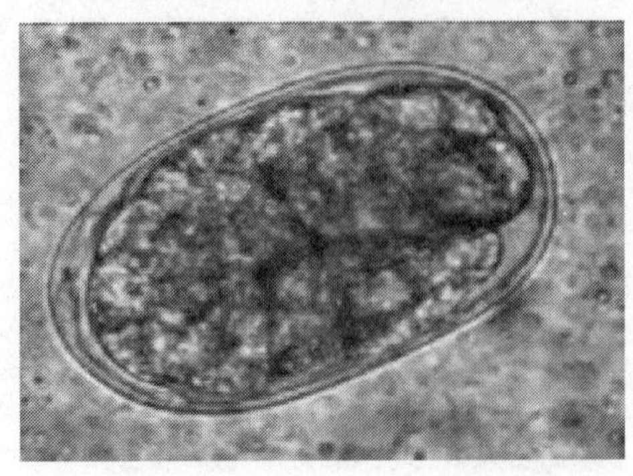

图 H.23　蝌蚪期(400 倍)

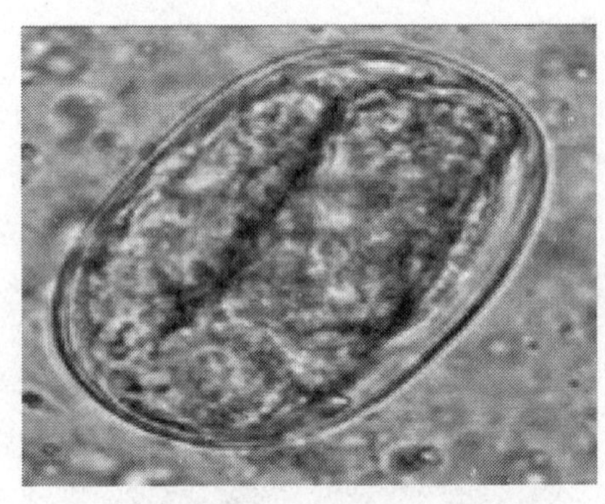

图 H.24　感染期(400 倍)

H.3.4　鞭虫卵发育的各阶段图谱

图 H.25 为发育初期,腰鼓形,两端各有一个无色的塞状突起。图 H.26 为发育至多细胞期,腰鼓形,两端有无色的塞状突起。

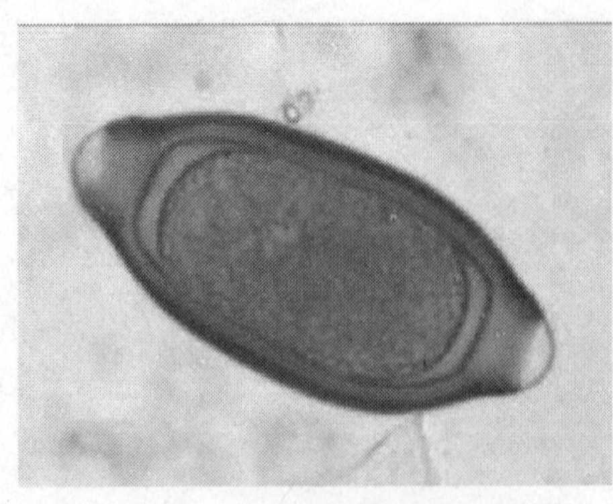

图 H.25　发育初期(400 倍)

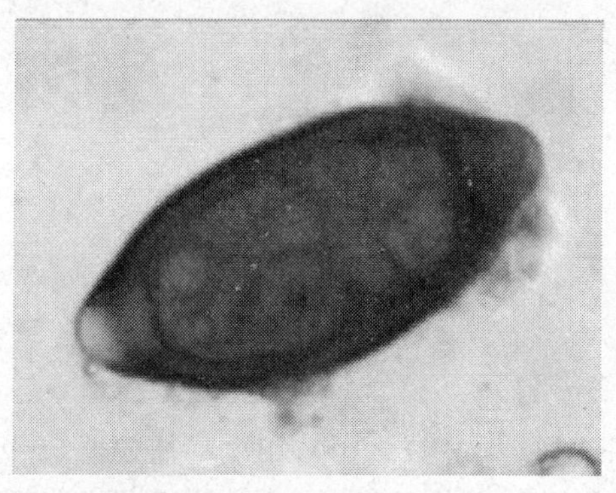

图 H.26 多细胞期(400 倍)

图 H.27 为发育至多细胞期，卵细胞颗粒清晰，两端有无色的塞状突起。图 H.28 为发育至感染期，卵内形成虫形，两端有无色的塞状突起。

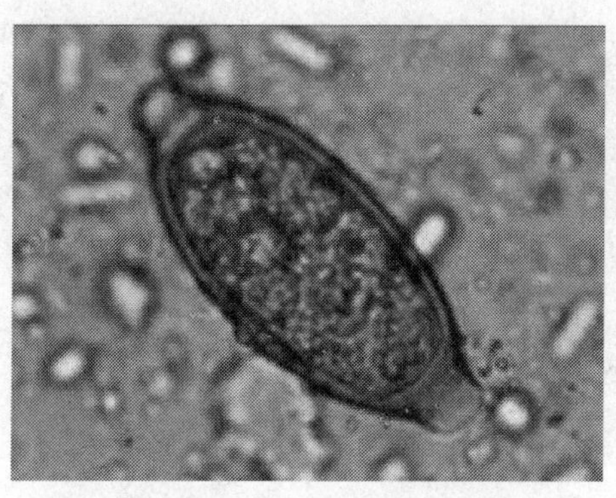

图 H.27 多细胞期(400 倍)

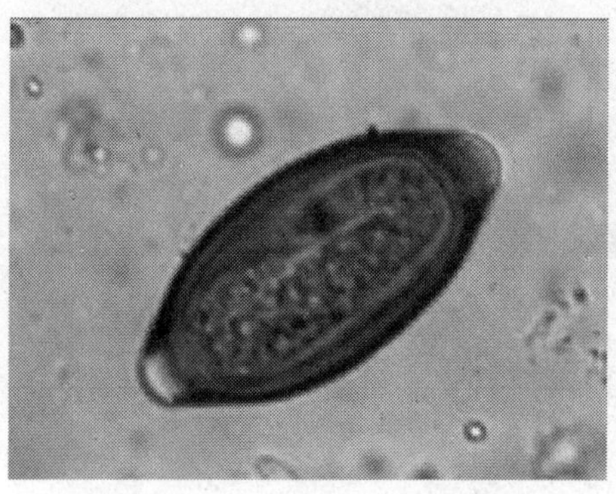

图 H.28 感染期(400 倍)

附 录 I
(规范性附录)
蚊、蝇的密度监测方法

I.1 蚊的密度监测

I.1.1 厕屋内检测法

每个点选 4 个厕所,日落 1 h(或晚上亮灯之后),用电动捕蚊器,室内分别捕蚊 15 min,取下电动吸蚊器带有蚊部分,直接乙醚麻醉致死后,分拣蚊,计算捕蚊数目,填写记录表格。可以用电蚊拍代替电动吸蚊器。注意:捕蚊时间为日落 1 h(或晚上亮灯之后)。

人房、畜圈(牛棚、猪圈等)可以参照执行。

蚊密度(只数)为捕蚊数目总和(只数)。

I.1.2 厕所周围环境检测法

CO_2 诱蚊灯悬室外,悬挂高度离地面约 1.5 m。灯布好后,于日落时开灯。次日日出时,先取下蚊笼(纱网),在笼上贴标记(日期、采集地点、灯的编号),然后关灯,收灯。将装蚊的蚊笼放入塑料袋内(切勿挤压),用乙醚麻醉后,做好标记,分拣蚊(或放置在通风阴凉且蚂蚁等昆虫爬不到的位置,送给专业人员分拣),填写记录表格,计算密度指数。

挂灯位置要远离二氧化碳源(厨房、火堆等)环境,避开强光源(路灯等夜间长明灯),周边 5 m 内没有大的遮挡物。

蚊密度(只数)为诱蚊灯捕获蚊总数(只数)。

I.1.3 目测法

每个点选 4 个厕所,日落后 1h,在采样场所,借助手电观察墙壁等部位,记录所看到的蚊数,一个场所(12 m^2)观察 15 min。

蚊密度(只数)为观察蚊总数(只数)。

I.2 蝇密度监测

I.2.1 粘蝇条(纸)法

每个监测点选 10 个厕所,每个厕所分别悬挂 3 个粘蝇条,总计 30 个粘蝇条,24 h 后查看粘蝇条上的蝇数量,记录粘住蝇总数。

$$D=\frac{T}{t_p} \qquad \text{(I.1)}$$

式中:

D ——蝇密度,单位为只;

T ——粘住蝇的总数,单位为只;

t_p ——蝇条总数。

I.2.2 目测法

目测每个厕所内蝇数目,3 min 之内计数两遍,以数目较高者数字为准,除以厕所面积即为密度指数。

观测时间为10:00～16:00。

$$D=\frac{T}{M} \quad \cdots\cdots(\text{I}.2)$$

式中：

D——蝇密度，单位为只；

T——观察到的蝇数，单位为只；

M——厕所面积，单位为平方米(m^2)。

I.3 蝇蛆密度

I.3.1 单位面积计算法

在蝇蛆孳生地划出1 m^2 的范围，摊平孳生物，拣出全部蝇蛆，为每平方米蝇蛆数。

I.3.2 捞杓计算法

于稀水粪坑内，用一定大小的长柄捞勺，每捞一杓计数一次，共捞杓5次，求平均数，为每杓蝇蛆数。

ICS 13.060
C 51

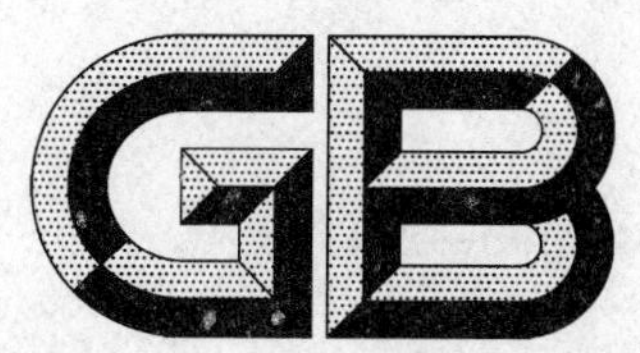

中华人民共和国国家标准

GB 8195—2011
代替 GB 8195—1987

石油加工业卫生防护距离

Health protection zone for petroleum processing industry

自 2017 年 3 月 23 日起，本标准转为推荐性标准，编号改为 GB/T 8195—2011。

2011-12-30 发布 2012-05-01 实施

中华人民共和国卫生部
中国国家标准化管理委员会 发布

前 言

本标准4.2～4.4为推荐性的，其余为强制性的。

本标准按照GB/T 1.1—2009给出的规则起草。

本标准代替GB 8195—1987《炼油厂卫生防护距离标准》。

本标准与GB 8195—1987相比主要技术变化如下：

——调整了标准名称，并依据GB/T 1.1—2009调整了标准结构；

——修订了卫生防护距离的定义，增加了敏感区、复杂地形两项术语和定义；

——修订了卫生防护距离标准限值，调整了生产规模分档，不再考虑原油含硫量；

——删除独立设置装置的卫生防护距离要求；

——增加了有关绿化的要求。

本标准由中华人民共和国卫生部提出并归口。

本标准负责起草单位：中国疾病预防控制中心环境与健康相关产品安全所、武汉科技大学医学院。

本标准参加起草单位：湖北省疾病预防控制中心、武汉市石化医院职业卫生技术服务中心、中国石油化工股份有限公司荆门分公司安环处。

本标准主要起草人：金银龙、吴磊、洪燕峰、叶方立、张伟、梅勇、张玲、朱长才、姚宏斌、刘强健、赵胜芳、梅良英。

本标准所代替标准的历次版本发布情况为：

——GB 8195—1987。

根据中华人民共和国国家标准公告(2017年第7号)和强制性标准整合精简结论，本标准自2017年3月23日起，转为推荐性标准，不再强制执行。

石油加工业卫生防护距离

1 范围

本标准规定了石油加工企业与敏感区之间所需卫生防护距离。

本标准适用于地处平原地区的石油加工企业的新建、改建、扩建工程。现有石油加工企业可参照执行。

2 规范性引用文件

下列文件对于本文件的应用是必不可少的。凡是注日期的引用文件,仅注日期的版本适用于本文件。凡是不注日期的引用文件,其最新版本(包括所有的修改单)适用于本文件。

GB/T 3840—1991 制定地方大气污染物排放标准的技术方法

3 术语和定义

下列术语和定义适用于本文件。

3.1

卫生防护距离 health protection zone

产生有害因素的部门(生产车间或作业场所)的边界至敏感区边界的最小距离。

3.2

敏感区 sensitive area

居民区、学校、医院等对大气污染比较敏感的区域。

3.3

复杂地形 complicated landform

山区、丘陵、沿海等。

4 指标要求

4.1 石油加工业卫生防护距离标准限值见表1。

表 1 石油加工业卫生防护距离标准限值

加工原油量 kt/a	所在地区近五年平均风速 m/s	卫生防护距离 m
≤8 000	<2	900
	2～4	800
	>4	700

表 1（续）

加工原油量 kt/a	所在地区近五年平均风速 m/s	卫生防护距离 m
＞8 000	＜2	1 200
	2～4	1 000
	＞4	900

4.2 地处复杂地形条件下的石油加工企业卫生防护距离的确定方法，参照 GB/T 3840—1991 中的 7.6 规定执行。

4.3 石油加工企业与敏感区的位置，应考虑风向频率及地形等因素的影响，尽量减少其对敏感区大气环境的污染。

4.4 在卫生防护距离范围内，种植浓密的乔木类植物绿化隔离带（宽度不少于 10 m）的企业，可按卫生防护距离标准限值的 90％执行。注意选择对特征污染物具有抗性或吸附特性的树种。

ICS 13.100
C 60

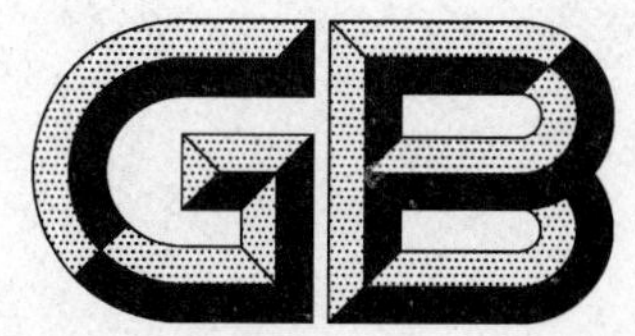

中华人民共和国国家标准

GB 9663—1996

旅店业卫生标准

Hyginic standard for hotel

1996-01-29 发布　　　　　　　　　　　　1996-09-01 实施

国家技术监督局　发布

ICS 13.100
C 60

中华人民共和国国家标准

GB 9663—1996

代替 GB 9663—88

旅 店 业 卫 生 标 准

Hygienic standard for hotel

1 主题内容与适用范围

本标准规定了各类旅店客房的空气质量、噪声、照度和公共用品消毒等标准值及其卫生要求。

本标准适用于各类旅店。本标准不适用于车马店。

2 引用标准

GB 5701 室内空调至适温度

GB 5749 生活饮用水卫生标准

3 标准值和卫生要求

3.1 标准值(见表 1、表 2)

表 1 旅店客房卫生标准值

项 目	3~5 星级饭店、宾馆	1~2 星级饭店、宾馆和非星级带空调的饭店、宾馆	普通旅店招待所
温度,C 冬季	＞20	＞20	≥16(采暖地区)
夏季	＜26	＜28	—
相对湿度,%	40~65	—	—
风速,m/s	≤0.3	≤0.3	—
二氧化碳,%	≤0.07	≤0.10	≤0.10
一氧化碳,mg/m^3	≤5	≤5	≤10
甲醛,mg/m^3	≤0.12	≤0.12	≤0.12
可吸入颗粒物,mg/m^3	≤0.15	≤0.15	≤0.20
空气细菌总数			
a. 撞击法,cfu/m^3	≤1 000	≤1 500	≤2 500
b. 沉降法,个/皿	≤10	≤10	≤30
台面照度,lx	≥100	≥100	≥100
噪声,dB(A)	≤45	≤55	—
新风量,$m^3/(h·人)$	≥30	≥20	—
床位占地面积,m^2/人	≥7	≥7	≥4

国家技术监督局1996-01-29批准 1996-09-01实施

表 2 公共用品清洗消毒判定标准

项　　目	细菌总数	大肠菌群 个/50 cm²	致病菌 个/50 cm²
茶具	＜5cfu/mL	不得检出	不得检出
毛巾和床上卧具	＜200cfu/25cm²	不得检出	不得检出
脸(脚)盆、浴盆、座垫、拖鞋	—	—	不得检出

3.2 经常性卫生要求

3.2.1 各类旅店的店容、店貌和周围环境应整洁、美观,地面无果皮、痰迹和垃圾。

3.2.2 各类旅店应有健全的卫生制度。

3.2.3 被套、枕套(巾)、床单等卧具应一客一换,长住旅客的床上卧具至少一周一换。星级宾馆还应执行星级宾馆有关床上用品更换规定。清洁的卧具应符合表 2 规定。

3.2.4 公用茶具应每日清洗消毒。清洁的茶具必须表面光洁,无油渍、无水渍、无异味,其细菌数必须达到表 2 规定。

3.2.5 客房内卫生间的洗漱池、浴盆和抽水恭桶应每日清洗消毒并应符合表 2 规定。

3.2.6 无卫生间的客房,每个床位应配备有不同标记的脸盆和脚盆各一个。脸盆、脚盆和拖鞋应做到一客一换。清洁的脸(脚)盆、拖鞋的表面应光洁,无污垢、无油渍,并不得检出致病菌。

3.2.7 旅店的公共卫生间(盥洗间和厕所)应该每日清扫、消毒,做到并保持无积水、无积粪、无蚊蝇、无异味。

3.2.8 各类旅店应有防蚊、蝇、蟑螂和防鼠害的设施,并经常检查设施使用情况,发现问题及时改进。各类旅店应做到室内外无蚊蝇孳生场所。蚊、蝇、蟑螂等病媒昆虫指数及鼠密度应符合全国爱卫会考核规定。

3.2.9 店内自备水源与二次供水水质应符合 GB 5749 规定。二次供水蓄水池应有卫生防护措施,蓄水池容器内的涂料应符合输水管材卫生要求,做到定期清洗消毒。

3.2.10 旅客废弃的衣物应进行登记,统一销毁。

3.2.11 旅店内附设的理发店、娱乐场所、浴室等应执行相应的卫生标准。

3.2.12 地下室旅店的空气质量、噪声、照度和卫生要求等执行《人防工程平时使用环境卫生标准》的规定。

3.3 设计卫生要求

3.3.1 旅店应选择在交通方便、环境安静的地段;疗养性旅店宜建于风景区。

3.3.2 客房宜有较好的朝向,自然采光系数以 1/5～1/8 为宜。

3.3.3 除标准较高的客房设有专门卫生间设备外,每层楼必须备有公共卫生间。盥洗室每 8～15 人设一龙头,淋浴室每 20～40 人设一龙头。男厕所每 15～35 人设大小便器各一个,女厕所每 10～25 人设便器一个。卫生间地坪应略低于客房,并应选择耐水易洗刷材料,距地坪 1.2 m 高的墙裙宜采用瓷砖或磨石子,卫生间应有自然通风管井或机械通风装置。

3.3.4 旅店必须设消毒间。

3.3.5 客房与旅店的其他公共设施(厨房、餐厅、小商品部等)要分开,并保持适当距离。

3.3.6 旅店的内部装饰及保温材料不得对人体有潜在危害。

3.3.7 空调装置的新鲜空气进风口应设在室外,远离污染源,空调器过滤材料应定期清洗或更换。

4 监测检验方法

本标准的监测方法按《公共场所卫生标准监测检验方法》执行。

附加说明：

本标准由中华人民共和国卫生部提出。

本标准由中国预防医学科学院环境卫生监测所、北京市卫生防疫站、上海市卫生防疫站、河北省卫生防疫站、广州市卫生防疫站负责起草。

本标准主要起草人尹先仁、高国强、高文新、崔玉珍、张晓明、黄荣。

本标准由卫生部委托技术归口单位中国预防医学科学院环境卫生监测所负责解释。

ICS 13.100
C 60

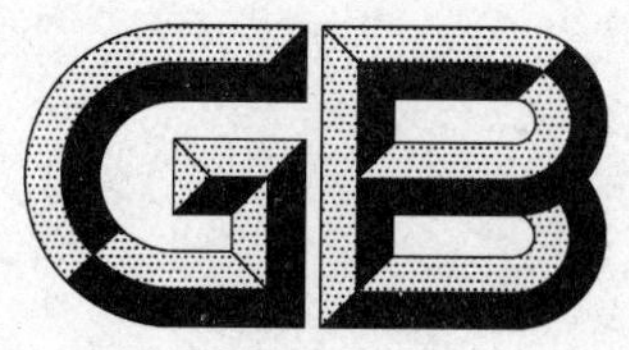

中华人民共和国国家标准

GB 9664—1996

文化娱乐场所卫生标准

Hyginic standard for public place of entertainment

1996-01-29 发布　　　　　　　　　　　　　　1996-09-01 实施

国家技术监督局 发布

中华人民共和国国家标准

GB 9664—1996

文化娱乐场所卫生标准

代替 GB 9664—88

Hygienic standard for public place of entertainment

1 主题内容与适用范围

本标准规定文化娱乐场所的微小气候、空气质量、噪声、通风等卫生标准值及卫生要求。

本标准适用于影剧院(俱乐部)、音乐厅、录像厅(室)、游艺厅、舞厅(包括卡拉OK歌厅)、酒吧、茶座、咖啡厅及多功能文化娱乐场所等。

2 标准值和卫生要求

2.1 标准值

文化娱乐场所卫生标准值

项目		影剧院、音乐厅 录像厅(室)	游艺厅 舞厅	酒吧、茶座 咖啡厅
温度,℃ 有空调装置	冬季	>18	>18	>18
	夏季	≤28	≤28	≤28
相对湿度,% 有中央空调装置		40～65	40～65	40～65
风速,m/s 有空调装置		≤0.3	≤0.3	≤0.3
二氧化碳,%		≤0.15	≤0.15	≤0.15
一氧化碳,mg/m³		—	—	≤10
甲醛,mg/m³		≤0.12	≤0.12	≤0.12
可吸入颗粒物,mg/m³		≤0.20	≤0.20	≤0.20
空气细菌数				
a. 撞击法,cfu/m³		≤4 000	≤4 000	≤2 500
b. 沉降法,个/皿		≤40	≤40	≤30
动态噪声,dB(A)		≤85	≤85 (迪斯科舞≤95)	≤55
新风量,m³/(h·人)		≥20	≥30	≥10

2.2 经常性卫生要求

2.2.1 文化娱乐场所室内外环境应整洁、美观,地面无果皮、痰迹和垃圾。

2.2.2 文化娱乐场所要有健全的卫生制度。

2.2.3 影剧院、音乐厅、录像厅(室)、游艺厅(室)、舞厅等场所内禁止吸烟,宜设专门吸烟室。

2.2.4 放映电影的场次间隔时间不得少于 30 min,空场时间不少于 10 min。换场时间应加强通风换气。

2.2.5 观众厅及其他文化娱乐场所的座位套应定期清洗保持清洁。

2.2.6 立体电影院供观众使用的眼镜每场用后应经紫外线消毒。或使用一次性眼镜。

2.2.7 呼吸道传染病流行季节必须加强室内机械通风换气和空气消毒。

国家技术监督局1996-01-29批准　　1996-09-01实施

2.2.8 剧场及其他文化娱乐场所内严禁使用有害观众健康的烟雾剂。

2.2.9 舞厅在营业时间内严禁使用杀菌波长的紫外线灯和滑石粉。

2.2.10 观众厅内及其他场所厅(室)内使用的装饰材料不得对人体有潜在危害。

2.2.11 放映录相电视的最近视距为显示屏幕对角线长度的4倍。采用投影的视距为屏幕宽的1.5倍。

2.2.12 酒吧、茶座、咖啡厅等场所内供顾客使用的饮(餐)具应符合茶具消毒判定标准。

2.3 设计卫生要求

2.3.1 选址:文化娱乐场所应选在交通方便的中心区或居住区,并远离工业污染源。

2.3.2 影剧院观众厅座位高度为43～47 cm,座宽＞50 cm,座位短排法排距＞80 cm,长排法＞90 cm,楼上观众厅座位排距＞85 cm。

2.3.3 视距

2.3.3.1 电影院:第一排座位至银幕的距离应大于普通银幕的1.5倍,大于宽银幕的0.76倍,胶片70 mm立体影院为幕宽的0.6倍。

2.3.3.2 影剧院观众厅长度:普通银幕应小于幕宽的6倍。宽银幕小于幕宽的3倍,胶片70 mm立体影院应小于幕宽的1.5倍。剧场舞台高度为0.8～1.1 m。

2.3.4 视角:普通银幕边缘和对侧第一排座位边缘的连线与银幕间的夹角应大于45°。宽银幕边缘和后排中心点连线与银幕至对侧第一排的夹角不大于45°。

2.3.5 舞厅平均每人占有面积不小于1.5 m^2(舞池内每人占有面积不小于0.8 m^2),音乐茶座、卡拉OK、酒吧、咖啡室平均每人占有面积不小于1.25 m^2。

2.3.6 照度:电影院、音乐厅、录像室的前厅为40lx。电影放映前的观众厅为10lx。剧场前厅为60lx。

2.3.7 观众厅吊顶不得使用含有玻璃纤维的建筑材料。娱乐场所应设有消音装置。

2.3.8 座位在800个以上的影剧院、音乐厅均应有机械通风。其他文化娱乐场所应有机械通风装置。

2.3.9 文化娱乐场所在同一平面应设有男女厕所,大便池男150人一个,女50人一个(男女蹲位比1∶3)。小便池每40人设一个,每200人设一洗手池。厕所应有单独排风设备,门净宽不少于1.4 m,采用双向门。

2.3.10 文化娱乐场所应设有消毒间。

3 监测检验方法

本标准的监测方法按《公共场所卫生标准监测检验方法》执行。

附加说明:

本标准由中华人民共和国卫生部提出。

本标准由上海市卫生防疫站、中国预防医学科学院环境卫生监测所、天津市卫生防病中心、广州市卫生防疫站、武汉市卫生防疫站、辽宁省卫生防疫站负责起草。

本标准主要起草人崔玉珍、尹先仁、董善亨、黄荣、尚翠娥、李长善。

本标准由卫生部委托技术归口单位中国预防医学科学院环境卫生监测所负责解释。

ICS 13.100
C 60

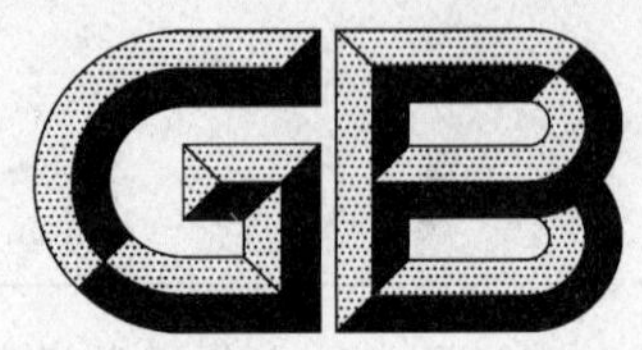

中华人民共和国国家标准

GB 9665—1996

公共浴室卫生标准

Hyginic standard for public bathroom

1996-01-29 发布　　　　1996-09-01 实施

国家技术监督局 发布

中华人民共和国国家标准

GB 9665—1996

公共浴室卫生标准

代替 GB 9665—88

Hygienic standard for public bathroom

1 主题内容与适用范围

本标准规定了公共浴室的室温、空气质量和水温等标准值及其卫生要求。

本标准适用于各类公共浴室。

2 引用标准

GB 9663 旅店业卫生标准

GB 9666 理发店、美容店卫生标准

3 标准值和卫生要求

3.1 标准值

公共浴室卫生标准值

项　　目	更衣室	浴室(淋、池、盆浴)	桑那浴室
室温,℃	25	30～50	60～80
二氧化碳,%	0.15	≤0.10	—
一氧化碳,mg/m³	≤10	—	—
照度,lx	≥50	≥30	≥30
水温,℃	—	40～50	—
浴池水浊度,度	—	≤30	—

3.2 卫生要求

3.2.1 公共浴室应设有更衣室、浴室、厕所和消毒等房间。更衣室(包括兼作休息室)必须有保暖、换气设备,地面要防渗、防滑。

3.2.2 浴室应设气窗,保持良好通风,气窗面积为地面面积的5%。

3.2.3 浴室地面坡度不小于2%,屋顶应有一定弧度。

3.2.4 新建、改建、扩建的浴室内不得设池浴。

3.2.5 目前尚不能取消的池浴,在池浴间内必须设置淋浴喷头,池浴内的喷头数按更衣室床位数的1/5设置。相邻淋浴喷头的间距不小于0.9 m。

3.2.6 池浴每晚要彻底清洗,经过消毒后再换水。池水每日至少要补充2次新水,每次补充水量不小于池水总量的20%。

3.2.7 盆浴间须设淋浴喷头,顾客用毕的浴盆应清洗消毒。

国家技术监督局1996-01-29批准　　1996-09-01实施

3.2.8 公用茶具应做到一客一洗一消毒，拖鞋和修脚工具每客用后应消毒。茶具、毛巾和拖鞋消毒应执行 GB 9663 中表 2 的规定。修脚工具应执行 GB 9666 有关理发用具消毒要求。

3.2.9 浴室内不设公用脸巾、浴巾。

3.2.10 更衣室(包括兼作休息室)所用垫巾应及时更换，保持清洁整齐。

3.2.11 浴室内及其卫生间应及时清扫、消毒，做到无积水、无异味。

3.2.12 应设有禁止患性病和各种传染性皮肤病(如疥疮、化脓性皮肤病、广泛性皮肤霉菌病等)的顾客就浴的明显标志。

3.2.13 有顾客住宿的公共浴室，住宿用床上用品应符合旅店业卫生标准中有关规定。公共浴室附设的理发店、美容店应执行 GB 9666 规定。

4 监测检验方法

本标准的监测方法按《公共场所卫生标准监测检验方法》执行。

附加说明：

本标准由中华人民共和国卫生部提出。

本标准由武汉市卫生防疫站、天津市卫生防病中心、辽宁省卫生防疫站、河北省卫生防疫站、上海市卫生防疫站负责起草。

本标准主要起草人尚翠娥、董善亨、李长善、张晓明、崔玉珍。

本标准由卫生部委托技术归口单位中国预防医学科学院环境卫生监测所负责解释。

ICS 13.100
C 60

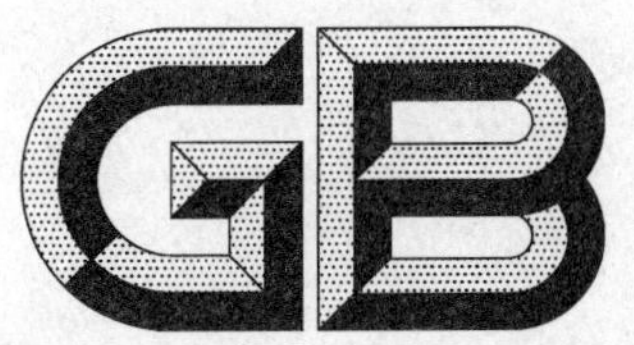

中华人民共和国国家标准

GB 9666—1996

理发店、美容店卫生标准

Hygienic standard for barber shop and beauty shop

1996-01-29 发布　　1996-09-01 实施

国家技术监督局 发布

中华人民共和国国家标准

GB 9666—1996

理发店、美容店卫生标准

代替 GB 9666—88

Hygienic standard for barber shop and beauty shop

1 主题内容与适用范围

本标准规定了理发店、美容院(店)的空气卫生标准值及其卫生要求。

本标准适用于理发店、美容院(店)。

2 引用标准

GB 7916 化妆品卫生标准

GB 9663 旅店业卫生标准

3 标准值和卫生要求

3.1 标准值

理发店、美容院(店)卫生标准值

项目	理发店、美容院(店)	项目	理发店、美容院(店)
二氧化碳,%	≤0.1	氨,mg/m^3	≤0.5
一氧化碳,mg/m^3	≤10	空气细菌数	
甲醛,mg/m^3	≤0.12	a. 撞击法,cfu/m^3	≤4 000
可吸入颗粒物,mg/m^3	≤0.15(美容院)	b. 沉降法,个/皿	≤40
	≤0.2(理发店)		

3.2 经常性卫生要求

3.2.1 理发店、美容院(店)的环境应整洁、明亮、舒适。

3.2.2 理发店、美容院(店)应有健全的卫生制度。店内应有消毒设施或消毒间。

3.2.3 工作人员操作时应穿清洁干净的工作服,清面时应戴口罩。

3.2.4 理发用大小围布要经常清洗更换。

3.2.5 脸巾应洁净,每客用后应清洗消毒,其细菌数应符合 GB 9663 中表 2 要求。

3.2.6 美容工具、理发工具、胡刷用后应消毒,不得检出大肠菌群和金黄色葡萄球菌。胡刷宜使用一次性胡刷。理发工具宜采用无臭氧紫外线消毒。理发刀具、美容工具配备的数量应满足消毒周转所需。

3.2.7 理发、烫发、染发的毛巾及刀具应分开使用,清洗消毒后的工具应分类存放。

3.2.8 供顾客使用的化妆品应符合 GB 7916 规定。

3.2.9 必须备有供患头癣等皮肤传染病顾客专用的理发工具,并有明显标志,用后即时消毒,并单独存放。

3.2.10 正特、副特、甲、乙级烫发店、染发店和美容院必须设有单独操作间,并有机械排风装置。无单独操作间的普通理发店应设烫发、染发工作区,还应设有效的抽风设备,控制风速不低于 0.3 m/s。

国家技术监督局1996-01-29批准　　1996-09-01实施

3.2.11 毛巾与座位的比：正副特级5∶1，甲乙级4∶1，丙丁级不少于3∶1。干毛巾3∶1。

3.2.12 美容院（店）工作人员在美容前双手必须清洗消毒，工作时应带口罩。

3.2.13 美容用唇膏、唇笔等应做到一次性使用，一般美容店不得做创伤性美容术。

3.2.14 理发店和美容店地下的碎发要及时清扫，保持室内清洁。理发和美容工具应摆放整齐，做到操作台上和刀具等用品表面无碎发残留。

3.3 设计卫生要求

3.3.1 新开业的理发店、美容店营业面积必须在10 m^2以上，已开业的应逐步达到上述的最低要求。并应有良好的采光面。

3.3.2 店内应设理发、美容工具洗涤消毒的设施。

3.3.3 理发店地面应易于冲洗，不起灰，墙面台度要有1.5 m高的瓷砖、大理石贴面或油漆。

3.3.4 洗头池与座位比，正副特级理发店、美容院（店）不小于1∶4。甲乙级理发店不小于1∶5。

3.3.5 高级理发店、美容店应有机械通风设备，且组织通风合理。无机械通风设备的普通理发店、美容店应充分利用自然通风。

4 监测检验方法

本标准的监测方法按《公共场所卫生标准监测检验方法》执行。

附加说明：

本标准由中华人民共和国卫生部提出。

本标准由广州市卫生防疫站、上海市卫生防疫站、北京市卫生防疫站、武汉市卫生防疫站负责起草。

本标准主要起草人黄荣、崔玉珍、高文新、尚翠娥、高国强。

本标准由卫生部委托技术归口单位中国预防医学科学院环境卫生监测所负责解释。

ICS 13.100
C 60

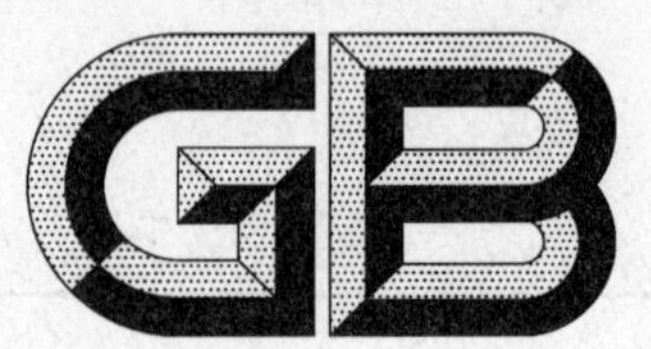

中华人民共和国国家标准

GB 9667—1996

游泳场所卫生标准

Hygienic standard for swimming place

1996-01-29 发布　　　　1996-09-01 实施

国家技术监督局　发布

中华人民共和国国家标准

GB 9667—1996

游泳场所卫生标准

Hygienic standard for swimming place

代替 GB 9667—88

1 主题内容与适用范围

本标准规定了室内外游泳场所的水质和游泳馆的空气质量等标准值及其卫生要求。

本标准适用于一切人工和天然游泳场所。

2 引用标准

GB 3097 海水水质标准

TJ 36 工业企业设计卫生标准

3 标准值和卫生要求

3.1 标准值

3.1.1 人工游泳池水质卫生标准值(表1)

表1 人工游泳池水质卫生标准值

项目	标准值	项目	标准值
池水温度,℃	22～26	游离性余氯,mg/L	0.3～0.5
pH值	6.5～8.5	细菌总数,个/mL	≤1 000
浑浊度,度	≤5	大肠菌群,个/L	≤18
尿素,mg/L	≤3.5	有毒物质	按 TJ 36 表3执行

3.1.2 天然游泳场水质卫生标准值(表2)

表2 天然游泳场水质卫生标准值

项目	标准值	项目	标准值
pH值	6.0～9.0	漂浮物质	无油膜及无漂浮物
透明度,cm	≥30	有毒物质	按 TJ 36 表3执行或按 GB 3097 执行

3.1.3 游泳馆空气卫生标准值(表3)

表3 游泳馆空气卫生标准值

项目	标准值	项目	标准值
冬季室温,℃	高于水温度 1～2	空气细菌数	
相对湿度,%	≤80	a. 撞击法,cfu/m³	≤4 000
风速,m/s	≤0.5	b. 沉降法,个/皿	≤40
二氧化碳,%	≤0.15		

3.2 经常性卫生要求

3.2.1 游泳场所的通道及卫生设施应保持清洁无异味并应定期消毒。

国家技术监督局1996-01-29批准 1996-09-01实施

3.2.2 为防止人工游泳池生长藻类,池水中加入 0.25～0.5 mg/L 硫酸铜。发现藻类时的最大加药量不应超过 1.0 mg/L。

3.2.3 浸脚消毒池水的余氯含量应保持 5～10 mg/L,须 4 h 更换一次。儿童涉水池连续供给的新水中余氯浓度应保持 0.3～0.5 mg/L。

3.2.4 人工游泳池在开放时间内应每日定时补充新水,保证池水水质有良好的卫生状况。

3.2.5 严禁患有肝炎、心脏病、皮肤癣疹(包括脚癣)、重症砂眼、急性结膜炎、中耳炎、肠道传染病、精神病等患者和酗酒者进入人工游泳池游泳。

3.2.6 禁止出租游泳衣裤。

3.3 设计卫生要求

3.3.1 新建游泳场所必须结合城市远景规划,场址应选择在远离工业污染源地带,同时也应避免游泳场对周围干扰。

3.3.2 新建、改建、扩建游泳池必须具有循环净水和消毒设备,采用氯化消毒时应有防护措施。

3.3.3 游泳池池壁及池底应光洁不渗水,呈浅色。池外走道不滑易于冲刷,走道外缘设排水沟,污水排入下水道。

3.3.4 室内游泳池采光系数不低于 1/4,水面照度不低于 80 lx。

3.3.5 游泳场所应分设男女更衣室、淋浴室、厕所等。淋浴室每 30～40 人设一个淋浴喷头。女厕所每 40 人设一个便池,男厕所每 60 人设一个大便池和二个小便池。其污水排入下水道。

3.3.6 通往游泳池走道中间应设强制通过式浸脚消毒池(池长不小于 2 m,宽度应与走道相同,深度 20 cm)。

3.3.7 人工游泳池内设置儿童涉水池时不应与成人游泳池连通,并应有连续供水系统。

3.3.8 开辟天然游泳场时,其水质应符合本标准 3.1.2 规定,并设置卫生防护地带。

3.3.9 天然游泳场的水底不应有树枝、树桩、礁石等障碍物和污染源。水流速度不大于 0.5 m/s。

3.3.10 严禁在有血吸虫病区或潜伏有钉螺地区设计和开辟游泳场所。

4 监测检验方法

本标准的监测方法按《公共场所卫生标准监测检验方法》执行。

附加说明:

本标准由中华人民共和国卫生部提出。

本标准由天津市卫生防病中心、上海市卫生防疫站、北京市卫生防疫站、广州市卫生防疫站、中国预防医学科学院环境卫生监测所负责起草。

本标准主要起草人董善亨、崔玉珍、高文新、黄荣、尹先仁。

本标准由卫生部委托技术归口单位中国预防医学科学院环境卫生监测所负责解释。

ICS 13.100
C 60

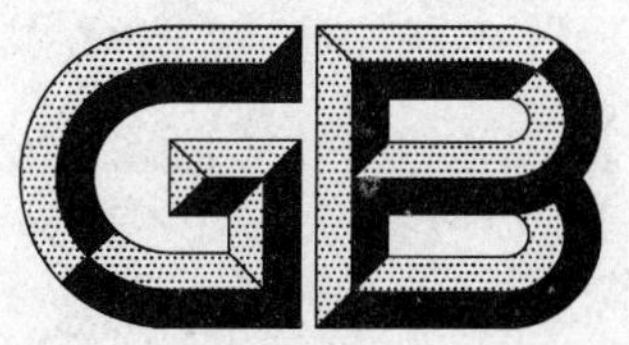

中华人民共和国国家标准

GB 9668—1996

体育馆卫生标准

Hyginic standard for gymnasium

1996-01-29 发布　　1996-09-01 实施

国家技术监督局 发布

中华人民共和国国家标准

GB 9668—1996

体育馆卫生标准

代替 GB 9668—88

Hygienic standard for gymnasium

1 主题内容与适用范围

本标准规定了体育馆内的微小气候、空气质量、通风等标准值及其卫生要求。

本标准适用于观众座位在1 000个以上的体育馆。

2 引用标准

GB 5749 生活饮用水卫生标准

GB 9663 旅店业卫生标准

3 标准值和卫生要求

3.1 标准值

体育馆卫生标准值

项目		标准值	项目	标准值
温度,℃	采暖地区冬季	≥16	可吸入颗粒物,mg/m³	≤0.25
相对湿度,%		40～80	空气细菌数	
风速,m/s		≤0.5	a. 撞击法,cfu/m³	≤4 000
二氧化碳,%		≤0.15	b. 沉降法,个/皿	≤40
甲醛,mg/m³		≤0.12	照度,lx	比赛时观众席>5

3.2 卫生要求

3.2.1 体育馆应有机械通风装置。使用空调时观众席的新风量每人每小时不低于20 m³。

3.2.2 体育馆内禁止吸烟。

3.2.3 根据观众厅的座位数分设有相应蹲位的男女厕所,厕所应有单独通风排气设施并无异味。

3.2.4 供观众饮用的水须经消毒,其水质应符合GB 5749规定。

3.2.5 应采用湿式清扫,及时清除垃圾,保持环境整洁。

3.2.6 公用茶具、口巾等要在专用消毒间消毒。消毒的茶具应达到GB 9663中表2的要求。

3.2.7 体育馆作其他公共场所使用时应执行相应的公共场所卫生标准。

4 监测检验方法

本标准的监测方法按《公共场所卫生标准监测检验方法》执行。

国家技术监督局1996-01-29批准 1996-09-01实施

附加说明：

本标准由中华人民共和国卫生部提出。

本标准由北京市卫生防疫站、广州市卫生防疫站、武汉市卫生防疫站、上海市卫生防疫站、天津市卫生防病中心负责起草。

本标准主要起草人高文新、黄荣、尚翠娥、崔玉珍、董善亨。

本标准由卫生部委托技术归口单位中国预防医学科学院环境卫生监测所负责解释。

ICS 13.100
C 60

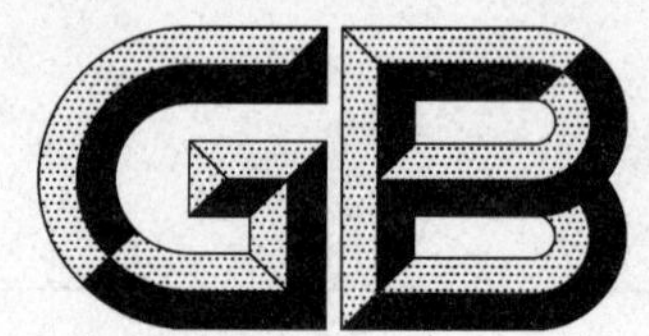

中华人民共和国国家标准

GB 9669—1996

图书馆、博物馆、美术馆、展览馆卫生标准

Hygienic standard for library, museum, art gallery and exhibition

1996-01-29 发布　　　　1996-09-01 实施

国家技术监督局 发布

中华人民共和国国家标准

图书馆、博物馆、美术馆、展览馆卫生标准

GB 9669—1996

代替 GB 9669—88

Hygienic standard for library, museum, art gallery and exhibition

1 主题内容与适用范围

本标准规定了图书馆、博物馆、美术馆和展览馆的微小气候、空气质量、噪声、照度等标准值及其卫生要求。

本标准适用于图书馆、博物馆、美术馆和展览馆。

2 标准值和卫生要求

2.1 标准值

图书馆、博物馆、美术馆和展览馆卫生标准值

项　　目	图书馆、博物馆、美术馆	展览馆
温度,℃		
有空调装置	18～28	18～28
无空调装置的采暖地区冬季	≥16	≥16
相对湿度,%　有中央空调	45～65	40～80
风速,m/s	≤0.5	≤0.5
二氧化碳,%	≤0.10	≤0.15
甲醛,mg/m³	≤0.12	≤0.12
可吸入颗粒物,mg/m³	≤0.15	≤0.25
空气细菌数		
a. 撞击法,cfu/m³	≤2 500	≤7 000
b. 沉降法,个/皿	≤30	≤75
噪声,dB(A)	≤50	≤60
台面照度,lx	≥100	≥100

2.2 卫生要求

2.2.1 使用面积超过 300 m² 的图书馆、博物馆、美术馆和展览馆均应有机械通风装置。

2.2.2 馆内采用湿式清扫,及时清除垃圾、污物,保持馆内整洁。

2.2.3 馆内禁止吸烟。

2.2.4 阅览室内不得进行印刷和复印,保持室内空气清洁。

国家技术监督局1996-01-29批准　　1996-09-01实施

2.2.5 厅内自然采光系数不小于1/6,人工照明应达到光线均匀、柔和、不眩目。

2.2.6 馆内的卫生间应有单独通风排气设施,做到无异味。

2.2.7 图书馆、博物馆、美术馆、展览馆作其他公共场所使用时,应执行相应的公共场所卫生标准。

3 监测检验方法

本标准的监测方法按《公共场所卫生标准监测检验方法》执行。

附加说明:

本标准由中华人民共和国卫生部提出。

本标准由河北省卫生防疫站、辽宁省卫生防疫站、上海市卫生防疫站、天津市卫生防病中心、武汉市卫生防疫站负责起草。

本标准主要起草人张晓明、李长善、崔玉珍、董善亨、尚翠娥。

本标准由卫生部委托技术归口单位中国预防医学科学院环境卫生监测所负责解释。

ICS 13.100
C 60

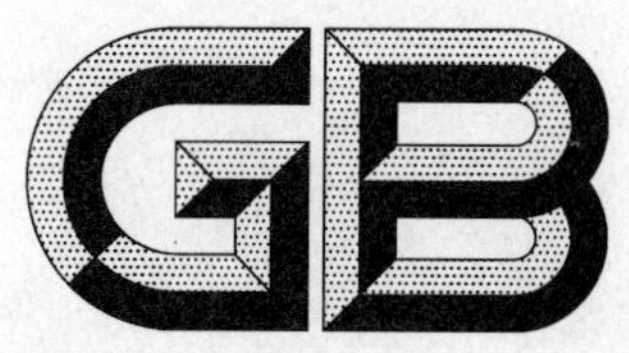

中华人民共和国国家标准

GB 9670—1996

商场(店)、书店卫生标准

Hygienic standard for shopping centre and book store

1996-01-29 发布　　　　1996-09-01 实施

国家技术监督局 发布

中华人民共和国国家标准

GB 9670—1996

代替 GB 9670—88

商场(店)、书店卫生标准

Hygienic standard for shopping centre and book store

1 主题内容与适用范围

本标准规定了商场(店)、书店的微小气候、空气质量、噪声、照度等标准值及其卫生要求。

本标准适用于城市营业面积在 300 m² 以上和县、乡、镇营业面积在 200 m² 以上的室内场所、书店。

2 标准值和卫生要求

2.1 标准值

商场(店)、书店卫生标准值

项　　目	标　准　值	项　　目	标　准　值
温度,℃		甲醛,mg/m³	≤0.12
有空调装置	18～28	可吸入颗粒物,mg/m³	≤0.25
无空调装置的		空气细菌数	
采暖地区冬季	≥16	a. 撞击法,cfu/m³	≤7 000
相对湿度,%		b. 沉降法,个/皿	≤75
有空调装置	40～80	噪声,dB(A)	≤60
风速,m/s	≤0.5		出售音响设备的柜台≤85
二氧化碳,%	≤0.15	照度,lx	≥100
一氧化碳,mg/m³	≤5		

2.2 卫生要求

2.2.1 商场(店)、书店营业厅应有机械通风设备。有空调装置的商场(店)、书店,新风量不低于 20 m³/(h·人),进风口应远离污染源。

2.2.2 新建、改建、扩建的商场(店)、书店营业厅应利用自然采光,采光系数不小于 1/6。

2.2.3 店内应清洁整齐。采用湿式清扫,垃圾日产日清。

2.2.4 店内禁止吸烟,大型商场应设顾客休息室。

2.2.5 大中型商场须设顾客卫生间。卫生间应有良好通风排气装置,做到清洁无异味。

2.2.6 综合商场内出售食品、药品、化妆品等商品的柜台应分设在清洁的地方。出售农药、油漆、化学试剂等商品,应有单独售货室,并采取防护措施。

2.2.7 出售旧衣物等生活用品的商店,应有消毒措施和消毒制度,旧衣物必须经消毒后方可出售。

2.2.8 商场(店)、书店作其他公共场所使用时应执行相应的公共场所卫生标准。

国家技术监督局1996-01-29批准　　1996-09-01实施

3 监测检验方法

本标准的监测方法按《公共场所卫生标准监测检验方法》执行。

附加说明：

本标准由中华人民共和国卫生部提出。

本标准由河北省卫生防疫站、辽宁省卫生防疫站、武汉市卫生防疫站、北京市卫生防疫站负责起草。

本标准主要起草人张晓明、李长善、尚翠娥、高文新、高国强。

本标准由卫生部委托技术归口单位中国预防医学科学院环境卫生监测所负责解释。

ICS 13.100
C 60

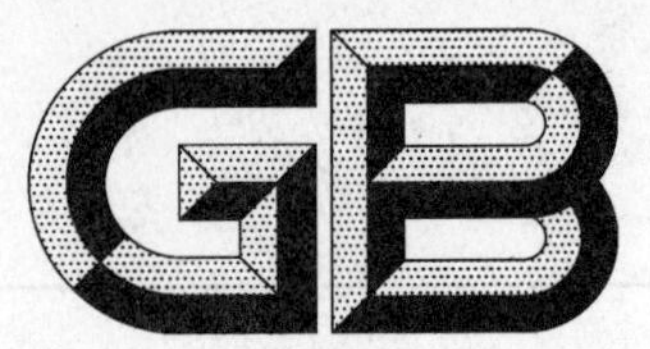

中华人民共和国国家标准

GB 9671—1996

医院候诊室卫生标准

Hygienic standard for hospital waiting room

1996-01-29 发布　　1996-09-01 实施

国家技术监督局 发布

中华人民共和国国家标准

GB 9671—1996

医院候诊室卫生标准

代替 GB 9671—88

Hygienic standard for hospital waiting room

1 主题内容与适用范围

本标准规定了医院候诊室的微小气候、空气质量、噪声和照度等标准值及其卫生要求。

本标准适用于区、县级以上医院(含区、县级)的候诊室(包括挂号、取药等候室)。

2 标准值和卫生要求

2.1 标准值

医院候诊室卫生标准值

项目		标准值	项目	标准值
温度,℃	有空调装置	18~28	可吸入颗粒物,mg/m³	≤0.15
	无空调采暖地区冬季	≥16	空气细菌数	
风速,m/s		≤0.5	a. 撞击法,cfu/m³	≤4 000
二氧化碳,%		≤0.10	b. 沉降法,个/皿	≤40
一氧化碳,mg/m³		≤5	噪声,dB(A)	≤55
甲醛,mg/m³		≤0.12	照度,lx	≥50

2.2 卫生要求

2.2.1 候诊室应保持清洁、整齐、安静。

2.2.2 室内应采用湿式清扫,垃圾废弃物应日产日清。卫生间应随时清扫、清毒、保洁。

2.2.3 候诊室应有通风设施,保持室内空气新鲜。

2.2.4 候诊室内禁止吸烟及从事污染环境的其他活动。

2.2.5 候诊室内应设有痰盂和污物箱。痰盂和污物箱应每日清洗和消毒。

2.2.6 不得在候诊室内出售商品和食物。

2.2.7 候诊室内不设公用饮水杯。

2.2.8 应有健全的消毒制度,疾病流行时应加强消毒(传染病专科医院应一天一消毒)。

2.2.9 新建区、县级以上的医院应设分科候诊室。

3 监测检验方法

本标准的监测方法按《公共场所卫生标准监测检验方法》执行。

国家技术监督局1996-01-29批准　　1996-09-01实施

附加说明：

本标准由中华人民共和国卫生部提出。

本标准由辽宁省卫生防疫站、河北省卫生防疫站、上海市卫生防疫站、北京市卫生防疫站、中国预防医学科学院环境卫生监测所负责起草。

本标准主要起草人李长善、张晓明、崔玉珍、高文新、尹先仁。

本标准由卫生部委托技术归口单位中国预防医学科学院环境卫生监测所负责解释。

ICS 13.100
C 60

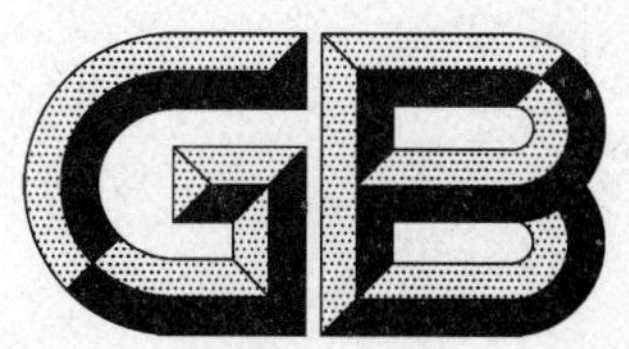

中华人民共和国国家标准

GB 9672—1996

公共交通等候室卫生标准

Hyginic standard for waiting room of public transit means

1996-01-29 发布 1996-09-01 实施

国家技术监督局 发布

中华人民共和国国家标准

GB 9672—1996

代替 GB 9672—88

公共交通等候室卫生标准

Hygienic standard for waiting room of public transit means

1 主题内容与适用范围

本标准规定了公共交通等候室的微小气候、空气质量、噪声、照度等标准值及其卫生要求。

本标准适用于特等和一、二等站的火车候车室，二等以上的候船室，机场候机室和二等以上的长途汽车站候车室。

2 引用标准

GB 5749 生活饮用水卫生标准

3 标准值和卫生要求

3.1 标准值

公共交通等候室卫生标准值

项　　目	候车室和候船室	候机室
温度，C		
空调　冬季	18～20	18～22
夏季	24～28	24～28
非空调　采暖区冬季	＞14	≥16
相对湿度，%	—	40～80
风速，m/s	≤0.5	≤0.5
二氧化碳，%	≤0.15	≤0.15
一氧化碳，mg/m³	≤10	≤10
甲醛，mg/m³	≤0.12	≤0.12
可吸入颗粒物，mg/m³	≤0.25	≤0.15
空气细菌总数		
a.　撞击法，cfu/m³	≤7 000	≤4 000
b.　沉降法，个/皿	≤75	≤40
噪声，dB(A)	≤70	≤70
照度，lx	≥60	≥100

3.2 卫生要求

3.2.1 等候室(含机场隔离区，下同)的内外环境应清洁整齐，地面应无垃圾废弃物和痰迹等。

国家技术监督局1996-01-29批准　　1996-09-01实施

3.2.2 等候室的室内外应设置足够数量的果皮箱等卫生设施，并保持清洁，做到定期消毒；垃圾储运应密闭化，日产日清。

3.2.3 等候室内应设公用饮水处，未经消毒的公用茶具不得供旅客使用。供水设施及饮水水质应符合卫生要求和 GB 5749 规定。

3.2.4 等候室应按旅客流量设置相应数量的卫生间。卫生间的布局应合理，必须有单独通风排气系统；卫生间内不得设座式便器；卫生间地面、墙裙应使用便于清洗的建筑材料，有地面排水系统；卫生间应每日定时清扫，做到无积水、无积粪、无明显臭味。

3.2.5 等候室内禁止吸烟。宜在有通风设施地方设单独吸烟区。

3.2.6 等候室应有防虫、防鼠设施并保持完好有效，蚊、蝇、蟑螂等病媒昆虫指数及鼠密度应达到全国爱卫会的考核规定。

3.2.7 新建、改建等候室的设计卫生均应执行本标准的要求。

4 监测检验方法

本标准的监测方法按《公共场所卫生标准监测检验方法》执行。

附加说明：

本标准由中华人民共和国卫生部、铁道部、交通部、民航局提出。

本标准由铁道部卫生保护司、交通部卫生处、民航局卫生处负责起草。

本标准主要起草人邱荣歧、黄晓芸、周毓瑾、程建新、何秉钧、蔡念南。

本标准由卫生部委托技术归口单位中国预防医学科学院环境卫生监测所负责解释。

ICS 13.100
C 60

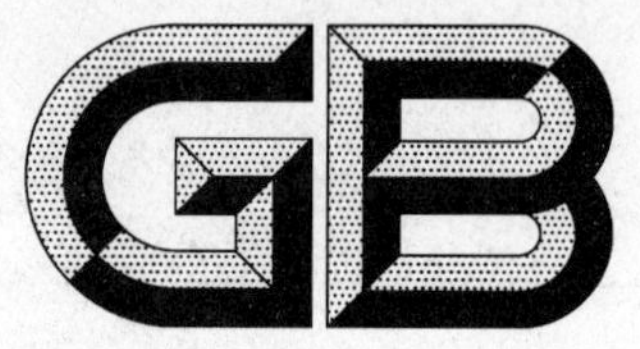

中华人民共和国国家标准

GB 9673—1996

公共交通工具卫生标准

Hyginic standard for public means of transportation

1996-01-29 发布　　1996-09-01 实施

国家技术监督局 发布

中华人民共和国国家标准

GB 9673—1996

公共交通工具卫生标准

代替 GB 9673—88

Hygienic standard for public means of transportation

1 主题内容与适用范围

本标准规定了旅客列车车厢、轮船客舱、飞机客舱的微小气候、空气质量、噪声、照度等标准值及其卫生要求。

本标准适用于旅客列车车厢、轮船客舱、飞机客舱等场所。

2 引用标准

GB 5749 生活饮用水卫生标准

3 标准值和卫生要求

3.1 标准值

公共交通工具卫生标准值

项　目	旅客列车车厢	轮船客舱	飞机客舱
温度,℃			
空调　冬季	18～20	18～20	18～20
夏季	24～28	24～28	24～28
非空调	>14	>14	—
垂直温差,℃	≤3	—	≤3
相对湿度,%			
空调	40～70	40～80	40～60
风速,m/s	≤0.5	≤0.5	≤0.5
二氧化碳,%	≤0.15	≤0.15	≤0.15
一氧化碳,mg/m^3	≤10	≤10	≤10
可吸入颗粒物,mg/m^3	≤0.25	≤0.25	≤0.15
空气细菌总数			
a. 撞击法,cfu/m^3	≤4 000	≤4 000	≤2 500
b. 沉降法,个/皿	≤40	≤40	≤30
噪声,dB(A)	软席≤65 硬席≤70 (运行速度<80 km/h)	≤65	≤80
照度,lx	客室≥75 餐车≥100	二等舱台面强度≥100 三等舱平均照度≥75	≥100
新风量,m^3/(h·人)	≥20	≥20	≥25

3.2 卫生要求

3.2.1 火车、轮船、飞机上的饮水水质应符合 GB 5749 要求。贮水水箱及蓄水设施应定期清洗消毒。

国家技术监督局1996-01-29批准　　1996-09-01实施

3.2.2 供旅客使用的卧具、铺位、席位必须整洁卫生。火车硬卧车厢卧具应单程更换，软席车厢卧具应一客一换。轮船供三等舱以上旅客使用的卧具应一客一换，供应四、五等舱的卧具应保持清洁。飞机旅客座位头片应做到一客一换，公用毯用后应及时消毒、加封。

3.2.3 火车、轮船应有茶具消毒设备，未经消毒的公用茶具不得供旅客使用。飞机上供旅客使用的茶具、餐布等须消毒后上机，应严格执行储藏规定。

3.2.4 旅客用毕的一次性塑料饮餐具等容器应及时处理，集中销毁。

3.2.5 旅客列车、轮船、飞机上的卫生间的卫生设施应保持完整。卫生间内应无积水、无积粪、无明显臭味。火车和轮船内的厕所不应设座式便器。飞机内的厕所应按要求在马桶内投放化粪剂及消毒剂。

3.2.6 车厢和客舱内的蚊、蝇、蟑螂指数及鼠密度应达到全国爱卫会考核规定。若发现四害，应立即杀灭。车厢和客舱用于消毒的杀虫和灭鼠的药物，不得有损于人体健康。

3.2.7 旅客的固体废弃物应统一装袋，应停站时集中处理，不得随意向窗外抛弃。

3.2.8 车厢和客舱内禁止吸烟，应有禁烟的明显标志和管理制度。宜在通风处设置吸烟区。

3.2.9 严禁携带腥、臭物品及其有碍公共卫生的物品进入车厢或客舱。

3.2.10 火车行驶市区、大桥、隧道和停车5分钟以上的车站时，应锁闭厕所，不得倾倒污水、污物，保持周围环境清洁。

3.2.11 公共交通工具的设计卫生应执行本标准的要求。

4 监测检验方法

本标准的监测方法按《公共场所卫生标准监测检验方法》执行。

附加说明：

本标准由中华人民共和国卫生部、交通部、民航局、铁道部提出。

本标准由交通部卫生处、民航局卫生处、铁道部卫生保护司负责起草。

本标准主要起草人黄晓芸、周毓瑾、邱荣岐、何秉钧、蔡念南、程建新。

本标准由卫生部委托技术归口单位中国预防医学科学院环境卫生监测所负责解释。

ICS 13.020
C 51

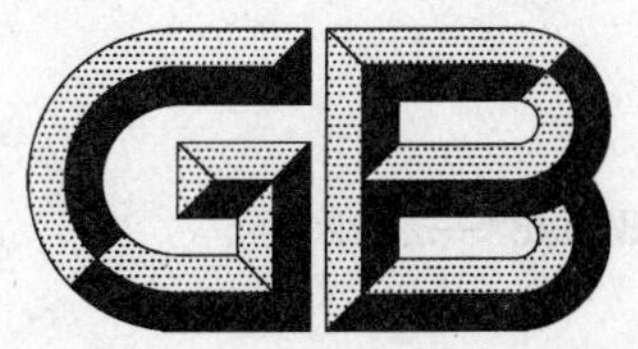

中华人民共和国国家标准

GB 9981—2012
代替 GB 9981—1988

农村住宅卫生规范

Hygienic specification for rural housing

自2017年3月23日起,本标准转为推荐性标准,编号改为GB/T 9981—2012。

2012-11-20 发布　　2013-05-01 实施

中华人民共和国卫生部
中国国家标准化管理委员会　发布

前　言

本标准的全部技术内容为强制性。

本标准按照 GB/T 1.1—2009 给出的规则起草。

本标准代替 GB 9981—1988《农村住宅卫生标准》。

本标准与 GB 9981—1988 相比主要的修改如下：

——依据 GB/T 1.1—2009《标准化工作导则　第 1 部分：标准的结构和编写规则》调整了结构；

——增加了“农村住宅卫生要求”的内容；

——调整了“农村住宅卫生指标及标准值”；

——简化或删除了部分内容。

本标准由中华人民共和国卫生部提出并归口。

本标准负责起草单位：中国疾病预防控制中心环境与健康相关产品安全所。

本标准参加起草单位：黑龙江省卫生监督所、浙江省疾病预防控制中心、广东省疾病预防控制中心、甘肃省疾病预防控制中心、四川省疾病预防控制中心。

本标准主要起草人：王俊起、于艳玲、潘力军、汤铭潭、楼晓明、张建鹏、杨海霞、张承云、王友斌、郭亚菲、孙凤英、蔡诗文。

根据中华人民共和国国家标准公告(2017 年第 7 号)和强制性标准整合精简结论，本标准自 2017 年 3 月 23 日起，转为推荐性标准，不再强制执行。

农村住宅卫生规范

1 范围

本标准规定了农村住宅设计和建设的卫生要求和有关指标的标准值。

本标准适用于农村住宅新建、改建、扩建的统一规划设计和建设。个人建造的住宅参照本标准执行。本标准也适用于已建成农村住宅的卫生学评价。

2 规范性引用文件

下列文件对于本文件的应用是必不可少的。凡是注日期的引用文件,仅注日期的版本适用于本文件。凡是不注日期的引用文件,其最新版本(包括所有的修改单)适用于本文件。

GB 7959 粪便无害化卫生要求

GB 18055 村镇规划卫生规范

GB 19379 农村户厕卫生规范

3 术语和定义

下列术语和定义适用于本文件。

3.1

农村住宅卫生 rural housing hygiene

农村住宅在新建、改建、扩建的设计和建设时,对住宅建筑物的日照、采光、通风、隔音、起居生活空间和卫生设施的设计和建设提出卫生学要求,为农村居民创造有利于健康的居住环境。

3.2

住宅朝向 direction of dwelling house

住宅建筑物主室窗户所面对的方向。

3.3

日照时数 hours of insolation

冬季阳光可满窗直射到主室内的时数,以冬至日最低需要的室内日照时数为基准。

3.4

日照间距系数 spacing factor of building for insolation

日照间距即前后住宅的距离。前后相邻的两排住宅建筑物平行布置、朝向正南时,其间距以前排建筑物的地面至女儿墙高度的倍数表示,称为日照间距系数。该系数可用三角函数关系计算:

$$L = H \cdot \cot \theta_s$$

式中:

L ——前排建筑物阴影长度(即前排建筑物高度的倍数);

H ——建筑物高度;

θ_s ——地区冬至日正午的太阳高度角。

3.5

采光系数 daylight factor

全阴天的室外自然散射光进入室内的百分数。计算式如下:

$$采光系数=\frac{全阴天室内工作面水平照度}{室外全阴天水平照度}\times 100\%$$

3.6

窗地面积比值　ratio of glazing to floor area

窗户的有效透光面积(A_w)与该室内的地面积(A_f)之比(A_w/A_f)。

3.7

居室进深　room depth

开设窗户的外墙内表面至对面墙壁内表面的距离。

3.8

室深系数　coefficient of room depth

居室进深(D_r)与地板至窗上缘高度(H_w)之比(D_r/H_w)。

3.9

居室净高　interior net storey height

主室内地板到天花板之间的高度或地板到无天花板的屋顶之间的高度,有斜度屋顶的高度以其最高与最低的均值计算。

3.10

人均居室面积　per person room area

主室墙内地面长度与宽度的乘积,其总面积按常住人口计算人均面积。

3.11

人均居室容积　per person room volume

主室净高与主室净面积的乘积,其总容积按常住人口计算人均容积。

3.12

温热地区　temperate-tropical region

1月份平均温度>0 ℃的地区。

3.13

寒冷地区　chill region

1月份平均温度<0 ℃的地区。

4　农村住宅的卫生要求

4.1　住宅建筑用地的选择应符合 GB 18055 的规定。

4.2　住宅的朝向和间距应根据当地情况选择最佳的朝向和日照间距。

4.3　住宅建筑物的长轴面对夏季主导的风向应根据当地情况选择最佳的角度。在条件限制的情况下,建筑物的长轴与夏季主导风向的夹角不应小于30°。

4.4　住宅的房间配置和设施符合下列要求:

——房间配置应以卧室(起居室)、厅向南为最佳朝向,有直接自然采光;厨房、卫生间应有良好的通风条件;

——寒冷地区住宅应设置冬季采暖设施;

——厨房应与居室之间有门分隔,并设置排烟管道和下水管道;

——卫生间(宅内户厕)应有地下化粪池配套设施;

——当住宅内不设卫生间时,应设置厕屋(宅外户厕)以及地下化粪池配套设施并统一纳入住宅设计和建设,使其符合 GB 19379 和 GB 7959 的要求;

——不得设计和建设人与畜、禽混居的住宅。农家畜、禽饲养圈舍应与住宅隔断分开,彼此间不应有空气直接流通。

4.5 住宅建造和装饰装修应使用环保材料，以保证建造装修后的室内空气质量符合有关国家标准。

4.6 农村住宅的卫生指标应符合表1的规定。

表1 农村住宅卫生指标

序号	指标类别	指标	单位	标准值	备注
1	日照指标	日照时数	h	不小于2.0	冬至日主室
2		日照间距系数	倍	不小于1.5	温热地区
				不小于2.0	寒冷地区
3	采光指标	采光系数	%	不小于1.0	主室
				不小于0.5	辅室
4		窗地面积比值	—	1/7～1/6	主室
				1/10～1/8	辅室
5	规模指标	室深系数	—	2.0～2.5	一侧采光
				4.0～5.0	两侧采光
6		居室净高	m	2.6～2.8	主室
7		人均居室面积	m^2	8～10	主室
8		人均居室容积	m^3	20～25	主室
9	隔音指标	卧室噪声(A计权)	dB	不大于40	白天
				不大于30	夜间

ICS 13.100
C 51

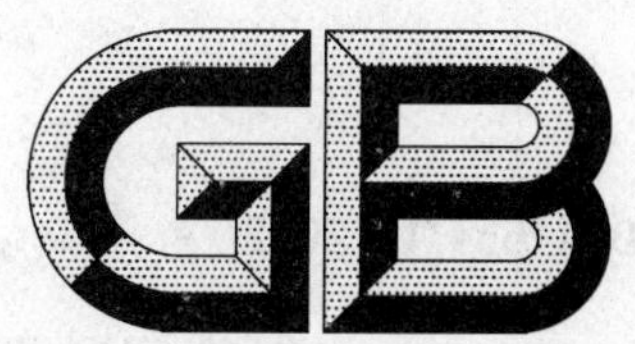

中华人民共和国国家标准

GB 11654.1—2012
代替 GB 11654—1989

造纸及纸制品业卫生防护距离 第1部分:纸浆制造业

Health protection zone for paper and paper products industry—
Part 1:Pulp and paper industry

自2017年3月23日起,本标准转为推荐性标准,编号改为GB/T 11654.1—2012。

2012-11-20 发布 2013-05-01 实施

中华人民共和国卫生部
中国国家标准化管理委员会 发布

前言

本部分4.2～4.4为推荐性的，其余为强制性的。

GB 11654《造纸及纸制品业卫生防护距离》分为2个部分：

——第1部分：纸浆制造业；

——第2部分：造纸业。

本部分为GB 11654的第1部分。

本部分按照GB/T 1.1—2009给出的规则起草。

本部分代替GB 11654—1989《硫酸盐造纸厂卫生防护距离标准》，与GB 11654—1989相比主要技术变化如下：

——调整了标准名称，并依据GB/T 1.1—2009调整了标准结构；

——修订了卫生防护距离的定义，增加了敏感区、复杂地形2项术语和定义；

——修订了卫生防护距离标准限值，增加了生产规模分档；

——增加了有关绿化的要求。

本部分由中华人民共和国卫生部提出并归口。

本部分由中国疾病预防控制中心环境与健康相关产品安全所、山东省疾病预防控制中心负责起草。

本部分主要起草人：金银龙、隋少峰、洪燕峰、孔凡玲、张伟、邹立海、杨文静、王友法、李宝英、周华声、黄东海、杜英林、江媛媛、闫旭。

根据中华人民共和国国家标准公告(2017年第7号)和强制性标准整合精简结论，本标准自2017年3月23日起，转为推荐性标准，不再强制执行。

造纸及纸制品业卫生防护距离 第1部分:纸浆制造业

1 范围

GB 11654 的本部分规定了硫酸盐纸浆制造企业与敏感区之间所需卫生防护距离。

本部分适用于地处平原地区的硫酸盐纸浆制造企业的新建、改建、扩建工程。现有硫酸盐纸浆制造企业可参照执行。

2 规范性引用文件

下列文件对于本文件的应用是必不可少的。凡是注日期的引用文件,仅注日期的版本适用于本文件。凡是不注日期的引用文件,其最新版本(包括所有的修改单)适用于本文件。

GB/T 3840—1991 制定地方大气污染物排放标准的技术方法

3 术语和定义

下列术语和定义适用于本文件。

3.1

卫生防护距离 health protection zone

产生有害因素的部门(生产车间或作业场所)的边界至敏感区边界的最小距离。

3.2

敏感区 sensitive area

居民区、学校、医院等对大气污染比较敏感的区域。

3.3

复杂地形 complicated landform

山区、丘陵、沿海等。

4 指标要求

4.1 纸浆制造业卫生防护距离标准限值见表1。

表1 纸浆制造业卫生防护距离标准限值

生产规模 万 t/a	所在地区近5年平均风速 m/s	卫生防护距离 m
<30	<2	800
	2～4	600
	>4	500
≥30	<2	900
	2～4	800
	>4	600

4.2 地处复杂地形条件下的纸浆制造企业卫生防护距离的确定方法，参照GB/T 3840—1991中的7.6规定执行。

4.3 纸浆制造企业与敏感区的位置，应考虑风向频率及地形等因素的影响，尽量减少其对敏感区大气环境的污染。

4.4 在卫生防护距离范围内，种植浓密的乔木类植物绿化隔离带（宽度不少于10 m）的企业，可按卫生防护距离标准限值的90%执行。注意选择对特征污染物具有抗性或吸附特性的树种。

ICS 13.100
C 51

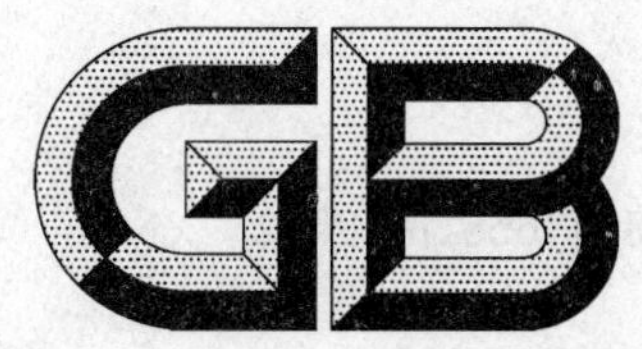

中华人民共和国国家标准

GB 11655.1—2012
代替 GB 11658—1989

合成材料制造业卫生防护距离 第1部分:聚氯乙烯制造业

Health protection zone for synthetic material industry—Part1:Polyvinyl chloride industry

自2017年3月23日起,本标准转为推荐性标准,编号改为GB/T 11655.1—2012。

2012-11-20 发布　　2013-05-01 实施

中华人民共和国卫生部
中国国家标准化管理委员会 发布

前　言

本部分 4.2～4.4 为推荐性的，其余为强制性的。

GB 11655《合成材料制造业卫生防护距离》分为 9 个部分：

——第 1 部分：聚氯乙烯制造业；

——第 2 部分：聚乙烯制造业；

——第 3 部分：聚丙烯制造业；

——第 4 部分：聚苯乙烯制造业；

——第 5 部分：ABS 制造业；

——第 6 部分：氯丁橡胶制造业；

——第 7 部分：顺丁橡胶制造业；

——第 8 部分：丁苯橡胶制造业；

——第 9 部分：丁腈橡胶制造业。

本部分为 GB 11655 的第 1 部分。

本部分按照 GB/T 1.1—2009 给出的规则起草。

本部分代替 GB 11658—1989《聚氯乙烯树脂厂卫生防护距离标准》，与 GB 11658—1989 相比主要技术变化如下：

——调整了标准名称，并依据 GB/T 1.1—2009 调整了标准结构；

——修订了卫生防护距离的定义，增加了敏感区、复杂地形 2 项术语和定义；

——修订了卫生防护距离标准限值，调整了生产规模分档；

——增加了有关绿化的要求。

本部分由中华人民共和国卫生部提出并归口。

本部分由中国疾病预防控制中心环境与健康相关产品安全所、山东省疾病预防控制中心负责起草。

本部分主要起草人：金银龙、邹立海、洪燕峰、孔凡玲、张伟、隋少峰、杨文静、王友法、聂兴田、高衍新、杜英林、李仁波、闫旭。

根据中华人民共和国国家标准公告（2017 年第 7 号）和强制性标准整合精简结论，本标准自 2017 年 3 月 23 日起，转为推荐性标准，不再强制执行。

合成材料制造业卫生防护距离 第1部分:聚氯乙烯制造业

1 范围

GB 11655 的本部分规定了聚氯乙烯生产企业与敏感区之间所需卫生防护距离。

本部分适用于地处平原地区的聚氯乙烯生产企业新建、改建、扩建工程。现有聚氯乙烯生产企业可参照执行。

2 规范性引用文件

下列文件对于本文件的应用是必不可少的。凡是注日期的引用文件,仅注日期的版本适用于本文件。凡是不注日期的引用文件,其最新版本(包括所有的修改单)适用于本文件。

GB/T 3840—1991 制定地方大气污染物排放标准的技术方法

3 术语和定义

下列术语和定义适用于本文件。

3.1

卫生防护距离 health protection zone

产生有害因素的部门(生产车间或作业场所)的边界至敏感区边界的最小距离。

3.2

敏感区 sensitive area

居民区、学校、医院等对大气污染比较敏感的区域。

3.3

复杂地形 complicated landform

山区、丘陵、沿海等。

4 指标要求

4.1 我国现有聚氯乙烯制造业有乙烯法和电石乙炔法两种生产方法,其卫生防护距离标准限值分别见表1和表2。

表1 乙烯法聚氯乙烯制造业卫生防护距离标准限值

生产规模 万 t/a	所在地区近5年平均风速 m/s	卫生防护距离 m
<30	<2	900
	2～4	800
	>4	700
≥30	<2	1 200
	2～4	1 000
	>4	800

表2 电石乙炔法聚氯乙烯制造业卫生防护距离标准限值

所在地区近5年平均风速 m/s	卫生防护距离 m
<2	1 400
2～4	1 200
>4	1 000

4.2 地处复杂地形条件下的聚氯乙烯生产企业卫生防护距离的确定方法，参照GB/T 3840—1991中的7.6规定执行。

4.3 聚氯乙烯生产企业与敏感区的位置，应考虑风向频率及地形等因素的影响，尽量减少其对敏感区大气环境的污染。

4.4 在卫生防护距离范围内，种植浓密的乔木类植物绿化隔离带（宽度不少于10 m）的企业，可按卫生防护距离标准限值的90%执行。注意选择对特征污染物具有抗性或吸附特性的树种。

ICS 13.100
C 51

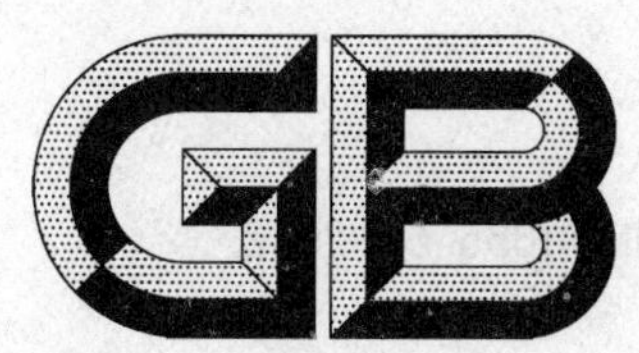

中华人民共和国国家标准

GB 11655.6—2012
代替 GB 11655—1989

合成材料制造业卫生防护距离 第6部分：氯丁橡胶制造业

Health protection zone for synthetic material industry—Part 6: Chloroprene rubber industry

自2017年3月23日起，本标准转为推荐性标准，编号改为GB/T 11655.6—2012。

2012-11-20 发布　　2013-05-01 实施

中华人民共和国卫生部
中国国家标准化管理委员会　发布

前言

GB 11655《合成材料制造业卫生防护距离》分为 9 个部分：

——第 1 部分：聚氯乙烯制造业；

——第 2 部分：聚乙烯制造业；

——第 3 部分：聚丙烯制造业；

——第 4 部分：聚苯乙烯制造业；

——第 5 部分：ABS 制造业；

——第 6 部分：氯丁橡胶制造业；

——第 7 部分：顺丁橡胶制造业；

——第 8 部分：丁苯橡胶制造业；

——第 9 部分：丁腈橡胶制造业。

本部分 4.2～4.4 为推荐性的，其余为强制性的。

本部分为 GB 11655 的第 6 部分。

本部分按照 GB/T 1.1—2009 给出的规则起草。

本部分代替 GB 11655—1989《氯丁橡胶厂卫生防护距离标准》，与 GB 11655—1989 相比主要技术变化如下：

——调整了标准名称，并依据 GB/T 1.1—2009 调整了标准结构；

——修订了卫生防护距离的定义，增加了敏感区、复杂地形 2 项术语和定义；

——修订了卫生防护距离标准限值；

——增加了有关绿化的要求。

本部分由中华人民共和国卫生部提出并归口。

本部分由中国疾病预防控制中心环境与健康相关产品安全所、山东省疾病预防控制中心负责起草，重庆市疾病预防控制中心、重庆市长寿区疾病预防控制中心参加起草。

本部分主要起草人：金银龙、孔凡玲、洪燕峰、邹立海、张伟、张华东、杨文静、隋少峰、周敏、席刚、杨育林、谢明。

根据中华人民共和国国家标准公告（2017 年第 7 号）和强制性标准整合精简结论，本标准自 2017 年 3 月 23 日起，转为推荐性标准，不再强制执行。

合成材料制造业卫生防护距离 第6部分：氯丁橡胶制造业

1 范围

GB 11655 的本部分规定了氯丁橡胶生产企业与敏感区之间所需卫生防护距离。

本部分适用于地处平原地区的氯丁橡胶生产企业新建、改建、扩建工程。现有氯丁橡胶生产企业可参照执行。

2 规范性引用文件

下列文件对于本文件的应用是必不可少的。凡是注日期的引用文件，仅注日期的版本适用于本文件。凡是不注日期的引用文件，其最新版本(包括所有的修改单)适用于本文件。

GB/T 3840—1991 制定地方大气污染物排放标准的技术方法

3 术语和定义

下列术语和定义适用于本文件。

3.1

卫生防护距离 health protection zone

产生有害因素的部门(生产车间或作业场所)的边界至敏感区边界的最小距离。

3.2

敏感区 sensitive area

居民区、学校、医院等对大气污染比较敏感的区域。

3.3

复杂地形 complicated landform

山区、丘陵、沿海等。

4 指标要求

4.1 氯丁橡胶制造业卫生防护距离标准限值见表1。

表1 氯丁橡胶制造业卫生防护距离标准限值

所在地区近5年平均风速 m/s	卫生防护距离 m
＜2	1 800
2～4	1 600
＞4	1 400

4.2 地处复杂地形条件下的氯丁橡胶生产企业卫生防护距离的确定方法，参照GB/T 3840—1991中的7.6规定执行。

4.3 氯丁橡胶生产企业与敏感区的位置，应考虑风向频率及地形等因素的影响，尽量减少其对敏感区大气环境的污染。

4.4 在卫生防护距离范围内，种植浓密的乔木类植物绿化隔离带（宽度不少于10 m）的企业，可按卫生防护距离标准限值的90%执行。注意选择对特征污染物具有抗性或吸附特性的树种。

UDC 628.51
C 51

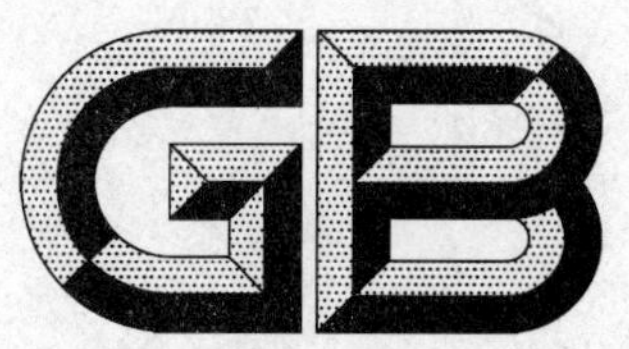

中华人民共和国国家标准

GB 11657—89

铜冶炼厂（密闭鼓风炉型）卫生防护距离标准

Health protection zone standard for copper smeltery(closed blast furnace type)

自2017年3月23日起，本标准转为推荐性标准，编号改为GB/T 11657—89。

1989-07-24发布　　1990-06-01实施

中华人民共和国卫生部　发布

中华人民共和国国家标准

铜冶炼厂(密闭鼓风炉型) 卫生防护距离标准

GB 11657—89

Health protection zone standard for copper smeltery (closed blast furnace type)

1 主题内容与适用范围

本标准规定了铜冶炼厂(密闭鼓风炉型)与居住区之间所需卫生防护距离。

本标准适用于地处平原微丘地区的新建铜冶炼(密闭鼓风炉型)厂及其扩建改建工程。现有铜冶炼(密闭鼓风炉型)厂可参照执行。地处复杂地形条件下的铜冶炼(密闭鼓风炉型)厂的卫生防护距离,应根据大气环境质量评价报告,由建设单位主管部门与建设项目所在省、市、自治区的卫生、环境保护主管部门共同确定。

2 术语

卫生防护距离:卫生防护距离,系指产生有害因素的部门(车间或工段)的边界至居住区边界的最小距离。

3 标准内容

3.1 铜冶炼厂(密闭鼓风炉型)厂的卫生防护距离,按其所在地区近五年的平均风速规定为:

风速 m/s	距离 m
<2	1 000
2～4	800
>4	600

3.2 铜冶炼厂(密闭鼓风炉型)厂与居住区的位置,应考虑风向频率及地形等因素的影响,尽量减少其对居住区大气环境的污染。

4 监督与执行

本标准由各级卫生防疫站、环境卫生监督站及环境保护监测站监督执行。

附加说明:

本标准由中华人民共和国卫生部卫生监督司提出。

本标准由安徽省铜陵市环境保护监测站、中国预防医学科学院环境卫生与卫生工程研究所负责起草。

本标准主要起草人许克启、胡更新。

本标准由卫生部委托技术归口单位中国预防医学科学院环境卫生监测所负责解释。

中华人民共和国卫生部1989-07-24批准　　1990-06-01实施

UDC 628.51
C 51

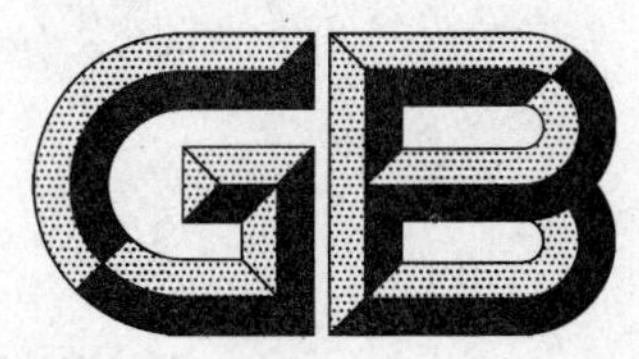

中华人民共和国国家标准

GB 11659—89

铅蓄电池厂卫生防护距离标准

Health protection zone standard for lead storage battery plants

自2017年3月23日起,本标准转为推荐性标准,编号改为GB/T 11659—89。

1989-07-24 发布 1990-06-01 实施

中华人民共和国卫生部 发布

中华人民共和国国家标准

铅蓄电池厂卫生防护距离标准

GB 11659—89

Health protection zone standard for lead storage battery plants

1 主题内容与适用范围

本标准规定了铅蓄电池厂与居住区之间所需卫生防护距离。

本标准适用于地处平原微丘地区的新建铅蓄电池厂及其扩建改建工程。现有铅蓄电池厂可参照执行。地处复杂地形条件下的铅蓄电池厂的卫生防护距离，应根据大气环境质量评价报告，由建设单位主管部门与建设项目所在省、市、自治区的卫生、环境保护主管部门共同确定。

2 术语

卫生防护距离：卫生防护距离，系指产生有害因素的部门（车间或工段）的边界至居住区边界的最小距离。

3 标准内容

3.1 铅蓄电池厂的卫生防护距离，按其所在地区近五年的平均风速规定为：

	生产规模 kVA	近五年平均风速，m/s		
		<2	2～4	>4
卫生防护距离	<100 000	600 m	400 m	300 m
	≥100 000	800 m	500 m	400 m

3.2 铅蓄电池厂与居住区的位置，应考虑风向频率及地形等因素的影响，尽量减少其对居住区大气环境的污染。

4 监督与执行

本标准由各级卫生防疫站、环境卫生监测站及环境保护监测站监督执行。

附加说明：

本标准由中华人民共和国卫生部卫生监督司提出。

本标准由青岛市卫生防疫站、山东省环境卫生监测站、中国预防医学科学院环境卫生与卫生工程研究所负责起草。

本标准主要起草人蒋福清、胡坤元、刘刚柱。

本标准由卫生部委托技术归口单位中国预防医学科学院环境卫生监测所负责解释。

中华人民共和国卫生部1989-07-24批准　　1990-06-01实施

UDC 628.51
C 51

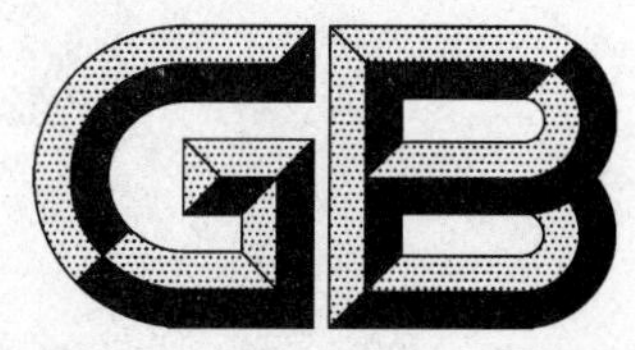

中华人民共和国国家标准

GB 11660—89

炼铁厂卫生防护距离标准

Health protection zone standard for ironmaking plants

自2017年3月23日起,本标准转为推荐性标准,编号改为GB/T 11660—89。

1989-07-24 发布　　　　1990-06-01 实施

中华人民共和国卫生部　发布

中华人民共和国国家标准

炼铁厂卫生防护距离标准

GB 11660—89

Health protection zone standard for ironmaking plants

1 主题内容与适用范围

本标准规定了炼铁厂与居住区之间所需卫生防护距离。

本标准适用于地处平原微丘地区的新建炼铁厂及其扩建改建工程。现有炼铁厂可参照执行。地处复杂地形条件下的炼铁厂的卫生防护距离,应根据大气环境质量评价报告,由建设单位主管部门与建设项目所在省、市、自治区的卫生、环境保护主管部门共同确定。

2 术语

卫生防护距离:卫生防护距离,系指产生有害因素的部门(车间或工段)的边界至居住区边界的最小距离。

3 标准内容

3.1 炼铁厂的卫生防护距离,按其所在地区近五年的平均风速规定为:

风速 m/s	距离 m
＜2	1 400
2～4	1 200
＞4	1 000

3.2 炼铁厂与居住区的位置,应考虑风向频率及地形等因素的影响,尽量减少其对居住区大气环境的污染。

4 监督与执行

本标准由各级卫生防疫站、环境卫生监测站及环境保护监测站监督执行。

附加说明:

本标准由中华人民共和国卫生部卫生监督司提出。

本标准由江苏省卫生防疫站、梅山工程指挥部卫生防疫站、徐州市卫生防疫站负责起草。

本标准主要起草人张振农、张秀珍、周祖延、沈慧君、胡更新。

本标准由卫生部委托技术归口单位中国预防医学科学院环境卫生监测所负责解释。

中华人民共和国卫生部1989-07-24批准 1990-06-01实施

ICS 13.100
C 51

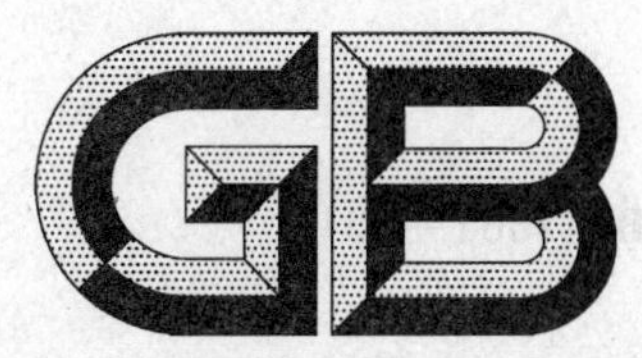

中华人民共和国国家标准

GB 11661—2012
代替 GB 11661—1989

炼焦业卫生防护距离

Health protection zone for coking industry

自2017年3月23日起，本标准转为推荐性标准，编号改为GB/T 11661—2012。

2012-06-29 发布　　2012-08-01 实施

中华人民共和国卫生部
中国国家标准化管理委员会　发布

前　言

本标准 4.2、4.3、4.4 为推荐性的，其余为强制性的。

本标准按照 GB/T 1.1—2009 给出的规则起草。

本标准代替 GB 11661—1989《焦化厂卫生防护距离标准》。

本标准与 GB 11661—1989 相比主要变化如下：

——调整了标准名称，并依据 GB/T 1.1—2009《标准化工作导则　第 1 部分：标准的结构和编写》调整了标准结构；

——修订了卫生防护距离的定义，增加了敏感区、复杂地形两项术语和定义；

——修订了卫生防护距离标准限值，增加了生产规模分档；

——增加了有关绿化的要求。

本标准由中华人民共和国卫生部提出并归口。

本标准负责起草单位：中国疾病预防控制中心环境与健康相关产品安全所、武汉科技大学医学院。

本标准参加起草单位：武汉钢铁(集团)公司安全环保研究所。

本标准主要起草人：金银龙、张玲、洪燕峰、朱长才、张伟、吴磊、梅勇、李济超、龚晓萍。

本标准所代替标准的历次版本发布情况为：

——GB 11661—1989。

根据中华人民共和国国家标准公告(2017 年第 7 号)和强制性标准整合精简结论，本标准自 2017 年 3 月 23 日起，转为推荐性标准，不再强制执行。

炼焦业卫生防护距离

1 范围

本标准规定了炼焦企业与敏感区之间所需卫生防护距离。

本标准适用于地处平原地区的炼焦企业的新建、改建、扩建工程。现有炼焦企业可参照执行。

2 规范性引用文件

下列文件对于本文件的应用是必不可少的。凡是注日期的引用文件,仅注日期的版本适用于本文件。凡是不注日期的引用文件,其最新版本(包括所有的修改单)适用于本文件。

GB/T 3840—1991 制定地方大气污染物排放标准的技术方法

3 术语和定义

下列术语和定义适用于本文件。

3.1

卫生防护距离 health protection zone

产生有害因素的部门(生产车间或作业场所)的边界至敏感区边界的最小距离。

3.2

敏感区 sensitive area

对大气污染比较敏感的区域,包括居民区、学校和医院。

3.3

复杂地形 complicated landform

山区、丘陵、沿海等。

4 指标要求

4.1 炼焦企业卫生防护距离限值见表1。

表1 炼焦企业卫生防护距离限值

生产规模 kt/a	所在地区近五年平均风速 m/s	卫生防护距离 m
<1 000	<2	900
	2～4	800
	>4	700
1 000～3 000	<2	1 000
	2～4	900
	>4	800

表 1（续）

生产规模 kt/a	所在地区近五年平均风速 m/s	卫生防护距离 m
＞3 000	＜2	1 200
	2～4	1 000
	＞4	900

4.2 地处复杂地形条件下的炼焦企业卫生防护距离的确定方法，参照 GB/T 3840—1991 中的 7.6 规定执行。

4.3 炼焦企业与敏感区的位置，应考虑风向频率及地形等因素的影响，尽量减少其对敏感区大气环境的污染。

4.4 在卫生防护距离范围内，种植浓密的乔木类植物绿化隔离带（宽度不少于 10 m）的企业，可按卫生防护距离标准限值的 90％执行。注意选择对特征污染物具有抗性或吸附特性的树种。

ICS 13.100
C 51

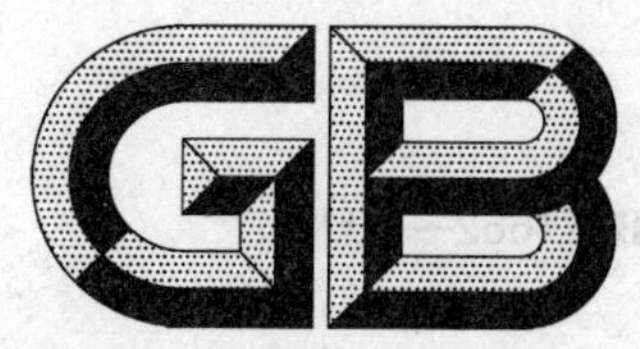

中华人民共和国国家标准

GB 11662—2012
代替 GB 11662—1989

烧结业卫生防护距离

Health protection zone for sintering industry

自2017年3月23日起，本标准转为推荐性标准，编号改为 GB/T 11662—2012。

2012-11-20 发布　　2013-05-01 实施

中华人民共和国卫生部
中国国家标准化管理委员会　发布

前言

本标准4.2～4.4为推荐性的，其余为强制性的。

本标准按照GB/T 1.1—2009给出的规则起草。

本标准代替GB 11662—1989《烧结厂卫生防护距离标准》，与GB 11662—1989相比主要技术变化如下：

——调整了标准名称，并依据GB/T 1.1—2009调整了标准结构；

——修订了卫生防护距离的定义，增加了敏感区、复杂地形、烧结3项术语和定义；

——修订了卫生防护距离标准限值；

——增加了有关绿化的要求。

本标准由中华人民共和国卫生部提出并归口。

本标准由中国疾病预防控制中心环境与健康相关产品安全所、武汉科技大学医学院负责起草。

本标准主要起草人：金银龙、张玲、洪燕峰、朱长才、张伟、梅勇、杨文静、吴磊、向安莉、叶方立、许宁。

本标准所代替标准的历次版本发布情况为：

——GB 11662—1989。

根据中华人民共和国国家标准公告(2017年第7号)和强制性标准整合精简结论，本标准自2017年3月23日起，转为推荐性标准，不再强制执行。

烧结业卫生防护距离

1 范围

本标准规定了烧结企业与敏感区之间所需卫生防护距离。

本标准适用于地处平原地区的烧结企业的新建、改建、扩建工程。现有烧结企业可参照执行。

2 规范性引用文件

下列文件对于本文件的应用是必不可少的。凡是注日期的引用文件，仅注日期的版本适用于本文件。凡是不注日期的引用文件，其最新版本(包括所有的修改单)适用于本文件。

GB/T 3840—1991 制定地方大气污染物排放标准的技术方法

3 术语和定义

下列术语和定义适用于本文件。

3.1

卫生防护距离 health protection zone

产生有害因素的部门(生产车间或作业场所)的边界至敏感区边界的最小距离。

3.2

敏感区 sensitive area

居民区、学校、医院等对大气污染比较敏感的区域。

3.3

复杂地形 complicated landform

山区、丘陵、沿海等。

3.4

烧结 sintering

将粉末或粉末压坯加热到低于其中主要成分的熔点的温度，然后以一定的方法和速度冷却到室温，从而使颗粒间产生粘结，烧结体的强度增加。

4 指标要求

4.1 烧结业卫生防护距离标准限值见表1。

表1 烧结业卫生防护距离标准限值

所在地区近5年平均风速 m/s	卫生防护距离 m
＜2	700
2～4	600
＞4	500

4.2 地处复杂地形条件下的烧结企业卫生防护距离的确定方法，参照 GB/T 3840—1991 中的 7.6 规定执行。

4.3 烧结企业与敏感区的位置，应考虑风向频率及地形等因素的影响，尽量减少其对敏感区大气环境的污染。

4.4 在卫生防护距离范围内，种植浓密的乔木类植物绿化隔离带（宽度不少于 10 m）的企业，可按卫生防护距离标准限值的 90％执行。注意选择对特征污染物具有抗性或吸附特性的树种。

ICS 13.100
C 51

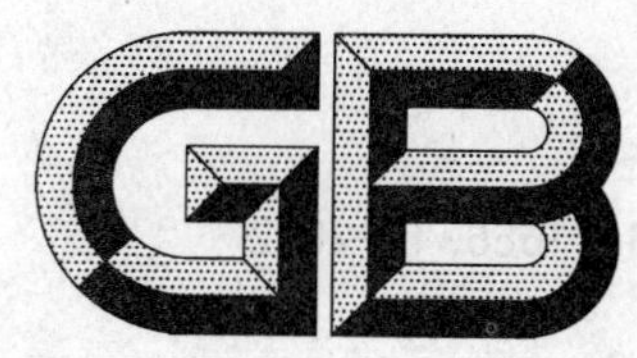

中华人民共和国国家标准

GB 11666.1—2012
代替 GB 11666—1989

肥料制造业卫生防护距离 第1部分：氮肥制造业

Health protection zone for fertilizer industry—
Part 1: Nitrogen fertilizer industry

自2017年3月23日起，本标准转为推荐性标准，编号改为GB/T 11666.1—2012。

2012-11-20 发布　　2013-05-01 实施

中华人民共和国卫生部
中国国家标准化管理委员会　发布

前　言

GB 11666《肥料制造业卫生防护距离》分为4个部分：

——第1部分：氮肥制造业；

——第2部分：磷肥制造业；

——第3部分：钾肥制造业；

——第4部分：复混肥制造业。

本部分为GB 11666的第1部分。

本部分4.2～4.4为推荐性的，其余为强制性的。

本部分按照GB/T 1.1—2009给出的规则起草。

本部分代替GB 11666—1989《小型氮肥厂卫生防护距离标准》，与GB 11666—1989相比主要技术变化如下：

——调整了标准名称，并依据GB/T 1.1—2009调整了标准结构；

——修订了卫生防护距离的定义，增加了敏感区、复杂地形2项术语和定义；

——修订了卫生防护距离标准限值，调整了生产规模分档；

——增加了有关绿化的要求。

本部分由中华人民共和国卫生部提出并归口。

本部分由中国疾病预防控制中心环境与健康相关产品安全所、宜昌市疾病预防控制中心负责起草，当阳市疾病预防控制中心参加起草。

本部分主要起草人：金银龙、徐勇、洪燕峰、余青、张伟、陈萍、杨文静、明小燕、李有军、蔡秋帆、汪玉纯、李燕、杨勇、谢明。

根据中华人民共和国国家标准公告(2017年第7号)和强制性标准整合精简结论，本标准自2017年3月23日起，转为推荐性标准，不再强制执行。

肥料制造业卫生防护距离
第1部分:氮肥制造业

1 范围

GB 11666的本部分规定了氮肥制造企业与敏感区之间所需卫生防护距离。

本部分适用于地处平原地区的氮肥制造企业的新建、改建、扩建工程。现有氮肥制造企业可参照执行。

2 规范性引用文件

下列文件对于本文件的应用是必不可少的。凡是注日期的引用文件,仅注日期的版本适用于本文件。凡是不注日期的引用文件,其最新版本(包括所有的修改单)适用于本文件。

GB/T 3840—1991 制定地方大气污染物排放标准的技术方法

3 术语和定义

下列术语和定义适用于本文件。

3.1

卫生防护距离 health protection zone

产生有害因素的部门(生产车间或作业场所)的边界至敏感区边界的最小距离。

3.2

敏感区 sensitive area

居民区、学校、医院等对大气污染比较敏感的区域。

3.3

复杂地形 complicated landform

山区、丘陵、沿海等。

4 指标要求

4.1 氮肥制造业卫生防护距离标准限值见表1。

表1 氮肥制造业卫生防护距离标准限值

合成氨生产规模 万 t/a	所在地区近5年平均风速 m/s	卫生防护距离 m
<30	<2	900
	2~4	600
	>4	500

表 1（续）

合成氨生产规模 万 t/a	所在地区近 5 年平均风速 m/s	卫生防护距离 m
≥30	<2	1 200
	2～4	800
	>4	600

4.2　地处复杂地形条件下的氮肥制造企业卫生防护距离的确定方法，参照 GB/T 3840—1991 中的 7.6 规定执行。

4.3　氮肥制造企业与敏感区的位置，应考虑风向频率及地形等因素的影响，尽量减少其对敏感区大气环境的污染。

4.4　在卫生防护距离范围内，种植浓密的乔木类植物绿化隔离带（宽度不少于 10 m）的企业，可按卫生防护距离标准限值的 90％执行。注意选择对特征污染物具有抗性或吸附特性的树种。

ICS 13.100
C 51

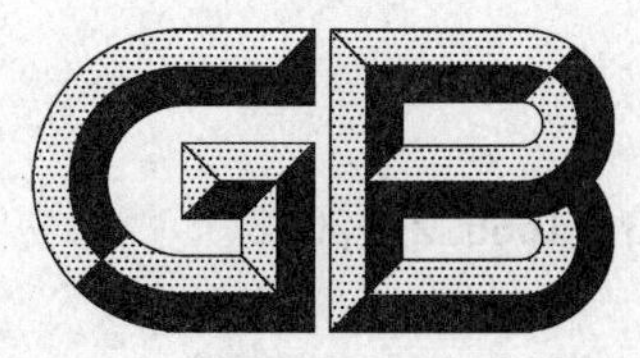

中华人民共和国国家标准

GB 11666.2—2012
代替 GB 11664—1989 和 GB 11665—1989

肥料制造业卫生防护距离 第2部分:磷肥制造业

Health protection zone for fertilizer industry—
Part 2:Phosphate fertilizer industry

自2017年3月23日起,本标准转为推荐性标准,编号改为 GB/T 11666.2—2012。

2012-11-20 发布 2013-05-01 实施

中华人民共和国卫生部
中国国家标准化管理委员会 发布

前　言

GB 11666《肥料制造业卫生防护距离》分为4个部分：

——第1部分：氮肥制造业；

——第2部分：磷肥制造业；

——第3部分：钾肥制造业；

——第4部分：复混肥制造业。

本部分为GB 11666的第2部分。

本部分4.2～4.4为推荐性的，其余为强制性的。

本部分按照GB/T 1.1—2009给出的规则起草。

本部分代替GB 11664—1989《钙镁磷肥厂卫生防护距离标准》和GB 11665—1989《普通过磷酸钙厂卫生防护距离标准》。与GB 11664—1989、GB 11665—1989相比主要技术变化如下：

——调整了标准名称，并依据GB/T 1.1—2009调整了标准结构；

——修订了卫生防护距离的定义，增加了敏感区、复杂地形2项术语和定义；

——修订了卫生防护距离标准限值，增加了生产规模分档；

——增加了有关绿化的要求。

本部分由中华人民共和国卫生部提出并归口。

本部分由中国疾病预防控制中心环境与健康相关产品安全所、宜昌市疾病预防控制中心负责起草，当阳市疾病预防控制中心参加起草。

本部分主要起草人：金银龙、徐勇、洪燕峰、余青、张伟、陈萍、杨文静、明小燕、李有军、蔡秋帆、汪玉纯、李燕、杨勇、王媛媛。

本部分所代替标准的历次版本发布情况为：

——GB 11664—1989；

——GB 11665—1989。

根据中华人民共和国国家标准公告(2017年第7号)和强制性标准整合精简结论，本标准自2017年3月23日起，转为推荐性标准，不再强制执行。

肥料制造业卫生防护距离
第2部分：磷肥制造业

1 范围

GB 11666的本部分规定了钙镁磷肥制造企业和过磷酸钙制造企业与敏感区之间所需卫生防护距离。

本部分适用于地处平原地区的钙镁磷肥制造企业和过磷酸钙制造企业的新建、改建、扩建工程。现有钙镁磷肥制造企业和过磷酸钙制造企业可参照执行。

2 规范性引用文件

下列文件对于本文件的应用是必不可少的。凡是注日期的引用文件，仅注日期的版本适用于本文件。凡是不注日期的引用文件，其最新版本（包括所有的修改单）适用于本文件。

GB/T 3840—1991 制定地方大气污染物排放标准的技术方法

3 术语和定义

下列术语和定义适用于本文件。

3.1

卫生防护距离 health protection zone

产生有害因素的部门（生产车间或作业场所）的边界至敏感区边界的最小距离。

3.2

敏感区 sensitive area

居民区、学校、医院等对大气污染比较敏感的区域。

3.3

复杂地形 complicated landform

山区、丘陵、沿海等。

4 指标要求

4.1 钙镁磷肥制造业和过磷酸钙制造业卫生防护距离标准限值分别见表1和表2。

表1 钙镁磷肥制造业卫生防护距离标准限值

生产规模 万 t/a	所在地区近5年平均风速 m/s	卫生防护距离 m
<20	<2	800
	2～4	700
	>4	600

表 1(续)

生产规模 万 t/a	所在地区近 5 年平均风速 m/s	卫生防护距离 m
≥20	<2	900
	2～4	800
	>4	700

表 2 过磷酸钙制造业卫生防护距离标准限值

生产规模 万 t/a	所在地区近 5 年平均风速 m/s	卫生防护距离 m
<20	<2	600
	2～4	500
	>4	400
≥20	<2	800
	2～4	700
	>4	600

4.2 地处复杂地形条件下的钙镁磷肥制造企业和过磷酸钙制造企业卫生防护距离的确定方法,参照 GB/T 3840—1991 中的 7.6 规定执行。

4.3 钙镁磷肥制造企业和过磷酸钙制造企业与敏感区的位置,应考虑风向频率及地形等因素的影响,尽量减少其对敏感区大气环境的污染。

4.4 在卫生防护距离范围内,种植浓密的乔木类植物绿化隔离带(宽度不少于 10 m)的企业,可按卫生防护距离标准限值的 90%执行。注意选择对特征污染物具有抗性或吸附特性的树种。

UDC 628.171.08
C 51

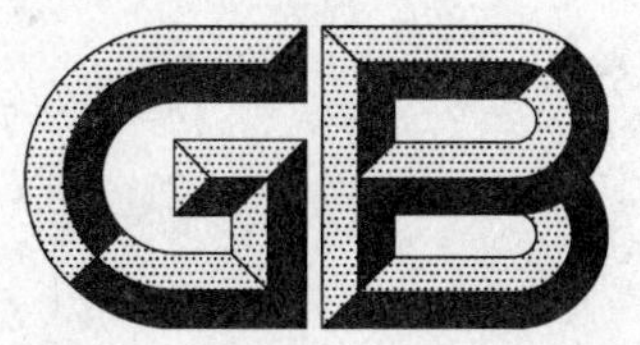

中华人民共和国国家标准

GB 11730—89

农村生活饮用水量卫生标准

Hygienic standard for water consumption in rural areas

1989-02-10发布　　1990-07-01实施

中华人民共和国卫生部　发布

中华人民共和国国家标准

农村生活饮用水量卫生标准

GB 11730—89

Hygienic standard for water consumption in rural areas

1 主题内容与适用范围

本标准规定了农村生活饮用水量卫生标准。

本标准适用于县镇以下的农村自来水的设计与建设。

2 用水量标准与时变化系数

生活饮用水量标准与时变化系数根据给水卫生设备类型、供水条件和地区条件分别按表1和表2确定。

表1 农村生活饮用水量卫生标准(最高日) L/人·日

气候分区	供水条件	给水卫生设备类型及最高日生活用水量		
		集中给水龙头	龙头安装到户	
			无洗涤池	有洗涤池或有洗涤池及淋浴设备
Ⅰ	计量收费供水	20～35	30～40	40～70
Ⅱ		20～35	30～40	40～70
Ⅲ		30～50	40～70	60～100
Ⅳ		30～50	40～70	70～100
Ⅴ		20～40	35～55	50～80
Ⅰ	免费供水		40～60	85～120
Ⅱ			50～70	90～140
Ⅲ			60～100	100～180
Ⅳ			70～100	100～180
Ⅴ			50～90	90～140

注:① 本表所列用水量包括农家散养的猪、羊、禽类的饮用水量,但未包括大牲畜及集体和专业户饲养的猪、禽的饮用水量和浇庭院菜地的用水量。

② 免费供水条件下,当龙头(包括户用与公用)安装在室外时,如排水方便,可在龙头下自由淋洗者,其用水量按有洗涤池的标准考虑。

③ 水网地区或地面水水质良好、使用方便的其他地区,设计时宜采用低值;缺乏良好地面水体或生活水平较高的地区宜采用高值。

④ 定时供水者,宜采用低值。

⑤ 按户或按人固定收费者,设计时应按免费供水标准选用。

⑥ 气候分区的说明见附录A(补充件)。

⑦ 其他地区的农村生活饮用水量标准,可根据地区气候和人民生活习惯等具体情况,参照相似地区的标准确定。

中华人民共和国卫生部1989-02-10批准 1990-07-01实施

表 2　农村最高日用水量时变化系数（K 时值）

村镇用水人数 人		＜500	500～1 000	1 000～3 000	≥3 000
K 时值	全日供水	3.7～2.0	3.0～2.0	2.5～1.8	2.0～1.6
	定时供水 $t \geqslant 8$ h	5.0～3.8	3.8～3.2		—

注：① 工、商、副业较集中的村镇宜采用低值。
② 人数少的小村应采用高值。

3　标准的监督执行

本标准由建设和设计等有关单位负责执行，各级卫生防疫站负责监督本标准的执行。

附 录 A
农村生活饮用水量卫生标准气候分区详细说明
（补充件）

A1 第Ⅰ分区

第Ⅰ分区包括：黑龙江和吉林的全部，内蒙古除乌拉特后旗、阿拉善左旗、阿拉善右旗、额济纳旗外和辽宁除属第Ⅱ分区的东沟等18个县、市外的地区，河北的围场、隆化、丰宁、沽源、赤城、康保、张北、崇礼、张家口市、尚义、万全、宣化、怀安、阳原、蔚县等15个县、市，山西的天镇、阳高、灵丘、广灵、大同、浑源、大同市、左云、怀仁、应县、繁峙、右玉、山阴、代县、平鲁、朔县、原平、偏关、神池、宁武、河曲、五寨、保德、岢岚等24个县、市，陕西的府谷、神木、榆林、横山、靖边、定边、吴旗等7个县和宁夏的石咀山市、平罗、贺兰、银川市、永宁、灵武、盐池等7个县、市。

A2 第Ⅱ分区

第Ⅱ分区包括：北京、天津和山东的全部，河北除属第Ⅰ分区的围场等15个县、市外、山西除属第Ⅰ分区的天镇等24个县、市外、陕西除属第Ⅰ分区的府谷等7个县和属第Ⅴ分区的旬阳等16个县、市外和宁夏除属第Ⅰ分区的石咀山市等7个县、市外的地区、甘肃的古浪、天祝、景泰、永登、靖远、皋兰、永靖、榆中、兰州市、东乡、积石山、临夏、广河、和政、会宁、定西、临洮、康乐、渭源、静宁、通渭、陇西、漳县、庄浪、秦安、甘谷、武山、岷县、张家川、清水、天水市、礼县、岩昌、天水、西和、两当、徽县、成县、环县、华池、庆阳、合水、镇原、宁县、正宁、平凉、泾川、华亭、崇信、灵台等50个县、市，青海的民和、循化、同仁、贵德、尖扎、化隆、乐都、平安、互助、西宁市、湟中、湟源等12个县、市，河南除属第Ⅲ分区的沈丘等46个县、市外的地区，辽宁的东沟、庄河、盖县、新金、长海、复县、金县、大连市、锦县、锦州市、朝阳、朝阳市、锦西、兴城、喀喇沁左翼、建昌、绥中、凌源等18个县、市和江苏的沛县、丰县。

A3 第Ⅲ分区

第Ⅲ分区包括：上海、浙江、安徽和江西的全部，江苏除沛县和丰县外的地区，福建除属第Ⅳ分区的福清等26个县、市外的地区，湖南除属第Ⅴ分区的桃源等25个县、市外的地区，湖北除属第Ⅴ分区的谷城等23个县、市外的地区，河南的沈丘、项城、周口市、商水、郾城、漯河市、上蔡、平舆、新蔡、淮滨、固始、襄城、郏县、宝丰、平顶山市、叶县、舞阳、西平、遂平、驻马店市、确山、汝南、正阳、息县、潢川、商城、鲁山、方城、泌阳、桐柏、信阳市、信阳、罗山、光山、新县、南台、南阳、南阳市、社旗、唐河、西峡、内乡、淅川、镇平、邓县、新野等46个县、市。

A4 第Ⅳ分区

第Ⅳ分区包括：广东和台湾的全部，广西除属第Ⅴ分区的全州等15个县、市外的地区，福建的福清、平潭、莆田、仙游、惠安、永春、南安、泉州市、晋江、安溪、同安、长泰、厦门市、金门、漳平、华安、漳州市、龙海、龙岩市、南靖、永定、平和、漳浦、云霄、诏安、东山等26个县、市，云南的麻栗坡、西畴、马关、屏边、河口、元阳、金平、新平、元江、红河、绿春、镇沅、墨江、普洱、江城、临沧、景谷、思茅、景洪、勐腊、勐海、永德、镇康、耿马、双江、沧源、澜沧、西盟、孟连等29个县。

A5 第Ⅴ分区

第Ⅴ分区包括：贵州的全部，四川除若尔盖、阿坝、红原、松潘、黑水、壤塘、马尔康、金川、小金、色达、石渠、甘孜、炉霍、道孚、丹巴、德格、白玉、新龙、泸定、康定、雅江、理塘、巴塘、乡城、得荣、稻城、九龙、木里等28个县外和云南除属第Ⅳ分区的麻栗坡等29个县的地区，湖南的桃源、慈利、石门、桑植、大庸、龙山、永顺、沅陵、保靖、古丈、花垣、吉首、泸溪、辰溪、溆浦、凤凰、麻阳、怀化、怀化市、芷江、黔阳、洪江市、会同、靖县、通道等25个县、市，湖北的谷城、均县、十堰市、郧县、郧西、竹山、竹溪、房县、保康、神农架、兴山、巴东、秭归、长阳、五峰、建始、恩施市、恩施、鹤峰、利川、咸丰、宣恩、来凤等23个县、市，陕西的旬阳、白河、安康、平利、镇坪、岚皋、汉阴、紫阳、石泉、西乡、镇巴、汉中市、南郑、勉县、略阳、宁强等16个县、市，甘肃的康县、武都、文县、舟曲等4个县，广西的全州、灌阳、资源、兴安、龙胜、灵川、桂林市、临桂、三江、融水、融安、永福、罗城、环江、南丹等15个县、市。

附加说明：

本标准由卫生部卫生监督司提出。

本标准由中国预防医学科学院环境卫生与卫生工程研究所负责起草。

本标准主要起草人李树猷、徐幼云、冯博文、李国培。

本标准由卫生部委托技术归口单位中国预防医学科学院环境卫生监测所负责解释。

ICS 13.040.30
C 52

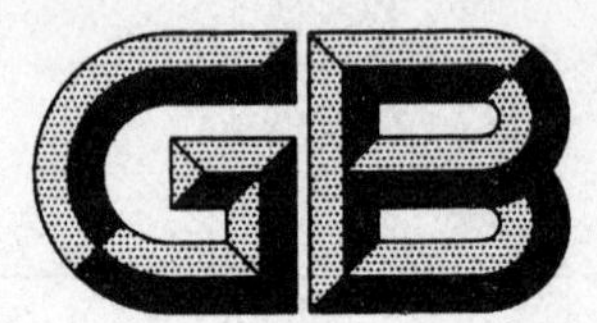

中华人民共和国国家标准

GB/T 16124—1995

水利水电工程环境影响医学评价技术规范

Technical specifications for medical assessment of environmental impact on water conservancy and hydroelectric projects

1996-01-23发布　　1996-07-01实施

国家技术监督局
中华人民共和国卫生部　发布

前　言

遵照《建设项目环境保护管理办法》和《水利水电工程环境影响评价规范》及《生活饮用水卫生标准》的规定。水利水电工程在可行性研究阶段，应进行环境水利医学评价，环境影响报告书中，需有对人群健康影响评价的内容，根据不同水利水电工程项目的特点，应有针对性地进行调查评价，确保环境水利医学评价质量，特制定本标准。

本标准从 1996 年 7 月 1 日起实施。

本标准由中华人民共和国卫生部提出。

本标准起草单位：国家环境保护局、同济医科大学、武汉环境医学研究所。

本标准主要起草人：鲁生业、杨晓萍。

本标准由卫生部委托技术归口单位中国预防医学科学院环境卫生监测所负责解释。

中华人民共和国国家标准

水利水电工程环境影响医学评价技术规范

GB/T 16124—1995

Technical specifications for medical assessment of environmental impact on water conservancy and hydroelectric projects

1 范围

本标准规定了水利水电工程环境影响医学评价的原则、对象、内容和方法。

本标准适用于大中型水利水电工程可行性研究阶段的环境影响医学评价。对于小型水利水电工程，承担环境水利医学评价的单位，可适当精选某些内容。

2 引用标准

下列标准所包含的条文，通过在本标准中引用而构成为本标准的条文。本标准出版时，所示版本均为有效。所有标准都会被修定，使用本标准的各方应探讨使用下列标准最新版本的可能性。

SD 130—84 水利水电工程水库淹没处理设计规范

3 技术要求

3.1 环境水利医学评价目的是掌握工程影响区域内的环境医学特点，阐明环境对健康影响的现状，预测工程项目运行后可能带来的环境医学问题的性质、程度和范围，为制订工程规划对策提供科学依据。

3.2 环境水利医学评价内容主要包括：

3.2.1 收集自然疫源性疾病、虫媒传染病、介水传染病的疫情，地方病流行状况，饮用水水源水量，水质状况的资料。

3.2.2 对人群健康影响预测和评价。

3.2.3 提出减免对策。

3.3 环境水利医学评价范围，一般包括：库区、库周、施工区和移民安置区及其下游的一定河段。环境水利医学上所指的库周，是指水库蓄水所引起的人口流动区域和病媒动物活动的半径范围。其大小一般以库岸 1 km 的距离划定或以行政乡为调查单位。

3.4 环境水利医学评价应遵循对照原则。收集的人口、疾病、健康资料，应能反映时间动态、地区分布（包括库区和库周）和人群间直接或间接、定性或定量的关系。现状评价以空间分布资料对照为主；预测评价以时间动态资料作为比较基础。

3.5 根据水利水电工程的投资规模，淹没土地面积，搬迁人口数量及对人群健康影响的性质，从实用性和经济性出发，在可行性研究阶段进行环境影响医学评价，选择评价因子的一般原则是首选可能对建设决策产生影响的环境医学因子；有些水利水电工程项目（如调水、防洪、灌溉、挡潮等）和在处女地开发的项目，还应进行初步设计阶段的环境医学措施的技术经济评价。

3.6 为了保证环境水利医学评价质量，承担评价的单位，需持有环境影响医学评价资格证书，评价主持

国家技术监督局1995-12-15批准 1996-07-01实施

人应对评价结论负责到工程运行后3～5年。

3.7 水利水电工程对人群健康影响评价步骤为：评价方案确立，基本资料收集，必要的专题观察，现状评价，影响预测，对策制订等几个工作阶段。

4 现状调查

4.1 环境水利医学评价工作区域划分原则，评价区是指水库区、库周、施工区和移民安置区；对照区一般是除了评价区外的本县或本乡的地区或专设的同步调查对照区，观察点应设在评价区域内的环境医学条件较复杂或现成资料不能满足评价要求，需重点收集定性或定量资料的区域。

4.2 环境水利医学评价要求至少应收集拟建工程影响地区内评价工作开始前3～5年连续的背景资料，根据工作条件，可按两个层次进行，应特别重视收集与水利水电工程项目性质及地区特征有关的人群健康资料。

表1

环境因子	必需收集的数据	有条件需收集的数据
自然疫源性疾病，虫媒传染病和介水传染病	疾病谱，发病、死亡人数，年中人口数，发病、死亡率，蚊、鼠、螺、蟹、贝、虾等种群、密度	人群带菌（虫）率，血清检查阳性率，螺、蟹压片感染率，人血指数
地方病	患病率、肿大率	分型、分度
居民健康状况资料	平均寿命，死因构成，婴儿死亡率，新生儿体重<2 500 g所占百分比，儿童少年身高、体重在正常范围内所占百分比	生物材料（发、血、尿）中必需或有害元素含量水平
病原学资料：生物性的、化学性的、物理性的	水中细菌总数，大肠菌群，水碘、水氟、硬度、放射性本底	人群免疫水平，其他元素，高压线走廊
气象资料	气温、气湿、风向、风速、降水量、雾天天数	逆温天数
社会经济资料	人口增长率，人口密度，人年均生产总值，人均收入，人年均口粮，就业率，成人受教育程度，人均住房面积，每万人中医务人员数，每千人中病床数	保健措施投资

4.3 环境水利医学调查常采用调查和观察、普查和抽查相结合的方法。调查是指收集资料，观察包括必要的实验研究，普查是在某一选定的人群范围内对所有人口的疾病发生或死亡情况的调查，适用于研究对象少，任务要求高，工作条件好的调查研究；抽查是按统计抽样原则，抽取区域内一部分人数进行有目的、有计划的深入研究。

专访和信访，前者是在疾病发生或流行时进行的，被调查的对象一般是当事人、目睹者、知情人、主管人员、访问的内容可信度大，包括环境条件，新病例的接触史，家庭及周围人群的发病分布及健康状况，对本病发生有关因素能进行直接考核，查明个别病例发生的原因及条件，揭示某些疾病的流行特征。如果不能直接专访，也要以拟定详细调查提纲进行信访。

4.4 根据水利水电工程对致病因子、环境条件、易感人群所组成的生态系统具有综合影响的原理，应对收集到的水利水电工程环境生态影响特征的资料进行识别，从中筛选出有直接或间接影响的“三间”(即时间、空间、人群间)分布资料：

4.4.1 对时间分布资料的识别。自然疫源性和地方性疾病，因感染力、潜伏期、传播途径的不同，呈现发病时间动态曲线规律，它显示着疾病流行的起止时间，季节性升降趋势及其他因素对流行过程的影响形式，在不同的季节内某些致病因子可表现出增强、减弱，甚至消失的特征，这类疾病常呈周期性流行，其间隔长短，多取决于易感人群补充的速度，分析流行周期性的方法是按一定的时间间隔(旬、月、季、年)和发病人数绘制在坐标纸上，比较历年流行曲线，便可看出无工程项目，某些疾病周期性的变化水平。

4.4.2 对空间分布资料的识别：自然疫源性、地方性致病因子的空间分布常呈不均匀状态，具有区域特点。将发病率、死亡率、患病率和疾病类型及危害程度绘制在水利水电工程影响范围的地图上，描述其范围和强度变化特征。

4.4.3 对人群间疾病资料的识别。疾病有按人群特征分异的现象。这是由于人群间免疫水平和生活方式不同的缘故。所谓人群有年龄、性别、职业和健康状况的差别，人群的免疫能力、生活方式也能影响疾病资料时空分布的规律。

4.4.4 对环境生态资料的识别。许多自然疫源性、地方性疾病的发生和流行呈现区域性质，这是病原因子、传播媒介对环境条件具有依赖性的表现，如气象条件(包括气温、湿度、季节等)和水土因素及食物链的营养层次等。

5 医学评价

5.1 环境水利医学评价指标是从收集到的资料中找出规律并确立主要影响因子，以其数量及其变化动态进行科学评价，常用的指标有三类：

5.1.1 健康状况指标：

a) 发病率

$$发病率(1/10万)=\frac{某一人群在特定的时间内发生新病例数}{同期暴露人群平均数}\times 100\ 000 \quad\cdots\cdots\cdots\cdots(1)$$

b) 感染率

$$感染率(\%)=\frac{阳性人数}{检查人数}\times 100 \quad\cdots\cdots\cdots\cdots(2)$$

c) 现患率

$$现患率(1/10万)=\frac{某一人群在某时期内新发和已发未愈的病例数}{同期暴露人数}\times 100\ 000 \quad\cdots\cdots\cdots\cdots(3)$$

d) 死亡率

$$死亡率(‰)=\frac{一年内总死亡人数}{一年的年中人口数}\times 1\ 000 \quad\cdots\cdots\cdots\cdots(4)$$

注：“一年的年中”是指该年6月30日或7月1日。

e) 病死率

$$病死率(\%)=\frac{病死例数}{某病病例数}\times 100 \quad\cdots\cdots\cdots\cdots(5)$$

5.1.2 传病媒介指标：

a) 蚊类密度(只/人工小时)及其种类；

b) 鼠类密度(只/100夹)及其种类；

c) 螺、蟹、虾、贝等密度(只/m^2)及其种类。

5.1.3 病原因子指标：

a) 水细菌指标：细菌总数，大肠菌群。

b) 贮存宿主感染率。

c）媒介带菌（毒）率。

d）水氟、水碘含量（mg/L）。

5.2 在环境影响医学评价中，分析发病危险性与有害环境因素之间的关系时，比较不同接触剂量水平的发病危险性。常用的评价方法：

a）相对危险性

$$相对危险性=\frac{蓄水后发病率}{蓄水前发病率}(用于工程运行后影响评价)$$

$$或\frac{观察区发病率}{对照区发病率}(用于工程设计阶段) \quad\cdots\cdots\cdots(6)$$

b）特异危险性

$$特异危险性=|观察组发病率-对照组发病率|或|蓄水前发病率-蓄水后发病率| \quad\cdots\cdots(7)$$

c）标准化死亡比

$$标准化死亡比=\frac{观察到的人群死亡数}{该人群预期死亡数} \quad\cdots\cdots\cdots(8)$$

6 影响预测

6.1 环境水利医学预测，一般根据致病因子、环境条件和易感人群的生态学趋向稳定的原理，从无工程项目时的资料和工程所导致的水环境变动状况，预测工程运行后3～5年的疾病谱的变化，疾病输出或输入可能水平及播及范围。针对影响性质的不同，直接的或间接的，暂时的或经常的作用等，提出几种可供选择的方案，拟定减免和改善措施，供决策者采用。

6.2 水利水电工程对人群健康影响预测方法的选用，取决于评价工作人员、工作时间、掌握的资料状况及工程项目对人群健康影响的重要程度。目前，环境医学常用的仍多为单因子预测方法：

a）专家预测法（Delphi法）：一般成立预测机构或专家小组，该组成员以20人左右为宜。专家之间没有直接联系，只与预测机构发生关系。每位专家以已掌握的资料或凭借本人学识经验作出预测性判断，预测机构将其全部"票数"整理成报表，并进行统计处理；

b）趋势外推法：按照因果关系规律，即预测对象的内在有联系的特点，在对过去和现在的情况认真调查后，假定该事物仍将以同样的速度和方向继续发展下去，以延伸到外来作为预测结果；

c）类比预测法：是一种较为常用的预测方法。根据类比工程的发展过程、条件与被测工程有相似的功能、特性及运行方式，有相似的自然地理环境及一定的运行年限。从研究类比工程所观察到的现象，可能就是被预测工程将产生的结果；

d）生态机理或成因分析预测法：传染病保菌宿主、媒介动物的数量增加或减少，对疾病流行有直接的影响。因此可从此类动物的分布与数量预测流行趋势。例如，黑线姬鼠是流行性出血热病的传染性宿主，一般其密度在2%以下时，流行性出血热病可不发生或仅发生个别病例；在5%左右时，可出现散发病人；在10%以上时，可出现中等或较大的流行。

根据媒介能量的大小，来预测疟疾流行的规模。媒介能量是指由一个疟疾原发病例，通过媒介按蚊每天所能传播的新病例数。

1）媒介能量

$$媒介能量=ma\cdot\frac{p^n}{-\ln p}\cdot A \quad\cdots\cdots\cdots(9)$$

式中：ma（叮人率）——每人每晚（天）受到某种按蚊叮咬的平均次数；

p——媒介按蚊每天存活率；

n——孢子增殖期（或称外潜伏期），一般为12天；

A（叮人习性）——人血指数除以生殖营养周期（假设2天）的商。

式中$\frac{p^n}{-\ln p}$为媒介按蚊真正起传播作用的寿命。

2）基本繁殖率

$$基本繁殖率=恢复率\times媒介能量 \quad \cdots\cdots (10)$$

式中：基本繁殖率——一个无免疫力的疟疾原发病例，通过媒介按蚊总共能传播多少新病例；

恢复率——患者每天恢复为不具有传染性状态的比率；

媒介能量——同式(9)。

上述二式的预测值以<1或>1表示，数值越大，流行强度越大。

e）回归预测法：有一元线性回归，多元线性回归，非线性回归预测等；

f）模拟实验法：根据生态环境相似性的原理，同时分别在观察点和对照区内对病媒动物进行生存适应能力的试验，利用对比观察资料来预测库区内疾病流行的可行性。

7 对策措施

7.1 通过编报水利水电工程环境影响评价报告书，把环境医学监测、评价及预测结果纳入工程项目的规划、设计论证中，优选对环境生态、人群健康不利影响最小的方案，是保护居民健康的治本措施。凡缺少环境医学评价内容的报告书，环境保护部门不予审批。

7.2 生物性和化学性疾病是在不同医学地理条件下，由不同类别生物群落组成特殊的生态系统。拟定对策方案，应针对该系统中最薄弱的环节，采取相应的措施。

7.3 在环境水利影响医学评价、预测的基础上，有目的地除害灭病，清理水库区，消除各类传染源、污染源扩散的可能性。大型水利工程应设立疾病监测机构。

7.4 承担环境医学评价的单位应参加水利水电工程施工区、移民安置区的选择、规划和卫生设计工作，旨在保证满足居民区的环境安全、健康的要求。

7.5 供水工程的渠道、水源地应设立"三级"水源卫生防护地带。即第一地带内只许水厂运行、维护、监督、检查人员进出，严格限制发放捕鱼者通行证的数量；第二地带不准新建和扩建住宅、工业企业、野营、开荒、栽种落叶林木，按卫生机构规定限制放养动物种群、数量和范围；第三地带不准新建、扩建传染病院，不准建造工业企业。在肠道传染病流行季节应严格执行卫生防疫管理措施。

7.6 为了防止拟建水库区的传染病输出或输入，必要时应建立临时检疫口岸，对大批进出易感人员及食品进行医学、卫生检疫和必要的卫生处理。

ICS 13.060
C 51

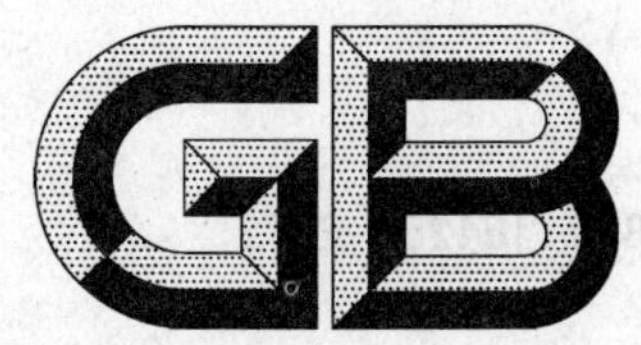

中华人民共和国国家标准

GB/T 16125—2012
代替 GB/T 16125—1995

大型溞急性毒性实验方法

Method for acute toxicity test of daphnia magna straus

(ISO 6341-1996 Water quality—Determination of the inhibition of the mobility of Daphnia magna Straus(Cladocera, Crustacea)—Acute toxicity test, NEQ)

2012-11-20 发布　　2013-05-01 实施

中华人民共和国卫生部
中国国家标准化管理委员会 发布

前　言

本标准按照 GB/T 1.1—2009 给出的规则起草。

本标准代替 GB/T 16125—1995《大型水蚤测试标准方法》,与 GB/T 16125—1995 相比主要技术变化如下:

——将原标准名称《大型水蚤测试标准方法》修改为《大型溞急性毒性实验方法》;

——将原标准的主题内容与适用范围修改为范围,并删除大型溞生长及繁殖实验方法(慢性效应);

——依据 GB/T 1.1—2009 调整了结构,增补了"规范性引用文件"、"术语和定义";

——本标准 4.2 增加了标准稀释水的定义和配制方法;

——本标准 6.1 增加了样品采集与保存方法;

——本标准 7.1 增加了限度实验的内容和方法;

——本标准增加了质量控制和质量保证的内容和方法;

——将原标准附录 A 调整为附录 A"大型溞的培养繁殖方法"和附录 B"斜生栅藻的培养技术"。

本标准使用重新起草参考 ISO 6341:1996《水质—大型溞(甲壳纲、枝角目)活动抑制的测定》编制,与 ISO 6341:1996 的一致性程度为非等效。

本标准由中华人民共和国卫生部提出并归口。

本标准起草单位:中国疾病预防控制中心环境与健康相关产品安全所。

本标准主要起草人:刘凡、潘力军、高世荣、王俊起。

大型溞急性毒性实验方法

1 范围

本标准规定了大型溞急性毒性实验方法。

本标准适用于评价可溶性化学物质的毒性、工业废水及固体废弃物浸出液的综合毒性、废水的处理效果、地表水、地下水及水中沉积物的毒性。

2 规范性引用文件

下列文件对于本文件的应用是必不可少的。凡是注日期的引用文件，仅注日期的版本适用于本文件。凡是不注日期的引用文件，其最新版本(包括所有的修改单)适用于本文件。

GB/T 6682 分析实验室用水规格和实验方法

GB 12997 水质 采样方案设计技术规定

GB 12998 水质 采样技术指导

GB 12999 水质采样 样品的保存和管理技术规定

3 术语和定义

下列术语和定义适用于本文件。

3.1

半数有效浓度 median effective concentration

EC_{50}

在24 h或48 h内50%暴露在实验液中大型溞活动受抑制(包括死亡)的浓度。

3.2

活动抑制 immobilization

轻轻摇动实验容器，若15 s之内大型溞不能游动，认为其运动能力受到抑制，即使其触角仍能活动，也应算做活动受抑制的个体。

4 实验原理

本标准用大型溞为实验生物，将大型溞置于一系列浓度的实验溶液中，计数24 h和48 h大型溞活动能力受到抑制(包括死亡)的数量，计算24 h和48 h半数有效浓度(24 h EC_{50}和48 h EC_{50})，判断实验溶液的毒性程度。实验分为两个阶段：预实验和正式实验。

5 试剂和材料

5.1 一般要求

本标准所用试剂均为符合国家标准的分析纯化学试剂，实验用水要求参照GB/T 6682。

5.2 实验生物

大型溞(*Daphnia magna* Straus)(甲壳纲，枝角亚目)62Dm 纯品系生物株为实验溞种。实验用溞取同龄同母体后代，培养 1 代～3 代、出生 6 h～24 h 的幼蚤。实验用大型溞培养繁殖方法参见附录 A。

5.3 标准稀释水

5.3.1 配制的标准稀释水 pH 为 7.8±0.2；硬度为 250 mg/L±25 mg/L(以 $CaCO_3$ 计)，Ca/Mg 比例接近 4∶1；溶解氧浓度在空气饱和值的 80%以上；不应含有任何对大型溞有毒的物质。

5.3.2 标准稀释水用电导率小于 10 μS/cm 的纯净水按下述方法配制：

氯化钙溶液：将 11.76 g 氯化钙($CaCl_2 \cdot 2H_2O$)溶于水中稀释至 1 L；

硫酸镁溶液：将 4.93 g 硫酸镁($MgSO_4 \cdot 7H_2O$)溶于水中稀释至 1 L；

碳酸氢钠溶液：将 2.59 g 碳酸氢钠($NaHCO_3$)溶于水中稀释至 1 L；

氯化钾溶液：将 0.25 g 氯化钾(KCl)溶于水中稀释至 1 L；

各取以上四种溶液 25 mL 混合，稀释至 1 L。调节 pH，使其稳定在 7.8±0.2。标准稀释水应容许大型溞在其中生存至少 48 h。

5.4 稀释水

可采用未被有毒物质污染的天然水(地面水或地下水)及自来水(自然曝气的)，其 pH 为 7.0～8.5，溶解氧 4 mg/L 以上，水的硬度为 250 mg/L±22 mg/L(以 $CaCO_3$ 表示)。

6 仪器和设备

6.1 可采用小烧杯等玻璃制品，或者依据化合物的性质选择合适的实验容器，实验容器上加盖表面皿。为防止玻璃容器对实验物质的吸附，实验前可用低浓度实验溶液浸泡容器(空白对照组除外)1 d。

6.2 量筒、容量瓶、移液管、滴管、玻璃缸、尼龙筛网。

溶解氧测定仪、水质硬度计、pH 计、温度计、电导仪、体视显微镜。

7 样品

7.1 样品的采集与保存

7.1.1 按照 GB 12997、GB 12998、GB 12999 的规定。采集废水样品时，应将采样瓶充满水样，不留空气。采集水质不稳定的工业废水，应在 24 h 之内，每隔 6 h 采样一次，分别测定每个样品，求得其最大毒性。

7.1.2 样品采集后应立即进行实验。如果样品采集后 6 h 之内不能进行实验，宜将水样冷藏保存(0 ℃～4 ℃)；超过 6 h，宜将水样冷冻保存(−18 ℃)，保存时间不超过 2 个月。

7.2 样品的制备

7.2.1 受试物可以是可溶于水的固体、液体或气体，但要求组分一定，具有代表性、重复性。

7.2.2 易溶于水的实验物质可直接加到稀释水中，也可以溶解在蒸馏水中配成贮备液加入到稀释水中配成实验液。贮备液应低温保存。难溶于水的物质，可使用超声波装置及其他低毒助溶剂增溶的方法，将其溶解和分散。如果使用助溶剂，助溶剂在实验液中的浓度不应超过 0.5 mg/L。

7.2.3 工业废水原水样为实验原液，作为 100%，用稀释水按百分数(百分率)配制成各实验浓度。

7.2.4 固体废弃物或水中沉积物。首先磨碎，按固液 1∶10 比例加入蒸馏水，摇匀后浸泡 24 h，滤纸过滤，滤过液为被测工业固体废物或水中沉积物的浸出原液(100%)，再用稀释水按百分数配制成各浓度。

8 实验程序

8.1 限度实验

以受试物在实验液中的最大溶解度作为限度实验浓度(若该物质的最大溶解度大于 100 mg/L,则以 100 mg/L 作为实验浓度),实验结束时,如果大型溞的活动抑制率低于 10%,则不需进行下一步实验,否则应按照实验程序进行完整实验。

8.2 预实验

8.2.1 正式实验之前,为确定实验浓度范围,应进行预实验,除非有可参考的毒性数据。先将大型溞暴露于范围较广的浓度系列(如 0.1 mg/L、1 mg/L、10 mg/L 或 1 mg/L、0.1 mg/L、0.01 mg/L)中 24 h,每个浓度至少放 5 个幼蚤,通过预实验找出被测物使大型溞全部存活(或无活动抑制)的浓度以及全部死亡(或不动)的浓度,然后在此范围内设计出正式实验中各组的浓度。

8.2.2 应了解毒物的稳定性,在稀释水中是否会出现沉淀、pH 等理化性质的改变,以便确定正式实验是否需要采取流水或更换实验液及改变稀释水 pH 等措施。

8.3 正式实验

8.3.1 实验浓度设计。根据预实验的结果确定正式实验的浓度范围,按几何级数的浓度系列(等比级数间距)设计 5 个～7 个浓度。实验浓度要设计合理(等比级系数不超过 2.2,如 1、2、4、8、16 等比级系数为 2),最高浓度处理组大型溞全部死亡(或不动),最低浓度处理组大型溞全部存活(或无活动抑制),系列浓度中以能出现一个大型溞活动抑制率在 40%～60%的浓度最为理想。

8.3.2 每个实验浓度置大型溞 5 个,平均每个大型溞的实验液不少于 2 mL。每个实验浓度设 3 个平行。以不添加受试样品的实验组为空白对照组,内装与处理组相等体积的稀释水。如使用助溶剂,则应设置溶剂空白对照组。实验前要用化学方法测定实验液的初始浓度。实验开始及结束时测定实验液的 pH、水温和溶解氧(DO)。对不稳定性实验液采用定时更换的措施,实验期间大型溞不喂食。

8.3.3 实验开始后应于 24 h 及 48 h 定时进行观察,记录每个容器中仍能活动的大型溞数,测定 0%～100%大型溞活动抑制或死亡的浓度范围,并记录它们任何不正常的行为。

9 质量控制和质量保证

9.1 检查大型溞的敏感性及实验操作步骤的一致性,定期测定重铬酸钾的 24 h EC_{50},20 ℃时重铬酸钾的 24 h EC_{50}应在 0.5 mg/L～2.0 mg/L 之间。

9.2 对照组(包括空白对照组和溶剂对照组)大型溞的受抑制率不能超过 10%。

9.3 应经检测证明受试物浓度保持于实验全过程(至少应为计划配制浓度的 80%)。如果浓度偏差＞20%,应以测试浓度结果为准。

9.4 实验开始和结束时,对照和处理组的实验用液 pH 变化范围不超过 1.5;实验前的培养温度应与实验温度一致,实验可在 18 ℃～22 ℃下进行,但同次实验温度的变化不超过±1 ℃。实验应在没有对大型溞有害的气体、粉尘的大气条件下进行。实验结束时,所有对照组和实验组溶解氧浓度应大于或等于 2 mg/L。实验在自然光照(避免阳光直射)或光照周期(光暗比)为 16∶8,光照强度＜1 000 lx。

9.5 实验期间,应保持实验室条件正常,若出现停电、停水等情况而影响实验的,应及时停止实验,待实验室条件恢复正常后重新进行实验。

10 数据与报告

10.1 数据

10.1.1 结果的计算

计算 24 h 和 48 h 对照组和各处理组实验溞活动受抑制数及百分率。以 24 h 和 48 h 抑制百分率与受试物浓度做剂量-效应曲线，选择合适的统计方法（如概率单位法或寇氏修正法）计算 24 h EC_{50} 和 48 h EC_{50} 及其 95％的置信区间。

10.1.2 结果的表示

以 24 h EC_{50} 或 48 h EC_{50} 表示受试物质在相应时间内对大型溞运动能力抑制的程度。当浓度间距过近仍不能获得足够数据时，可采用使 100％大型溞活动受抑制（包括死亡）的最低浓度和大型溞活动不受抑制（包括死亡）的最高浓度来表示毒性影响的结果。

检测化学物质样品时，以 mg/L 表示，计算结果保留 3 位有效数字。

检测废水样品、固体废弃物或水中沉积物浸出液时，以百分数或 mL/L 表示，计算结果保留 3 位有效数字。

10.2 实验报告

实验报告要求包括以下几个方面：

—— 实验用溞的种名、来源、数目、溞龄、饵料、重铬酸钾的 24 h EC_{50}；

——对照组是否发生死亡；

——实验条件下大型溞的任何不正常行为、中毒症状；

——受试物的名称、化学性质、来源、样品的保存方法、保存时间及前处理方法；

——实验环境条件，实验用稀释水的性质，如水温、pH 、溶解氧、电导率等情况；

——实验结果、数据处理、结论；

——方法依据及参考文献。

附 录 A
（资料性附录）
大型溞的培养繁殖方法

A.1 实验溞的选育

实验用大型溞(*Daphnia magna* Straus)可以从其他实验室已有的纯培养系中挑取引种，也可以从野外采集。野外采集的溞要经分离、纯化，在显微镜下鉴定确认为大型溞后，选择体大、健康的母体数个，用50 mL小烧杯单个培养。选择繁殖量最大的一代为母溞，单克隆化，使之成为纯品系。

A.2 饵料

雌性的大型溞可以在20 ℃生存4个月之久。本方法推荐用实验室培养的斜生栅藻(*Scenedesmus obliquus*)为大型溞的饵料。斜生栅藻的培养方法见附录B。

A.3 容器

单个培养母溞可用50 mL小烧杯，繁殖培养用2 000 mL大烧杯，储备培养用30 cm×30 cm圆玻璃缸，或类似大小的水族箱。

A.4 培养方法

在1 L～2 L的圆玻璃缸或烧杯中，加入500 mL～1 000 mL培育水，加入10个～20个大型溞，投喂新鲜栅藻藻液，使藻浓度为6×10^6个/mL～8×10^6个/mL最佳，在室内自然光照条件下进行培养，避免阳光直射，培养温度15 ℃～25 ℃，pH值为7.5±0.5，溶解氧2 mg/L以上，每周全换培养液1次～2次。

A.5 实验溞的分离

选择怀卵量高的母溞10个～20个，投喂充足的饵料，在实验前24 h用孔径为1 mm的筛子将幼蚤滤去，在实验前6 h～12 h进行第二次过筛，得到出生6 h～24 h的幼蚤。

附 录 B
（资料性附录）
斜生栅藻的培养技术

B.1 培养基

斜生栅藻的培养可以采用各种适用的培养基，本标准推荐用水生 4 号培养基。

培养基成分（配 1 000 mL）如下：

硫酸铵$(NH_4)_2SO_4$　0.200 g

过磷酸钙$[Ca(H_2PO_4)_2 \cdot H_2O]$饱和液　1.000 mL

硫酸镁（$MgSO_4 \cdot H_2O$）　0.080 g

碳酸氢钠（$NaHCO_3$）　0.100 g

氯化钾（KCl）　0.025 g

B.2 斜生栅藻的培养

用 1 000 mL 锥形瓶，装 300 mL～400 mL 培养基，或者用 3 000 mL 锥形瓶装 1 000 mL 培养液，接种藻种使成淡绿色。瓶口加盖松软棉团或透气的瓶塞以防污染。在温度 15 ℃～25 ℃、光照强度 3 000 lx～4 000 lx、光照时间 6 h～10 h 的条件下连续静止培养，避免阳光直射。可采用 40 W 日光灯进行人工光照，灯源离培养容器的距离约 0.5 m。培养好的深绿色的藻液可作为藻种进行扩大培养，也可经离心浓缩，或自然沉淀浓缩制成浓缩液，低温保藏备用。要经常对藻液进行镜检，检查是否受到其他杂藻类、纤毛虫和轮虫等动物的污染。藻液要经常转接，以防止老化。转接的时间视藻液生长的情况而定，一般每周 1 次～2 次，藻液变深绿色即要转接。老化的藻液在显微镜下可明显见到聚集成团的藻群、色素变黄，摇动振荡后，仍出现大量沉淀。

B.3 斜生栅藻的扩大培养

为获得培养大型溞的足够饵料，可在实验室内进行斜生栅藻的扩大培养。扩大培养采用 30 cm×30 cm 的圆玻璃缸，或类似大小的水族箱。在玻璃缸中加入培养好的斜生栅藻液（B.2），用经自然曝气的自来水稀释成淡绿色。扩大培养中不加任何营养盐。扩大培养的栅藻液可直接喂大型溞。

ICS 13.040.30
C 51

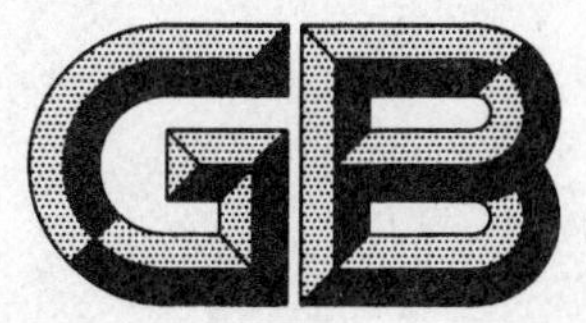

中华人民共和国国家标准

GB/T 16126—1995

生物监测质量保证规范

Quidelines for quality assurance of biological monitoring

1996-01-23发布　　1996-07-01实施

国家技术监督局
中华人民共和国卫生部　发布

中华人民共和国国家标准

生物监测质量保证规范

GB/T 16126—1995

Quidelines for quality assurance of biological monitoring

1 主题内容与适用范围

本标准规定了在开展生物监测时，在生物样品的选定和采集，准确监测数据的获得、资料的统计处理和报告中必需贯彻的质量保证的内容。

本标准适用于监测、监督或评价生活环境和生产环境中污染物对人群或个体健康的影响及监测、监督或评价环境总的接触水平。

2 引用标准

GB 5750 生活饮用水标准检验法

3 术语

3.1 生物监测

系统地收集人体生物样品(组织，体液、代谢物)，测定其中化学物或其代谢物的含量，或它们所引起的非损害性的生化效应，以评价人体接触剂量及其对健康影响。

3.2 生活环境

被监测群体或个体日常所接触的所有环境的总称，它包括空气、土壤、水、食物等介质。

3.3 质量保证

为保证检测数据的准确性及可比性，对监测全过程所采取的措施。它包括实验设计、样品采集、测定规范、人员的培训、实验室的管理和数据的处理及解释等内容。

4 采样

采样中的质量保证是通过制定和执行周密的采样设计及严格的采样步骤而实现的。它应由化学检验人员和卫生人员协作完成。

采样设计和采样步骤的制定，应符合以下原则：

4.1 采样人群

当监测目的是监测、监督或评价环境污染物对人体健康的影响时，应选择该环境或剂量下，对该污染物最敏感的人群或接触人数最多的人群，或为某一特定目的而选定的人群。如监测目的是评价或判定污染物对个体的健康影响，采样人群即为被评价或判定的个体。

4.2 采样人数

观测的人数决定于监测结果分散的程度(SD)、监测结果与“总体”均值间的允许误差和置信水平的要求，可按下列公式进行计算。如尚无分散程度的资料，可先进行预测，观测的人数每组不宜小于50人。

国家技术监督局1995-12-15批准 1996-07-01实施

$$观察例数 = \frac{t \cdot SD}{D} \qquad \cdots\cdots\cdots\cdots (1)$$

式中：t——在确定的置信水平下 t 的临界值；

SD——监测结果的标准差；

D——预先设定的监测结果与总体均值间允许的偏离区间。

4.3 抽取采样人群的方法

抽样人群应有代表性，可采用多阶整群按比例随机抽样法，其程序见附录A。如被观察的人群因生活环境、工作环境不同，或化学物在体内的代谢因观察人群的性别、年龄、饮食等不同而异，则可采取分层抽取人群的方法。

4.4 采集的样品

应优先选择被测物浓度与环境含量或/和健康影响具有剂量反应关系或已有生物接触限值的样品。各待测物最适宜的、可能有意义的样品见附录B。

4.5 采集时间

对周期性的职业性接触，应根据化学物在人体内的生物半减期选定采样时间。各化学物适宜采样时间见附录B。对非周期性的接触，应注意化学品在人体内24 h的波动规律和季节性变化特点。

4.6 样品的采集量

生物样品的采集量应考虑代表性。对均匀的样品，如血液，采集量满足检测和重复抽检所需即可。其他样品见4.7.3.9。

4.7 样品采集：生物样品采集中，应特别注意防止沾污和样品的代表性。

4.7.1 采样用品：采样器具在使用前应根据被测物选用适当的清洗方法并进行空白检验，应选用空白值小于分析方法检出限的制品。当待测物是无机金属化合物时，可以考虑的制品有：高压聚乙烯、聚丙烯、聚四氟乙烯、石英、硅硼玻璃、氮化硼等。不锈钢器具可用于铬、镍、锰等以外的无机待测物的监测。被测物为有机化合物时，采样器具应选用玻璃、金属制品，不宜使用橡胶和添加染料的制品。所使用的试剂（如抗凝剂、防腐剂等），必须进行空白检验。

4.7.2 采样环境：采样应在清洁无污染的环境中进行。对职业接触者，采样时，应离开生产岗位，脱去工作服，清洗手、脸和取样部位。

4.7.3 采样方法

4.7.3.1 血液：通常采集静脉血或末梢血（如指血或耳血）。常用采样器械为一次性注射器和取血三棱针。如被测物是金属化合物，采血时应用1%硝酸和去离子水先后清洗皮肤表面，然后再用酒精消毒。如被测物为有机物，要注意酒精的干扰。取末梢血时不得用力挤压采血部位。采集后的样品如不能及时进行分析，应冷冻保存。

a. 全血：将注射器或取血管采集的血液注入装有抗凝剂的试管中，上下转动巅覆，使血液与抗凝剂充分混匀。

b. 血清（或血浆）：用注射器或取血管采集的血液缓慢地注入于干燥的试管中（采集血浆应在试管中加抗凝剂）。于室温放置15～30 min，在3 000 r/min下离心10～15 min。分离后的血清或血浆必须立即转入另一容器。为防止溶血，必须注意：转移采集在注射器中的血液时要先将针头取下，采集血浆时混合血液与抗凝剂的操作步骤不得用力过猛。

4.7.3.2 尿液：尿液直接收集于广口瓶中，采集的尿样不得少于50 mL，收集职业接触者尿液前，应脱去工作服和洗手和手臂。采集24 h尿液时，不得将尿液溅出或溢出，尿瓶应放在阴凉处。如需要测定比重，应于采样后立即测定，比重小于1.010和大于1.035的尿样，应弃去重采，测定比重所用尿液必须弃去。

4.7.3.3 乳汁：采样前用去离子水湿润的棉花擦洗乳房，特别是乳头。用手或用吸奶器将乳汁挤入容器。采集后的样品如不能及时进行分析，应冷冻保存。

4.7.3.4 头发:用不锈钢剪刀在枕部紧贴头皮处、采集距头皮 2.5 cm 之内的发样。采样前二个月内禁止染发和使用含有待测化学品的洗发护发制品。由于目前尚无适宜的清洗发样的方法可以除去发样外部吸附/沾污的物质,因此,应慎用头发做为生物监测的样本,在评价监测结果时,也应特别慎重。

4.7.3.5 脂肪:用针吸式活组织检查法或外科手术法采集臀部的脂肪。采得的样品不得加防腐剂、盐水或固定剂。如不能立即分析应将样品冷冻保存。

4.7.3.6 胎盘:采取新鲜胎盘。用去离子水除去胎盘的血水和羊水,吸去表面水分。如不能立即分析,应将样品冷冻保存。

4.7.3.7 粪便:粪便常用于代谢研究,实验时间一般为 5~7 天。在开始实验的第一天和实验结束后的第一天的早餐前,各服用一有色标记物(卡红胶囊)。在这期间,注意观察每天的粪便,从第一次出现红色粪便开始收集(含红色粪便)直到第二次出现红色粪便为止(不含红色粪便及红色粪便以后排出的粪便)。采集粪便时要避免尿液的混入。

采集后的样品如不能及时进行分析,应冷冻保存。

4.7.3.8 呼出气:对非职业接触者收集一次呼出的气体,职业接触者采集一次呼出气或收集呼出气的最后部分(约 150 mL)。用采气管或特定的塑料袋收集和保存呼出气,或将收集的呼出气转移到吸收液或装有吸附剂的吸收器中保存。采集的气体应尽快分析测定。

4.7.3.9 其他组织:在某些情况下,可能采集肝、肾等组织。肝、肾等组织本身的均匀性不佳,最好能取整个组织,否则应确定统一的采样部位,采样量并不得少于 8 g。样品经用去离子水去除表面血液后,吸去表面水分,称重,置-20℃保存。

4.8 标本的保存和运输

采样后往往不能即时分析,需要运输和保存,为防止在保存运输期间被测物的损失和样品组成的改变,存放样品的器具必须密封性好,如被测物是易被吸附的金属,应采用吸附作用小的原料制成的容器,如石英、聚四氟乙烯和高压聚乙烯。易产生沉淀的样品如尿,应加酸控制溶液酸度,以防止沉淀产生。

样品在运送到实验室的过程中,应根据被测物的稳定性,采用适当的保存温度。如被测物在常温下稳定,可在常温下短途运送,否则样品必须冷冻运送。

4.9 采样记录

采样后应立即填写采样记录。

采样记录应包括:样品编号、样品种类、应检项目、样品采集量、采样时间、采样地点、采样环境简单描述、采样过程简单描述;受试者姓名、性别、年龄、工种或职业等;以及采样员姓名、采样记录填写者姓名、采样记录校对者姓名等。

采集的样品应及时贴上标签,标签应包括与采样记录相同的样品编号、检验项目、采样时间、采样地点、受试者姓名。

4.10 分析样品的取样

a. 血液、尿及其他体液必须充分混匀后再取样。

b. 骨和脏器样品应剔除异体组织(如脂肪、结缔组织等),彻底粉碎、充分混匀后才可称取分析样品。

c. 贮存于低温冷冻的样品,如血、尿、骨和其他赃器组织应先自然解冻,放至室温后,重新混匀取样。

d. 烘干、粉碎、磨细或剪碎的发、骨及其他赃器组织的干样,称样前必须干燥至衡重。如被测物具挥发性,可与称样的同时,另称样测水分。

e. 称取样品的量应保证样品的代表性,其中待测物质的浓度或量必须满足分析方法的定量下限。

5 监测数据

监测数据的质量保证借助于质量保证体系的建立和质量保证措施的贯彻。

5.1 监测数据质量保证的管理

5.1.1 各实验室所在单位必须建立质量保证管理科室，并指定专人负责日常的质量保证工作。各实验室必须配备质控人员，配合质量保证管理科室发放质控盲样、审核分析数据、监督和检查实验室质量保证措施执行情况。

5.1.2 质量保证部门的职责包括：

a. 制定和修订质量保证程序及规程；

b. 监督和检查质量保证各项内容的实施情况（分析人员的技术水平、仪器的管理及校准情况、各项原始记录、分析方法的标准操作规程、质控图、分析的准确性等）；

c. 按隶属关系定期组织实验室内及实验室间分析质量控制工作。向上级单位报告质量保证工作的执行情况，并接受上级单位的有关工作部署，安排组织实施。

d. 组织有关的技术培训和技术交流，帮助解决有关质量保证方面的技术问题。

5.1.3 实验室质控人员的任务：

a. 检查送样登记；

b. 发放质控盲样；

c. 审核分析数据；

d. 检查实验室仪器的管理。

5.2 实验室的管理

5.2.1 实验室的分析人员应具有相当于中专以上文化水平，经培训能熟练掌握本岗位的监测分析技术，并能严格遵守质量保证规程。

5.2.2 实验室环境

应保证实验室干净、整洁、无交叉污染。实验室内严禁吸烟。

痕量或超痕量分析工作需具备净化实验室，超净柜，或者采取局部防尘措施。

5.2.3 仪器的维护，校准和管理

a. 实验室的所有仪器需有专人负责保管、建卡立档。仪器档案应包括仪器说明书、验收调试记录、各种原始参数、定期保管维修、校准以及使用情况的登记记录；

b. 精密仪器需安放在干燥、清洁、平稳无震动、无阳光直射的环境中，仪器的调试、使用和保养维修均应严格遵照说明书的要求。并应按国家技术监督局颁布的检定办法或仪器说明书定期校正和调试；

c. 操作人员需经过培训，掌握仪器性能和正确的操作方法（见附录C）后才能上机；

d. 仪器的附件设备应妥善安放并经常进行安全检查。

5.2.4 降低分析空白的控制措施

在痕量分析中，必须把分析空白降至可以忽略的程度。为了降低空白值，必须做到：

a. 所有使用的试剂必须进行空白检查。采用高纯度的水、酸、有机溶剂和试剂，并减少它们的用量。必要时预先精制和纯化；

b. 应在采取局部或整个的防尘与净化措施的环境下进行操作，以防止环境沾污；

c. 使用以适宜的惰性材料制成的器皿，并采用合适的清洗技术，防止器皿的沾污；

d. 分析者必须避免自身（化妆品、外敷药物等）对样品的沾污。

5.2.5 分析方法的选定

分析方法应优先采用国家颁布的标准方法。在分析方法（标准方法，推荐方法或本实验室方法）选择前应对该方法的准确度、精密度、检测限定量下限进行验证，符合实验室要求后，写出本实验室的详细的操作程序。

5.2.5.1 准确度

测定结果与被测对象的真值接近的程度，用误差或相对误差表示。

评价准确度的方法有以下三种（按优先顺序排列）：

a. 对照分析:用标准物质评价方法准确度。测定基体和浓度相同或相近的标准物质,根据测定结果与标准品的给定值的符合程度来估计分析方法的准确度;

b. 比较实验:与另一分析方法,最好是标准检验方法,对同一试样进行分析,比较所得测定值,根据其符合程度来估计方法准确度;

c. 加标回收百分率:在试样中加入定量被测物的标准溶液,从测定结果中减去试样中被测物的含量后,计算加入量(预期值)回收的百分率。即:

$$回收率 = \frac{J - Y}{B} \quad \cdots\cdots(2)$$

式中:J——加标样品的测定值;

Y——样品含量的测定值;

B——加入标准的量。

加标的量及加标待测物的化学形式应尽量与试样中被测物的含量相近。加标后的测定值不得超过方法的检测上限。当测定物含量$>10^{-8}$ g/g(mL)时,回收率必须在85%～105%之间。

5.2.5.2 精密度

对试样进行反复多次测定所得数据之间的离散程度。精密度包括连续精密度(批内精密度),重现性精密度(批间精密度)和再现性精密度(实验室间的精密度)。连续精密度、重现性精密度和再现性精密度的定义见附录D。

精密度的表现方法:精密度用平均值加标准差($X \pm S$)或变异系数($CV = S/X$,%)来表示。在一般的生物监测方法中,如被测物的浓度$\geqslant 10^{-9}$ g/g(mL)时,变异系数(包括连续精密度和重现性精密度)$<10\%$;如测定浓度小于10^{-9} g/g(mL),变异系数应小于平行样最大允许误差(见表1)的二分之一。

5.2.5.3 检测限

能测定出并区别于空白样的最小浓度或量。

a. 光谱法:多次测定(十次以上)空白的标准偏差的三倍所相当的浓度;

b. 比色法:校准曲线上查出吸光度0.02所对应的浓度或量或多次测定(十次以上)空白的标准偏差的三倍所相当的浓度;

c. 色谱法和电化学法:仪器噪声的三倍信号所对应的浓度或量。

检测限要满足实验的要求。

5.2.5.4 定量下限在给定的置信水平区间内,能报出定量结果的最低浓度或量。定量下限用空白多次测定的平均值的10倍标准偏差所相当的浓度或量来表示。

5.2.6 实验记录的管理

原始数据必须用钢笔填写在统一编号的非活页本上,不得任意撕去,不得散失。应详尽的记录测定时间,测定条件,环境条件,仪器及校准情况,操作人员,样品的预处理及测定操作过程等。要按测定仪器的有效读数位和观察值顺序如实地记录原始数据,数据不能涂改,如果发生差错,应在原数字上画一条横线表示消除,注明修改原因。

原始记录应统一管理,归档存查。

5.2.7 质控样的分析和质控图的建立

分析实验室应接受质量保证科室和实验室的质控人员的监督与管理。在分析日常样品的同时分析质控样或由他们发放的质控盲样,根据质控样的分析结果来判断被分析样的分析结果的可靠程度。

5.2.7.1 质控盲样和质控样的配制

质控盲样/质控样的基体应尽量与监测样品基体的化学组成和物理性质相同或相似,其浓度应覆盖监测样品的浓度范围。

5.2.7.2 质控图

质量控制图是常规分析中决定观察值取舍的最好判据,最常用的控制图有三种类型:平均值X控制图，极差 R 控制图和标准控制图。其中平均值控制图应用最广泛，具体绘制方法可参阅 GB 5750 的 4.3.1条。

5.3 分析中的质量控制

5.3.1 校准曲线

a. 每次分析样品时必须绘制校准曲线。校准曲线应由空白及三～五个已知浓度的标准溶液，按照与样品相同的测定步骤，包括样品的前处理操作制成。如已经过充分的验证，确认省略某些操作步骤对校准曲线无显著影响时，可免除这些步骤。如校准曲线与浓度具有极好的直线关系，并且有高度的重现性，可在每次分析样品时只选择两个适当浓度的标准物和空白，同时进行测定，以核校原有校准曲线。色谱法宜用内标法制做校准曲线。

b. 在绘制校准曲线时，以测量信号值为纵坐标，以浓度（或量）为横坐标，将测定数据标在坐标纸上作图。若测量信号与浓度（或量）相关系数大于或等于 0.999（原子吸收法大于 0.995），可用最小二乘法原理获得的线性回归进行计算。对于线性关系不好的一系列浓度与信号值，不可采用回归的办法来绘制校准曲线，宜采用绘图法绘制校准曲线。若测量仪器的微机具有各种校准曲线的绘制程序，则可直接使用微机绘制校准曲线。

c. 利用校准曲线推测样品浓度时，样品浓度应在所作校准曲线的浓度范围以内，不得将校准曲线任意外延。

d. 如基体效应对测定有影响时则可使用含有与实际样品基体类似的工作标准系列进行校准曲线的绘制或使用标准加入法。

5.3.2 平行样的分析

5.3.2.1 测定频率

根据监测目的决定平行样测定的频率。监测工作目的是针对个体的，100％的样品进行平行双样分析。监测目的是针对群体的，则可随机抽取 10％～20％的样品进行平行双样测定，当同批样品较少时或分析难度大时，应适当增加平行双样的测定频率。

5.3.2.2 平行测定的允许误差

a. 平行测定所得的相对误差不得大于分析方法规定的相对标准偏差的两倍；或不得大于表 1 中所列偏差。

b. 进行全部平行双样测定时，测定中的不合格者应重新作平行双样测定；部分进行平行样测定时，如测定合格率＜90％，除对不合格者重新作平行双样测定外，应再增加测定 10％～20％的平行双样，如此累进，直至总合格率＞90％为止。对未进行平行样分析的样品，如采用石墨炉原子吸收法、色谱法进行定量时，每个样品应进样两次，其误差不得大于表 1 规定的平行双样的误差。如两次进样的误差大于表 1 规定，应第三次进样，并选择符合误差要求的两次数据进行平均或取三次测定值的均值。

表 1 平行样的最大允许误差

分析结果所在数量级，g/mL	相对偏差最大允许值，％
10^{-6}	5
10^{-7}	10
10^{-8}	15
10^{-9}	20
10^{-10}	30

注：平行样的最大允许误差(％)$=\frac{\text{两个平行结果之差}}{\text{两个平行结果之和}}\times 100$。

5.4 质控样（含标准物质和质控盲样）的分析

a. 质控样的样品前处理必须与监测样品的前处理同批进行；

b. 质控样与监测样品应使用同一方法，同批测定；

c. 若每批测定样品数量很多应根据使用仪器的稳定性，在测定中每隔一定间隔（一般不超过10个样品）测定其中某一份质控样，如发现此质控样结果的偏离大于测定方法的相对标准偏差的两倍，应立即停止测定，采取措施，并对上次质控样以后所测的样品重新测定。

6 数据处理和报告

6.1 数据的表达：测定结果小于检测限的数据，应报告未检出，并同时报告方法检测限。统计处理时，可以用1/2检测限的数值替代。测定结果大于检测限但小于定量下限的数据，报告结果时应加以说明。生物监测的数据可以μmol/mL，μmol/g，μmol/L，或μmol/kg表示，并应注明为干重、鲜重（或湿重）或灰重。脏器多以湿重表示，如以干重或灰重表示，应注明干燥或灰化样品的脱水率。尿样应以24 h总排出量或每克肝酐中含量表示，或将尿液比重校正至1.020后，用每升中含量表示，其校正公式如下：

$$\text{尿中有害物质的浓度} = c \times \frac{1.020 - 1.000}{\text{尿比重} - 1.000} \qquad \cdots\cdots(3)$$

式中：c——未经比重校正时，尿中测定成分的浓度，μmol/L；

1.020——尿液日平均比重量值；

尿比重——尿液实测比重值。

如果尿液比重测定不是在15℃进行的，按下式进行温度校正：

$$\text{尿比重} = \text{比重计读数} + \frac{t - 15}{3} \times 0.001 \qquad \cdots\cdots(4)$$

6.2 数据的有效数字测试和计算的数据仅保留一位可疑数据。

6.3 异常值的去舍

在试验中一旦发现明显的过失误差，应随时剔除由此产生的数据，以使测量结果更符合客观实际。但在未确定其是否为技术性失误所致之前，不可随意取舍。此时可借助统计方法判别。如“t”检验法或Grubb检验法。

6.4 结果的报告

在报告群体的监测结果时，必须同时报告能描述此群体数据特性的参数。对属于正态分布的数据，应给出平均值，标准差和范围。如为对数正态分布，应给出几何均值，几何标准差和范围，或中位数，90%和10%位数和范围，对不属于正态分布（包括几何正态分布）者，可报告中位数，90%和10%位数和范围。

评价监测结果宜由分析人员和卫生医师共同进行。对监测结果进行评价或做出任何结论时，除应防止将相关关系误认为是因果关系外，还应根据监测的标本和污染物的种类，从生物学角度考虑可能影响结果的各种因素。

附 录 A
分层或不分层的双阶整群按比例随机取样法程序示意图
（参考件）

A1 分层或不分层的双阶整群按比例随机取样法程序示意图见图 A1。

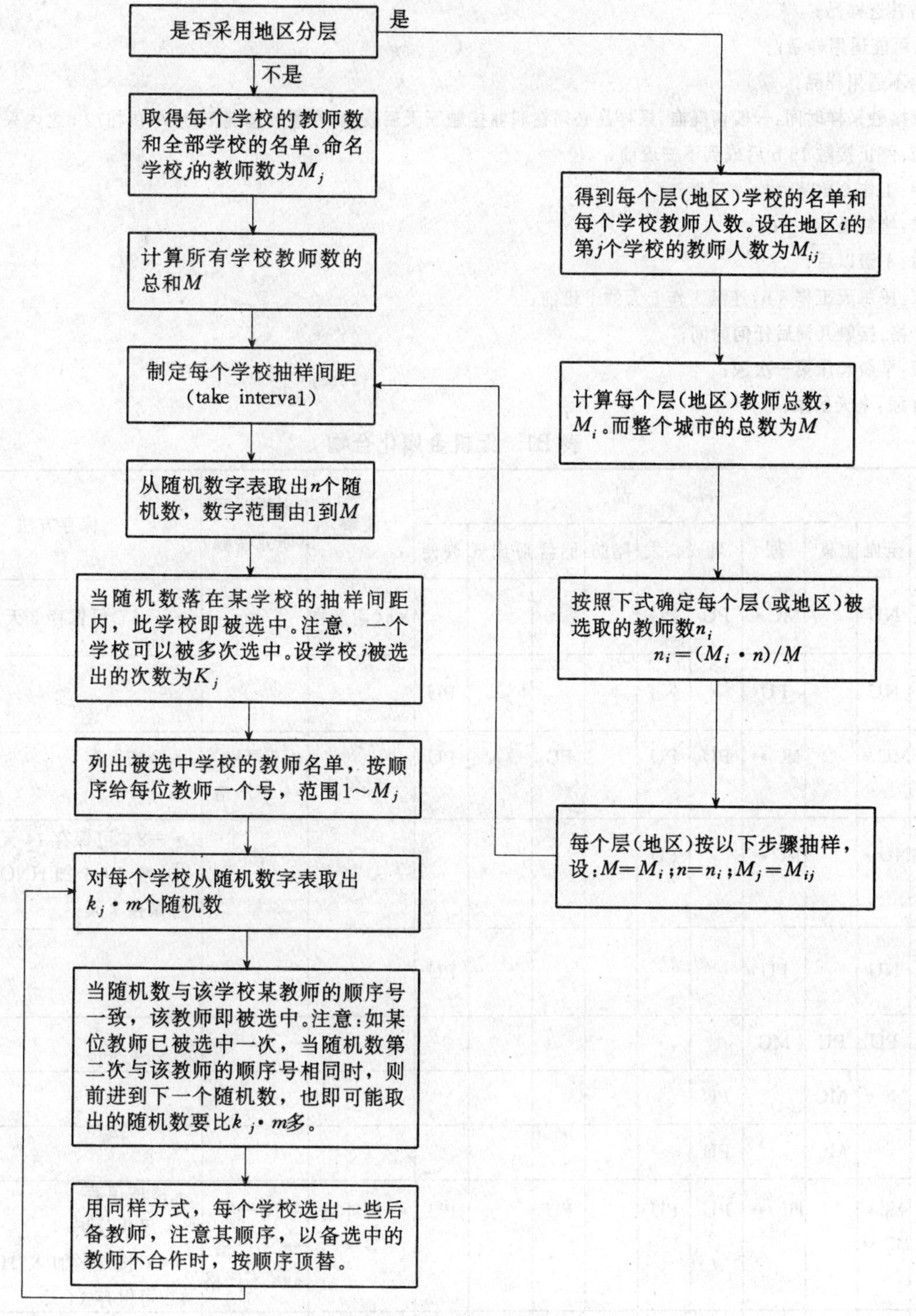

图 A1 分层或不分层的双阶整群按比例随机取样法程序示意图

注：以教师为采样对象，设共抽取 n 个学校，每个学校抽取 m 位教师。

附 录 B
用于生物检测的生物样品
（参考件）

本附录的表格中使用下列术语和符号：

MC：首选样品；

PU：可能适用样品；

NU：不适用样品；

职业接触采样时间：一般情况血、尿样品必须在职业接触三天后收集，在意外情况下，应尽快在72 h之内采样；

班前：停止接触 16 h 后或到下一班前；

班中：工作 2 h 以后；

班末：接触最后 2 h；

班后：下班以后；

周末：按每天工作 8 h，连续工作 5 天的下班前；

不严格：接触几周后任何时间；

晨尿：早晨起床第一次尿；

24 h 尿：全天的尿。

表 B1 无机金属化合物

污染物	样品									注解	采样时间（职业接触）	保存方法
	全血	血浆1)	尿	乳	头发	脂肪	胎盘	呼出气	粪便			
水溶性无机砷	NU		MC *	PU	PU					* 代谢产物		* 于 4℃可保存 2 天
非水溶性无机砷	NU		PU						PU			
镉	MC *		MC **	PU	PU		PU		PU		* 不严格 ** 不严格	* 冷冻保存
水溶性铬	NU *		MC **		PU							* −8℃可保存 14 天 ** 按 9∶1 加 HNO_3，−8℃可保存 7 天
非水溶性铬	NU		PU						PU			
钴	PU	PU	MC									
铜		MC		PU								
铁		MC		PU								
无机铅	MC * MC **		PU ***	PU	PU		PU		PU	** 锌卟啉	* 不严格 ** 不严格 *** 不严格	* 冷冻保存 ** 尽快分析 *** 按 1%加入 HNO_3，于 4℃可保存 14 天
锰	NU		PU	PU	PU				PU			
金属汞	PU		MC	PU	PU		PU					

续表 B1

污染物	样品									注解	采样时间（职业接触）	保存方法
	全血	血浆[1)]	尿	乳	头发	脂肪	胎盘	呼出气	粪便			
无机汞化合物			MC								晨尿	尽快分析
钼		PU	PU									
镍	PU *	MC	MC **		PU							* 4℃最多可保存 3 天 ** 于 4℃可保存 14 天
硒	PU	PU	PU *	PU	PU							* 按 1%加 HNO_3，于 4℃可保存 14 天
铊	NU		MC		PU							
钒	PU	PU	MC *		PU						* 晨尿或 24 h 尿	* 按 1%加 HNO_3，于 4℃可保存 14 天
锌	NU	PU		PU	PU							
铝	PU	PU	PU		PU							
铍	PU		PU *								* 班末或 24 h 尿	* 加基体改进剂（按 1.3% $Mg(NO_3)_2$＋0.5%曲拉通＋5%HNO_3），或按 1%加 HNO_3，于－18℃保存
锡	PU		PU		PU						不严格	
氟			MC								班前或班后	于 4℃可保存 14 天，冷冻保存其更长

注：1）包括血清。

表 B2　有机金属化合物

污染物	样品									注解	采样时间（职业接触）	保存方法
	全血	血浆[1)]	尿	乳	头发	脂肪	胎盘	呼出气	粪便			
烷基铅化合物	NU		MC									
段链烷基汞化合物	MC			PU	MC		PU					
长链芳基-烷基汞化合物	PU		MC									
辛基锰三碳酰	NU		PU	PU	PU				PU			

注：1）包括血清。

表 B3 低挥发性多卤化烃

污染物	样品									注解	采样时间（职业接触）	保存方法
	全血	血浆1)	尿	乳	头发	脂肪	胎盘	呼出气	粪便			
多氯联苯	MC	MC *		MC		MC				* 血清		* 冷冻
多溴联苯		MC		PU		MC						
五氯酚	PU	MC *	MC **			PU					* 班末 ** 工作周末	* 24 小时内分析 ** 按 1% 加 HCl，于 4℃可保存 14 天
2,4,6 和 2,4,5-三氯酚	PU		PU			NU						
2,3,7,8-四氯二苯并-对二氧恶烷				PU		PU						
2,4,5-T		MC	MC			NU						
2,3,7,8 四氯二苯并呋喃						PU						

注：1) 包括血清。

表 B4 挥发性卤化烃

污染物	样品									注解	采样时间（职业接触）	保存方法
	全血	血浆1)	尿	乳	头发	脂肪	胎盘	呼出气	粪便			
一氯甲烷			PU *					MC		* 代谢物		
二氯甲烷	MC *							MC **		* 包括 COHB ** 也包括 CO		
三氯甲烷						PU		PU				
四氯甲烷						PU		PU				
1,1,1-三氯乙烷	MC			PU		PU		MC				
三氯乙烯	MC *		PU **	PU		PU		MC ***		* 代谢物 ** 代谢物	* 工作周末或班末 ** 同上 *** 班前或班末	* 于 4℃中密封也可保存 14 天 ** 于 4℃可保存 14 天 *** 尽快分析
四氯乙烯	MC			PU		PU		MC				
乙烯基氯			PU *					MC		* 代谢物		

续表 B4

污染物	样品									注解	采样时间（职业接触）	保存方法
	全血	血浆[1)]	尿	乳	头发	脂肪	胎盘	呼出气	粪便			
氯乙烯			MC *					PU **		* 代谢物（硫撑双乙酸）	* 班后 8 小时或次日晨尿	* 按 5%加 HCl 于 4℃可保存 14 天 ** 尽快分析
一溴甲烷								PU				

注：1）包括血清。

表 B5　有机氯农药

污染物	样品									注解	采样时间（职业接触）	保存方法
	全血	血浆[1)]	尿	乳	头发	脂肪	胎盘	呼出气	粪便			
艾氏剂和狄氏剂	MC	PU	NU	PU		MC			PU			
氯丹		PU	NU	MC		MC			PU			
滴滴涕	PU	MC	PU *	MC		MC	PU		PU	* 包括代谢物		
六氯苯	MC	MC	PU *	MC		PU			PU	* 代谢物		
林丹	MC	MC	PU	MC		MC	PU					

注：1）包括血清。

表 B6　芳香族和脂肪族烃类

污染物	样品									注解	采样时间（职业接触）	保存方法
	全血	血浆[1)]	尿	乳	头发	脂肪	胎盘	呼出气	粪便			
苯			PU *	PU		PU	MC **			* 代谢物（酚）	* 班末 ** 下一班前	* 按 1%加冰醋酸于 4℃可保存 14 天 ** 尽快分析
甲苯	PU *		PU **	PU		PU		MC ***		** 代谢物（马尿酸）	* 班前 ** 班末 *** 班中	** 按 0.1%加 HCl 或加百里酚于 4℃可保存 15 天 *** 尽快分析
二甲苯	PU		MC *	PU		PU				* 代谢物（甲基马尿酸）	* 班末或接触 4 h 后	* 按 0.1%加 HCl 于 4℃可保存 15 天霍霍加 HCl 后提取挥干可保存半年

续表 B6

污染物	样品									注解	采样时间（职业接触）	保存方法
	全血	血浆[1]	尿	乳	头发	脂肪	胎盘	呼出气	粪便			
苯乙烯	PU **		MC *	PU		PU		PU ***		* 代谢物（扁桃酸及酚基乙醛酸）	* 班末或下一班前、 ** 同上 *** 下一班前或班中	* 在 4℃可保存 7 天 ** 4℃保存 *** 尽快分析
乙苯			PU *	PU		PU		PU **		* 代谢物	* 工作周前 ** 下一班前	* 于 4℃可保存 14 天 ** 尽快分析
苯胺			MC							代谢物（对氨基酚）	班末	按 100 mL 尿加 4～5 滴 HCl 于 4℃可保存 4 天
正己烷			MC *					MC * *		* 代谢物(2,5-己二酮)	* 班末 ** 班中	* 于－24℃密封保存直到分析 ** 4 小时内分析完
对硝基苯			MC							代谢物（对硝基酚）	班后	按 100 mL 尿加 4～5 滴 HCl 于 4℃可保存 4 天
三硝基甲苯			MC							代谢物（4-氨基 2，5-二硝基甲苯）	班后	按 10%加 HCl 于 4℃可保存 14 天

注：1）包括血清。

表 B7 其它有机物

污染物	样品									注解	采样时间（职业接触）	保存方法
	全血	血浆[1]	尿	乳	头发	脂肪	胎盘	呼出气	粪便			
PAHS(多环芳烃)			PU *			PU				* 代谢物（1-羟基芘）		
氨基和硝基胺化合物	PU									测定 MetHb		
甲醇	PU		MC *					MC		血和/或呼出气中其它醇类		* 于 4℃保存不得多于 3 天
乙醇	PU							MC			接触后 2～3 小时	于 4℃可保存 3 天

续表 B7

污染物	样品									注解	采样时间(职业接触)	保存方法
	全血	血浆[1)]	尿	乳	头发	脂肪	胎盘	呼出气	粪便			
乙二醇 乙二醇甲醚		MC	MC *							* 代谢物(草酸,羟基乙酸或乙醛酸)		
1,4-二恶烷		PU	MC *							* 同类代谢物		
乙醚	MC		PU					PU				
二硫化碳			MC *					PU **		* 代谢物TTCA(2-硫代噻唑啉烷-4-羰酸)	* 班末	* 于 4℃可保存 3 天或尽快分析 ** 尽快分析
2-丁酮			MC					MC				
甲基乙基酮			MC								班末	保存于 4℃
甲基异丁基酮			MC							代谢物(2,5-己二酮)	班末	
丙酮			MC	MC *				MC		* 丙酮或其它代谢物(甲酸)	班中	
甲醛	PU		PU *							* 甲醛或其代谢物(甲酸)		
糠醛			MC							总糠酸		
二甲基甲酰胺(DMG)			MC *					MC **		* 代谢物(N-甲基甲酰胺)	班末	* 4℃至少可保存 7 天 ** 尽快分析
二甲基乙酰胺(DMAC)			PU *							* 代谢物(N-甲基乙酰胺)		
联苯胺			PU								接触 2 小时后	100 mL 尿加 2 滴 HCl
酚			MC								班末	按 100 mL 尿加 1 mL 冰乙酸于 4℃可保存 14 天

续表 B7

污染物	样品									注解	采样时间(职业接触)	保存方法
	全血	血浆[1]	尿	乳	头发	脂肪	胎盘	呼出气	粪便			
酚衍生物			PU									
二硝基邻甲酚(DNOO)	MC	PU	PU*							*代谢物		
邻苯二甲酸二(2-乙基己基)酯	PU	PU	PU*							*未改变的化合物和代谢物(苯二酸)		
邻苯二甲酸二丁酯		PU										
马拉硫磷	MC	MC								胆碱酯酶活性		尽快分析
对硫磷	MC*	MC*	MC **							*胆碱酯酶活性 ** 代谢物(硝基酚)		*尽快分析 ** 水解后 4℃可保存一周或按 0.15%加甲醛于 4～6 可保存 3 天
2,4-二氯-α 氯代亚甲基甲醇磷酸二乙苯酯	MC*		PU**							*胆碱酯酶活性 ** 代谢物		*尽快分析
西维因	MC*	MC*	MC **							*胆碱酯酶 ** 代谢物(α-萘酚)		*尽快分析
磷酸三(2,3-二溴丙醇)酯		PU								代谢物(2,3-二溴丙醛)		
4,4-二甲基-2-氯苯(HBO-CA)			PU									100 mL 尿加 3 mL30%柠檬酸于 25℃可保存 3 天或于 −20℃可保存一周
杀虫脒及对氯邻苯胺			PU							包括代谢物对氯邻甲苯胺	次日晨尿	按 1%加 HCl 于常温下可保存 14 天

注：1）包括血清。

附 录 C
常用仪器使用中的注意事项
（参考件）

C1 天平

天平需由专人管理，定期更换天平内的干燥剂，使用天平应防止沾污和腐蚀天平的可能性。如使用感量小于 1/1 000 的天平，必须戴手套。在天平使用过程中，应由上级计量部门定期地检验天平的不等臂性、示值的变动性、灵敏度及其负载的变化。对机械加码的天平还应检验砝码的准确性。在上级计量部门检定的间隙，实验室天平管理人员按天平使用的频繁程度进行定期检定。

C2 容量器

20℃是玻璃容量仪器的标准温度，其标称容量值是该标准温度下的体积。在工作之前，必须对量器进行容量检定。

必须使用 A 级（一级）或经过校正的容量瓶或移液管配制标准溶液。

带有活动管头的注射移液管必须经常用重量法进行容量的准确性和再现性的校准。

使用量出式移液管时，溶液的流出时间，等待时间，内壁的清洁程度，量器的垂直状态和溶液的出口状态直接影响量出的可靠性。必须按量器的使用说明正确使用。

根据被测物的性质使用合适的清洗方式，严防挂液现象。

任何量器不能烘烤。

C3 pH 计

每次使用 pH 计前必须进行校正，宜使用两点校准法，以确保准确性。未知样的 pH 值在选择的两个标准溶液 pH 值之间。使用过程中，可用一点校准法，以校准漂移引起的误差，校正时注意使用温度补偿。

附 录 D
连续精密度、重现性精密度和再现性精密度的定义
（参考件）

D1 连续精密度

在同一实验室内，相同条件下（分析人员，分析设备相同），同一时间内对同一样品进行多次重复测定的结果的重复程度。一般 $n>6$。

D2 重现性精密度

在同一实验室内，当分析人员，分析设备和分析时间中至少有一项不相同时，对同一样品进行 m 批 n 次重复测定的结果的重复程度。一般 $m>6$，$n>2$。

D3 再现性精密度

不同实验室（分析人员，分析设备，甚至分析时间都不相同），对同一样品进行多次测定的结果的重

复程度。

附加说明：

本标准由中华人民共和国卫生部提出。

本标准由《生物监测质量保证规范》起草小组负责起草。

本标准主要起草人郑星泉、虞爱如、吴宜群、陈辰、蔡士林。

本标准由卫生部委托技术归口单位中国预防医学科学院环境卫生监测所负责解释。

ICS 13.040.20
C 51

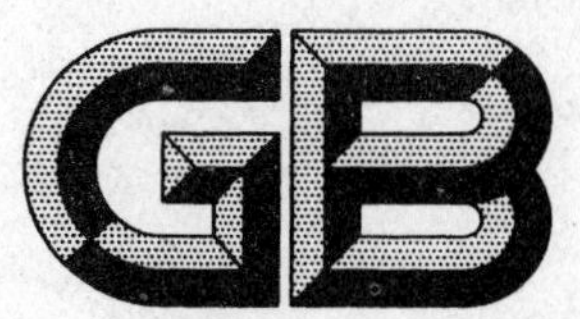

中华人民共和国国家标准

GB/T 16127—1995

居室空气中甲醛的卫生标准

Hygienic standard for formaldehyde in indoor air of house

1996-01-23发布 1996-07-01实施

国家技术监督局
中华人民共和国卫生部 发布

UDC 13.040.20
C 51

中华人民共和国国家标准

居室空气中甲醛的卫生标准

GB/T 16127—1995

Hygienic standard for formaldehyde in indoor air of house

1 主题内容与适用范围

本标准规定了居室内空气中甲醛的最高容许浓度。

本标准适用于各类城乡住宅内的空气环境。

2 引用标准

GB/T 16129 居住区大气中甲醛卫生检验标准方法 AHMT 分光光度法

3 最高容许浓度

居室内空气中甲醛卫生标准(最高容许浓度)规定为0.08mg/m^3。

4 监测检验方法

本标准的监测检验方法见GB/T 16129。

附加说明：

本标准由中华人民共和国卫生部提出。

本标准由中国预防医学科学院环境卫生监测所、北京医科大学、辽宁省卫生防疫站、山东省卫生防疫站负责起草。

本标准主要起草人刘君卓、李长善、钟绵华、谷雪兰、秦钰慧。

本标准由卫生部委托技术归口单位中国预防医学科学院环境卫生监测所负责解释。

国家技术监督局1995-12-15批准　　1996-07-01实施

ICS 13.100
C 60

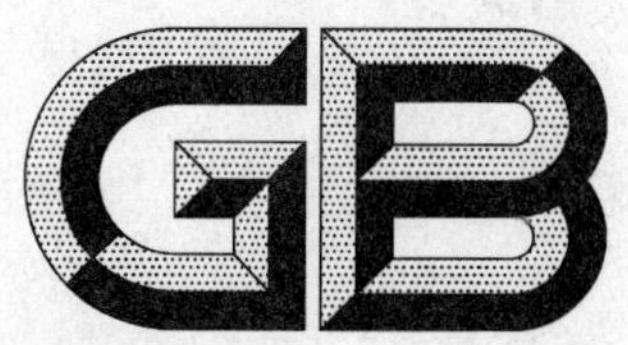

中华人民共和国国家标准

GB 16153—1996

饭馆(餐厅)卫生标准

Hygienic standard for dining room

1996-01-29 发布　　　　1996-09-01 实施

国家技术监督局 发布

中华人民共和国国家标准

GB 16153—1996

饭馆(餐厅)卫生标准

Hygienic standard for dining room

1 主题内容与适用范围

本标准规定了饭馆(餐厅)的微小气候、空气质量、通风等卫生标准,并提出有关规定。

本标准适用于有空调装置的饭馆(餐厅)。

2 引用标准

GB 5749 生活饮用水卫生标准

GB 14934 食(饮)具消毒卫生标准

3 标准值和卫生要求

3.1 标准值

饭馆(餐厅)卫生标准值

项目	标准值	项目	标准值
温度,C	18～20	可吸入颗粒,mg/m³	≤0.15
相对湿度,%	40～80	空气细菌数	
风速,m/s	≤0.15	a. 撞击法,cfu/m³	≤4 000
二氧化碳,%	≤0.15	b. 沉降法,个/皿	≤40
一氧化碳,mg/m³	≤10	照度,lx	≥50
甲醛,mg/m³	≤0.12	新风量,m³/(h·人)	≥20

3.2 卫生要求

3.2.1 餐厅内外应保持清洁、整齐,清扫时应采用湿式作业。

3.2.2 各类空调饭馆(餐厅)内必须设洗手间。食(餐)具应执行GB 14934规定。

3.2.3 供应的饮水应符合GB 5749规定。二次供水蓄水池应有卫生防护措施,蓄水池容器内壁涂料应符合输水管材卫生要求,做到定期清洗消毒。

3.2.4 餐厅每个座椅平均占地面积不得低于1.85 m²。

3.2.5 旅店的餐厅必须与客房、厨房分开,要有独立的建筑系统及合理的通道相连接。

3.2.6 餐厅内部装饰材料不得对人体产生危害。

3.2.7 根据餐厅席位数,在隐蔽地带设置相应数量的男女厕所,厕所采用水冲洗式,禁止设座式便桶,厕所内应有单独排风系统。

3.2.8 餐厅应有防虫、防蝇、防蟑螂和防鼠害的措施,应严格执行全国爱卫会除四害的考核规定。

国家技术监督局1996-01-29批准　　1996-09-01实施

4 监测检验方法

本标准的监测方法按《公共场所卫生标准监测检验方法》执行。

附加说明：

本标准由中华人民共和国卫生部提出。

本标准由辽宁省卫生防疫站、中国预防医学科学院环境卫生监测所、广州市卫生防疫站负责起草。

本标准主要起草人李长善、尹先仁、黄荣、高国强。

本标准由卫生部委托技术归口单位中国预防医学科学院环境卫生监测所负责解释。

ICS 13.060
C 51

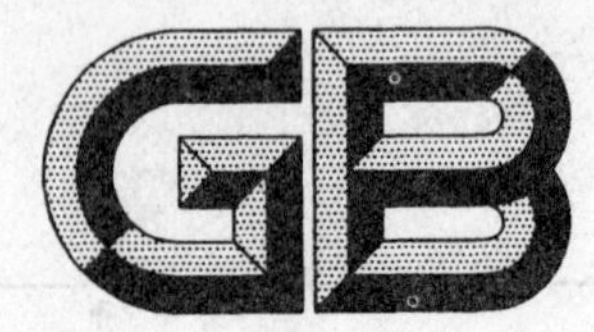

中华人民共和国国家标准

GB 17051—1997

二次供水设施卫生规范

Hygienic specification for facilities of secondary water supply

1997-11-11发布　　　　1998-12-01实施

国家技术监督局
中华人民共和国卫生部　发布

前　　言

为了贯彻落实《中华人民共和国传染病防治法》，保证向居民提供符合卫生要求的饮用水，防止水质二次污染，确保二次供水的卫生质量和使用安全，加强对二次供水设施（以下简称“设施”）的监督管理，保证居民身体健康，特制定本规范。

本标准的附录A是标准的附录。

本标准从1998年12月1日起实施。

本标准由中华人民共和国卫生部提出。

本标准起草单位：北京市卫生防疫站、上海市卫生防疫站、辽宁省卫生防疫站、北京市朝阳区卫生防疫站。

本标准主要起草人：盛金妹、陈贤钊、杨佑森、魏向东、李红喜。

本标准由卫生部委托技术归口单位中国预防医学科学院负责解释。

中华人民共和国国家标准

二次供水设施卫生规范

GB 17051—1997

Hygienic specification for facilities of secondary water supply

1 范围

本规范规定了建筑二次供水设施的卫生要求和水质检验方法。

本规范适用于从事建筑二次供水设施的设计、生产、加工、施工、使用和管理的单位。

2 引用标准

下列标准所包含的条文，通过在本标准中引用而构成为本标准的条文。本标准出版时，所示版本均为有效。所有标准都会被修订，使用本标准的各方应探讨使用下列标准最新版本的可能性。

GB 5749—85 生活饮用水卫生标准

GB 5750—85 生活饮用水标准检验法

3 定义

本标准采用下列定义。

3.1 二次供水设施（以下简称设施）：饮用水经储存、处理、输送等方式来保证正常供水的设备及管线。

3.2 储水设备：高位、中位、低位水箱和蓄水池。

3.3 水处理设备：过滤、软化、净化、矿化、消毒等设备。

3.4 供水管线：供、输饮水的管线、阀门、龙头等。

4 设施的卫生要求

4.1 设施周围应保持环境整洁，应有很好的排水条件，供水设施应运转正常。

4.2 设施与饮水接触表面必须保证外观良好，光滑平整，不对饮水水质造成影响。

4.3 通过设施所供给居民的饮水感官性状不应对人产生不良影响，不应含有危害人体健康的有毒有害物质，不引起肠道传染病发生或流行。

5 设施设计的卫生要求

5.1 设计水箱或蓄水池：饮用水箱或蓄水池应专用，不得渗漏，设置在建筑物内的水箱其顶部与屋顶的距离应大于 80 cm，水箱应有相应的透气管和罩，入孔位置和大小要满足水箱内部清洗消毒工作的需要，入孔或水箱入口应有盖（或门），并高出水箱面 5 cm 以上，并有上锁装置，水箱内外应设有爬梯。水箱必须安装在有排水条件的底盘上，泄水管应设在水箱的底部，溢水管与泄水管均不得与下水管道直接连通，水箱的材质和内壁涂料应无毒无害，不影响水的感观性状。水箱的容积设计不得超过用户 48 h 的用水量。

5.2 设施不得与市政供水管道直接连通，在特殊情况下需要连通时必须设置不承压水箱。设施管道不得与非饮用水管道连接，如必须连接时，应采取防污染的措施。设施管道不得与大便口（槽）、小便斗直接

国家技术监督局 1997-11-11 批准　　　　1998-12-01 实施

连接，须用冲洗水箱或用空气隔断冲洗阀。

5.3 设施须有安装消毒器的位置，有条件的单位设施应设有消毒器。

5.4 设计中使用的过滤、软化、净化、消毒设备、防腐涂料，必须有省级以上（含省级）卫生部门颁发的“产品卫生安全性评价报告”。

5.5 蓄水池周围10 m以内不得有渗水坑和堆放的垃圾等污染源。水箱周围2 m内不应有污水管线及污染物。

6 预防性卫生监督

卫生部门必须参加二次供水设施的设计审查、竣工验收和水质检测（按本规范全项指标），合格后方能投入使用。

7 设施的水质卫生标准

7.1 水质指标

7.1.1 必测项目：色度、浊度、嗅味及肉眼可见物、pH、大肠菌群、细菌总数、余氯。

7.1.2 选测项目：总硬度、氯化物、硝酸盐氮、挥发酚、氰化物、砷、六价铬、铁、锰、铅、紫外线强度。

7.1.3 增测项目：氨氮、亚硝酸盐氮、耗氧量。

7.2 水质卫生标准

7.2.1 必测项目、选测项目的标准见GB 5749。紫外线强度大于70 $\mu W/cm^2$。

7.2.2 增测项目标准采用最高容许增加值见表1。

表1

项　　目	最高容许增加值，mg/L
氨氮	0.1
亚硝酸盐氮	0.02
耗氧量	1.0

8 设施日常使用的卫生要求

8.1 设施的管理部门负责设施的日常运转、保养、清洗、消毒。

8.2 管理单位对设施的卫生管理必须制定设施的卫生制度并予以实施，管理人员每年进行一次健康检查和卫生知识培训，合格上岗。

8.3 管理单位每年应对设施进行一次全面清洗，消毒，并对水质进行检验，及时发现和消除污染隐患，保证居民饮水的卫生安全。

8.4 发生供水事故时，设施的管理单位必须立即采取应急措施，保证居民日常生活用水，同时报告当地卫生部门并协助卫生部门进行调查处理。

9 水质检验方法

9.1 本规范中规定的水质检验方法见GB 5750。

9.2 紫外线强度测量方法见附录A。

附 录 A
（标准的附录）
紫外线强度测量方法

利用物理学方法，采用中心波长为 2 537 Å 的紫外线强度计测量。在测量时必须采用国家计量部门标定有效期内的强度计，在灯管中心垂直距离测定照射剂量。在实际应用时，应按消毒物体与灯的实际距离计算照射剂量。

利用生物学方法，采用载体定量试验，10^5～10^6 个菌/片。在紫外线灯开启 5 min 后，用 8 个染菌片，在照射 4 个不同时间，取双份样片，在洗脱液中（洗脱液为 1%吐温 80，1%蛋白胨生理盐水）。振打 80 次，37℃，48 h 作活菌计数，计算杀灭率。判定标准：杀灭率大于 99.9%。

ICS 13.040.20
C 51

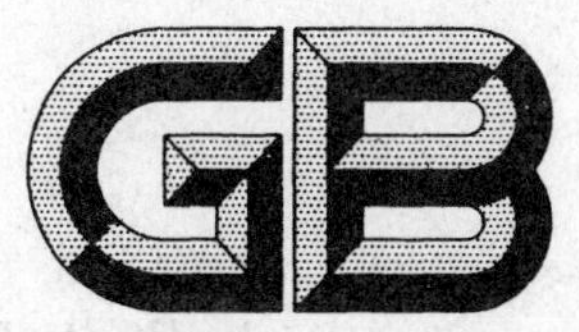

中华人民共和国国家标准

GB/T 17093—1997

室内空气中细菌总数卫生标准

Hygienic standard for bacterial total in indoor air

1997-11-11发布　　　　1998-12-01实施

国家技术监督局
中华人民共和国卫生部　发布

中华人民共和国国家标准

室内空气中细菌总数卫生标准

GB/T 17093—1997

Hygienic standard for bacterial total in indoor air

1 范围

本标准规定了室内空气中细菌总数标准值和检验方法。

本标准适用于室内空气监测和评价，其他室内场所可参照执行。

2 引用标准

下列标准所包含的条文，通过在本标准中引用而构成为本标准的条文。本标准出版时，所示版本均为有效。所有标准都会被修订，使用本标准的各方应探讨使用下列标准最新版本的可能性。

GB 9663—1996 旅店业卫生标准

GB 9981—88 农村住宅卫生标准

GB 11727—89 住宅居室容积卫生标准

3 标准值

室内空气中细菌总数规定撞击法≤4 000 cfu/m^3；沉降法≤45 cfu/皿。

4 监测检验方法

本标准监测检验方法按《公共场所卫生标准监测检验方法》执行。

国家技术监督局1997-11-11批准 1998-12-01实施

ICS 13.040.20
C 51

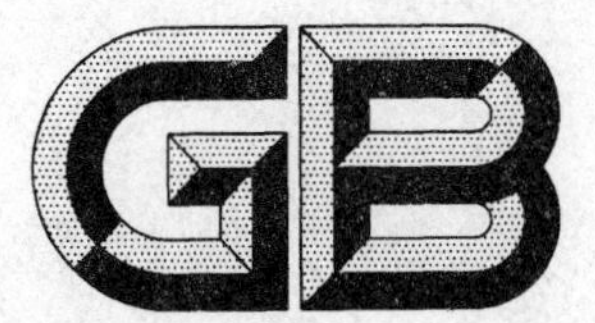

中华人民共和国国家标准

GB/T 17094—1997

室内空气中二氧化碳卫生标准

Hygienic standard for carbon dioxide in indoor air

1997-11-11 发布　　1998-12-01 实施

国家技术监督局
中华人民共和国卫生部　发布

前　　言

城乡居民有70%的时间是在室内度过的，故室内空气质量的好坏与人们的健康密切相关。本标准是以国内多年科研和现场调查成果为基础，并结合国情制定出室内空气中二氧化碳的标准值和检验方法。本标准是国家室内空气污染物卫生标准之一。

本标准从1998年12月1日起实施。

本标准附录A是标准的附录。

本标准由中华人民共和国卫生部提出。

本标准由同济医科大学环境卫生学教研室负责起草；荆沙市卫生防疫站参加起草。

本标准主要起草人：赵美英、程屹、石磊、谢虹、陈学敏。

本标准由卫生部委托技术归口单位中国预防医学科学院负责解释。

中华人民共和国国家标准

室内空气中二氧化碳卫生标准

GB/T 17094—1997

Hygienic standard for carbon dioxide in indoor air

1 范围

本标准规定了室内空气中二氧化碳标准值和检验方法。

本标准适用于室内空气的监测和评价，不适用于生产性场所的室内环境。

2 标准值

室内空气中二氧化碳卫生标准值≤0.10%(2 000 mg/m³)。

3 监测检验方法

本标准监测检验方法见附录A。

国家技术监督局1997-11-11批准　　1998-12-01实施

附 录 A

(标准的附录)

空气中二氧化碳检验标准方法

A1 原理

根据比尔定律和二氧化碳对红外线有选择性吸收的原理,采用时间双光束系统、气体滤波、Insb半导体检测器,经液晶显示,直接读数。

A2 仪器

A2.1 便携式红外二氧化碳监测仪。

A2.2 二氧化碳标准气体。

A3 操作步骤

A3.1 仪器启动

交流供电时要将稳压电源的$\phi 3.5$插头插在仪器面板"外接"插孔处;直流供电时将6节电池装好。打开仪器开关,泵开关处于"关"状态,将波段开关置于"检"的位置。这时仪器表头指示为电压数值应大于6.5 V,否则需要冲电。后将波段开关置于"测"的位置,这时仪器指示由小到大变化约1 min后,指示回到"0"附近。

A3.2 校零点

将过滤器串接在仪器入口及出口,打开泵开关,可听到泵的声音,说明泵在工作。旋钮仍处在"测"的位置,这时如果指示不是"0",旋下零点电位器护盖,缓慢拧动电位器,使仪器指示为"0"。

A3.3 校终点

校好仪器零点后,关上泵开关,打开标准气总阀,在缓慢旋动减压气旋杆,用橡皮管与气瓶出口连接,将皮管放在耳边能听到轻微的"嗞嗞"声,这时流量大约为0.5 L/min,将皮管插到仪器入口"IN"处,出口放空,这时仪器指示上升,待稳定后,调终点电位器,使指示值与标准气值相等,约9 241~10 268 mg/m³(4 500~5 000 ppm)二氧化碳(气瓶标签上有)。关上标准气总阀再用过滤器串在仪器入口与出口处,开泵后指示又回到"0"附近,终点就校好了。

A3.4 测量

启动,校好"零点","终点"后,就可以开始测量了。将取样器探头拉开用皮管将取样器与仪器入口相接,出口放空打开泵开关,便可将被测环境的气体抽入仪器内,从显示器上能直接读得被测气体中二氧化碳的浓度值。测量第二个数时,可不必再回零了。将探头指向被测处,可直接测第二个数值,1 h后,可回零检查。零点变化较大时,可以旋动电位器调零。结果液晶显示直接读数,单位以ppm表示。

A4 主要技术数据

A4.1 测量范围:0~20 536 mg/m³(0~10 000 ppm)二氧化碳;

A4.2 线性度:≤±2%F.S;

A4.3 重复性:≤1%F.S;

A4.4 预热时间:2 min;

A4.5 零点漂移:±2%F.S/h;

A4.6 响应时间:$T^{0}-T^{90}$≤10 s;

A4.7 跨度漂移:±2%F.S/3 h;

A4.8 环境温度:0～35℃(极限环境使用温度 40℃);

A4.9 环境湿度:90%R.H。

ICS 13.040.20
C 51

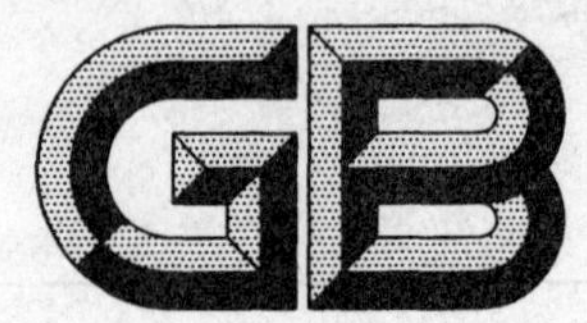

中华人民共和国国家标准

GB/T 17095—1997

室内空气中可吸入颗粒物卫生标准

Hygienic standard for inhalable particulate matter in indoor air

1997-11-11发布　　　　1998-12-01实施

国家技术监督局
中华人民共和国卫生部　发布

前言

城乡居民有70%以上的时间是在室内度过的，故室内空气质量的好坏与人们的身体健康密切相关。本标准编制人员运用多年来对我国城乡居民室内空气污染与健康影响之科研成果的资料为基础，参考我国居住区大气中可吸入颗粒物卫生标准GB 11667—89居住区大气中可吸入颗粒物卫生标准编制而成。本标准还引用了GB 11667—89居住区大气中可吸入颗粒物卫生标准的粒径有关规定。平均浓度值是根据我国目前浓度水平、毒性、以及可能性而确定的。本标准确定的日平均最高容许浓度值是以对人体健康危害为根据，规定较严，但通过努力是可以达到并可逐步实施。

本标准从1998年12月1日起实施。

本标准的附录A是标准的附录。

本标准由中华人民共和国卫生部提出。

本标准由中国预防医学科学院环境卫生与卫生工程研究所负责起草。

本标准主要起草人：曹守仁、王菊凝、吉荣娣、张月。

本标准由卫生部委托技术归口单位中国预防医学科学院负责解释。

中华人民共和国国家标准

室内空气中可吸入颗粒物卫生标准

GB/T 17095—1997

Hygienic standard for inhalable particulate matter in indoor air

1 范围

本标准规定了室内空气中可吸入颗粒物日平均最高容许浓度及采样器的要求。

本标准适用于室内空气监测和评价，不适用于生产性场所的室内环境。

2 定义

本标准采用下列定义。

2.1 可吸入颗粒物 inhalable particulate matter

指能进入呼吸道的质量中值直径为 10 μm 的颗粒物(D_{50}=10 μm)。

2.2 粒径单位；空气动力学当量直径 aerodynamic diameter

指在低雷诺数的气流中与单位密度球具有相同末沉降速度的颗粒直径。

3 卫生要求

室内可吸入颗粒物日平均最高容许浓度为 0.15 mg/m^3。质量中值直径为 10 μm。

4 监测检验

4.1 采样器要求 D_{50}≤10±1 μm，几何标准差 δ_g=1.5±0.1。

4.2 室内空气中可吸入颗粒物的测定方法见附录 A(标准的附录)。

国家技术监督局 1997-11-11 批准

1998-12-01 实施

附 录 A
（标准的附录）
室内空气中可吸入颗粒物的测定方法
撞击式称重法

A1 原理

利用二段可吸入颗粒物采样器（$D_{50}=10\ \mu m$，$\delta_g=1.5$），以 13 L/min 的流量分别将粒径大于等于 10 μm的颗粒采集在冲击板的玻璃纤维滤纸上，粒径小于等于 10 μm 的颗粒采集在预先恒重的玻璃纤维滤纸上，取下再称量其重量，以采样标准体积除以粒径 10 μm 颗粒物的量，即得出可吸入颗粒物的浓度。检测下限为 0.05 mg。

A2 仪器

A2.1 可吸入颗粒物采样器：$D_{50}\leqslant 10\pm 1\ \mu m$，几何标准差 $\delta_g=1.5\pm 0.1$。

A2.2 天平：1/10 000 或 1/100 000。

A2.3 皂膜流量计。

A2.4 秒表。

A2.5 玻璃纤维滤纸：直径 50 mm；外周直径 53 mm，内周直径 40 mm 两种。

A2.6 干燥器。

A2.7 镊子。

A3 流量计校准

用皂膜流量计校准采样器的流量计，按图 A1 将流量计、皂膜计及抽气泵连接进行校准，记录皂膜计两刻度线间的体积（mL）及通过的时间，体积按式（A1）换算成标准状况下的体积（V_s），以流量计的格数对流量作图。

$$V_s = V_m \frac{(P_b - P_v)T_s}{P_s T_m} \qquad \cdots\cdots\cdots\cdots (A1)$$

式中：V_m——皂膜两刻度线间的体积，mL；

P_b——大气压，kPa；

P_v——皂膜计内水蒸气压，kPa；

P_s——标准状态下压力，kPa；

T_s——标准状态下温度，℃；

T_m——皂膜计温度，K（273＋室温）。

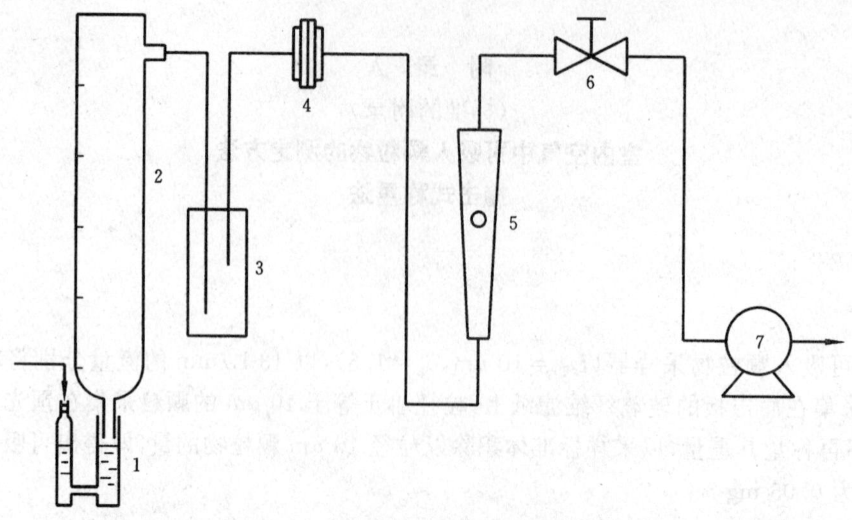

1—肥皂液;2—皂膜计;3—安全瓶;4—滤膜夹;
5—转子流量计;6—针形阀;7—抽气泵

图 1 流量计的校准连接示意图

A4 采样

将校准过流量的采样器入口取下,旋开采样头,将已恒重过的 ϕ50 mm 的滤纸安放于冲击环下,同时于冲击环上放置环形滤纸,再将采样头旋紧,装上采样头入口,放于室内有代表性的位置,打开开关旋钮计时,将流量调至 13 L/min,采样 24 h,记录室内温度、压力及采样时间,注意随时调节流量,使保持 13 L/min。

A5 分析步骤

取下采完样的滤纸,带回实验室,在与采样前相同的环境下放置 24 h,称量至恒重(mg),以此重量减去空白滤纸重得出可吸入颗粒的重量(mg)。将滤纸保存好,以备成分分析用。

A6 计算

$$C = \frac{W}{V_0} \quad \cdots\cdots\cdots\cdots (A2)$$

$$V_s = 13 \times T \quad \cdots\cdots\cdots\cdots (A3)$$

式中:C——可吸入颗粒物浓度,mg/m³;

W——颗粒物的重量,mg;

V_0——V_s 换算成标准状况下的体积,m³;

V_s——采样体积,L;

13——流量,L/min;

T——采样时间,min。

A7 注意事项

A7.1 采样前,必须先将流量计进行校准。采样时准确保持 13 L/min 流量。

A7.2 称量空白及采过样的滤纸时,环境及操作步骤必须相同。

A7.3 采样时必须将采样器部件旋紧,以免样品空气从旁侧进入采样器。

ICS 13.040.20
C 51

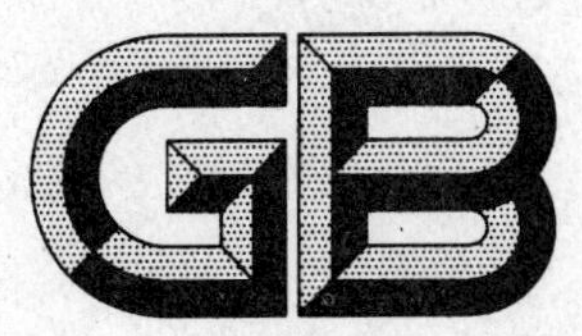

中华人民共和国国家标准

GB/T 17096—1997

室内空气中氮氧化物卫生标准

Hygienic standard for nitrogen oxides in indoor air

1997-11-11发布　　1998-12-01实施

国家技术监督局
中华人民共和国卫生部　发布

前　言

城乡居民有70%的时间是在室内度过的，故室内空气质量的好坏与人们的健康密切相关。本标准是在收集国内外有关研究资料的基础上，结合我国国情，对其进行验证和补充后，提出了室内空气中氮氧化物的标准值和检验方法。本标准是国家室内空气污染物卫生标准之一。

本标准从1998年12月1日起实施。

本标准的附录A是标准的附录。

本标准由中华人民共和国卫生部提出。

本标准起草单位：哈尔滨医科大学、辽宁省卫生防疫站。

本标准主要起草人：刘占琴、陈丽华、范春、李文杰、王贤珍。

本标准由卫生部委托技术归口单位中国预防医学科学院负责解释。

中华人民共和国国家标准

室内空气中氮氧化物卫生标准

GB/T 17096—1997

Hygienic standard for nitrogen oxides in indoor air

1 范围

本标准规定了室内空气中氮氧化物的日平均最高容许浓度和监测检验方法。

本标准适用于室内空气的监测和评价，不适用于生产性场所的室内环境。

2 卫生要求

室内空气中氮氧化物（以二氧化氮计）日平均最高容许浓度规定为 0.10 mg/m^3。

3 监测检验方法

见附录 A（标准的附录）。

国家技术监督局 1997-11-11 批准

1998-12-01 实施

附 录 A

（标准的附录）

氮氧化物（换算成二氧化氮）测定方法
盐酸萘乙二胺分光光度法

A1 原理

空气中的氧化氮（NO_x），经氧化管后，以二氧化氮形式在采样吸收过程中生成亚硝酸，再与对氨基苯磺酰胺进行重氮化反应，然后与N-（1-萘基）-乙二胺盐酸盐作用生成玫瑰红色的偶氮染料，比色定量。检测限为0.02 μgNO_2^-/mL。

A2 试剂

所有试剂均需用不含亚硝酸根（NO_2^-）的纯水配制。

A2.1 吸收液：称取4.0 g对氨基苯磺酰胺，10 g酒石酸和100 mg乙二胺四乙酸二钠盐溶于400 mL热水中，冷却后，移入1 000 mL容量瓶中，加入90 mgN-（1-萘基）-乙二胺盐酸盐溶解后，用纯水稀释到刻度，此溶液存放25℃暗处稳定3个月。若出现淡红色，表示已被污染，应弃之，重配。

A2.2 显色液：称取4.0 g对氨基苯磺酰胺、10 g酒石酸和100 mg乙二胺四乙酸二钠盐溶于400 mL热水中，冷却至室温，移入500 mL容量瓶中，再加入90 mgN-（1-萘基）-乙二胺盐酸盐，溶解后用纯水稀释到刻度。显色液保存在暗处25℃以下，可稳定3个月。如出现淡红色，表示已被污染，应弃之，重配。

A2.3 氧化剂：称取5 g三氧化铬，用少量水调成糊状，与95 g海沙相混，然后在105℃烘干，装瓶备用。使用时，在氧化管的两端球部装入约8 g的氧化剂，然后两端用脱脂棉塞紧备用。

A2.4 亚硝酸钠标准溶液：准确称量375.0 mg干燥的亚硝酸钠和0.2 g氢氧化钠，溶于纯水中，移入1 000 mL容量瓶中，并用纯水稀释到刻度。此标准溶液的浓度1.00 mL含250 μgNO_2^-，保存暗处，可稳定3个月。使用时，用纯水稀释成1.00 mL含2.5 μgNO_2^-，此溶液应在临用前配制。

A3 仪器

A3.1 气泡式吸收管。

A3.2 空气采样器：流量范围0～1 L/min。

A3.3 具塞比色管：25 mL。

A3.4 氧化管。

A3.5 分光光度计。

A4 采样

用内装10 mL吸收液的普通型气泡吸收管，进气口接上一个氧化管，并使管略微向下倾斜，以免潮湿空气将氧化管弄湿，污染后面的吸收管。以0.3～0.6 L/min（视氮氧化物含量而定）的流速，避光采气10～25 L（可根据吸收液呈现玫瑰红色的程度而定采样体积）。记录采样时的温度和大气压力。

A5 分析步骤

A5.1 标准曲线的绘制

用亚硝酸钠标准溶液制备曲线：取6个25 mL容量瓶，按表A1制备标准色列。

表 A1

瓶　号	0	1	2	3	4	5
标准溶液,mL	0	0.70	1.00	3.00	5.00	7.00
NO_2 浓度,μg/mL	0	0.07	0.1	0.3	0.5	0.7

各瓶中,加入 12.5 mL 显色液,再加纯水至刻度、摇匀,放置 15 min。用 10 mm 比色皿,以水作参比,在波长 540 nm 下测定吸光值。以 NO_2^- 含量(μg/mL)为横坐标,吸光值为纵坐标,绘制标准曲线。

A5.2　样品测定

采样后,用水补充到采样前的吸收液体积,放置 15 min。用 10 mm 比色皿,以水作参比,在波长 540 nm下,测定样品溶液的吸光值。

在每批样品测定的同时,用未采过样的吸收液,按相同的操作步骤作试剂空白测定。

若样品溶液吸光值超过测定范围,应用吸收液稀释后再测定,计算浓度时,要乘以样品溶液的稀释倍数。

A6　计算

用亚硝酸钠标准溶液制备标准曲线时,空气中氮氧化物浓度用式 A1 计算:

$$\rho(NO_2)=\frac{M\times V_1\times D}{V_0\times K} \qquad \cdots\cdots(A1)$$

式中:$\rho(NO_2)$——空气中氮氧化物(以二氧化氮计)质量浓度,mg/m³;

M——从标准曲线上查得空气中氮氧化物的浓度,μg/mL;

V_1——采样用吸收液的体积,mL;

V_0——换算成标准状况下采样体积,L;

D——分析时样品溶液的稀释倍数;

K——$NO_2 \rightarrow NO_2^-$ 的经验转换系数,0.89。

A7　说明

A7.1　方法的灵敏度:1 mL 吸收液中含 1 μgNO_2^- 应有 1.004 吸光度。

A7.2　最低检测量和测定范围:若小流量(0.2～0.6 L/min)采样体积为 10 L 时,最低检测量为 0.02 mg/m³;其测定范围 0.03～0.8 mg/m³。

A7.3　方法精密度:在 0.07～0.7 μg/mL 范围内,五个实验室重复测定的平均标准差为 5%。

A7.4　方法准确度:流量误差不超过 5%,吸收管的采样效率不低于 98%。$NO_2 \rightarrow NO_2^-$ 的经验转换系数在测定范围内 95%概率的置信区间应为 0.89±0.001。

A7.5　干扰:大气中一氧化氮、二氧化硫、硫化氢和 F^- 等,对本法均无干扰。

A7.6　本方法氮氧化物的测定是指一氧化氮和二氧化氮的混合物(通常以 NO_x 表示),并换算成二氧化氮量。

A7.7　采样期间吸收管应避光。样品溶液呈玫瑰红色,表明已吸收了二氧化氮,此时可根据吸收液显色程度,确定是否终止采样。

ICS 13.040.20
C 51

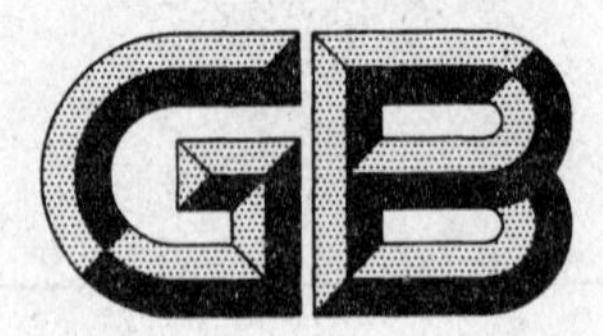

中华人民共和国国家标准

GB/T 17097—1997

室内空气中二氧化硫卫生标准

Hygienic standard for sulfur dioxide in indoor air

1997-11-11发布　　1998-12-01实施

国家技术监督局
中华人民共和国卫生部　发布

前 言

城乡居民有70%的时间是在室内度过的，故室内空气质量的好坏与人们的健康密切相关。本标准是以动物实验研究和流行病学调查为基础，参考了世界卫生组织(WHO)制定大气卫生标准时的基准(Criteria)材料和国内多年科研成果，并结合我国国情制定出室内空气中二氧化硫的最高容许浓度和检验方法。本标准是国家室内空气污染物卫生标准之一。

本标准从1998年12月1日起实施。

本标准由中华人民共和国卫生部提出。

本标准由中国预防医学科学院环境卫生监测所负责起草；山东省卫生防疫站参加起草。

本标准主要起草人：尹先仁、于青。

本标准由卫生部委托技术归口单位中国预防医学科学院负责解释。

中华人民共和国国家标准

室内空气中二氧化硫卫生标准

GB/T 17097—1997

Hygienic standard for sulfur dioxide in indoor air

1 范围

本标准规定了室内空气中二氧化硫的最高容许浓度和检验方法。

本标准适用于室内空气的监测和评价，不适用于生产性场所的室内环境。

2 引用标准

下列标准包含的条文，通过在本标准中引用而构成为本标准的条文。本标准出版时，所示版本均为有效。所有标准都会被修订，使用本标准的各方应探讨使用下列标准最新版本的可能性。

GB 8913—88 居住区大气中二氧化硫卫生标准检验方法 四氯汞盐盐酸副玫瑰苯胺分光光度法

3 卫生要求

室内空气中二氧化硫的日平均最高容许浓度值规定为0.15 mg/m^3。

4 监测检验方法

本标准监测检验方法见GB 8913。

国家技术监督局1997-11-11批准 1998-12-01实施

ICS 13.100
C 51

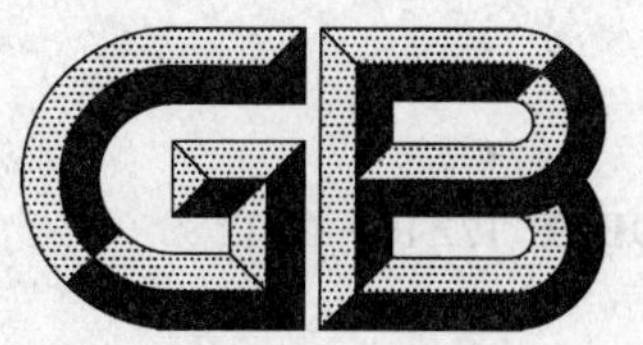

中华人民共和国国家标准

GB/T 17216—2012
代替 GB/T 17216—1998

人防工程平时使用环境卫生要求

Hygienic requirements for peacetime utilization of civil air defence works

2012-06-29 发布　　2012-10-01 实施

中华人民共和国卫生部
中国国家标准化管理委员会　发布

前　言

本标准按照 GB/T 1.1—2009 给出的规则起草。

本标准代替 GB/T 17216—1998《人防工程平时使用环境卫生标准》。

本标准与 GB/T 17216—1998 相比，主要的技术变化如下：

——依据 GB/T 1.1—2009《标准化工作导则　第 1 部分：标准的结构和编写规则》调整了结构；

——修改了标准的适用范围；

——增加了规范性引用文件；

——增加了对新风量的规定，增加了地下游泳场所的卫生要求；

——增加了新风量的监测方法、细菌总数的检验方法和人防工程氡浓度测定的标准方法；

——删除了空气耗氧量的限值规定；

——删除了空气耗氧量的检验方法。

本标准由中华人民共和国卫生部提出并归口。

本标准起草单位：中国疾病预防控制中心环境与健康相关产品安全所。

本标准主要起草人：王强、徐东群、徐春雨、王秦。

本标准所代替标准的历次版本发布情况为：

——GB/T 17216—1998。

人防工程平时使用环境卫生要求

1 范围

本标准规定了全国人防工程平时使用的环境卫生要求。

本标准适用于平时功能为旅馆(招待所、宾馆等)、商场、舞厅(含游艺厅、音乐茶座、多功能厅等)、影剧院(含音乐厅、录像厅、会堂等)、餐厅、医院及游泳馆等7类人防工程,其他用途人防工程参照我国相关的公共场所卫生标准执行。

2 规范性引用文件

下列文件对于本文件的应用是必不可少的。凡是注日期的引用文件,仅注日期的版本适用于本文件。凡是不注日期的引用文件,其最新版本(包括所有的修改单)适用于本文件。

GB 9663 旅店业卫生标准
GB 9664 文化娱乐场所卫生标准
GB 9667 游泳场所卫生标准
GB 9670 商场(店)、书店卫生标准
GB 9671 医院候诊室卫生标准
GB/T 14582 环境空气中氡的标准测量方法
GB/T 16147 空气中氡浓度的闪烁瓶测量方法
GB 16153 饭馆(餐厅)卫生标准
GB/T 18204.1 公共场所空气微生物检验方法 细菌总数测定
GB/T 18204.13 公共场所空气温度测定方法
GB/T 18204.14 公共场所空气湿度测定方法
GB/T 18204.15 公共场所风速测定方法
GB/T 18204.18 公共场所室内新风量测定方法
GB/T 18204.21 公共场所照度测定方法
GB/T 18204.22 公共场所噪声测定方法
GB/T 18204.23 公共场所空气中一氧化碳测定方法
GB/T 18204.24 公共场所空气中二氧化碳测定方法
GB/T 18204.26 公共场所空气中甲醛测定方法
GB 50038 人民防空地下室设计规范
GB 50225 人民防空工程设计规范

3 术语和定义

下列术语和定义适用于本文件。

3.1

人防工程 civil air defence works

亦称人防工事。为保障人民防空指挥、通信、掩蔽等需要而建造的防护建筑。

3.1.1

Ⅰ类人防工程　type Ⅰ civil air defence works

根据国家人民防空办公室1979年及其以后颁发的《人民防空工程战术技术要求》修建的人防工程。

3.1.2

Ⅱ类人防工程　type Ⅱ civil air defence works

未按国家人民防空办公室1979年及其以后颁发的《人民防空工程战术技术要求》修建的人防工程。

4　卫生要求

4.1　平时功能为旅馆的人防工程环境卫生要求应符合表1的规定。

表1　平时功能为旅馆的人防工程环境卫生要求

项目		标准限值	
		Ⅱ类人防工程	Ⅰ类人防工程
温度/℃	冬季(采暖地区)	≥14	≥16
	夏季(空调场所)	26～28	26～28
相对湿度/%		30～80	30～75
风速/(m/s)		≥0.10	≥0.15
新风量(空调通风)/[m^3/(h·人)]		≥20	≥30
二氧化碳/%		≤0.15	≤0.10
一氧化碳/(mg/m^3)		≤10	≤10
细菌总数	撞击法/(CFU/m^3)	≤4 000	≤4 000
	沉降法/(个/平皿)	≤75	≤75
甲醛/(mg/m^3)		≤0.12	≤0.12
台面照度/lx		≥50	≥75
噪声/dB(A)		≤60	≤55
平衡当量氡浓度/(Bq/m^3)		≤400	≤200

4.2　平时功能为商场的人防工程环境卫生要求应符合表2的规定。

表2　平时功能为商场的人防工程环境卫生要求

项目		标准限值	
		Ⅱ类人防工程	Ⅰ类人防工程
温度/℃	冬季(采暖地区)	≥14	≥16
	夏季(空调场所)	26～28	26～28
相对湿度/%		30～80	30～75
风速/(m/s)		≥0.15	≥0.20
新风量(空调通风)/[m^3/(h·人)]		≥10	≥20
二氧化碳/%		≤0.20	≤0.15

表 2（续）

项目		标准限值	
		Ⅱ类人防工程	Ⅰ类人防工程
一氧化碳/(mg/m³)		≤10	≤10
细菌总数	撞击法/(CFU/m³)	≤4 000	≤4 000
	沉降法/(个/平皿)	≤75	≤75
甲醛/(mg/m³)		≤0.12	≤0.12
照度/lx		≥100	≥200
噪声(出售音响设备的柜台)/dB(A)		≤85	≤85
平衡当量氡浓度/(Bq/m³)		≤400	≤200

4.3　平时功能为影剧院的人防工程环境卫生要求应符合表 3 的规定。

表 3　平时功能为影剧院的人防工程环境卫生要求

项目		标准限值	
		Ⅱ类人防工程	Ⅰ类人防工程
温度/℃	冬季(采暖地区)	≥14	≥16
	夏季(空调场所)	26～28	26～28
相对湿度/%		30～80	30～75
风速/(m/s)		≥0.10	≥0.15
新风量(空调通风)/[m³/(h·人)]		≥10	≥20
二氧化碳/%		≤0.20	≤0.15
一氧化碳/(mg/m³)		≤10	≤10
细菌总数	撞击法/(CFU/m³)	≤4 000	≤4 000
	沉降法/(个/平皿)	≤75	≤75
甲醛/(mg/m³)		≤0.12	≤0.12
照度[a]/lx		≥50	≥75
平衡当量氡浓度/(Bq/m³)		≤400	≤200
[a] 混合照度。			

4.4　平时功能为舞厅的人防工程环境卫生要求应符合表 4 的规定。

表 4　平时功能为舞厅的人防工程环境卫生要求

项目		标准限值	
		Ⅱ类人防工程	Ⅰ类人防工程
温度/℃	冬季(采暖地区)	≥14	≥18
	夏季(空调场所)	26～28	26～28

表 4（续）

项　　目		标 准 限 值	
		Ⅱ类人防工程	Ⅰ类人防工程
相对湿度/%		30～80	30～70
风速/(m/s)		≥0.20	≥0.30
新风量(空调通风)/[m^3/(h·人)]		≥20	≥30
二氧化碳/%		≤0.15	≤0.10
一氧化碳/(mg/m^3)		≤10	≤10
细菌总数	撞击法/(CFU/m^3)	≤4 000	≤4 000
	沉降法/(个/平皿)	≤75	≤75
甲醛/(mg/m^3)		≤0.12	≤0.12
平衡当量氡浓度/(Bq/m^3)		≤400	≤200

4.5　平时功能为餐厅的人防工程环境卫生要求应符合表 5 的规定。

表 5　平时功能为餐厅的人防工程环境卫生要求

项　　目		标 准 限 值	
		Ⅱ类人防工程	Ⅰ类人防工程
温度/℃	冬季(采暖地区)	≥14	≥16
	夏季(空调场所)	26～28	26～28
相对湿度/%		30～80	30～80
风速/(m/s)		≥0.15	≥0.20
新风量(空调通风)/[m^3/(h·人)]		≥20	≥30
二氧化碳/%		≤0.15	≤0.10
一氧化碳/(mg/m^3)		≤10	≤10
细菌总数	撞击法/(CFU/m^3)	≤4 000	≤4 000
	沉降法/(个/平皿)	≤75	≤75
甲醛/(mg/m^3)		≤0.12	≤0.12
照度/lx		≥75	≥100
平衡当量氡浓度/(Bq/m^3)		≤400	≤200

4.6　平时功能为医院的人防工程环境卫生要求应符合表 6 的规定。

表 6　平时功能为医院的人防工程环境卫生要求

项　　目		标 准 限 值	
		Ⅱ类人防工程	Ⅰ类人防工程
温度/℃	冬季(采暖地区)	≥16	≥16
	夏季(空调场所)	26～28	26～28
相对湿度/%		30～75	30～70
风速/(m/s)		≥0.15	≥0.15

表 6（续）

项　目		标准限值	
		Ⅱ类人防工程	Ⅰ类人防工程
新风量(空调通风)/[m^3/(h·人)]		≥30	≥30
二氧化碳/%		≤0.10	≤0.10
一氧化碳/(mg/m^3)		≤10	≤10
细菌总数	撞击法/(CFU/m^3)	≤2 500	≤2 500
	沉降法/(个/平皿)	≤30	≤30
甲醛/(mg/m^3)		≤0.08	≤0.08
照度/lx		≥75	≥100
噪声/dB(A)		≤55	≤50
平衡当量氡浓度/(Bq/m^3)		≤400	≤200

4.7　平时功能为游泳馆的人防工程空气卫生要求应符合表 7 的规定。

表 7　平时功能为游泳馆的人防工程空气卫生要求

项　目		标准限值
冬季室温/℃		高于游泳池水温 1 ℃～2 ℃
相对湿度/%		≤80
风速/(m/s)		≤0.50
新风量(空调通风)/[m^3/(h·人)]		≥20
二氧化碳/%		≤0.15
细菌总数	撞击法/(CFU/m^3)	≤4 000
	沉降法/(个/平皿)	≤75

4.8　地下游泳馆水质卫生要求参照 GB 9667 执行。

5　其他

5.1　各类人防工程中除本标准规定限值以外的其他卫生要求应符合 GB 9663、GB 9664、GB 9667、GB 9670、GB 9671 及 GB 16153 中的有关规定。

5.2　人防工程内的环境卫生应建立和健全必要的保障制度，做到定职定岗专人负责。

5.3　地下医院内不应设传染病诊室和传染病病房，各类人防工程的从业人员，其健康和卫生条件应符合国务院现行的有关规定。

5.4　人防工程内严禁使用煤、火、汽油、煤气、石油液化气等明火及其他产生有害气体的燃烧器，且不应设置厨房。若必须设置厨房时，应与上述 6 类人防工程的功能房间隔断，并单设独立的进风、排风系统。

5.5　人防工程内应禁止吸烟，或专设有独立排风系统的吸烟室。

5.6　厕所等产生臭气、潮气或其他有害气体的房间应设独立的机械排风系统进行局部排风。

5.7　人防工程应设机械通风系统或空气调节装置，并使之保持良好状态。空调除湿系统中各类换热器、加湿器、淋水室内壁不准积尘、积垢和有霉变物。

5.8 人防工程平时使用必需的新风量，其相应的新风系统、回风系统等设置要求应符合 GB 50225 和 GB 50038 的有关规定。

6 监测检验方法

6.1 氡的监测检验方法参照 GB/T 14582 和 GB/T 16147。

6.2 细菌总数监测检验方法参照 GB/T 18204.1。

6.3 空气温度、湿度及风速的监测检验方法参照 GB/T 18204.13、GB/T 18204.14 和 GB/T 18204.15。

6.4 新风量的监测检验方法参照 GB/T 18204.18。

6.5 照度及噪声的监测检验方法参照 GB/T 18204.21 和 GB/T 18204.22。

6.6 一氧化碳、二氧化碳和甲醛的监测检验方法参照 GB/T 18204.23、GB/T 18204.24 和 GB/T 18204.26。

ICS 13.020
C 51

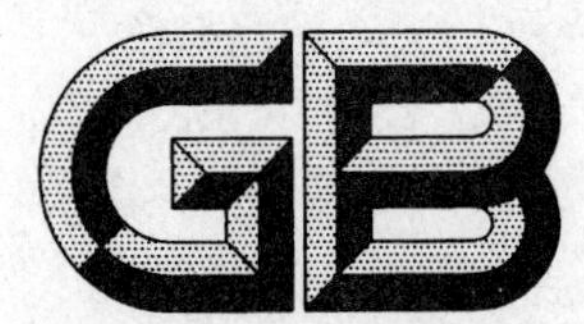

中华人民共和国国家标准

GB/T 17217—1998

城市公共厕所卫生标准

Hygienic standard for communal toilet in city

1998-01-21发布　　　　1998-10-01实施

国家技术监督局
中华人民共和国卫生部　发布

前　言

公共厕所是城市的一项基础卫生设施。为改善城市环境卫生，创建卫生城市，保障人民身体健康，促进经济和旅游事业的发展，特制定本标准。

本标准由全国爱国卫生运动委员会提出。

本标准由陕西省卫生防疫站、中国预防医学科学院环境卫生与卫生工程研究所、锦州市卫生防疫站和青岛市环境卫生科学研究所负责起草。

本标准主要起草人：菅镇奎、潘顺昌、张建东、耿纪安、林泉、孙香国。

本标准由卫生部委托中国预防医学科学院环境卫生监测所负责解释。

中华人民共和国国家标准

GB/T 17217—1998

城市公共厕所卫生标准

Hygienic standard for communal toilet in city

1 范围

本标准规定了城市公共厕所卫生标准值及其卫生要求。

本标准适用于城市及远离城市旅游区公共厕所的规划设计、管理和卫生监测评价。集镇公共厕所可参照本标准执行。

2 引用标准

下列标准所包含的条文，通过在本标准中引用而构成为本标准的条文。本标准出版时，所示版本均为有效。所有标准都会被修订，使用本标准的各方应探讨使用下列标准最新版本的可能性。

GB 7959—87 粪便无害化卫生标准

GB 11742—89 居住区大气中硫化氢卫生检验标准方法 亚甲蓝分光光度法

CJJ14—87 城市公共厕所规划和设计标准

3 卫生标准值

城市公共厕所的分类按 CJJ 14 执行。在短期内没有条件建设水冲式公共厕所的地段，可建设非水冲式公共厕所。

城市公共厕所应符合下列卫生标准值，见表 1。

表 1 城市公共厕所卫生标准值

编号	卫生指标	水冲式公共厕所类型		
		一类	二类	三类
1	成蝇，只	0	3 以下	5 以下
2	蝇蛆[1)]，尾	0	0	0
3	臭味强度，级	＜1	≤2	≤3
4	氨，mg/m^3	0.3	1.0	3.0
5	硫化氢，mg/m^3	0.01	0.01	0.01
6	厕室温度[2)]，℃	不低于 14	不低于 10	—
7	厕室相对湿度，%	不高于 80	不高于 80	—
8	换气次数，次/h	不少于 5	不少于 5	—
9	采光系数	1/6～1/8	1/6～1/8	1/6～1/8
10	照度，lx	＞40	30～40	20～30

注

1 是指在厕室的大小便器内外、地面和贮粪池周围 30～50cm 以内眼睛观察不到蝇蛆。

2 系指有采暖地区。

国家技术监督局 1998-01-21 批准 1998-10-01 实施

3.1 非水冲式厕所也应符合三类水冲式公共厕所的卫生标准值。

3.2 氨、硫化氢测定分别按《公共场所空气中氨卫生检验标准方法》和 GB 11742 执行。

4 规划设计的卫生要求

4.1 在城市以建水冲式公共厕所为主要发展方向。公共厕所的建筑面积和卫生器具数量必须满足服务范围内人群的需要。地面、墙裙、蹲台面、小便池等应采用光滑、便于冲洗、耐腐蚀、不易附着粪、尿垢的材料建筑。

4.2 公共厕所的地址应选择在使用方便、地点适宜的地段，与饮食食品行业、托幼儿机构和城市集中式给水点的距离应在 30m 以上。

4.3 一类公共厕所应设管理室。

4.4 公共厕所的大便器之间必须设置隔断和门。一类厕所的隔断不得低于 1.8m。

4.5 公共厕所必须安装防蝇、防鼠设施。

4.6 公共厕所的化粪池或贮粪池，在建筑上应做到密闭、有盖、不渗漏，防止污染地下水。

4.7 在重点旅游区设置公共厕所，应符合一类水冲式厕所卫生标准，必要时还可增加自动(或脚踏)洗手设备、烘手器、梳妆室、机械通风装置以及必要的室内美化、香化。

4.8 对不符合卫生标准的城市公共厕所，主管部门应制定规划，分期分批进行改建。

5 管理的卫生要求

5.1 公共厕所必须有专人管理，保持清洁卫生，即地面无积水，无纸屑、烟头、痰迹和杂物，大便器内无积粪，小便器(槽)内不积存尿液，无尿垢、杂物、墙壁、顶棚整洁。

5.2 非水冲式公共厕所贮粪池的粪便应及时掏取。粪池内的粪便不得超过粪池容积的四分之三。

5.3 对公共厕所的粪便(含化粪池的粪便污泥)应按 GB 7959 的要求进行无害化处理。

5.4 对公共厕所应经常进行卫生消毒。在有肠道传染病流行时，应按传染病防治法实施办法的规定，对公共厕所的粪便进行消毒处理。

5.5 公共厕所的周围应适当地绿化、美化。

ICS 13.060.20
C 51

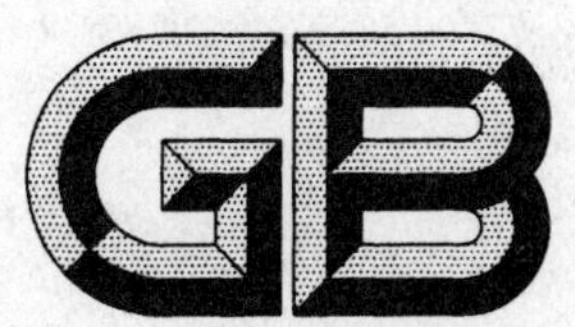

中华人民共和国国家标准

GB/T 17218—1998

饮用水化学处理剂卫生安全性评价

Hygienic safety evaluation for chemicals used in drinking water treatment

1998-01-21 发布　　1998-10-01 实施

国家技术监督局
中华人民共和国卫生部　发布

前　言

本标准是在参考了由美国全国卫生基金会负责，美国自来水协会研究基金会、美国州立的饮水管理人员协会和美国自来水厂协会协助制定的美国全国卫生基金会标准《饮水处理用化学品　健康效应》(ANSI/NSF 60—1996)的基础上，结合我国饮用水化学处理剂实际使用情况后提出并制定的。本标准为贯彻执行建设部和卫生部联合发布的《生活饮用水卫生监督管理办法》，同时也为卫生部实施涉及饮用水卫生安全产品卫生许可证制度提供科学依据。

本标准从1998年10月1日起实施。

本标准的附录A、附录B都是标准的附录。

本标准由中华人民共和国卫生部提出。

本标准起草单位：中国预防医学科学院环境卫生监测所、辽宁省卫生防疫站。

本标准主要起草人：徐凤丹、李长善、陶毅、刘桂兰、冯朝华。

本标准由卫生部委托中国预防医学科学院环境卫生监测所负责解释。

中华人民共和国国家标准

饮用水化学处理剂卫生安全性评价

GB/T 17218—1998

Hygienic safety evaluation for chemicals used in drinking water treatment

1 范围

本标准规定了饮用水化学处理剂的卫生安全性要求和监测检验方法。

本标准适用于混凝、絮凝、消毒、氧化、pH 调节、软化、灭藻、除氟、氟化等用途的饮用水化学处理剂。

2 引用标准

下列标准所包含的条文，通过在本标准中引用而构成为本标准的条文。本标准出版时，所示版本均为有效。所有标准都会被修订，使用本标准各方应探讨使用下列标准最新版本的可能性。

GB 5749—1985 生活饮用水卫生标准

GB/T 5750—1985 生活饮用水标准检验法

GB 7919—1987 化妆品安全性评价程序和方法

GB/T 9857—1988 化学试剂 氧化镁

3 卫生要求

3.1 饮用水化学处理剂在规定的投加量使用时，处理后水的一般感官指标应符合 GB 5749 的要求。

3.2 有毒物质指标的要求

3.2.1 饮用水化学处理剂带入饮用水中的有毒物质是 GB 5749 中规定的物质时，该物质的容许限值不得大于相应规定限值的 10%。本标准规定的有毒物质分为四类。

3.2.1.1 金属：砷、硒、汞、镉、铬、铅、银。

3.2.1.2 无机物：取决于产品的原料、配方和生产工艺。

3.2.1.3 有机物：取决于产品的原料、配方和生产工艺。

3.2.1.4 放射性物质：直接采用矿物为原料的产品应测定总 α 放射性和总 β 放射性。

3.2.2 饮用水化学处理剂带入饮用水中的有毒物质在 GB 5749 中未做规定时，可参考国内外相关标准判定，其容许限值不得大于相应限值的 10%。

3.2.3 如果饮用水化学处理剂带入饮用水中的有毒物质无依据可确定容许限值时，必须按附录 B 确定该物质在饮用水中最高容许浓度，其容许限值不得大于该容许浓度的 10%。

4 监测检验方法

4.1 饮用水化学处理剂的样品采集和配制：见附录 A。

4.2 本标准规定的监测检验方法：见 GB/T 5750。

国家技术监督局 1998-01-21 批准　　1998-10-01 实施

附 录 A

（标准的附录）

饮用水化学处理剂的样品采集和配制

A1 样品的采集和保存

正确的采集方法、合理的保存和及时送检是保证饮用水化学处理剂的分析质量的必要前提。根据饮用水化学处理剂的物理形态不同，特制定本方法。

A1.1 样品采集

根据下述要求，在生产部门、销售部门或使用单位采得具有代表性的产品样品。样品不得从破损或泄漏的包装中采集。

A1.1.1 液体样品的采集

A1.1.1.1 批量样品的采集：在批量产品的储存容器中，于不同深度、不同部分，分别采集每份约100 mL的五份独立样品，将五份样品充分混合成约500 mL的混合样品。

A1.1.1.2 包装样品的采集：在没有批量贮存的情况下，可从一批包装中采集一个混合样品，采集数量约为该包装的5%，最少为5个，最多为15个。如果包装少于5个，则采样方法与批量产品的储存器中的采集方法相同（见A1.1.1.1）。

A1.1.1.3 分析和保存用样品的储存：将A1.1.1.1和A1.1.1.2所述方法采集的混合样品，分别分装在3个约160 mL隔绝空气、防潮的玻璃容器或适宜的容器中。每个样品的容器上应标明产品名称、生产厂家、产地、批号、样品包装类型、采集日期以及采集负责人。

其中一份样品用于分析，另二份样品以备重新评价（如果需要）。保存期为一年。

A1.1.2 固体样品的采集

A1.1.2.1 批量样品的采集：在批量产品的储存器中，于不同深度、不同部分，分别采取每份约100 g的五份样品，将这五份样品充分混合成约500 g的混合样品。

A1.1.2.2 包装样品的采集：可从一批包装中采得一个混合样品，采集的数量为该包装中的5%，最少为5个，最多为15个。如果包装少于5个，则采集方法与批量储存器中的采集方法相同（见A1.1.2.1）。

A1.1.2.3 分析和保存用样品的储存：将A1.1.2.1和A1.1.2.2所述方法采集的混合样品，分别分装在3个隔绝空气、防潮的玻璃容器或适宜的容器中，每份约160 g左右。每个样品的容器上应标明产品名称、生产厂家、产地、批号、样品包装类型、采集日期以及采集负责人。

其中一份样品用于分析，另二份样品以备重新评价（如果需要），保存期为一年。

A1.1.3 气体样品的采集和储存

用适当的气体采样管采得一个有代表性的样品。样品的采集应遵照生产厂家的详细说明和安全措施。

每个样品容器上应标明产品名称、生产厂家、产地、批号、采集日期以及采集负责人。

A2 供有毒物质指标测定样品的配制

样品的配制根据其理化性质和测定项目而异，但必须采取相应的质量保证程序和安全防护措施。

A2.1 试剂空白和实验用水

按照测定样品同样方法测得试剂空白。所有实验用水均为纯水。

A2.2 样品的配制方法

A2.2.1 本法适用于以下产品：硫酸铜、次氯酸钙等。

按10倍于评价剂量称取样品（参照表A1）于250 mL烧杯中，以100 mL纯水溶解，在通风橱中以硝酸[$\rho_{20}=1.42$ g/mL]酸化至 pH<2,将溶液移至 1 000 mL 的容量瓶中,用纯水定容。按式(A1)计算称样量。按 GB/T 5750 取样和保存。

$$m = 10 \times \rho \times 1.000 \qquad \cdots\cdots(A1)$$

式中:m——称样量,mg;

ρ——产品建议的评价剂量,mg/L;

10——倍数因子;

1.000——样品定容的体积,L。

A2.2.2　本法适用于以下产品:氟化钠、高锰酸钾、次氯酸钠、碳酸钠、氟硅酸钠、氢氧化钠等。

参考 A2.2.1,用盐酸[$\rho_{20}=1.18$ g/mL]代替硝酸酸化至 pH<2。加盐酸羟胺至溶液清澈。配制次氯酸钠溶液时,不加盐酸羟胺,但加碘化钾作稳定剂,加到显深稻草色为止。

A2.2.3　本法适用于以下产品:氧化钙、氢氧化钙、氧化镁等。

首先将样品粉碎并通过 100 目筛,然后按 2 倍于评价剂量称取样品(参照表 A1)于 250 mL 烧杯中,用少量纯水润湿,在搅拌下,缓慢滴加硝酸溶液(1+4),至样品完全溶解,再加硝酸溶液(1+4)5 mL。将溶液全部转移至 1 000 mL 容量瓶中,用纯水定容。按式(A2)计算称样量。按 GB/T 5750 取样和保存。

$$m = 2 \times \rho \times 1.000 \qquad \cdots\cdots(A2)$$

式中:m——称样量,mg;

ρ——产品建议的评价剂量,mg/L;

2——倍数因子;

1.000——样品定容的体积,L。

A2.2.4　本法适用于以下产品:硫酸、盐酸等。

于 1 000 mL 容量瓶中加入 400 mL 纯水,缓慢加入 10 mL 样品,并不断振荡,用纯水定容。按 GB/T 5750 取样和保存。

A2.2.5　本法适用于碳酸钙。

称取碳酸钙($CaCO_3$)624 g 于 2 000 mL 锥形瓶中,加入 1 000 mL 纯水,用塑料膜捆严瓶口。充分摇动后,置于 23℃±5℃恒温箱中 24 h。然后,倒掉水液。另加 1 000 mL 纯水,摇动,再放入恒温箱 24 h。重复以上步骤。直到第三次 24 h 放置时间后,用定量快速滤纸过滤,收集滤液。按 GB/T 5750 取样和保存。

A2.2.6　本法适用于以下产品:硫酸铁、聚合氯化铝等。

称取 1.5 g 固体样品(或 3.0 g 液体样品)于 250 mL 烧杯中,加纯水至 100 mL。小心加入 2 mL 过氧化氢[$\omega(H_2O_2)=30\%$]和 2 mL 硝酸[$\rho_{20}=1.42$ g/mL],放在 95℃水浴上加热 1 h,使体积降到 50 mL 以下。冷至室温,移入 1 000 mL 容量瓶中,用纯水定容。按 GB/T 5750 取样和保存。

A2.2.7　本法适用于氯气等。

于 1 000 mL 容量瓶中加入 960 mL 纯水后,将容量瓶、塞子和所装的水一起称量。在通风良好的通风橱中,向容量瓶水中通入气体后,称量到所需量。其所需重量按(A3)计算。

然后用纯水定容,盖好瓶塞,并缓慢地倒置容量瓶三次,立即进行测定。

$$m = 100 \times \rho \times 1.000 \qquad \cdots\cdots(A3)$$

式中:m——通入气体重量,mg;

ρ——产品建议的评价剂量,mg/L;

100——倍数因子;

1.000——样品定容的体积,L。

A2.2.8　本法适用于聚丙烯酰胺类。

称取 5.0 g 样品于 125 mL 棕色玻璃瓶中,加 50 mL 甲醇水溶液[$\varphi(CH_3OH)=80\%$]稀释,于振动

器上振动 3 h。静置，吸取上清液，用气相色谱法测定丙烯酰胺。

A2.3 计算

A2.3.1 饮用水化学处理剂中有毒物质的含量：按式(A4)计算样品中有毒物质的含量。

$$\rho_1 = \frac{m_1 \times V_2}{m \times V_1} \quad \cdots\cdots\cdots\cdots(A4)$$

式中：ρ_1——样品中有毒物质的含量，μg/g；

m_1——从标准曲线上查得样品溶液中的含量，μg；

V_1——测定用样品溶液的体积，mL；

V_2——样品配制溶液的体积，mL；

m——称取样品量，g。

A2.3.2 饮用水化学处理剂中有毒物质被带入饮用水中的含量：按式(A5)将样品有毒物质含量换算为饮用水中的浓度。

$$\rho = \rho_1 \times \frac{1}{1\,000} \times \rho_2 \quad \cdots\cdots\cdots\cdots(A5)$$

式中：ρ——有毒物质被带入饮用水中的浓度，μg/L；

ρ_1——样品中有毒物质的含量，μg/g；

$\frac{1}{1\,000}$——$\frac{1\text{ g}}{1\,000\text{ mg}}$；

ρ_2——饮用水化学处理剂建议的评价剂量，mg/L。

表 A1 饮用水化学处理剂建议的评价剂量

编号	化学名称	别名	用途	近似分子量	评价剂量，mg/L	可能含有的杂质
1	聚合氯化铝 $[Al_2(OH)_xCl_y \cdot nH_2O]$	碱式氯化铝、羟基氯化铝	混凝	240.2(n=0)	25.0(以 Al 表示)	标准中规定的金属1)
2	硫酸铁		混凝	399.88(n=0)	28.0(以 Fe 表示)	标准中规定的金属1)
3	氟化钠		氟化	42.0	1.0(以 F^- 表示)	标准中规定的金属1)
4	氟硅酸钠		氟化	132.0	1.0(以 F^- 表示)	标准中规定的金属1)
5	硫酸铜	五水硫酸铜、胆矾、蓝矾	灭藻	249.68(n=5)	1.0(以 Cu 表示)	标准中规定的金属1)
6	次氯酸钠		消毒、氧化	74.5	30(以 Cl_2 表示)	标准中规定的金属1)
7	次氯酸钙		消毒、氧化	143.1	30(以 Cl_2 表示)	标准中规定的金属1)
8	高锰酸钾	灰锰养	消毒、氧化	158.0	15	标准中规定的金属1)
9	氯	氯气	消毒、氧化	71.0	30	汞、可吹除的卤化碳
10	阳离子聚丙烯酰胺		(聚电解质)		1.0(以活性聚合物表示)	丙烯酰胺
11	氢氧化钠	苛性钠	pH 调节	40.1	100	汞
12	碳酸钠	碱面	pH 调节	105.0	100	铬、铅
13	氧化钙	石灰、生石灰	pH 调节	56.0	500	标准中规定的金属1)、氟化物、放射性核素2)

表 A1(完)

编号	化学名称	别名	用途	近似分子量	评价剂量,mg/L	可能含有的杂质
14	氢氧化钙	熟石灰、消石灰	pH 调节	74.10	650	标准中规定的金属[1)]、氟化物、放射性核素[2)]
15	碳酸钙	石灰石	pH 调节	100.09		标准中规定的金属[1)]、放射性核素[2)]
16	氧化镁		pH 调节	40.32	500	砷、铅、放射性核素[2)]
17	硫酸	浓硫酸	pH 调节	98.0	50	砷、铅、硒
18	盐酸	氢氯酸	pH 调节	36.5	40	砷(其他杂质随来源变化)
19	水解聚丙烯酰胺		(聚电解质)混凝	4百万～2千万	1.0(以活性聚合物表示)	丙烯酰胺

1) 本标准中规定的金属:砷、镉、铬、铅、汞、银和硒。

2) 直接使用矿物原料的产品应考虑可能的放射性核素污染。

附 录 B

(标准的附录)

饮用水化学处理剂毒理学安全性评价程序和方法

B1 范围

本标准适用于饮用水化学处理剂的毒理学安全性评价。饮用水化学处理剂带入饮用水中的有毒物质凡在 GB 5749 和有关卫生标准中未作规定,需通过本程序和方法确定该物质在饮用水中的最高容许浓度。

B2 总要求

B2.1 申请者应提供有关产品的下述资料:

B2.1.1 产品的用途、应用条件、实际使用的剂量范围;

B2.1.2 产品的原料配方、生产工艺;

B2.1.3 产品及其组分的化学结构式和理化特性;

B2.1.4 产品可能带入饮水中的物质及估计浓度。

B2.2 用于毒理学评价的物质可包括最终产品、产品成分、杂质或其他的衍生物。

B3 毒理学评价程序

根据附录 A 中计算出的有毒物质在饮用水中浓度确定毒理学评价的水平。毒理学评价共分四级水平,各级程序如下:

B3.1 水平 I

有毒物质在饮用水中的浓度小于 10 μg/L。

B3.1.1 毒理学试验:包括以下遗传毒性试验各一项:基因突变试验(Ames 试验)和哺乳动物细胞染色体畸变试验(体外哺乳动物细胞染色体畸变试验,小鼠骨髓细胞染色体畸变试验和小鼠骨髓细胞微核试验)。

B3.1.2 结果评定

B3.1.2.1 如果上述两项试验均为阴性,则该产品可投入使用。

B3.1.2.2 如果上述两项试验均为阳性,则该产品不能投入使用,或者进行慢性(致癌)试验,以便进一步评价。

B3.1.2.3 如果上述两项试验中有一项为阳性,则需选用另外两项遗传毒理学试验作为补充研究。如果两项均为阴性,则该产品可投入使用,如有一项为阳性,则不能投入使用,或者进行致癌试验,以便进一步评价。

B3.2 水平Ⅱ

有毒物质在饮用水中的浓度等于或大于10 μg/L~50 μg/L之间。

B3.2.1 毒理学试验包括水平Ⅰ全部试验和大鼠90天经口毒性试验。

B3.2.2 结果评定

B3.2.2.1 对水平Ⅱ中遗传毒理学试验的评价同水平Ⅰ。

B3.2.2.2 通过大鼠90天经口毒性试验,确定有毒物质在饮用水中的最高容许浓度(根据阈下剂量,安全系数可选用1000)。

B3.3 水平Ⅲ

有毒物质在饮用水中的浓度等于或大于50 μg/L~1 000 μg/L。

B3.3.1 毒理学试验:包括水平Ⅱ全部试验和大鼠致畸试验。

B3.3.2 结果评定

B3.3.2.1 对水平Ⅲ中遗传毒理学试验的评价同水平Ⅰ。

B3.3.2.2 通过大鼠90天经口毒性试验和大鼠致畸试验,确定有毒物质在饮用水中的最高容许浓度(大鼠90天经口毒性试验:根据阈下剂量,安全系数可选用1 000;致畸试验:根据阈下剂量,安全系数可选用范围100~1 000)。

B3.4 水平Ⅳ

有毒物质在饮用水中的浓度等于或大于1 000 μg/L。

B3.4.1 毒理学试验:包括水平Ⅲ全部试验和慢性毒性试验。

B3.4.2 结果评定

B3.4.2.1 对水平Ⅳ中遗传毒理学试验的评价同水平Ⅰ。

B3.4.2.2 通过大鼠90天经口毒性试验、大鼠致畸试验和慢性毒性试验,确定有毒物质在饮用水中的最高容许浓度(慢性毒性试验:根据阈下剂量,安全系数可选用100)。

B4 毒理学试验方法:按照GB 7919进行。

ICS 13.060.20
C 51

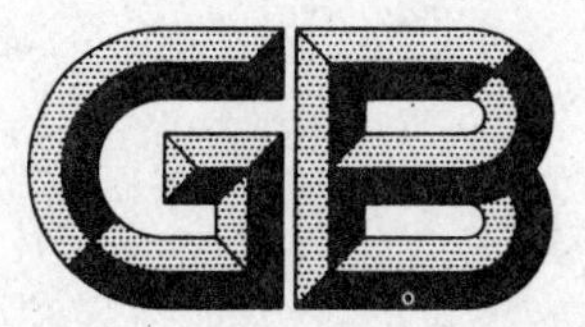

中华人民共和国国家标准

GB/T 17219—1998

生活饮用水输配水设备及防护材料的安全性评价标准

Standard for safety evaluation of equipment and protective materials in drinking water system

1998-01-21发布　　　　1998-10-01实施

国家技术监督局
中华人民共和国卫生部　发布

前　言

为贯彻执行《生活饮用水监督管理办法》,保障人群身体健康,特制定本标准。

本标准从1998年10月1日起实施。

本标准的附录A、附录B、附录C是标准的附录。

本标准由中华人民共和国卫生部提出。

本标准由中国预防医学科学院环境卫生监测所起草。

本标准主要起草人:秦钰慧、陈亚妍、李双黎、宋向东、陶毅。

本标准由卫生部委托中国预防医学科学院环境卫生监测所负责解释。

中华人民共和国国家标准

生活饮用水输配水设备及防护材料的安全性评价标准

GB/T 17219—1998

Standard for safety evaluation of equipment and protective materials in drinking water system

1 范围

本标准规定了饮用水输配水设备(供水系统的输配水管、设备、机械部件)和防护材料的卫生安全性评价标准。

本标准适用于与饮用水以及饮用水处理剂直接接触的物质和产品,这些物质和产品系指用于饮用水供水系统的输配水管、设备和机械部件(如阀门、加氯设备、水处理剂加入器等)以及防护材料(如涂料、内衬等)。

2 引用标准

下列标准所包含的条文,通过在本标准中引用而构成为本标准的条文。本标准出版时,所示版本均为有效。所有标准都会被修订,使用本标准的各方应探讨使用下列标准最新版本的可能性。

GB 5749—85 生活饮用水卫生标准

GB/T 5750—85 生活饮用水标准检验法

GB 7919—87 化妆品安全性评价程序和方法

GB/T 5009.69—1996 食品罐头内壁环氧酚醛涂料卫生标准的分析方法

GB 11934—89 水源水中乙醛、丙烯醛卫生检验标准方法 气相色谱法

3 卫生要求

3.1 凡与饮用水接触的输配水设备和防护材料不得污染水质,管网末梢水水质必须符合 GB 5749 的要求。

3.2 饮用水输配水设备和防护材料必须按附录 A 和附录 B 的规定分别进行浸泡试验。

3.3 浸泡水需按附录 A 和附录 B 的方法进行检测。检测结果必须分别符合表 1 和表 2 的规定。

表 1 饮用水输配水设备浸泡水的卫生要求

项目	卫生要求
生活饮用水卫生标准中规定的项目	
色	不增加色度
浑浊度	增加量≤0.5 度
臭和味	无异臭、异味
肉眼可见物	不产生任何肉眼可见的碎片杂物等
pH	不改变 pH
铁	≤0.03mg/L

国家技术监督局 1998-01-21 批准　　1998-10-01 实施

表 1(完)

项　　　目	卫　生　要　求
锰	≤0.01mg/L
铜	≤0.1mg/L
锌	≤0.1mg/L
挥发酚类(以苯酚计)	≤0.002mg/L
砷	≤0.005mg/L
汞	≤0.001mg/L
铬(六价)	≤0.005mg/L
镉	≤0.001mg/L
铅	≤0.005mg/L
银	≤0.005mg/L
氟化物	≤0.1mg/L
硝酸盐(以氮计)	≤2mg/L
氯仿	≤6μg/L
四氯化碳	≤0.3μg/L
苯并(a)芘	≤0.001μg/L
其他项目	
蒸发残渣	增加量≤10mg/L
高锰酸钾消耗量〔以氧气(O_2)计〕	增加量≤2mg/L
与受试产品配方有关成分	(1)根据地面水卫生标准及国内外相关标准判定(不大于限值的十分之一)。 (2)无标准可依的,需按附录C进行毒理学试验确定限值。

表 2　与饮用水接触的防护材料浸泡水的卫生要求

项　　　目	卫　生　要　求
生活饮用水卫生标准中规定的项目	
色	不增加色度
浑浊度	增加量≤0.5度
臭和味	无异臭、异味
肉眼可见物	不产生任何肉眼可见的碎片杂物等
pH	不改变pH
铁	≤0.03mg/L
锰	≤0.01mg/L
铜	≤0.1mg/L
锌	≤0.1mg/L
挥发酚类(以苯酚计)	≤0.002mg/L
砷	≤0.005mg/L
汞	≤0.001mg/L
铬(六价)	≤0.005mg/L
镉	≤0.001mg/L
铅	≤0.005mg/L
银	≤0.005mg/L
氟化物	≤0.1mg/L
硝酸盐(以氮计)	≤2mg/L
氯仿	≤6μg/L

表 2(完)

项　　目	卫　生　要　求
四氯化碳	≤0.3μg/L
苯并(a)芘	≤0.001μg/L
其他项目	
醛类	不得检出
蒸发残渣	增加量≤10mg/L
高锰酸钾消耗量〔以氧气(O_2)计〕	增加量≤2mg/L
与受试产品配方有关成分	(1)根据地面水卫生标准及国内外相关标准判定(不大于限值的十分之一)。 (2)无标准可依的,需按附录C进行毒理学试验确定限值。
放射性物质	不增加放射性

3.4　浸泡水尚需按附录C的方法进行下列毒理学试验:

3.4.1　急性经口毒性试验:LD_{50}不得小于10g/kg体重。

3.4.2　两项致突变试验:基因突变试验和哺乳动物细胞染色体畸变试验,两项试验均需为阴性。

3.5　生产与饮用水输配水设备和防护材料所用原料应使用食品级。

4　监测检验方法

见附录A和附录B。

附 录 A
(标准的附录)
饮用水输配水设备卫生标准检验方法

A1 样品预处理

A1.1 采样

为尽可能符合应用条件,在浸泡试验中应使用输配水管或有关产品的最终产品。当最终产品容积过大时,可根据具体情况,按比例适当缩小。

A1.2 预处理

用自来水将试样清洗干净,并连续冲洗30min,然后用浸泡水立即进行浸泡。

A1.3 浸泡试验

A1.3.1 浸泡水制备

A1.3.1.1 试剂

A1.3.1.1.1 纯水:用蒸馏水或去离子水,其电导率为小于2μS/cm。

A1.3.1.1.2 0.025mol/L 氯贮备液:取7.3mL 试剂级次氯酸钠(5%NaOCl),用纯水稀释至200mL,贮于密闭具塞的棕色瓶中,于20℃避光保存,每周新鲜配制。

测定氯含量:取1.0mL 氯贮备液,用水稀释至1.0L,立即分析总余氯,将此值定为"A"。

测定所需的余氯:为了获得2.0mg/L 余氯,需要向浸泡水中加入氯贮备液的量,按式(A1)计算:

$$V=\frac{2.0\times B}{A} \qquad \text{(A1)}$$

式中:V——需加入氯贮备液的体积,mL;

B——标准浸泡水的体积,L;

A——氯贮备液的浓度,mg/mL。

A1.3.1.1.3 0.04mol/L 钙硬度贮备液:称取4.44g 无水氯化钙($CaCl_2$),溶于纯水中,稀释至1.0L,充分混匀,每周新鲜配制。

A1.3.1.1.4 0.04mol/L 碳酸氢钠缓冲液:将3.36g 无水碳酸氢钠($NaHCO_3$)溶于纯水中,并用纯水稀释至1L,充分混匀。每周新鲜配制。

A1.3.1.2 浸泡水的配制:配制pH为8、硬度为100mg/L、有效氯为2mg/L的浸泡水方法如下:取25mL 碳酸氢钠的缓冲液(A1.3.1.1.4)、25mL 钙硬度贮备液(A1.3.1.1.3)以及所需的氯贮备液(见A1.3.1.1.2),用纯水稀释至1L。按此比例配制实际所需要的浸泡水。

A1.3.2 浸泡

A1.3.2.1 浸泡条件:受试产品接触浸泡水的表面积与浸泡水的容积之比应不小于在实际使用条件下最大的比例。对于输配水管应使用该类产品中直径最小的。

A1.3.2.2 浸泡试验

A1.3.2.2.1 用试验用浸泡水充满受试水管或水箱,不留空隙,两端用包有聚四氟乙烯薄膜的干净软木塞或橡皮塞塞紧,在25℃±5℃避光的条件下浸泡24h±1h。

A1.3.2.2.2 对于机械部件,如不能在部件内进行浸泡试验时,可将部件放在玻璃容器中浸泡,条件同上。

表 A1 浸泡水的收集和保存

项 目	保 存 剂	容 器	贮 藏
色、臭、味	无	玻璃瓶	4℃,24h 内测定
浑浊度	无	玻璃瓶	4℃
金属(汞除外)	加浓硝酸至 pH＜2	聚乙烯瓶	室温
汞	加浓硝酸至 pH＜2,每 100mL 水样加 1mL5%重铬酸钾溶液	聚乙烯瓶	室温
砷	无	玻璃瓶	室温
苯酚、氰化物	加氢氧化钠至 pH＞12	棕色玻璃瓶	4℃,24h 内测定
多环芳烃	无	棕色玻璃瓶	4℃
混合有机物	无	棕色玻璃瓶	4℃
溶剂	无	玻璃瓶	4℃
挥发性有机物	少量硫代硫酸钠	玻璃瓶	4℃

A1.3.2.2.3 另取相同容积玻璃容器,加满试验用浸泡水,在相同条件下放置 24h±1h,作空白对照。

A1.3.3 浸泡水的收集和保存

浸泡一段时间后,立即将浸泡水放入预先洗净的样品瓶内。一般收集和分析间隔的时间尽可能缩短。某些项目需尽快的测定。有些项目则需加入适当的保存剂。需加入保存剂的水样,一般应先把保存剂加入瓶中,或直接低温保存。详细的方法见表 A1。

A2 检验方法

A2.1 色:按 GB/T 5750—85 中第 5 章执行。

A2.2 浑浊度:按 GB/T 5750—85 中第 6 章执行。

A2.3 臭和味:按 GB/T 5750—85 中第 7 章执行。

A2.4 肉眼可见物:按 GB/T 5750—85 中第 8 章执行。

A2.5 铁:按 GB/T 5750—85 中第 11 章执行。

A2.6 锰:按 GB/T 5750—85 中第 12 章执行。

A2.7 铜:按 GB/T 5750—85 中第 13 章执行。

A2.8 锌:按 GB/T 5750—85 中第 14 章执行。

A2.9 挥发酚类:按 GB/T 5750—85 中第 15 章执行。

A2.10 砷:按 GB/T 5750—85 中第 22 章执行。

A2.11 汞:按 GB/T 5750—85 中第 24 章执行。

A2.12 镉:按 GB/T 5750—85 中第 25 章执行。

A2.13 铬(六价):按 GB/T 5750—85 中第 26 章执行。

A2.14 铅:按 GB/T 5750—85 中第 27 章执行。

A2.15 蒸发残渣:

A2.15.1 用重量法测定输水管及有关产品浸泡水中蒸发残渣。

A2.15.2 方法原理

样品经浸泡水浸泡后,在一定温度下烘干,所得的固体残渣为蒸发残渣,蒸发残渣表示在浸泡水中的溶出量。

A2.15.3 仪器

A2.15.3.1　分析天平，感量万分之一克。

A2.15.3.2　水浴锅。

A2.15.3.3　蒸发皿。

A2.15.3.4　电热恒温干燥箱。

A2.15.3.5　干燥器：用硅胶作干燥剂。

A2.15.4　测定步骤

A2.15.4.1　将蒸发皿洗净，放在105℃±3℃烘箱内烘干30min，取出放在干燥器中冷却30min。称量，再次烘烤，称量直至恒重。

A2.15.4.2　取200mL浸泡液置于预先恒重的蒸发皿中，在水浴上蒸干，于105℃烘箱中干燥2h，取出于干燥器中冷却30min后称重，再于105℃干燥1h，称至恒重。

A2.15.5　计算，见式(A2)

$$c=\frac{(W_2-W_1)\times 1\,000\times 1\,000}{V} \quad\cdots\cdots\cdots\cdots (A2)$$

式中：c——浸泡水中蒸发残渣的浓度，mg/L；

W_1——蒸发皿重量，g；

W_2——蒸发皿和蒸发残渣重量，g；

V——水样体积，mL。

A2.16　高锰酸钾耗氧量

A2.16.1　本法最低检测浓度为0.05mg/L，测定范围为0.05～5.0mg/L。

A2.16.2　在酸性溶液中，高锰酸钾将还原性物质氧化，过量的高锰酸钾用草酸还原，根据所消耗的高锰酸钾的量，表示可溶出物质的情况。

A2.16.3　试剂

A2.16.3.1　1+3硫酸溶液：将1份浓硫酸加入3份纯水，煮沸，滴加高锰酸钾溶液至溶液保持微红色。

A2.16.3.2　草酸钠溶液〔$c(\frac{1}{2}Na_2C_2O_4)=0.1000$mol/L〕：称取6.70g草酸钠($Na_2C_2O_4$)溶于少量纯水中，并定容至1 000mL，置暗处保存。

A2.16.3.3　草酸钠溶液〔$c(\frac{1}{2}Na_2C_2O_4)=0.0100$mol/L〕：将0.1000mol/L草酸钠溶液准确稀释10倍。

A2.16.3.4　高锰酸钾溶液〔$c(\frac{1}{5}KMnO_4)=0.1000$mol/L〕：称取3.3g高锰酸钾($KMnO_4$)，溶于少量纯水中，并稀释至1 000mL。煮沸15min，静置2日以上。然后用玻璃砂芯漏斗过滤，移入棕色瓶中，置暗处保存，使用前按下述方法标定：吸取25.00mL草酸溶液(2.19.3.2)与5 000mL三角瓶中，加入225mL新煮沸放冷的纯水及10mL浓硫酸，迅速自滴定管中加入约24mL高锰酸钾溶液，待褪色后加热至70℃～80℃，再继续滴定至溶液呈微红色，记录高锰酸钾用量。见式(A3)。

$$C(\frac{1}{5}KMnO_4)=\frac{0.1000\times 25.00}{V} \quad\cdots\cdots\cdots\cdots (A3)$$

式中：C——高锰酸钾溶液的浓度，mol/L；

V——高锰酸钾溶液的用量，mL。

A2.16.3.5　高锰酸钾溶液〔$c(\frac{1}{5}KMnO_4)=0.0100$mol/L〕：准确吸取标定后的高锰酸钾溶液，按所需要量稀释，使高锰酸钾溶液浓度为0.0100mol/L。

A2.16.4　仪器

A2.16.4.1　50mL滴定管。

A2.16.4.2　250mL三角瓶。

A2.16.5　测定步骤

A2.16.5.1 三角瓶预处理：取 50mL 纯水，放入 250mL 三角瓶，加入 1mL 硫酸溶液(2.19.3.1)及少量高锰酸钾溶液(2.19.3.5)，加热煮沸数分钟，取出三角瓶，用草酸溶液(2.19.3.3)滴定至微红色，将溶液倾出。

A2.16.5.2 取 100mL 浸泡水于处理过的三角瓶中，加入 5mL 硫酸溶液(2.19.3.1)，用滴定管加入 10mL 高锰酸钾溶液(2.19.3.5)，放入沸水浴中 30min。取下趁热加入 10mL 草酸溶液(2.19.3.3)，充分振摇，使红色褪尽，再以高锰酸钾溶液(2.19.3.5)滴定至微红色，记录高锰酸钾用量 V_1。

A2.16.5.3 另取 100mL 纯水，按上述同样步骤做试剂空白。

A2.16.6 计算，见式(A4)

$$c=\frac{(V_1-V_2)\times 0.316\times 1\,000}{100} \quad \cdots\cdots (A4)$$

式中：c——浸泡水中高锰酸钾消耗量，mg/L；

V_1——浸泡水滴定时高锰酸钾溶液的体积，mL；

V_2——试剂空白滴定时高锰酸钾溶液的体积，mL；

0.316——1mL 0.0100mol/L 高锰酸钾溶液相当的高锰酸钾量，mg；

100——浸泡水的体积，mL。

A2.17 银：按 GB/T 5750—85 中第 28 章执行。

A2.18 pH：按 GB/T 5750—85 中第 9 章执行。

A2.19 氟化物：按 GB/T 5750—85 中第 20 章执行。

A2.20 硝酸盐：按 GB/T 5750—85 中第 29 章执行。

A2.21 氯仿：按 GB/T 5750—85 中第 30 章执行。

A2.22 四氯化碳：按 GB/T 5750—85 中第 31 章执行。

A2.23 苯并(a)芘：按 GB/T 5750—85 中第 32 章执行。

附 录 B
(标准的附录)
与饮用水接触的防护材料卫生标准检验方法

B1 样品预处理

B1.1 试样的制备

B1.1.1 按生产厂提供的使用条件(如涂层厚度，涂后干燥时间等)制备试样，可将涂层涂在玻璃片上，如玻璃片不合适，可根据生产厂的建议选用。

B1.1.2 取 70mm×300mm 玻璃片，洗净烘干。在玻璃片两面 70mm×120mm 面积上，按实际使用厚度涂以涂料。在干燥处自然干燥，制成涂料片。

B1.1.3 预处理：用自来水将试样涂料片清洗干净，立即进行浸泡试验。

B1.2 浸泡试验

B1.2.1 浸泡水制备：同附录 A 中 A1.3.1 条。

B1.2.2 浸泡条件：试样的表面积与浸泡水容积比为 $50cm^2/L$。如为多层涂料，则将各层涂料分别涂在玻璃片(或根据生产厂的建议选用)上，同时固定在浸泡水中。每种涂料试样与浸泡水容积比均按 $50cm^2/L$ 计算。

B1.2.3 浸泡

B1.2.3.1 将试验片未涂防护材料的部分分别插入放于玻璃容器中的玻璃固定架上，使试样片保持垂直，互不接触，或者将试验片悬挂于玻璃容器中。在密闭、避光 25℃±5℃温度条件下进行浸泡。于浸泡后1,3,5,10,20和30天收集全部浸泡水,供检测分析用,以观察溶出污染物浓度的衰减情况,第30天的浸泡水中污染物浓度用于评价是否符合本卫生标准的规定。在收集浸泡水的同时,全部换入新的浸泡水。

B1.2.3.2 制备空白对照时,除玻璃片上不涂防护材料外,其他一切试验条件同1.2.3.1。

B1.2.4 浸泡水收集和保存

同附录A中A1.3.3条。

B2 检验方法

B2.1 色:按GB/T 5750—85中第5章执行。

B2.2 浑浊度:按GB/T 5750—85中第6章执行。

B2.3 臭和味:按GB/T 5750—85中第7章执行。

B2.4 肉眼可见物:按GB/T 5750—85中第8章执行。

B2.5 铁:按GB/T 5750—85中第11章执行。

B2.6 锰:按GB/T 5750—85中第12章执行。

B2.7 铜:按GB/T 5750—85中第13章执行。

B2.8 锌:按GB/T 5750—85中第14章执行。

B2.9 挥发酚类:按GB/T 5750—85中第15章执行。

B2.10 砷:按GB/T 5750—85中第22章执行。

B2.11 汞:按GB/T 5750—85中第24章执行。

B2.12 镉:按GB/T 5750—85中第25章执行。

B2.13 铬(六价):按GB/T 5750—85中第26章执行。

B2.14 铅:按GB/T 5750—85中第27章执行。

B2.15 氟化物:按GB/T 5750—85中第20章执行。

B2.16 蒸发残渣:同附录A中A2.15。

B2.17 高锰酸钾消耗量:同附录A中A2.16。

B2.18 醛类:

B2.18.1 甲醛按GB/T 5009.69—85中7.2测定。

B2.18.2 乙醛、丙烯醛按GB 11934—89中。

B2.19 银:按GB/T 5750—85中第28章执行。

B2.20 pH:按GB/T 5750—85中第9章执行。

B2.21 硝酸盐:按GB/T 5750—85中第29章执行。

B2.22 氯仿:按GB/T 5750—85中第30章执行。

B2.23 四氯化碳:按GB/T 5750—85中第31章执行。

B2.24 苯并(a)芘:按GB/T 5750—85中第32章执行。

附 录 C

(标准的附录)

饮用水输配水设备及防护材料的卫生毒理学评价程序和方法

C1 范围

本程序和方法适用于饮用水输配水设备(包括一切与饮用水接触的设备)和防护材料的卫生毒理学评价。当饮用水输配水设备和防护材料在水中的溶出物质未规定最大容许浓度时,需按本方法进行毒理学试验确定其在饮用水中的限值。

C2 总要求

C2.1 生产者必须提供下列资料：

C2.1.1 产品应用条件、应用范围、理化性质；

C2.1.2 配方、生产方法；

C2.1.3 配方各成分的化学结构式、杂质成分和含量；

C2.1.4 在饮用水浸泡过程中可能溶出的物质及估计浓度。

C2.2 生产者必须根据实际应用情况制备试样和提供试验样品。

C3 毒理学评价程序

根据饮用水输配水设备和防护材料在水中溶出物质的浓度，分四个水平进行毒理学试验，以确定其在水中的最大容许浓度。

C3.1 水平Ⅰ：当溶出物质在水中的浓度<10μg/L 时选用。

C3.1.1 试验项目：两项遗传毒理学试验。

C3.1.1.1 基因突变试验：Ames 试验。

C3.1.1.2 哺乳动物染色体畸变试验：体外哺乳动物细胞染色体畸变，或小鼠骨髓细胞染色体畸变试验，或小鼠骨髓细胞微核试验任选一项。

C3.1.2 结果评价

C3.1.2.1 如果上述两项试验均为阴性，则可以投入使用。

C3.1.2.2 如果上述两项试验均为阳性，则该产品不能投入使用，或进行慢性试验以便进一步评价。

C3.1.2.3 如果上述两项试验中有一项为阳性，则需选用另外两种遗传毒性试验做为补充，包括一种基因突变试验和一种哺乳动物细胞染色体畸变试验。如果均为阴性，则产品可投入使用，如有一项阳性，则不能投入使用，或进行慢性试验，以便进一步评价。

C3.2 水平Ⅱ：当溶出物质在水中浓度为≥10～<50μg/L 时选用。

C3.2.1 试验项目

C3.2.1.1 水平Ⅰ试验

C3.2.1.2 大鼠 90 天经口毒性试验

C3.2.2 结果评价

C3.2.2.1 对遗传毒理学试验结果的评价同水平Ⅰ。

C3.2.2.2 通过大鼠 90 天经口毒性试验，确定溶出物质在水中的最大容许浓度（安全系数一般选用 1 000）。

C3.2.2.3 当溶出物质在水中的实际浓度超过最大容许浓度时，不能投入使用。

C3.3 水平Ⅲ：当溶出物质在水中浓度为≥50～<1 000μg/L 时选用。

C3.3.1 试验项目

C3.3.1.1 水平Ⅱ试验

C3.3.1.2 大鼠致畸试验

C3.3.2 结果评价

C3.3.2.1 对遗传毒理学试验结果评价水平同水平Ⅰ。

C3.3.2.2 当致畸试验结果为阳性时该产品不能使用。

C3.3.2.3 综合全部试验结果，确定溶出物质在水中的最大容许浓度。

C3.3.2.4 当溶出物质在水中的实际浓度超过最大容许浓度时，不能投入使用。

C3.4 水平Ⅳ：当溶出物质在水中浓度大于 1 000μg/L 时选用。

C3.4.1 试验项目

C3.4.1.1 水平Ⅲ试验

C3.4.1.2 大鼠慢性毒性试验

C3.4.2 结果评价

C3.4.2.1 当致畸试验结果为阳性时，不能投入使用。

C3.4.2.2 当致癌试验和遗传毒理学试验结果综合评价，溶出物质有致癌性时，不能投入使用。

C3.4.2.3 根据慢性试验结果确定溶出物质在水中的最大容许浓度。

C3.4.2.4 当溶出物质在水中的实际浓度超过最大容许浓度时，不能投入使用。

C4 试验方法：见 GB 7919。

ICS 13.020
C 51

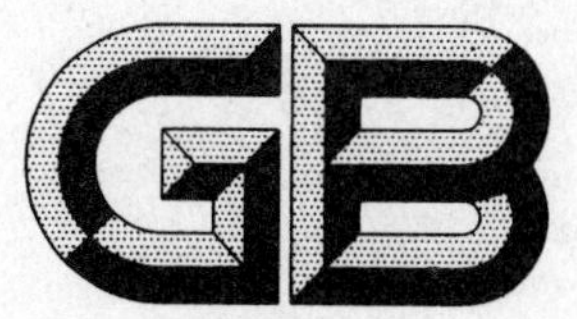

中华人民共和国国家标准

GB/T 17221—1998

环境镉污染健康危害区判定标准

Discriminant standard for health hazard area caused by environmental cadmium pollution

1998-01-21发布　　1998-10-01实施

国家技术监督局
中华人民共和国卫生部　发布

前　　言

本标准从环境医学观点规定了环境镉污染所致健康危害区的判定原则、观察对象、健康危害指标及其联合反应率的判定值。

本标准从1998年10月1日起实施。

本标准的附录A、附录B、附录C、附录D都是标准的附录。

本标准由中华人民共和国卫生部提出。

本标准由中国预防医学科学院环境卫生与卫生工程研究所负责起草，中国预防医学科学院环境卫生监测所、辽宁省卫生防疫站、中国医科大学、浙江省医学科学院参加起草。

本标准主要起草人：蔡诗文、岳麟、袁一傲、徐兆发、孔庆瑚。

本标准由卫生部委托中国预防医学科学院环境卫生监测所负责解释。

中华人民共和国国家标准

环境镉污染健康危害区判定标准

Discriminant standard for health hazard area caused by environmental cadmium pollution

GB/T 17221—1998

1 范围

本标准规定了环境镉污染健康危害区的判定原则、观察对象、健康危害指标及其联合反应率的判定值。

本标准适用于环境受到含镉工业废弃物污染并以食物链为主要接触途径而可能导致镉对当地一定数量的定居人群产生靶器官肾脏慢性损害的污染危害区。

2 引用标准

下列标准所包含的条文，通过在本标准中引用而构成为本标准的条文。本标准出版时，所示版本均为有效。所有标准都会被修订，使用本标准的各方应探讨使用下列标准最新版本的可能性。

GB 5084—92 农田灌溉水质标准

GB 5749—85 生活饮用水卫生标准

GB 7803—87 职业性镉中毒诊断标准及处理原则

GB 15201—94 食品中镉限量卫生标准

3 定义

本标准采用下列定义。

3.1 判定标准 discriminant standard

从环境医学观点判定环境某污染因子是否已构成当地定居人群某种健康危害的准则。

3.2 联合反应率 coprevalence rate

指数项健康危害指标均达到判定值而且同时出现在同一受检者的例数与受检总人数之百分比。

4 判定原则

根据镉污染区现场的环境医学调查资料，以当地接触镉的定居人群镉负荷量增加为先决条件，排除职业性镉接触，结合靶器官肾脏重吸收功能和肾小管细胞损害的健康危害指标及其达到判定值的联合反应率水平，作出该污染区镉是否已构成当地人群慢性镉危害早期的判定。

5 观察对象

5.1 地区

有明显的工业镉污染源和环境长期受到含镉工业废弃物的污染，当地饮用水、灌溉水和自产粮食、蔬菜等食品含镉量或单项或多项超过 GB 5749、GB 5084、GB 15201 所规定的含镉限量的地区。

5.2 人群

国家技术监督局1998-01-21批准 1998-10-01实施

5.2.1 接触状态：有一个长期接触的过程，时间的长短视环境镉污染的轻重程度和单位时间内的接触量而定。生活在环境镉污染区内的观察人群必须是长期居住在污染区并食用当地自产的粮食、蔬菜等主要食品的非流动居民。

5.2.2 接触量：当地居民平均每日镉摄入量达到300μg。

镉摄入量的计算，通过空气、饮用水和主、副食含镉量的测定以及主、副食消费量的调查取得。必须按吸入空气15m³/d、饮水2L/d、主食和副食不同品种的各自实际消费量比例计算其加权摄入量。镉摄入量的膳食调查抽样应不少于50户，必须采用称重法。

5.2.3 人群抽样：年龄25～54岁的长期定居居民，划分为25～34、35～44、45～54岁三个年龄组，每组随机抽样人数相等，男女性别各半作为观察人群。为减少抽样误差，每年龄-性别组抽样不少于70名。抽样总人数不少于420名。

6 判定标准

判定标准见表1。

表1 健康危害指标及其联合反应率的判定值

健康危害指标判定值			联合反应率判定值 %
尿镉 μg/g 肌酐	尿 β_2 微球蛋白 μg/g 肌酐	尿 NAG 酶[1)] U/g 肌酐	
15	1 000	17	10

注

1 尿镉的测定方法见附录A。

2 尿 β_2 微球蛋白的测定方法见附录B。

3 尿NAG酶的测定方法见附录C。

4 尿肌酐的测定方法见附录D。

1）NAG酶：N-乙酰-β-D-氨基葡萄糖苷酶

6.1 个体健康危害

三项健康危害指标同时达到判定值的受检者，应确认为镉污染所致慢性早期健康危害的个体，并列为追踪观察对象。

6.2 群体健康危害

三项健康危害指标同时达到判定值的一群受检者例数占受检总人数的联合反应率达到判定值的，应确认该污染区镉已构成对当地定居人群的慢性早期健康危害。

附 录 A
(标准的附录)
尿镉的原子吸收分光光度测定法

A1 原理

同 GB 7803—87 中附录 A"尿镉的火焰原子吸收分光光度测定法"和附录 B"尿镉的无焰原子吸收分光光度测定法"。

A2 仪器

同 GB 7803—87 附录 A 中 A2 和附录 B 中 B2。

A3 试剂

同 GB 7803—87 附录 A 中 A3 和附录 B 中 B3。

A4 操作步骤

同 GB 7803—87 附录 A 中 A4 和附录 B 中 B4。

A5 标准曲线的绘制

同 GB 7803—87 附录 A 中 A5 和附录 B 中 B5。

A6 尿样采集与保存

尿液直接收集于广口瓶中。可采集第一天晚间至第二天早晨的 12h 尿样,亦可采集晨尿。样品如不能及时进行分析应低温保存。

A7 分析质量保证

A7.1 分析用材料前处理:分析前所有用具及器皿(包括采集尿样器皿)均用 1∶1 硝酸溶液(HNO_3)浸泡,用去离子水清洗干净。

A7.2 分析中的质量控制:在分析每批样品时,同时分析控制样或质控盲样,根据质控样的分析结果来判断被分析样的分析结果的可靠程度。

A8 结果表示

测定的结果,尿镉含量为 μg/L。为避免排尿容积的影响,更确切地反应实际排出水平,应将含量的计量单位改尿容积为尿肌酐,结果表示为 μg/g 肌酐。

附 录 B
(标准的附录)
尿 β_2 微球蛋白的放射免疫测定法

B1 原理

β_2 微球蛋白抗体能特异地与检样中的 β_2 微球蛋白结合,如同时加入 ^{125}I 标记的 β_2 微球蛋白,则竞争与抗体结合，通过检查结合的放射量与游离的放射量之比，可以求出样品中β_2微球蛋白的含量。

B2 仪器

^{125}I放免测定仪。

B3 测定盒的组份

B3.1 β_2-MG标准：0，10，20，50，100，200，500ng/mL。

B3.2 β_2-MG抗体。

B3.3 ^{125}I-β_2-MG。

B3.4 高浓度缓冲液。

B3.5 PEG溶液。

试剂的配制按每个批号的说明书中所规定的加入量稀释成工作液。

B4 尿样采集和保存

晨尿弃去，让受试者喝500mL水，1h后排尿于广口瓶中，尿样用0.1mol/L氢氧化钠溶液调节至6.0～7.5。4℃保存不超过一周，－20℃保存不超过一个月。

B5 测定步骤

B5.1 尿样稀释：取尿液200μL，加稀释的缓冲液0.8mL。

B5.2 加样：于5mL平底塑料试管中按表B1顺序加样。

表B1 各测定管加样顺序 单位：μL

测定管	标准品	样品	^{125}I-β_2-MG	抗体		PEG
标记物[1]	—	—	100	—	混匀，37℃温育3h	—
标准	100	—	100	200		200
样品	—	100	100	200		200

1）供了解标记物现有的放射量。

加完PEG后，充分摇匀，离心(3500r/min)20min，吸去上清液，计数沉淀物的放射量。

B5.3 样品放射量的计数：于^{125}I放免测量仪“双管两次均数”、“30s”档处计数沉淀物的放射量(每分钟次数)，同时测量仪器本底读数，按式(B1)求出各管的结合百分数：

$$[B/B_0(\%)]=\frac{S-F}{S_0-F}\times 100 \qquad \text{(B1)}$$

式中：B/B_0——结合百分数，%；

F——仪器本底读数值；

S——沉淀物的放射量计数值；

S_0——标准系列中0ng/mL的放射量计数值；

B——$S-F$；

B_0——S_0-F。

B6 计算

以标准系列0，10，20，50，100，200，500ng/mL各点的放射量计数值为对数横坐标，以各标准点结合百分数$[B/B_0(\%)]$为纵坐标绘制标准曲线。从标准曲线找出样品结合百分数相应的β_2微球蛋白浓度，乘以样品之稀释倍数即可换算成μg/L。为避免排尿容积的影响，更确切地反映实际排出水平，应将含量的计量单位改尿容积为尿肌酐,结果表示为 μg/g 肌酐。

附 录 C
(标准的附录)
尿 N-乙酰-β-D-氨基葡萄糖苷酶的分光光度测定法

C1 原理

以对硝基酚-N-乙酰-β-D-氨基葡萄糖(PNP-NAG)作为酶的基质,反应产生对硝基酚,进行比色测定。

C2 仪器

C2.1 紫外分光光度计或 721 型分光光度计。

C2.2 恒温水浴锅。

C3 试剂

C3.1 柠檬酸缓冲液(0.05mol/L,pH4.6):称取柠檬酸($C_6H_8O_7 \cdot H_2O$)5.4g,柠檬酸三钠($Na_3C_6H_5O_7 \cdot 2H_2O$)10g,用蒸馏水溶解后稀释到 1 000mL。

C3.2 PNP-NAG 基质液(0.01mol/L):称取 PNP-NAG342.3mg,用 pH4.6 柠檬酸缓冲液溶解,稀释至 100mL,放入棕色试剂瓶中,4℃保存不超过一周。配制过程中不可加热,可用磁力搅拌器促溶。

C3.3 硼酸缓冲液(0.05mol/L,pH9.8):称取四硼酸钠($Na_2B_4O_7 \cdot H_2O$)4.77g,用适量蒸馏水溶解后,加入 0.2mol/L 氢氧化钠溶液 170mL,用蒸馏水稀释至 1 000mL。

C3.4 对硝基酚标准溶液(3.0mmol/L):精确称取对硝基酚(A.R.)41.7mg,用蒸馏水溶解后,定容至 100mL,混匀,4℃保存备用。

C4 尿样采集与保存

采集一次性中段尿于广口瓶中,4℃保存不超过 24h,－20℃保存不超过一个月。

C5 测定步骤

测定步骤见表 C1。

表 C1 尿液 NAG 活性测定步骤 单位:mL

	测定管	对照管
尿液	0.2	0.2
	37℃水浴平衡 3min	
预温基质液	1.0	—
	37℃水浴,30min	
硼酸缓冲液(pH9.8)	4.0	4.0
预温基质液	—	1.0

在波长 400nm、光径 1cm 条件下,以蒸馏水为空白,分别读取测定管和对照管的吸光度值。

使用 721 分光光度计测定时,标准曲线在吸光度 0.6 以上呈非线性,因此当尿酶活性较高时,应稀释或减少样品量后再测定。

C6 标准曲线操作

标准曲线操作见表C2。

表C2 标准系列的配制 单位:mL

试管编号	0	1	2	3	4	5
对硝基酚标准液	0	0.5	1.0	1.5	2.0	2.5
蒸馏水	5.0	4.5	4.0	3.5	3.0	2.5
对应酶活性单位,U/L	0	10	20	30	40	50

按上表操作后,将各管混匀,各取0.2mL于另一组试管中,加pH4.6柠檬酸缓冲液1.0mL,混匀,再加入pH9.8硼酸缓冲液4.0mL,混匀后比色。测定条件同样品,以光密度对应酶活性单位绘制标准曲线。

C7 计算

从标准曲线找出样品相应的酶活性单位,结果表示为U/L。单位定义:每升尿样中NAG在37℃水解基质PNP-NAG每分钟生成1μmol对硝基酚为1单位。为避免排尿容积的影响,更确切地反映实际排出水平,应将含量的计量单位改尿容积为尿肌酐,结果表示为U/g肌酐。

附 录 D
(标准的附录)
尿肌酐的碱性苦味酸测定法

D1 原理

尿液中的肌酐与碱性苦味酸盐作用,生成黄红色的苦味酸肌酐复合物。

D2 仪器

721型分光光度计。

D3 试剂

D3.1 0.04mol/L苦味酸溶液:称取苦味酸(分析纯)约9.3g,溶于80℃蒸馏水500mL中,冷却至室温,加蒸馏水至1L。用0.1mol/L氢氧化钠滴定,以酚酞作指示剂。根据滴定结果用蒸馏水稀释至0.04mol/L,储存于棕色瓶内。

D3.2 0.75mol/L氢氧化钠:称取氢氧化钠(分析纯)30g,加蒸馏水使溶解,冷却后用蒸馏水稀释至1L。

D3.3 肌酐储存标准液(1mg/mL):精确称取肌酐(A.R.)0.100g,以少量0.1mol/L盐酸溶解,并转移入100mL容量瓶内,再以0.1mol/L盐酸稀释至刻度。保存于冰箱。

D3.4 肌酐应用标准液(0.02mg/mL):准确吸取肌酐储存标准液2.0mL,加入100mL容量瓶内,以蒸馏水稀释至刻度,加三氯甲烷数滴防腐。

D4 操作

尿液用蒸馏水作1:400稀释。然后按表D1进行操作。

表 D1　肌酐测定操作步骤　　单位：mL

	空白管	标准管	滴定管
蒸馏水	4.0	3.5	2.0
肌酐应用标准液	—	0.5	—
稀释尿液	—	—	2.0
0.04mol 苦味酸溶液	1.0	1.0	1.0
0.75mol/L 氢氧化钠	1.0	1.0	1.0

混合后放置 15min，用 520nm 进行比色，以空白管校正吸光度到 0 点，读取各管吸光度读数。

D5　计算

$$c=\frac{E}{E_0}\times 0.01\times\frac{100}{0.005} \qquad \text{(D1)}$$

式中：c——100mL 尿液中肌酐的浓度，mg/100mL 尿液；

E_0——标准管吸光度；

E——测定管吸光度。

D6　用途

用于尿镉、尿 β_2 微球蛋白、尿 NAG 酶的含量校正成每克肌酐为基准时的含量。必须与各被检指标的尿样分析同步测定。

ICS 13.100
C 51

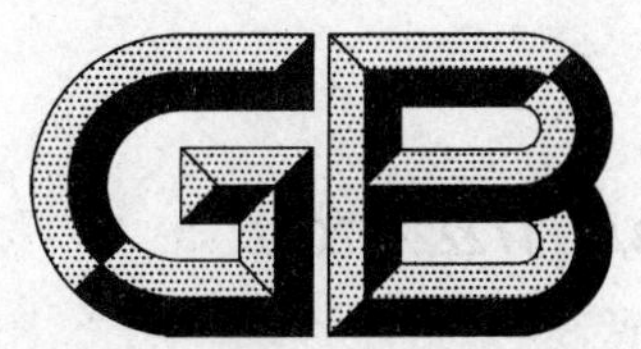

中华人民共和国国家标准

GB/T 17222—2012
代替 GB/T 17222—1998

煤制气业卫生防护距离

Health protection zone for coal gas industry

2012-11-20 发布　　2013-05-01 实施

中华人民共和国卫生部
中国国家标准化管理委员会　发布

前言

本标准按照 GB/T 1.1—2009 给出的规则起草。

本标准代替 GB/T 17222—1998《煤制气厂卫生防护距离标准》,与 GB/T 17222—1998 相比主要技术变化如下：

——调整了标准名称,并依据 GB/T 1.1—2009 调整了标准结构；

——修订了卫生防护距离的定义,增加了敏感区、复杂地形、煤制气企业 3 项术语和定义；

——修订了卫生防护距离标准限值,调整了生产规模分档。

本标准由中华人民共和国卫生部提出并归口。

本标准由中国疾病预防控制中心环境与健康相关产品安全所负责起草。

本标准主要起草人:金银龙、洪燕峰、杨文静、张伟、窦燕生、沈少林。

煤制气业卫生防护距离

1 范围

本标准规定了煤制气企业、煤气发生站和煤气加压站与敏感区之间所需卫生防护距离。

本标准适用于地处平原地区的煤制气企业、煤气发生站和煤气加压站的新建、改建、扩建工程。现有煤制气企业、煤气发生站和煤气加压站可参照执行。

2 规范性引用文件

下列文件对于本文件的应用是必不可少的。凡是注日期的引用文件，仅注日期的版本适用于本文件。凡是不注日期的引用文件，其最新版本(包括所有的修改单)适用于本文件。

GB/T 3840—1991 制定地方大气污染物排放标准的技术方法

3 术语和定义

下列术语和定义适用于本文件。

3.1

卫生防护距离 health protection zone

产生有害因素的部门(生产车间或作业场所)的边界至敏感区边界的最小距离。

3.2

敏感区 sensitive area

居民区、学校、医院等对大气污染比较敏感的区域。

3.3

复杂地形 complicated landform

山区、丘陵、沿海等。

3.4

煤制气企业 coal gas enterprise

采用各种类型的煤气化技术来制取含有可燃组分气体的企业。

3.5

煤制气业 coal gas industry

包括煤制气企业、煤气发生站和煤气加压站等。

4 指标要求

4.1 煤制气业卫生防护距离标准限值见表1。

表 1 煤制气业卫生防护距离标准限值

煤气日贮存量 t	卫生防护距离 m
≤100	2 200
100～500	3 800
＞500	4 400

4.2 地处复杂地形条件下的煤制气企业卫生防护距离的确定方法，参照 GB/T 3840—1991 中的 7.6 规定执行。

4.3 煤制气企业与敏感区的位置，应考虑风向频率及地形等因素的影响，尽量减少其对敏感区大气环境的污染。

ICS 13.020
C 51

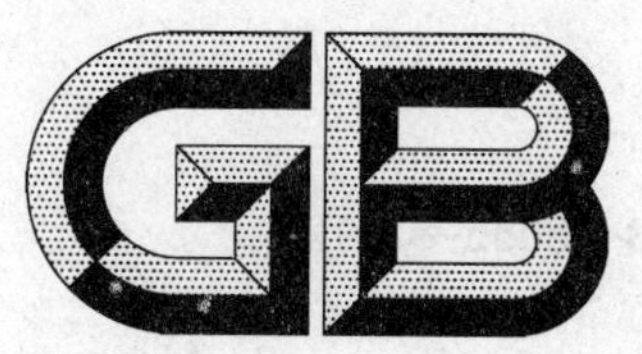

中华人民共和国国家标准

GB 18055—2012
代替 GB 18055—2000

村镇规划卫生规范

Hygienic specification for township-village planning

2012-11-20 发布　　2013-05-01 实施

中华人民共和国卫生部
中国国家标准化管理委员会　发布

前　言

本标准的全部技术内容为强制性。

本标准按照 GB/T 1.1—2009 给出的规则起草。

本标准代替 GB 18055—2000《村镇规划卫生标准》。

本标准与 GB 18055—2000 相比主要修改如下：

——依据 GB/T 1.1—2009《标准化工作导则　第 1 部分：标准的结构和编写规则》调整了结构；

——增加了村镇规划功能分区、村镇用地、村镇居住区用地、村镇环境卫生基础设施的卫生要求；

——调整了“卫生防护距离”部分内容。

本标准由中华人民共和国卫生部提出并归口。

本标准负责起草单位：中国疾病预防控制中心环境与健康相关产品安全所。

本标准参加起草单位：黑龙江省卫生监督所、浙江省疾病预防控制中心、广东省疾病预防控制中心、甘肃省疾病预防控制中心、四川省疾病预防控制中心。

本标准主要起草人：王俊起、潘力军、汤铭潭、于艳玲、楼晓明、杨海霞、张建鹏、张承云、王友斌、郭亚菲、孙凤英、蔡诗文。

村镇规划卫生规范

1 范围

本标准规定了村镇规划和村镇环境卫生基础设施建设的基本卫生要求。

本标准适用于村镇的新建、改建、扩建的规划，也适用于现有的村镇规划的卫生学评价。

2 规范性引用文件

下列文件对于本文件的应用是必不可少的。凡是注日期的引用文件，仅注日期的版本适用于本文件。凡是不注日期的引用文件，其最新版本(包括所有的修改单)适用于本文件。

GB 5749 生活饮用水卫生标准

GB 7959 粪便无害化卫生要求

GB 19379 农村户厕卫生规范

3 术语和定义

下列术语和定义适用于本文件。

3.1

村镇规划卫生 village and town planning hygiene

村镇在新建、改建、扩建的建设规划时，对村镇及其住宅区的用地选择、功能分区布局、公用工程设施和环卫工程设施等硬件建设计划和实施提出卫生学要求，为村民创造有利于健康的生活环境。

3.2

村镇 village and town

村镇是村庄和乡镇的总称。其中村庄是乡镇辖区内农村居民生活和生产的聚居点，乡镇是乡镇政府所在地及其辖区内的政治、经济、文化和生活服务中心。

3.3

公共建筑 public buildings

行政管理、教育机构、文体科技、医疗保健、商业金融、集贸市场等公共建筑物及其附属设施。

3.4

自然疫源地 natural focus of infection

某种人与动物共患的传染病存在的地理空间，称为该传染病的疫源地。当其宿主主要是野生动物，不依赖人类而存在的疫源地，称为“自然疫源地”。它的范围由宿主和媒介的分布范围所决定。

3.5

无害化卫生厕所 innocuous sanitary toilet

按照规范要求使用时，具备有效降低粪便中生物性致病因子传染性设施的卫生厕所，包括三格化粪池厕所、双瓮漏斗式厕所、三联通式沼气池厕所、粪尿分集式厕所、双坑交替式厕所和具有完整上下水道系统及污水处理设施的水冲式厕所。

3.6

环境卫生基础设施 infrastructure for environmental sanitation

给水、排水的公用工程设施和垃圾、粪便处理的环卫工程设施的集成。

3.7

卫生防护距离　health protection zone

将可能受污染危害的人群隔离在固定污染源扩散范围之外的防护带。其距离以产生有害因素企业、场所的边界至住宅区边界之间的最短距离计算。

3.8

有害因素　harmful factors

生产和生活活动排放到环境的各种物理性、化学性和生物性污染因素，因其具有致病作用而危害人体健康。

4　卫生要求

4.1　村镇规划功能分区的卫生要求

4.1.1　村镇规划用地布局必须进行功能分区，住宅区应与农业生产区、养殖区和工业副业区、大型集贸市场、垃圾粪便和污水处理地点严格分开。

4.1.2　公共建筑应按各自的功能合理布置。乡镇医疗卫生机构应布置在相对独立的地段，学校、幼儿园、托儿所应布置在阳光充足、环境安静、远离污染和安全的地段。

4.2　村镇用地的卫生要求

4.2.1　应避开自然疫源地和地质灾害易发区。

4.2.2　应避开水源保护区。

4.2.3　应避免被高压输电线路、铁路、重要公路穿越。

4.3　村镇环境卫生基础设施的卫生要求

4.3.1　给水工程设施

4.3.1.1　宜选择具有水质良好、水量充足并便于保护的水源，水源地应配置在当地主导风向的上风侧和河流的上游。

4.3.1.2　当水源水质达不到现行国家标准要求的，应设置必要的处理工艺设施，以保证处理后的水质符合 GB 5749 的规定。

4.3.1.3　供水方式宜首选集中式给水工程。日供水在 1 000 m^3 以上的集中式给水水厂的建设，应事先进行卫生学预评价。

4.3.1.4　采用分散式给水方式时，必须对水源井、引泉池、集水场等水源地采取保护措施，以防止水质污染。同时应设置生活饮用水消毒设施。

4.3.2　排水工程设施

4.3.2.1　排水工程系统应设置生活污水和生产废水的排放和处理设施。

4.3.2.2　排水方式宜首选雨水、污水分流制，污水排放应设置管道或暗渠。当选择合流制时，在生活污水排入管网系统之前应选择化粪池或沼气池预处理设施。

4.3.2.3　生活污水采用集中处理时，污水处理设施的位置应选在镇区的下游，靠近受纳水体或农田灌溉区。

4.3.2.4　污水的处理，宜选择污水处理厂、人工湿地、生物滤池或稳定塘等生物处理设施，以保证污水处理出水的排放或再利用符合现行有关的国家标准。

4.3.2.5　乡镇内的工业企业生产废水的排放和处理，必须设置单独的排水管道和废水处理厂，以保证处理后的废水排放符合现行有关的国家标准。

4.3.2.6 乡镇医疗卫生机构应单独设置污水处理和消毒的设施,以保证其污染物排放符合现行的国家标准。

4.3.3 垃圾处理设施

4.3.3.1 生活垃圾处理设施应统一规划建设,宜推行村庄收集、乡镇集中运输、县域内定点集中处理的方式。

4.3.3.2 应配套设置垃圾收集点和转运站、专用收集容器和运输车辆。

4.3.3.3 暂时不能集中处理的垃圾,可采取就地处理的方式。可生物降解的有机垃圾处理,宜选择高温堆肥或生物发酵室处理设施;未能回收利用的无机垃圾处理,宜采用卫生填埋处理设施。

4.3.3.4 垃圾填埋场严禁设在水源保护区内,宜选择在村庄主导风向的下风向、地下水位低、有粘土层防渗、与住宅区有一定的卫生防护距离。

4.3.3.5 乡镇医疗卫生机构应单独设置医疗废弃物专用收集容器和及时送达指定处置地点的运输工具,以保证符合现行的医疗废弃物管理条例。

4.3.4 粪便处理设施

4.3.4.1 户厕建设应按实际需要选择适宜的厕所类型。

4.3.4.2 不具备上、下水的村庄,不宜建水冲式厕所。选择水冲式厕所时应设置粪便污水排出管道与污水处理设施连接。

4.3.4.3 粪便无害化处理,宜选择化粪池或沼气池设施。其建筑结构应符合 GB 19379 的要求,以保证处理后的排放符合 GB 7959 的规定。

4.3.4.4 农家饲养畜、禽粪便的处理,宜采用三联通沼气池式厕所处理设施。

4.3.4.5 各类设施清掏出来的粪渣、沼渣、污泥的处理,宜选择高温堆肥或生物发酵室处理设施。

4.3.5 公共厕所

4.3.5.1 村镇公共场所应根据服务人数设置足够数量、足够面积和分布合理的公共厕所。

4.3.5.2 公共厕所应是无害化卫生厕所,与水源地、食堂、餐饮店、食品加工厂之间应保持不小于 25 m 的距离。

4.4 村镇住宅区用地的卫生要求

4.4.1 位置

4.4.1.1 应布置在大气污染源的常年最小风向频率的下风侧以及水污染源的上游。

4.4.1.2 应与过境公路保持一定的距离,不应跨越公路布置住宅区。

4.4.2 地形

4.4.2.1 应选择地势较高并有不小于 0.5%的坡度、向阳和通风良好的地段。

4.4.2.2 地下水位离室内地面应不少于 1.5 m,在地下水位较高地段的住宅应采取防潮工艺措施。

4.4.3 土质

4.4.3.1 应选择土壤未受污染,放射性本底不高的地点。仅有局部地面受污染的土壤,也应采取换土去污的措施。

4.4.3.2 不得利用旧坟场、死畜掩埋场、垃圾填埋场、工业有毒废渣堆置场等场地建设住宅区。

4.4.4 卫生防护距离

4.4.4.1 住宅区与产生有害因素场所之间，应设置符合表1规定的卫生防护距离，在其中可设置防护林隔离带。

表1 卫生防护距离要求

类　别	产生有害因素的场所和规模		卫生防护距离 m
农副业	养鸡场/只	10 000～20 000	200～600
		2 000～10 000	100～200
	养猪场/头	10 000～25 000	800～1 000
		500～10 000	200～800
	小型肉类加工厂/t/a	1 500	100
公共建筑	镇(乡)医院、卫生院		100
	集贸市场(不包括大牲口市场)		50
废弃物处理设施	粪便垃圾处理场		500
	垃圾堆肥场		300
	垃圾卫生填埋场		300
	小三格化粪池集中设置场		30
	大三格、五格化粪池		30
交通线	铁路		100
	一～四级道路		100
	四级以下机动车道		50

4.4.4.2 住宅区与其他产生有害因素场所之间的卫生防护距离，包括乡镇工业企业、外来投资建设的工业企业、产生电磁辐射的设施等，应按照有关的工业企业防护距离卫生标准和环境电磁波卫生标准进行规划。

4.4.4.3 在复杂地形条件下的住宅区与产生有害因素场所之间的卫生防护距离，应根据环境影响评价报告，由建设单位主管部门与建设项目所在省、市、自治区的卫生、环境保护部门共同确定。

ICS 13.100
C 51

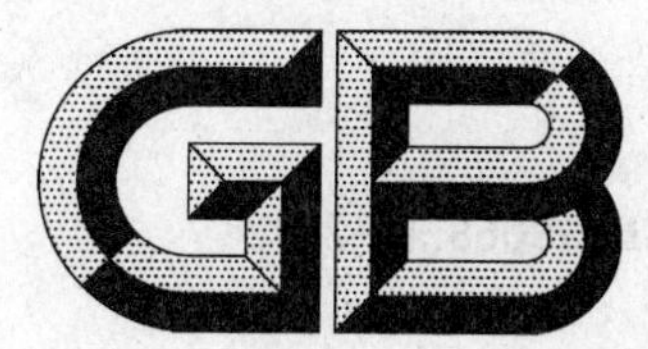

中华人民共和国国家标准

GB 18068.1—2012
代替 GB 18068—2000

非金属矿物制品业卫生防护距离 第1部分:水泥制造业

Health protection zone for non-metallic mineral products industry—Part 1:Cement industry

自2017年3月23日起,本标准转为推荐性标准,编号改为GB/T 18068.1—2012。

2012-06-29 发布　　2012-08-01 实施

中华人民共和国卫生部
中国国家标准化管理委员会 发布

前　言

本部分4.2、4.3、4.4为推荐性的，其余为强制性的。

GB 18068《非金属矿物制品业卫生防护距离》分为8个部分：

——第1部分：水泥制造业；

——第2部分：石灰制造业；

——第3部分：石棉制品业；

——第4部分：石墨碳素制品业；

——第5部分：云母制品业；

——第6部分：陶瓷制品业；

——第7部分：玻璃纤维及其制品业；

——第8部分：玻璃及玻璃制品业。

本部分为GB 18068的第1部分。

本部分按照GB/T 1.1—2009给出的规则起草。

本部分代替GB 18068—2000《水泥厂卫生防护距离标准》。

本部分与GB 18068—2000相比主要变化如下：

——调整了标准名称，并依据GB/T 1.1—2009《标准化工作导则　第1部分：标准的结构和编写》调整了标准结构；

——修订了卫生防护距离的定义，增加了敏感区、复杂地形两项术语和定义；

——修订了卫生防护距离标准限值，调整了生产规模分档；

——增加了有关绿化的要求。

本部分由中华人民共和国卫生部提出并归口。

本部分负责起草单位：中国疾病预防控制中心环境与健康相关产品安全所、四川省疾病预防控制中心。

本部分参加起草单位：乐山市疾病预防控制中心。

本部分主要起草人：金银龙、张文勇、洪燕峰、汝玲、张伟、党庆德、魏承斌、张炯、沈月华、程刚、蒋恩霏。

本部分所代替标准的历次版本发布情况为：

——GB 18068—2000。

根据中华人民共和国国家标准公告(2017年第7号)和强制性标准整合精简结论，本标准自2017年3月23日起，转为推荐性标准，不再强制执行。

非金属矿物制品业卫生防护距离 第1部分：水泥制造业

1 范围

GB 18068 的本部分规定了水泥制造企业与敏感区之间所需卫生防护距离。

本部分适用于地处平原地区的水泥制造企业的新建、改建、扩建工程。现有水泥制造企业可参照执行。

2 规范性引用文件

下列文件对于本文件的应用是必不可少的。凡是注日期的引用文件，仅注日期的版本适用于本文件。凡是不注日期的引用文件，其最新版本（包括所有的修改单）适用于本文件。

GB/T 3840—1991　制定地方大气污染物排放标准的技术方法

3 术语和定义

下列术语和定义适用于本文件。

3.1

卫生防护距离　health protection zone

产生有害因素的部门（生产车间或作业场所）的边界至敏感区边界的最小距离。

3.2

敏感区　sensitive area

对大气污染比较敏感的区域，包括居民区、学校和医院。

3.3

复杂地形　complicated landform

山区、丘陵、沿海等。

4 指标要求

4.1　水泥制造企业卫生防护距离限值见表1。

表1　水泥制造企业卫生防护距离限值

熟料产能 t/d	所在地区近五年平均风速 m/s	卫生防护距离 m
＜5 000	＜2	400
	2～4	300
	＞4	200

表 1（续）

熟料产能 t/d	所在地区近五年平均风速 m/s	卫生防护距离 m
≥5 000	＜2	500
	2～4	400
	＞4	300

4.2 地处复杂地形条件下的水泥制造企业卫生防护距离的确定方法，参照 GB/T 3840—1991 中的 7.6 规定执行。

4.3 水泥制造企业与敏感区的位置，应考虑风向频率及地形等因素的影响，尽量减少其对敏感区大气环境的污染。

4.4 在卫生防护距离范围内，种植浓密的乔木类植物绿化隔离带(宽度不少于 10 m)的企业，可按卫生防护距离标准限值的 90％执行。注意选择对特征污染物具有抗性或吸附特性的树种。

ICS 13.100
C 51

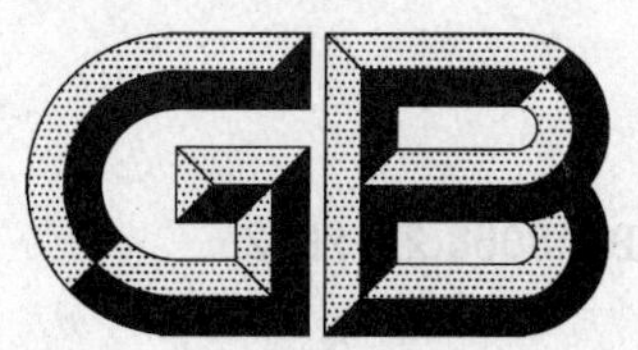

中华人民共和国国家标准

GB 18068.2—2012
代替 GB 18076—2000

非金属矿物制品业卫生防护距离 第2部分：石灰制造业

Health protection zone for non-metallic mineral products industry—Part 2:Lime industry

自2017年3月23日起，本标准转为推荐性标准，编号改为GB/T 18068.2—2012。

2012-06-29 发布　　2012-08-01 实施

中华人民共和国卫生部
中国国家标准化管理委员会　发布

前　言

本部分4.2、4.3、4.4为推荐性的，其余为强制性的。

GB 18068《非金属矿物制品业卫生防护距离》分为8个部分：

——第1部分：水泥制造业；

——第2部分：石灰制造业；

——第3部分：石棉制品业；

——第4部分：石墨碳素制品业；

——第5部分：云母制品业；

——第6部分：陶瓷制品业；

——第7部分：玻璃纤维及其制品业；

——第8部分：玻璃及玻璃制品业。

本部分为GB 18068的第2部分。

本部分按照GB/T 1.1—2009给出的规则起草。

本部分代替GB 18076—2000《石灰厂卫生防护距离标准》。

本部分与GB 18076—2000相比主要变化如下：

——调整了标准名称，并依据GB/T 1.1—2009《标准化工作导则　第1部分：标准的结构和编写》调整了标准结构；

——修订了卫生防护距离的定义，增加了敏感区、复杂地形2项术语和定义；

——修订了卫生防护距离标准限值，并增加了生产规模分档；

——增加了有关绿化的要求。

本部分由中华人民共和国卫生部提出并归口。

本部分负责起草单位：中国疾病预防控制中心环境与健康相关产品安全所、四川省疾病预防控制中心。

本部分参加起草单位：绵竹市疾病预防控制中心。

本部分主要起草人：金银龙、张文勇、洪燕峰、沈月华、张伟、刘冉、王晓平、杨继健、蒙庆春、李宏、储卫忠、刘波。

本部分所代替标准的历次版本发布情况为：

——GB 18076—2000。

根据中华人民共和国国家标准公告(2017年第7号)和强制性标准整合精简结论，本标准自2017年3月23日起，转为推荐性标准，不再强制执行。

非金属矿物制品业卫生防护距离 第2部分:石灰制造业

1 范围

GB 18068 的本部分规定了石灰制造企业与敏感区之间所需卫生防护距离。

本部分适用于地处平原地区的石灰制造企业的新建、改建、扩建工程。现有石灰制造企业可参照执行。

2 规范性引用文件

下列文件对于本文件的应用是必不可少的。凡是注日期的引用文件,仅注日期的版本适用于本文件。凡是不注日期的引用文件,其最新版本(包括所有的修改单)适用于本文件。

GB/T 3840—1991 制定地方大气污染物排放标准的技术方法

3 术语和定义

下列术语和定义适用于本文件。

3.1

卫生防护距离 health protection zone

产生有害因素的部门(生产车间或作业场所)的边界至敏感区边界的最小距离。

3.2

敏感区 sensitive area

对大气污染比较敏感的区域,包括居民区、学校和医院。

3.3

复杂地形 complicated landform

山区、丘陵、沿海等。

4 指标要求

4.1 石灰制造企业卫生防护距离限值见表1。

表1 石灰制造企业卫生防护距离限值

生产规模 kt/a	所在地区近五年平均风速 m/s	卫生防护距离 m
<200	<2	400
	2～4	300
	>4	200

表 1（续）

生产规模 kt/a	所在地区近五年平均风速 m/s	卫生防护距离 m
≥200	<2	500
	2～4	400
	>4	300

4.2　地处复杂地形条件下的石灰制造企业卫生防护距离的确定方法，参照 GB/T 3840—1991 中的 7.6 规定执行。

4.3　石灰制造企业与敏感区的位置，应考虑风向频率及地形等因素的影响，尽量减少其对敏感区大气环境的污染。

4.4　在卫生防护距离范围内，种植浓密的乔木类植物绿化隔离带（宽度不少于 10 m）的企业，可按卫生防护距离标准限值的 90％执行。注意选择对特征污染物具有抗性或吸附特性的树种。

ICS 13.100
C 51

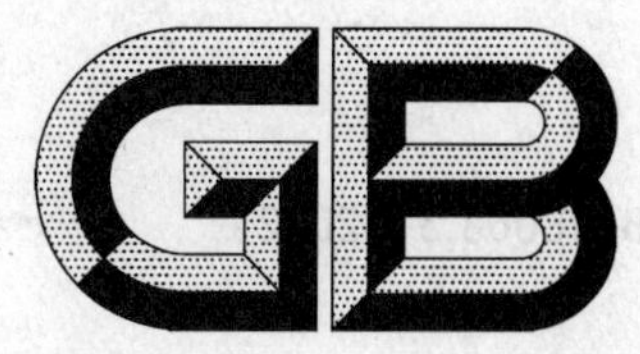

中华人民共和国国家标准

GB 18068.3—2012
代替 GB 18077—2000

非金属矿物制品业卫生防护距离 第3部分：石棉制品业

Health protection zone for non-metallic mineral products industry—Part 3: Asbestos products industry

自2017年3月23日起，本标准转为推荐性标准，编号改为GB/T 18068.3—2012。

2012-06-29 发布　　2012-08-01 实施

中华人民共和国卫生部
中国国家标准化管理委员会　发布

前言

本部分4.2、4.3、4.4为推荐性的，其余为强制性的。

GB 18068《非金属矿物制品业卫生防护距离》分为8个部分：

——第1部分：水泥制造业；

——第2部分：石灰制造业；

——第3部分：石棉制品业；

——第4部分：石墨碳素制品业；

——第5部分：云母制品业；

——第6部分：陶瓷制品业；

——第7部分：玻璃纤维及其制品业；

——第8部分：玻璃及玻璃制品业。

本部分为GB 18068的第3部分。

本部分按照GB/T 1.1—2009给出的规则起草。

本部分代替GB 18077—2000《石棉制品厂卫生防护距离标准》。

本部分与GB 18077—2000相比主要变化如下：

——调整了标准名称，并依据GB/T 1.1—2009《标准化工作导则　第1部分：标准的结构和编写》调整了标准结构；

——修订了卫生防护距离的定义，增加了敏感区、复杂地形两项术语和定义；

——修订了卫生防护距离标准限值，并增加了生产规模分档；

——增加了有关绿化的要求。

本部分由中华人民共和国卫生部提出并归口。

本部分负责起草单位：中国疾病预防控制中心环境与健康相关产品安全所、四川省疾病预防控制中心。

本部分参加起草单位：四川大学华西第四医院。

本部分主要起草人：金银龙、杨跃林、洪燕峰、黄婵、张伟、张文勇、汝玲、陈俊华、程刚、蒋恩霏、杜秋霞。

本部分所代替标准的历次版本发布情况为：

——GB 18077—2000。

根据中华人民共和国国家标准公告（2017年第7号）和强制性标准整合精简结论，本标准自2017年3月23日起，转为推荐性标准，不再强制执行。

非金属矿物制品业卫生防护距离 第3部分:石棉制品业

1 范围

GB 18068 的本部分规定了石棉制品生产企业与敏感区之间所需卫生防护距离。

本部分适用于地处平原地区的石棉制品生产企业的新建、改建、扩建工程。现有石棉制品生产企业可参照执行。

2 规范性引用文件

下列文件对于本文件的应用是必不可少的。凡是注日期的引用文件,仅注日期的版本适用于本文件。凡是不注日期的引用文件,其最新版本(包括所有的修改单)适用于本文件。

GB/T 3840—1991 制定地方大气污染物排放标准的技术方法

3 术语和定义

下列术语和定义适用于本文件。

3.1

卫生防护距离 health protection zone

产生有害因素的部门(生产车间或作业场所)的边界至敏感区边界的最小距离。

3.2

敏感区 sensitive area

对大气污染比较敏感的区域,包括居民区、学校和医院。

3.3

复杂地形 complicated landform

山区、丘陵、沿海等。

4 指标要求

4.1 石棉制品生产企业卫生防护距离限值见表1。

表 1 石棉制品生产企业卫生防护距离限值

生产规模 t/a	所在地区近五年平均风速 m/s	卫生防护距离 m
<1 000	<2	400
	2～4	300
	>4	200

表 1（续）

生产规模 t/a	所在地区近五年平均风速 m/s	卫生防护距离 m
≥1 000	<2	500
	2～4	400
	>4	300

4.2 地处复杂地形条件下的石棉制品生产企业卫生防护距离的确定方法，参照 GB/T 3840—1991 中的 7.6 规定执行。

4.3 石棉制品生产企业与敏感区的位置，应考虑风向频率及地形等因素的影响，尽量减少其对敏感区大气环境的污染。

4.4 在卫生防护距离范围内，种植浓密的乔木类植物绿化隔离带（宽度不少于 10 m）的企业，可按卫生防护距离标准限值的 90％执行。注意选择对特征污染物具有抗性或吸附特性的树种。

ICS 13.100
C 51

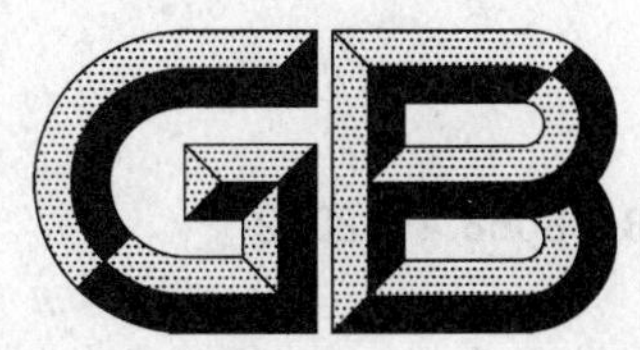

中华人民共和国国家标准

GB 18068.4—2012
代替 GB 18073—2000

非金属矿物制品业卫生防护距离 第4部分:石墨碳素制品业

Health protection zone for non-metallic mineral products industry—
Part 4: Graphite and charcoal industry

自2017年3月23日起,本标准转为推荐性标准,编号改为GB/T 18068.4—2012。

2012-06-29 发布　　　　2012-08-01 实施

中华人民共和国卫生部
中国国家标准化管理委员会　发布

前 言

本部分4.2、4.3、4.4为推荐性的，其余为强制性的。

GB 18068《非金属矿物制品业卫生防护距离》分为8个部分：

——第1部分：水泥制造业；

——第2部分：石灰制造业；

——第3部分：石棉制品业；

——第4部分：石墨碳素制品业；

——第5部分：云母制品业；

——第6部分：陶瓷制品业；

——第7部分：玻璃纤维及其制品业；

——第8部分：玻璃及玻璃制品业。

本部分为GB 18068的第4部分。

本部分按照GB/T 1.1—2009给出的规则起草。

本部分代替GB 18073—2000《炭素厂卫生防护距离标准》。

本部分与GB 18073—2000相比主要变化如下：

——调整了标准名称，并依据GB/T 1.1—2009《标准化工作导则 第1部分：标准的结构和编写》调整了标准结构；

——修订了卫生防护距离的定义，增加了敏感区、复杂地形两项术语和定义；

——修订了卫生防护距离标准限值，并调整了生产规模分档；

——增加了有关绿化的要求。

本部分由中华人民共和国卫生部提出并归口。

本部分负责起草单位：中国疾病预防控制中心环境与健康相关产品安全所、四川省疾病预防控制中心。

本部分参加起草单位：成都铁路局疾病预防控制中心、中铁二局疾病预防控制中心、四川广汉士达炭素股份有限公司。

本部分主要起草人：金银龙、张文勇、洪燕峰、张炯、张伟、付素明、凌喜凤、文安亮、黄四信、杨蓉、古勇、储卫忠。

本部分所代替标准的历次版本发布情况为：

——GB 18073—2000。

根据中华人民共和国国家标准公告（2017年第7号）和强制性标准整合精简结论，本标准自2017年3月23日起，转为推荐性标准，不再强制执行。

非金属矿物制品业卫生防护距离
第4部分:石墨碳素制品业

1 范围

GB 18068的本部分规定了石墨电极制造企业与敏感区之间所需卫生防护距离。

本部分适用于地处平原地区的石墨电极制造企业的新建、改建、扩建工程。其他石墨碳素制品生产企业和现有石墨电极制造企业可参照执行。

2 规范性引用文件

下列文件对于本文件的应用是必不可少的。凡是注日期的引用文件,仅注日期的版本适用于本文件。凡是不注日期的引用文件,其最新版本(包括所有的修改单)适用于本文件。

GB/T 3840—1991 制定地方大气污染物排放标准的技术方法

3 术语和定义

下列术语和定义适用于本文件。

3.1

卫生防护距离 health protection zone

产生有害因素的部门(生产车间或作业场所)的边界至敏感区边界的最小距离。

3.2

敏感区 sensitive area

对大气污染比较敏感的区域,包括居民区、学校和医院。

3.3

复杂地形 complicated landform

山区、丘陵、沿海等。

4 指标要求

4.1 石墨电极制造企业卫生防护距离限值见表1。

表1 石墨电极制造企业卫生防护距离限值

生产规模 kt/a	所在地区近五年平均风速 m/s	卫生防护距离 m
≤30	<2	800
	2~4	700
	>4	600

表 1（续）

生产规模 kt/a	所在地区近五年平均风速 m/s	卫生防护距离 m
＞30	＜2	1 000
	2～4	800
	＞4	700

4.2　地处复杂地形条件下的石墨电极制造企业卫生防护距离的确定方法，参照 GB/T 3840—1991 中的 7.6 规定执行。

4.3　石墨电极制造企业与敏感区的位置，应考虑风向频率及地形等因素的影响，尽量减少其对敏感区大气环境的污染。

4.4　在卫生防护距离范围内，种植浓密的乔木类植物绿化隔离带（宽度不少于 10 m）的企业，可按卫生防护距离标准限值的 90％执行。注意选择对特征污染物具有抗性或吸附特性的树种。

ICS 13.100
C 51

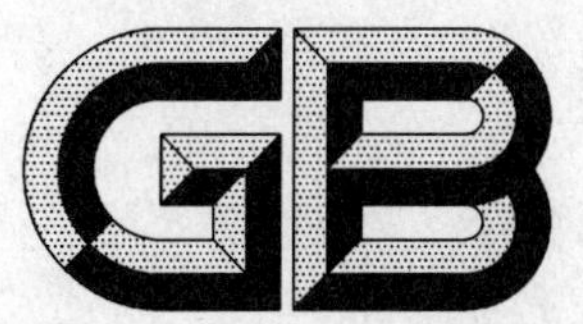

中华人民共和国国家标准

GB 18070—2000

油漆厂卫生防护距离标准

Health protection zone standard for paint plant

2000-04-10发布　　2001-01-01实施

国家质量技术监督局　发布

前　　言

本标准的全部技术内容为强制性。

工业企业卫生防护距离标准是一项涉及建设规划、工业建设总平面布置、环境卫生、卫生工程的综合性标准，其目的是保证国家重点工业企业项目投产后产生的污染物不致影响居住区人群身体健康。本标准针对各类有害因素的特点，找出有害因素的发生、扩散、稀释、衰减、降解特征，再根据最佳实用技术原则，即按照我国目前经济水平可以达到的治理措施和维持管理措施，确定工业企业容许排放强度，最后选择合适的大气扩散模式和相应的参数，确定所需卫生防护距离。

本标准从 2001 年 1 月 1 日起实施。

本标准由中华人民共和国卫生部提出。

本标准负责起草单位：中国预防医学科学院环境卫生与卫生工程研究所。

本标准主要起草人：胡更新、邵强、吴勇卫。

本标准由卫生部委托中国预防医学科学院环境卫生监测所负责解释。

中华人民共和国国家标准

GB 18070—2000

油漆厂卫生防护距离标准

Health protection zone standard for paint plant

1 范围

本标准规定了油漆厂与居住区之间所需卫生防护距离。

本标准适用于地处平原、微丘地区的新建油漆厂及现有油漆厂之扩建、改建工程。现有油漆厂可参照执行。地处复杂地形条件下的卫生防护距离，应根据大气环境质量评价报告，由建设单位主管部门与建设项目所在省、市、自治区的卫生、环境保护主管部门共同确定。

2 定义

本标准采用下列定义。

2.1 卫生防护距离 health protection zone

产生有害因素的部门(车间或工段)的边界至居住区边界的最小距离。

3 标准内容

3.1 油漆厂的卫生防护距离，按其所在地区近五年平均风速规定如表1所示。

表1

风 速,m/s	距 离,m
<2	700
2~4	600
>4	500

3.2 本标准还规定油漆厂与居住区的位置，应考虑风向频率及地形等因素的影响，以尽量减少其对居住区大气环境的污染。

国家质量技术监督局 2000-04-10 批准　　2001-01-01 实施

ICS 13.100
C 51

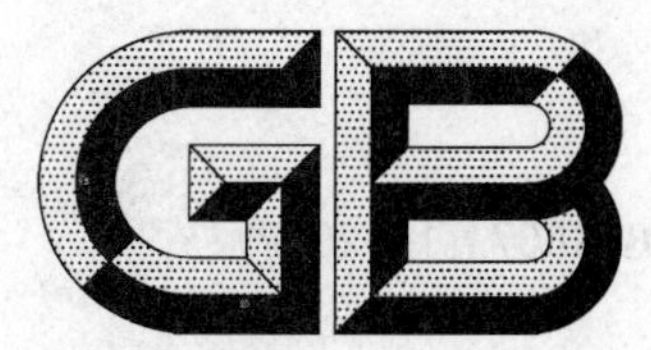

中华人民共和国国家标准

GB 18071.1—2012
代替 GB 18071—2000

基础化学原料制造业卫生防护距离 第1部分:烧碱制造业

Health protection zone for basic chemistry industry—Part 1:Caustic soda industry

自2017年3月23日起,本标准转为推荐性标准,编号改为GB/T 18071.1—2012。

2012-06-29 发布　　2012-08-01 实施

中华人民共和国卫生部
中国国家标准化管理委员会 发布

前　言

本部分4.2、4.3、4.4为推荐性的，其余为强制性的。

GB 18071《基础化学原料制造业卫生防护距离》分为8个部分：

——第1部分：烧碱制造业；

——第2部分：纯碱及碳酸氢钠制造业；

——第3部分：硫酸制造业；

——第4部分：硝酸制造业；

——第5部分：盐酸制造业；

——第6部分：硫化碱制造业；

——第7部分：黄磷制造业；

——第8部分：氢氟酸制造业。

本部分为GB 18071的第1部分。

本部分按照GB/T 1.1—2009给出的规则起草。

本部分代替GB 18071—2000《氯碱厂(电解法制碱)卫生防护距离标准》。

本部分与GB 18071—2000相比主要变化如下：

——调整了标准名称，并依据GB/T 1.1—2009《标准化工作导则　第1部分：标准的结构和编写》调整了标准结构；

——修订了卫生防护距离的定义，增加了敏感区、复杂地形两项术语和定义；

——修订了卫生防护距离标准限值，并调整了生产规模分档；

——增加了有关绿化的要求。

本部分由中华人民共和国卫生部提出并归口。

本部分负责起草单位：中国疾病预防控制中心环境与健康相关产品安全所、四川省疾病预防控制中心。

本部分参加起草单位：自贡市疾病预防控制中心。

本部分主要起草人：金银龙、张文勇、洪燕峰、王庆元、张伟、胡晓雷、阴旅宁、沈月华、朱子刚、张炯、游钒、程刚、黄婵。

本部分所代替标准的历次版本发布情况为：

——GB 18071—2000。

根据中华人民共和国国家标准公告(2017年第7号)和强制性标准整合精简结论，本标准自2017年3月23日起，转为推荐性标准，不再强制执行。

基础化学原料制造业卫生防护距离 第1部分:烧碱制造业

1 范围

GB 18071 的本部分规定了烧碱生产企业与敏感区之间所需卫生防护距离。

本部分适用于地处平原地区的烧碱生产企业的新建、改建、扩建工程。现有烧碱生产企业可参照执行。

2 规范性引用文件

下列文件对于本文件的应用是必不可少的。凡是注日期的引用文件,仅注日期的版本适用于本文件。凡是不注日期的引用文件,其最新版本(包括所有的修改单)适用于本文件。

GB/T 3840—1991 制定地方大气污染物排放标准的技术方法

3 术语和定义

下列术语和定义适用于本文件。

3.1

卫生防护距离 health protection zone

产生有害因素的部门(生产车间或作业场所)的边界至敏感区边界的最小距离。

3.2

敏感区 sensitive area

对大气污染比较敏感的区域,包括居民区、学校和医院。

3.3

复杂地形 complicated landform

山区、丘陵、沿海等。

4 指标要求

4.1 烧碱制造企业卫生防护距离限值见表1。

表1 烧碱制造企业卫生防护距离限值

生产规模 kt/a	所在地区近五年平均风速 m/s	卫生防护距离 m
<300	<2	900
	2~4	700
	>4	600

表 1(续)

生产规模 kt/a	所在地区近五年平均风速 m/s	卫生防护距离 m
≥300	<2	1 200
	2~4	1 000
	>4	900

4.2 地处复杂地形条件下的烧碱生产企业卫生防护距离的确定方法,参照 GB/T 3840—1991 中的 7.6 规定执行。

4.3 烧碱生产企业与敏感区的位置,应考虑风向频率及地形等因素的影响,尽量减少其对敏感区大气环境的污染。

4.4 在卫生防护距离范围内,种植浓密的乔木类植物绿化隔离带(宽度不少于 10 m)的企业,可按卫生防护距离标准限值的 90%执行。注意选择对特征污染物具有抗性或吸附特性的树种。

ICS 13.100
C 51

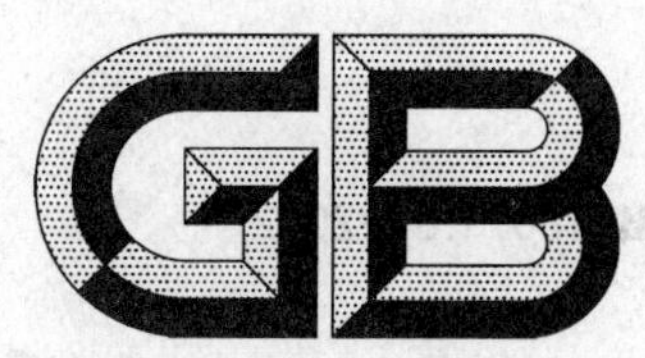

中华人民共和国国家标准

GB 18071.3—2012
代替 GB 11663—1989

基础化学原料制造业卫生防护距离 第3部分：硫酸制造业

Health protection zone for basic chemistry industry—Part 3: Sulfuric acid industry

自2017年3月23日起，本标准转为推荐性标准，编号改为GB/T 18071.3—2012。

2012-06-29 发布　　2012-08-01 实施

中华人民共和国卫生部
中国国家标准化管理委员会　发布

前言

本部分4.2、4.3、4.4为推荐性的，其余为强制性的。

GB 18071《基础化学原料制造业卫生防护距离》分为8个部分：

——第1部分：烧碱制造业；

——第2部分：纯碱及碳酸氢钠制造业；

——第3部分：硫酸制造业；

——第4部分：硝酸制造业；

——第5部分：盐酸制造业；

——第6部分：硫化碱制造业；

——第7部分：黄磷制造业；

——第8部分：氢氟酸制造业。

本部分为GB 18071的第3部分。

本部分按照GB/T 1.1—2009给出的规则起草。

本部分代替GB 11663—1989《硫酸厂卫生防护距离标准》。

本部分与GB 11663—1989相比主要变化如下：

——调整了标准名称，并依据GB/T 1.1—2009《标准化工作导则　第1部分：标准的结构和编写》调整了标准结构；

——修订了卫生防护距离的定义，增加了敏感区、复杂地形两项术语和定义；

——修订了卫生防护距离标准限值，建立了生产规模分档；

——增加了有关绿化的要求。

本部分由中华人民共和国卫生部提出并归口。

本部分负责起草单位：中国疾病预防控制中心环境与健康相关产品安全所、四川省疾病预防控制中心。

本部分参加起草单位：成都市疾病预防控制中心、广安市防疾病预控制中心。

本部分主要起草人：金银龙、张文勇、洪燕峰、逨丽媛、张伟、吴建生、周毅、李志春、朱海林、涂程、高源、杜秋霞。

本部分所代替标准的历次版本发布情况为：

——GB 11663—1989。

根据中华人民共和国国家标准公告(2017年第7号)和强制性标准整合精简结论，本标准自2017年3月23日起，转为推荐性标准，不再强制执行。

基础化学原料制造业卫生防护距离 第3部分:硫酸制造业

1 范围

GB 18071 的本部分规定了硫酸制造企业与敏感区之间所需卫生防护距离。

本部分适用于地处平原地区的硫酸制造企业的新建、改建、扩建工程。现有硫酸制造企业可参照执行。

2 规范性引用文件

下列文件对于本文件的应用是必不可少的。凡是注日期的引用文件,仅注日期的版本适用于本文件。凡是不注日期的引用文件,其最新版本(包括所有的修改单)适用于本文件。

GB/T 3840—1991 制定地方大气污染物排放标准的技术方法

3 术语和定义

下列术语和定义适用于本文件。

3.1

卫生防护距离 health protection zone

产生有害因素的部门(生产车间或作业场所)的边界至敏感区边界的最小距离。

3.2

敏感区 sensitive area

对大气污染比较敏感的区域,包括居民区、学校和医院。

3.3

复杂地形 complicated landform

山区、丘陵、沿海等。

4 指标要求

4.1 硫酸制造企业卫生防护距离限值见表1。

表1 硫酸制造企业卫生防护距离限值

生产规模 kt/a	所在地区近五年平均风速 m/s	卫生防护距离 m
<500	<2	400
	2～4	300
	>4	200

表 1（续）

生产规模 kt/a	所在地区近五年平均风速 m/s	卫生防护距离 m
≥500	<2	500
	2～4	400
	>4	300

4.2 地处复杂地形条件下的硫酸制造企业卫生防护距离的确定方法，参照GB/T 3840—1991 中的7.6规定执行。

4.3 硫酸制造企业与敏感区的位置，应考虑风向频率及地形等因素的影响，尽量减少其对敏感区大气环境的污染。

4.4 在卫生防护距离范围内，种植浓密的乔木类植物绿化隔离带（宽度不少于10 m）的企业，可按卫生防护距离标准限值的90％执行。注意选择对特征污染物具有抗性或吸附特性的树种。

ICS 13.100
C 51

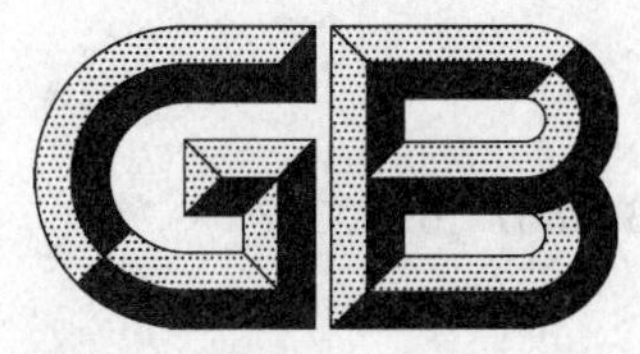

中华人民共和国国家标准

GB 18071.6—2012
代替 GB 18069—2000

基础化学原料制造业卫生防护距离 第6部分：硫化碱制造业

Health protection zone for basic chemistry industry— Part 6：Sodium sulphuret industry

自2017年3月23日起，本标准转为推荐性标准，编号改为 GB/T 18071.6—2012。

2012-06-29 发布　　2012-08-01 实施

中华人民共和国卫生部
中国国家标准化管理委员会　发布

前　言

本部分 4.2、4.3、4.4 为推荐性的，其余为强制性的。

GB 18071《基础化学原料制造业卫生防护距离》分为 8 个部分：

——第 1 部分：烧碱制造业；

——第 2 部分：纯碱及碳酸氢钠制造业；

——第 3 部分：硫酸制造业；

——第 4 部分：硝酸制造业；

——第 5 部分：盐酸制造业；

——第 6 部分：硫化碱制造业；

——第 7 部分：黄磷制造业；

——第 8 部分：氢氟酸制造业。

本部分为 GB 18071 的第 6 部分。

本部分按照 GB/T 1.1—2009 给出的规则起草。

本部分代替 GB 18069—2000《硫化碱厂卫生防护距离标准》。

本部分与 GB 18069—2000 相比主要变化如下：

——调整了标准名称，并依据 GB/T 1.1—2009《标准化工作导则　第 1 部分：标准的结构和编写》调整了标准结构；

——修订了卫生防护距离的定义，增加了敏感区、复杂地形两项术语和定义；

——修订了卫生防护距离标准限值，建立了生产规模分档；

——增加了有关绿化的要求。

本部分由中华人民共和国卫生部提出并归口。

本部分负责起草单位：中国疾病预防控制中心环境与健康相关产品安全所、四川省疾病预防控制中心。

本部分参加起草单位：雅安市疾病预防控制中心、名山县疾病预防控制中心。

本部分主要起草人：金银龙、张文勇、洪燕峰、谭利民、张伟、刘海礼、张世超、刘波、张学兵、李宏、朱海林、周毅。

本部分所代替标准的历次版本发布情况为：

——GB 18069—2000。

根据中华人民共和国国家标准公告(2017 年第 7 号)和强制性标准整合精简结论，本标准自 2017 年 3 月 23 日起，转为推荐性标准，不再强制执行。

基础化学原料制造业卫生防护距离 第6部分:硫化碱制造业

1 范围

GB 18071 的本部分规定了硫化碱制造企业与敏感区之间所需卫生防护距离。

本部分适用于地处平原地区的硫化碱制造企业的新建、改建、扩建工程。现有硫化碱制造企业可参照执行。

2 规范性引用文件

下列文件对于本文件的应用是必不可少的。凡是注日期的引用文件,仅注日期的版本适用于本文件。凡是不注日期的引用文件,其最新版本(包括所有的修改单)适用于本文件。

GB/T 3840—1991 制定地方大气污染物排放标准的技术方法

3 术语和定义

下列术语和定义适用于本文件。

3.1

卫生防护距离 health protection zone

产生有害因素的部门(生产车间或作业场所)的边界至敏感区边界的最小距离。

3.2

敏感区 sensitive area

对大气污染比较敏感的区域,包括居民区、学校和医院。

3.3

复杂地形 complicated landform

山区、丘陵、沿海等。

4 指标要求

4.1 硫化碱制造企业卫生防护距离限值见表1。

表1 硫化碱制造企业卫生防护距离限值

生产规模 kt/a	所在地区近五年平均风速 m/s	卫生防护距离 m
<50	<2	1 000
	2～4	900
	>4	800

表 1（续）

生产规模 kt/a	所在地区近五年平均风速 m/s	卫生防护距离 m
≥50	<2	1 200
	2～4	1 000
	>4	900

4.2 地处复杂地形条件下的硫化碱制造企业卫生防护距离的确定方法，参照 GB/T 3840—1991 中的 7.6 规定执行。

4.3 硫化碱制造企业与敏感区的位置，应考虑风向频率及地形等因素的影响，尽量减少其对敏感区大气环境的污染。

4.4 在卫生防护距离范围内，种植浓密的乔木类植物绿化隔离带（宽度不少于 10 m）的企业，可按卫生防护距离标准限值的 90％执行。注意选择对特征污染物具有抗性或吸附特性的树种。

ICS 13.100
C 51

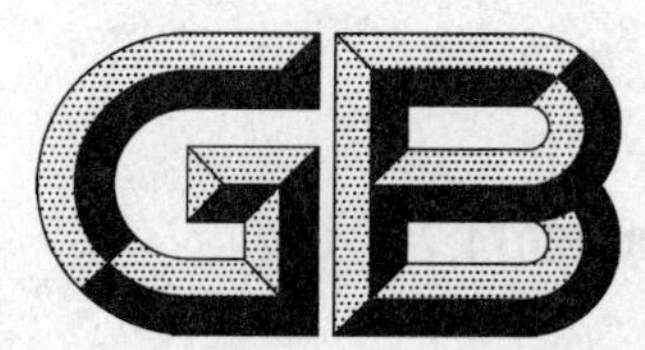

中华人民共和国国家标准

GB 18071.7—2012
代替 GB 11656—1989

基础化学原料制造业卫生防护距离 第7部分:黄磷制造业

Health protection zone for basic chemistry industry—
Part 7: Yellow phosphorus industry

自2017年3月23日起,本标准转为推荐性标准,编号改为GB/T 18071.7—2012。

2012-06-29 发布　　　　2012-08-01 实施

中华人民共和国卫生部
中国国家标准化管理委员会　发布

前　言

本部分4.2、4.3、4.4为推荐性的，其余为强制性的。

GB 18071《基础化学原料制造业卫生防护距离》分为8个部分：

——第1部分：烧碱制造业；

——第2部分：纯碱及碳酸氢钠制造业；

——第3部分：硫酸制造业；

——第4部分：硝酸制造业；

——第5部分：盐酸制造业；

——第6部分：硫化碱制造业；

——第7部分：黄磷制造业；

——第8部分：氢氟酸制造业。

本部分为GB 18071的第7部分。

本部分按照GB/T 1.1—2009给出的规则起草。

本部分代替GB 11656—1989《黄磷厂卫生防护距离标准》。

本部分与GB 11656—1989相比主要变化如下：

——调整了标准名称，并依据GB/T 1.1—2009《标准化工作导则　第1部分：标准的结构和编写》调整了标准结构；

——修订了卫生防护距离的定义，增加了敏感区、复杂地形两项术语和定义；

——修订了卫生防护距离标准限值，建立了生产规模分档；

——增加了有关绿化的要求。

本部分由中华人民共和国卫生部提出并归口。

本部分负责起草单位：中国疾病预防控制中心环境与健康相关产品安全所、四川省疾病预防控制中心。

本部分参加起草单位：攀钢劳动卫生防护研究所、绵竹市疾病预防控制中心。

本部分主要起草人：金银龙、张文勇、洪燕峰、曾秀诗、张伟、高恩革、高天华、刘江、刘冉、黄婵、蒋恩霏。

本部分所代替标准的历次版本发布情况为：

——GB 11656—1989。

根据中华人民共和国国家标准公告(2017年第7号)和强制性标准整合精简结论，本标准自2017年3月23日起，转为推荐性标准，不再强制执行。

基础化学原料制造业卫生防护距离 第7部分:黄磷制造业

1 范围

GB 18071 的本部分规定了黄磷制造企业与敏感区之间所需卫生防护距离。

本部分适用于地处平原地区的黄磷制造企业的新建、改建、扩建工程。现有黄磷制造企业可参照执行。

2 规范性引用文件

下列文件对于本文件的应用是必不可少的。凡是注日期的引用文件,仅注日期的版本适用于本文件。凡是不注日期的引用文件,其最新版本(包括所有的修改单)适用于本文件。

GB/T 3840—1991 制定地方大气污染物排放标准的技术方法

3 术语和定义

下列术语和定义适用于本文件。

3.1

卫生防护距离 health protection zone

产生有害因素的部门(生产车间或作业场所)的边界至敏感区边界的最小距离。

3.2

敏感区 sensitive area

对大气污染比较敏感的区域,包括居民区、学校和医院。

3.3

复杂地形 complicated landform

山区、丘陵、沿海等。

4 指标要求

4.1 黄磷制造企业卫生防护距离限值见表1。

表1 黄磷制造企业卫生防护距离限值

生产规模 kt/a	所在地区近五年平均风速 m/s	卫生防护距离 m
<50	<2	900
	2～4	800
	>4	700

表 1（续）

生产规模 kt/a	所在地区近五年平均风速 m/s	卫生防护距离 m
⩾50	＜2	1 200
	2～4	1 000
	＞4	900

4.2　地处复杂地形条件下的黄磷制造企业卫生防护距离的确定方法，参照GB/T 3840—1991中的7.6规定执行。

4.3　黄磷制造企业与敏感区的位置，应考虑风向频率及地形等因素的影响，尽量减少其对敏感区大气环境的污染。

4.4　在卫生防护距离范围内，种植浓密的乔木类植物绿化隔离带（宽度不少于10 m）的企业，可按卫生防护距离标准限值的90％执行。注意选择对特征污染物具有抗性或吸附特性的树种。

ICS 13.100
C 51

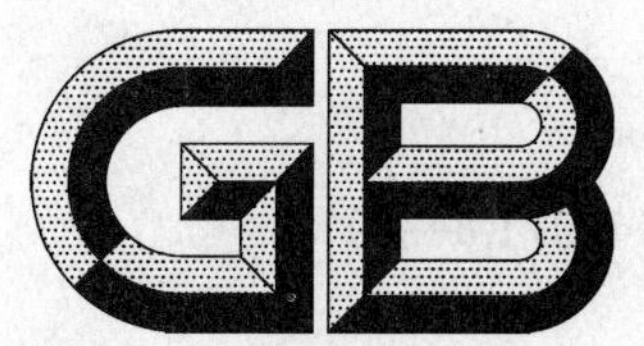

中华人民共和国国家标准

GB 18071.8—2012

基础化学原料制造业卫生防护距离 第8部分:氢氟酸制造业

**Health protection zone for basic chemistry industry—
Part 8: Hydrofluoric acid industry**

自2017年3月23日起,本标准转为推荐性标准,编号改为GB/T 18071.8—2012。

2012-11-20 发布　　　　2013-05-01 实施

中华人民共和国卫生部
中国国家标准化管理委员会　发布

前　言

本部分4.2、4.3、4.4为推荐性的，其余为强制性的。

GB 18071《基础化学原料制造业卫生防护距离》分为8个部分：

——第1部分：烧碱制造业；

——第2部分：纯碱及碳酸氢钠制造业：；

——第3部分：硫酸制造业；

——第4部分：硝酸制造业；

——第5部分：盐酸制造业；

——第6部分：硫化碱制造业；

——第7部分：黄磷制造业；

——第8部分：氢氟酸制造业。

本部分为GB 18071的第8部分。

本部分按照GB/T 1.1—2009给出的规则起草。

本部分由中华人民共和国卫生部提出并归口。

本部分负责起草单位：中国疾病预防控制中心环境与健康相关产品安全所、四川省疾病预防控制中心。

本部分参加起草单位：自贡市疾病预防控制中心、中昊晨光化工研究院。

本部分主要起草人：金银龙、张文勇、洪燕峰、杨跃林、张伟、黄婵、王庆元、胡晓雷、孙建忠、谭利民、曾秀诗、陈俊华、杜洪凤。

根据中华人民共和国国家标准公告(2017年第7号)和强制性标准整合精简结论，本标准自2017年3月23日起，转为推荐性标准，不再强制执行。

基础化学原料制造业卫生防护距离 第8部分:氢氟酸制造业

1 范围

GB 18071 的本部分规定了氢氟酸制造企业与敏感区之间所需卫生防护距离。

本部分适用于地处平原地区的氢氟酸制造企业的新建、改建、扩建工程。现有氢氟酸制造企业可参照执行。

2 规范性引用文件

下列文件对于本文件的应用是必不可少的。凡是注日期的引用文件,仅注日期的版本适用于本文件。凡是不注日期的引用文件,其最新版本(包括所有的修改单)适用于本文件。

GB/T 3840—1991 制定地方大气污染物排放标准的技术方法

3 术语和定义

下列术语和定义适用于本文件。

3.1

卫生防护距离 health protection zone

产生有害因素的部门(生产车间或作业场所)的边界至敏感区边界的最小距离。

3.2

敏感区 sensitive area

对大气污染比较敏感的区域,包括居民区、学校和医院。

3.3

复杂地形 complicated landform

山区、丘陵、沿海等。

4 指标要求

4.1 氢氟酸制造企业卫生防护距离限值见表1。

表1 氢氟酸制造企业卫生防护距离限值

生产规模 kt/a	所在地区近五年平均风速 m/s	卫生防护距离 m
<20	<2	200
	2~4	200
	>4	100

表 1（续）

生产规模 kt/a	所在地区近五年平均风速 m/s	卫生防护距离 m
≥20	<2	300
	2～4	200
	>4	200

4.2 地处复杂地形条件下的氢氟酸制造企业卫生防护距离的确定方法，参照 GB/T 3840—1991 中的 7.6 规定执行。

4.3 氢氟酸制造企业与敏感区的位置，应考虑风向频率及地形等因素的影响，尽量减少其对敏感区大气环境的污染。

4.4 在卫生防护距离范围内，种植浓密的乔木类植物绿化隔离带（宽度不少于 10 m）的企业，可按卫生防护距离标准限值的 90%执行。注意选择对特征污染物具有抗性或吸附特性的树种。

ICS 13.100
C 51

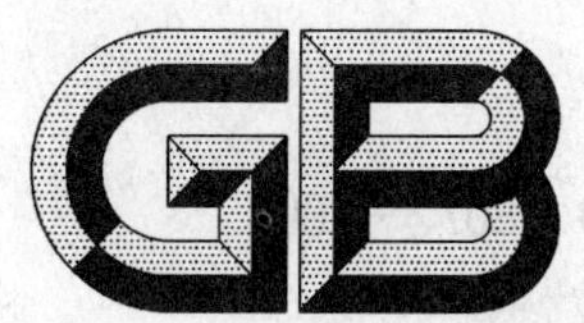

中华人民共和国国家标准

GB 18072—2000

塑料厂卫生防护距离标准

Health protection zone standard for plastics plant

2000-04-10 发布　　2001-01-01 实施

国家质量技术监督局　发布

前　言

本标准的全部技术内容为强制性。

工业企业卫生防护距离标准是一项涉及建设规划、工业建设总平面布置、环境卫生、卫生工程的综合性标准，其目的是保证国家重点工业企业项目投产后产生的污染物不致影响居住区人群身体健康。本标准针对各类有害因素的特点，找出有害因素的发生、扩散、稀释、衰减、降解特征，再根据最佳实用技术原则，即按照我国目前经济水平可以达到的治理措施和维持管理措施，确定工业企业容许排放强度，最后选择合适的大气扩散模式和相应的参数，确定所需卫生防护距离。

本标准从 2001 年 1 月 1 日起实施。

本标准由中华人民共和国卫生部提出。

本标准负责起草单位：湖北省宜昌市卫生防疫站、中国预防医学科学院环境卫生与卫生工程研究所。

本标准主要起草人：曹玉鑫、邵强。

本标准由卫生部委托中国预防医学科学院环境卫生监测所负责解释。

中华人民共和国国家标准

GB 18072—2000

塑料厂卫生防护距离标准

Health protection zone standard for plastics plant

1 范围

本标准规定了塑料厂与居住区之间所需卫生防护距离。

本标准适用于地处平原、微丘地区新建塑料厂及其扩建改建工程。现有塑料厂可参照执行。地处复杂地形条件下塑料厂的卫生防护距离,应根据大气环境质量评价报告,由建设单位主管部门与建设项目所在省、自治区的卫生、环境保护主管部门共同确定。

2 定义

本标准采用下列定义。

2.1 卫生防护距离 health protection zone

产生有害因素的部门(车间或工段)的边界至居住区的最小距离。

3 标准内容

3.1 塑料厂卫生防护距离规定如表1所示。

表 1

生产规模,t/a	距　　离,m
≤1 000	100

3.2 塑料厂与居住区的位置,应考虑风向频率及地形等因素的影响,以尽量减少其对居住区大气环境的污染。

国家质量技术监督局 2000-04-10 批准　　2001-01-01 实施

ICS 13.100
C 51

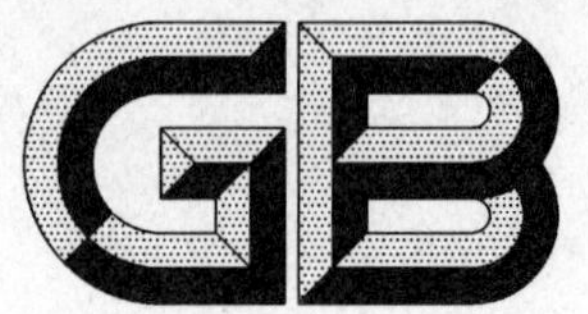

中华人民共和国国家标准

GB 18074—2000

内燃机厂卫生防护距离标准

Health protection zone standard for internal combustion engine plant

2000-04-10发布 2001-01-01实施

国家质量技术监督局 发布

前　言

本标准的全部技术内容为强制性。

工业企业卫生防护距离标准是一项涉及建设规划、工业建设总平面布置、环境卫生、卫生工程的综合性标准，其目的是保证国家重点工业企业项目投产后产生的污染物不致影响居住区人群身体健康。本标准针对各类有害因素的特点，找出有害因素的发生、扩散、稀释、衰减、降解特征，再根据最佳实用技术原则，即按照我国目前经济水平可以达到的治理措施和维持管理措施，确定工业企业容许排放强度，最后选择合适的大气扩散模式和相应的参数，确定所需卫生防护距离。

本标准从 2001 年 1 月 1 日起实施。

本标准由中华人民共和国卫生部提出。

本标准负责起草单位：中国预防医学科学院环境卫生与卫生工程研究所。

本标准主要起草人：胡更新、洪燕峰、邵强。

本标准由卫生部委托中国预防医学科学院环境卫生监测所负责解释。

中华人民共和国国家标准

内燃机厂卫生防护距离标准

GB 18074—2000

Health protection zone standard for internal combustion engine plant

1 范围

本标准规定了内燃机厂与居住区之间所需卫生防护距离。

本标准适用于地处平原、微丘地区的新建内燃机厂及现有内燃机厂之扩建、改建工程。现有内燃机厂可参照执行,地处复杂地形条件下的卫生防护距离,应根据大气环境质量评价报告,由建设单位主管部门与建设项目所在省、市、自治区的卫生、环境保护主管部门共同确定。

2 定义

本标准采用下列定义。

2.1 卫生防护距离 health protection zone

产生有害因素的部门(车间或工段)的边界至居住区边界的最小距离。

3 标准内容

3.1 内燃机厂的卫生防护距离,按其所在地区近五年平均风速规定如表1所示。

表 1

风　速,m/s	距　离,m
<2	400
2～4	300
>4	200

3.2 本标准还规定内燃机厂与居住区的位置,应考虑风向频率及地形等因素的影响,以尽量减少其对居住区大气环境的污染。

国家质量技术监督局 2000-04-10 批准　　2001-01-01 实施

ICS 13.100
C 51

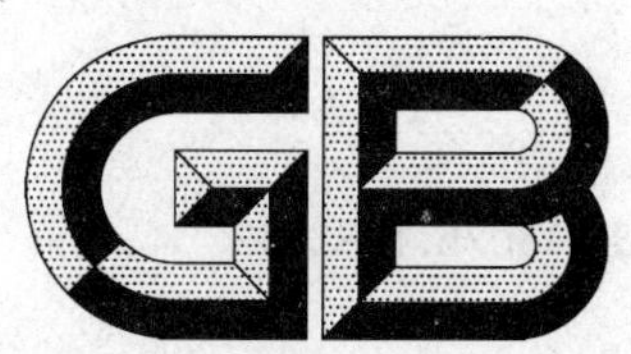

中华人民共和国国家标准

GB 18075.1—2012
代替 GB 18075—2000

交通运输设备制造业卫生防护距离 第1部分:汽车制造业

Health protection zone for manufacturing industry of transportation facilities—Part 1:Automobile industry

自2017年3月23日起,本标准转为推荐性标准,编号改为GB/T 18075.1—2012。

2012-06-29 发布 2012-08-01 实施

中华人民共和国卫生部
中国国家标准化管理委员会 发布

前言

本部分 4.2、4.3、4.4 为推荐性的，其余为强制性的。

GB 18075《交通运输设备制造业卫生防护距离》分为 4 个部分：

——第 1 部分：汽车制造业；

——第 2 部分：摩托车制造业；

——第 3 部分：自行车制造业；

——第 4 部分：铁路运输设备制造业。

本部分为 GB 18075 的第 1 部分。

本部分按照 GB/T 1.1—2009 给出的规则起草。

本部分代替 GB 18075—2000《汽车制造厂卫生防护距离标准》。

本部分与 GB 18075—2000 相比主要变化如下：

——调整了标准名称，并依据 GB/T 1.1—2009《标准化工作导则 第 1 部分：标准的结构和编写》调整了标准结构；

——修订了卫生防护距离的定义，增加了敏感区、复杂地形两项术语和定义；

——修订了卫生防护距离标准限值，建立了生产规模分档；

——增加了有关绿化的要求。

本部分由中华人民共和国卫生部提出并归口。

本部分负责起草单位：中国疾病预防控制中心环境与健康相关产品安全所、武汉科技大学医学院、中国汽车工业协会。

本部分参加起草单位：十堰市卫生局东风分局、十堰市东风职业病防治所、东风汽车公司安环部。

本部分主要起草人：金银龙、梅勇、洪燕峰、吴磊、张伟、吴家兵、曾玉宇、姚道华、祁成。

本部分所代替标准的历次版本发布情况为：

——GB 18075—2000。

根据中华人民共和国国家标准公告(2017 年第 7 号)和强制性标准整合精简结论，本标准自 2017 年 3 月 23 日起，转为推荐性标准，不再强制执行。

交通运输设备制造业卫生防护距离 第1部分:汽车制造业

1 范围

GB 18075 的本部分规定了汽车制造企业与敏感区之间所需卫生防护距离。

本部分适用于地处平原地区的汽车制造企业的新建、改建、扩建工程。现有汽车制造企业可参照执行。

2 规范性引用文件

下列文件对于本文件的应用是必不可少的。凡是注日期的引用文件,仅注日期的版本适用于本文件。凡是不注日期的引用文件,其最新版本(包括所有的修改单)适用于本文件。

GB/T 3840—1991 制定地方大气污染物排放标准的技术方法

3 术语和定义

下列术语和定义适用于本文件。

3.1

卫生防护距离 health protection zone

产生有害因素的部门(生产车间或作业场所)的边界至敏感区边界的最小距离。

3.2

敏感区 sensitive area

对大气污染比较敏感的区域,包括居民区、学校和医院。

3.3

复杂地形 complicated landform

山区、丘陵、沿海等。

4 指标要求

4.1 汽车制造企业卫生防护距离限值见表1。

表1 汽车制造企业卫生防护距离限值

生产规模 万辆/a	所在地区近五年平均风速 m/s	卫生防护距离 m
<1	<2	300
	2~4	200
	>4	100

表 1（续）

生产规模 万辆/a	所在地区近五年平均风速 m/s	卫生防护距离 m
1～10	＜2	400
	2～4	300
	＞4	200
＞10	＜2	500
	2～4	400
	＞4	300

4.2　地处复杂地形条件下的汽车制造企业卫生防护距离的确定方法，参照 GB/T 3840—1991 中的 7.6 规定执行。

4.3　汽车制造企业与敏感区的位置，应考虑风向频率及地形等因素的影响，尽量减少其对敏感区大气环境的污染。

4.4　在卫生防护距离范围内，种植浓密的乔木类植物绿化隔离带（宽度不少于 10 m）的企业，可按卫生防护距离标准限值的 90％执行。注意选择对特征污染物具有抗性或吸附特性的树种。

ICS 13.100
C 51

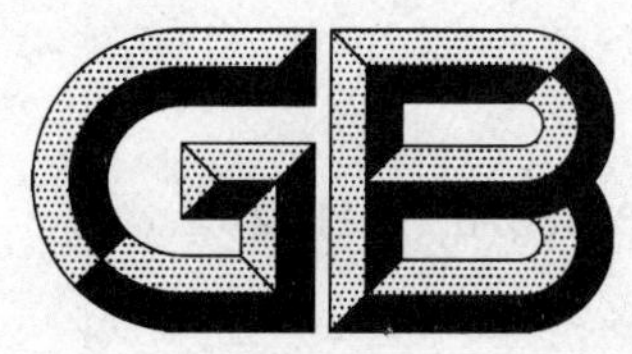

中华人民共和国国家标准

GB 18078.1—2012
代替 GB 18078—2000

农副食品加工业卫生防护距离 第1部分:屠宰及肉类加工业

Health protection zone for agricultural and sideline food processing industry—Part 1:Slaughter,meat-processing industry

自2017年3月23日起,本标准转为推荐性标准,编号改为GB/T 18078.1—2012。

2012-06-29 发布　　2012-08-01 实施

中华人民共和国卫生部
中国国家标准化管理委员会 发布

前言

本部分4.2、4.3、4.4为推荐性的，其余为强制性的。

GB 18078《农副食品加工业卫生防护距离》分为2个部分：

——第1部分：屠宰及肉类加工业；

——第2部分：谷物磨制与饲料加工业。

本部分为GB 18078的第1部分。

本部分按照GB/T 1.1—2009给出的规则起草。

本部分代替GB 18078—2000《肉类联合加工厂卫生防护距离标准》。

本部分与GB 18078—2000相比主要变化如下：

——调整了标准名称，并依据GB/T 1.1—2009《标准化工作导则　第1部分：标准的结构和编写》调整了标准结构；

——修订了卫生防护距离的定义，增加了敏感区、复杂地形2项术语和定义；

——修订了卫生防护距离标准限值，调整了风速分档和生产规模分档；

——增加了有关绿化的要求。

本部分由中华人民共和国卫生部提出并归口。

本部分负责起草单位：中国疾病预防控制中心环境与健康相关产品安全所、武汉市疾病预防控制中心。

本部分参加起草单位：武汉市江夏区卫生监督所。

本部分主要起草人：金银龙、陈文革、洪燕峰、王怀记、张伟、刘正丹、刘俊玲、何振宇、曹美龄、胡迅、魏泽义、王杰、吴林、刘高、卢冰。

本部分所代替标准的历次版本发布情况为：

——GB 18078—2000。

根据中华人民共和国国家标准公告(2017年第7号)和强制性标准整合精简结论，本标准自2017年3月23日起，转为推荐性标准，不再强制执行。

农副食品加工业卫生防护距离 第1部分:屠宰及肉类加工业

1 范围

GB 18078 的本部分规定了屠宰及肉类加工生产企业与敏感区之间所需卫生防护距离。

本部分适用于地处平原地区的屠宰及肉类加工生产企业的新建、改建、扩建工程。现有屠宰及肉类加工生产企业可参照执行。

2 规范性引用文件

下列文件对于本文件的应用是必不可少的。凡是注日期的引用文件,仅注日期的版本适用于本文件。凡是不注日期的引用文件,其最新版本(包括所有的修改单)适用于本文件。

GB/T 3840—1991 制定地方大气污染物排放标准的技术方法

3 术语和定义

下列术语和定义适用于本文件。

3.1

卫生防护距离 health protection zone

产生有害因素的部门(生产车间或作业场所)的边界至敏感区边界的最小距离。

3.2

敏感区 sensitive area

对大气污染比较敏感的区域,包括居民区、学校和医院。

3.3

复杂地形 complicated landform

山区、丘陵、沿海等。

4 指标要求

4.1 屠宰及肉类加工生产企业卫生防护距离限值见表1和表2。

表1 屠宰及肉类(畜类)加工生产企业卫生防护距离限值

生产规模 万头/年	所在地区近五年平均风速 m/s	卫生防护距离 m
≤50	<2	400
	2～4	300
	>4	200

表 1（续）

生产规模 万头/年	所在地区近五年平均风速 m/s	卫生防护距离 m
＞50，≤100	＜2	600
	2～4	400
	＞4	300
＞100	＜2	700
	2～4	500
	＞4	400

表 2 屠宰及肉类（禽类）加工生产企业卫生防护距离限值

生产规模 万只/年	所在地区近五年平均风速 m/s	卫生防护距离 m
≤2	＜2	500
	≥2	300
＞2，≤4	＜2	600
	≥2	400
＞4	＜2	700
	≥2	500

4.2 地处复杂地形条件下的屠宰及肉类加工生产企业卫生防护距离的确定方法，参照 GB/T 3840—1991 中的 7.6 规定执行。

4.3 屠宰及肉类加工生产企业与敏感区的位置，应考虑风向频率及地形等因素的影响，尽量减少其对敏感区大气环境的污染。

4.4 在卫生防护距离范围内，种植浓密的乔木类植物绿化隔离带（宽度不少于 10 m）的企业，可按卫生防护距离标准限值的 90％执行。注意选择对特征污染物具有抗性或吸附特性的树种。

GB 18078.1—2012《农副食品加工业卫生防护距离 第 1 部分：屠宰及肉类加工业》国家标准第 1 号修改单

本修改单经国家标准化管理委员会于 2015 年 3 月 6 日批准，自 2015 年 4 月 1 日起实施。

4.1 表 2 屠宰及肉类（禽类）加工生产企业卫生防护距离限制，第 1 列中“生产规模 万只/年”修改为“生产规模 百万只/年”。

ICS 13.100
C 51

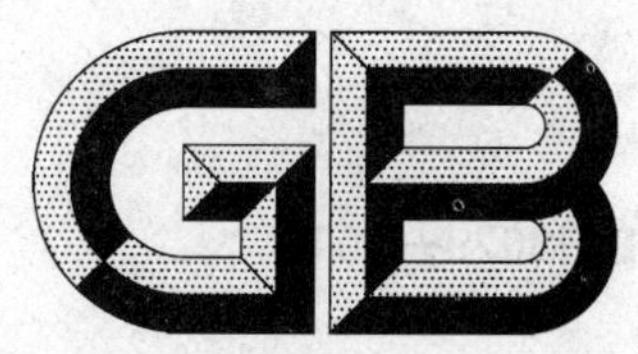

中华人民共和国国家标准

GB 18079—2012
代替 GB 18079—2000

动物胶制造业卫生防护距离

Health protection zone for gelatin industry

自2017年3月23日起，本标准转为推荐性标准，编号改为**GB/T** 18079—2012。

2012-11-20 发布　　2013-05-01 实施

中华人民共和国卫生部
中国国家标准化管理委员会　发布

前　言

本标准4.2～4.4为推荐性的，其余为强制性的。

本标准按照GB/T 1.1—2009给出的规则起草。

本标准代替GB 18079—2000《制胶厂卫生防护距离标准》，与GB 18079—2000相比主要技术变化如下：

——调整了标准名称，并依据GB/T 1.1—2009调整了标准结构；

——修订了卫生防护距离的定义，增加了敏感区、复杂地形、动物胶3项术语和定义；

——修订了卫生防护距离标准限值，调整了生产规模分档；

——增加了有关绿化的要求。

本标准由中华人民共和国卫生部提出并归口。

本标准由中国疾病预防控制中心环境与健康相关产品安全所、温州市疾病预防控制中心负责起草，平阳县卫生监督所参加起草。

本标准主要起草人：金银龙、曾士典、洪燕峰、徐礼源、张伟、陈瑞生、杨文静、佟冬青、陈松林、方黄虹、徐青青、王黎荔、许宁。

本标准所代替标准的历次版本发布情况为：

——GB 18079—2000。

根据中华人民共和国国家标准公告（2017年第7号）和强制性标准整合精简结论，本标准自2017年3月23日起，转为推荐性标准，不再强制执行。

动物胶制造业卫生防护距离

1 范围

本标准规定了动物胶生产企业与敏感区之间所需卫生防护距离。

本标准适用于地处平原地区的动物胶生产企业的新建、改建、扩建工程。现有动物胶生产企业可参照执行。

2 规范性引用文件

下列文件对于本文件的应用是必不可少的。凡是注日期的引用文件,仅注日期的版本适用于本文件。凡是不注日期的引用文件,其最新版本(包括所有的修改单)适用于本文件。

GB/T 3840—1991 制定地方大气污染物排放标准的技术方法

3 术语和定义

下列术语和定义适用于本文件。

3.1

卫生防护距离 health protection zone

产生有害因素的部门(生产车间或作业场所)的边界至敏感区边界的最小距离。

3.2

敏感区 sensitive area

居民区、学校、医院等对大气污染比较敏感的区域。

3.3

复杂地形 complicated landform

山区、丘陵、沿海等。

3.4

动物胶 gelatin

以动物的皮、骨或筋等为原料,将其中所含的胶原经过部分水解、萃取和干燥制成的蛋白固形物。

4 指标要求

4.1 动物胶制造业卫生防护距离标准限值见表1。

表1 动物胶制造业卫生防护距离标准限值

生产规模 t/a	所在地区近5年平均风速 m/s	卫生防护距离 m
<5 000	<2	300
	≥2	200

表 1（续）

生产规模 t/a	所在地区近 5 年平均风速 m/s	卫生防护距离 m
≥5 000	＜2	400
	2～4	300
	＞4	200

4.2　地处复杂地形条件下的动物胶生产企业卫生防护距离的确定方法，参照 GB/T 3840—1991 中的 7.6 规定执行。

4.3　动物胶生产企业与敏感区的位置，应考虑风向频率及地形等因素的影响，尽量减少其对敏感区大气环境的污染。

4.4　在卫生防护距离范围内，种植浓密的乔木类植物绿化隔离带（宽度不少于 10 m）的企业，可按卫生防护距离标准限值的 90％执行。注意选择对特征污染物具有抗性或吸附特性的树种。

ICS 13.100
C 51

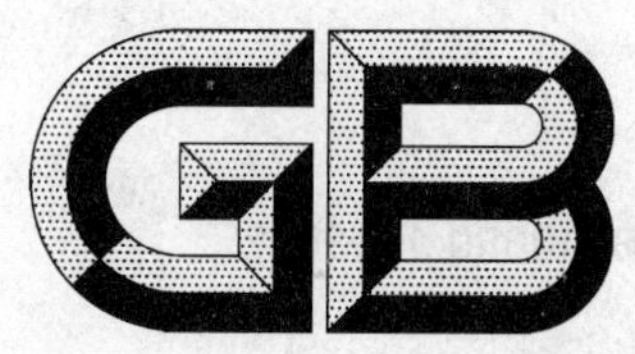

中华人民共和国国家标准

GB 18080.1—2012

纺织业卫生防护距离 第1部分:棉、化纤纺织及印染精加工业

Health protection zone for textile industry—
Part 1:Cotton,chemical fiber textile and dyeing finishing industry

自2017年3月23日起,本标准转为推荐性标准,编号改为GB/T 18080.1—2012。

2012-06-29 发布 2012-08-01 实施

中华人民共和国国家质量监督检验检疫总局
中国国家标准化管理委员会 发布

前　言

本部分4.2、4.3、4.4、4.5为推荐性的，其余为强制性的。

GB 18080《纺织业卫生防护距离》分为3个部分：

——第1部分：棉、化纤纺织及印染精加工业；

——第2部分：毛纺织和染整精加工业；

——第3部分：丝绢纺织及精加工业。

本部分为GB 18080的第1部分。

本部分由中华人民共和国卫生部提出并归口。

本部分由中华人民共和国卫生部负责解释。

本部分负责起草单位：中国疾病预防控制中心环境与健康相关产品安全所、深圳市疾病预防控制中心。

本部分参加起草单位：深圳市葵涌街道预防保健所。

本部分主要起草人：金银龙、彭朝琼、洪燕峰、余淑苑、张伟、吴辉、刘国红、徐新云、李锦、杨克志、苏志坚、唐传标。

根据中华人民共和国国家标准公告(2017年第7号)和强制性标准整合精简结论，本标准自2017年3月23日起，转为推荐性标准，不再强制执行。

纺织业卫生防护距离
第1部分:棉、化纤纺织及印染精加工业

1 范围

GB 18080 的本部分规定了棉、化纤纺织及印染精加工企业与敏感区之间所需卫生防护距离。

本部分适用于地处平原地区的棉、化纤纺织及印染精加工企业的新建、改建、扩建工程。现有棉、化纤纺织及印染精加工企业可参照执行。

2 规范性引用文件

下列文件对于本文件的应用是必不可少的。凡是注日期的引用文件,仅注日期的版本适用于本文件。凡是不注日期的引用文件,其最新版本(包括所有的修改单)适用于本文件。

GB/T 3840—1991 制定地方大气污染物排放标准的技术方法

3 术语和定义

下列术语和定义适用于本文件。

3.1

卫生防护距离 health protection zone

产生有害因素的部门(生产车间或作业场所)的边界至敏感区边界的最小距离。

3.2

敏感区 sensitive area

对大气污染比较敏感的区域,包括居民区、学校和医院。

3.3

复杂地形 complicated landform

山区、丘陵、沿海等。

4 指标要求

4.1 棉、化纤纺织及印染精加工企业卫生防护距离限值见表1。

表1 棉、化纤纺织及印染精加工企业卫生防护距离限值

生产规模 亿 m/a	所在地区近五年平均风速 m/s	卫生防护距离 m
≤6	—	50
>6	<2	100
	≥2	50

4.2 地处复杂地形条件下的棉、化纤纺织及印染精加工企业卫生防护距离的确定方法，参照GB/T 3840—1991中的7.6规定执行。

4.3 棉、化纤纺织及印染精加工企业与敏感区的位置，应考虑风向频率及地形等因素的影响，尽量减少其对敏感区大气环境的污染。

4.4 棉、化纤纺织及印染精加工企业应采用技术先进、经济合理、减少污染的清洁生产工艺和设备，加强管理，最大限度地减少大气污染物的无组织排放量。

4.5 在卫生防护距离范围内，种值浓密的乔木类植物绿化隔离带（宽度不少于10 m）的企业，可按卫生防护距离标准限值的90％执行。注意选择对特征污染物具有抗性或吸附特性的树种。

ICS 13.100
C 51

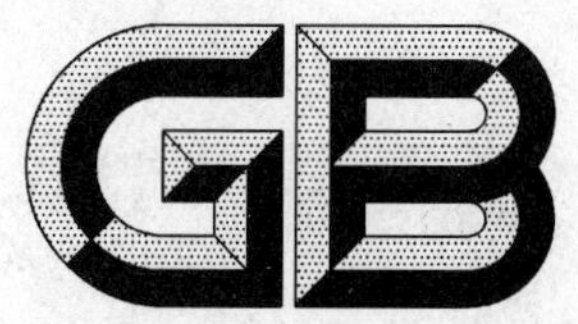

中华人民共和国国家标准

GB 18081—2000

火葬场卫生防护距离标准

Health protection zone standard for crematorium

2000-04-10发布　　2001-01-01实施

国家质量技术监督局　发布

前　言

本标准的全部技术内容为强制性。

工业企业卫生防护距离标准是一项涉及建设规划、工业建设总平面布置、环境卫生、卫生工程的综合性标准，其目的是保证国家重点工业企业项目投产后产生的污染物不致影响居住区人群身体健康。本标准针对各类有害因素的特点，找出有害因素的发生、扩散、稀释、衰减、降解特征，再根据最佳实用技术原则，即按照我国目前经济水平可以达到的治理措施和维持管理措施，确定工业企业容许排放强度，最后选择合适的大气扩散模式和相应的参数，确定所需卫生防护距离。

本标准从 2001 年 1 月 1 日起实施。

本标准由中华人民共和国卫生部提出。

本标准负责起草单位：湖北省宜昌市卫生防疫站、中国预防医学科学院环境卫生与卫生工程研究所。

本标准主要起草人：曹玉鑫、邵强。

本标准由卫生部委托中国预防医学科学院环境卫生监测所负责解释。

中华人民共和国国家标准

火葬场卫生防护距离标准

GB 18081—2000

Health protection zone standard for crematorium

1 范围

本标准规定了火葬场与居住区之间所需卫生防护距离。

本标准适用于地处平原、微丘地区的新建火葬场及现有火葬场扩建、改建工程。现有火葬场可参照执行。地处复杂地形条件下的火葬场卫生防护距离，应根据大气环境质量评价报告，由建设单位主管部门与建设项目所在省、市、自治区的卫生、环境保护主管部门共同确定。

2 定义

本标准采用下列定义。

2.1 卫生防护距离 health protection zone

产生有害因素的部门(车间或工段)的边界至居住区边界的最小距离。

3 标准内容

3.1 火葬场的卫生防护距离，按其所在地区近五年平均风速和年焚尸量规定如表1所示。

表 1

规模 年焚尸量，具	所在地区近五年平均风速，m/s		
	<2	2～4	>4
>4 000	700 m	600 m	500 m
≤4 000	500 m	400 m	300 m

3.2 本标准规定的火葬场与居住区的位置还应考虑风向频率及地形等因素的影响，以尽量减少其对居住区大气环境的污染。

国家质量技术监督局 2000-04-10 批准　　2001-01-01 实施

ICS 13.100
C 51

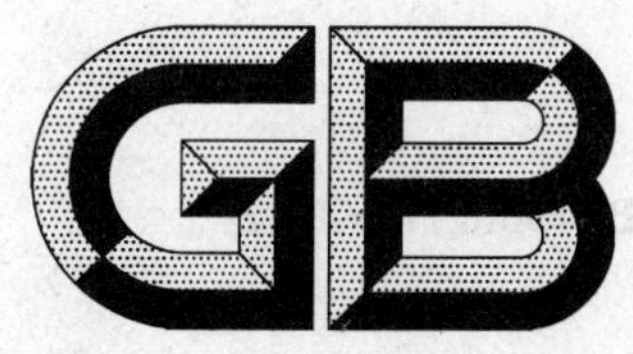

中华人民共和国国家标准

GB 18082.1—2012
代替 GB 18082—2000

皮革、毛皮及其制品业卫生防护距离 第1部分:皮革鞣制加工业

Health protection zone for leather and fur and manufactured products industry—Part 1:Leather tanning industry

自2017年3月23日起,本标准转为推荐性标准,编号改为GB/T 18082.1—2012。

2012-11-20 发布　　2013-05-01 实施

中华人民共和国卫生部
中国国家标准化管理委员会　发布

前　言

本部分 4.2～4.4 为推荐性的，其余为强制性的。

GB 18082《皮革、毛皮及其制品业卫生防护距离》分为 3 个部分：

——第 1 部分：皮革鞣制加工业；

——第 2 部分：皮革制品制造业；

——第 3 部分：毛皮鞣制及制品加工业。

本部分为 GB 18082 的第 1 部分。

本部分按照 GB/T 1.1—2009 给出的规则起草。

本部分代替 GB 18082—2000《制革厂卫生防护距离标准》，与 GB 18082—2000 相比主要技术变化如下：

——调整了标准名称，并依据 GB/T 1.1—2009 调整了标准结构；

——修订了卫生防护距离的定义，增加了敏感区、复杂地形 2 项术语和定义；

——修订了卫生防护距离标准限值，调整了生产规模分档；

——增加了有关绿化的要求。

本部分由中华人民共和国卫生部提出并归口。

本部分由中国疾病预防控制中心环境与健康相关产品安全所、温州市疾病预防控制中心负责起草，平阳县卫生监督所参加起草。

本部分主要起草人：金银龙、曾士典、洪燕峰、徐礼源、张伟、杨文静、陈瑞生、佟冬青、陈松林、方黄虹、徐青青、王黎荔、闫旭。

根据中华人民共和国国家标准公告（2017 年第 7 号）和强制性标准整合精简结论，本标准自 2017 年 3 月 23 日起，转为推荐性标准，不再强制执行。

皮革、毛皮及其制品业卫生防护距离
第1部分:皮革鞣制加工业

1 范围

GB 18082的本部分规定了皮革鞣制加工企业与敏感区之间所需卫生防护距离。

本部分适用于地处平原地区的皮革鞣制加工企业的新建、改建、扩建工程。现有皮革鞣制加工企业可参照执行。

2 规范性引用文件

下列文件对于本文件的应用是必不可少的。凡是注日期的引用文件,仅注日期的版本适用于本文件。凡是不注日期的引用文件,其最新版本(包括所有的修改单)适用于本文件。

GB/T 3840—1991 制定地方大气污染物排放标准的技术方法

3 术语和定义

下列术语和定义适用于本文件。

3.1

卫生防护距离 health protection zone

产生有害因素的部门(生产车间或作业场所)的边界至敏感区边界的最小距离。

3.2

敏感区 sensitive area

居民区、学校、医院等对大气污染比较敏感的区域。

3.3

复杂地形 complicated landform

山区、丘陵、沿海等。

4 指标要求

4.1 皮革鞣制加工业卫生防护距离标准限值见表1。

表1 皮革鞣制加工业卫生防护距离标准限值

生产规模 万标张/年	所在地区近5年平均风速 m/s	卫生防护距离 m
<100	<2	500
	2~4	400
	>4	300

表 1（续）

生产规模 万标张/年	所在地区近 5 年平均风速 m/s	卫生防护距离 m
≥100	＜2	600
	2～4	500
	＞4	400

4.2 地处复杂地形条件下的皮革鞣制加工企业卫生防护距离的确定方法，参照 GB/T 3840—1991 中的 7.6 规定执行。

4.3 皮革鞣制加工企业与敏感区的位置，应考虑风向频率及地形等因素的影响，尽量减少其对敏感区大气环境的污染。

4.4 在卫生防护距离范围内，种植浓密的乔木类植物绿化隔离带(宽度不少于 10 m)的企业，可按卫生防护距离标准限值的 90％执行。注意选择对特征污染物具有抗性或吸附特性的树种。

ICS 17.140.20
C 51

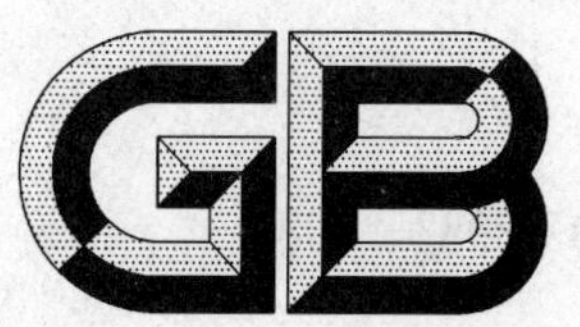

中华人民共和国国家标准

GB 18083—2000

以噪声污染为主的工业企业卫生防护距离标准

Health protection zone standards for industrial enterprises by noise

2000-04-10发布　　2001-01-01实施

国家质量技术监督局　发布

前　言

本标准的全部技术内容为强制性。

工业企业卫生防护距离标准是一项涉及建设规划、工业建设总平面布置、环境卫生、卫生工程的综合性标准，其目的是保证国家重点工业企业项目投产后产生的污染物不致影响居住区人群身体健康。本标准针对各类有害因素的特点，找出有害因素的发生、扩散、稀释、衰减、降解特征，再根据最佳实用技术原则，即按照我国目前经济水平可以达到的治理措施和维持管理措施，确定工业企业容许排放强度，最后选择合适的大气扩散模式和相应的参数，确定所需卫生防护距离。

本标准从2001年1月1日起实施。

本标准由中华人民共和国卫生部提出。

本标准负责起草单位：青岛市卫生防疫站、山东省环境卫生监测站、中国预防医学科学院环境卫生与卫生工程研究所。

本标准主要起草人：蒋福清、胡坤元、邵强。

本标准由卫生部委托中国预防医学科学院环境卫生监测所负责解释。

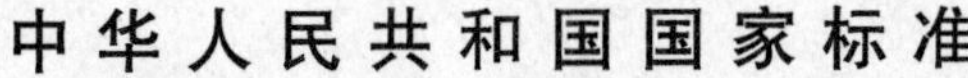

中华人民共和国国家标准

以噪声污染为主的工业企业卫生防护距离标准

Health protection zone standards for industrial enterprises by noise

GB 18083—2000

1 范围

本标准规定了以噪声污染为主的工业企业与居住区之间所需卫生防护距离。

本标准适用于地处平原及微丘陵地区新建、扩建、改建以噪声为主要污染因子的纺织、印刷、制钉、机械加工、木器制造、型煤加工、面粉厂、轧钢、锻造、汽车及拖拉机制造、钢丝绳厂等工厂企业。现有此类企业可参照执行。地处复杂地形条件下的卫生防护距离根据实际监测评价报告,由建设单位主管部门与建设项目所在省、市、自治区的卫生、环境保护及城建规划部门共同确定。

本标准不适用于以气型污染为主的化工、农药、橡胶、制药、造纸、金属冶炼、火电站、采矿、玻璃、石棉、水泥、耐火材料等工业企业。

2 定义

本标准采用下列定义。

2.1 卫生防护距离 health protection zone

产生有害因素的部门(车间或工段)的边界至居住区边界的最小距离。

3 标准内容

3.1 以噪声污染为主的工业企业卫生防护距离,按其生产规模、噪声源强度以及噪声治理措施的效果,规定如表1所示。

表1 以噪声污染为主的工业企业卫生防护距离标准值

序号	行业	企业名称	规模	声源强度 dB(A)	卫生防护距离 m	备 注
1	纺织					
1—1		棉纺织厂	≥5万锭	100～105	100	
1—2		棉纺织厂	≥5万锭	90～95	50	含5万锭以下的中、小型工厂,以及车间、空调机房的外墙与外门、窗具有20 dB(A)以上隔声量的大、中型棉纺厂;不设织布车间的棉纺厂
1—3		织布厂		96～105	100	车间及空调机房外墙与外门、窗具有20 dB(A)以上隔声量时,可缩小50 m
1—4		毛巾厂		95～100	100	车间及空调机房外墙与外门、窗具有20 dB(A)以上隔声量时,可缩小50 m

国家质量技术监督局 2000-04-10 批准 2001-01-01 实施

ICS 13.040.20
C 51

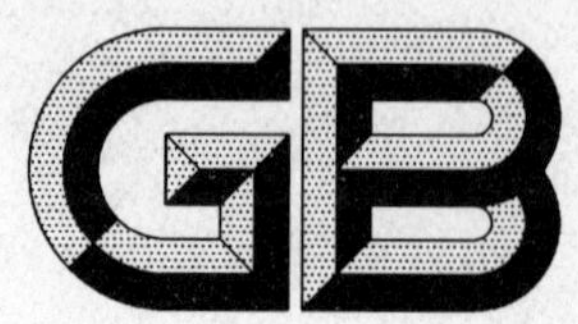

中华人民共和国国家标准

GB/T 18202—2000

室内空气中臭氧卫生标准

Hygienic standard for ozone in indoor air

2000-09-30 发布 2001-01-01 实施

国家质量技术监督局 发布

前　言

城乡居民有70%时间是在室内度过的，故室内空气质量的好坏与人民健康密切相关。本标准遵循“引进”和必要的验证原则，结合我国国情，经过检索国内外的有关资料数据，并进行了验证性的臭氧毒性研究及室内臭氧水平的调查。综合分析后，从防止臭氧暴露的毒效应考虑，以毒性指标为依据，参考国外有关的标准（基准）定出室内空气臭氧的卫生标准和检验方法。本标准是国家室内空气污染物的卫生标准之一。

本标准的附录A是标准的附录。

本标准由中华人民共和国卫生部提出。

本标准起草单位：中山医科大学公共卫生学院。

本标准主要起草人：宋宏、陈成章、蔡承铿、黎大明、余贵英。

中华人民共和国国家标准

室内空气中臭氧卫生标准

GB/T 18202—2000

Hygienic standard for ozone in indoor air

1 范围

本标准规定了室内空气中臭氧的最高容许浓度和监测检验方法。

本标准适用于室内空气的监测和评价，不适用于生产性场所的室内环境。

2 引用标准

下列标准所包含的条文，通过在本标准中引用而构成为本标准的条文。本标准出版时，所示版本均为有效。所有标准都会被修订，使用本标准的各方应探讨使用下列标准最新版本的可能性。

GB/T 15437—1995 环境空气 臭氧的测定 靛蓝二磺酸钠分光光度法

GB/T 15438—1995 环境空气 臭氧的测定 紫外光度法

3 标准值

本标准以时间平均浓度表示，1 h 平均最高容许浓度为 0.1 mg/m^3。

4 监测检验方法

本标准监测检验方法见附录 A(标准的附录)。

在不具备上述仪器监测条件的情况下，可按 GB/T 15437 的测定方法执行。

国家质量技术监督局 2000-09-30 批准　　2001-01-01 实施

附 录 A
（标准的附录）
室内空气臭氧浓度监测检验方法 紫外光度法

A1 原理

本方法基于臭氧吸收 254 nm 波长紫外光，由检测器检测光能强度，通过样品空气与经臭氧涤去器除去臭氧的零空气的光能强度比，借助微机处理换算为臭氧浓度。

A2 仪器和技术条件

A2.1 采用紫外吸收式臭氧分析仪。

A2.2 量程：0～2 mg/m^3。

A2.3 仪器精度：±4 $\mu g/m^3$。

A2.4 最小可检测浓度：4 $\mu g/m^3$。

A2.5 零点漂移：＜2 $\mu g/(m^3 \cdot 24\ h)$。

A2.6 工作环境温度：5～40℃，标准校正在25℃±1℃下进行，20℃至30℃之间使用仪器读数有效。

A3 仪器的校准

按 GB/T 15438 中 6.1 紫外臭氧分析仪的校准操作。

A4 测定

A4.1 在现场选定具有代表性的测定点。

A4.2 仪器放置在测定现场，通电预热紫外灯至额定工作灯压。

A4.3 将样气管口置距地面 1.5 m 的高度，周围尽量避免物体界面的存在。

A4.4 调定输入样气流量 0.5 L/min。

A4.5 测定时间为 1 h，此间按一定间隔时间至少读取 12 个数据求平均。

A4.6 当测定环境空气中悬浮颗粒浓度大于 100 $\mu g/m^3$ 时，建议在进样口加装聚四氟乙烯粒子过滤器。

ICS 13.020
C 51

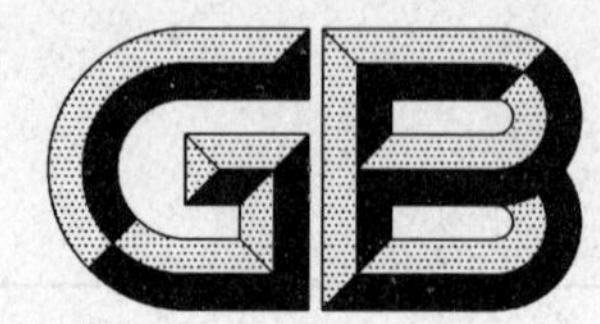

中华人民共和国国家标准

GB/T 18203—2000

室内空气中溶血性链球菌卫生标准

Hygienic standard for *Streptococcus hemolyticus* in indoor air

2000-09-30 发布　　　　2001-01-01 实施

国家质量技术监督局 发布

前　　言

城乡居民有70％时间是在室内度过的，故室内空气质量的好坏与人民健康密切相关。本标准遵循“引进”和必要的验证原则，结合我国国情，经过检索国内外的有关资料数据，并进行了验证性的研究及室内外水平的调查。综合分析后，制定出室内空气中溶血性链球菌卫生标准。本标准是国家室内空气污染物的卫生标准之一。

本标准附录A是标准的附录。

本标准由中华人民共和国卫生部提出。

本标准起草单位：同济医科大学、深圳市卫生防疫站。

本标准主要起草人：应晨江、蔡文德、赵美英、袁涛、谢虹、石磊、段文华。

中华人民共和国国家标准

室内空气中溶血性链球菌卫生标准

GB/T 18203—2000

Hygienic standard for *Streptococcus hemolyticus* in indoor air

1 范围

本标准规定了室内空气中溶血性链球菌的最高容许限量值。

本标准适用于室内空气的监测和评价，不适用于生产性场所的室内环境。

2 标准值

室内空气中溶血性链球菌的最高容许限量值(撞击法)≤36 cfu/m^3。

3 监测检测方法

本标准检验方法为撞击法采集-血营养琼脂培养基测定法。见附录A(标准的附录)。

国家质量技术监督局 2000-09-30 批准　　　　2001-01-01 实施

附　录　A
（标准的附录）
空气中溶血性链球菌的撞击采集-血营养琼脂培养基培养测定法

A1　原理

经撞击采集于血营养琼脂培养基上的空气样品，在37℃培养24 h后，出现ϕ2～4 mm界限分明的完全透明和半透明的溶血圈，圈中见菌落细小（0.5～0.75 mm）、灰白色、表面光滑的G^+链状无芽孢球菌，以每立方米空气中的菌落形成数（cfu/m^3）表示。

A2　试剂

A2.1　健康人血（羊血或兔血）

A2.2　制霉菌素

A2.3　普通营养琼脂培养基

A3　仪器

A3.1　JWL-Ⅱ型微生物采样器

A3.2　超净工作台

A3.3　灭菌器、培养箱、显微镜等

A4　分析步骤

A4.1　血营养琼脂培养基制备步骤

A4.1.1　健康人新鲜去纤维蛋白全血：无菌采集健康人肘部静脉血，置于盛有干燥玻璃珠的小瓶内，迅速摇动至出现有纤维蛋白粘附在玻璃珠上为止，－4℃贮存，有效期为2天。

A4.1.2　5 000 u/mL制霉菌素混悬液：无菌临用前摇均匀，有效期为7天。

A4.1.3　普通营养琼脂培养基：先将牛肉膏加大1/5～1/6的用量，其他成分的用量不变，制备普通营养琼脂培养基，定量分装。

A4.1.4　血营养琼脂培养基制备：先将普通营养琼脂培养基（4.1.3）完全融化，冷至60℃～70℃，按100 mL培养基中加入制霉菌素混悬液（4.1.2）溶液1.0 mL，混匀，再按每100 mL培养基加入健康人新鲜去纤维蛋白全血（4.1.1）溶液5.0 mL，混匀，立即倾入已消毒的塑料平皿（或血平皿）中，凝固后随意抽取数个平皿，置37℃培养24 h，呈阴性（咖啡色），备用，平皿置于－4℃贮存，有效期为1～14天。

A4.2　测定

将血平皿置于微生物采样器的撞击盒内，以25 L/min流速，采集0.5～2.0 min，经37℃培养24 h，观察菌落及其溶血圈，必要时涂片、染色、镜检。

A5　结果计算

见式（A1）。

$$M=\frac{a}{t\cdot b}\times 100 \qquad \cdots\cdots(A1)$$

式中：M——空气中溶血性链球菌含菌量，cfu/m^3；

a——每皿平均菌落数；

t——采样时间，min；

b——采样流量,L/min。

A6 检出限和加标回收率

血平皿上生长的溶血性链球菌菌落数不得超过 20 cfu;样品加标回收率 88.6%±4.82%。

ICS 13.060
C 51

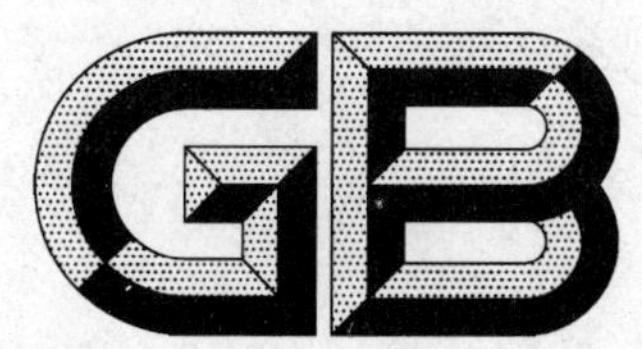

中华人民共和国国家标准

GB/T 18204.1—2013
代替 GB/T 18204.13～18204.22—2000,GB/T 18204.28—2000
部分代替 GB/T 17220—1998

公共场所卫生检验方法 第1部分:物理因素

Examination methods for public places—Part 1: Physical parameters

2013-12-31 发布 2014-12-01 实施

中华人民共和国国家质量监督检验检疫总局
中国国家标准化管理委员会 发布

前　言

GB/T 18204《公共场所卫生检验方法》分为六个部分：

——第 1 部分：物理因素；

——第 2 部分：化学污染物；

——第 3 部分：空气微生物；

——第 4 部分：公共用品用具微生物；

——第 5 部分：集中空调通风系统；

——第 6 部分：卫生监测技术规范。

本部分为 GB/T 18204 的第 1 部分。

本部分按照 GB/T 1.1—2009 给出的规则起草。

本部分代替 GB/T 18204.13—2000《公共场所空气温度测定方法》、GB/T 18204.14—2000《公共场所空气湿度测定方法》、GB/T 18204.15—2000《公共场所风速测定方法》、GB/T 18204.16—2000《公共场所气压测定方法》、GB/T 18204.17—2000《公共场所辐射热测定方法》、GB/T 18204.18—2000《公共场所室内新风量测定方法》、GB/T 18204.19—2000《公共场所室内换气率测定方法》、GB/T 18204.20—2000《公共场所采光系数测定方法》、GB/T 18204.21—2000《公共场所照度测定方法》、18204.22—2000《公共场所噪声测定方法》、GB/T 18204.28—2000《游泳水温度测定方法》，部分代替 GB/T 17220—1998《公共场所卫生监测技术规范》中监测点的选择、公共场所监测的要求和监测数据整理。

本部分与 GB/T 18204.13～18204.22—2000、GB/T 18204.28—2000 和 GB/T 17220 —1998 相比，主要变化如下：

——将 GB/T 18204.13～18204.22 和 GB/T 17220 中关于现场测点选择、要求及数据整理合并为统一的要求；

——删除了测量仪器的检定方法，保留了使用前的校准要求；

——删除了毛发湿度表测定相对湿度测量的方法，增加了电阻电容法；

——将室内新风量与换气次数合并为统一的测定方法，并增加风管测定法；

——将新风量测定结果的单位由 m^3/h 改为 $m^3/(人 \cdot h)$；

——删除了叶轮式风速表测定室内风速的方法；

——增加了热舒适 PMV 指数、电磁辐射、紫外线辐射、空气中氡浓度的测量方法。

本部分由中华人民共和国卫生部提出并归口。

本部分由中华人民共和国卫生部负责解释。

本部分负责起草单位：中国疾病预防控制中心环境与健康相关产品安全所。

本部分参加起草单位：辽宁省疾病预防控制中心。

本部分主要起草人：金银龙、刘凡、姚孝元、刘金忠、曹兆进、戴自祝、郭亚菲、王强、叶丹、马英顺、纪缨伦。

自本部分实施之日起，GB/T 18204.13～18204.22—2000、GB/T 18204.28—2000 全部内容和 GB/T 17220—1998 中相应内容同时废止。

GB/T 18204.13～18204.22—2000、GB/T 18204.28—2000 的历次版本发布情况为：

——GB/T 18204.13—2000；

——GB/T 18204.14—2000；

——GB/T 18204.15—2000；
——GB/T 18204.16—2000；
——GB/T 18204.17—2000；
——GB/T 18204.18—2000；
——GB/T 18204.19—2000；
——GB/T 18204.20—2000；
——GB/T 18204.21—2000；
——GB/T 18204.22—2000；
——GB/T 18204.28—2000。

GB/T 17220—1998 的历次版本发布情况为：

——GB/T 17220—1998。

公共场所卫生检验方法 第1部分:物理因素

1 范围

GB/T 18204 的本部分规定了公共场所中物理因素的测定方法。

本部分适用于公共场所中物理因素的测定,其他场所、居室等室内环境可参照执行。

注:本部分中除新风量检验方法外,同一个指标如果有两个或两个以上检验方法时,可根据技术条件选择使用,但以第一法为仲裁法。

2 规范性引用文件

下列文件对于本文件的应用是必不可少的。凡是注日期的引用文件,仅注日期的版本适用于本文件。凡是不注日期的引用文件,其最新版本(包括所有的修改单)适用于本文件。

GB/T 18049 中等热环境 *PMV* 和 *PPD* 指数的测定及热舒适条件的规定

GB/T 18883—2002 室内空气质量标准

HJ/T 10.2 辐射环境保护管理导则 电磁辐射监测仪器和方法

3 空气温度

3.1 玻璃液体温度计法

3.1.1 原理

玻璃液体温度计是由容纳温度计液体的薄壁温包和一根与温包密封连接的玻璃细管组成。空气温度的变化会引起温包温度的变化,温包内液体体积则随之变化。当温包温度增加时液体膨胀,细管内液柱上升;反之亦然。玻璃细管上标以刻度,以指示管内液柱的高度,液柱高度读数准确地指示了温包的温度。

3.1.2 仪器

3.1.2.1 玻璃液体温度计:刻度最小分值不大于 0.2 ℃,测量精度±0.5 ℃。

3.1.2.2 温度计悬挂支架。

3.1.3 测量步骤

3.1.3.1 测点布置见附录 A 中 A.2。

3.1.3.2 经 5 min~10 min 后读数,读数时先读小数后再读整数。读数时视线应与温度计标尺垂直,水银温度计按凸月面的最高点读数,酒精温度计按凹月面的最低点读数。

3.1.3.3 读数应快速准确,以免人的呼吸气影响读数的准确性。

3.1.3.4 由于玻璃的热后效应,玻璃液体温度计零点位置应经常用标准温度计校正,如零点有位移时,应把位移值加到读数上。

3.1.3.5 为了防止日光等热辐射的影响,必要时温包需用热遮蔽。

3.1.4 结果计算

3.1.4.1 温度计算：见式(1)、式(2)。

$$t_{实}=t_{测}+d \quad \cdots\cdots(1)$$

式中：

$t_{实}$——实际温度，单位为摄氏度(℃)；

$t_{测}$——测定温度，单位为摄氏度(℃)；

d ——零点位移值，单位为摄氏度(℃)。

$$d=a-b \quad \cdots\cdots(2)$$

式中：

a——温度计所示零点；

b——标准温度计校准的零点位置。

3.1.4.2 结果表达：一个区域的测定结果以该区域内各测点测量值的算术平均值给出。

3.1.5 测量范围

空气温度 0 ℃～50 ℃。

3.2 数显式温度计法

3.2.1 原理

采用 PN 结热敏电阻、热电偶、铂电阻等作为温度计的温度传感器，通过传感器自身随温度变化产生电信号经放大、A/D 变换后，由显示器直接显示空气温度。

3.2.2 仪器

数显式温度计：最小分辨率为 0.1 ℃，测量精度±0.5 ℃。

3.2.3 测量步骤

3.2.3.1 按要求对仪器进行期间核查和使用前校准。

3.2.3.2 测点布置见 A.2。

3.2.3.3 根据仪器使用说明书进行操作。

3.2.3.4 待显示器显示的读数稳定后，即可读出温度值。

3.2.4 结果计算

结果表达见 3.1.4.2。

3.2.5 测量范围

空气温度 0 ℃～60 ℃。

4 相对湿度

4.1 干湿球法

4.1.1 原理

将两支完全相同的水银温度计都装入金属套管中，水银温度计球部有双重辐射防护管。套装顶部装有一个用发条或电驱动的风扇，风扇启动后抽吸空气均匀地通过套管，使球部处于≥2.5 m/s 的气流中(电动可达 3 m/s)，测定干湿球温度计的温度，然后根据干湿球温度计的温差，计算出空气的相对湿度。

4.1.2 仪器

4.1.2.1 机械通风干湿表：温度刻度的最小分值不大于 0.2 ℃，测量精度±3%。

4.1.2.2 电动通风干湿表：温度刻度的最小分值不大于 0.2 ℃，测量精度±3%。

4.1.3 测量步骤

4.1.3.1 测点布置见 A.2。

4.1.3.2 机械通风干湿表通风器作用时间校正：根据使用说明书操作，其通风器的全部作用时间不得少于 6 min。

4.1.3.3 用吸管吸取蒸馏水送入湿球温度计套管内，湿润温度计头部纱条。

4.1.3.4 机械通风干湿表上满发条，电动通风干湿表则应接通电源，使通风器转动。

4.1.3.5 通风 5 min 后，读取干、湿温度表所示温度。

4.1.4 结果计算

4.1.4.1 相对湿度计算：见式(3)。

$$F = \frac{P_e}{P_E} \times 100\% \qquad \cdots\cdots\cdots\cdots (3)$$

式中：

F ——相对湿度，%；

P_e——空气中的水气压，单位为帕(Pa)；

P_E——干球温度条件下的饱和水气压，查表得出，单位为帕(Pa)。

水气压 P_e 的计算见式(4)。

$$P_e = P_{Bt'} - AP(t - t') \qquad \cdots\cdots\cdots\cdots (4)$$

式中：

P_e ——测定时空气的水气压，单位为帕(Pa)；

$P_{Bt'}$ ——湿球温度下的饱和水气压，单位为帕(Pa)；

A ——温度计系数，与湿球温度计头部风速有关，通常取 0.000 677 $℃^{-1}$；

P ——测定时大气压力，单位为帕(Pa)；

t ——干球温度，单位为摄氏度(℃)；

t' ——湿球温度，单位为摄氏度(℃)。

4.1.4.2 结果表达：一个区域的测定结果以该区域内各测点测量值的算术平均值给出。

4.1.5 测量范围

在−10 ℃～45 ℃条件下，相对湿度的测量范围为 10% ～100%。

4.2 氯化锂露点法

4.2.1 原理

通过测量氯化锂饱和溶液的水气压与环境空气水气压平衡时的温度，来确定空气的相对湿度。氯化锂湿度计的测头在通电前其温度与周围空气的温度相同，测头上氯化锂的水气压低于空气的水气压，此时氯化锂吸收空气的水分成为溶液状态，两电级间的电阻很小，通过电流很大，测头逐渐加热。随着测头温度升高，氯化锂溶液中的水气压亦逐渐升高，水气析出。当测头氯化锂的水气压与空气中水气压相同时，测头不再加热并维持在一定温度上，测头的温度即是空气的露点温度。

4.2.2 仪器

氯化锂露点湿度计：测定精度±3%。

4.2.3 测量步骤

4.2.3.1 测点布置见 A.2。

4.2.3.2 根据使用说明书操作，通电 10 min 后再读值。

4.2.3.3 氯化锂测头连续工作一定时间后应清洗。湿敏元件不要随意拆动，并不得在腐蚀性气体(如二氧化硫、氨气、酸、碱蒸气)浓度高的环境中使用。

4.2.3.4 按要求对仪器进行期间核查和使用前校准。

4.2.4 结果计算

4.2.4.1 结果计算：一般氯化锂露点湿度计可直接显示空气相对湿度，若仪器只能显示露点温度时，其空气相对湿度可按式(5)计算得出。

$$F=\frac{P_h}{P_i}\times 100\% \qquad \cdots\cdots(5)$$

式中：

F ——空气相对湿度，%；

P_h——露点温度时的饱和水气压，查表得出，单位为帕(Pa)；

P_i——空气温度时的饱和水气压，查表得出，单位为帕(Pa)。

4.2.4.2 结果表达：见 4.1.4.2。

4.2.5 测量范围

露点温度为－45 ℃～60 ℃。

4.3 电阻电容法

4.3.1 原理

利用湿敏元件的电阻值、电容值随环境湿度的变化而按一定规律变化的特性进行湿度的测量。

4.3.2 仪器

采用电阻式或电容式湿敏元件的各种湿度计：25 ℃条件下，相对湿度最大允许误差不大于±5%。

4.3.3 测量步骤

4.3.3.1 测点布置见 A.2。

4.3.3.2 仪器操作按使用说明书进行，待仪器示值稳定后直接读出相对湿度值。

4.3.3.3 仪器湿敏元件的感湿部分不能以手触摸，并避免受灰尘污染、有害气体腐蚀或凝露。

4.3.3.4 按要求对仪器进行期间核查和使用前校准。

4.3.4 结果计算

结果表达见 4.1.4.2。

4.3.5 测量范围

在 0 ℃～60 ℃条件下，电阻式湿度计的相对湿度测量范围为 10％～90％，电容式湿度计的相对湿度测量范围为 0％～100％。

5 室内风速(电风速计法)

5.1 原理

热电式电风速计由测头和测量仪表组成，测头的加热圈(丝)暴露在一定大小的风速下，引起测头加热电流或电压的变化，由于测头温度升高的程度与风速呈负相关，故可由指针或数字显示风速值。

5.2 仪器

指针式热电风速计或数显式热电风速计：最低检测值不大于 0.05 m/s。

5.3 测量步骤

5.3.1 测点布置见 A.2。
5.3.2 使用指针式热电风速计时按说明书调整仪表的零点和满度，使用数显式热电风速计时需进行自检或预热。
5.3.3 轻轻将测杆测头拉出，测头上的红点对准来风方向，读出风速值。
5.3.4 按要求对仪器进行期间核查和使用前校准。

5.4 结果计算

结果表达：一个区域的测定结果以该区域内各测点测量值的算术平均值给出。

5.5 测量范围和测量误差

测量范围 0.1 m/s～10 m/s；在 0.1 m/s～2 m/s 范围内，其测量误差不大于±10％。

6 室内新风量

6.1 示踪气体法

6.1.1 原理

示踪气体法即示踪气体(tracer gas)浓度衰减法，常用的示踪气体有 CO_2 和 SF_6。在待测室内通入适量示踪气体，由于室内、外空气交换，示踪气体的浓度呈指数衰减，根据浓度随着时间变化的值，计算出室内的新风量和换气次数。

6.1.2 仪器和材料

6.1.2.1 袖珍或轻便型气体浓度测定仪。
6.1.2.2 直尺或卷尺、电风扇。
6.1.2.3 示踪气体：无色、无味、使用浓度无毒、安全、环境本底低、易采样、易分析的气体，装于 10 L 气瓶中，气瓶应有安全的阀门。示踪气体环境本底水平及安全性资料见附录 B。

6.1.3 测量步骤

6.1.3.1 用尺测量并计算出室内容积 V_1 和室内物品(桌、沙发、柜、床、箱等)总体积 V_2。

6.1.3.2 计算室内空气体积,见式(6)。

$$V = V_1 - V_2 \quad \cdots\cdots(6)$$

式中:

V ——室内空气体积,单位为立方米(m^3);

V_1——室内容积,单位为立方米(m^3);

V_2——室内物品总体积,单位为立方米(m^3)。

6.1.3.3 按测量仪器使用说明校正仪器。

6.1.3.4 如果选择的示踪气体是环境中存在的(如 CO_2),应首先测量本底浓度。

6.1.3.5 关闭门窗,用气瓶在室内通入适量的示踪气体后将气瓶移至室外,同时用电风扇搅动空气 3 min～5 min,使示踪气体分布均匀,示踪气体的初始浓度应达到至少经过 30 min,衰减后仍高于仪器最低检出限。

6.1.3.6 打开测量仪器电源,在室内中心点记录示踪气体浓度。

6.1.3.7 根据示踪气体浓度衰减情况,测量从开始至 30 min～60 min 时间段示踪气体浓度,在此时间段内测量次数不少于 5 次。

6.1.3.8 调查检测区域内设计人流量和实际最大人流量。

6.1.3.9 按要求对仪器进行期间核查和使用前校准。

6.1.4 结果计算

6.1.4.1 换气次数计算见式(7)。

$$A = \frac{\ln(c_1 - c_0) - \ln(c_t - c_0)}{t} \quad \cdots\cdots(7)$$

式中:

A ——换气次数,单位时间内由室外进入到室内的空气总量与该室内空气总量之比;

c_0 ——示踪气体的环境本底浓度,单位为毫克每立方米(mg/m^3)或%;

c_1 ——测量开始时示踪气体浓度,单位为毫克每立方米(mg/m^3)或%;

c_t ——时间为 t 时示踪气体浓度,单位为毫克每立方米(mg/m^3)或%;

t ——测定时间,单位为小时(h)。

6.1.4.2 新风量计算见式(8)。

$$Q = \frac{A \times V}{P} \quad \cdots\cdots(8)$$

式中:

Q——新风量,单位时间内每人平均占有由室外进入室内的空气量,单位为立方米每人小时[m^3/(人·h)];

A——换气次数;

V——室内空气体积,单位为立方米(m^3);

P——取设计人流量与实际最大人流量两个数中的高值,单位为人。

6.1.5 测量范围

非机械通风且换气次数小于 5 次/h 的公共场所(无集中空调系统的场所)。

6.2 风管法

6.2.1 原理

在机械通风系统处于正常运行或规定的工况条件下，通过测量新风管某一断面的面积及该断面的平均风速，计算出该断面的新风量。如果一套系统有多个新风管，每个新风管均要测定风量，全部新风管风量之和即为该套系统的总新风量，根据系统服务区域内的人数，便可得出新风量结果。

6.2.2 仪器

6.2.2.1 标准皮托管：$K_p = 0.99 \pm 0.01$，或 S 形皮托管 $K_p = 0.84 \pm 0.01$。

6.2.2.2 微压计：精确度不低于 2%，最小读数不大于 1 Pa。

6.2.2.3 热电风速仪：最小读数不大于 0.1 m/s。

6.2.2.4 玻璃液体温度计或电阻温度计：最小读数不大于 1 ℃。

6.2.3 测点要求

6.2.3.1 检测点所在的断面应选在气流平稳的直管段，避开弯头和断面急剧变化的部位。

6.2.3.2 圆形风管测点位置和数量：将风管分成适当数量的等面积同心环，测点选在各环面积中心线与垂直的两条直径线的交点上，圆形风管测点数见表 1。直径小于 0.3 m、流速分布比较均匀的风管，可取风管中心一点作为测点。气流分布对称和比较均匀的风管，可只取一个方向的测点进行检测。

表 1 圆形风管测点数

风管直径 m	环数 个	测点数(两个方向共计)
≤1	1～2	4～8
>1～2	2～3	8～12
>2～3	3～4	12～16

6.2.3.3 矩形风管测点位置和数量：将风管断面分成适当数量的等面积矩形（最好为正方形），各矩形中心即为测点。矩形风管测点数见表 2。

表 2 矩形风管测点数

风管断面面积 m^2	等面积矩形数 个	测点数 个
≤1	2×2	4
>1～4	3×3	9
>4～9	3×4	12
>9～16	4×4	16

6.2.4 测量步骤

6.2.4.1 测量风管检测断面面积（S），按表 1 或表 2 分环/分块确定检测点。

6.2.4.2 皮托管法测定新风量测量步骤如下：

——检查微压计显示是否正常,微压计与皮托管连接是否漏气。

——将皮托管全压出口与微压计正压端连接,静压管出口与微压计负压端连接。将皮托管插入风管内,在各测点上使皮托管的全压测孔对着气流方向,偏差不应超过 10°,测量出各点动压(P_d)。重复测量一次,取算术平均值。

——将玻璃液体温度计或电阻温度计插入风管中心点处,封闭测孔待温度稳定后读数,测量出新风温度(t)。

——调查机械通风服务区域内设计人流量和实际最大人流量。

6.2.4.3 风速计法测定新风量测量步骤如下：

——按照热电风速仪使用说明书调整仪器；

——将风速仪放入新风管内测量各测点风速,以全部测点风速算术平均值作为平均风速；

——将玻璃液体温度计或电阻温度计插入风管中心点处,封闭测孔待温度稳定后读数,测量出新风温度(t)；

——调查机械通风服务区域内设计人流量和实际最大人流量。

6.2.4.4 按要求对仪器进行期间核查和使用前校准。

6.2.5 结果计算

6.2.5.1 皮托管法测量新风量的计算见式(9)。

$$Q=\frac{\sum_{i-1}^{n}(3\ 600\times S\times 0.076\times K_{p}\times\sqrt{273+t}\times\sqrt{P_{d}})}{P} \quad\cdots\cdots(9)$$

式中：

Q ——新风量,单位为立方米每人小时[m^3/(人·h)]；

n ——一个机械通风系统内新风管的数量；

S ——新风管测量断面面积,单位为平方米(m^2)；

K_p——皮托管系数；

t ——新风温度,单位为摄氏度(℃)；

P_d——新风动压值,单位为帕(Pa)；

P ——服务区人数,取设计人流量与实际最大人流量 2 个数中的高值,单位为人。

6.2.5.2 风速计法测量新风量的计算见式(10)。

$$Q=\frac{\sum_{i=1}^{n}(3\ 600\times S\times\bar{V})}{P} \quad\cdots\cdots(10)$$

式中：

Q ——新风量,单位为立方米每人小时[m^3/(人·h)]；

n ——一个机械通风系统内新风管的数量；

S ——新风管测量断面面积,单位为平方米(m^2)；

$\bar{V}$ —— 新风管中空气的平均速度,单位为米每秒(m/s)；

P ——服务区人数,取设计人流量与实际最大人流量 2 个数中的高值,单位为人。

6.2.5.3 换气次数的计算见式(11)。

$$A=\frac{Q\times P}{V} \quad\cdots\cdots(11)$$

式中：

A——换气次数；

Q——新风量，单位为立方米每人小时[m^3/(人·h)]；

P——服务区人数；

V——室内空气体积，单位为立方米(m^3)。

6.2.6 测量范围

皮托管法测量新风管风速范围为 2 m/s～30 m/s，电风速计法测量新风管风速范围为 0.1 m/s～10 m/s。

7 噪声(数字声级计法)

7.1 原理

数字声级计通常利用电容式声电换能器，将被测的声音信号转变为电信号，经内部一定处理后成为声级值。使用声级计在规定时间内测量一定数量的室内环境 A 计权声级值，经过计算得出等效 A 声级 L_{Aeq}，即为室内噪声值。

7.2 仪器

数字声级计：测量范围(A 声级)30 dB～120 dB，精度±1.0 dB。

7.3 测量步骤

7.3.1 测点布置见 A.3。

7.3.2 测量前使用校准器对声级计进行校准。

7.3.3 测量时声级计可以手持也可以固定在三角架上，并尽可能减少声波反射影响。

7.3.4 对于稳态噪声，用声级计快档读取 1 min 指示值或平均值，对于脉冲噪声读取峰值和脉冲保持值。

7.3.5 对于周期性噪声，用声级计慢档每隔 5 s 读取一个瞬时 A 声级值，测量一个周期。

7.3.6 对于非周期非稳态噪声，用声级计慢档每隔 5 s 读取一个瞬时 A 声级值，连续读取若干数据。

7.4 结果计算

7.4.1 室内环境噪声为稳态噪声的，声级计指示值或平均值即为等效 A 声级 L_{Aeq}。

7.4.2 室内环境噪声为脉冲噪声的，声级计测得的峰值即为等效 A 声级 L_{Aeq}。

7.4.3 室内环境噪声为周期性或其他非周期非稳态噪声的，等效 A 声级 L_{Aeq} 的计算见式(12)。

$$L_{Aeq}=10\lg\left(\sum_{i=1}^{n}10^{0.1L_{A_i}}\right)-10\lg n \qquad \cdots\cdots(12)$$

式中：

L_{Aeq}——室内环境噪声等效 A 声级，单位为分贝(dB)；

n ——在规定时间 t 内测量数据的总数，单位为个；

L_{A_i}——第 i 次测量的 A 声级，单位为分贝(dB)。

7.4.4 结果表达：一个区域的测定结果以该区域内各测点等效 A 声级的算术平均值给出。

8 照度(照度计法)

8.1 原理

照度计是利用光敏半导体元件的物理光电现象制成。当外来光线射到光探测器(光电元件)后,光电元件将光能转变为电能,通过读数单元(电流表或数字液晶板)显示光的照度值。

8.2 仪器

照度计:量程下限不大于 1 lx,上限不小于 5 000 lx;示值误差不超过±8%。

8.3 测量步骤

8.3.1 测点布置见 A.4。

8.3.2 按使用说明书要求检查调整照度计。

8.3.3 照度计的受光器上应洁净无尘。

8.3.4 测量时照度计受光器应水平放置。

8.3.5 将受光器置于待测位置,选择量程并读取照度值。

8.3.6 操作人员的位置和服装不应对测量结果造成影响。

8.3.7 按要求对仪器进行期间核查和使用前校准。

8.4 结果计算

结果表达:一个区域的平均照度以该区域内各测点测量值的算术平均值给出。

9 采光系数(直尺测量法)

9.1 原理

用直尺精确测量采光口的有效采光面积(含双侧采光)和室内地面面积,求出两者之比即为采光系数。

9.2 仪器

直尺(皮尺、卷尺):最小刻度为 1 mm 。

9.3 测量步骤

9.3.1 用直尺逐一测量室内每个窗户的长度、宽度(包括窗框在内),并记录。

9.3.2 用直尺测量该室地面的长度、宽度(包括物品所占面积),并记录。

9.4 结果计算

采光系数的计算见式(13)。

$$K=\frac{0.8\times\sum_{i=1}^{n}(a_i\times b_i)}{A\times B} \qquad \cdots\cdots(13)$$

式中:

K ——采光系数;

0.8 ——玻璃面积与窗面积的比值；

n ——室内窗户总数，单位为个；

a_i ——第 i 个窗户的长度，单位为米(m)；

b_i ——第 i 个窗户的宽度，单位为米(m)；

A ——室内地面的长度，单位为米(m)；

B ——室内地面的宽度，单位为米(m)。

10 大气压(空盒气压表法)

10.1 原理

根据金属空盒(盒内近于真空)随气压高低的变化而压缩或膨胀的特性测量大气压。由感应、传递和指示三部分组成。近于真空的弹性金属空盒用弹性片和它平衡。随之压缩或膨胀，通过传递放大，把伸张运动传给指针，就可以直接指示气压值。

10.2 仪器

普通空盒气压表：灵敏度 0.5 hPa，精度±2 hPa；高原空盒气压表：灵敏度 0.5 hPa，精度±3.3 hPa。

10.3 测定步骤

10.3.1 按要求对仪器进行期间核查和使用前校准。

10.3.2 打开气压表盒盖后，先读附温，准确到 0.1 ℃，轻敲盒面(克服空盒气压表内机械摩擦)，待指针摆动静止后读数。读数时视线需垂直刻度面，读数指针尖端所示的数值应准确到 0.1 hPa。

10.4 结果计算

大气压力的计算见式(14)。

$$P = P_1 + P_2 + P_3 \qquad \cdots\cdots(14)$$

式中：

P ——大气压力，单位为帕(Pa)；

P_1——刻度订正值，由仪器说明书中给出，单位为帕(Pa)；

P_2——温度修正值，单位为帕(Pa)；

P_3——补充订正值，由检定证书中给出，单位为帕(Pa)。

10.5 测量范围

普通空盒气压表测量范围 800 hPa～1 064 hPa，高原空盒气压表测量范围 500 hPa～1 020 hPa。

11 辐射热

11.1 辐射热计法

11.1.1 原理

定向辐射热测试原理如图 1 所示，定向辐射热传感器如图 2 所示。利用黑色平面几乎能全部吸收辐射热，而白色平面几乎不吸收辐射热的性质，将其放在一起。在辐射热的照射下，黑色平面温度升高而与白色平面造成温差。在黑白平面之后的热电偶组成的热电堆，由于温差产生电动势。此电动势经放大和 A/D 转换后，通过显示器显示出辐射热强度。

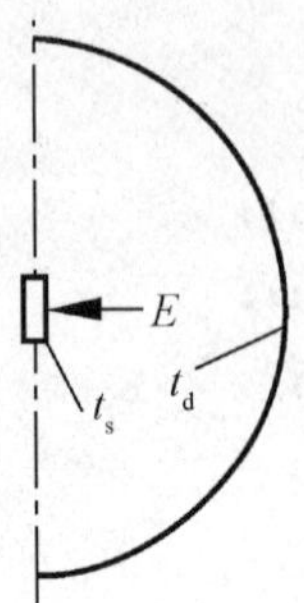

说明：

E ——辐射热；

t_s ——辐射热传感器温度；

t_d ——定向平均辐射温度。

图1　定向辐射热测试原理

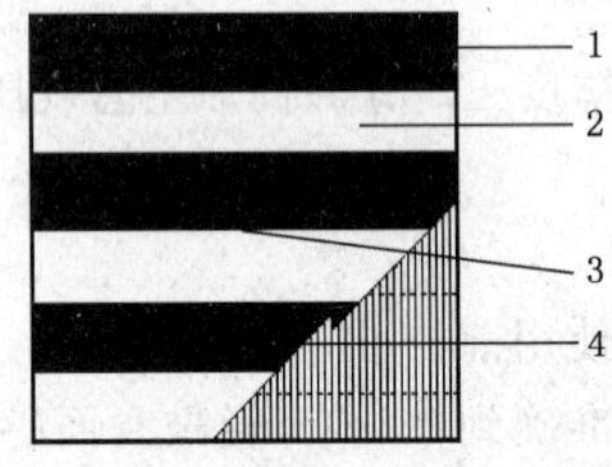

说明：

1——涂黑面；

2——反射面；

3——表面温度敏感元件；

4——热电堆。

图2　定向辐射热传感器

11.1.2　仪器

定向辐射热计的测量范围为 0 kW/m² ～2 kW/m²，分辨率为 0.001 kW/m²。测量误差不大于±5%。

11.1.3　测定步骤和注意事项

11.1.3.1　辐射热强度测定：将选择开关置于"辐射热"挡，打开辐射测头保护盖将测头对准被测方向，即可直接读出测头所接受到的单向辐射热强度。

11.1.3.2　定向辐射温度的测量：首先在"辐射热"挡读出辐射强度 E 值，并记下度数；然后，将选择开关置于"测头温度"挡，记下此时的测头温度 T_s 值，利用式(15)可计算出平均辐射温度 T_{DMRT} 值。

$$T_{DMRT}=\left(\frac{E}{\sigma}+T_S^4\right)^{1/4} \qquad \cdots\cdots(15)$$

式中：

σ——斯蒂芬波尔兹曼常数，5.67×10^{-8} W/m²。

注：在测量中不要用手接触测头的金属部分，以保证测试的准确性。

11.2 黑球温度计

11.2.1 原理

环境中的辐射热被表面涂黑的铜球吸收,使铜球内气温升高,用温度计测量铜球内的气温,同时测量空气温度、风速。由于铜球内气温与环境空气温度、风速和环境中辐射热的强度有关,可以根据铜球内的气温、空气温度、风速计算出环境的平均辐射温度。

11.2.2 仪器

11.2.2.1 黑色铜球:直径 150 mm,厚 0.5 mm,表面涂无光黑漆或墨汁、上部开孔用带孔软木塞塞紧铜球。铜球表面黑色应涂均匀,但不要过分光亮和有反光。

11.2.2.2 温度计:可用玻璃液体温度计或数显温度计,刻度最小分值不大于 0.2 ℃。测量精度 ±0.5 ℃,测量范围为 0 ℃～200 ℃。温度计的使用要求见 3.1.3 或 3.2.3。

11.2.3 测定步骤和注意事项

11.2.3.1 将温度计测头插入黑球木塞小孔,悬挂于欲测点的 1 m 高处。

11.2.3.2 15 min 后读数,过 3 min 后再读一次,两次读数相同即为黑球温度,如第二次读数较第一次高,应过 3 min 后再读一次,直到温度恒定为止。

11.2.3.3 测量同一地点的气温,测量时温度计温包需用热遮蔽,以防辐射热的影响。

11.2.3.4 按电风速计法或数字风速表法测定监测点的平均风速。

11.2.4 结果计算

自然对流时平均辐射温度按式(16)计算。

$$t_r = [(t_g + 273)4 + 0.4 \times 10^8 (t_g - t_a)^{4/5}]^{1/4} - 273 \quad \cdots\cdots(16)$$

强迫对流量平均辐射温度按式(17)计算。

$$t_r = [(t_g + 273)4 + 2.5 \times 10^8 \times V^{0.6} (t_g - t_a)]^{1/4} - 273 \quad \cdots\cdots(17)$$

式中:

t_r ——平均辐射温度,单位为摄氏度(℃);

t_g ——黑球温度,单位为摄氏度(℃);

t_a ——测点气温,单位为摄氏度(℃);

V ——测时平均风速,单位为米每秒(m/s)。

12 热舒适 *PMV* 指数

公共场所热舒适 *PMV* 指数按 GB/T 18049 的规定进行测试评价。

13 电磁辐射(宽带全向场强仪法)

13.1 原理

依据偶极子、热电偶与电场强度的关系,以三个正交的偶极子天线、端接肖特基检波二极管、RC 滤波器组成偶极子探头,或三条相互垂直的热电偶结点阵组成的热电偶型探头测量电场强度;依据环天线与磁场强度的关系,以三个相互正交的环天线和二极管、RC 滤波元件、高阻线环天线组成的磁场探头测量磁场强度。

13.2 仪器

根据辐射源的频率范围和分布特征，选择相应的选频或宽频电磁辐射测量仪器，仪器性能要求详见 HJ/T 10.2。

13.3 测量步骤

13.3.1 选择代表性测量点

根据各辐射源的安装位置、电磁场分布特征及公众暴露特征，测量人体敏感部位(头、胸、腹)暴露强度(头部暴露可根据辐射源情况采用 1.7 m 或 2.0 m 作为测量高度)，具体采样点要求详见附录 A 中 A.5。

13.3.2 选择代表性测量时间

对于辐射体，应在辐射体正常工作时间内进行测量；对于一般环境电磁场，测量时段应选择在公共场所环境电磁辐射污染最严重的高峰时段。

13.3.3 环境电磁场测量

根据辐射体的发射频率选择相应频率范围的场强计，每个采样点连续测量 5 次，每次测量时间不应小于 15 s，并读取稳定状态的最大值。若测量数据波动较大时，应适当延长测量时间。一般情况下，室内公共场所不需要测量工频电场。

13.4 结果计算

电磁场强按式(18)计算。

$$E\sqrt{E_1^2+E_2^2+\cdots+E_n^2} \qquad \cdots\cdots\cdots\cdots(18)$$

式中：

E ——复合场强，单位为伏每米(V/m)；

E_1、E_2，…，E_n ——各单个频率场强，单位为伏每米(V/m)。

14 紫外线辐射(紫外线频谱分析剂量法)

14.1 原理

光谱响应是波长的函数，利用光电传感器将入射紫外线(UV)辐射转变成电信号，如图 3：

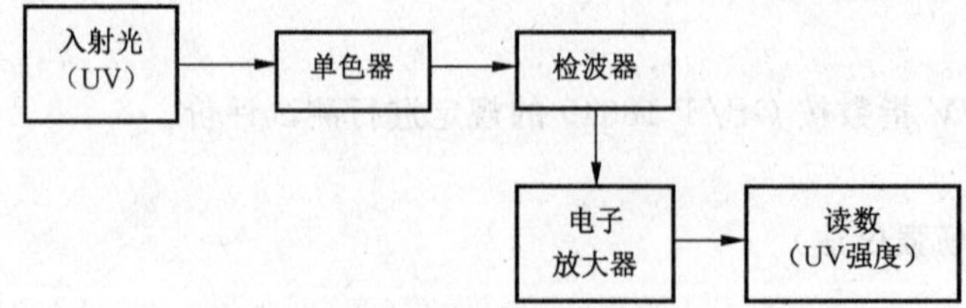

图 3 测试原理图

14.2 仪器

紫外辐射可以采用辐射照度计(radiometers)、光谱辐射计(spectroradiometers)和剂量计(dosimeters)测量。

14.3 测量步骤

14.3.1 测量位置：选择公众可以到达且逗留时间超过 1 min 的地点，并根据辐射源的特征，针对公众人体的暴露部位测量光波有效辐照强度。

14.3.2 测量时间：根据紫外线强度的变化规律及监测目的，选择有代表性的时间段监测暴露人员的辐射暴露量并记录测量位置。

14.4 结果计算

紫外辐射量按式(19)计算。

$$E_{\text{eff}} = \sum [E_\lambda \times S(\lambda) \times \Delta\lambda] \qquad \cdots\cdots\cdots(19)$$

式中：

E_{eff} ——有效辐射量，单位为瓦特每平方米（W/m^2），以 270 nm 作为参考值；

E_λ ——光波辐射度（各波长的辐射量），单位为瓦特每平方米纳米[$W/(m^2 \cdot nm)$]；

$S(\lambda)$ ——光波有效值；

$\Delta\lambda$ ——计量范围内紫外线带宽，单位为纳米(nm)。

14.5 测量记录

测量记录应包括测量日期、测量时间、气象条件、测量地点及具体测量位置、被测仪器设备型号和参数、测量设备型号、参数、测量数据及测量人员信息。

14.6 注意事项

现场测量时应对作业人员的活动场所及时间进行详细的记录，现场测量应针对人员在各个位点的滞留时间、暴露部位及体位设计合理的监测方案；测量人员应注意个体防护。

15 空气中氡浓度

公共场所室内空气中氡浓度按 GB/T 18883—2002 中 A.6 的规定进行检验。

16 池水温度(温度计法)

16.1 原理

水温的变化可以引起玻璃液体温度计温包温度的变化而使温包内液体体积发生变化，或通过数显温度计的热敏电阻传感器使其产生的电信号发生变化，玻璃液体温度计指示管内液柱的高度指示了池水温度，而数显温度计由显示器直接显示池水温度。

16.2 仪器

16.2.1 玻璃液体温度计：测量精度±1.0 ℃。

16.2.2 数显式温度计：测量精度±1.0 ℃。

16.3 测量步骤

16.3.1 将温度计直接浸入池水水面下 15 cm～20 cm，待读数恒定后测定。

16.3.2 若水温不能直接测定时，可在水样瓶中进行，水样瓶至少采集 1 L 体积的水，测定前将水样瓶浸入水中 1 min～2 min ，待瓶温与水温相同后再予测定。

16.3.3 按仪器说明书步骤具体操作。

16.3.4 测定时应避开直射热源或日光。

17 池水透明度(铅字法)

17.1 原理

当天然游泳池水中含有悬浮和胶体化合物时，其水的透明度便大大降低。水的透明度与浑浊度成反比，水中悬浮物含量越大，则透明度越小。通过能够辨认水下铅字符号时其符号与水面距离的不同反映天然游泳池水的透明度。

17.2 仪器

17.2.1 透明度测定器：长 33 cm，内径为 2.5 cm 的玻璃管，其上刻以厘米(cm)为单位的刻度，管底是一块磨光的玻璃片。玻璃管和玻璃片之间填一橡皮圈，并用金属夹固定。玻璃管下部 1 cm～2 cm 处接一侧管，可作放水之用。

17.2.2 标准铅字符号：采用标准视力表第三排符号(小数记法 0.3，标准距 100 cm)。

17.3 测量步骤

17.3.1 透明度测定器安放在光线充足的房间内，但不要有阳光直射，一般距有直射日光的窗户约 1m 较为适宜。

17.3.2 将铅字印刷符号放于测定器下，印刷符号距筒底玻片 4 cm。

17.3.3 将水样充分摇匀后，立即倒入筒内至 30 cm 处，用眼睛垂直向下看，如不能看清印刷符号，则慢慢放出水样至刚能辨认出符号为止，记录此时的水柱高度(cm)。

17.4 结果计算

透明度即以水柱的高度(cm)表示。

附 录 A
（规范性附录）
现场检测布点要求

A.1 范围

本附录规定了公共场所物理因素现场检测点布置的基本要求。

A.2 空气温度、相对湿度和室内风速测点布置要求

A.2.1 测点数量：室内面积不足 50 m^2 的设置 1 个测点，50 m^2～200 m^2 的设置 2 个测点，200 m^2 以上的设置 3 个～5 个测点。

A.2.2 测点位置：室内 1 个测点的设置在中央，2 个采样点的设置在室内对称点上，3 个测点的设置在室内对角线四等分的 3 个等分点上，5 个测点的按梅花布点，其他按均匀布点原则布置。

A.2.3 测点距离：测点距地面高度 1 m～1.5 m，距墙壁不小于 0.5 m，室内空气温度测点还应距离热源不小于 0.5 m。

A.3 噪声测点布置要求

A.3.1 测点数量：对于噪声源在公共场所外的，按 A.2.1 设置；对于噪声源在公共场所内的，设置 3 个测点。

A.3.2 测点位置：对于噪声源在公共场所外的，按 A.2.2 设置；对于噪声源在公共场所内的，在噪声源中心至对侧墙壁中心的直线四等分的 3 个等分点上设置。

A.3.3 测点距离：测点距地面高度 1 m～1.5 m，距墙壁和其他主要反射面不小于 1 m。

A.4 照度测点布置要求

A.4.1 整体照明：测点数量和位置分别按 A.2.1 和 A.2.2 设置，测点距地面高度 1 m～1.5 m。

A.4.2 局部照明：如特殊需要的局部照明情况下，可测量其中有代表性的一点。如果是局部照明和整体照明兼用的情况下，应根据实际情况合理选择整体照明的灯光关闭还是开启，并在测定结果中注明。

A.4.3 如果光源是白炽灯应开启 5 min 后、气体放电灯应开启 30 min 后开始测量。

A.5 电磁辐射测点布置要求

A.5.1 总体要求：一般在公众经常聚集或停留的场所，根据辐射体的频率、架设方式及环境电磁场分布特征及人员活动特点，选择相对开阔处测量人体敏感部位（头、胸、腹）的环境电磁场暴露强度。

A.5.2 具体要求见表 A.1。

表 A.1 公共场所环境电磁场强度测量位置及测量高度要求

辐射体名称	测量位置	测量高度
高压线	以相邻最近的两个杆塔中间线垂最大处为辐射中心，以公共场所边界为测量原点，依次向内每 5 m 取一个采样点至距离高压线 50 m(如果场地足够大)；同时应在公共场所的四角、中心各设 1 个采样点	一般测量距地面 1.5 m 高的环境电磁场强度；如果为多层看台或高层建筑，则应加测与高压线架设高度一致或最接近高度的环境电磁场强度
变电站	以变电站相邻外围墙为辐射中心，以公共场所边界为测量原点，依次向内每 5 m 取一个采样点至距离变电站围墙 30 m；同时应在公共场所的四角、中心各设 1 个采样点	一般测量距地面 1.5 m 高的环境电磁场强度；如果变电站与公共场所建筑上下相邻，则应加测相邻场所地面水平的环境电磁场强度
其他发电及用电设备	以辐射体为中心，在人群活动场所与辐射体相邻处、活动场所中心及四角各设 1 个采样点	一般以人体头、胸、腹等敏感暴露部位的高度作为测量高度；如果辐射体与公共场所建筑上下相邻，则应加测相邻场所地面水平的环境电磁场强度
基站	如果辐射源为室外移动电话基站，则以相邻室外移动电话基站为辐射中心，以公共场所边界为测量原点，沿基站天线的最大辐射方向依次向内每 5 m 取一个采样点至距离基站 300 m(如果场地足够大)；同时应在公共场所的四角、中心各设 1 个采样点；室内公共场所应在各采样点同时测量窗内及窗外 30 cm 环境电磁场强度；如果辐射源为室内微蜂窝基站，则应以微蜂窝基站天线为辐射中心，在天线正下方并沿天线最大辐射方向至距离基站天线 2 m 每 0.5 m 取一个采样点	一般测量距地面 1.7 m 高的环境电磁场强度；如果为多层看台或高层建筑，则应加测与基站天线架设高度一致或最接近高度的环境电磁场强度； 如果为绿地美化天线，则应考虑婴幼儿的活动特点，在天线主瓣方向分别测量距地面 0.5 m、0.8 m、1.2 m 及 1.7 m 高度的环境电磁场强度； 如果为室内微蜂窝基站则应测量距地面 1.7 m 和 2.0 m 高的环境电磁场强度
信号屏蔽器	以信号屏蔽器为辐射中心，在信号屏蔽器前方 120°扇面，沿两边界及正前方 5 m 范围每 0.5 m 设 1 个采样点；同时应在公共场所的四角、中心各设 1 个采样点	测量高度应根据人群活动特征，取人坐姿或站姿时头部高度；一般取 1.3 m 或 2.0 m
广播、电视发射塔	以广播、电视发射塔为辐射中心，在公共场所的边界、四角及中心各设 1 个采样点；室内公共场所应在各采样点同时测量窗内及窗外 30 cm 环境电磁场强度	一般测量距地面 1.7 m 高的环境电磁场强度；如为高层看台或高层建筑，则应加测最高点室内外环境电磁场强度
其他射频发射装置	以射频发射装置为辐射中心，根据射频发射装置的环境电磁场强度分布特征，在公众经常聚集或停留的区域设置采样点，并根据需要在公共场所四角及中心各加设 1 个采样点	一般以人体头、胸、腹等敏感暴露部位的高度作为测量高度

附　录　B
（资料性附录）
示踪气体环境本底及毒性水平表

示踪气体环境本底及毒性水平表见表 B.1。

表 B.1　示踪气体环境本底及毒性水平表

气体名称	毒性水平	环境本底水平 mg/ m^3
一氧化碳	人吸收 50 mg/m^3，1 h 无异常	0.125～1.25
二氧化碳	作业场所时间加权容许浓度 9 000 mg/m^3	600
六氟化硫	小鼠吸入 48 000 mg/m^3，4 h 无异常	低于检出限
一氧化氮	小鼠 LC_{50} 1 059 mg/m^3	0.4
三氟溴甲烷	作业场所标准 6 100 mg/m^3	低于检出限

ICS 13.060
C 51

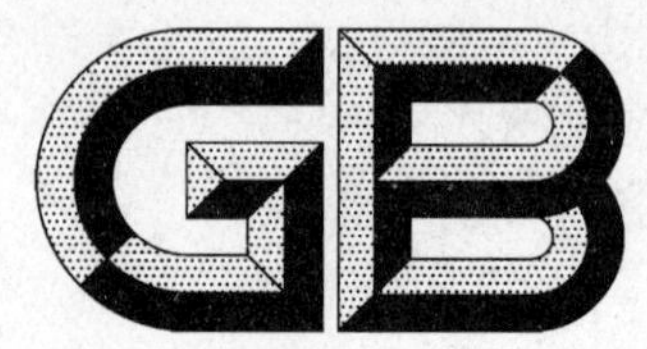

中华人民共和国国家标准

GB/T 18204.2—2014
代替 GB/T 18204.23～27—2000、GB/T 18204.29—2000
部分代替 GB/T 17220—1998

公共场所卫生检验方法 第2部分:化学污染物

Examination methods for public places—Part 2: Chemical pollutants

2014-09-03 发布 2014-12-01 实施

中华人民共和国国家卫生和计划生育委员会
中国国家标准化管理委员会 发布

前言

GB/T 18204《公共场所卫生检验方法》分为六个部分：

——第1部分：物理因素；

——第2部分：化学污染物；

——第3部分：空气微生物；

——第4部分：公共用品用具微生物；

——第5部分：集中空调通风系统；

——第6部分：卫生监测技术规范。

本部分为GB/T 18204的第2部分。

本部分按照GB/T 1.1—2009给出的规则起草。

本部分代替GB/T 18204.23—2000《公共场所空气中一氧化碳测定方法》、GB/T 18204.24—2000《公共场所空气中二氧化碳测定方法》、GB/T 18204.25—2000《公共场所空气中氨测定方法》、GB/T 18204.26—2000《公共场所空气中甲醛测定方法》、GB/T 18204.27—2000《公共场所空气中臭氧测定方法》和GB/T 18204.29—2000《游泳水中尿素测定方法》，部分代替GB/T 17220—1998《公共场所卫生监测技术规范》中监测点的选择、公共场所监测的要求和监测数据整理。

本部分与GB/T 18204.23～27—2000、GB/T 18204.29—2000和GB/T 17220—1998相比，除编辑性修改外主要技术变化如下：

——将现场测点选择、要求及数据整理放到相应的检验方法中；

——删除了汞置换测定一氧化碳的方法；

——增加了可吸入颗粒物PM_{10}测定方法；

——增加了细颗粒物$PM_{2.5}$测定方法

——增加了AHMT分光光度法、光电光度法和电化学传感器法测定甲醛的方法；

——增加了离子选择电极法测定氨的方法；

——增加了总挥发性有机物TVOC测定方法；

——增加了苯、甲苯、二甲苯测定方法；

——增加了紫外光度法测定臭氧的方法；

——增加了亚甲蓝分光光度法测定空气中硫化氢的方法；

——将甲醛检验的AHMT分光光度法和臭氧检验的紫外光度法修改为促裁法。

本部分由中华人民共和国国家卫生和计划生育委员会提出。

本部分负责起草单位：中国疾病预防控制中心环境与健康相关产品安全所。

本部分参加起草单位：深圳市疾病预防控制中心、辽宁省卫生厅卫生监督局、辽宁省疾病预防控制中心、江苏省疾病预防控制中心、常州市卫生监督所、北京市疾病预防控制中心、沈阳市铁路疾病预防控制中心、吉林省疾病预防控制中心、山东省疾病预防控制中心、中国环境监测总站。

本部分主要起草人：金银龙、刘凡、余淑苑、姚孝元、徐东群、宋瑞金、冯智田、朱一川、张 晶、刘金忠、谈立峰、姜恩明、徐春雨、窦志勇、刘冲、刘宁、马英顺、张震、纪缨伦、贾洪波。

本部分参加起草人：施小平、于慧芳、刘亚平、李凤霞、付强、马丽、王国玲、程麟钧、董小艳、孙群露、林弈芝、王爽、刘文杰、李韵谱、王秦、潘永宁、程慧、刘雪锦、李心意、李莉、吴礼康、邓凯杰、李曙光、张伟、张绍勇、张爱军、张锡斌、杨润、赵金辉。

本部分自实施之日起，原GB/T 18204.23～27—2000、GB/T 18204.29—2000全部内容和

GB/T 17220—1998 中相应内容同时废止。

GB/T 18204.23～27—2000、GB/T 18204.29—2000 的历次版本发布情况为：

——GB/T 18204.23～27—2000、GB/T 18204.29—2000。

GB/T 17220—1998 的历次版本发布情况为：

——GB/T 17220—1998。

公共场所卫生检验方法
第2部分:化学污染物

1 范围

GB/T 18204 的本部分规定了公共场所室内空气中化学污染物和池水尿素的测定方法。

本部分适用于公共场所室内空气中化学污染物和池水尿素的测定。其他场所、居室等室内环境可参照执行。

注:本部分中同一个指标如果有两个或两个以上检验方法时,可根据技术条件选择使用,但以第一法为仲裁法。

2 规范性引用文件

下列文件对于本文件的应用是必不可少的。凡是注日期的引用文件,仅注日期的版本适用于本文件。凡是不注日期的引用文件,其最新版本(包括所有的修改单)适用于本文件。

GB/T 11742 居住区大气中硫化氢卫生检验标准方法 亚甲蓝分光光度法

GB/T 14669 空气质量 氨的测定 离子选择电极法

GB/T 15438 环境空气 臭氧的测定 紫外光度法

GB/T 16129 居住区大气中甲醛卫生检验标准方法 分光光度法

GB/T 18883—2002 室内空气质量标准

3 一氧化碳

3.1 不分光红外分析法

3.1.1 原理

一氧化碳对红外线具有选择性的吸收。在一定范围内,吸收值与一氧化碳浓度呈线性关系,根据吸收值可以确定样品中一氧化碳的浓度。

3.1.2 试剂和材料

3.1.2.1 变色硅胶:120 ℃干燥 2 h。

3.1.2.2 氯化钙:分析纯。

3.1.2.3 高纯氮气:纯度 99.999%。

3.1.2.4 霍加拉特(Hopcalite)氧化剂:主要成分为 60%氧化锰(MnO)和 40%氧化铜(CuO),830 μm~1 000 μm 颗粒,使用存放过程中应保持干燥。

3.1.2.5 一氧化碳标准气体(贮于铝合金瓶中):不确定度小于 1%。

3.1.3 仪器

3.1.3.1 不分光红外线一氧化碳气体分析仪:

——测量范围:0.125 mg/m^3~62.5 mg/m^3;

——重现性:≤1%满量程;

——零点漂移：≤±2%满量程/h；

——跨度漂移：≤±2%满量程/3 h；

——线性偏差：≤±2%满量程；

——响应时间：$t_0 \sim t_{90} < 45$ s。

3.1.4 采样分析步骤

3.1.4.1 采样布点：见附录 A。

3.1.4.2 采样：抽取现场空气冲洗采气袋 3 次～4 次后，采气 0.5 L 或 1.0 L，密封进气口，带回实验室分析。也可以用仪器在现场直接测定空气中一氧化碳。

3.1.4.3 仪器零点校准：接通电源待仪器稳定后，将高纯氮气(3.1.2.3)或经霍加拉特(3.1.2.4)氧化管和干燥管(加入 3.1.2.1 和 3.1.2.2)后的空气接入仪器进气口，进行零点校准。

3.1.4.4 仪器终点校准：将一氧化碳标准气(3.1.2.5)接入仪器进气口，进行终点校准。

3.1.4.5 零点与终点校准重复 2 次～3 次，使仪器处在正常工作状态。

3.1.4.6 样品测定：将空气样品的采气袋接在仪器的进气口，样品经干燥后被自动抽到气室内，仪器即指示一氧化碳浓度。如果仪器在现场使用，可直接读出空气中一氧化碳的浓度。

3.1.5 结果计算

3.1.5.1 浓度换算：如果仪器浓度读数值为一氧化碳体积分数，可按式(1)换算成标准状态下的质量浓度。

$$c = \frac{C_p \times T_0}{B \times (273 + T)} \times M \qquad \cdots\cdots(1)$$

式中：

c ——CO 质量浓度，单位为毫克每立方米(mg/m^3)；

C_p——CO 体积分数，单位为毫升每立方米(mL/m^3)；

T_0——标准状态的绝对温度，273 K；

B ——标准状态下(0 ℃，101.3 kPa)气体摩尔体积，B＝22.4 L/mol；

T ——现场温度，单位为摄氏度(℃)；

M ——CO 摩尔质量，数值为 28，单位为克每摩尔(g/mol)。

3.1.5.2 结果表达：一个区域的测定结果以该区域内各采样点质量浓度的算术平均值给出。

3.1.6 测量范围和精密度

3.1.6.1 本法最低检出质量浓度为 0.125 mg/m^3，测量范围 0.5 mg/m^3～50 mg/m^3。

3.1.6.2 在 0.5 mg/m^3～50 mg/m^3 浓度范围内，重复测量的平均相对标准差小于±2%。

3.1.7 干扰与排除

3.1.7.1 空气中甲烷、二氧化碳、水蒸气等非待测组分对本法测定结果存在影响。

3.1.7.2 采用气体滤波相关技术及多次反射气室结构，可消除空气中甲烷、二氧化碳等非待测组分的干扰，采用干燥剂可去除水蒸气干扰。

3.2 气相色谱法

3.2.1 原理

一氧化碳在色谱柱中与空气的其他成分完全分离后，进入转化炉，在 360 ℃镍触媒催化作用下，与氢气反应,生成甲烷,用氢火焰离子化检测器测定。

3.2.2 试剂和材料

3.2.2.1 碳分子筛:TDX-01,180 μm～250 μm,作为固定相。

3.2.2.2 镍触媒:380 μm～550 μm,当一氧化碳＜180 mg/m³,二氧化碳＜0.4%时,转化率＞95%。

3.2.2.3 一氧化碳标准气体(贮于铝合金瓶中):不确定度小于1%。

3.2.2.4 高纯氮:＞99.999%。

3.2.2.5 纯氢:＞99.6%。

3.2.2.6 塑料铝箔复合膜采气袋:容积400 mL～600 mL。

3.2.3 仪器与设备

3.2.3.1 气相色谱仪:配备氢火焰离子化检测器的气相色谱仪。

3.2.3.2 转化炉:可控温度360 ℃±1 ℃。

3.2.3.3 注射器:2 mL、5 mL、10 mL、100 mL,体积误差＜±1%。

3.2.3.4 色谱柱:长2 m内径2 mm不锈钢管内填充TDX-01碳分子筛(3.2.2.1),柱管两端填充玻璃棉。新装的色谱柱在使用前,应在柱温150 ℃、检测器温度180 ℃、通氢气60 mL/min条件下,老化处理10 h。

3.2.3.5 转化柱:长15 cm、内径4 mm不锈钢管内填充镍触媒(3.2.2.2),柱管两端塞玻璃棉。转化柱装在转化炉内,一端与色谱柱连通,另一端与检测器相连。使用前,转化柱应在炉温360 ℃,通氢气60 mL/min条件下,老化处理10 h。转化柱老化与色谱柱老化同步进行。

3.2.4 采样

3.2.4.1 采样布点:见附录A。

3.2.4.2 采样:抽取现场空气冲洗采气袋3次～4次后,采气400 mL～600 mL,密封进气口,带回实验室分析。

3.2.5 分析步骤

3.2.5.1 色谱分析条件:色谱分析条件常因试验条件不同而有差异,应根据所用气相色谱仪的型号和性能,确定一氧化碳分析最佳的色谱分析条件。下面所列举色谱分析条件是一个实例。

色谱柱温度:78 ℃;

转化柱温度:360 ℃;

载气(H_2):78 mL/min;

氮气:130 mL/min;

空气:750 mL/min;

进样量:用六通进样阀进样1 mL。

3.2.5.2 标准气配制:在5支100 mL注射器中,用高纯氮气(3.2.2.4)将已知浓度的一氧化碳标准气体稀释成0.5 mg/m³～50 mg/m³范围的4种浓度的标准气体,另取高纯氮气作为零浓度气体。

3.2.5.3 标准曲线绘制:每个浓度的标准气体分别通过色谱仪的六通进样阀,进样量1 mL,得到各个浓度的色谱峰和保留时间。每个浓度作3次,测量色谱峰高的平均值。以峰高(mm)作纵坐标,浓度(mL/m³)作横坐标,绘制标准曲线,并计算回归线的斜率,以斜率倒数B_s[mL/(m³·mm)]作样品测定的计算因子。

3.2.5.4 校正因子测定:用单点校正法求校正因子。取与样品空气中含一氧化碳浓度相接近的标准气体。按3.2.5.3操作,测量色谱峰的平均峰高(mm)和保留时间。按式(2)计算校正因子(f):

$$f=\frac{\varphi_0}{h-h_0} \qquad \cdots\cdots\cdots\cdots\cdots\cdots(2)$$

式中：

f ——校正因子，单位为毫升每立方米毫米[mL/(m^3·mm)]；

φ_0 ——标准气体积分数，单位为毫升每立方米(mL/m^3)；

h ——标准气平均峰高，单位为毫米(mm)；

h_0 ——空白样品平均峰高，单位为毫米(mm)。

3.2.5.5　样品分析：通过色谱仪六通进样阀，进样品空气 1 mL，以保留时间定性，测量一氧化碳的峰高。每个样品作 3 次分析，求峰高的平均值。高浓度样品，用高纯氮气(3.2.2.4)稀释后再分析。

3.2.6　结果计算

3.2.6.1　体积分数计算：按式(3)计算空气中一氧化碳体积分数。

$$\varphi_p=(h-h_0)\times B' \qquad \cdots\cdots\cdots\cdots\cdots\cdots(3)$$

式中：

φ_p ——空气中一氧化碳体积分数，单位为毫升每立方米(mL/m^3)；

h ——样品峰高的平均值，单位为毫米(mm)；

h_0 ——空白样品峰高的平均值，单位为毫米(mm)；

B' ——按照标准曲线法或单点校正法得出的计算因子或校正因子，单位为毫升每立方米每毫米[mL/(m^3·mm)]。

3.2.6.2　浓度换算：将一氧化碳体积浓度按 3.1.5.1 中式(1)换算成标准状态下的质量浓度。

3.2.6.3　结果表达：见 3.1.5.2。

3.2.7　测量范围、精密度和准确度

3.2.7.1　当进样 1 mL 时，本法最低检出质量浓度为 0.50 mg/m^3，测量范围为 0.50 mg/m^3～50.0 mg/m^3。

3.2.7.2　重复性：一氧化碳浓度在 6 mg/m^3 时，10 次进样分析，变异系数为 2%。

3.2.7.3　回收率：一氧化碳浓度在 3 mg/m^3～25 mg/m^3 时，回收率为 94%～104%。

3.2.8　干扰

空气中二氧化碳、甲烷及其他有机物均不干扰本法测量结果。

4　二氧化碳

4.1　不分光红外分析法

4.1.1　原理

二氧化碳对红外线具有选择性的吸收。在一定范围内，吸收值与二氧化碳浓度呈线性关系。根据吸收值确定样品中二氧化碳的浓度。

4.1.2　试剂和材料

4.1.2.1　变色硅胶：120 ℃干燥 2 h。

4.1.2.2　氯化钙：分析纯。

4.1.2.3　高纯氮气：＞99.999%。

4.1.2.4　烧碱石棉：分析纯。

4.1.2.5　二氧化碳标准气体(贮于铝合金钢瓶中)：不确定度小于1%。

4.1.2.6　塑料铝箔复合薄膜采气袋0.5 L或1.0 L。

4.1.3　仪器和设备

不分光红外线气体分析仪：

测量范围：0%～0.5%档。

重现性：≤±1%满刻度。

零点漂移：≤±2%满刻度/h。

跨度漂移：≤±2%满刻度/3h。

温度附加误差：(在10 ℃～45 ℃)≤±2%满刻度/10 ℃。

一氧化碳干扰：1 250 mg/m^{3}CO≤±0.3%满刻度。

响应时间：t_0～t_{90}<15 s。

4.1.4　采样

4.1.4.1　采样布点：见附录A。

4.1.4.2　用塑料铝箔复合薄膜采气袋(4.1.2.6)，抽取现场空气冲洗3次～4次，采气0.5 L或1.0 L，密封进气口，带回实验室分析。也可以使用仪器在现场测定空气中二氧化碳浓度。

4.1.5　分析步骤

4.1.5.1　仪器零点校准：仪器接通电源后，稳定0.5 h～1 h，将高纯氮气(4.1.2.3)或空气经变色硅胶(4.1.2.1)或氯化钙(4.1.2.2)干燥和烧碱石棉(4.1.2.4)过滤后接入仪器，进行零点校准。

4.1.5.2　仪器终点校准：二氧化碳标准气(4.1.2.5)连接在仪器进样口，进行终点刻度校准。

4.1.5.3　零点与终点校准重复2次～3次，使仪器处在正常工作状态。

4.1.5.4　样品测定：内装空气样品的采气袋经过装有变色硅胶(4.1.2.1)或氯化钙(4.1.2.2)的过滤器与仪器进气口相连，样品被自动抽到气室中，仪器显示二氧化碳的浓度。如果仪器在现场使用，可直接读出空气中二氧化碳的浓度。

4.1.6　结果计算

结果表达：一个区域的测定结果以该区域内各采样点体积分数的算术平均值给出。

4.1.7　测量范围和精密度

4.1.7.1　本法最低检出体积分数为0.01%，测量范围0.05%～0.5%。

4.1.7.2　在体积分数为0.05%～0.5%范围内，重复测量的平均相对标准差小于±2%。

4.1.8　干扰与排除

空气中的水蒸气会对本法产生干扰，将空气样品经干燥后再进入仪器可去除水蒸气干扰。安装波长4 260 nm的红外滤光片，空气中的甲烷、一氧化碳等非待测组分对本法干扰较小。

4.2　气相色谱法

4.2.1　原理

二氧化碳在色谱柱中与空气的其他成分完全分离后，进入热导检测器的工作臂，使该臂电阻值的变化与参考臂电阻值的变化不相等,惠斯登电桥失去平衡而产生信号输出。在线性范围内,信号大小与进入检测器的二氧化碳浓度成正比,从而进行定性与定量测定。

4.2.2 试剂和材料

4.2.2.1 高分子多孔聚合物:GDX-102,180 μm～250 μm,作色谱固定相。

4.2.2.2 高纯氮气:>99.999%。

4.2.2.3 纯氢:>99.6%。

4.2.2.4 二氧化碳标准气[$\varphi(CO_2)=1\%$]:以氮气作本底气,贮于铝合金钢瓶中。

4.2.2.5 塑料铝箔复合膜采样袋容积:400 mL～600 mL。

4.2.3 仪器和设备

4.2.3.1 气相色谱仪:配备有热导检测器。

4.2.3.2 注射器:2 mL、5 mL、10 mL、20 mL、50 mL、100 mL,体积误差<±1%。

4.2.3.3 色谱柱:长 3 m 内径 4 mm 不锈钢管内填充 GDX-102 高分子多孔聚合物(4.2.2.1),柱管两端填充玻璃棉。新装的色谱柱在使用前,应在柱温 180 ℃、通氮气(4.2.2.2)70 mL/min 条件下,老化12 h,直至基线稳定为止。

4.2.4 采样

4.2.4.1 采样布点:见附录 A。

4.2.4.2 抽取现场空气冲洗采气袋 3 次～4 次后,采气 400 mL～600 mL,密封进气口,带回实验室分析。

4.2.5 分析步骤

4.2.5.1 色谱分析条件:由于色谱分析条件常因实验条件不同而有差异,所以应根据所用气相色谱仪的型号和性能,制定能分析二氧化碳的最佳的色谱分析条件。下面所列色谱分析条件是一个实例。

柱箱温度:10 ℃～35 ℃;

检测室温度:10 ℃～35 ℃;

汽化室温度:10 ℃～35 ℃;

载气(H_2):50 mL/min;

进样量:用六通进样阀进样 3 mL。

4.2.5.2 标准气配置:在 5 支 100 mL 注射器内,分别注入二氧化碳标准气体(4.2.2.4)2 mL、4 mL、8 mL、16 mL、32 mL,再用纯氮气(4.2.2.2)稀释至 100 mL,即得体积分数为 0.02%、0.04%、0.08%、0.16%和 0.32%的气体,另取纯氮气作为零浓度气体。

4.2.5.3 标准曲线绘制:在与样品相同分析条件下,绘制标准曲线。每个浓度的标准气体,分别通过色谱仪的六通进样阀,进样 3 mL,得到各个浓度的色谱峰和保留时间。每个浓度作 3 次,测量色谱峰高的平均值。以二氧化碳的体积分数(%)和平均峰高(mm)绘制标准曲线,并计算回归线的斜率,以斜率的倒数 B_s[(%)/mm]作为样品测定的计算因子。

4.2.5.4 校正因子测定:在与样品相同分析条件下,用单点校正法求校正因子。取与空气样品中含二氧化碳浓度相接近的标准气体,测量色谱峰的平均峰高(mm)和保留时间。按式(4)计算校正因子。

$$f=\frac{\varphi_0}{h-h_0} \quad \cdots\cdots(4)$$

式中:

f ——校正因子,(%)/mm;

φ_0 ——标准气体体积分数,%;

h ——标准气平均峰高,单位为毫米(mm);

h_0 ——空白样品平均峰高,单位为毫米(mm)。

4.2.5.5 样品分析:通过色谱仪六通进样阀进样品空气 3 mL,以保留时间定性,测量二氧化碳的峰高。每个样品作 3 次,求峰高的平均值。高浓度样品用纯氮气稀释至小于 0.3%再分析。

4.2.6 结果计算

4.2.6.1 按式(5)计算二氧化碳体积分数。

$$\varphi=(h-h_0)\times B' \qquad \cdots\cdots(5)$$

式中:

φ ——空气中二氧化碳体积分数,%;

h ——样品峰高的平均值,单位为毫米(mm);

h_0 ——空白样品峰高的平均值,单位为毫米(mm);

B' ——按照标准曲线法或单点校正法得出的计算因子或校正因子,(%)/mm。

4.2.6.2 结果表达:见 4.1.6。

4.2.7 测量范围、精密度和准确度

4.2.7.1 当进样 3 mL 时,本法最低检出二氧化碳体积分数为 0.014%,测量范围 0.02%~0.6%。

4.2.7.2 二氧化碳在 0.1%~0.2%时,重复测定的变异系数为 3%~5%;二氧化碳在 0.02%~0.4%时,回收率为 95%~105%。

4.2.8 干扰

由于采用了色谱分离技术,空气中甲烷、氨、水蒸气和一氧化碳等均不干扰本法测量。

4.3 容量滴定法

4.3.1 原理

用过量的氢氧化钡溶液与空气中二氧化碳作用生成碳酸钡沉淀,反应后剩余的氢氧化钡用标准草酸溶液滴定至酚酞试剂红色刚褪。由容量法滴定结果即可计算得出空气中二氧化碳的浓度。

4.3.2 试剂和材料

4.3.2.1 正丁醇:分析纯。

4.3.2.2 酚酞指示剂:分析纯。

4.3.2.3 纯氮气:>99.99%,或碱石灰管。

4.3.2.4 氢氧化钡稀溶液{$\rho[Ba(OH)_2\cdot 8H_2O]=1.4\ g/L$}:空气二氧化碳浓度低于 0.15%时的采样吸收液。称取 1.4 g 氢氧化钡和 0.08 g 氯化钡($BaCl_2\cdot 2H_2O$)溶于 800 mL 水中,加入 3 mL 正丁醇(4.3.2.1),摇匀,用水稀释至 1 000 mL。

4.3.2.5 氢氧化钡浓溶液{$\rho[Ba(OH)_2\cdot 8H_2O]=2.8\ g/L$}:空气二氧化碳浓度在 0.15%~0.5%时的采样吸收液。称取 2.8 g 氢氧化钡和 0.16 g 氯化钡($BaCl_2\cdot 2H_2O$)溶于 800 mL 水中,加入 3 mL 正丁醇(4.3.2.1),摇匀,用水稀释至 1 000 mL。

4.3.2.6 草酸标准溶液(0.6 g/L):称取 0.563 7 g 草酸,用水溶解并稀释至 1 000 mL,此溶液 1 mL 相当于标准状况(0 ℃,101.325 kPa)0.1 mL 二氧化碳。

4.3.3 仪器和设备

4.3.3.1 恒流采样器:流量范围 0 L/min ～1 L/min,流量稳定、可调,恒流误差小于 2%。
4.3.3.2 吸收瓶:吸收液为 50 mL,当流量为 0.3 L/min 时,吸收瓶多孔玻璃板阻力为 390 Pa ～490 Pa。
4.3.3.3 酸式滴定管:50 mL。
4.3.3.4 碘量瓶:125 mL。

4.3.4 采样

4.3.4.1 应在采样前两天配制吸收液,贮液瓶加盖密封保存,避免接触空气。采样前,贮液瓶塞接上碱石灰管,用虹吸管将吸收液移至吸收瓶(4.3.3.2)内,然后向瓶内充氮气或经碱石灰管处理的空气(4.3.2.3)。
4.3.4.2 采样布点:见附录 A。
4.3.4.3 采样前后用一级皂膜流量计校准采样器的流量,误差≤5%。
4.3.4.4 取一个事先处理的吸收瓶,加入 50 mL 氢氧化钡吸收液(4.3.2.4 或 4.3.2.5),以 0.3 L/min 流量,采样 5 min～10 min。
4.3.4.5 采样前后,吸收瓶的进、出气口均用乳胶管连接以免空气进入。

4.3.5 分析步骤

4.3.5.1 采样后的吸收管在实验室中加塞静置 3 h,使碳酸钡完全沉淀。
4.3.5.2 向碘量瓶(4.3.3.4)中充入氮气或经碱石灰管处理的空气。
4.3.5.3 吸取 25 mL 上清液移至碘量瓶中,加入 2 滴酚酞指示剂(4.3.2.2),用草酸标准液(4.3.2.6)滴定至溶液的着色由红色变为无色,记录所消耗的草酸标准溶液体积(mL)。
4.3.5.4 同时吸取 25 mL 未采样的氢氧化钡吸收液作空白滴定,记录所消耗的草酸标准溶液体积(mL)。

4.3.6 结果计算

4.3.6.1 采气体积换算:按式(6)换算成标准状态下采气体积。

$$V_0 = V_t \times \frac{T_0}{273 + T} \times \frac{p}{p_0} \qquad \cdots\cdots\cdots\cdots\cdots\cdots (6)$$

式中:

V_0——标准状态下的采气体积,单位为升(L);
V_t——实际采气体积,为采样流量与采样时间乘积,单位为升(L);
T ——采样点的气温,单位为摄氏度(℃);
T_0——标准状态下的绝对温度,273 K;
p ——采样点的大气压,单位为千帕(kPa);
p_0——标准状态下的大气压,101 kPa。

4.3.6.2 浓度计算:空气中二氧化碳体积分数按式(7)计算。

$$\varphi = \frac{20 \times (V_1 - V_2)}{1\,000 \times V_0} \qquad \cdots\cdots\cdots\cdots\cdots\cdots (7)$$

式中:

φ ——空气中二氧化碳体积分数,%;
V_1 ——样品滴定所用草酸标准溶液体积,单位为毫升(mL);
V_2 ——空白滴定所用草酸标准溶液体积,单位为毫升(mL);

V_0 ——标准状态下的采气体积，单位为升(L)。

4.3.6.3 结果表达：见 4.1.6。

4.3.7 测量范围、精密度和准确度

4.3.7.1 本法灵敏度为 0.1 mLCO_2/1 mL 草酸标准溶液。

4.3.7.2 当采气体积为 5 L 时，本法最低检出二氧化碳体积分数为 0.001%，测量范围 0.01%～0.5%。

4.3.7.3 对体积分数为 0.04%～0.27%的二氧化碳标准气体本法的回收率为 97%～98%，重复测定的变异系数为 2%～4%。

4.3.8 干扰

空气中的二氧化硫、氮氧化物及乙醇等酸性气体会对本法产生干扰，但在通常的室内环境空气中上述酸性气体对本法所造成的干扰小于 5%。

5 可吸入颗粒物 PM_{10}

5.1 滤膜称重法

5.1.1 原理

使用带有 PM_{10} 切割器的滤膜采样器进行空气采样，空气中的颗粒物经切割器分离后，可吸入颗粒物 PM_{10} 被采集在滤膜上，经实验室称量可得到 PM_{10} 的质量，再除以采气体积即得出可吸入颗粒物 PM_{10} 的质量浓度。

5.1.2 仪器设备和材料

5.1.2.1 可吸入颗粒物 PM_{10} 滤膜采样器：颗粒物捕集特性 $D_{a50}=10\ \mu m\pm0.5\ \mu m$，$\sigma_g=1.5\pm0.1$。

其中：D_{a50} 为捕集效率为 50%时所对应的颗粒物空气动力学直径；σ_g 为捕集效率的几何标准差。

5.1.2.2 流量计：精度 2.5 级。

5.1.2.3 分析天平：精度 0.000 01 g。

5.1.2.4 计时器：计时误差<1%。

5.1.2.5 滤膜：0.3 μm 粒子过滤效率不低于 99.99%。

5.1.2.6 温度计：最小分度值不大于 1.0 ℃，测量精度±1.0 ℃。

5.1.2.7 大气压力计：最小分度值不大于 0.05 kPa，精度±0.2 kPa。

5.1.2.8 采样泵：恒流精度±5%设定值。

5.1.2.9 干燥器。

5.1.3 测量步骤

5.1.3.1 将滤膜编号，放入干燥器中平衡 24 h，用天平称出初始质量。

5.1.3.2 用一级皂膜流量计对采样流量计进行校准，误差≤5%。

5.1.3.3 采样布点见附录 A。

5.1.3.4 按使用说明书连接采样器，装上滤膜，将采样流量调整到规定值。

5.1.3.5 根据检测现场环境状况设定采样时间。

5.1.3.6 测量现场的环境温度和大气压力。

5.1.3.7 将采集有颗粒物的滤膜带回实验室，放入干燥器中平衡 24 h，用天平称出终质量。

5.1.4 结果计算

5.1.4.1 采气体积换算:按 4.3.6.1 中式(6)换算成标准状态下采气体积。

5.1.4.2 浓度计算:可吸入颗粒物 PM_{10} 质量浓度计算见式(8)。

$$\rho = \frac{m}{V_0} = \frac{m_2 - m_1}{V_0} \times 1\,000 \qquad \cdots\cdots(8)$$

式中:

ρ ——可吸入颗粒物 PM_{10} 质量浓度,单位为毫克每立方米(mg/m^3);

m ——PM_{10} 颗粒物质量,单位为毫克(mg);

V_0 ——标准状态下采气体积,单位为升(L);

m_2——滤膜终质量,单位为毫克(mg);

m_1——滤膜初质量,单位为毫克(mg)。

5.1.4.3 结果表达:一个区域的测定结果以该区域内各采样点质量浓度的算术平均值给出。

5.1.5 检出限

当采气体积为 5 m^3 时,本法最低检出可吸入颗粒物 PM_{10} 的质量浓度为 0.01 mg/m^3。

5.2 光散射法

5.2.1 原理

当光照射在空气中悬浮的颗粒物上时,产生散射光。在颗粒物性质一定的条件下,颗粒物的散射光强度与其质量浓度成正比。通过测量散射光强度,应用质量浓度转换系数 K 值,求得颗粒物质量浓度。

5.2.2 仪器

光散射式粉尘仪:颗粒物捕集特性 $D_{a50} = 10\ \mu m \pm 0.5\ \mu m$,$\sigma_g = 1.5 \pm 0.1$。

其中:D_{a50} 为捕集效率为 50%时所对应的颗粒物空气动力学直径;σ_g 为捕集效率的几何标准差。

测量灵敏度:对于校正粒子,仪器计数 1 CPM=0.001 mg/m^3。

测量相对误差:对于校正粒子测量相对误差小于±10%。

测量范围:0.001 mg/m^3~10 mg/m^3 以上。

仪器应内设出厂前已标定的具有光学稳定性的自校装置。

注 1:校正粒子为平均粒径 0.6 μm,几何标准偏差 $\sigma \leqslant 1.25$ 的聚苯乙烯粒子;

注 2:CPM 为每分钟脉冲计数值,相对浓度的一种表示方法。

5.2.3 测量步骤

5.2.3.1 采样布点见附录 A。

5.2.3.2 按要求对粉尘仪进行期间核查和使用前的光学系统自校准。

5.2.3.3 根据环境状况设定仪器采样时间与量程。

5.2.3.4 按使用说明书操作仪器。

5.2.3.5 粉尘仪使用环境的相对湿度应小于 90%,平均风速小于 1 m/s。

5.2.4 结果计算

5.2.4.1 浓度计算:对于非质量浓度的计数值,按式(9)转换为 PM_{10} 质量浓度。

$$\rho = R \cdot K \qquad \cdots\cdots(9)$$

式中：

ρ——可吸入颗粒物 PM_{10} 的质量浓度，单位为毫克每立方米（mg/m^3）；

R——仪器计数值，计数每分（CPM）；

K——质量浓度转换系数，mg /（m^3 · CPM）。

注：质量浓度转换系数 K 的确定见附录 B。

5.2.4.2 结果表达：见 5.1.4.3。

5.2.5 测量范围和精密度

5.2.5.1 本法测定可吸入颗粒物 PM_{10} 质量浓度范围为 0.001 mg/m^3～10 mg/m^3。

5.2.5.2 在可吸入颗粒物 PM_{10} 质量浓度范围为 0.001 mg/m^3～10 mg/m^3 时，本法重复测量的平均相对标准差小于±7%。

5.2.6 测量不确定度

在 0.08 mg/m^3～0.3 mg/m^3 浓度范围内，本法与重量法比较其测量总不确定度（ROU）小于 25%。

注：总不确定度 ROU 的确定方法见附录 B。

6 细颗粒物 $PM_{2.5}$

6.1 原理

本部分规定了公共场所室内空气中细颗粒物 $PM_{2.5}$ 的光散射测定方法。当光照射在空气中悬浮的颗料物上时，产生散射光。在颗粒物性质一定的条件下，颗粒物的散射光强度与其质量浓度成正比。通过测量散射光强度，应用质量浓度转换系数 K 值，求得颗粒物质量浓度。

6.2 仪器

光散射式粉尘仪：颗粒物捕集特性 $D_{a50}=2.5\ \mu m\pm0.2\ \mu m$，$\sigma_g=1.2\pm0.1$。

其中：D_{a50} 为捕集效率为 50% 时所对应的颗粒物空气动力学直径；σ_g 为捕集效率的几何标准差。

测量灵敏度：对于校正粒子，测量灵敏度不低于 0.001 mg/m^3。

测量相对误差：对于校正粒子测量相对误差小于±10%。

测量范围：不小于 0.001 mg/m^3～0.5 mg/m^3。

仪器应内设出厂前已标定的具有光学稳定性的自校装置。

注：校正粒子为平均粒径 0.6 μm，几何标准偏差 $\sigma\leqslant1.25$ 的聚苯乙烯粒子。

6.3 测量步骤

6.3.1 检测点布置参见附录 A。

6.3.2 按要求对粉尘仪进行期间核查和使用前的光学系统自校准。

6.3.3 根据环境状况设定仪器采样时间与量程。

6.3.4 按仪器使用说明书进行仪器操作。

6.3.5 每个检测点重复测定 5 次。

6.3.6 检测点处的环境平均风速应小于 1 m/s。

6.4 结果计算

6.4.1 浓度计算：对于非质量浓度的计数值，按式（10）转换为 $PM_{2.5}$ 质量浓度。

$$\rho=R\cdot K \qquad \cdots\cdots(10)$$

式中：

ρ——细颗粒物 $PM_{2.5}$ 的质量浓度，单位为毫克每立方米(mg/m^3)；

R——仪器计数值，计数每分(CPM)；

K——质量浓度转换系数，$mg/(m^3 \cdot CPM)$。

注：质量浓度转换系数 K 的确定参见附录 B。

6.4.2 结果表达：每个检测点的质量浓度以该检测点 5 次测定结果的算术平均值给出，一个区域的测定结果以该区域内各检测点质量浓度的算术平均值给出。

6.5 测量范围和精密度

6.5.1 本法测定细颗粒物 $PM_{2.5}$ 质量浓度范围为 0.001 mg/m^3～0.5 mg/m^3。

6.5.2 在细颗粒物 $PM_{2.5}$ 质量浓度范围为 0.001 mg/m^3～0.5 mg/m^3 时，本法重复测量的平均相对标准差小于±7%。

6.6 测量总不确定度

在 0.001 mg/m^3～0.5 mg/m^3 浓度范围内，本法与重量法比较其测量总不确定度(ROU)小于 25%。

注：总不确定度 ROU 的确定方法参见附录 B。

6.7 干扰与排除

环境相对湿度对本法存在干扰，应在相对湿度≤50%的环境中使用本法；带有消除湿度干扰功能的粉尘仪可扩大本法使用环境相对湿度的范围。

7 甲醛

7.1 AHMT 分光光度法

本法规定室内空气中甲醛浓度的测定采用 GB/T 16129。

7.2 酚试剂分光光度法

7.2.1 原理

空气中的甲醛与酚试剂反应生成嗪，嗪在酸性溶液中被高铁离子氧化形成蓝绿色化合物，比色定量。

7.2.2 试剂

注：本法中的用水均为重蒸馏水或去离子交换水，试剂纯度为分析纯。

7.2.2.1 吸收原液(1.0 g/L)：称量 0.10 g 酚试剂[$C_6H_4SN(CH_3)C:NNH_2 \cdot HCl$，简称 MBTH]，加水至 100 mL。放冰箱中保存，可稳定 3 d。

7.2.2.2 吸收液：量取吸收原液 5 mL，加 95 mL 水，即为吸收液，使用前配制。

7.2.2.3 硫酸铁铵溶液{$\rho[NH_4Fe(SO_4)_2 \cdot 12H_2O]=10$ g/L}：称量 1.0 g 硫酸铁铵，用 0.1 mol/L 盐酸溶解，并稀释至 100 mL。

7.2.2.4 碘溶液[$c(1/2I_2)=0.100\,0$ mol/L]：称量 40 g 碘化钾，溶于 25 mL 水中，加入 12.7 g 碘。待碘完全溶解后，用水定容至 1 000 mL。移入棕色瓶中，暗处贮存。

7.2.2.5 氢氧化钠溶液(40 g/L)：称量 40 g 氢氧化钠，溶于水中，并稀释至 1 000 mL。

7.2.2.6 硫酸溶液[$c(1/2H_2SO_4)=0.5$ mol/L]：取 28 mL 浓硫酸缓慢加入水中，冷却后，稀释

至1 000 mL。

7.2.2.7 硫代硫酸钠标准溶液[$c(Na_2S_2O_3)$=0.100 0 mol/L]。

7.2.2.8 淀粉溶液(5 g/L):将 0.5 g 可溶性淀粉,用少量水调成糊状后,再加入 100 mL 沸水,并煮沸 2 min~3 min 至溶液透明。冷却后,加入 0.1 g 水杨酸或 0.4 g 氯化锌保存。

7.2.2.9 甲醛标准贮备溶液:取 2.8 mL 甲醛溶液[φ(HCHO)=36%~38%],放入 1 L 容量瓶中,加水稀释至刻度。此溶液 1 mL 约相当于 1 mg 甲醛,其准确浓度用下述碘量法标定:取 20.00 mL 甲醛标准贮备溶液,置于 250 mL 碘量瓶中,加入 20.00 mL 碘溶液(7.2.2.4)和 15 mL 氢氧化钠溶液(7.2.2.5),放置 15 min。加入 20 mL 硫酸溶液(7.2.2.6),再放置 15 min,用硫代硫酸钠溶液(7.2.2.7)滴定,至溶液呈现淡黄色时,加入 1 mL 淀粉溶液(7.2.2.8)继续滴定至恰使蓝色褪去为止;同时用水作空白滴定。重复上述滴定,2 次误差应小于 0.05 mL。按式(11)计算贮备液中甲醛浓度。

$$\rho(\mathrm{HCHO})=\frac{(V_1-V_2)\times c\times M}{20} \qquad \cdots\cdots(11)$$

式中:

ρ(HCHO)——甲醛标准贮备液质量浓度,单位为毫克每毫升(mg/mL);

V_1 ——滴定空白消耗硫代硫酸钠标准溶液的体积,单位为毫升(mL);

V_2 ——滴定甲醛标准贮备溶液消耗硫代硫酸钠标准溶液的体积,单位为毫升(mL);

c ——硫代硫酸钠标准溶液的浓度,单位为摩尔每升(mol/L);

M ——甲醛的摩尔质量,数值为 15,单位为克每摩尔(g/moL)。

7.2.2.10 甲醛标准溶液[ρ(HCHO)=1 μg/mL]:使用时,首先将甲醛标准贮备溶液(7.2.2.9)用水稀释为 10 μg/mL 甲醛溶液,然后取该溶液 10.00 mL,放入 100 mL 容量瓶中,再加入 5 mL 吸收原液,用水定容至 100 mL,放置 30 min 后,用于配制标准色列管,此标准溶液可稳定 24 h。

7.2.3 仪器和设备

7.2.3.1 大型气泡吸收管:出气口内径为 1 mm,出气口至管底距离等于或小于 5 mm。

7.2.3.2 恒流采样器:流量范围 0 L/min ~1 L/min。流量可调,恒流误差小于±5%设定值。

7.2.3.3 具塞比色管:10 mL。

7.2.3.4 分光光度计。

7.2.4 采样

7.2.4.1 采样布点见附录 A。

7.2.4.2 用一级皂膜流量计对采样流量计进行校准,误差≤5%。

7.2.4.3 将 5 mL 吸收液(7.2.2.2)装入气泡吸收管,以 0.5 L/min 流量采样,采气体积 10 L。

7.2.4.4 记录采样点的温度和大气压力。

7.2.4.5 室温下样品应在 24 h 内分析。

7.2.5 分析步骤

7.2.5.1 取 10 mL 具塞比色管,按表 1 制备甲醛标准系列。

表 1 甲醛标准系列

管 号	0	1	2	3	4	5	6	7	8
标准溶液/mL	0	0.1	0.2	0.4	0.6	0.8	1.0	1.5	2.0
吸收液/mL	5.0	4.9	4.8	4.6	4.4	4.2	4.0	3.5	3.0
甲醛含量/μg	0	0.1	0.2	0.4	0.6	0.8	1.0	1.5	2.0

7.2.5.2 在各管中加入 0.4 mL 硫酸铁铵溶液(7.2.2.3)摇匀，放置 15 min。在 630 nm 波长下，用1 cm 比色皿，以水作参比，测定各管溶液的吸光度。

7.2.5.3 以甲醛含量为横坐标，吸光度为纵坐标，绘制标准曲线，并计算回归线斜率，以斜率倒数作为样品测定的计算因子 B_s(μg/吸光度)。

7.2.5.4 样品测定：将样品溶液全部转入比色管中，用少量吸收液洗吸收管，合并使总体积为 5 mL，按 7.2.5.2 的操作步骤测定吸光度(A)。

7.2.5.5 在每批样品测定的同时，用 5 mL 未采样的吸收液做空白对照，测定空白样的吸光度(A_0)。

7.2.6 结果计算

7.2.6.1 按 4.3.6.1 中式(6)将实际采气体积换算成标准状态下采气体积。

7.2.6.2 按式(12)计算空气中甲醛质量浓度。

$$\rho = \frac{(A - A_0) \times B_s}{V_0} \qquad \cdots\cdots(12)$$

式中：

ρ ——空气中甲醛质量浓度，单位为毫克每立方米(mg/m^3)；

A ——样品溶液的吸光度；

A_0——空白溶液的吸光度；

B_s——计算因子，μg/吸光度；

V_0——标准状态下的采气体积，单位为升(L)。

7.2.6.3 结果表达：一个区域的测定结果以该区域内各采样点质量浓度的算术平均值给出。

7.2.7 测量范围、精密度和准确度

7.2.7.1 本法灵敏度为 2.8 μg HCHO/吸光度。

7.2.7.2 本法最低检测质量为 0.056 μg 甲醛，当采气体积为 10 L 时，测量范围 0.01 mg/m^3～0.15 mg/m^3。

7.2.7.3 当甲醛含量为 0.1 μg/5 mL、0.6 μg/5 mL、1.5 μg/5 mL 时，本法重复测定的变异系数为 5%、5%、3%；当甲醛含量 0.4 μg/5 mL～1.0 μg/5 mL 时，样品加标回收率为 93%～101%。

7.2.8 干扰与排除

空气中的二氧化硫会造成本法测定结果偏低，当空气中二氧化硫共存时，可将气样先通过硫酸锰滤纸过滤器予以排除。

7.3 气相色谱法

7.3.1 原理

空气中甲醛在酸性条件下吸附在涂有 2,4-二硝基苯肼(2,4-DNPH)6201 担体上，生成稳定的甲醛腙。用二硫化碳洗脱后，经 0V-色谱柱分离，用氢焰离子化检测器测定，以保留时间定性，峰高定量。

7.3.2 试剂和材料

注：本法中所用试剂纯度为分析纯，用水为重蒸馏水。

7.3.2.1 二硫化碳：需重新蒸馏进行纯化。

7.3.2.2 二硝基苯肼溶液[ρ(2,4-DNPH)=2 mg/L]：称取 2,4-二硝基苯肼 0.5 mg，置于 250 mL 容量瓶中，用二氯甲烷稀释到刻度。

7.3.2.3 盐酸溶液[c(HCl)=2 mol/L]。

7.3.2.4　吸附剂：称量 6201 担体(180 μm～250 μm)10 g，用 40 mL 2,4-二硝基苯肼溶液(7.3.2.2)分二次涂敷，减压，干燥。

7.3.2.5　甲醛标准贮备溶液[ρ(HCHO)＝1 mg/mL]：见 7.2.2.9。

7.3.3　仪器和设备

7.3.3.1　采样管：内径 5 mm，长 100 mm 玻璃管，内装 150 mg 吸附剂(7.3.2.4)，两端用玻璃棉堵塞，用胶帽密封。

7.3.3.2　恒流采样器：流量范围 0 L/min ～1 L/min。流量可调，恒流误差小于±5%设定值。

7.3.3.3　具塞比色管：5 mL。

7.3.3.4　微量注射器：10 μL。

7.3.3.5　气相色谱仪：带氢火焰离子化检测器。

7.3.3.6　色谱柱：长 2 m，内径 3 mm 的玻璃柱，内装固定相(OV-1)和色谱担体 Shimatew(180 μm～150 μm)。

7.3.3.7　载气：高纯氮(＞99.999%)。

7.3.3.8　燃气：纯氢(＞99.6%)。

7.3.4　采样

7.3.4.1　采样布点见附录 A。

7.3.4.2　用一级皂膜流量计对采样流量计进行校准，误差≤5%。

7.3.4.3　取一支采样管，用前取下胶帽，拿掉一端的玻璃棉，加一滴(约 50 μL)盐酸溶液(7.3.2.3)后，再用玻璃棉堵好。

7.3.4.4　将加入盐酸溶液的一端垂直朝下，另一端与采样器进气口相连。

7.3.4.5　以 0.5 L/min 的流量采样，采气体积 50 L，采样后用胶帽将采样管套好。

7.3.4.6　记录采样点的温度和大气压力。

7.3.5　分析步骤

7.3.5.1　气相色谱测试条件：应根据气相色谱仪的型号和性能，制定能分析甲醛的最佳测试条件。下面所列举的测试条件是一个实例。

柱温：230 ℃。

检测室温度：260 ℃。

汽化室温度：260 ℃。

载气流量：70 mL/min。

氢气流量：40 mL/min。

空气流量：450 mL/min。

7.3.5.2　标准曲线的绘制：取 5 支采样管，各管取下一端玻璃棉，直接向吸附剂表面滴加一滴(约50 μL)盐酸溶液(7.3.2.3)。然后用微量注射器向吸附剂表面再分别准确加入甲醛标准贮备溶液(7.3.2.5)，制成甲醛含量在 0 μg～20 μg 范围内 5 个不同浓度的标准采样管，填上玻璃棉反应 10 min。将各标准采样管内吸附剂分别移入 5 个 5 mL 具塞比色管中，各加入 1.0 mL 二硫化碳(7.3.2.1)，稍加振摇，浸泡 30 min，即为甲醛洗脱溶液标准色列管。然后每个标准色列管各取 5.0 μL 洗脱液，进色谱柱，得色谱峰和保留时间。每个浓度点重复做 3 次，测量峰高的平均值。以甲醛的浓度(μg/mL)为横坐标，平均峰高(mm)为纵坐标，绘制标准曲线，并计算回归线的斜率。以斜率的倒数作为样品测定的计算因子 B_s[μg/(mL・mm)]。

7.3.5.3　校正因子的测定：在测定范围内，可用单点校正法求校正因子。在样品测定同时，分别取试剂空白溶液与样品浓度相接近的标准管洗脱溶液，按气相色谱最佳测试条件进行测定，重复做3次，得峰高的平均值和保留时间。按式(13)计算校正因子：

$$f=\frac{c_0}{h-h_0} \quad \cdots\cdots\cdots\cdots\cdots\cdots(13)$$

式中：

f ——校正因子，单位为微克每毫升毫米[μg/(mL·mm)]；

c_0 ——标准溶液浓度，单位为微克每毫升(μg/mL)；

h ——标准溶液平均峰高，单位为毫米(mm)；

h_0 ——试剂空白溶液平均峰高，单位为毫米(mm)。

7.3.5.4 样品测定：将采样管内吸附剂全部移入5 mL具塞比色管中，加入1.0 mL二硫化碳(7.3.2.1)，稍加振摇，浸泡30 min。取5.0 μL洗脱液，按7.3.5.2或7.3.5.3的操作步骤进样测定。每个样品重复做3次，用保留时间确认甲醛的色谱峰，测量其峰高，得峰高的平均值(mm)。

7.3.5.5 每批样品测定的同时，取未采样的采样管，按相同操作步骤作试剂空白的测定。

7.3.6 结果计算

7.3.6.1 按式(14)计算空气中甲醛的浓度。

$$c=\frac{(h-h_0)\times B'}{V_0-E_s}\times V_1 \quad \cdots\cdots\cdots\cdots\cdots\cdots(14)$$

式中：

c ——空气中甲醛浓度，单位为毫克每立方米(mg/m³)；

h ——样品溶液峰高的平均值，单位为毫米(mm)；

h_0 ——试剂空白溶液峰高的平均值，单位为毫米(mm)；

B' ——按照标准曲线法或单点校正法得出的计算因子或校正因子，单位为微克每毫升毫米[μg/(mL·mm)]；

V_0 ——标准状况下的采气体积，单位为升(L)；

E_s ——由试验确定的平均洗脱效率；

V_1 ——样品洗脱溶液总体积，单位为毫升(mL)。

7.3.6.2 结果表达：见7.2.6.3。

7.3.7 测量范围、精密度和准确度

7.3.7.1 当采气体积为20 L时，本法最低检出质量浓度为0.01 mg/m³，测定范围0.02 mg/m³～1 mg/m³。

7.3.7.2 甲醛浓度为20 μg/mL和40 μg/mL的标准溶液，进样10 μL时，本法重复测定的相对标准差分别为8%和9%；甲醛浓度为20 μg/mL、30 μg/mL和40 μg/mL的标准溶液，本法回收率分别为105%、112%和98%。

7.3.8 干扰

根据本法所列举气相色谱条件，空气中的醛酮类化合物可以分离，二氧化硫及氮氧化物无干扰。

7.4 光电光度法

7.4.1 原理

甲醛气体通过检测单元时，检测单元中浸有发色剂的纸因化学反应其颜色由白色变成黄色。变色的程度所引起反射光强度的变化与甲醛浓度呈函数关系。根据反射光量强度变化率测定甲醛的浓度。

7.4.2 仪器

光电光度法甲醛测定仪：

最小分辨率 0.01 mL/m³。

响应时间：$t_{95\%} \leqslant 15$ min。

7.4.3 测量步骤

7.4.3.1 采样布点见附录 A。

7.4.3.2 根据仪器使用说明书操作仪器。

7.4.3.3 待仪器稳定后读取数值。

7.4.3.4 间隔 10 min 重复 1 次，共重复 3 次。取全部数据的算术平均值。

7.4.3.5 记录现场温度、大气压和相对湿度。

7.4.3.6 仪器进气口应离开人体正面呼吸带 1 m。

7.4.3.7 按要求对仪器进行期间核查和使用前校准。

7.4.4 结果计算

7.4.4.1 浓度换算：对于体积分数的测量值按式(15)换算成标准状态下的质量浓度。

$$\rho = \frac{\varphi_p \times T_0}{B \times (273 + T)} \times 30 \qquad \cdots\cdots\cdots\cdots\cdots\cdots (15)$$

式中：

ρ ——甲醛质量浓度，单位为毫克每立方米（mg/m³）；

φ_p ——体积分数测量值，单位为毫升每立方米（mL/m³）；

T_0 ——标准状态的绝对温度，273 K；

B ——标准状态下(0 ℃，101.3 kPa)气体摩尔体积，B＝22.4 L/mol；

T ——现场温度，单位为摄氏度(℃)。

7.4.4.2 结果表达：见 7.2.6.3。

7.4.5 测量范围和精密度

7.4.5.1 本法测定室内空气中甲醛浓度范围为 0.02 mg/m³～1.25 mg/m³。

7.4.5.2 在甲醛浓度 0.02 mg/m³～1.25 mg/m³ 范围内，本法重复测量的相对标准差＜7%。

7.4.6 测量不确定度

在 0.01 mg/m³～0.8 mg/m³ 的浓度范围内，与酚试剂分光光度法比较其测量总不确定度(ROU)小于 25%。

注：总不确定度 ROU 的确定方法参见附录 B。

7.4.7 干扰

在乙醛、CO、CO_2、丙酮和 NH_3 以 1 μg/g 浓度与甲醛共存时，对本法测量造成的相对误差＜5%。

7.5 电化学传感器法

7.5.1 原理

甲醛气体通过传感器，在电解质催化作用下，甲醛分子在电极上发生氧化还原反应而形成电子转移，在外电压作用下形成与甲醛浓度成正比的电流。

7.5.2 仪器

电化学传感器法甲醛测定仪：

最小分辨率 0.01 mL/m^3。

响应时间：$t_{95\%}$≤3 min。

用甲醛标准气或酚试剂分光光度法(7.2)对仪器进行比对测试，其相对偏差≤15%。

7.5.3 测量步骤

7.5.3.1 采样布点见附录 A。

7.5.3.2 根据仪器使用说明书，在现场对仪器进行调整。

7.5.3.3 待仪器稳定后，每分钟读取 1 个数值，连续读 5 次。

7.5.3.4 间隔 10 min 重复 7.5.3.3 步骤 1 次，共重复 3 次。取全部数据的算术平均值。

7.5.3.5 记录现场温度、大气压和相对湿度。

7.5.3.6 仪器进气口应离开人体正面呼吸带 1 m。

7.5.3.7 按要求对仪器进行期间核查和使用前校准。

7.5.4 结果计算

7.5.4.1 浓度换算：对于体积分数的测量值按式(15)换算成质量浓度。

7.5.4.2 结果表达：见 7.2.6.3。

7.5.5 测量范围和精密度

7.5.5.1 本法测定室内空气中甲醛浓度范围为 0.2 mg/m^3～5 mg/m^3。

7.5.5.2 在甲醛浓度 0.2 mg/m^3～5 mg/m^3 范围内，本法重复测量的相对标准差<5%。

7.5.6 干扰与排除

H_2S、SO_2、乙醇、氨和甲醇气体对本法有干扰，当空气中甲醛与上述气体共存时，应根据干扰物浓度与本法仪器之间的响应关系对测量值予以校正。环境相对湿度对本法亦存在干扰，应在 25% ～75% 的环境中使用本法。乙醛、NO_2、苯酚和丙酮对本法无干扰。

8 氨

8.1 靛酚蓝分光光度法

8.1.1 原理

空气中的氨被稀硫酸吸收，在亚硝基铁氰化钠及次氯酸钠存在条件下，与水杨酸生成蓝绿色的靛酚蓝染料，根据着色深浅，比色定量。

8.1.2 试剂和材料

注：本法所用的试剂均为分析纯。

8.1.2.1 无氨蒸馏水：在普通蒸馏水中加少量的高锰酸钾至浅紫红色，再加少量氢氧化钠至呈碱性。蒸馏，取其中间蒸馏部分的水，加少量硫酸溶液呈微酸性，再蒸馏一次。

8.1.2.2 吸收液[$c(H_2SO_4)$=0.005 mol/L]：量取 2.8 mL 浓硫酸加入水(8.1.2.1)中，并稀释至 1 L。临

用时再稀释10倍。

8.1.2.3　水杨酸溶液{$\rho[C_6H_4(OH)COOH]=50$ g/L}：称取10.0 g水杨酸和10.0 g柠檬酸钠($Na_3C_6O_7 \cdot 2H_2O$)，加水约50 mL，再加55 mL氢氧化钠溶液[$c(NaOH)=2$ mol/L]，用水(8.1.2.1)稀释至200 mL。此试剂稍有黄色，室温下可稳定1个月。

8.1.2.4　亚硝基铁氰化钠溶液(10 g/L)：称取1.0 g亚硝基铁氰化钠[$Na_2Fe(CN)_5 \cdot NO \cdot 2H_2O$]，溶于100 mL水(8.1.2.1)中。贮于冰箱中可稳定1个月。

8.1.2.5　次氯酸钠溶液[$c(NaClO)=0.05$ mol/L]：取1 mL次氯酸钠试剂原液，根据碘量法标定的浓度用氢氧化钠溶液[$c(NaOH)=2$ mol/L]稀释成0.05 mol/L的次氯酸钠溶液，贮于冰箱中可保存两个月。次氯酸钠溶液浓度的标定：称取2 g碘化钾(KI)于250 mL碘量瓶中，加水50 mL溶解，加1.00 mL次氯酸钠(NaClO)试剂，再加0.5 mL盐酸溶液[$V(HCl)=50\%$]，摇匀，暗处放置3 min。用硫代硫酸钠标准溶液[$c(1/2Na_2S_2O_3)=0.100$ mol/L]滴定析出碘，至溶液呈黄色时，加1 mL新配制的淀粉指示剂(5 g/L)，继续滴定至蓝色刚刚褪去，即为终点，记录所用硫代硫酸钠标准溶液体积，按式(16)计算次氯酸钠溶液的浓度。

$$c(NaClO)=\frac{c(1/2Na_2S_2O_3)\times V}{1.00\times 2} \qquad \cdots\cdots\cdots\cdots(16)$$

式中：

$c(NaClO)$　——次氯酸钠试剂的浓度，单位为摩尔每升(mol/L)；

$c(1/2Na_2S_2O_3)$——硫代硫酸钠标准溶液浓度，摩尔每升(mol/L)；

V　——硫代硫酸钠标准溶液用量，单位为毫升(mL)。

8.1.2.6　氨标准贮备液[$\rho(NH_3)=1.00$ g/L]：称取0.314 2 g经105 ℃干燥1 h的氯化铵(NH_4Cl)，用少量水溶解，移入100 mL容量瓶中，用吸收液(8.1.2.2)稀释至刻度。此液1.00 mL含1.00 mg氨。

8.1.2.7　氨标准工作液[$\rho(NH_3)=1.00$ mg/L]：临用时，将标准贮备液(8.1.2.6)用吸收液(8.1.2.2)稀释成1.00 mL含1.00 μg氨。

8.1.3　仪器和设备

8.1.3.1　大型气泡吸收管：有10 mL刻度线，出气口内径为1 mm，与管底距离应为3 mm～5 mm。

8.1.3.2　空气采样器：流量范围0 L/min ～2 L/min，流量可调且恒定。

8.1.3.3　具塞比色管：10 mL。

8.1.3.4　分光光度计：可测波长为697.5 nm，狭缝小于20 nm。

8.1.4　采样

8.1.4.1　采样布点见附录A。

8.1.4.2　用一级皂膜流量计对采样流量计进行校准，误差≤5%。

8.1.4.3　用一个内装10 mL吸收液(8.1.2.2)的大型气泡吸收管，以0.5 L/min流量采样5 L。

8.1.4.4　记录采样点的温度及大气压力。

8.1.4.5　采样后，样品在室温下保存，于24 h内分析。

8.1.5　分析步骤

8.1.5.1　标准曲线的绘制：取10 mL具塞比色管7支，按表2制备标准系列管。

表 2　氨标准系列

管　号	0	1	2	3	4	5	6
标准工作液(8.1.2.7)/mL	0	0.50	1.00	3.00	5.00	7.00	10.00
吸收液(8.1.2.2)/mL	10.00	9.50	9.00	7.00	5.00	3.00	0
氨含量/μg	0	0.50	1.00	3.00	5.00	7.00	10.00

在各管中加入 0.50 mL 水杨酸溶液(8.1.2.3),再加入 0.10 mL 亚硝基铁氰化钠溶液(8.1.2.4)和 0.10 mL次氯酸钠溶液(8.1.2.5),混匀,室温下放置 1 h。用 1 cm 比色皿,于波长 697.5 nm 处,以水作参比,测定各管溶液的吸光度。以氨含量(μg)作横坐标,吸光度为纵坐标,绘制标准曲线,并计算校准曲线的斜率。标准曲线斜率应为 0.081±0.003 吸光度/μg 氨,以斜率的倒数作为样品测定时的计算因子(B_s)。

8.1.5.2　样品测定:将样品溶液转入具塞比色管内,用少量的水洗吸收管,合并,使总体积为 10 mL。再按 8.1.5.1 的操作步骤测定样品的吸光度。在每批样品测定的同时,用 10 mL 未采样的吸收液作试剂空白测定。如果样品溶液吸光度超过标准曲线范围,则可用空白吸收液稀释样品液后再分析。

8.1.6　结果计算

8.1.6.1　采气体积换算:将实际采气体积按 4.3.6.1 中式(6)换算成标准状态下的采气体积 V_0。

8.1.6.2　浓度计算:空气中氨的质量浓度按式(17)计算。

$$\rho=\frac{(A-A_0)\times B_s}{V_0}\times k \quad\cdots\cdots(17)$$

式中:

ρ ——空气中氨的质量浓度,毫克每立方米(mg/m^3);

A ——样品溶液的吸光度;

A_0——空白溶液的吸光度;

B_s——计算因子,μg/吸光度;

V_0——标准状态下的采气体积,单位为升(L);

k ——样品溶液的稀释倍数。

8.1.6.3　结果表达:一个区域的测定结果以该区域内各采样点质量浓度的算术平均值给出。

8.1.7　范围、精密度和准确度

8.1.7.1　本法灵敏度为 12.3 μg NH_3/吸光度。

8.1.7.2　当采气体积为 5 L 时,本法最低检出质量浓度为 0.01 mg/m^3,测量范围 0.01 mg/m^3～2 mg/m^3。

8.1.7.3　当氨含量为 1.0 μg/10 mL、5.0 μg/10 mL、10.0 μg/10 mL 时,本法变异系数分别为 3.1%、2.9%、1.0%,平均相对偏差为 2.5%;样品溶液加入 1.0 μg,3.0 μg,5.0 μg,7.0 μg 的氨时,其回收率为 95%～109%。

8.1.8　干扰与排除

对已知的干扰物如 Ca^{2+}、Mg^{2+}、Fe^{3+}、Mn^{2+}、Al^{3+} 等多种阳离子,本法已采用柠檬酸络合的方法予以消除,2 μg/10 mL 以上的苯氨和 30 μg/10 mL 以上的 H_2S 对本法有干扰。

8.2 纳氏试剂分光光度法

8.2.1 原理

空气中的氨吸收在稀硫酸中，与纳氏试剂作用生成黄色化合物，根据着色深浅，比色定量。

8.2.2 试剂和材料

注：本法所用的试剂均为分析纯。

8.2.2.1 无氨蒸馏水：见 8.1.2.1。

8.2.2.2 吸收液[$c(H_2SO_4)=0.005$ mol/L]：见 8.1.2.2。

8.2.2.3 酒石酸钾钠溶液(500 g/L)：称取 50 g 酒石酸钾钠($KNaC_4H_4O_6 \cdot 4H_2O$)溶于 100 mL 水中，煮沸，使约减少 20 mL 为止，冷却后，再用水稀释至 100 mL。

8.2.2.4 纳氏试剂：称取 17 g 二氯化汞($HgCl_2$)溶解于 300 mL 水中，另称取 35 g 碘化钾(KI)溶解在 100 mL 水中，然后将二氯化汞溶液缓慢加入到碘化钾溶液中，直至形成红色沉淀不溶为止。再加入 600 mL 氢氧化钠溶液(200 g/L)及剩余的二氯化汞溶液。将此溶液静置 1 d～2 d，使红色混浊物下沉，将上清液移入棕色瓶中(或用 5# 玻璃砂芯漏斗过滤)，用橡皮塞塞紧保存备用。此试剂几乎无色。

注：纳氏试剂毒性较大，取用时必须十分小心，接触到皮肤时，应立即用水冲洗；含纳氏试剂的废液，应集中处理。

8.2.2.5 氨标准贮备液[$\rho(NH^3)=1.00$ g/L]：见 8.1.2.6。

8.2.2.6 氨标准工作液[$\rho(NH^3)=2.00$ mg/L]：临用时，将标准贮备液(8.2.2.5)用吸收液(8.2.2.2)稀释成 1.00 mL 含 2.00 μg 氨。

8.2.3 仪器和设备

8.2.3.1 大型气泡吸收管：见 8.1.3.1。

8.2.3.2 空气采样器：见 8.1.3.2。

8.2.3.3 具塞比色管：10 mL。

8.2.3.4 分光光度计：可测波长为 425 nm，狭缝小于 20 nm。

8.2.4 采样

见 8.1.4。

8.2.5 分析步骤

8.2.5.1 标准曲线的绘制：取 10 mL 具塞比色管 7 支，按表 3 制备标准系列管。

表 3 氨标准系列

管号	0	1	2	3	4	5	6
标准工作液(8.2.2.6)/mL	1.00	1.00	2.00	4.00	6.00	8.00	10.00
吸收液(8.2.2.2)/mL	10.00	9.00	8.00	6.00	4.00	2.00	0
氨含量/μg	0	2.00	4.00	8.00	12.00	16.00	20.00

在各管中加入 0.1 mL 酒石酸钾钠溶液(8.2.2.3)，再加入 0.5 mL 纳氏试剂(8.2.2.4)，混匀，室温下放置 10 min。用 1 cm 比色皿，于波长 425 nm 处，以水作参比，测定吸收管。以氨含量(μg)作横坐标，吸光度为纵坐标，绘制标准曲线，并计算标准曲线的斜率。标准曲线斜率 b 应为 0.014±0.002，以斜率的倒数作为样品测定时的计算因子(B_s)。

8.2.5.2 样品测定:将样品溶液转入具塞比色管中,用少量的水洗吸收管,合并,使总体积为 10 mL。再按 8.2.5.1 操作步骤测定样品的吸光度。在每批样品测定的同时,用 10 mL 未采样的吸收液作试剂空白测定。如果样品溶液吸光度超过标准曲线范围,则可用空白吸收液稀释样品液后再分析。

8.2.6 结果计算

8.2.6.1 实际采气体积按式(6)换算成标准状态下的采气体积 V_0。

8.2.6.2 空气中氨浓度按式(17)计算。

8.2.6.3 结果表达见 8.1.6.3。

8.2.7 精密度和准确度

8.2.7.1 本法灵敏度为 7.4 mg NH_3/吸光度。

8.2.7.2 当采气体积为 5 L 时,本法最低检出质量浓度为 0.4 mg/m³,测量范围 0.4 mg/m³～4 mg/m³。

8.2.7.3 当样品中氨含量为 6.5 μg/mL、10.0 μg/mL、15.0 μg/mL 时,本法变异系数分别为 8.4%、5.9%、3.9%;样品溶液加入 2.0 μg、5.0 μg、10.0 μg 的氨时,其回收率为 95.2%～111.8%。

8.2.8 干扰

当 Ca^{2+}、Mg^{2+}、Fe^{3+}、Mn^{2+}、Al^{3+} 等多种阳离子低于 10 μg/10 mL,不会对本法产生干扰。2 μg/10 mL以上的甲醛和 5 μg/10 mL 以上的 H_2S 对本法有干扰。

8.3 离子选择电极法

本法规定公共场所室内空气中氨浓度的测定采用 GB/T 14669。

9 总挥发性有机物

本法规定公共场所室内空气中总挥发性有机物 TVOC 浓度的测定采用 GB/T 18883—2002 中附录 C 热解析/毛细管气相色谱法。

10 苯

10.1 毛细管气相色谱法

本法规定公共场所室内空气中苯浓度的测定采用 GB/T 18883—2002 中附录 B 毛细管气相色谱法和附录 C 热解析/毛细管气相色谱法。

10.2 便携式气相色谱法

10.2.1 原理

便携式气相色谱仪内置恒流采样泵抽取一定体积空气样品,当气流流经装有少量吸附剂的预浓缩器时待测组分在室温被捕集,解吸时瞬间加热预浓缩器,通过逆向载气流将化合物吹入色谱柱,经色谱柱分离后以微氩离子检测器检测,保留时间定性,峰面积定量。

10.2.2 试剂和材料

注:本法使用的试剂应为色谱纯。如果为分析纯,需经纯化处理,保证色谱分析无杂峰。

10.2.2.1 稀释溶液:甲醇。

10.2.2.2　高纯氩气：纯度大于99.999%。

10.2.3　仪器和设备

10.2.3.1　便携式气相色谱仪：内置恒流采样泵、装填有少量吸附剂的预浓缩器、微氩离子检测器(MAID)。

色谱柱：30 m或60 m中等极性毛细管色谱柱。

10.2.3.2　气体采样袋：Tedlar气体采样袋，容积3 L。

10.2.3.3　注射器：1 μL、10 μL液体注射器。

10.2.3.4　容量瓶：10 mL。

10.2.3.5　液体外标法标准气配制装置：该装置具有进样口、温度可调节的气化室、流量可调节的气路系统，可外接采气袋的出气口。

10.2.4　采样

10.2.4.1　采样/检测布点见附录A。

10.2.4.2　在选定的色谱条件下，在现场采用便携式气相色谱内置恒流泵直接采样分析，1 h内可完成4次采样分析，相邻两次采样间隔时间为15 min。该采样点浓度为4次采样测定结果的平均值。

10.2.4.3　记录现场采样分析时的气温和大气压力。

10.2.5　分析步骤

10.2.5.1　色谱分析条件：由于色谱分析条件常因实验条件不同而有差异，所以应根据所用便携式气相色谱仪的型号和性能，制定分析苯系物的最佳色谱分析条件。附录C所列举的色谱分析条件是一个实例。

10.2.5.2　标准曲线的绘制：采用液体外标法，在与做样品分析时的相同条件下绘制标准曲线或计算回归方程。具体的操作步骤如下：

——目标化合物的混合标准液制备：用微量注射器分别取1 μL、2 μL、4 μL、10 μL、20 μL各目标化合物的色谱纯物质于预先加入5 mL甲醇(10.2.2.1)的10 mL容量瓶中，定容至10 mL，制备成目标化合物的混合标准溶液系列；

——目标化合物的混合标准气制备：以微量注射器取1 μL混合标准溶液注入液体外标法标准气配制装置汽化室，气化室温度为100 ℃，用高纯氮气以恒定流速将汽化室内气体吹入Tedlar采气袋，通过控制采气袋的充气时间得到2 L混合标准气。采气袋在配气前需用高纯氩气(10.2.2.2)清洗3次，并且每次清洗时需用抽气泵抽净采气袋中残留气体。该标准气现用现配；

——目标化合物定性：以保留时间定性。在中等极性毛细色谱柱，目标化合物的出峰顺序依次为苯、甲苯、乙苯、间(对)二甲苯、邻二甲苯，其中间、对二甲苯无法分开；

——绘制标准曲线或计算回归方程：在选定的色谱分析条件下，对混合标准气分别采样分析，每个浓度平行测定3次，以3次测定峰面积平均值的平方根为纵坐标，以各目标化合物质量分数为横坐标绘制标准曲线，并计算回归方程，要求回归方程的相关系数至少达到0.995。

10.2.6　结果计算

10.2.6.1　将采样体积按式(6)换算成标准状态下的采样体积。

10.2.6.2　空气样品中待测组分的浓度按式(18)计算。

$$c=\frac{m}{V_0}\times 1\,000 \qquad \cdots\cdots(18)$$

式中：

c ——标准状况下的空气样品中待测组分的浓度，单位为毫克每立方米(mg/m^3)；

m ——按照标准曲线计算的目标化合物的质量，单位为毫克(mg)；

V_0——标准状态下的采样体积，单位为升(L)。

10.2.6.3 结果表达：一个区域的测定结果以该区域内各采样点质量浓度的算术平均值给出。

10.2.7 测量范围、精密度和准确度

10.2.7.1 当采样流速为 400 mL/min，采样时间为 30 s 时，本法最低检出质量浓度为 7.2 $\mu g/m^3$，测定范围 0.05 mg/m^3～0.80 mg/m^3，可以通过调整采样时间扩大方法的检测范围。

10.2.7.2 对空气中苯浓度在 0.05 mg/m^3～0.80 mg/m^3 范围内，同一天和一周内本法重复测定的相对标准差范围分别为 0.8%～6.9%和 1.3%～8.4%；与 GB/T 18883—2002 中附录 B 毛细管气相色谱法的比对实验结果表明，本法对高、中、低不同苯浓度测定结果间的相对偏差在 0.5%～13.9%。

11 甲苯、二甲苯

11.1 本法规定公共场所室内空气中甲苯、二甲苯浓度的测定采用 GB/T 18883—2002 中附录 A 气相色谱法和附录 C 热解析/毛细管气相色谱法。

11.2 本法规定公共场所室内空气中甲苯、二甲苯浓度的测定采用 10.2 便携式气相色谱法。

12 臭氧

12.1 紫外光度法

本法规定公共场所室内空气中臭氧浓度的测定采用 GB/T 15438。

12.2 靛蓝二磺酸钠分光光度法

12.2.1 原理

空气中的臭氧在磷酸盐缓冲溶液条件下，使吸收液中蓝色的靛蓝二磺酸钠褪色，生成靛红二磺酸钠。根据颜色减弱的程度比色定量。

12.2.2 试剂和材料

注：本法中所用试剂除特别说明外均为分析纯，试验用水为重蒸馏水。

12.2.2.1 硫酸溶液(1+6)。

12.2.2.2 淀粉指示剂(2.0 g/L)。

12.2.2.3 硫代硫酸钠标准溶液[$c(Na_2S_2O_3)$=0.010 0 mol/L]。

12.2.2.4 溴酸钾标准溶液[$c(1/6KBrO_3)$=0.100 0 mol/L]：准确称取 1.391 8 g 溴酸钾(优级纯，经 180 ℃烘 2 h)溶于水，稀释至 500 mL。

12.2.2.5 溴酸钾-溴化钾标准溶液[$c(1/6KBrO_3)$=0.010 0 mol/L]：吸取 10.00 mL 溴酸钾标准溶液(12.2.2.4)于 100 mL 容量瓶中，加入 1.0 g 溴化钾，用水稀释至刻度。

12.2.2.6 磷酸盐缓冲溶液[$c(KH_2PO_4-Na_2HPO_4)$=0.050 mol/L]：称 6.80 g 磷酸二氢钾(KH_2PO_4)、7.10 g 无水磷酸氢二钠(Na_2HPO_4)溶于水，稀释至 1 L，此溶液 pH=6.8。

12.2.2.7 靛蓝二磺酸钠标准贮备液：称取 0.25 g 靛蓝二磺酸钠溶于水，稀释在 500 mL 棕色容量瓶内，在室温暗处存放 24 h 后标定。标定后的溶液在冰箱内可稳定 1 个月。

标定方法:准确吸取 20.00 mL 靛蓝二磺酸钠标准贮备液于 250 mL 碘量瓶中,加入 20.00 mL 溴酸钾-溴化钾溶液(12.2.2.5),再加入 50 mL 水。在(19.0±0.5) ℃水浴中放置至溶液温度与水浴温度平衡时,加入 5.0 mL 硫酸溶液(12.2.2.1),立即盖塞混匀并开始计时,水浴中暗处放置 30 min。加入 1.0 g 碘化钾,立即盖塞轻轻摇匀至溶解,暗处放置 5 min,用硫代硫酸钠溶液(12.2.2.3)滴定至棕色刚好褪去呈淡黄色,加入 5 mL 淀粉指示剂(12.2.2.2),继续滴定至蓝色消褪,终点为亮黄色。重复上述滴定,2 次误差应小于 0.05 mL。按式(19)计算贮备液中臭氧浓度。

$$\rho(O_3)=\frac{(c_1V_1-c_2V_2)\times M}{V_s\times 4}\times 1\,000 \quad \cdots\cdots\cdots\cdots(19)$$

式中:

ρ ——臭氧的质量浓度,单位为微克每毫升(μg/mL);

c_1 ——溴酸钾-溴化钾标准溶液的浓度,单位为摩尔每升(mol/L);

V_1 ——加入溴酸钾-溴化钾标准溶液的体积,单位为毫升(mL);

c_2 ——滴定时所用硫代硫酸钠标准溶液的浓度,单位为摩尔每升(mol/L);

V_2 ——滴定时所用硫代硫酸钠标准溶液的体积,单位为毫升(mL);

M ——臭氧的摩尔质量,数值为 48,单位为克每摩尔(g/mol);

V_s——靛蓝二磺酸钠贮备液吸取量,单位为毫升(mL);

4 ——化学计量因数。

12.2.2.8 靛蓝二磺酸钠标准工作液:将标定后的标准贮备液(12.2.2.7)用磷酸盐缓冲液(12.2.2.6)逐级稀释成 1.00 mL 相当于 1.00 μg 臭氧的靛蓝二磺酸钠工作液,置冰箱内可保存 2 周。

12.2.2.9 吸收液:量取 25 mL 靛蓝二磺酸钠标准贮备液(12.2.2.7),用磷酸盐缓冲液(12.2.2.6)稀释至 1 L 棕色容量瓶中,冰箱内贮放可使用 1 个月。

12.2.3 仪器和设备

12.2.3.1 多孔玻板吸收管:普通型,内装 9 mL 吸收液,在流量 0.3 L/min 时,玻板阻力应为 4 kPa～5 kPa,气泡分散均匀。

12.2.3.2 空气采样器:流量范围 0 L/min ～1.0 L/min,流量可调、恒定。

12.2.3.3 具塞比色管:10 mL。

12.2.3.4 恒温水浴。

12.2.3.5 水银温度计:精度为±0.5 ℃。

12.2.3.6 分光光度计:用 2 cm 比色皿,可测波长 610 nm。

12.2.4 采样

12.2.4.1 采样布点见附录 A。

12.2.4.2 用一级皂膜流量计对采样流量进行校准,误差≤5%。

12.2.4.3 用硅橡胶管连接两个内装 9.00 mL 吸收液的多孔玻板吸收管,配有黑色避光套。

12.2.4.4 以 0.3 L/min 流量采气 5 L～20 L,当第一支吸收管中的吸收液颜色明显减退时立即停止采样,如不褪色,采气量应不小于 20 L。

12.2.4.5 记录采样时的温度和大气压。

12.2.4.6 采样后的样品 20 ℃以下暗处存放,一周内实验室分析。

12.2.5 分析步骤

12.2.5.1 标准曲线绘制:取 10 mL 具塞比色管 6 支,按表 4 制备标准色列管。

表 4 臭氧标准色列管系列

管号	1	2	3	4	5	6
IDS 标准工作液(12.2.2.8)/mL	10.00	8.00	6.00	4.00	2.00	0
磷酸盐缓冲溶液(12.2.2.6)/mL	0	2.00	4.00	6.00	8.00	10.00
臭氧含量/(μg/mL)	0	0.2	0.4	0.6	0.8	1.0

各管摇匀，用 2 cm 比色皿，以水作参比，在波长 610 nm 下测定吸光度。以标准系列中零浓度与各标准管吸光度之差为纵坐标，臭氧含量(μg)为纵坐标，绘制标准曲线，并计算回归线的斜率。以斜率的倒数作为样品测定的计算因子 B_s。

12.2.5.2 样品测定：将采样后的两支吸收管中样品分别移入比色管中，用少量水洗吸收管，使总体积分别为 10.0 mL。按 12.2.5.1 步骤操作，测定样品吸光度。同时另取未采样的吸收液，作试剂空白测定。

12.2.6 结果计算

12.2.6.1 采气体积换算：实际采气体积按式(6)换算成标准状态下的采气体积 V_0。

12.2.6.2 浓度计算：空气中臭氧浓度按式(20)计算。

$$c=\frac{[(A_0-A_1)+(A_0-A_2)]\times B_s}{V_0} \qquad \cdots\cdots(20)$$

式中：

c ——空气中臭氧浓度，单位为毫克每立方米(mg/m^3)；

A_0——试剂空白溶液的吸光度；

A_1——第一支样品管溶液的吸光度；

A_2——第二支样品管溶液的吸光度；

B_s——计算因子，μg/吸光度；

V_0——标准状况下的采气体积，单位为升(L)。

12.2.6.3 结果表达：一个区域的测定结果以该区域内各采样点质量浓度的算术平均值给出。

12.2.7 测量范围、精密度和准确度

12.2.7.1 本法灵敏度为 1.2 μg O_3/吸光度。

12.2.7.2 当采气体积为 20 L 时，本法最低检出质量浓度为 0.009 mg/m^3，测量范围 0.009 mg/m^3～0.5 mg/m^3。

12.2.7.3 当臭氧含量在 2 μg/10 mL～10 μg/10 mL 范围内，5 个实验室的平均相对标准偏差为4.7%；平均回收率为 95%～108%。

12.2.8 干扰

空气中的二氧化氮会使本法检测结果偏高，约为二氧化氮质量浓度的 6%。当空气中的二氧化硫、硫化氢、氟化氢浓度分别高于 750 μg/m^3、110 μg/m^3、2.5 μg/m^3 时，会对本法造成干扰。

13 尿素

13.1 原理

尿素与二乙酰一肟及安替比林反应呈现黄色，在波长 460 nm 处有最大吸收峰。

13.2 仪器和设备

13.2.1 棕色具塞比塞管:25 mL。

13.2.2 水浴。

13.2.3 分光光度计。

13.3 试剂和材料

13.3.1 二乙酰一肟溶液{φ[$CH_3COC(NOH)CH_3$]=0.2%}:称取0.2 g二乙酰一肟[$CH_3COC(NOH)CH_3$]溶于10%乙酸中,并稀释至100 mL,保存于棕色瓶备用。

13.3.2 安替比林溶液{φ[1,5-二甲基-2-苯-3-吡唑酮 $C_6H_5NN(CH_3)C(CH_3):CHC:O$]=0.2%}:称取0.2 g安替比林(1,5-二甲基-2-苯-3-吡唑酮 $C_6H_5NN(CH_3)C(CH_3):CHC:O$),溶于1+1硫酸中并用混酸稀释至100 mL,在棕色瓶中保存。

注:硫酸浓度大于1+1时,显色缓慢且操作不便。

13.3.3 尿素标准储备溶液:准确称取0.100 0 g尿素于小烧杯中,加少量纯水溶解后转入1 000 mL容量瓶中,加0.1 mL三氯甲烷并用纯水定容,此溶液每毫升含0.1 mg尿素。冷藏保存。

13.3.4 尿素标准使用溶液:准确吸取尿素标准储备溶液(13.3.3)10.00 mL于100 mL容量瓶中,用纯水定容,此液每毫升含0.01 mg尿素。

13.4 分析步骤

13.4.1 吸取水样10 mL于25 mL棕色具塞试管中,另取棕色具塞试管加入尿素标准使用液(13.3.4) 0 mL、0.1 mL、0.3 mL、0.5 mL、0.7 mL、0.9 mL、1.1 mL、1.3 mL、1.5 mL,并用纯水稀释至25 mL。

注:显色后溶液遇光褪色,故需用标色法。

13.4.2 于13.4.1中各管加入1.0 mL二乙酰一肟溶液(13.3.1)混均。再加安替比林溶液(13.3.2) 2.0 mL混匀。

13.4.3 将经过13.4.2处理的试管在沸水浴中加热50 min,取出并在流动的自来水中冷却2 min。立即以纯水为对照,在460 nm处,用1 cm比色皿,测定各管吸光值(加热45 min~55 min,呈最深色,若再延长加热时间吸光值下降)。

13.4.4 以浓度对照吸光值,制备标准曲线。以水样吸光值从曲线上查出尿素含量。

13.5 结果计算

水中尿素的浓度按式(21)计算。

$$c=\frac{m}{V}\times 1\ 000 \qquad \cdots\cdots(21)$$

式中:

c ——水样中尿素浓度,单位为毫克每升(mg/L);

m ——从曲线上查得水样中含尿素的质量,单位为毫克(mg);

V ——水样体积,单位为毫升(mL)。

14 硫化氢

本法规定硫磺泉的温泉沐浴场所空气中硫化氢浓度的测定采用GB/T 11742。

附 录 A
（规范性附录）
现场采样检测布点要求

A.1 室内面积不足 50 m^2 的设置 1 个测点，50 m^2～200 m^2 的设置 2 个测点，200 m^2 以上的设置 3 个～5 个测点。

A.2 室内 1 个测点的设置在中央，2 个采样点的设置在室内对称点上，3 个测点的设置在室内对角线四等分的 3 个等分点上，5 个测点的按梅花布点，其他的按均匀布点原则布置。

A.3 测点距离地面高度 1 m～1.5 m，距离墙壁不小于 0.5 m。

A.4 测点应避开通风口、通风道等。

附 录 B
（规范性附录）
质量浓度转换系数和总不确定度相对误差的确定

注：本附录规定了光散射式粉尘仪可吸入颗粒物 PM_{10} 质量浓度转换系数 K 和测量总不确定度的确定方法，其他现场快速检测仪器可参照执行。

B.1 质量浓度转换系数 *K* 值的确定

B.1.1 质量浓度转换系数 *K* 值的计算

质量浓度转换系数 K 是标准状态下空气中可吸入颗粒物 PM_{10} 质量浓度与粉尘仪测定的相对浓度（仪器计数值 CPM）的比值，见式(B.1)。

$$K=\frac{\rho}{R} \qquad \cdots\cdots\cdots\cdots\cdots\cdots(\text{B.1})$$

式中：

K ——质量浓度转换系数，mg/(m³ · CPM)；

ρ ——标准状态下 PM_{10} 颗粒物的质量浓度值，单位为毫克每立方米（mg/m^3）；

R ——光散射式粉尘仪的计数值，CPM。

B.1.2 仪器和材料

B.1.2.1 中流量 PM_{10} 滤膜采样器 1 台：见 5.1.2.1。

B.1.2.2 流量计：见 5.1.2.2。

B.1.2.3 分析天平：见 5.1.2.3。

B.1.2.4 计时器：见 5.1.2.4。

B.1.2.5 滤膜：见 5.1.2.5。

B.1.2.6 温度计：见 5.1.2.6。

B.1.2.7 大气压力计：见 5.1.2.7。

B.1.2.8 采样泵：流量 70 L/min～150 L/min，恒流精度±5%设定值。

B.1.2.9 干燥器：见 5.1.2.9。

B.1.2.10 光散射式粉尘仪 1 台：见 5.2.2。

B.1.3 测定步骤

B.1.3.1 采样位置：将光散射式粉尘仪和 PM_{10} 滤膜采样器置于现场同一测定点、同一高度进行平行采样。仪器的吸气口中心距离应在 30 cm～50 cm 之间。

B.1.3.2 操作：PM_{10} 滤膜采样器的样品采集、实验室分析及质量浓度的计算见 5.1.3 和 5.1.4，光散射式粉尘仪的操作见 5.2.3。

B.1.3.3 单一场所 K 值的确定：在同一现场，采集 12 组以上有效样品进行数据统计分析，确认质量浓度和相对浓度具有线性回归关系，按式(B.1)计算转换系数 K，然后将其转换系数 K 的算术平均值作为该场所可吸入颗粒物 PM_{10} 浓度的转换系数 K 值。

B.1.3.4 同类场所 K 值的确定：按 B.2.3.3 的方法考虑场所不同 PM_{10} 浓度水平、不同地区、不同环境条件，得出同类场所若干个 K 值，将这些 K 值的算术平均值作为该类场所可吸入颗粒物 PM_{10} 浓度的转换系数 K 值。

B.1.3.5 公共场所通用 K 值的确定：在 B.2.3.4 的基础上考虑不同类型场所的 K 值，将不同类型场所 K 值的算术平均值作为公共场所通用的可吸入颗粒物 PM_{10} 浓度转换系数 K 值。

B.2 测量总不确定度的确定

B.2.1 定义

在测定范围内光散射法与滤膜称重法相比较，总不确定度(Relative overall uncertainty，ROU)在95％置信水平时的相对误差，由式(B.2)表达。

$$ROU=(|\bar{b}|+2|MRSD|)\times 100\% \quad \cdots\cdots(B.2)$$

式中：

$|\bar{b}|$ ——重量法与光散射法配对测定 PM_{10} 结果的平均相对偏差的绝对值；

$|MRSD|$——光散射法测定 PM_{10} 结果之间平均相对标准差的绝对值。

B.2.2 仪器和材料

B.2.2.1 中流量 PM_{10} 滤膜采样器 1 台：见 5.1.2。

B.2.2.2 光散射式粉尘仪 2 台：见 5.2.2。

B.2.2.3 其他同 B.2.2.2。

B.2.3 测定步骤

B.2.3.1 采样位置：见 B.2.3.1。

B.2.3.2 操作：见 B.2.3.2。

B.2.3.3 样品要求：在 PM_{10} 浓度 0.05 mg/m³～0.5 mg/m³ 范围内基本均匀选择 5 个浓度点，对于每个浓度点滤膜法与光散射法之间以及光散射法自身之间分别采集 10 组有效数据。

B.2.3.4 计算：按式(B.2)计算测量总不确定度。

B.3 公共场所通用质量浓度转换系数 K 值的参考值

可见光光散射数字粉尘仪 K 值：0.014(密闭空调房间)或 0.02(一般公共场所)；激光光散射数字粉尘仪 K 值：0.001。

附 录 C
(资料性附录)
便携式气相色谱分析条件

注：本附录为便携式气相色谱分析条件的一个实例。

C.1 气相色谱分析条件

以美国 INFICON 公司生产的 CMS-100 便携式气相色谱仪为例，色谱分析条件如下：

色谱柱：MXT-200 毛细管柱(30 m×0.53 mm，1.0 μm)，中等极性；

预浓缩器的吸附剂：CARBXEN；

柱温：70 ℃；

柱前压：68 947.6 Pa；

热解析时间：4 s；

色谱图抑制时间：100 s。

C.2 按 C.1 的色谱条件获得目标化合物的色谱图

见图 C.1

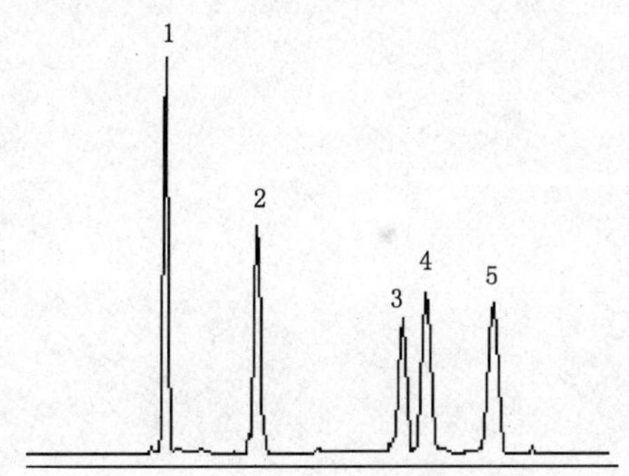

说明：

1——苯；

2——甲苯；

3——乙苯；

4——间(对)二甲苯；

5——邻二甲苯。

图 C.1 苯系物分离效果色谱图

C.3 按 C.1 的色谱条件获得目标化合物的色谱图中苯系物的保留时间

见表 C.1

表 C.1　苯系物的保留时间

目标化合物	保留时间
苯	2′8″
甲苯	3′29″
乙苯	6′20″
间(对)二甲苯	6′45″
邻二甲苯	8′4″

ICS 13.060
C 51

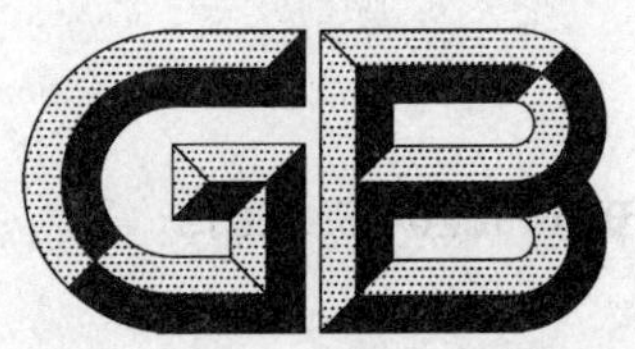

中华人民共和国国家标准

GB/T 18204.3—2013
代替 GB/T 18204.1—2000
部分代替 GB/T 17220—1998

公共场所卫生检验方法 第3部分：空气微生物

Examination methods for public places—
Part 3: Airborne microorganism

2013-12-31 发布　　2014-12-01 实施

中华人民共和国国家质量监督检验检疫总局
中国国家标准化管理委员会　发布

前 言

GB/T 18204《公共场所卫生检验方法》分为六个部分：

——第1部分：物理因素；

——第2部分：化学污染物；

——第3部分：空气微生物；

——第4部分：公共用品用具微生物；

——第5部分：集中空调通风系统；

——第6部分：卫生监测技术规范。

本部分为GB/T 18204的第3部分。

本部分按照GB/T 1.1—2009给出的规则起草。

本部分代替GB/T 18204.1—2000《公共场所空气微生物检验方法 细菌总数测定》，部分代替GB/T 17220—1998《公共场所卫生监测技术规范》中的空气微生物采样要求。

本标准与GB/T 18204.1—2000和GB/T 17220—1998相比，主要变化如下：

——增加了真菌总数检验方法；

——增加了β-溶血性链球菌检验方法；

——增加了嗜肺军团菌检验方法。

本部分由中华人民共和国卫生部提出并归口。

本部分由中华人民共和国卫生部负责解释。

本部分负责起草单位：中国疾病预防控制中心环境与健康相关产品安全所。

本部分参加起草单位：江苏省疾病预防控制中心、深圳市疾病预防控制中心、马鞍山市卫生局卫生监督所。

本部分主要起草人：金银龙、刘凡、王俊起、陈晓东、余淑苑、潘力军、陈健、张宝莹、张琦、周连、赵至荣。

本部分参加起草人：孙群露、林弈芝、张大伟、董坤、刘洋。

自本部分实施之日起，GB/T 18204.1—2000全部内容和GB/T 17220—1998中相应内容同时废止。

GB/T 18204.1—2000的历次版本发布情况为：

——GB/T 18204.1—2000。

GB/T 17220—1998的历次版本发布情况为：

——GB/T 17220—1998。

公共场所卫生检验方法
第3部分:空气微生物

1 范围

GB/T 18204 的本部分规定了公共场所空气中细菌总数、真菌总数、β-溶血性链球菌和嗜肺军团菌的现场采样与实验室培养方法。

本部分适用于公共场所空气中细菌总数、真菌总数、β-溶血性链球菌以及嗜肺军团菌的测定,其他场所可参照执行。

注:本部分中同一个指标如果有 2 个或 2 个以上检验方法时,可根据技术条件选择使用。

2 术语和定义

下列术语和定义适用于本文件。

2.1

细菌总数　total bacterial count

公共场所空气中采集的样品,计数在营养琼脂培养基上经 35 ℃～37 ℃、48 h 培养所生长发育的嗜中温性需氧和兼性厌氧菌落的总数。

2.2

真菌总数　total fungi count

公共场所空气中采集的样品,计数在沙氏琼脂培养基上经 28 ℃、5 d 培养所形成的菌落数。

2.3

β-溶血性链球菌　β-hemolytic streptococcus

公共场所空气中采集的样品,经 35 ℃～37 ℃、24 h～48 h 培养,在血琼脂平板上形成的典型菌落。

2.4

嗜肺军团菌　legionella pneumophila

样品经培养在 GVPC 琼脂平板上生成典型菌落,并在 BCYE 琼脂平板上生长而在 L-半光氨酸缺失的 BCYE 琼脂平板不生长,进一步经生化实验和血清学实验鉴定确认的菌落。

2.5

撞击法　impacting method

采用撞击式空气微生物采样器,使空气通过狭缝或小孔产生高速气流,从而将悬浮在空气中的微生物采集到营养琼脂平板上,经实验室培养后得到菌落数的测定方法。

2.6

自然沉降法　natural sinking method

将营养琼脂平板暴露在空气中,微生物根据重力作用自然沉降到平板上,经实验室培养后得到菌落数的测定方法。

3 细菌总数

3.1 原理

采用撞击法或自然沉降法采样、营养琼脂培养基培养计数的方法测定公共场所空气中的细菌总数。

3.2 撞击法

3.2.1 仪器和设备

3.2.1.1 六级筛孔撞击式微生物采样器。

3.2.1.2 高压蒸汽灭菌器。

3.2.1.3 恒温培养箱。

3.2.1.4 平皿：ϕ90 mm。

3.2.2 培养基

3.2.2.1 营养琼脂培养基成分：

蛋白胨　10 g

氯化钠　5 g

肉膏　5 g

琼脂　20 g

蒸馏水　1 000 mL

3.2.2.2 制法：将蛋白胨、氯化钠、肉膏溶于蒸馏水中，校正 pH 为 7.2～7.6，加入琼脂，121 ℃，20 min 灭菌备用。

3.2.3 采样

3.2.3.1 采样点：见附录 A。

3.2.3.2 采样环境条件：采样时关闭门窗 15 min～30 min，记录室内人员数量、温湿度与天气状况等。

3.2.3.3 采样方法：以无菌操作，使用撞击式微生物采样器(3.2.1.1)以 28.3 L/min 流量采集 5 min ～15 min。采样器使用按照说明书要求进行。

3.2.4 检验步骤

将采集细菌后的营养琼脂平皿置 35 ℃～37 ℃培养 48 h，菌落计数。

3.2.5 结果报告

3.2.5.1 采样点细菌总数结果计算：菌落计数，记录结果并按稀释比与采气体积换算成 CFU/m^3(每立方米空气中菌落形成单位)。

3.2.5.2 一个区域细菌总数测定结果：一个区域空气中细菌总数的测定结果按该区域全部采样点中细菌总数测定值中的最大值给出。

3.3 自然沉降法

3.3.1 仪器和设备

3.3.1.1 高压蒸汽灭菌器。

3.3.1.2 恒温培养箱。

3.3.1.3 平皿：ϕ90 mm。

3.3.1.4 采样支架。

3.3.2 培养基

见 3.2.2。

3.3.3 采样

3.3.3.1 采样点:见附录 A。
3.3.3.2 采样环境条件:见 3.2.3.2。
3.3.3.3 采样方法:将营养琼脂平板置于采样点处,打开皿盖,暴露 5 min。

3.3.4 检验步骤

见 3.2.4。

3.3.5 结果报告

计数每块平板上生长的菌落数,求出全部采样点的平均菌落数,检验结果以每平皿菌落数(CFU/皿)给出。

4 真菌总数

4.1 原理

采用撞击法或自然沉降法采样、沙氏琼脂培养基培养计数的方法测定公共场所空气中的真菌总数。

4.2 撞击法

4.2.1 仪器和设备

见 3.2.1。

4.2.2 培养基

4.2.2.1 沙氏琼脂培养基成分:

蛋白胨 10 g
葡萄糖 40 g
琼脂 20 g
蒸馏水 1 000 mL

4.2.2.2 制法:将蛋白胨、葡萄糖溶于蒸馏水中,校正 pH 为 5.5~6.0,加入琼脂,115 ℃,15 min 灭菌备用。

4.2.3 采样

见 3.2.3。

4.2.4 检验步骤

将采集真菌后的沙氏琼脂培养基平皿置 28 ℃培养,逐日观察并于第 5 天记录结果。若真菌数量过多可于第 3 天计数结果,并记录培养时间。

4.2.5 结果报告

4.2.5.1 采样点真菌总数结果计算:菌落计数,记录结果并按稀释比与采气体积换算成 CFU/m^3(每立方米空气中菌落形成单位)。

4.2.5.2 一个区域真菌总数测定结果:一个区域空气中真菌总数的测定结果按该区域全部采样点中真菌总数测定值中的最大值给出。

4.3 自然沉降法

4.3.1 仪器和设备

见3.3.1。

4.3.2 培养基

见4.2.2。

4.3.3 采样

见3.3.3。

4.3.4 检验步骤

见4.2.4。

4.3.5 结果报告

计数每块平板上生长的菌落数,求出全部采样点的平均菌落数,检验结果以每平皿菌落数(CFU/皿)给出。

5 β-溶血性链球菌

5.1 原理

采用撞击法采样、血琼脂培养基培养计数的方法测定公共场所空气中的β-溶血性链球菌。

5.2 撞击法

5.2.1 仪器和设备

见3.2.1。

5.2.2 培养基

5.2.2.1 血琼脂平板成分:

蛋白胨	10 g
氯化钠	5 g
琼脂	20 g
脱纤维羊血	5 mL～10 mL
蒸馏水	1 000 mL

5.2.2.2 制法:将蛋白胨、氯化钠、肉膏加热溶化于蒸馏水中,校正pH为7.4～7.6,加入琼脂,121 ℃,20 min灭菌。待冷却至50 ℃左右,以无菌操作加入脱纤维羊血,摇匀倾皿。

5.2.3 采样

见3.2.3。

5.2.4 检验步骤

5.2.4.1 培养方法：采样后的血琼脂平板在35 ℃～37 ℃下培养24 h～48 h。

5.2.4.2 结果观察：培养后，在血琼脂平板上形成呈灰白色、表面突起、直径0.5 mm～0.7 mm的细小菌落，菌落透明或半透明，表面光滑有乳光；镜检为革兰氏阳性无芽孢球菌，圆形或卵圆形，呈链状排列，受培养与操作条件影响，链的长度在4个～8个细胞至几十个细胞之间；菌落周围有明显的2 mm～4 mm界限分明、完全透明的无色溶血环。符合上述特征的菌落为β-溶血性链球菌。

5.2.5 结果报告

5.2.5.1 采样点β-溶血性链球菌结果计算：菌落计数，记录结果并按稀释比与采气体积换算成CFU/m^3（每立方米空气中菌落形成单位）。

5.2.5.2 一个区域β-溶血性链球菌测定结果：一个区域空气中β-溶血性链球菌的测定结果按该区域全部采样点中β-溶血性链球菌测定值中的最大值给出。

6 嗜肺军团菌

6.1 原理

采用液体冲击法采样、培养法定性测定公共场所空气中的嗜肺军团菌。

6.2 仪器和设备

6.2.1 微生物气溶胶浓缩器：采样流量≥100 L/min，对于直径3.0 μm以上粒子的捕集效率应≥80%（或浓缩比≥8）。

6.2.2 液体冲击式微生物气溶胶采样器：采样流量7 L/min～15 L/min，对于0.5 μm以上粒子的捕集效率应≥90%。

6.2.3 离心管：容积50 mL。

6.2.4 平皿：ϕ90 mm。

6.2.5 CO_2培养箱：35 ℃～37 ℃。

6.2.6 紫外灯：波长360 nm±2 nm。

6.2.7 涡旋振荡器。

6.2.8 普通光学显微镜、荧光显微镜。

6.2.9 水浴箱。

6.3 试剂和培养基

6.3.1 采样吸收液1——GVPC液体培养基

6.3.1.1 GVPC添加剂成分：

多黏菌素B硫酸盐　10 mg

万古霉素　0.5 mg

放线菌酮　80 mg

6.3.1.2 BCYE添加剂成分：

α-酮戊二酸　1.0 g

N-2酰胺基-2胺基乙烷磺酸（ACES）　10.0 g

氢氧化钾　　　　2.88 g
L-半胱氨酸盐酸盐　　0.4 g
焦磷酸铁　　　　0.25 g

6.3.1.3 吸收液成分：

活性炭　　　　2 g
酵母浸出粉　　10 g
GVPC 添加剂
BCYE 添加剂
蒸馏水　　　　1 000 mL

6.3.1.4 制法：将活性炭、酵母浸出粉加水至 1 000 mL，121 ℃下高压灭菌 15 min，加入 GVPC 添加剂(6.3.1.1)和 BCYE 添加剂(6.3.1.2)，分装于灭菌后的离心管(6.2.3)中备用。

6.3.2 采样吸收液 2——酵母提取液

6.3.2.1 吸收液成分：

酵母浸出粉　　12 g
蒸馏水　　　　1 000 mL

6.3.2.2 制法：将酵母浸出粉加水至 1 000 mL，121 ℃下高压灭菌 15 min，分装于灭菌后的离心管(6.2.3)中备用。

6.3.3 盐酸氯化钾溶液[c(HCl·KCl)＝0.01 mol/L]

6.3.3.1 成分：

盐酸(0.2 mol/L)　　3.9 mL
氯化钾(0.2 mol/L)　　25 mL

6.3.3.2 制法：将上述成分混合，用 1 mol/L 氢氧化钾调整 pH＝2.2±0.2，121 ℃下高压灭菌 15 min 备用。

6.3.4 GVPC 琼脂平板。

6.3.5 BCYE 琼脂平板。

6.3.6 BCYE-CYE 琼脂平板。

6.3.7 革兰氏染色液。

6.3.8 马尿酸盐生化反应管。

6.3.9 军团菌分型血清试剂。

6.4 采样

6.4.1 采样点：见附录 A。

6.4.2 将采样吸收液 1(6.3.1)20 mL 倒入微生物气溶胶采样器(6.2.2)中，然后用吸管加入矿物油 1 滴～2 滴。

6.4.3 将微生物气溶胶浓缩器(6.2.1)与微生物气溶胶采样器(6.2.2)连接，按照微生物气溶胶浓缩器和微生物气溶胶采样器的流量要求调整主流量和浓缩流量。

6.4.4 按浓缩器和采样器说明书操作，每个气溶胶样品采集空气量 1 m^3～2 m^3。

6.4.5 将采样吸收液 2(6.3.2)20 mL 倒入微生物气溶胶采样器(6.2.2)中，然后用吸管加入矿物油 1 滴～2 滴；在相同采样点重复 6.4.3、6.4.4 步骤。

6.4.6 采集的样品不必冷冻，但要避光和防止受热，4 h 内送实验室检验。

6.5 检验步骤

6.5.1 样品的酸处理:对采样后的吸收液 1(6.3.1)和吸收液 2(6.3.2)原液各取 1 mL,分别加入盐酸氯化钾溶液(6.3.3)充分混合,调 pH 至 2.2,静置 15 min。

6.5.2 样品的接种:在酸处理后的两种样品(6.5.1)中分别加入 1 mol/L 氢氧化钾溶液,中和至 pH 为 6.9,各取悬液 0.2 mL～0.3 mL 分别接种 GVPC 平板(6.3.4)。

6.5.3 样品的培养:将接种平板静置于浓度为 5%、温度为 35 ℃～37 ℃的 CO_2 培养箱(6.2.5)中,孵育 10 d。

6.5.4 菌落观察:从孵育第 3 天开始观察菌落。军团菌的菌落颜色多样,通常呈白色、灰色、蓝色或紫色,也能显深褐色、灰绿色、深红色;菌落整齐,表面光滑,呈典型毛玻璃状,在紫外灯下,部分菌落有荧光。

6.5.5 菌落验证:从平皿上挑取 2 个可疑菌落,接种 BCYE 琼脂平板(6.3.5)和 L-半光氨酸缺失的 BCYE 琼脂平板(6.3.6),35 ℃～37 ℃培养 2 d,凡在 BCYE 琼脂平板上生长而在 L-半光氨酸缺失的 BCYE 琼脂平板不生长的则为军团菌菌落。

6.5.6 菌型确定:应进行生化培养与血清学实验确定嗜肺军团菌。生化培养:氧化酶(－/弱＋),硝酸盐还原(－),尿素酶(－),明胶液化(＋),水解马尿酸。血清学实验:用嗜肺军团菌诊断血清进行分型。

6.6 结果报告

6.6.1 采样点测定结果:两种采样吸收液中至少有一种吸收液培养出嗜肺军团菌,即为该采样点嗜肺军团菌阳性。

6.6.2 一个区域测定结果:一个区域中任意一个采样点嗜肺军团菌阳性,即该区域空气中嗜肺军团菌的测定结果为阳性。

附 录 A
（规范性附录）
现场采样检测布点要求

A.1 范围

本附录规定了公共场所空气中微生物撞击法和自然沉降法现场采样点布置的基本要求。

A.2 撞击法采样布点要求

A.2.1 室内面积不足 50 m^2 的设置 1 个采样点，50 m^2～200 m^2 的设置 2 个采样点，200 m^2 以上的设置 3 个～5 个采样点。

A.2.2 采样点按均匀布点原则布置，室内 1 个采样点的设置在中央，2 个采样点的设置在室内对称点上，3 个采样点的设置在室内对角线四等分的 3 个等分点上，5 个采样点的按梅花布点，其他的按均匀布点原则布置。

A.2.3 采样点距离地面高度 1.2 m～1.5 m，距离墙壁不小于 1 m。

A.2.4 采样点应避开通风口、通风道等。

A.3 自然沉降法采样布点要求

A.3.1 室内面积不足 50 m^2 的设置 3 个采样点，50 m^2 以上的设置 5 个采样点。

A.3.2 采样点按均匀布点原则布置，室内 3 个采样点的设置在室内对角线四等分的 3 个等分点上，5 个采样点的按梅花布点。

A.3.3 采样点距离地面高度 1.2 m～1.5 m，距离墙壁不小于 1 m。

A.3.4 采样点应避开通风口、通风道等。

ICS 13.060
C 51

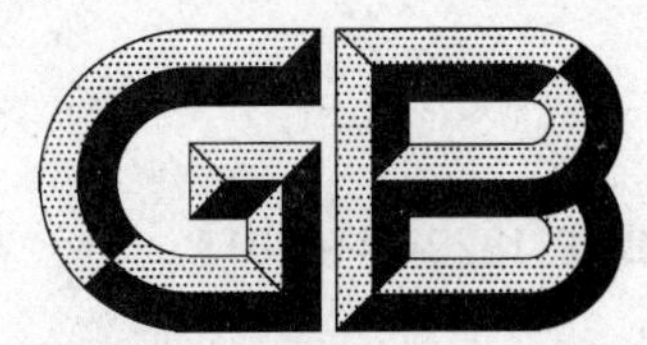

中华人民共和国国家标准

GB/T 18204.4—2013
代替 GB/T 18204.2～18204.8—2000，GB/T 18204.11～18204.12—2000，
部分代替 GB/T 17220—1998

公共场所卫生检验方法 第4部分：公共用品用具微生物

Examination methods for public places—
Part 4：Microorganism on a surface of public articles

2013-12-31 发布　　　　2014-12-01 实施

中华人民共和国国家质量监督检验检疫总局
中国国家标准化管理委员会　发布

前　言

GB/T 18204《公共场所卫生检验方法》分为六个部分：

——第 1 部分：物理因素；

——第 2 部分：化学污染物；

——第 3 部分：空气微生物；

——第 4 部分：公共用品用具微生物；

——第 5 部分：集中空调通风系统；

——第 6 部分：卫生监测技术规范。

本部分为 GB/T 18204 的第 4 部分。

本部分按照 GB/T 1.1—2009 给出的规则起草。

本部分代替 GB/T 18204.2—2000《公共场所茶具微生物检验方法　细菌总数测定》、GB/T 18204.3—2000《公共场所茶具微生物检验方法　大肠菌群测定》、GB/T 18204.4—2000《公共场所毛巾、床上卧具微生物检验方法　细菌总数测定》、GB/T 18204.5—2000《公共场所毛巾、床上卧具微生物检验方法　大肠菌群测定》、GB/T18204.6—2000《理发用具微生物检验方法　大肠菌群测定》、GB/T 18204.7—2000《理发用具微生物检验方法　金黄色葡萄球菌测定》、GB/T 18204. 8—2000《公共场所拖鞋微生物检验方法　霉菌和酵母菌测定》。代替 GB/T 18204.11—2000《公共场所浴盆、脸(脚)盆微生物检验方法　细菌总数测定》、GB/T 18204.12—2000《公共场所浴盆、脸(脚)盆微生物检验方法　大肠菌群测定》。部分代替 GB/T 17220—1998《公共场所卫生监测技术规范》中的公共用品用具采样要求。

本部分与 GB/T 18204.2～18204.8—2000、GB/T 18204.11～18204.12—2000 和 GB/T 17220—1998 相比，主要变化如下：

——对菌落计数公式进行了修改；

——增加了溶血性链球菌检验方法。

本部分由中华人民共和国卫生部提出并归口。

本部分由中华人民共和国卫生部负责解释。

本部分负责起草单位：江苏省疾病预防控制中心。

本部分参加起草单位：南京市疾病预防控制中心。

本部分主要起草人：陈连生、沈贇、符晓梅、甄世祺、陈晓东、张秀珍、石利民。

自本部分实施之日起，GB/T 18204.2～18204.8—2000、GB/T 18204.11～18204.12—2000 全部内容和 GB/T 17220—1998 中相应内容同时废止。

GB/T 18204.2～18204.8—2000、GB/T 18204.11～18204.12—2000 的历次版本发布情况为：

——GB/T 18204.2—2000；

——GB/T 18204.3；

——GB/T 18204.4；

——GB/T 18204.5；

——GB/T 18204.6；

——GB/T 18204.7；

——GB/T 18204.8；

——GB/T 18204.11—2000；

——GB/T 18204.12—2000。

GB/T 17220—1998 的历次版本发布情况为：

——GB/T 17220—1998。

公共场所卫生检验方法
第4部分:公共用品用具微生物

1 范围

GB/T 18204 的本部分规定了公共场所公共用品用具细菌总数、真菌总数、大肠菌群、金黄色葡萄球菌和溶血性链球菌的采样与测定方法。

本部分适用于公共场所内公共用品用具细菌总数、真菌总数、大肠菌群、金黄葡萄球菌以及溶血性链球菌的测定,其他场所可参照执行。

2 术语和定义

下列术语和定义适用于本文件。

2.1

细菌总数 total bacterial count

公共用品用具经过采样处理,在营养琼脂培养基上经 35 ℃～37 ℃、48 h 培养所生长发育的嗜中温性需氧和兼性厌氧菌落的总数。

2.2

大肠菌群 coliforms

在 37 ℃、24 h 培养能发酵乳糖、产酸、产气、需氧和兼性厌氧的革兰氏阴性无芽孢杆菌。

2.3

金黄色葡萄球菌 staphylococcus aureus

在 Baird Parker 培养基或血平板培养基上生长良好,分解甘露醇产酸,血浆凝固酶阳性的革兰氏阳性葡萄状球菌。

2.4

真菌总数 total fungi count

在孟加拉红或沙氏琼脂培养基上经 25 ℃～28 ℃、3 d～7 d 培养所形成菌落的总数。

2.5

溶血性链球菌 streptococcus hemolyticus

属于链球菌属,为革兰氏阳性菌,分解葡萄糖,产酸不产气,血平板上产生溶血圈。

3 细菌总数平皿计数法

3.1 培养基与试剂

3.1.1 生理盐水成分:

氯化钠	8.5 g
蒸馏水	1 000 mL

制法:称取 8.5 g 氯化钠溶于 1 000 mL 蒸馏水中,分装到试管内,每管 10 mL,121 ℃高压灭菌 15 min。

3.1.2　营养琼脂成分：

蛋白胨	10 g
牛肉膏	3 g
氯化钠	5 g
琼脂	10 g～20 g
蒸馏水	1 000 mL

制法：将上述成分混合后，加热溶解，调整 pH 为 7.4～7.6，分装于玻璃容器内，经 103.43 kPa (121 ℃，15 lb)灭菌 20 min，储存于冷暗处备用。

3.2　仪器和设备

3.2.1　高压蒸汽灭菌器。

3.2.2　干热灭菌箱。

3.2.3　恒温培养箱：36 ℃±1 ℃。

3.2.4　冰箱。

3.2.5　电炉或微波炉。

3.2.6　天平：感量 0.1 g。

3.2.7　涡旋混合器。

3.2.8　无菌试管、平皿(直径 9 cm)、刻度吸管等。

3.2.9　灭菌棉拭子。

3.2.10　灭菌剪刀。

3.2.11　pH 计或精密 pH 试纸。

3.2.12　放大镜或(和)菌落计数器。

3.3　检验步骤

3.3.1　采样方法见附录 A。

3.3.2　样品的稀释：将放有采样后棉拭子的试管充分振摇，此液为 1∶10 的样品匀液。用 1 mL 无菌吸管或微量移液器吸取 1∶10 样品匀液 1 mL，沿管壁缓慢注于盛有 9 mL 生理盐水稀释液(3.1.1)的无菌试管中(注意吸管或吸头尖端不要触及稀释液面)，振摇试管或换用 1 支无菌吸管反复吹打使其混合均匀，制成 1∶100 的样品匀液。按同法制备 10 倍系列稀释样品匀液，每递增稀释 1 次，换用 1 次 1 mL 无菌吸管或吸头。

3.3.3　样品的接种：根据对样品污染状况的估计，选择 1 个～2 个适宜稀释度的样品匀液，在进行 10 倍递增稀释时，每个稀释度分别吸取 1 mL 样品匀液于 2 个无菌平皿内。同时分别取 1 mL 稀释液加入两个无菌平皿作空白对照。

3.3.4　样品的培养：及时将 15 mL～20 mL 冷却至 45 ℃～50 ℃ 的平板计数琼脂培养基(可放置于 46 ℃±1 ℃恒温水浴箱中保温)倾注平皿，并转动平皿使其混合均匀。琼脂凝固后，将平板翻转，36 ℃±1 ℃培养 48 h±2 h。

3.4　菌落计数

3.4.1　可用肉眼观察，必要时用放大镜或菌落计数器，记录稀释倍数和相应的菌落数量(CFU)。

3.4.2　选取菌落数在 30 CFU～300 CFU 之间、无蔓延菌落生长的平板计数菌落总数。低于 30 CFU 的平板记录具体菌落数，大于 300 CFU 的可记录为多不可计。每个稀释度的菌落数应采用两个平板的平均数。

3.4.3　其中一个平板有较大片状菌落生长时，则不宜采用，而应以无片状菌落生长的平板作为该稀释度的菌落数；若片状菌落不到平板的一半，而其余一半中菌落分布又很均匀，即可计算半个平板后乘以2，代表一个平板菌落数。

3.4.4 平板内如有链状菌落生长时（菌落之间无明显界限），应将每条链（不同来源）作为一个菌落计。

3.5 不同稀释度菌落计数计算规则

3.5.1 若只有一个稀释度平板上的菌落数在适宜计数范围内，计算两个平板菌落数的平均值，再将均值乘以相应稀释倍数，作为每毫升中菌落总数结果。

3.5.2 若有两个连续稀释度的平板菌落数在适宜计数范围内时，则总菌落数按式(1)计算，示例见表1。

$$N=\frac{\sum C}{(n_1+0.1n_2)d} \qquad \cdots\cdots(1)$$

式中：

N ——一定面积的菌落总数，CFU/cm^2；

$\sum C$ ——平板（含适宜范围菌落数的平板）菌落数之和，单位为CFU；

n_1 ——适宜范围菌落数的第一稀释度（低）平板个数；

n_2 ——适宜范围菌落数的第二稀释度（高）平板个数；

d ——稀释因子（第一稀释度）。

表1 两个连续稀释度的平板菌落数

稀释度	1∶100（第一稀释度）	1∶1 000（第二稀释度）
菌落数	232，244	33，35

$$N=\frac{232+244+33+35}{[2+0.1\times2]\times10^{-2}}=\frac{544}{2.2\times10^{-2}}=24\ 727$$

上述数据经“四舍五入”后，表示为25 000或2.5×10^4。

3.5.3 若所有稀释度的平板上菌落数均大于300 CFU，对稀释度最高的平板进行计数，其他平板可记录为多不可计，结果按平均菌落数乘以最高稀释倍数计算。

3.5.4 若所有稀释度的平板菌落数均小于30 CFU，应按稀释度最低的平均菌落数乘以稀释倍数计算。

3.5.5 若所有稀释度（包括液体样品原液）平板均无菌落生长，以小于1乘以最低稀释倍数计算。

3.5.6 若所有稀释度的平板菌落数均不在30 CFU～300 CFU之间，其中一部分大于300 CFU或小于30 CFU时，则以最接近30 CFU或300 CFU的平均菌落数乘以稀释倍数计算。

3.6 结果报告

公共用品用具细菌总数的测定结果按式(2)得出。

$$A=\frac{N\times b}{k} \qquad \cdots\cdots(2)$$

式中：

A ——细菌总数测定结果；

N ——平板平均菌落数，单位为CFU；

b ——稀释倍数；

k ——根据采样面积、标准限值单位得出的系数。

4 大肠菌群多管发酵法

4.1 培养基和试剂

4.1.1 乳糖胆盐发酵培养液

成分：

蛋白胨	20 g
猪胆盐（或牛、羊胆盐 ）	5 g
乳糖	10 g
溴甲酚紫水溶液（质量浓度=0.04%）	25 mL
蒸馏水	1 000 mL

制法：将蛋白胨、胆盐及乳糖溶于蒸馏水中，调 pH 至 7.4，加溴甲酚紫溶液，混匀，分装到带有倒管的试管中，每管 10 mL。经 68.96 kPa（115 ℃，10 lb）高压灭菌 20 min。

注：双料乳糖胆盐发酵管除蒸馏水外，其他成分加倍。

4.1.2 伊红美蓝琼脂

成分：

蛋白胨	10 g
乳糖	10 g
磷酸氢二钾	2 g
琼脂	17 g
伊红水溶液（质量浓度=2%）	20 mL
美蓝水溶液（质量浓度=0.5%）	10 mL
蒸馏水	1 000 mL

制法：将蛋白胨、磷酸盐和琼脂溶解于蒸馏水中，调整 pH 至 7.2，分装到烧瓶内。经 68.96 kPa（115 ℃，10 lb）高压灭菌 20 min，临用时加入乳糖并加热熔化琼脂，冷至 50 ℃～55 ℃，加入伊红和美蓝溶液，摇匀，倾注平皿。

4.1.3 乳糖发酵管

成分：

蛋白胨	20 g
乳糖	10 g
溴甲酚紫水溶液（质量浓度=0.04%）	25 mL
蒸馏水	1 000 mL

制法：将蛋白胨及乳糖溶于水中，调 pH 至 7.4，加入指示剂，分装到带有倒管的试管中，每管 3 mL，经 68.96 kPa（115 ℃，10 lb）高压灭菌 20 min。

4.1.4 革兰氏染色液

4.1.4.1 结晶紫染色液

成分：

结晶紫	1 g
乙醇（95%，体积分数）	20 mL

草酸铵水溶液(质量浓度=1%)　　80 mL

制法:将结晶紫溶于乙醇中,然后与草酸铵溶液混合。

4.1.4.2 革兰氏碘液

成分:

碘　　1 g

碘化钾　　2 g

蒸馏水　　300 mL

制法:将碘与碘化钾先进行混合,加入蒸馏水少许,充分振摇,待完全溶解后,再加蒸馏水。

4.1.4.3 脱色剂

乙醇(95%,体积分数)。

4.1.4.4 沙黄复染液

成分:

沙黄　　0.25 g

乙醇(95%,体积分数)　　10 mL

蒸馏水　　90 mL

制法:将沙黄溶解于乙醇中,待完全溶解后加入蒸馏水。

4.1.4.5 染色法

将培养 18 h～24 h 的培养物涂片。

将涂片在火焰上固定,滴加结晶紫染色液,染 1 min,水洗。

滴加革兰氏碘液,作用 1 min,水洗。

滴加乙醇脱剂,摇动玻片,直至无紫色脱落为止,约 30 s,水洗。

滴加复染液,复染 1 min,水洗,待干,镜检。

4.2 仪器和设备

4.2.1 高压蒸汽灭菌器。

4.2.2 干热灭菌箱。

4.2.3 培养箱:36 ℃±1 ℃。

4.2.4 冰箱。

4.2.5 电炉或微波炉。

4.2.6 天平。

4.2.7 无菌试管、平皿(直径 9 cm)、刻度吸管等。

4.2.8 灭菌棉拭子。

4.2.9 灭菌剪刀。

4.2.10 pH 计或精密 pH 试纸。

4.2.11 显微镜。

4.2.12 涡旋混合器。

4.3 检验步骤

4.3.1 采样方法见附录 A。

4.3.2 乳糖胆盐发酵试验:将检样倒入双料乳糖胆盐发酵培养液中。置 36 ℃±1 ℃培养箱内培养 24 h±2 h,观察是否产酸、产气,如不产酸、不产气则为大肠菌群阴性。若有变黄和气体产生,则按下列步骤进行。

4.3.3 分离培养:自产酸、产气发酵管中取一接种环培养液,转种伊红美蓝琼脂平板上,置 36 ℃±1 ℃培养箱培养 18 h～24 h,然后取出,观察菌落形态,并做革兰氏染色和证实性试验。

深紫黑色、具有金属光泽的菌落;

紫黑色、不带或略带金属光泽的菌落;

淡紫红色、中心较深的菌落。

4.3.4 证实性试验:在上述平板上,挑取可疑大肠菌群菌落 1 个～2 个进行染色镜检;同时接种乳糖发酵管,置 36 ℃±1 ℃培养 24 h±2 h。

4.4 结果报告

凡乳糖发酵管最终产酸、产气,革兰氏染色为阴性的无芽孢杆菌,即可报告检出大肠菌群。

5 金黄色葡萄球菌平皿鉴定法

5.1 培养基和试剂

5.1.1 胰酪胨大豆肉汤

成分:

胰酪胨(或胰蛋白胨)	17 g
植物蛋白胨(或大豆蛋白胨)	3 g
氯化钠	100 g
磷酸氢二钾	2.5 g
葡萄糖	2.5 g
蒸馏水	1 000 mL

制法:将上述成分混合后,加热溶解,调 pH 为 7.2～7.3,分装,121 ℃、20 min 高压灭菌。

5.1.2 氯化钠肉汤(75 g/L)

成分:

蛋白胨	10 g
牛肉膏	3 g
氯化钠	75 g
蒸馏水	1 000 mL

制法:将上述成分加热溶解,调 pH 为 7.4,分装,121 ℃、20 min 高压灭菌。

5.1.3 Baird Parker 平板

成分:

胰蛋白胨	10 g
牛肉膏	5 g
酵母浸膏	1 g
丙酮酸钠	10 g
甘氨酸	12 g

氯化锂（$LiCl \cdot 6H_2O$） 5 g

琼脂 20 g

蒸馏水 950 mL

增菌剂的配制：卵黄盐水（30%，体积分数）50 mL 与除菌过滤的亚碲酸钾溶液（质量浓度＝1%）10 mL 混合，保存于冰箱内。

制法：将各成分加到蒸馏水中，加热煮沸完全溶解，冷至 25 ℃校正 pH 至 7.0±0.2。分每瓶95 mL，121 ℃高压灭菌 15 min，临用时加热熔化琼脂，每 95 mL 加入预热至 50 ℃的卵黄亚碲酸钾增菌 5 mL，摇匀后倾注平板。培养基应是致密不透明的。使用前在冰箱储存，不得超过 48 h。

5.1.4 血琼脂培养基

成分：

营养琼脂 100 mL

脱纤维羊血（或兔血） 10 mL

制法：将营养琼脂加热溶化，待冷至 50 ℃左右以无菌方法加入脱纤维羊血，摇匀，制成平板，置冰箱内备用。

5.1.5 革兰氏染色液

见 4.1.4。

5.2 仪器和设备

5.2.1 显微镜。

5.2.2 恒温培养箱：36 ℃±1 ℃。

5.2.3 离心机。

5.2.4 天平。

5.2.5 高压灭菌锅。

5.2.6 热灭菌箱。

5.2.7 无菌试管、平皿（直径 9 cm）、刻度吸管等。

5.2.8 pH 计或精密 pH 试纸。

5.2.9 载玻片。

5.2.10 酒精灯。

5.2.11 电炉或微波炉。

5.3 操作步骤

5.3.1 采样方法见附录 A。

5.3.2 将 1 mL 样品放入 9 mL 氯化钠肉汤（5.1.2）或胰酪胨大豆肉汤（5.1.1）培养基中，36 ℃±1 ℃培养 24 h。

5.3.3 从培养液中取 1 接种环～2 接种环，划线接种在 Baird Parker 平板（5.1.3）或用血琼脂培养基（5.1.4），于 36 ℃±1 ℃培养 24 h。在 Baird Parker 平板培养基上菌落为圆形、光滑、凸起湿润、颜色呈黑灰色、边缘整齐、周围混浊、外层有一透明带；在血平板上菌落呈圆形、金黄色、凸起、表面光滑、周围有溶血圈。

5.3.4 挑取典型菌落作涂片染色镜检，为革兰氏阳性，成葡萄状排列。

5.3.5 血浆凝固酶试验：吸取 1∶4 新鲜血浆 0.5 mL 放入灭菌小试管中，再加入待检菌 24 h 肉汤培养物 0.5 mL。混匀，放 36 ℃±1 ℃ 温箱或水浴中，每 30 min 观察 1 次，24 h 之内如呈现凝块即为阳性。

同时以已知血浆凝固酶阳性和阴性菌株肉汤培养物及肉汤培养基各 0.5 mL,分别加入灭菌小试管内与 1∶4 血浆 0.5 mL 混匀,作为对照。

5.4 结果报告

凡在上述选择平板上有可疑菌落生长,经染色镜检,证明为革兰氏阳性葡萄球菌,血浆凝固酶试验阳性,可报告检出金黄色葡萄球菌。

6 真菌总数平皿计数法

6.1 培养基与试剂

6.1.1 生理盐水

见 3.1.1。

6.1.2 孟加拉红培养基

成分:

蛋白胨	5 g
葡萄糖	10 g
磷酸二氢钾	1 g
硫酸镁($MgSO_4 \cdot 7H_2O$)	0.5 g
琼脂	20 g
氯霉素	0.1 g
蒸馏水	1 000 mL
孟加拉红水溶液(质量浓度=1∶3 000)	100 mL

制法:将蛋白胨、葡萄糖、磷酸二氢钾、硫酸镁和琼脂溶于蒸馏水中,再加入孟加拉红溶液,分装后 121 ℃高压灭菌 20 min,待冷至 55 ℃左右加入氯霉素。

6.1.3 沙氏琼脂培养基

成分:

蛋白胨	10 g
葡萄糖	40 g
琼脂	20 g
氯霉素	0.1 g
蒸馏水	1 000 mL

制法:将蛋白胨、葡萄糖和琼脂溶于蒸馏水中,分装后 121 ℃高压灭菌 15 min,待冷至 55 ℃左右加入氯霉素。

6.2 仪器和设备

6.2.1 恒温箱:25 ℃~28 ℃。

6.2.2 天平。

6.2.3 冰箱。

6.2.4 高压蒸汽灭菌器。

6.2.5 电炉或微波炉。

6.2.6 无菌试管、平皿(直径 9 cm)、刻度吸管等。

6.2.7 pH 计或精密 pH 试纸。

6.2.8 放大镜或(和)菌落计数器。

6.3 检验步骤

6.3.1 采样方法见附录 A。

6.3.2 样品的稀释:将盛有棉拭子的盐水管在手心用力振荡 80 次,再用带橡皮乳头的 1 mL 灭菌吸管反复吹吸 50 次,使真菌孢子充分散开,制成 1∶10 稀释液。

用灭菌吸管吸取 1∶10 稀释液 2 mL,分别注入到 2 个灭菌平皿内,每皿 1 mL。另取 1 mL 注入 9 mL 灭菌盐水管中,换 1 支 1 mL 灭菌吸管吹吸 5 次,此液为 1∶100 稀释液。按上述操作顺序作10 倍递增稀释液,每稀释一次,换 1 支 1 mL 灭菌吸管,根据样品的污染情况,选择 3 个合适的稀释度。

6.3.3 样品的培养:将溶化并冷却至 45 ℃左右的培养基注入灭菌的平皿中,待琼脂凝固后,倒置于 25 ℃～28 ℃温箱中,3 d 后开始观察,共培养观察一周。

6.4 菌落计数

6.4.1 通常选择菌落数在 5 CFU～50 CFU 之间的平皿进行计数,同稀释度的两个平皿的菌落平均数乘以稀释倍数,即为每毫升检样中所含菌落数。

6.4.2 若两个稀释度的菌落数皆在规定范围之间或 3 个稀释度皆不在此范围时,应参照 3.5 计数。

6.5 结果报告

公共用品用具真菌总数的测定结果按式(3)得出。

$$A=\frac{N\times b}{k} \qquad \cdots\cdots(3)$$

式中:

A ——真菌总数测定结果;

N ——平板平均菌落数,单位为 CFU;

b ——稀释倍数;

k ——根据采样面积、标准限值单位得出的系数。

7 溶血性链球菌培养法

7.1 培养基和试剂

7.1.1 葡萄糖肉浸液肉汤

成分:

绞碎牛肉	500 g
氯化钠	5 g
蛋白胨	10 g
磷酸氢二钾	2 g
蒸馏水	1 000 mL

制法:将绞碎之去筋膜无油脂牛肉 500 g 加蒸馏水 1 000 mL,混合后放冰箱过夜,除去液面之浮油,隔水煮沸 30 min,使肉渣完全凝结成块,用绒布过滤,并挤压收集全部滤液,加水补充原量。加入蛋白胨、氯化钠和磷酸盐,溶解后调整 pH7.4～7.6 煮沸并过滤,加入 1%的葡萄糖,121 ℃高压灭菌 15 min。

7.1.2 匹克氏肉汤

成分：

胰蛋白胨的牛心浸液(质量浓度=1%)	200 mL
结晶紫盐水溶液(质量浓度=0.04%)	10 mL
三氮化钠溶液(质量浓度=0.125%)	10 mL
脱纤维兔血(或羊血)	10 mL

制法：将上述已灭菌的各种成分，以无菌操作依次混合，保存于冰箱备用。

7.1.3 血琼脂：见5.1.4。

7.1.4 草酸钾人血浆：草酸钾0.01 g放入灭菌小试管中，再加入5 mL人血，混匀，经离心沉淀，吸取上清液即为草酸钾人血浆。

7.1.5 氯化钙(质量浓度=0.25%)。

7.1.6 灭菌生理盐水(质量浓度=0.85%)。

7.1.7 革兰氏染液：见4.1.4。

7.2 仪器和设备

7.2.1 高压灭菌箱。

7.2.2 恒温水浴锅：36 ℃±1 ℃。

7.2.3 显微镜。

7.2.4 电炉或微波炉。

7.2.5 无菌试管、平皿(直径9 cm)、刻度吸管等。

7.2.6 载玻片。

7.2.7 均质器。

7.2.8 离心机。

7.2.9 天平。

7.3 操作步骤

7.3.1 采样方法见附录A。

7.3.2 取1 mL液体检样，加入9 mL葡萄糖肉浸液肉汤；或直接划线接种于血平板，如检样污染严重，可同时按上述量接种匹克氏肉汤，经36 ℃±1 ℃培养24 h，接种血平板，置36 ℃±1 ℃培养24 h，挑起有溶血圆形的细小菌落，在血平板上分纯，然后观察溶血情况及革兰氏染色。

7.3.3 形态与染色：本菌呈球形或卵圆形，直径0.5 μm～1 μm，链状排列，链长短不一，短者4个～8个细胞组成，长者20个～30个，链的长短常与细菌的种类及生长环境有关；液体培养中易呈长链；在固体培养基中常呈短链，不形成芽孢，无鞭毛，不能运动。

7.3.4 培养特性：该菌营养要求较高，在普通培养基上生长不良，在加有血液、血清的培养基中生长较好。溶血性链球菌在血清肉汤中生长时管底呈絮状或颗粒状沉淀。血平板上菌落为灰白色，半透明或不透明，表面光滑，有乳光，直径约0.5 mm～0.75 mm，为圆形突起的细小菌落，溶血性链球菌周围有溶血圈。

7.4 结果报告

在血平板上呈灰白色菌落，菌落透明或半透明，表面光滑有乳光，镜检为革兰氏阳性无芽孢球菌，圆形或卵圆形，呈链状排列，菌落周围有溶血环，可报告为样品中检出溶血性链球菌。

附 录 A
(规范性附录)
公共场所公共用品用具微生物采样方法

A.1 范围

本附录规定了公共场所公共用品用具微生物采样的基本要求。

A.2 一般要求

随机抽取清洗消毒后准备使用的公共用品用具,无菌操作,使用灭菌干燥棉拭子,于 10 mL 灭菌生理盐水内浸润(吸取约 1 mL 溶液)后,在用品用具的适当部位来回均匀涂抹进行样品采集,再用灭菌剪刀剪去棉签手接触的部分,将棉拭子放入剩余的 9 mL 生理盐水内,4 h 内送检。

A.3 采集部位与采样面积

A.3.1 杯具

在茶具内、外缘与口唇接触处,即 1 cm～5 cm 高处一圈采样。采样总面积为 50 cm^2。

A.3.2 棉织品

A.3.2.1 在毛巾、枕巾、浴巾对折后两面的中央 5 cm×5 cm(25 cm^2)面积范围内分别均匀涂抹 5 次,每 25 cm^2 采样面积为 1 份样品,每件用品共采集 2 份样品。

A.3.2.2 在床单、被单的上下两部即与颈部、脚部接触部位 5 cm×5 cm(25 cm^2)面积范围内分别均匀涂抹 5 次,每 25 cm^2 采样面积为 1 份样品,每件用品共采集 2 份样品。

A.3.2.3 睡衣、睡裤随机选择 2 个 5 cm×5 cm(25 cm^2)面积范围内分别均匀涂抹 5 次,每 25 cm^2 采样面积为 1 份样品,每件用品共采集 2 份样品。

A.3.3 洁具

A.3.3.1 浴盆:在盆内一侧壁二分之一高度及盆底中央 5 cm×5 cm(25 cm^2)范围内分别涂抹采样,每 25 cm^2 采样面积为 1 份样品,每件用具共采集 2 份样品。

A.3.3.2 脸(脚)盆:在盆内二分之一高度相对两侧壁 5 cm×5 cm(25 cm^2)范围内分别涂抹采样,每 25 cm^2 采样面积为 1 份样品,每件用具共采集 2 份样品。

A.3.3.3 坐便器:在坐便圈前部弯曲处选择 2 个 5 cm×5 cm(25 cm^2)范围内分别涂抹采样,每 25 cm^2 采样面积为 1 份样品,每件用具共采集 2 份样品。

A.3.3.4 按摩床(椅):在床(椅)面中部选择 2 个 5 cm×5 cm(25 cm^2)范围内分别涂抹采样,每 25 cm^2 采样面积为 1 份样品,每件用具共采集 2 份样品。

A.3.4 鞋类

在每只鞋的鞋内与脚趾接触处 5 cm×5 cm 面积范围内分别均匀涂抹 5 次,1 双鞋为 1 份样品,采样总面积为 50 cm^2。

A.3.5　购物车(筐)

在车(筐)把手处选择 2 个 5 cm×5 cm 面积范围内分别均匀涂抹 5 次，1 件物品为 1 份样品，采样总面积为 50 cm^2。

A.3.6　美容美发美甲用品

A.3.6.1　理发推子：应在推子的前部上下均匀各涂抹 3 次，采样面积达到 25 cm^2 为 1 份样品。

A.3.6.2　理发刀、剪：在刀、剪两面个各涂抹 1 次，采样面积达到 25 cm^2 为 1 份样品。

A.3.6.3　美容美甲用品：与人体接触处涂抹采样，采样面积达到 25 cm^2 为 1 份样品。

A.3.6.4　修脚工具：在修脚工具与人体接触处涂抹采样，采样面积达到 50 cm^2 为 1 份样品。

A.3.7　其他用品

在用品与人体接触处选择 2 个 5 cm×5 cm 面积范围内分别采样，每 25 cm^2 采样面积为 1 份样品，每件用品共采集 2 份样品。

ICS 13.060
C 51

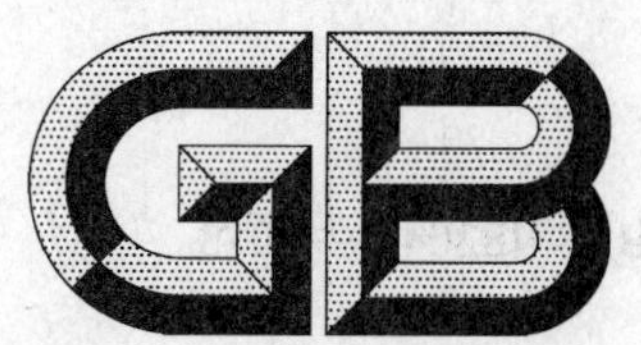

中华人民共和国国家标准

GB/T 18204.5—2013

公共场所卫生检验方法
第5部分：集中空调通风系统

**Examination methods for public places —
Part 5：Central air conditioning ventilation system**

2013-12-31 发布　　2014-12-01 实施

中华人民共和国国家质量监督检验检疫总局
中国国家标准化管理委员会　发布

前言

GB/T 18204《公共场所卫生检验方法》分为六个部分：

——第1部分：物理因素；

——第2部分：化学污染物；

——第3部分：空气微生物；

——第4部分：公共用品用具微生物；

——第5部分：集中空调通风系统；

——第6部分：卫生监测技术规范。

本部分为GB/T 18204的第5部分。

本部分按照GB/T 1.1—2009给出的规则起草。

本部分由中华人民共和国卫生部提出并归口。

本部分由中华人民共和国卫生部负责解释。

本部分负责起草单位：中国疾病预防控制中心环境与健康相关产品安全所。

本部分参加起草单位：江苏省疾病预防控制中心。

本部分主要起草人：金银龙、陈连生、刘凡、姚孝元、张流波、陈晓东、王俊起、刘江、张宝莹、潘力军、吕锡芳、李涛、陈逊。

公共场所卫生检验方法
第5部分:集中空调通风系统

1 范围

GB/T 18204 的本部分规定了公共场所集中空调通风系统冷却水、冷凝水、空调送风、空调风管以及空调净化消毒装置各项卫生指标的测定方法。

本部分适用于公共场所集中空调通风系统的测定。其他场所、居室等使用的集中空调通风系统可参照执行。

2 规范性引用文件

下列文件对于本文件的应用是必不可少的。凡是注日期的引用文件,仅注日期的版本适用于本文件。凡是不注日期的引用文件,其最新版本(包括所有的修改单)适用于本文件。

GB/T 15438 环境空气 臭氧的测定 紫外光度法

GB/T 18204.1—2013 公共场所卫生检验方法 第1部分:物理因素

GB/T 18204.2—2014 公共场所卫生检验方法 第2部分:化学污染物

GB/T 18883—2002 室内空气质量标准

WS 394 公共场所集中空调通风系统卫生规范

消毒技术规范(卫生部)

3 空调冷却水、冷凝水中嗜肺军团菌

3.1 总则

本章规定了用培养法定性测定集中空调通风系统冷却水、冷凝水及其形成的沉积物、软泥等样品中的嗜肺军团菌,其他洗浴水、温泉水、景观水等样品中的嗜肺军团菌测定可参照执行。

3.2 原理

样品经培养在 GVPC 琼脂平板上生成典型菌落,并在 BCYE 琼脂平板上生长而在 BCYE-CYE 琼脂平板不生长,进一步经生化实验和血清学实验鉴定确认的菌落为嗜肺军团菌。

3.3 仪器和设备

3.3.1 平皿:ϕ90 mm。

3.3.2 CO_2 培养箱:35 ℃～37 ℃。

3.3.3 紫外灯:波长 360 nm±2 nm。

3.3.4 滤膜过滤器。

3.3.5 滤膜:孔径 0.22 μm～0.45 μm。

3.3.6 真空泵。

3.3.7 离心机。

3.3.8 涡旋振荡器。

3.3.9 普通光学显微镜、荧光显微镜。

3.3.10 水浴箱。

3.3.11 广口采样瓶:玻璃或聚乙烯材料,磨口,容积 500 mL。

3.4 培养基和试剂

3.4.1 GVPC 琼脂平板。

3.4.2 BCYE 琼脂平板。

3.4.3 BCYE-CYE 琼脂平板(L-半光氨酸缺失的 BCYE 琼脂平板)。

3.4.4 革兰氏染色液。

3.4.5 马尿酸盐生化反应管。

3.4.6 军团菌分型血清试剂。

3.4.7 硫代硫酸钠标准溶液[$c(Na_2S_2O_3)=0.1$ mol/L]。

3.5 采样

3.5.1 将采样广口瓶(3.1.11)用前灭菌。

3.5.2 每瓶中加入 $Na_2S_2O_3$($c=0.1$ mol/L)0.3 mL~0.5 mL,中和样品中的氧化物。

3.5.3 水样采集位置:冷却水采样点设置在距塔壁 20 cm、液面下 10 cm 处,冷凝水采样点设置在排水管或冷凝水盘处。

3.5.4 每个采样点依无菌操作取水样约 500 mL。

3.5.5 采集的样品 2 d 内送达实验室,不必冷冻,但要避光和防止受热,室温下贮存不应超过 15 d。

3.6 检验步骤

3.6.1 样品的沉淀或离心:如有杂质可静置沉淀或 1 000 r/min 离心 1 min 去除。

3.6.2 样品的过滤:将经沉淀或离心的样品通过滤膜(3.1.5)过滤,取下滤膜置于 15 mL 灭菌水中,充分洗脱,备用。

3.6.3 样品的热处理:取 1 mL 洗脱样品,置 50 ℃水浴(3.1.10)加热 30 min。

3.6.4 样品的酸处理:取 5 mL 洗脱样品,调 pH 至 2.2,轻轻摇匀,放置 5 min。

3.6.5 样品的接种:取洗脱样品(3.4.2)、热处理样品(3.4.3)及酸处理样品(3.4.4)各 0.1 mL,分别接种 GVPC 平板(3.2.1)。

3.6.6 样品的培养:将接种平板静置于 CO_2 培养箱(3.1.2)中,温度为 35 ℃~37 ℃,CO_2 浓度为 2.5%。无 CO_2 培养箱可采用烛缸培养法。观察到有培养物生成时,反转平板,孵育 10 d,注意保湿。

3.6.7 菌落观察:军团菌生长缓慢,易被其他菌掩盖,从孵育第 3 d 开始每天在显微镜(3.1.9)上观察。军团菌的菌落颜色多样,通常呈白色、灰色、蓝色或紫色,也能显深褐色、灰绿色、深红色;菌落整齐,表面光滑,呈典型毛玻璃状,在紫外灯下,部分菌落有荧光。

3.6.8 菌落验证:从平皿上挑取 2 个可疑菌落,接种 BCYE 琼脂平板(3.2.2)和 BCYE-CYE 琼脂平板(3.2.3),35 ℃~37 ℃培养 2 d,凡在 BCYE 琼脂平板上生长而在 BCYE-CYE 琼脂平板上不生长的则为军团菌菌落。

3.6.9 菌型确定:应进行生化培养与血清学实验确定嗜肺军团菌。生化培养:氧化酶(-/弱+),硝酸盐还原(-),尿素酶(-),明胶液化(+),水解马尿酸。血清学实验:用嗜肺军团菌诊断血清进行分型。

4 空调系统新风量

本章规定了用风管法测定集中空调通风系统的新风量,即直接在新风管上测定新风量的方法。

本章规定集中空调通风系统新风量的测定采用 GB/T 18204.1—2013 中 6.2 的风管法。

5 空调送风中可吸入颗粒物 PM_{10}

5.1 总则

本章规定了用光散射式粉尘仪测定集中空调通风系统送风中可吸入颗粒物 PM_{10} 的质量浓度，测量范围 0.001 mg/m^3～10 mg/m^3。

5.2 原理

当光照射在空气中悬浮的颗粒物上时，产生散射光。在颗粒物性质一定的条件下，颗粒物的散射光强度与其质量浓度成正比。通过测量散射光强度，应用质量浓度转换系数 K 值，求得颗粒物质量浓度。

5.3 仪器

光散射式粉尘仪：颗粒物捕集特性 $D_{a50}=10\ \mu m\pm0.5\ \mu m$，$\sigma_g=1.5\pm0.1$。

其中：D_{a50} 为捕集效率为 50% 时所对应的颗粒物空气动力学直径；σ_g 为捕集效率的几何标准差。

测量灵敏度：对于校正粒子，仪器计数 1 CPM=0.001 mg/m^3。

测量相对误差：对于校正粒子，测量相对误差小于±10%。

测量范围：优于 0.001 mg/m^3～10 mg/m^3。

仪器应内设出厂前已标定的具有光学稳定性的自校装置。

注 1：校正粒子为平均粒径 0.6 μm、几何标准偏差 $\sigma\leqslant1.25$ 的聚苯乙烯粒子。

注 2：CPM 为每分钟脉冲计数值，相对浓度的一种表示方法。

5.4 测定步骤

5.4.1 测点数量与位置

5.4.1.1 每套空调系统选择 3 个～5 个送风口进行检测。送风口面积小于 0.1 m^2 的设置 1 个检测点，送风口面积在 0.1 m^2 以上的设置 3 个检测点。

5.4.1.2 风口设置 1 个测点的在送风口中心布置，设置 3 个测点的在送风口对角线四等分的 3 个等分点上布点。

5.4.1.3 检测点位于送风口散流器下风方向 15 cm～20 cm 处。

5.4.2 检测时间与频次

5.4.2.1 应在集中空调通风系统正常运转条件下进行检测。

5.4.2.2 每个测点检测 3 次。

5.4.3 仪器操作

5.4.3.1 对粉尘仪光学系统进行自校准。

5.4.3.2 根据送风中 PM_{10} 浓度、仪器灵敏度、仪器测定范围确定仪器测定时间。

5.4.3.3 按使用说明书操作仪器。

5.5 结果计算

5.5.1 数据转换

对于非质量浓度的计数值，按式(1)转换为 PM_{10} 质量浓度。

$$c = R \cdot K \qquad \cdots\cdots(1)$$

式中：

c ——可吸入颗粒物 PM_{10}的质量浓度，单位为毫克每立方米（mg/m^3）；

R——仪器计数值，单位为计数每分(CPM)；

K——质量浓度转换系数，单位为毫克每立方米计数每分[$mg/(m^3 \cdot CPM)$]。

注：质量浓度转换系数 K 的确定见 GB/T 18204.2—2014 附录 B。

5.5.2 送风口 PM_{10}浓度计算

第 k 个送风口 PM_{10}的质量浓度(c_k)按式(2)计算。

$$c_k = \frac{1}{n}\sum_{j=1}^{n}\left(\frac{1}{3}\sum_{i=1}^{3} c_{ij}\right) \qquad \cdots\cdots(2)$$

式中：

c_{ij}——第 j 个测点、第 i 次检测值；

n ——测点个数。

5.5.3 空调系统送风中 PM_{10}浓度测定结果

一个系统(a)送风中 PM_{10}的测定结果(c_a)按该系统全部检测的送风口 PM_{10}质量浓度(c_k)的算术平均值给出。

6 空调送风中细菌总数

6.1 总则

本章规定了用培养法测定集中空调通风系统送风中的细菌总数。

6.2 原理

集中空调通风系统送风中采集的样品，计数在营养琼脂培养基上经 35 ℃～37 ℃、48 h 培养所生长发育的嗜中温性需氧和兼性厌氧菌落的总数为细菌总数。

6.3 仪器和设备

6.3.1 六级筛孔撞击式微生物采样器。

6.3.2 高压蒸汽灭菌器。

6.3.3 恒温培养箱。

6.3.4 平皿：ϕ90 mm。

6.4 培养基

6.4.1 营养琼脂培养基成分：

蛋白胨	10 g
氯化钠	5 g
肉膏	5 g
琼脂	20 g
蒸馏水	1 000 mL

6.4.2 制法:将蛋白胨、氯化钠、肉膏溶于蒸馏水中,校正 pH 值为 7.2～7.6,加入琼脂,121 ℃,20 min 灭菌备用。

6.5 采样

6.5.1 采样点:每套空调系统选择 3 个～5 个送风口进行检测,每个风口设置 1 个测点,一般设在送风口下方 15 cm～20 cm、水平方向向外 50 cm～100 cm 处。

6.5.2 采样环境条件:采样时集中空调通风系统应在正常运转条件下,并关闭门窗 15 min～30 min 以上,尽量减少人员活动幅度与频率,记录室内人员数量、温湿度与天气状况等。

6.5.3 采样方法:以无菌操作,使用撞击式微生物采样器(6.3.1)以 28.3 L/min 流量采集 5 min～15 min。

6.6 检验步骤

将采集细菌后的营养琼脂平皿置 35 ℃～37 ℃培养 48 h,菌落计数。

6.7 结果报告

6.7.1 送风口细菌总数测定结果:菌落计数,记录结果并按稀释比与采气体积换算成 CFU/m³(每立方米空气中菌落形成单位)。

6.7.2 空调系统送风中细菌总数测定结果:一个空调系统送风中细菌总数的测定结果按该系统全部检测的送风口细菌总数测定值中的最大值给出。

7 空调送风中真菌总数

7.1 总则

本章规定了用培养法测定集中空调通风系统送风中的真菌总数。

7.2 原理

集中空调通风系统送风中采集的样品,计数在沙氏琼脂培养基上经 28 ℃、5 d 培养所形成的菌落数为真菌总数。

7.3 仪器和设备

见 6.3。

7.4 培养基

7.4.1 沙氏琼脂培养基成分:

蛋白胨	10 g
葡萄糖	40 g
琼脂	20 g
蒸馏水	1 000 mL

7.4.2 制法:将蛋白胨、葡萄糖溶于蒸馏水中,校正 pH 为 5.5～6.0,加入琼脂,115 ℃,15 min 灭菌备用。

7.5 采样

见 6.5。

7.6 检验步骤

将采集真菌后的沙氏琼脂培养基平皿置 28 ℃培养 5 d,逐日观察并于第 5 天记录结果。若真菌数量过多可于第 3 天计数结果,并记录培养时间。

7.7 结果报告

7.7.1 送风口真菌总数测定结果:菌落计数,记录结果并按稀释比与采气体积换算成 CFU/m^3(每立方米空气中菌落形成单位)。

7.7.2 空调系统送风中真菌总数测定结果:一个空调系统送风中真菌总数的测定结果按该系统全部检测的送风口真菌总数测定值中的最大值给出。

8 空调送风中β-溶血性链球菌

8.1 总则

本章规定了用培养法测定集中空调通风系统送风中的β-溶血性链球菌。

8.2 原理

集中空调通风系统送风中采集的样品,经 35 ℃～37 ℃、24 h～48 h 培养,在血琼脂平板上形成的典型菌落为β-溶血性链球菌。

8.3 仪器和设备

见 6.3。

8.4 培养基

8.4.1 血琼脂平板成分:

蛋白胨	10 g
氯化钠	5 g
琼脂	20 g
脱纤维羊血	5 mL～10 mL
蒸馏水	1 000 mL

8.4.2 制法:将蛋白胨、氯化钠、肉膏加热溶化于蒸馏水中,校正 pH 为 7.4～7.6,加入琼脂,121 ℃ 20 min灭菌。待冷却至 50 ℃左右,以无菌操作加入脱纤维羊血,摇匀倾皿。

8.5 采样

见 6.5。

8.6 检验步骤

8.6.1 培养方法:采样后的血琼脂平板在 35 ℃～37 ℃下培养 24 h～48 h。

8.6.2 结果观察:培养后,在血琼脂平板上形成呈灰白色、表面突起、直径 0.5 mm～0.7 mm 的细小菌落,菌落透明或半透明,表面光滑有乳光;镜检为革兰氏阳性无芽孢球菌,圆形或卵圆形,呈链状排列,受培养与操作条件影响链的长度在 4 个～8 个细胞至几十个细胞之间;菌落周围有明显的 2 mm～4 mm 界限分明、完全透明的无色溶血环。符合上述特征的菌落为β-溶血性链球菌。

8.7 结果报告

8.7.1 送风口β-溶血性链球菌测定结果：菌落计数，记录结果并按稀释比与采气体积换算成 CFU/m^3（每立方米空气中菌落形成单位）。

8.7.2 空调系统送风中β-溶血性链球菌测定结果：一个空调系统送风中β-溶血性链球菌的测定结果按该系统全部检测的送风口β-溶血性链球菌测定值中的最大值给出。

9 空调送风中嗜肺军团菌

9.1 总则

本章规定了用液体冲击法测定集中空调通风系统送风中的嗜肺军团菌。

9.2 原理

采用液体冲击法采集集中空调通风系统送风中的气溶胶，样品经培养在 GVPC 琼脂平板上生成典型菌落，并在 BCYE 琼脂平板上生长而在 BCYE-CYE 琼脂平板不生长，进一步经生化实验和血清学实验鉴定确认的菌落为嗜肺军团菌。

9.3 仪器和设备

9.3.1 微生物气溶胶浓缩器：采样流量≥100 L/min，对于直径 3.0 μm 以上粒子其捕集效率≥80％（或浓缩比≥8）。

9.3.2 液体冲击式微生物气溶胶采样器：采样流量 7 L/min～15 L/min，对于 0.5 μm 粒子的捕集效率≥90％。

9.3.3 离心管：容积 50 mL。

9.3.4 平皿：ϕ90 mm。

9.3.5 CO_2 培养箱：35 ℃～37 ℃。

9.3.6 紫外灯：波长 360 nm±2 nm。

9.3.7 涡旋振荡器。

9.3.8 普通光学显微镜、荧光显微镜。

9.3.9 水浴箱。

9.4 试剂和培养基

9.4.1 采样吸收液 1——GVPC 液体培养基

9.4.1.1 GVPC 添加剂成分：

多粘菌素 B 硫酸盐	10 mg
万古霉素	0.5 mg
放线菌酮	80 mg

9.4.1.2 BCYE 添加剂成分：

α-酮戊二酸	1.0 g
N-2 酰胺基-2 胺基乙烷磺酸(ACES)	10.0 g
氢氧化钾	2.88 g
L-半胱氨酸盐酸盐	0.4 g
焦磷酸铁	0.25 g

9.4.1.3 吸收液成分：

活性炭	2 g
酵母浸出粉	10 g
GVPC 添加剂	
BCYE 添加剂	
蒸馏水	1 000 mL

9.4.1.4 制法：将活性炭、酵母浸出粉加水至 1 000 mL，121 ℃下高压灭菌 15 min，加入 GVPC 添加剂(9.4.1.1)和 BCYE 添加剂(9.4.1.2)，分装于灭菌后的离心管(9.3.3)中备用。

9.4.2 采样吸收液 2——酵母提取液

9.4.2.1 吸收液成分：

酵母浸出粉	12 g
蒸馏水	1 000 mL

9.4.2.2 制法：将酵母浸出粉加水至 1 000 mL，121 ℃下高压灭菌 15 min，分装于灭菌后的离心管(9.3.3)中备用。

9.4.3 盐酸氯化钾溶液[c(HCl·KCl)＝0.01 mol/L]

9.4.3.1 成分：

盐酸(0.2 mol/L)	3.9 mL
氯化钾(0.2 mol/L)	25 mL

9.4.3.2 制法：将上述成分混合，用 1 mol/L 氢氧化钠调整 pH＝2.2±0.2，121 ℃下高压灭菌 15 min 备用。

9.4.4 GVPC 琼脂平板。

9.4.5 BCYE 琼脂平板。

9.4.6 BCYE-CYE 琼脂平板。

9.4.7 革兰氏染色液。

9.4.8 马尿酸盐生化反应管。

9.4.9 军团菌分型血清试剂。

9.5 采样

9.5.1 采样点：每套空调系统选择 3 个～5 个送风口进行检测，每个风口设置 1 个测点，一般设在送风口下方 15 cm～20 cm、水平方向向外 50 cm～100 cm 处。

9.5.2 将采样吸收液 1(9.4.1)20 mL 倒入微生物气溶胶采样器(9.3.2)中，然后用吸管加入矿物油 1 滴～2 滴。

9.5.3 将微生物气溶胶浓缩器(9.3.1)与微生物气溶胶采样器(9.3.2)连接，按照微生物气溶胶浓缩器和微生物气溶胶采样器的流量要求调整主流量和浓缩流量。

9.5.4 按浓缩器和采样器说明书操作，每个气溶胶样品采集空气量 1 m^3～2 m^3。

9.5.5 将采样吸收液 2(9.4.2)20 mL 倒入微生物气溶胶采样器(9.3.2)中，然后用吸管加入矿物油 1 滴～2 滴；在相同采样点重复 9.5.3～9.5.4 步骤。

9.5.6 采集的样品不必冷冻，但要避光和防止受热，4 h 内送实验室检验。

9.6 检验步骤

9.6.1 样品的酸处理：对采样后的吸收液 1(9.4.1)和吸收液 2(9.4.2)原液各取 1 mL，分别加入盐酸氯化钾溶液(9.4.3)充分混合,调 pH 至 2.2,静置 15 min。

9.6.2 样品的接种:在酸处理后的 2 种样品(9.6.1)中分别加入 1 mol/L 氢氧化钾溶液,中和至 pH 为 6.9,各取悬液 0.2 mL～0.3 mL 分别接种 GVPC 平板(9.4.4)。

9.6.3 样品的培养:将接种平板静置于浓度为 5%、温度为 35 ℃～37 ℃的 CO_2 培养箱(9.3.5)中,孵育 10 d。

9.6.4 菌落观察:从孵育第 3 天开始观察菌落。军团菌的菌落颜色多样,通常呈白色、灰色、蓝色或紫色,也能显深褐色、灰绿色、深红色;菌落整齐,表面光滑,呈典型毛玻璃状,在紫外灯下,部分菌落有荧光。

9.6.5 菌落验证:从平皿上挑取 2 个可疑菌落,接种 BCYE 琼脂平板(9.4.5)和 BCYE-CYE 琼脂平板(9.4.6),35 ℃～37 ℃培养 2 d,凡在 BCYE 琼脂平板上生长而在 BCYE-CYE 琼脂平板不生长的则为军团菌菌落。

9.6.6 菌型确定:应进行生化培养与血清学实验确定嗜肺军团菌。生化培养:氧化酶(－/弱＋),硝酸盐还原(－),尿素酶(－),明胶液化(＋),水解马尿酸。血清学实验:用嗜肺军团菌诊断血清进行分型。

9.7 结果报告

9.7.1 采样点测定结果:两种采样吸收液中至少有一种吸收液培养出嗜肺军团菌,即为该采样点嗜肺军团菌阳性。

9.7.2 一套系统测定结果:一套系统中任意一个采样点嗜肺军团菌检测阳性,即该空调系统送风中嗜肺军团菌的测定结果为阳性。

10 空调风管内表面积尘量

10.1 总则

本章规定了用称重法测定集中空调通风系统风管内表面的积尘量。

10.2 原理

采集风管内表面规定面积的全部积尘,以称重方法得出风管内表面单位面积的积尘量,表示空调风管的污染程度。

10.3 设备和器材

10.3.1 定量采样机器人或手工擦拭采样规格板:采样机器人采样面积为 50 cm^2 或 100 cm^2,采样精度为与标准方法的相对误差小于 20%;采样规格板面积为 50 cm^2 或 100 cm^2,面积误差小于 5%。

10.3.2 采样材料:无纺布或其他不易失重的材料。

10.3.3 密封袋。

10.3.4 必要的采样工具。

10.3.5 分析天平,精度 0.000 1 g。

10.3.6 恒温箱。

10.3.7 干燥器。

10.4 采样

10.4.1 采样点数量:机器人采样每套空调系统至少选择 3 个采样点,手工擦拭采样每套空调系统至少选择 6 个采样点。

10.4.2 采样点布置:机器人采样在每套空调系统的风管(如送风管、回风管、新风管)中选择3个代表性采样断面,每个断面设置1个采样点。手工擦拭采样在每套空调系统的风管中选择2个代表性采样断面,每个断面在风管的上面、底面和侧面各设置1个采样点;如确实无法在风管中采样,可抽取该套系统全部送风口的3%～5%且不少于3个作为采样点。

10.4.3 风管开孔:在风管采样时将维修孔、清洁孔打开或现场开孔,在送风口采样时将风口拆下。

10.4.4 采样:使用定量采样机器人或手工法(10.3.1)在确定的位置、规定的面积内采集风管表面全部积尘,表面积尘较多时用刮拭法采样,积尘较少不适宜刮拭法时用擦拭法采样,并将积尘样品完好带出风管。

10.4.5 影像资料的制备:用机器人对每个采样点所代表的风管区域内表面情况进行录像,并将其制作成录像带或光盘等影像资料。

10.5 检验步骤

10.5.1 将采样材料(10.3.2)放在105 ℃恒温箱(10.3.6)内干燥2 h后放入干燥器(10.3.7)内冷却4 h,或直接放入干燥器(10.3.7)中存放24 h后,放入密封袋(10.3.3)用天平(10.3.5)称量出初重。

10.5.2 将采样后的积尘样品进行编号,并放回原密封袋中保管,送实验室。

10.5.3 将样品按10.4.1处理、称量,得出终质重。

10.5.4 各采样点的积尘样品终质重与初质重之差为各采样点的积尘质量。

10.6 结果计算

10.6.1 采样点积尘量:根据每个采样点积尘质量和采样面积换算成每平方米风管内表面的积尘量。

10.6.2 风管污染程度:取各个采样点积尘量的平均值为风管污染程度的测定结果,以g/m^2(每平方米风管内表面积尘的质量)表示。

11 空调风管内表面微生物

11.1 总则

本章规定了用培养法测定集中空调通风系统风管内表面的细菌总数和真菌总数。

11.2 原理

集中空调通风系统风管内表面采集的样品,计数在营养琼脂培养基上经35 ℃～37 ℃、48 h培养所生长发育的嗜中温性需氧和兼性厌氧菌落的总数为细菌总数;计数在沙氏琼脂培养基上经28 ℃、5天培养所形成的菌落数为真菌总数。

11.3 仪器和设备

11.3.1 定量采样机器人或采样规格板:采样机器人采样面积为50 cm^{2}或100 cm^2,采样精度为与标准方法的相对误差小于20%;采样规格板面积为25 cm^2。

11.3.2 高压蒸汽灭菌器。

11.3.3 恒温培养箱。

11.3.4 平皿:ϕ90 mm。

11.4 培养基和试剂

11.4.1 营养琼脂培养基:成分与制法见6.4。

11.4.2 沙氏琼脂培养基:成分与制法见 7.4。

11.4.3 Tween-80($\varphi=0.01\%$)。

11.5 采样

11.5.1 采样点数量:见 10.4.1。

11.5.2 采样点布置:见 10.4.2。

11.5.3 采样:使用定量采样机器人或人工法(11.3.1)在确定的位置、规定的面积内采样,表面积尘较多时用刮拭法采样,积尘较少不适宜刮拭法时用擦拭法采样。整个采样过程应无菌操作。为避免人工采样对采样环境的影响,宜采用机器人采样。

11.6 检验步骤

11.6.1 刮拭法采集的样品:将采集的积尘样品无菌操作称取 1 g,加入到 Tween-80 水溶液(11.4.3)中,做 10 倍梯级稀释,取适宜稀释度 1 mL 倾注法接种平皿。

11.6.2 擦拭法采集的样品:将擦拭物无菌操作加入到 Tween-80 水溶液(11.4.3)中,做 10 倍梯级稀释,取适宜稀释度 1 mL 倾注法接种平皿。

11.6.3 培养与计数:分别见 6.6 和 7.6。

11.7 结果报告

11.7.1 风管表面细菌总数、真菌总数测定结果:菌落计数,记录结果并按稀释比换算成 CFU/25 cm^2(每 25 平方厘米风管表面菌落形成单位)。

11.7.2 空调系统风管表面微生物测定结果:一个空调系统风管表面细菌总数、真菌总数的测定结果分别按该系统全部检测的风管表面细菌总数、真菌总数测定值中的最大值给出。

12 空调系统净化消毒装置

12.1 总则

本章规定了集中空调通风系统净化消毒装置卫生安全性和功能性指标的测定方法。

12.2 臭氧

空调系统空气净化消毒装置释放的臭氧浓度的测定采用 GB/T 15438 中的紫外光度法或 GB/T 18204.2—2014中的 11.2 靛蓝二磺酸钠分光光度法。

12.3 紫外线

空调系统空气净化消毒装置紫外线泄露强度的测定采用卫生部《消毒技术规范》规定的方法。

12.4 总挥发性有机物 TVOC

空调系统空气净化消毒装置释放的 TVOC 浓度的测定采用 GB/T 18883—2002 附录 C 中的热解析/毛细管气相色谱法。

12.5 可吸入颗粒物 PM_{10}

空调系统空气净化消毒装置释放的 PM_{10}浓度的测定采用 GB/T 18204.2—2014 中 5.2 光散射法。

12.6 装置阻力

用静压法测定集中空调系统空气净化消毒装置的阻力。

12.6.1 原理

空气净化消毒装置在空气动力学实验风洞(实验室模拟空调系统正常运行状况)或在实际安装的现场条件下,分别测定装置入口处空气的静压(P_{si})和出口处空气的静压(P_{s0}),通过计算得出装置阻力。

12.6.2 仪器和设备

12.6.2.1 标准皮托管:系数 0.99±0.01。

12.6.2.2 倾斜式微压计或数字式微压计:最小读数≤1 Pa。

12.6.3 测定步骤

12.6.3.1 仪器连接:将皮托管的静压出口与微压计负压端连接,微压计正压端与大气连通。

12.6.3.2 测定条件:实验室测定时,根据净化消毒装置的不同功能(风口净化、风管净化、机组净化),将空气动力学实验风洞的风量分别调整为装置断面通过风速为高、中、低三种条件;在现场测定时,空调系统正常运行条件。

12.6.3.3 静压的测定:将皮托管插入风管内,皮托管的全压测孔朝向气流方向,读出静压值。

12.6.4 结果计算

将装置前后静压测定值代入式(3)可得出装置在不同风速条件下的阻力(ΔP)。

$$\Delta P = P_{si} - P_{s0} - \sum \Delta h \qquad \cdots\cdots(3)$$

式中:

P_{si} ——装置前测定断面空气平均静压,单位为帕(Pa);

P_{s0} ——装置后测定断面空气平均静压,单位为帕(Pa);

$\sum \Delta h$——装置前测定断面到装置入口及装置出口到后测定断面的管道阻力之和,单位为帕(Pa)。

12.7 颗粒物净化效率

12.7.1 原理

在空气动力学实验风洞的空气净化消毒装置前段发生一定浓度的单分散相颗粒物条件下,或在实际安装的现场条件下,使用光散射法分别测定装置入口和出口处管道空气中 PM_{10} 颗粒物浓度,通过计算得出装置的颗粒物一次净化效率。

12.7.2 仪器和设备

12.7.2.1 空气动力学实验风洞:

风速范围	1 m/s～8 m/s;
风速稳定性	±10%设定值。

12.7.2.2 标准粒子发生器:

颗粒物粒径范围	0.5 μm～8 μm;
粒径几何标准差	≤1.1;
颗粒物浓度范围	0.5 mg/m³～1.5 mg/m³;
浓度稳定性	±10%。

12.7.2.3　光散射粉尘仪：见 5.3。

12.7.3　测定步骤

12.7.3.1　风速条件：实验室测定时，按 12.6.3.2 的要求调整实验风洞(12.7.2.1)的风量；现场测定时，空调系统正常运行条件。

12.7.3.2　粒子条件：实验室测定时，利用标准粒子发生器(12.7.2.2)在 0.5 μm～8 μm 范围内发生 5 种代表性粒径的单分散相标准粒子，发生粒子的浓度在 3 倍～10 倍标准值范围内；现场测定时，为现场环境空气中的 PM_{10} 颗粒物。

12.7.3.3　检测点：在空气净化消毒装置上下游的实验风洞检测断面中心各设置 1 个检测点，在现场测定时净化装置上下游的风管检测断面各设置 3 个～5 个检测点。

12.7.3.4　检测时保证颗粒物等动力采样条件。

12.7.3.5　使用两台光散射粉尘仪测定浓度时，两台仪器的型号和性能应相同。

12.7.3.6　仪器稳定后读数，每个点测定 3 次。

12.7.3.7　按使用说明书操作光散射粉尘仪。

12.7.4　结果计算

12.7.4.1　现场评价

检测断面平均浓度：按式(4)分别计算空气净化消毒装置上下游检测断面 PM_{10} 质量浓度 c_1 和 c_2。

$$c_i = \frac{1}{m}\sum_{j=1}^{m}\left(\frac{1}{n}\sum_{k=1}^{n}c_{kj}\right) \quad \cdots\cdots(4)$$

式中：

c_i ——$i=1$ 或 2，分别为上下游 PM_{10} 平均质量浓度，单位为毫克每立方米(mg/m^3)；

m ——检测断面上的测点数，$m=3\sim5$；

n ——每个测点的测定次数，$n=3$；

c_{kj} ——第 j 个测点第 k 次测定值，单位为毫克每立方米(mg/m^3)。

PM_{10} 一次通过净化效率 η 按式(5)计算。

$$\eta = \frac{c_1 - c_2}{c_1} \times 100\% \quad \cdots\cdots(5)$$

12.7.4.2　实验室评价

检测断面平均浓度：按式(6)分别计算空气净化消毒装置上下游检测断面某一粒径粒子的质量浓度 c_{d1} 和 c_{d2}。

$$c_{di} = \frac{1}{n}\sum_{k=1}^{n}c_{dk} \quad \cdots\cdots(6)$$

式中：

c_{di} ——$i=1$ 或 2，分别为上下游粒径为 d 的粒子的质量浓度，单位为毫克每立方米(mg/m^3)；

n ——每个测点的测定次数，$n=3$；

c_{dk} ——第 k 次测定值，单位为毫克每立方米(mg/m^3)。

粒径为 d 的粒子一次通过净化效率 η_d 按式(7)计算。

$$\eta_d = \frac{c_{d1} - c_{d2}}{c_{d1}} \times 100\% \quad \cdots\cdots(7)$$

PM_{10}颗粒物一次通过净化效率 $\eta_{PM_{10}}$ 按式(8)计算。

$$\eta_{PM_{10}}=\frac{\sum_{d=1}^{p}\left[c_{PM_{10}}(d)\times\eta(d)\right]}{\sum_{d=1}^{p}\left[c_{PM_{10}}(d)\right]} \qquad \cdots\cdots(8)$$

式中：

$\eta_{PM_{10}}$ ——PM_{10}颗粒物一次通过净化效率，%；

$c_{PM_{10}}$ ——环境中 PM_{10} 粒度分布，单位为毫克每立方米(mg/m^3)；

$\eta(d)$——净化装置分级效率回归方程对应的函数值，%；

d ——粒子粒径，$d=1\ \mu m,2\ \mu m,\cdots,p$；

p ——PM_{10}颗粒物粒径范围。

12.8 微生物净化效率

用培养法测定集中空调系统空气净化消毒装置的微生物一次通过净化效率或消毒效果。

12.8.1 原理

通过测定一定状态下空气中微生物数量在空气净化消毒装置前后的变化来计算净化或消毒效率，从而评价空气净化消毒装置的净化消毒效果。

12.8.2 仪器和材料

12.8.2.1 试验菌：空气中的自然菌，菌量 500 CFU/m^3～2 500 CFU/m^3。

12.8.2.2 采样器：六级筛孔空气撞击式采样器。

12.8.2.3 磷酸盐缓冲液(c=0.03 mol/L)：pH7.2。

12.8.2.4 营养琼脂培养基：成分与制法见 6.4。

12.8.2.5 温度计。

12.8.2.6 湿度计。

12.8.3 检验步骤

12.8.3.1 风速条件：见 12.7.3.1。

12.8.3.2 采样点：在空气净化消毒装置前后的中间位置各设置 1 个采样点。

12.8.3.3 分别将两台六级筛孔空气撞击式采样器置于前后采样点，开启空气净化消毒装置，待运行稳定后，同时采集装置前后的空气，流量为 28.3 L/min，采样时间为 5 min～15 min。

12.8.3.4 采样结束后，将平板放入培养箱中培养，同时将同批次试验用培养基置培养箱中培养作为阴性对照，培养温度 35 ℃～37 ℃，48 h 记录结果。阴性对照组应无菌生长。

12.8.3.5 重复采样 3 次。

12.8.4 结果报告

净化效率或消除率：按式(9)计算。

$$C=\frac{W_0-W_1}{W_0}\times 100\% \qquad \cdots\cdots(9)$$

式中：

C ——微生物净化效率或消除率，%；

W_0——装置前段样本平均菌落数，单位为每立方米菌落形成单位(CFU/m^3)；

W_1——装置后段样本平均菌落数,单位为每立方米菌落形成单位(CFU/m^3)。

12.9 冷却水中微生物净化效率

集中空调系统冷却水净化消毒装置微生物净化效率的测定采用WS 394规定的方法。

ICS 13.060
C 51

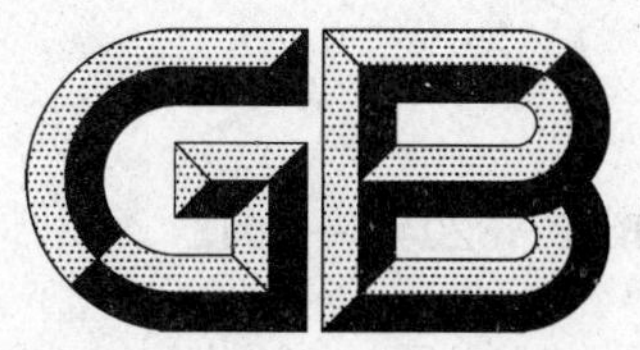

中华人民共和国国家标准

GB/T 18204.6—2013
部分代替 GB/T 17220—1998

公共场所卫生检验方法 第6部分:卫生监测技术规范

Examination methods for public places—Part 6: Technical specifications of health monitoring

2013-12-31 发布　　2014-12-01 实施

中华人民共和国国家质量监督检验检疫总局
中国国家标准化管理委员会　发布

前　言

GB/T 18204《公共场所卫生检验方法》分为六个部分：

——第1部分：物理因素；

——第2部分：化学污染物；

——第3部分：空气微生物；

——第4部分：公共用品用具微生物；

——第5部分：集中空调通风系统；

——第6部分：卫生监测技术规范。

本部分为GB/T 18204的第6部分。

本部分按照GB/T 1.1—2009给出的规则起草。

本部分代替GB/T 17220—1998《公共场所卫生监测技术规范》中各类公共场所监测、监测频率、质量控制和样品送检的要求。

本部分与GB/T 17220—1998相比主要变化为：删除选点原则、公共用品采样部位要求、监测项目、检验方法及数据整理的内容。

本部分由中华人民共和国卫生部提出并归口。

本部分由中华人民共和国卫生部负责解释。

本部分负责起草单位：中国疾病预防控制中心环境与健康相关产品安全所。

本部分参加起草单位：北京市卫生监督所。

本部分主要起草人：金银龙、刘凡、姚孝元、高文新、高旭东。

自本部分实施之日起，GB/T 17220—1998中相应内容同时废止。

GB/T 17220—1998的历次版本发布情况为：

——GB/T 17220—1998。

公共场所卫生检验方法
第6部分:卫生监测技术规范

1 范围

GB/T 18204 的本部分规定了公共场所卫生监测的频次与样本量、质量控制、样品送检等技术要求。

本部分适用于公共场所空气质量监测与经常性卫生监测，其他场所可参照执行。

2 规范性引用文件

下列文件对于本文件的应用是必不可少的。凡是注日期的引用文件，仅注日期的版本适用于本文件。凡是不注日期的引用文件，其最新版本(包括所有的修改单)适用于本文件。

GB 5749 生活饮用水卫生标准

WS/T 395 公共场所集中空调通风系统卫生学评价规范

3 术语和定义

下列术语和定义适用于本文件。

3.1

公共场所经常性卫生监测 health monitoring for public places

在公共场所营业期间内，对公共场所经营单位卫生状况进行的监测与评价。

4 各类公共场所卫生监测频次与样本量要求

4.1 宾馆、饭店、旅店、招待所等场所

4.1.1 空气卫生状况监测

4.1.1.1 监测频次:空气质量监测为 1 d，上午、下午各监测 1 次;经常性卫生监测为随机监测。

4.1.1.2 监测样本量:客房数量≤100 间的场所，抽取客房数量的 3%～5%进行监测;客房数量>100 间的住宿场所，抽取客房数量的 1%～3%进行监测;且每个场所监测的客房数量不得少于 2 间，每间客房布 1 个监测点。

4.1.2 饮用水卫生状况监测

4.1.2.1 饮水监测:按 GB 5749 执行。

4.1.2.2 沐浴水监测频次:随机监测。

4.1.2.3 沐浴水监测样本量:随机选择 5 间客房，各采集沐浴水样 500 mL。

4.2 影剧院、音乐厅、录像厅(室)、游艺厅、歌舞厅等场所

4.2.1 影剧院、音乐厅、录像厅(室)等空气卫生状况监测

4.2.1.1 监测频次:空气质量监测在场所监测 1 d,在 1 d 中监测 1 场～2 场,每场开映前 10 min、开映后 10 min 和结束前 10 min 各监测 1 次;经常性卫生监测只随机监测 1 场,开映前 10 min、开映后 10 min 和结束前 10 min 各监测 1 次。

4.2.1.2 监测样本量:座位数量＜300 个的场所布置 1 个～2 个监测点,座位数量 300 个～500 个的场所布置 2 个～3 个监测点,座位数量 501 个～1 000 个的场所布置 3 个～4 个监测点,座位数量＞1 000 个的场所布置 5 个监测点。

4.2.2 游艺厅、歌舞厅等空气卫生状况监测

4.2.2.1 监测频次:空气质量监测在场所监测 1 d,在 1 d 中营业的客流高峰和低峰时各监测 1 次;经常性卫生监测为随机监测。

4.2.2.2 监测样本量:营业面积＜50 m^2 的场所布置 1 个监测点,营业面积 50 m^2～200 m^2 的场所布置 2 个监测点,营业面积＞200 m^2 的场所布置 3 个～5 个监测点。

4.3 公共浴室、游泳馆等场所

4.3.1 空气卫生状况监测

4.3.1.1 监测频次:经常性卫生监测在场所营业的客流高峰时段监测 1 次。

4.3.1.2 监测样本量:营业面积＜50 m^2 的场所布置 1 个监测点,营业面积 50 m^2～200 m^2 的场所布置 2 个监测点,营业面积＞200 m^2 的场所布置 3 个～5 个监测点。

注:场所营业面积应按不同功能(如更衣室、休息室、浴室、游泳池等)分别计算。

4.3.2 游泳池水卫生状况监测

4.3.2.1 监测频次:人工游泳场所经常性卫生监测在场所营业的客流高峰时段监测。

4.3.2.2 监测样本量:儿童泳池布置 1 个～2 个采样点,成人泳池面积≤1 000 m^2 的布置 2 个采样点,成人泳池面积＞1 000 m^2 的布置 3 个采样点。

4.3.2.3 样品采集:在泳池水面下 30 cm 处采集水样 500 mL。

4.3.3 沐浴水卫生状况监测

4.3.3.1 监测频次:经常性卫生监测为随机监测。

4.3.3.2 监测样本量:随机选择 5 个淋浴喷头,各采集淋浴水样 500 mL;在沐浴池选择 3 个采样点,采集水面下 30 cm 处水样 500 mL。

4.4 美容店、理(美)发店等场所空气卫生状况监测

4.4.1 监测频次:空气质量监测为 1 d,在 1 d 的营业时间内监测 2 次～3 次;经常性卫生监测为随机监测。

4.4.2 监测样本量:座(床)位数量＜10 个的场所布置 1 个监测点,座(床)位数量 10 个～30 个的场所布置 2 个监测点,座(床)位数量＞30 个的场所布置 3 个监测点。

4.5 体育场(馆)空气卫生状况监测

4.5.1 监测频次:经常性卫生监测为随机监测。

4.5.2 监测样本量:观众座位数量<1 000 个的场所布置 2 个监测点,座位数量 1 000 个~5 000 个的场所布置 3 个监测点,座位数量>5 000 个的场所布置 5 个监测点。

4.6 展览馆、博物馆、图书馆、美术馆、商场(店)、书店、候车(机、船)室、餐饮等场所空气卫生状况监测

4.6.1 监测频次:经常性卫生监测为场所营业的客流高峰时段随机监测 1 次。

4.6.2 监测样本量:营业面积<200 m^2 的场所布置 1 个监测点,营业面积 200 m^2~1 000 m^2 的场所布置 2 个监测点,营业面积>1 000 m^2 的场所布置 3 个监测点。

4.7 其他公共场所

按照相应专业特点参照 4.1~4.6 的要求进行监测。

4.8 公共场所集中空调通风系统

各类公共场所内的集中空调通风系统卫生监测按 WS/T 395 中要求的频次与样本量进行。

4.9 公共场所卫生学评价

开展公共场所卫生学评价时,要连续监测 3 d,每次监测应采集平行样品。

5 公共用品用具监测样本量要求

公共用品用具的监测样本量按各类物品投入使用总数的 3%~5%抽取。当某类用品用具投入使用总数不足 30 件时,此类物品的采样数量至少应为 1 件。

6 现场采样操作的质量控制

6.1 每次监测前应对现场监测人员进行工作培训,其内容包括监测目的、计划安排、监测技术的具体指导和要求、记录填写等,以确保工作质量。

6.2 现场采样前,应详细阅读仪器的使用说明,熟悉仪器性能及适用范围,能正确使用监测仪器。

6.3 每件仪器应定期进行检定,修理后的仪器应重新进行计量检定。每次连续监测前应对仪器进行常规检查。

6.4 采样器的流量于每次采样之前进行流量校正。

6.5 使用化学法现场采集样品时,应设空白对照,采平行样。

6.6 微生物采样应无菌操作。采样用具,如采样器皿、试管、广口瓶、剪子等,应经灭菌处理,无菌保存。

7 样品送检要求

7.1 采样前或采样后应立即贴上标签,每件样品应标记清楚(如名称、来源、数量、采样地点、采样人及采样年月日)。

7.2 样品(特别是微生物样品)应尽快送实验室。为防止在运输过程中样品的损失或污染,存放样品的器具应密封性好,小心运送。

ICS 13.020
C 51

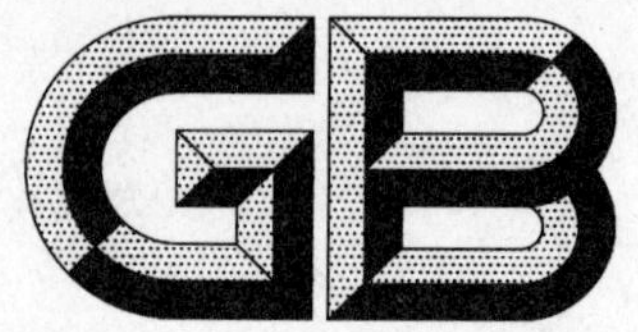

中华人民共和国国家标准

GB/T 18204.9—2000

游泳池水微生物检验方法
细菌总数测定

Methods of microbiological examination for water in swimming pool—Determination of aerobic bacterial count

2000-09-30 发布　　2001-01-01 实施

国家质量技术监督局 发布

前　言

为贯彻执行《公共场所卫生管理条例》和 GB 9663～9673—1996、GB 16153—1996《公共场所卫生标准》，加强对公共场所卫生监督管理，特制定本标准。本标准中的方法是与 GB 9663～9673—1996、GB 16153—1996 相配套的监测检验方法。

本标准为首次发布。

本标准由中华人民共和国卫生部提出。

本标准起草单位：天津市卫生防疫站、中国预防医学科学院环境卫生监测所、江苏省卫生防疫站、北京市卫生防疫站、广东省卫生防疫站。

本标准主要起草人：张淑兰、陈西平、路金爽、封幼玲、高晖。

中华人民共和国国家标准

游泳池水微生物检验方法 细菌总数测定

GB/T 18204.9—2000

Methods of microbiological examination for water in swimming pool —Determination of aerobic bacterial count

1 范围

本标准规定了游泳池水细菌总数的检验方法。

本标准适用于游泳池水细菌总数的测定。

2 引用标准

下列标准所包含的条文，通过在本标准中引用而构成为本标准的条文。本标准出版时，所示版本均为有效。所有标准都会被修订，使用本标准的各方应探讨使用下列标准最新版本的可能性。

GB/T 18204.1—2000　公共场所空气微生物检验方法　细菌总数测定

GB/T 18204.2—2000　公共场所茶具微生物检验方法　细菌总数测定

3 定义

本标准采用下列定义。

细菌总数　aerobic bacterial count

指水样在一定的条件下培养后（如培养基成分和 pH、培养的温度和时间以及需氧性质等）1 mL 检样中所含菌落的总数。本方法规定的培养条件下所得结果，只包括一群在营养琼脂上生长发育的嗜中温性需氧菌落总数。

4 仪器

4.1　三角瓶。

4.2　量筒。

4.3　pH 计或精密 pH 试纸。

4.4　高压消毒锅。

4.5　试管。

4.6　灭菌平皿：直径 9 cm。

4.7　灭菌刻度吸管：10 mL、2 mL、1 mL。

4.8　酒精灯。

4.9　恒温培养箱。

4.10　放大镜。

5 培养基和试剂

5.1　营养琼脂培养基

国家质量技术监督局 2000-09-30 批准　　2001-01-01 实施

见 GB/T 18204.1—2000 中第 4 章。

5.2 10%(*m*/*m*)硫代硫酸钠溶液,121℃高压灭菌 20 min。

6 操作步骤

6.1 采样瓶的要求和预处理:用于微生物分析的采样瓶要无酸、无碱、无毒的玻璃容器。采样瓶在灭菌前加入足量的 10%(*m*/*m*)硫代硫酸钠($Na_2S_2O_3$)溶液。一般情况下 125 mL 的采样瓶加 0.1 mL,加完后 121℃高压灭菌 20 min。

6.2 用灭菌吸管吸取均匀水样 1 mL,注入到灭菌平皿内,另取 1 mL 注入另一灭菌平皿内作平行接种。取 1 mL 加到 9 mL 无菌生理盐水中作 1∶10 稀释,混匀后取 2 mL 分别加到两个无菌平皿内,每皿 1 mL。

6.3 将溶化并冷却至 45℃的营养琼脂培养基倾注平皿内,每皿约 15 mL,另取一个不加样品的平皿作空白对照。立即旋摇平皿,使水样和培养基充分混匀。待琼脂凝固后翻转平皿,置 36℃±1℃恒温箱内培养 48 h。

7 菌落计数方法

先用肉眼观察,点数菌落数,然后再用放大 5～10 倍的放大镜检查,以防遗漏。记下各平皿的菌落数后,求出同一稀释度各平皿生长的平均菌落数。若平皿中有连成片状的菌落或花点样菌落蔓延生长时,该平皿不宜计数。若片状菌落不到平皿的一半,而其余一半中菌落分布又很均匀时,则可将此半个平皿菌落计数后乘以 2,所得结果代表全皿菌落数。

8 菌落数报告方式

见 GB/T 18204.2—2000 中第 9 章。

ICS 13.020
C 51

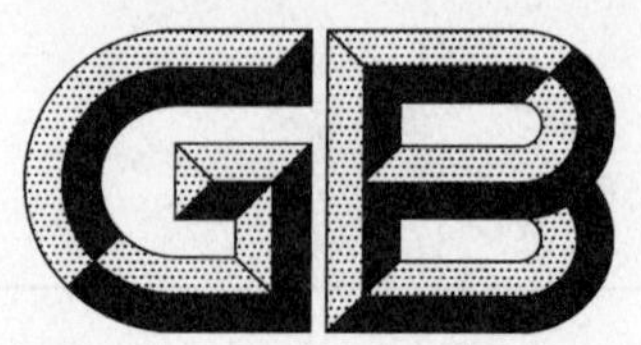

中华人民共和国国家标准

GB/T 18204.10—2000

游泳池水微生物检验方法
大肠菌群测定

Methods of microbiological examination for water in swimming pool—Determination of *Coliform bacteria*

2000-09-30 发布　　　　2001-01-01 实施

国家质量技术监督局　发布

前　言

为贯彻执行《公共场所卫生管理条例》和 GB 9663～9673—1996、GB 16153—1996《公共场所卫生标准》,加强对公共场所卫生监督管理,特制定本标准。本标准中的方法是与 GB 9663～9673—1996、GB 16153—1996 相配套的监测检验方法。

本标准第一法为仲裁法。

本标准为首次发布。

本标准由中华人民共和国卫生部提出。

本标准起草单位:天津市卫生防疫站、中国预防医学科学院环境卫生监测所、江苏省卫生防疫站、北京市卫生防疫站、广东省卫生防疫站。

本标准主要起草人:张淑兰、陈西平、路金爽、封幼玲、高晖。

中华人民共和国国家标准

游泳池水微生物检验方法 大肠菌群测定

GB/T 18204.10—2000

Methods of microbiological examination for water in swimming pool —Determination of *Coliform bacteria*

1 范围

本标准规定了游泳池水大肠菌群的测定方法。

本标准适用于游泳池水大肠菌群的测定。

2 引用标准

下列标准所包含的条文,通过在本标准中引用而构成为本标准的条文。本标准出版时,所示版本均为有效。所有标准都会被修订,使用本标准的各方应探讨使用下列标准最新版本的可能性。

GB/T 18204.2—2000 公共场所茶具微生物检验方法 大肠菌群测定

3 定义

本标准采用下列定义。

大肠菌群 *coliform bacteria*

指一群在36℃±1℃培养24 h能发酵乳糖、产酸、产气的需氧和兼性厌氧的革兰氏阴性无芽胞杆菌。

第一法 多管发酵法

4 仪器

见GB/T 18204.2—2000中第3章。

5 培养基和试剂

5.1 乳糖蛋白胨培养液

5.1.1 成分:

成分	用量
蛋白胨	10 g
牛肉膏	3 g
乳糖	5 g
氯化钠	5 g
1.6%(*V*/*V*)溴甲酚紫乙醇溶液	1 mL
蒸馏水	1 000 mL

三倍浓缩乳糖蛋白胨培养液按上述乳糖蛋白胨培养液浓缩三倍配制。

5.1.2 配法:将蛋白胨、牛肉膏、乳糖及氯化钠置于1 000 mL蒸馏水中加热溶解,调pH到7.2~7.4。

国家质量技术监督局 2000-09-30 批准　　2001-01-01 实施

再加入 1 mL1.6%溴甲酚指示剂，充分混匀，分装到含有倒管的试管中，115℃高压灭菌 15 min。

5.2 伊红美兰琼脂

见 GB/T 18204.3—2000 中第 4 章第 2 节。

5.3 革兰氏染色液

见 GB/T 18204.3—2000 中第 4 章第 4 节。

5.4 染色法

见 GB/T 18204.3—2000 中第 4 章第 5 节。

6 推测性试验

6.1 在 2 个装有 50 mL 三倍浓缩乳糖胆盐培养液的大试管或烧杯内各加入水样 100 mL。

6.2 在 10 支装有 5 mL 三倍浓缩乳糖胆盐培养液的试管里各加入水样 10 mL。

6.3 轻摇试管，使液体充分混匀，置 36℃±1℃培养箱中，培养 24 h。

6.4 观察每管是否产气，如不产气则报告为大肠菌群阴性；若有气体产生则为推测性试验阳性，需做进一步的证实试验。

7 证实试验

7.1 平板分离

自推测性检验阳性管中取一接种环培养液，接种到伊红美蓝琼脂平板上，置 36℃±1℃培养箱培养 18～24 h，观察菌落形态，典型的大肠菌群菌落为黑紫色或红紫色，具有金属光泽。

7.2 复发酵试验

挑取可疑大肠菌群菌落 1 或 2 个进行革兰氏染色，同时接种乳糖发酵管，于 36℃±1℃培养箱中，培养 24 h。

7.3 凡乳糖发酵管最终产酸、产气，革兰氏染色为阴性的无芽胞杆菌，为大肠菌群阳性。记下证实试验的阳性管数，查总大肠菌群(MPN)检索表得出 1 000 mL 水样中总大肠菌群的 MPN 值。

表 1 总大肠菌群(MPN)检索表

100 mL 水量的阳性管(瓶)数 / 10 mL 水量的阳性管数	0	1	2
	每升水样中总大肠菌群数	每升水样中总大肠菌群数	每升水样中总大肠菌群数
0	<3	4	11
1	3	8	18
2	7	13	27
3	11	18	38
4	14	24	52
5	18	30	70
6	22	36	92
7	27	43	120
8	31	51	161
9	36	60	230
10	40	69	>230

第二法 滤 膜 法

8 仪器

8.1 滤器。

8.2 滤膜：孔径 0.45 μm。直径根据滤器规格，目前常用的有 35 mm 和 47 mm 两种。

8.3 抽滤设备。

8.4 无齿镊子。

8.5 其他仪器见 GB/T 18204.2—2000 中第 3 章。

9 培养基

9.1 品红亚硫酸钠培养基

9.1.1 成分：

蛋白胨	10 g
酵母浸膏	5 g
牛肉膏	5 g
乳糖	10 g
琼脂	10～20 g
磷酸氢二钾	3.5 g
无水亚硫酸钠	5 g
5%碱性品红乙醇溶液	20 mL
蒸馏水	1 000 mL

9.1.2 储备培养基的制备

将磷酸氢二钾、酵母浸膏、牛肉膏及蛋白胨加到含有 900 mL 蒸馏水的烧杯中，溶解后调 pH 值到 7.2～7.4，加入琼脂加热溶解，用蒸馏水补足至 1 000 mL，趁热用脱脂棉或绒布过滤，再加入乳糖，混匀后定量分装于烧瓶内，115℃高压灭菌 20 min，置冷暗处备用。

9.1.3 平皿培养基的制备

将上述培养基加热融化，根据培养基的用量，碱性品红乙醇溶液与培养基按 1∶50 的比例，用灭菌吸管吸取一定量的碱性品红溶液置于灭菌空试管中。再按 1∶200 的比例称取所需的无水亚硫酸钠置于另一个灭菌空试管内，加灭菌水少许使其溶解，在沸水浴中煮沸灭菌 10 min。

用灭菌吸管吸取已灭菌的亚硫酸钠溶液，滴加于碱性品红乙醇溶液至深红色褪成淡粉红色为止。将此亚硫酸钠与碱性品红的混合液全部加入已融化的储备培养基中，并充分混匀(防止产生气泡)，立即将此种培养基适量倾入灭菌的空平皿内，待其冷却凝固后置冰箱内备用。此培养基于冰箱中保存不宜超过两周，如培养基已由淡红色变成深红色，则不能再用。

9.2 乳糖蛋白胨培养液

见 5.1。

10 操作步骤

10.1 滤膜灭菌：将滤膜放入含蒸馏水的烧杯中，煮沸灭菌三次，每次 15 min。前两次煮沸后需更换水洗涤 2～3 次，以除去残留溶剂。

10.2 滤器灭菌：用 121℃高压灭菌 20 min 或用点燃的酒精棉球火焰灭菌。

10.3 水样过滤：用无菌镊子夹取灭菌滤膜边缘部分，将粗糙面向上，贴放在滤床上。固定好滤器，将 100 mL 水样(如水样含菌数较多，可减少滤水样量或将水样稀释)注入滤器中，打开滤器阀门，在 -0.5×10^5 Pa(−0.5 大气压)下抽滤。

10.4 培养：水样滤完后，再抽气约 5 s，关上滤器阀门，取下滤器。用灭菌镊子夹取滤膜边缘部分，移放在乳糖琼脂分离培养基上，滤膜截留细菌面向上，滤膜应与培养基完全贴紧，两者之间不得留有气泡。然后将平皿倒置，放入 36℃±1℃恒温箱内培养 18～24 h。

10.5 挑取滤膜上符合下列特征的菌落进行革兰氏染色、镜检。

紫红色，具有金属光泽的菌落；

深红色，不带或略带金属光泽的菌落；

淡红色，中心色较深的菌落。

10.6 将革兰氏染色为阴性的无芽胞杆菌接种到乳糖蛋白胨培养液中，于 36℃±1℃ 培养 48 h。产酸产气者证实为大肠菌群阳性。

11 检验结果报告

计算滤膜上生长的证实为大肠菌群的菌落数，再乘以 10 即为每 1 000 mL 水样中的大肠菌群数。

ICS 13.040.20
C 51

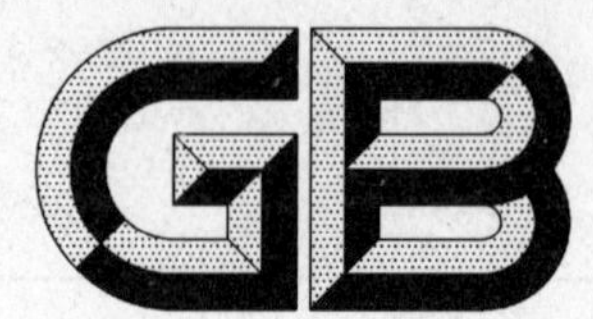

中华人民共和国国家标准

GB 18468—2001

室内空气中对二氯苯卫生标准

Hygienic standard for p-dichlorobenzene in indoor air

2001-10-22 发布　　　　2002-03-01 实施

中华人民共和国国家质量监督检验检疫总局　发布

前　言

调查资料显示，城乡居民约有80%左右的时间在室内度过，室内环境污染所带来的卫生问题，已引起了人们的普遍关注。对二氯苯是一种新型的防霉、防蛀、除臭剂，近年来广泛应用于居室、家用贮衣箱、柜、卫生间、藏书室及相关场所。然而，不合理的使用会造成室内空气污染，影响人们的身体健康。本标准通过收集国际化学品安全规划署/世界卫生组织（IPCS/WHO）对二氯苯系列毒性作用数据、每日容许接触量及相关资料，并在国内完成了毒理学补充研究、小室挥发性模拟试验，以及居民使用对二氯苯制剂室内空气的检测和调查，在此基础上，等效采用IPCS/WHO推荐的限值。

本标准的附录A是标准的附录。

本标准由中华人民共和国卫生部提出。

本标准起草单位：江苏省卫生防疫站、中国预防医学科学院环境卫生监测所。

本标准起草人：张秀珍、李延平、尹先仁、徐强、钱松、韩克勤。

本标准由卫生部委托中国预防医学科学院环境卫生监测所负责解释。

中华人民共和国国家标准

室内空气中对二氯苯卫生标准

GB 18468—2001

Hygienic standard for p-dichlorobenzene in indoor air

1 范围

本标准规定了室内空气中对二氯苯(防蛀剂、驱虫剂、除臭剂)的日平均最高容许浓度及检验方法。

本标准适用于室内空气的监督监测和卫生评价,不适用于生产场所的室内环境。

2 引用标准

下列标准所包含的条文,通过在本标准中引用而构成为本标准的条文。本标准出版时,所示版本均为有效。所有标准都会被修订,使用本标准的各方应探讨使用下列标准最新版本的可能性。

IPCS/WHO　Attached Documents. Exhibit “C” Geneva,1991

3 卫生要求

室内空气中对二氯苯的日平均最高容许浓度规定为 1.0 mg/m^3。

4 检验方法

本标准监测、检验方法为气相色谱法,见附录 A(标准的附录)。

中华人民共和国国家质量监督检验检疫总局 2001-10-22 批准　　2002-03-01 实施

附 录 A
（标准的附录）
对二氯苯检验方法 气相色谱法

A1 原理

用活性炭管采集空气中对二氯苯，用二硫化碳解吸进样，经 FFAP 毛细柱分离后，用氢焰离子化检测器检测。以保留时间定性，峰面积定量。

A2 仪器

A2.1 活性炭管用长约 150 mm，内径 5 mm 的玻璃管，内装 GH-1 型活性炭 200 mg，两端用玻璃棉和不锈钢网固定，玻管两端用硅橡胶帽密封，保存于干燥器内，并于短期内使用。活性炭在装管前经 350℃ 通氮气活化 4 h。

A2.2 空气采样器：流量范围 0～1.0 L/min，流量稳定。校正后采样。

A2.3 微量注射器：10 μL，1 μL，体积刻度应校准。

A2.4 螺口塞样品瓶：4 mL，螺盖内衬有硅橡胶垫和聚四氟乙烯膜密封。

A2.5 气相色谱仪：氢焰离子化检测器。

A3 试剂

A3.1 活性炭：椰子壳活性炭，20～40 目，用于装活性炭采样管。

A3.2 对二氯苯：色谱纯。

A3.3 二硫化碳：分析纯二硫化碳含杂质较多，需经处理后再重新蒸馏。处理方法：取二硫化碳用 5%甲醛浓硫酸溶液反复提取，直至硫酸溶液无色为止，用水洗二硫化碳至中性，再用无水硫酸干燥，重蒸馏，贮于冰箱中密封备用。

A3.4 丙酮

A4 采样

采样时，取下活性炭采样管两端的塑料密封帽，将采样管的出气端垂直接到空气采样器上，0.5 L/min采气 10 L。采样后，将管的两端套上塑料帽，记录采样时的温度和大气压，带回试验室分析。

A5 分析步骤

A5.1 气相色谱测试条件

FFAP 色谱柱：柱长 30 m，内径 0.25 mm，毛细柱。

柱温：120℃。

汽化室温度：270℃。

检测室温度：280℃。

载气(N_2)流量：30 mL/min，分流比 20∶1。

A5.2 对照试验：将活性炭管带到现场，但不采空气，与样品管同时分析，作为对照。

A5.3 样品处理：将采样管中的活性炭倒入螺口样品瓶中，加入 1 mL 二硫化碳，旋紧瓶盖，放置 60 min，并不时振摇。

A5.4 标准曲线的绘制：精确称取对二氯苯，用丙酮溶解，配成 250 mg/mL 的丙酮标准贮备液，临用前用二硫化碳稀释 10 倍后，再配成 50、200、500、1 000 μg/mL 的标准溶液，分别取 1 μL 进样，测量保留时间及峰面积，每个浓度重复6次，取峰面积的平均值，以对二氯苯的含量对峰面积作图，绘制标准曲线，保留时间为定性指标。

A5.5 测定：取上述二硫化碳解析液(5.3)1 μL进样，以保留时间定性，峰面积定量。

A6 计算

见式(A1)。

$$X = \frac{c}{V_0} \quad \cdots\cdots\cdots\cdots (A1)$$

式中：X——空气中对二氯苯的浓度，mg/m^3；

c——二硫化碳解析液中含对二氯苯的量，μg；

V_0——标准状况下的样品的体积，L。

A7 说明

A7.1 方法检测下限：10 μg/mL二硫化碳(进样1 μL液体样品)。

A7.2 检测范围：10～500 μg/mL。

ICS 13.040.01
Z 50

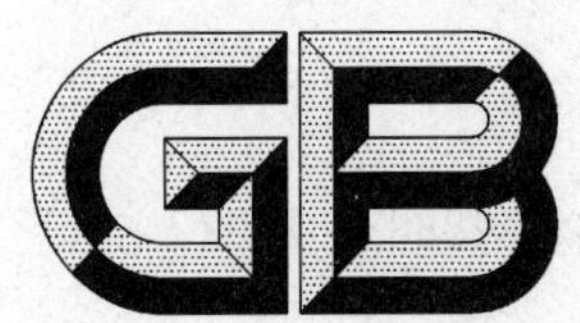

中华人民共和国国家标准

GB/T 18883—2002

室内空气质量标准

Indoor air quality standard

2002-11-19 发布　　　　2003-03-01 实施

国家质量监督检验检疫总局
卫　　　生　　　部　发布
国家环境保护总局

前　言

为保护人体健康，预防和控制室内空气污染，制定本标准。

本标准的附录A、附录B、附录C、附录D为规范性附录。

本标准为首次发布。

本标准由卫生部、国家环保总局《室内空气质量标准》联合起草小组起草。

本标准主要起草单位：中国疾病预防控制中心环境与健康相关产品安全所，中国环境科学研究院环境标准研究所，中国疾病预防控制中心辐射防护安全所，北京大学环境学院，南开大学环境科学与工程学院，北京市劳动保护研究所，清华大学建筑学院，中国科学院生态环境研究中心，中国建筑材料科学院环保所。

本标准于2002年11月19日由国家质量监督检验检疫总局、卫生部、国家环境保护总局批准。

本标准由国家质量监督检验检疫总局提出。

本标准由国家环境保护总局和卫生部负责解释。

室内空气质量标准

1 范围

本标准规定了室内空气质量参数及检验方法。

本标准适用于住宅和办公建筑物，其它室内环境可参照本标准执行。

2 规范性引用文件

下列文件中的条款通过本标准的引用而成为本标准的条款。凡是注日期的引用文件，其随后所有的修改单(不包括勘误的内容)或修订版均不适用于本标准，然而，鼓励根据本标准达成协议的各方研究是否可使用这些文件的最新版本。凡是不注日期的引用文件，其最新版本适用于本标准。

GB/T 9801 空气质量 一氧化碳的测定 非分散红外法

GB/T 11737 居住区大气中苯、甲苯和二甲苯卫生检验标准方法 气相色谱法

GB/T 12372 居住区大气中二氧化氮检验标准方法 改进的 Saltzman 法

GB/T 14582 环境空气中氡的标准测量方法

GB/T 14668 空气质量 氨的测定 纳氏试剂比色法

GB/T 14669 空气质量 氨的测定 离子选择电极法

GB 14677 空气质量 甲苯、二甲苯、苯乙烯的测定 气相色谱法

GB/T 14679 空气质量 氨的测定 次氯酸钠-水杨酸分光光度法

GB/T 15262 环境空气 二氧化硫的测定 甲醛吸收-副玫瑰苯胺分光光度法

GB/T 15435 环境空气 二氧化氮的测定 Saltzman 法

GB/T 15437 环境空气 臭氧的测定 靛蓝二磺酸钠分光光度法

GB/T 15438 环境空气 臭氧的测定 紫外光度法

GB/T 15439 环境空气 苯并[a]芘测定 高效液相色谱法

GB/T 15516 空气质量 甲醛的测定 乙酰丙酮分光光度法

GB/T 16128 居住区大气中二氧化硫卫生检验标准方法 甲醛溶液吸收-盐酸副玫瑰苯胺分光光度法

GB/T 16129 居住区大气中甲醛卫生检验标准方法 分光光度法

GB/T 16147 空气中氡浓度的闪烁瓶测量方法

GB/T 17095 室内空气中可吸入颗粒物卫生标准

GB/T 18204.13 公共场所空气温度测定方法

GB/T 18204.14 公共场所空气湿度测定方法

GB/T 18204.15 公共场所风速测定方法

GB/T 18204.18 公共场所室内新风量测定方法

GB/T 18204.23 公共场所空气中一氧化碳测定方法

GB/T 18204.24 公共场所空气中二氧化碳测定方法

GB/T 18204.25 公共场所空气中氨测定方法

GB/T 18204.26 公共场所空气中甲醛测定方法

GB/T 18204.27 公共场所空气中臭氧测定方法

3 术语和定义

3.1

室内空气质量参数 indoor air quality parameter

指室内空气中与人体健康有关的物理、化学、生物和放射性参数。

3.2

可吸入颗粒物 particles with diameters of 10 μm or less，PM10

指悬浮在空气中，空气动力学当量直径小于等于 10 μm 的颗粒物。

3.3

总挥发性有机化合物 total volatile organic compounds，TVOC

利用 Tenax GC 或 Tenax TA 采样，非极性色谱柱（极性指数小于 10）进行分析，保留时间在正己烷和正十六烷之间的挥发性有机化合物。

3.4

标准状态 normal state

指温度为 273 K，压力为 101.325 kPa 时的干物质状态。

4 室内空气质量

4.1 室内空气应无毒、无害、无异常嗅味。

4.2 室内空气质量标准见表 1。

表1 室内空气质量标准

序号	参数类别	参　数	单位	标准值	备　注
1	物理性	温度	℃	22～28	夏季空调
				16～24	冬季采暖
2		相对湿度	%	40～80	夏季空调
				30～60	冬季采暖
3		空气流速	m/s	0.3	夏季空调
				0.2	冬季采暖
4		新风量	$m^3/h \cdot$ 人	30[a]	
5	化学性	二氧化硫 SO_2	mg/m^3	0.50	1 h 均值
6		二氧化氮 NO_2	mg/m^3	0.24	1 h 均值
7		一氧化碳 CO	mg/m^3	10	1 h 均值
8		二氧化碳 CO_2	%	0.10	日平均值
9		氨 NH_3	mg/m^3	0.20	1 h 均值
10		臭氧 O_3	mg/m^3	0.16	1 h 均值
11		甲醛 HCHO	mg/m^3	0.10	1 h 均值
12		苯 C_6H_6	mg/m^3	0.11	1 h 均值
13		甲苯 C_7H_8	mg/m^3	0.20	1 h 均值
14		二甲苯 C_8H_{10}	mg/m^3	0.20	1 h 均值
15		苯并[a]芘 B(a)P	ng/m^3	1.0	日平均值
16		可吸入颗粒 PM10	mg/m^3	0.15	日平均值
17		总挥发性有机物 TVOC	mg/m^3	0.60	8 h 均值
18	生物性	菌落总数	cfu/m^3	2 500	依据仪器定[b]
19	放射性	氡 ^{222}Rn	Bq/m^3	400	年平均值（行动水平[c]）

a 新风量要求不小于标准值，除温度、相对湿度外的其它参数要求不大于标准值。

b 见附录 D。

c 行动水平即达到此水平建议采取干预行动以降低室内氡浓度。

5 室内空气质量检验

5.1 室内空气中各种参数的监测技术见附录 A。

5.2 室内空气中苯的检验方法见附录 B。

5.3 室内空气中总挥发性有机物(TVOC)的检验方法见附录 C。

5.4 室内空气中菌落总数检验方法见附录 D。

附　录　A
（规范性附录）
室内空气监测技术

A.1　范围

本附录规定了室内空气监测时的选点要求、采样时间和频率、采样方法和仪器、室内空气中各种参数的检验方法、质量保证措施、测试结果和评价。

A.2　选点要求

A.2.1　采样点的数量：采样点的数量根据监测室内面积大小和现场情况而确定，以期能正确反映室内空气污染物的水平。原则上小于 50 m^2 的房间应设(1～3)个点；50 m^2～100 m^2 设(3～5)个点；100 m^2 以上至少设 5 个点。在对角线上或梅花式均匀分布。
A.2.2　采样点应避开通风口，离墙壁距离应大于 0.5 m。
A.2.3　采样点的高度：原则上与人的呼吸带高度相一致。相对高度 0.5 m～1.5 m 之间。

A.3　采样时间和频率

年平均浓度至少采样 3 个月，日平均浓度至少采样 18 h，8 h 平均浓度至少采样 6 h，1 h 平均浓度至少采样 45 min，采样时间应涵盖通风最差的时间段。

A.4　采样方法和采样仪器

根据污染物在室内空气中存在状态，选用合适的采样方法和仪器，用于室内的采样器的噪声应小于 50 dB(A)。具体采样方法应按各个污染物检验方法中规定的方法和操作步骤进行。
A.4.1　筛选法采样：采样前关闭门窗 12 h，采样时关闭门窗，至少采样 45 min。
A.4.2　累积法采样：当采用筛选法采样达不到本标准要求时，必须采用累积法(按年平均、日平均、8 h 平均值)的要求采样。

A.5　质量保证措施

A.5.1　气密性检查：有动力采样器在采样前应对采样系统气密性进行检查，不得漏气。
A.5.2　流量校准：采样系统流量要能保持恒定，采样前和采样后要用一级皂膜计校准采样系统进气流量，误差不超过 5%。

采样器流量校准：在采样器正常使用状态下，用一级皂膜计校准采样器流量计的刻度，校准 5 个点，绘制流量标准曲线。记录校准时的大气压力和温度。
A.5.3　空白检验：在一批现场采样中，应留有两个采样管不采样，并按其他样品管一样对待，作为采样过程中空白检验，若空白检验超过控制范围，则这批样品作废。
A.5.4　仪器使用前，应按仪器说明书对仪器进行检验和标定。
A.5.5　在计算浓度时应用下式将采样体积换算成标准状态下的体积：

$$V_0 = V\frac{T_0}{T}\cdot\frac{p}{p_0}$$

式中：

V_0——换算成标准状态下的采样体积，L；

V——采样体积，L；

T_0——标准状态的绝对温度，273 K；

T——采样时采样点现场的温度(t)与标准状态的绝对温度之和，(t+273)K；

p_0——标准状态下的大气压力，101.3 kPa；

p——采样时采样点的大气压力，kPa。

A.5.6 每次平行采样，测定之差与平均值比较的相对偏差不超过20%。

A.6 检验方法

室内空气中各种参数的检验方法见表 A.1。

表 A.1 室内空气中各种参数的检验方法

序号	参数	检验方法	来源
1	二氧化硫 SO_2	甲醛溶液吸收-盐酸副玫瑰苯胺分光光度法	GB/T 16128 GB/T 15262
2	二氧化氮 NO_2	改进的 Saltzaman 法	GB 12372 GB/T 15435
3	一氧化碳 CO	(1) 非分散红外法 (2) 不分光红外线气体分析法 气相色谱法 汞置换法	(1) GB/T 9801 (2) GB/T 18204.23
4	二氧化碳 CO_2	(1) 不分光红外线气体分析法 (2) 气相色谱法 (3) 容量滴定法	GB/T 18204.24
5	氨 NH_3	(1) 靛酚蓝分光光度法 纳氏试剂分光光度法 (2) 离子选择电极法 (3) 次氯酸钠-水杨酸分光光度法	(1) GB/T 18204.25 GB/T 14668 (2) GB/T 14669 (3) GB/T 14679
6	臭氧 O_3	(1) 紫外光度法 (2) 靛蓝二磺酸钠分光光度法	(1) GB/T 15438 (2) GB/T 18204.27 GB/T 15437
7	甲醛 HCHO	(1) AHMT 分光光度法 (2) 酚试剂分光光度法 气相色谱法 (3) 乙酰丙酮分光光度法	(1) GB/T 16129 (2) GB/T 18204.26 (3) GB/T 15516
8	苯 C_6H_6	气相色谱法	(1) GB/T 18883 附录 B (2) GB 11737
9	甲苯 C_7H_8、 二甲苯 C_8H_{10}	气相色谱法	(1) GB 11737 (2) GB 14677
10	苯并[a]芘 B(a)P	高效液相色谱法	GB/T 15439
11	可吸入颗粒 物 PM10	撞击式-称重法	GB/T 17095

表 A.1(续)

序号	参数	检验方法	来源
12	总挥发性有机化合物 TVOC	气相色谱法	GB/T 18883 附录 C
13	菌落总数	撞击法	GB/T 18883 附录 D
14	温度	(1) 玻璃液体温度计法 (2) 数显式温度计法	GB/T 18204.13
15	相对湿度	(1) 通风干湿表法 (2) 氯化锂湿度计法 (3) 电容式数字湿度计法	GB/T 18204.14
16	空气流速	(1) 热球式电风速计法 (2) 数字式风速表法	GB/T 18204.15
17	新风量	示踪气体法	GB/T 18204.18
18	氡 ^{222}Rn	(1) 空气中氡浓度的闪烁瓶测量方法 (2) 径迹蚀刻法 (3) 双滤膜法 (4) 活性炭盒法	(1) GB/T 14582 (2) GB/T 16147 (3) GB/T 14582 (4) GB/T 14582

A.7 记录

采样时要对现场情况、各种污染源、采样日期、时间、地点、数量、布点方式、大气压力、气温、相对湿度、空气流速以及采样者签字等做出详细记录，随样品一同报到实验室。

检验时应对检验日期、实验室、仪器和编号、分析方法、检验依据、实验条件、原始数据、测试人、校核人等做出详细记录。

A.8 测试结果和评价

测试结果以平均值表示，化学性、生物性和放射性指标平均值符合标准值要求时，为符合本标准。如有一项检验结果未达到本标准要求时，为不符合本标准。

要求年平均、日平均、8 h 平均值的参数，可以先做筛选采样检验。若检验结果符合标准值要求，为符合本标准。若筛选采样检验结果不符合标准值要求，必须按年平均、日平均、8 h 平均值的要求，用累积采样检验结果评价。

附 录 B
（规范性附录）
室内空气中苯的检验方法
（毛细管气相色谱法）

B.1 方法提要

B.1.1 相关标准和依据

本方法主要依据GB/T 11737《居住区大气中苯、甲苯和二甲苯卫生检验标准方法　气相色谱法》。

B.1.2 原理

空气中苯用活性炭管采集，然后用二硫化碳提取出来。用氢火焰离子化检测器的气相色谱仪分析，以保留时间定性，峰高定量。

B.1.3 干扰和排除

当空气中水蒸汽或水雾量太大，以至在碳管中凝结时，严重影响活性炭的穿透容量和采样效率。空气湿度在90%以下，活性炭管的采样效率符合要求。空气中的其他污染物干扰，由于采用了气相色谱分离技术，选择合适的色谱分离条件可以消除。

B.2 适用范围

B.2.1 测定范围：采样量为20 L时，用1 mL二硫化碳提取，进样1 μL，测定范围为0.05 mg/m^3～10 mg/m^3。

B.2.2 适用场所：本法适用于室内空气和居住区大气中苯浓度的测定。

B.3 试剂和材料

B.3.1 苯：色谱纯。

B.3.2 二硫化碳：分析纯，需经纯化处理，保证色谱分析无杂峰。

B.3.3 椰子壳活性炭：20目～40目，用于装活性炭采样管。

B.3.4 高纯氮：氮的质量分数为99.999%。

B.4 仪器和设备

B.4.1 活性炭采样管：用长150 mm，内径3.5 mm～4.0 mm，外径6 mm的玻璃管，装入100 mg椰子壳活性炭，两端用少量玻璃棉固定。装好管后再用纯氮气于300℃～350℃温度条件下吹5 min～10 min，然后套上塑料帽封紧管的两端。此管放于干燥器中可保存5 d。若将玻璃管熔封，此管可稳定3个月。

B.4.2 空气采样器：流量范围0.2 L/min～1 L/min，流量稳定。使用时用皂膜流量计校准采样系统在采样前和采样后的流量。流量误差应小于5%。

B.4.3 注射器：1 mL。体积刻度误差应校正。

B.4.4 微量注射器：1 μL，10 μL。体积刻度误差应校正。

B.4.5 具塞刻度试管：2 mL。

B.4.6 气相色谱仪：附氢火焰离子化检测器。

B.4.7 色谱柱：0.53 mm×30 m大口径非极性石英毛细管柱。

B.5 采样和样品保存

在采样地点打开活性炭管，两端孔径至少 2 mm，与空气采样器入气口垂直连接，以 0.5 L/min 的速度，抽取 20 L 空气。采样后，将管的两端套上塑料帽，并记录采样时的温度和大气压力。样品可保存 5 d。

B.6 分析步骤

B.6.1 色谱分析条件：由于色谱分析条件常因实验条件不同而有差异，所以应根据所用气相色谱仪的型号和性能，制定能分析苯的最佳的色谱分析条件。

B.6.2 绘制标准曲线和测定计算因子：在与样品分析的相同条件下，绘制标准曲线和测定计算因子。

用标准溶液绘制标准曲线：于 5.0 mL 容量瓶中，先加入少量二硫化碳，用 1 μL 微量注射器准确取一定量的苯(20℃时，1 μL 苯重 0.878 7 mg)注入容量瓶中，加二硫化碳至刻度，配成一定浓度的储备液。临用前取一定量的储备液用二硫化碳逐级稀释成苯含量分别为 2.0 μg/mL、5.0 μg/mL、10.0 μg/mL、50.0 μg/mL 的标准液。取 1 μL 标准液进样，测量保留时间及峰高。每个浓度重复 3 次，取峰高的平均值。分别以 1 μL 苯的含量(μg/mL)为横坐标(μg)，平均峰高为纵坐标(mm)，绘制标准曲线。并计算回归线的斜率，以斜率的倒数 B_s[μg/mm]作为样品测定的计算因子。

B.6.3 样品分析：将采样管中的活性炭倒入具塞刻度试管中，加 1.0 mL 二硫化碳，塞紧管塞，放置 1 h，并不时振摇。取 1 μL 进样，用保留时间定性，峰高(mm)定量。每个样品作 3 次分析，求峰高的平均值。同时，取一个未经采样的活性炭管按样品管同时操作，测量空白管的平均峰高(mm)。

B.7 结果计算

B.7.1 将采样体积按式(B.1)换算成标准状态下的采样体积：

$$V_0 = V\frac{T_0}{T}\cdot\frac{p}{p_0} \qquad \text{(B.1)}$$

式中：

V_0——换算成标准状态下的采样体积，L；

V——采样体积，L；

T_0——标准状态的绝对温度，273 K；

T——采样时采样点现场的温度(t)与标准状态的绝对温度之和，(t+273)K；

p_0——标准状态下的大气压力，101.3 kPa；

p——采样时采样点的大气压力，kPa。

B.7.2 空气中苯浓度按式(B.2)计算：

$$c = \frac{(h-h')B_s}{V_0\cdot E_s} \qquad \text{(B.2)}$$

式中：

c——空气中苯或甲苯、二甲苯的浓度，mg/m³；

h——样品峰高的平均值，mm；

h'——空白管的峰高，mm；

B_s——由 B.6.2 得到的计算因子，μg/mm；

E_s——由实验确定的二硫化碳提取的效率；

V_0——标准状况下采样体积，L。

B.8 方法特性

B.8.1 检测下限：采样量为 20 L 时，用 1 mL 二硫化碳提取，进样 1 μL，检测下限为 0.05 mg/m³。

B.8.2 线性范围：10^6。

B.8.3 精密度：苯的浓度为 8.78 μg/mL 和 21.9 μg/mL 的液体样品，重复测定的相对标准偏差 7%和 5%。

B.8.4 准确度：对苯含量为 0.5 μg，21.1 μg 和 200 μg 的回收率分别为 95%，94%和 91%。

附　录　C
（规范性附录）
室内空气中总挥发性有机物（TVOC）的检验方法
（热解吸/毛细管气相色谱法）

C.1　方法提要

C.1.1　相关标准和依据

ISO 16017-1 Indoor, ambient and workplace air—Sampling and analysis of volatile organic compounds by sorbent tube/thermal desorption/capillary gas chromatography—Part 1: Pumped sampling

C.1.2　原理

选择合适的吸附剂（Tenax GC 或 Tenax TA），用吸附管采集一定体积的空气样品，空气流中的挥发性有机化合物保留在吸附管中。采样后，将吸附管加热，解吸挥发性有机化合物，待测样品随惰性载气进入毛细管气相色谱仪。用保留时间定性，峰高或峰面积定量。

C.1.3　干扰和排除

采样前处理和活化采样管和吸附剂，使干扰减到最小；选择合适的色谱柱和分析条件，本法能将多种挥发性有机物分离，使共存物干扰问题得以解决。

C.2　适用范围

C.2.1　测定范围：本法适用于浓度范围为 0.5 $\mu g/m^3$～100 mg/m^3 之间的空气中 VOCs 的测定。

C.2.2　适用场所：本法适用于室内、环境和工作场所空气，也适用于评价小型或大型测试舱室内材料的释放。

C.3　试剂和材料

分析过程中使用的试剂应为色谱纯；如果为分析纯，需经纯化处理，保证色谱分析无杂峰。

C.3.1　VOCs：为了校正浓度，需用 VOCs 作为基准试剂，配成所需浓度的标准溶液或标准气体，然后采用液体外标法或气体外标法将其定量注入吸附管。

C.3.2　稀释溶剂：液体外标法所用的稀释溶剂应为色谱纯，在色谱流出曲线中应与待测化合物分离。

C.3.3　吸附剂：使用的吸附剂粒径为 0.18 mm～0.25 mm（60 目～80 目），吸附剂在装管前都应在其最高使用温度下，用惰性气流加热活化处理过夜。为了防止二次污染，吸附剂应在清洁空气中冷却至室温，储存和装管。解吸温度应低于活化温度。由制造商装好的吸附管使用前也需活化处理。

C.3.4　高纯氮：氮的质量分数为 99.999%。

C.4　仪器和设备

C.4.1　吸附管：是外径 6.3 mm，内径 5 mm，长 90 mm（或 180 mm），内壁抛光的不锈钢管，吸附管的采样入口一端有标记。吸附管可以装填一种或多种吸附剂，应使吸附层处于解吸仪的加热区。根据吸附剂的密度，吸附管中可装填 200 mg～1 000 mg 的吸附剂，管的两端用不锈钢网或玻璃纤维毛堵住。如果在一支吸附管中使用多种吸附剂，吸附剂应按吸附能力增加的顺序排列，并用玻璃纤维毛隔开，吸附能力最弱的装填在吸附管的采样入口端。

C.4.2　注射器：10 μL 液体注射器；10 μL 气体注射器；1 mL 气体注射器。

C.4.3　采样泵：恒流空气个体采样泵，流量范围 0.02 L/min～0.5 L/min，流量稳定。使用时用皂膜流量计校准采样系统在采样前和采样后的流量。流量误差应小于5%。

C.4.4 气相色谱仪:配备氢火焰离子化检测器、质谱检测器或其他合适的检测器。

色谱柱:非极性(极性指数小于10)石英毛细管柱。

C.4.5 热解吸仪:能对吸附管进行二次热解吸,并将解吸气用惰性气体载带进入气相色谱仪。解吸温度、时间和载气流速是可调的。冷阱可将解吸样品进行浓缩。

C.4.6 液体外标法制备标准系列的注射装置:常规气相色谱进样口,可以在线使用也可以独立装配,保留进样口载气连线,进样口下端可与吸附管相连。

C.5 采样和样品保存

将吸附管与采样泵用塑料或硅橡胶管连接。个体采样时,采样管垂直安装在呼吸带;固定位置采样时,选择合适的采样位置。打开采样泵,调节流量,以保证在适当的时间内获得所需的采样体积(1 L～10 L)。如果总样品量超过1 mg,采样体积应相应减少。记录采样开始和结束时的时间、采样流量、温度和大气压力。

采样后将管取下,密封管的两端或将其放入可密封的金属或玻璃管中。样品可保存14 d。

C.6 分析步骤

C.6.1 样品的解吸和浓缩

将吸附管安装在热解吸仪上,加热,使有机蒸气从吸附剂上解吸下来,并被载气流带入冷阱,进行预浓缩,载气流的方向与采样时的方向相反。然后再以低流速快速解吸,经传输线进入毛细管气相色谱仪。传输线的温度应足够高,以防止待测成分凝结。解吸条件见表C.1。

表C.1 解吸条件

解吸温度	250℃～325℃
解吸时间	5 min～15 min
解吸气流量	30 mL/min～50 mL/min
冷阱的制冷温度	+20℃～-180℃
冷阱的加热温度	250℃～350℃
冷阱中的吸附剂	如果使用,一般与吸附管相同,40 mg～100 mg
载气	氦气或高纯氮气
分流比	样品管和二级冷阱之间以及二级冷阱和分析柱之间的分流比应根据空气中的浓度来选择

C.6.2 色谱分析条件

可选择膜厚度为1 μm～5 μm,50 m×0.22 mm的石英柱,固定相可以是二甲基硅氧烷或70%的氰基丙烷、70%的苯基、86%的甲基硅氧烷。柱操作条件为程序升温,初始温度50℃保持10 min,以5℃/min的速率升温至250℃。

C.6.3 标准曲线的绘制

气体外标法:用泵准确抽取100 $\mu g/m^3$ 的标准气体100 mL、200 mL、400 mL、1 L、2 L、4 L、10 L通过吸附管,为标准系列。

液体外标法:利用C.4.6的进样装置分别取1 μL～5 μL含液体组分100 μg/mL和10 μg/mL的标准溶液注入吸附管,同时用100 mL/min的惰性气体通过吸附管,5 min后取下吸附管密封,为标准系列。

用热解吸气相色谱法分析吸附管标准系列,以扣除空白后峰面积为纵坐标,以待测物质量为横坐标,绘制标准曲线。

C.6.4 样品分析

每支样品吸附管按绘制标准曲线的操作步骤(即相同的解吸和浓缩条件及色谱分析条件)进行分析,用保留时间定性,峰面积定量。

C.7 结果计算

C.7.1 将采样体积按式(C.1)换算成标准状态下的采样体积:

$$V_0 = V\frac{T_0}{T}\cdot\frac{p}{p_0} \qquad \cdots\cdots(\text{C.1})$$

式中:

V_0——换算成标准状态下的采样体积,L;

V——采样体积,L;

T_0——标准状态的绝对温度,273 K;

T——采样时采样点现场的温度(t)与标准状态的绝对温度之和,(t+273)K;

p_0——标准状态下的大气压力,101.3 kPa;

p——采样时采样点的大气压力,kPa。

C.7.2 TVOC 的计算:

(1) 应对保留时间在正己烷和正十六烷之间所有化合物进行分析。

(2) 计算 TVOC,包括色谱图中从正己烷到正十六烷之间的所有化合物。

(3) 根据单一的校正曲线,对尽可能多的 VOCs 定量,至少应对 10 个最高峰进行定量,最后与 TVOC 一起列出这些化合物的名称和浓度。

(4) 计算已鉴定和定量的挥发性有机化合物的浓度 S_{id}。

(5) 用甲苯的响应系数计算未鉴定的挥发性有机化合物的浓度 S_{un}。

(6) S_{id}与 S_{un}之和为 TVOC 的浓度或 TVOC 的值。

(7) 如果检测到的化合物超出了(2)中 TVOC 定义的范围,那么这些信息应该添加到 TVOC 值中。

C.7.3 空气样品中待测组分的浓度按(C.2)式计算:

$$c = \frac{F - B}{V_0}\times 1\,000 \qquad \cdots\cdots(\text{C.2})$$

式中:

c——空气样品中待测组分的浓度,μg/m³;

F——样品管中组分的质量,μg;

B——空白管中组分的质量,μg;

V_0——标准状态下的采样体积,L。

C.8 方法特性

C.8.1 检测下限:采样量为 10 L 时,检测下限为 0.5 μg/m³。

C.8.2 线性范围:10^6。

C.8.3 精密度:根据待测物的不同,在吸附管上加入 10 μg 的标准溶液,Tenax TA 的相对标准差范围为 0.4%～2.8%。

C.8.4 准确度:20℃、相对湿度为 50%的条件下,在吸附管上加入 10 mg/m³ 的正己烷,Tenax TA、Tenax GR(5 次测定的平均值)的总不确定度为 8.9%。

附 录 D
（规范性附录）
室内空气中菌落总数检验方法

D.1 适用范围

本方法适用于室内空气菌落总数测定。

D.2 定义

撞击法(impacting method)是采用撞击式空气微生物采样器采样，通过抽气动力作用，使空气通过狭缝或小孔而产生高速气流，使悬浮在空气中的带菌粒子撞击到营养琼脂平板上，经37℃、48 h培养后，计算出每立方米空气中所含的细菌菌落数的采样测定方法。

D.3 仪器和设备

D.3.1 高压蒸汽灭菌器。
D.3.2 干热灭菌器。
D.3.3 恒温培养箱。
D.3.4 冰箱。
D.3.5 平皿。
D.3.6 制备培养基用一般设备：量筒，三角烧瓶，pH计或精密pH试纸等。
D.3.7 撞击式空气微生物采样器。

采样器的基本要求：

(1) 对空气中细菌捕获率达95%。

(2) 操作简单，携带方便，性能稳定，便于消毒。

D.4 营养琼脂培养基

D.4.1 成分：

蛋白胨	20 g
牛肉浸膏	3 g
氯化钠	5 g
琼脂	15 g～20 g
蒸馏水	1 000 mL

D.4.2 制法：将上述各成分混合，加热溶解，校正pH至7.4，过滤分装，121℃，20 min高压灭菌。营养琼脂平板的制备参照采样器使用说明。

D.5 操作步骤

D.5.1 选点要求见附录A。将采样器消毒，按仪器使用说明进行采样。一般情况下采样量为30 L～150 L，应根据所用仪器性能和室内空气微生物污染程度，酌情增加或减少空气采样量。

D.5.2 样品采完后，将带菌营养琼脂平板置36℃±1℃恒温箱中，培养48 h，计数菌落数，并根据采样器的流量和采样时间，换算成每立方米空气中的菌落数。以cfu/m^3报告结果。

GB/T 18883—2002《室内空气质量标准》第 1 号修改单

本修改单经国家标准化管理委员会于 2003 年 7 月 25 日以国标委工交函[2003]68 号文批准，自 2003 年 10 月 1 日起实施。

标准名称：GB/T 18883—2002《室内空气质量标准》

1. 第 6 页，表 A.1(续)18 氡^{222}Rn 来源：

原文为："(1)GB/T 14582(2)GB/T 16147"

修改为："(1)GB/T 16147(2)GB/T14582"

2. 第 7 页，B.3.3 椰子壳活性炭：

原文为："20～40 目"

修改为："0.90 mm～0.45 mm(20 目/in～40 目/in)"

3. 第 10 页，C.3.3 吸附剂：

原文为"使用的吸附剂粒径为 0.18～0.25 mm(60～80 目)"

修改为"使用的吸附剂粒径为 0.28 mm～0.18 mm(60 目/in～80 目/in)"

4. 第 11 页，C.6.2 色谱分析条件：

原文为："固定相可以是二甲基硅氧烷或 70%的氰基丙烷、70%的苯基、86%的甲基硅氧烷"

修改为："固定相可以是二甲基硅氧烷或 7%的氰基丙烷、7%的苯基、86%的甲基硅氧烷"

ICS 13.020
C 51

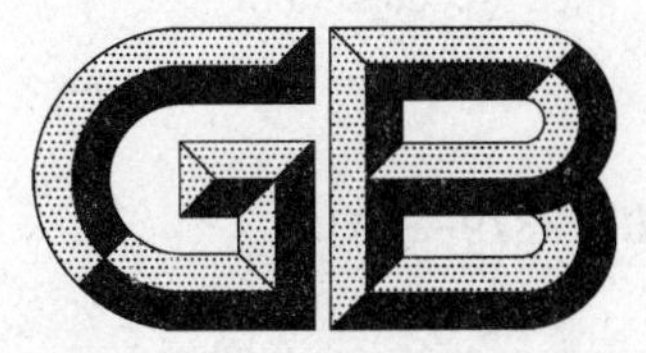

中华人民共和国国家标准

GB 19379—2012
代替 GB 19379—2003

农村户厕卫生规范

Hygienic specification for rural household latrine

2012-11-20 发布　　2013-05-01 实施

中华人民共和国卫生部
中国国家标准化管理委员会　发布

前言

本标准的全部技术内容为强制性。

本标准按照 GB/T 1.1—2009 给出的规则起草。

本标准代替 GB 19379—2003《农村户厕卫生标准》。

本标准与 GB 19379—2003 相比主要变化如下：

——依据 GB/T 1.1—2009《标准化工作导则　第1部分：标准的结构和编写规则》调整了结构；

——删除了农村户厕分级的内容；

——提出“无害化卫生厕所”的概念；

——偏重厕所功能的基本要求，减少了农村户厕中难以达到的舒适度指标；

——按建筑特点，提出附建式与独立结构农村户厕的卫生要求；

——按我国实际应用厕所贮粪池类型进行农村户厕的分类；

——明确了户厕管理者的义务和卫生监测的部门责任；

——增加了各类无害化卫生厕所结构的附录。

本标准由中华人民共和国卫生部和全国爱国卫生运动委员会提出并归口。

本标准负责起草单位：中国疾病预防控制中心环境与健康相关产品安全所。

本标准参加起草单位：河南省疾病预防控制中心、四川省疾病预防控制中心、辽宁省疾病预防控制中心、农业部沼气研究所、湖北省疾病预防控制中心、重庆市疾病预防控制中心、中国疾病预防控制中心农村改水技术指导中心、安徽省阜阳市爱国卫生运动委员会办公室。

本标准主要起草人：王俊起、张本界、潘力军、孙凤英、王友斌、纪忠义、田洪春、郑时选、孔林汛、洪燕峰、付彦芬、王宝利、韩克勤、汪新丽、李乃林、潘顺昌。

农村户厕卫生规范

1 范围

本标准规定了农村户厕卫生要求及卫生评价方法。

本标准适用于农村户厕的规划、设计、建筑、管理和卫生监督、监测。

2 规范性引用文件

下列文件对于本文件的应用是必不可少的。凡是注日期的引用文件，仅注日期的版本适用于本文件。凡是不注日期的引用文件，其最新版本(包括所有的修改单)适用于本文件。

GB 7959 粪便无害化卫生要求

HJ 534 环境空气 氨的测定 次氯酸钠-水杨酸分光光度法

3 术语和定义

下列术语和定义适用于本文件。

3.1

户厕 household latrine

供家庭成员大小便用的场所，由厕屋、便器、贮粪池等组成。户厕分为附建式与独立式户厕，建在住宅内为附建式户厕，建在住宅等生活用房外为独立式户厕。

3.2

无害化卫生厕所 innocuous-sanitary latrine

按照规范要求使用时，具备有效降低粪便中生物性致病因子传染性设施的卫生厕所，包括三格化粪池厕所、双瓮漏斗式厕所、三联通式沼气池厕所、粪尿分集式厕所、双坑交替式厕所和具有完整上下水道系统及污水处理设施的水冲式厕所。

3.3

窗地面积比值 ratio of glazing to floor area

窗户的有效透光面积(A_w)与该室内的地面积(A_f)之比(A_w/A_f)。

4 卫生要求

4.1 户厕建筑的卫生要求

4.1.1 附建式户厕：首选三格化粪池式(见附录 A)、双瓮漏斗式(见附录 B)、三联通沼气池式(见附录 C)及具有上下水道系统的水冲式厕所(见附录 D)并应采用节水型便器与冲水器(见附录 D)。

附建式厕所的建筑应符合表 1 的卫生要求。

表 1　附建式户厕的建筑卫生要求

序号	项　目	要　求
1	厕屋面积/m²	≥1.2
2	厕窗、门	有通风、防蚊蝇措施
3	人工照明/lx	≥40
4	通风设施	自然或机械通风(满足换气次数 6 次/h)
5	便器	陶瓷坐便或蹲便器;坐便器高度 350 mm; 宜设置男用小便设施
6	洗手设施	应设置洗手设施

4.1.2　独立式户厕,应建在庭院内,方便使用与管理;厕屋内地坪的高度至少应高于庭院地坪 100 mm,以防止雨水淹没。其建筑应符合表 2 的卫生要求。

表 2　独立式户厕的建筑卫生要求

序号	项　目	要　求
1	厕屋净高/m	≥2.00
2	厕屋面积/m²	≥1.20
3	人工照明/lx	≥40
4	厕窗、门	有通风、防蚊蝇措施
5	厕屋顶	防雨、轻体,雨水流向不进入贮粪池
6	通风设施	通风窗或排风扇等机械通风
7	排气管	高出厕屋 50 cm,宜有防蝇措施
8	厕屋地面	硬化处理
9	便器	陶瓷与其他坚固、宜清洁材料制坐便、蹲便器; 蹲便器长度不宜太短,应满足粪便收集的需要(建议 50 cm 左右); 宜设置男用小便设施
10	贮粪池	密闭、不渗漏、容积符合同类模式厕所要求
11	卫生设施	便器盖或水封等密闭设施、专用清扫工具、盛放手纸容器等
12	洗手设施	有
13	过粪坡度	便器与贮粪池连接的进粪管坡度≥1/5

4.1.3　应因地制宜地从三格化粪池式、双瓮漏斗式、三联通沼气池式、粪尿分集式和双坑交替式厕所中选择农村户厕模式,贮粪池类型见附录 A、附录 B、附录 C、附录 E、附录 F。

4.1.4　禁止设计、建造应用人粪便饲养畜、禽、鱼的户厕模式;禁止设计、建造粪便直接排入水体的厕所;现有使用的粪便直接排入水体的厕所应限期改造。

4.1.5　在血吸虫病流行地区和肠道传染病高发地区,沼气池的设计禁止采用可随时取沼液或沼液随意溢流排放的模式;禁止将沼渣、沼液用于养殖;禁止向水体直接排放粪便污水。

4.1.6 户厕的设计、建造应选择粪便污水与生活污水分流的模式，厕屋内设置洗浴设施的应避免水流入到贮粪池。与下水道连通处应设置水封。

4.1.7 在高寒地区，贮粪池、便器、冲水与贮水设备应采取相应的保温措施。

4.1.8 规模使用的预制式贮粪池、便器等设备和建造厕所的主要材料，应进行质量鉴定。

4.2 户厕卫生状况与粪便处理的卫生标准值

户厕与粪便处理效果应符合表3的要求。

表3 户厕卫生状况与粪便处理的卫生要求

序号	项目	卫生标准值
1	成蝇/只	0
2	蝇蛆/尾	0
3	臭味强度/级	≤2
4	氨(NH_3)/(mg/m^3)	≤0.3
5	窗地面积比值	≥1/8
6	粪大肠菌值	湿式设施>10^{-4} 干式设施>10^{-2}
7	沙门氏菌	不得检出
8	湿式贮粪池蛔虫卵沉降率/% 干式贮粪池蛔虫卵死亡率/%	≥95
9	血吸虫卵	不得检出活虫卵

4.3 户厕管理维护的卫生要求

4.3.1 应保持厕屋内清洁卫生，厕室地面无积水、无垃圾；便器无粪迹、尿垢、杂物。

4.3.2 附建式户厕内部须设置贮水设施、盛水容器、纸篓和清扫工具，以便维护户厕的清洁卫生。

4.3.3 双瓮漏斗式厕所贮粪池后瓮、三格式化粪池厕所贮粪池第三格的粪液应适时清掏。

4.3.4 贮粪池的粪皮、粪渣与沼气池的沼渣，应定期清掏并必须进行高温堆肥处理，达到GB 7959高温堆肥卫生标准要求。

4.3.5 农村户厕应按要求使用并定期维护。

5 监督、技术指导

5.1 卫生机构应对农村户厕的规划、设计，进行监督与技术指导。

5.2 农户对卫生设施具有管理义务。

6 检验方法

6.1 臭气强度

四级臭味强度法，按表4执行。

表 4　4 级臭味强度和判定标准

臭气等级	判 定
1	无臭
2	感觉出气味(阈值)
3	明显感觉的气味
4	强的气味

6.2　氨浓度测定

按 HJ 534 标准执行。

6.3　粪大肠菌值、沙门氏菌、蛔虫卵、钩虫卵、血吸虫卵、蚊蝇密度测定

按 GB 7959 的相关要求执行。

附 录 A
（规范性附录）
三格化粪池厕所

A.1 基本结构

三格化粪池厕所由厕屋、蹲(坐)便器、冲水设备、三格化粪池等部分组成。

A.2 建筑设计要求

A.2.1 三格化粪池容积≥1.5 m^3；1、2、3 池容积比原则为 2∶1∶3；第二池宽度不足 50 cm 可加大至 50 cm。三格化粪池贮留粪便的有效时间，第一池不少于 20 d，第二池不少于 10 d，第三池原则要求一、二池有效时间之和。

A.2.2 三格池的深度相同，不应小于 1 200 mm；北方地区应考虑当地冻层厚度确定池深。

A.2.3 排粪管：采用管材内壁应光滑，内径≥100 mm，应避免拐弯并尽可能减少长度。进粪管上端与便器下口连接紧密，下端出口超出第一池池壁 5 cm 左右。

A.2.4 过粪管：要求选用内径 100 mm 内壁光滑管材，设置成“*I*”或倒“L”型；连接一池至二池的过粪管入口应在第一池池壁的下三分之一处，溢出口应在第二池距池上沿至少保留 100 mm；二池至三池的过粪管入口可在第二池池壁的下三分之一或二分之一处，溢口同一池至二池的过粪管。一池至二池的过粪管与二池至三池的过粪管可交错安装。

A.2.5 排粪管、过粪管的安装位置应错开并保持一定距离。

A.2.6 三格池的盖板上必须留有一、二和三池维护口并应当加盖板密封。

A.2.7 排气管：应在第一池安装排气管，圆形管径 100 mm、方形面积不小于 225 cm^2，高于厕屋 500 mm 或以上，加防雨(防蝇、防风)帽。

A.3 卫生管理

A.3.1 化粪池经确认无渗漏方可投入使用。

A.3.2 化粪池投入运行，向第一池注水至浸没第一池过粪管口。

A.3.3 禁止取用一、二池的粪液施肥；禁止向二、三池倒入新鲜粪液；避免生活污水流入贮粪池。

A.3.4 应防止将便纸等杂物扔入化粪池。

A.3.5 按 4.3 户厕管理维护的卫生要求进行管理。

附　录　B
（规范性附录）
双瓮漏斗式厕所

B.1　基本结构

由厕屋、漏斗型便器、瓮形贮粪池等组成。

B.2　建筑设计要求

B.2.1　前、后粪池呈瓮形，中间大口小，可采用砖混砌筑，也可采用混凝土或其他建筑材料预制后安装。

B.2.2　前瓮：前瓮瓮体中部内径不得小于 800 mm，瓮体上口内径不得小于 360 mm，瓮体底部内径不得小于 450 mm，前瓮的瓮深不得小于 1 500 mm。确定前瓮的有效容积时，可根据家庭人口数和粪便排泄量、冲洗漏斗用水量〔南方地区按 3 L/(人・日)；北方地区按 2 L/(人・日)〕、总容积 1/3 用前加水量之和计算，要求粪便必须在前瓮贮存 30 d 以上。

B.2.3　后瓮：后瓮瓮体中部内径不得小于 900 mm，瓮体上口内径不得小于 360 mm，瓮体底部内径不得小于 450 mm. 后瓮瓮深不得小于 1 650 mm。确定后瓮的容积时，可根据当地用肥习惯而定。

B.2.4　三瓮贮粪池：可在双瓮式贮粪池的基础上增加一个瓮体，形成前、中、后三个瓮体，要求粪便必须在前、中瓮贮存 30 d 以上，其他要求同双瓮式厕所。

B.2.5　过粪管：可采用塑料、水泥等管件，要求内壁光滑，管内径为 120 mm，长度可根据实际需要而定，一般为 550 mm～600 mm。

B.2.6　漏斗便器的安装要求：漏斗便器应安放在前瓮的上口，与瓮体连接紧密但不应固定死，以方便清除前瓮的粪便和粪渣。

B.2.7　过粪管的安装：要求过粪管前端安装于前瓮距瓮底 550 mm 处，前端伸出瓮壁不应超出50 mm；后端安装于后瓮上部距后瓮底 110 mm 处。

B.2.8　非水封漏斗便器的漏斗口应加盖或麻刷椎椎紧漏斗口，用时拿开，用后加盖或椎紧。

B.2.9　后瓮的上口应高出地坪 100 mm 以上，并密闭加盖。

B.2.10　排气管：可在前瓮上口安装排气管，直径 100 mm 的硬质塑料管，其长度要高于厕所 500 mm～1 000 mm。

B.3　卫生管理

B.3.1　双瓮漏斗式厕所建好后，应先加水试渗漏，确定不渗漏后方可投入运行。

B.3.2　双瓮漏斗式厕所在启用前，应向前瓮加清水至浸没前瓮过粪管口。

B.3.3　禁止向后瓮倒入新鲜粪液及其他杂物，禁止取用前瓮的粪液施肥。

B.3.4　定期检查过粪管是否阻塞，阻塞时应进行疏通。

B.3.5　按 4.3 户厕管理维护的卫生要求进行管理。

附 录 C
（规范性附录）
三联通沼气池式厕所

C.1 基本结构

三联式沼气池厕所由沼气池、厕所和畜禽舍组成(参见图 C.1 和图 C.2)。

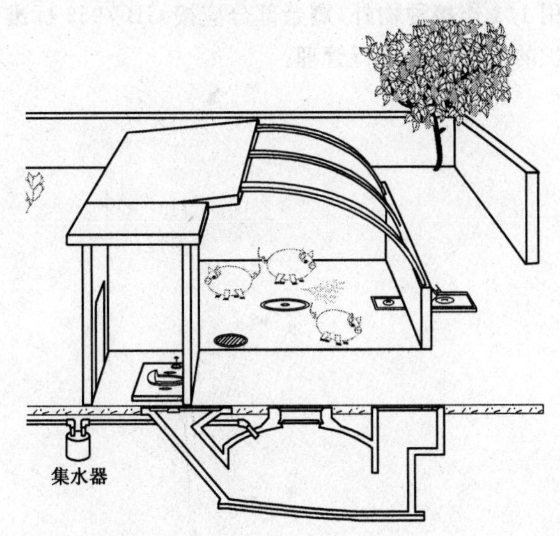

图 C.1 沼气池、厕所和畜禽舍的布局和联接示意图

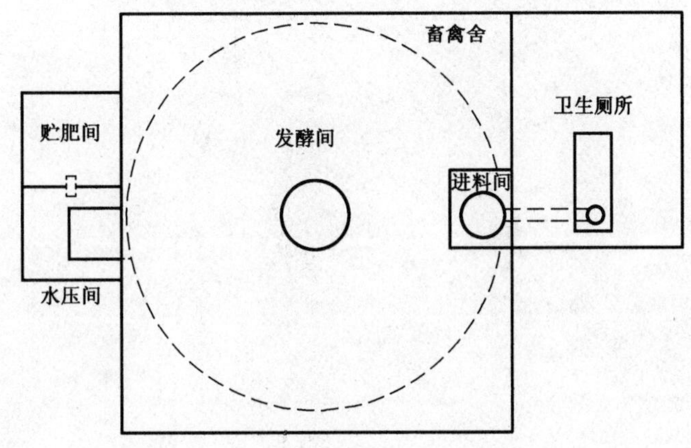

图 C.2 三联式沼气池厕所平面布局图

C.2 建筑设计要求

C.2.1 三联通沼气池式厕所要把建厕与建池工作同步进行,沼气池型选择和设计、施工、质量验收可参照 GB/T 4750、GB/T 4752 和 GB/T 4751 标准执行。

C.2.2 进粪(料)口与出粪(料)口应有盖,人、畜粪便均不得裸露;厕屋、畜圈建设、质量和管理要求参照 NY/T 1639 中畜禽舍,厕所的规定执行。

C.2.3　在血吸虫病流行区域、肠道寄生虫病、肠道传染病高发区,不采用可随时抽取沼液(手动随意出料)、沼液随意溢流排放、污泥电动泵进行回流搅拌或底层出料的设计模式,应采用中层出料方式。沼气池发酵工艺和管理参照 GB 9958 执行。

C.2.4　粪便在沼气消化池内滞留时间至少保持 45 d。

C.3　卫生管理

C.3.1　生产用肥需要大出料或维修沼气池时,15 d 前禁止新鲜原料入池。

C.3.2　沼气池池底污泥留用 1/3 作接种物外,剩余部分应按 GB 7959 标准要求执行。

C.3.3　按 4.3 户厕管理维护的卫生要求进行管理。

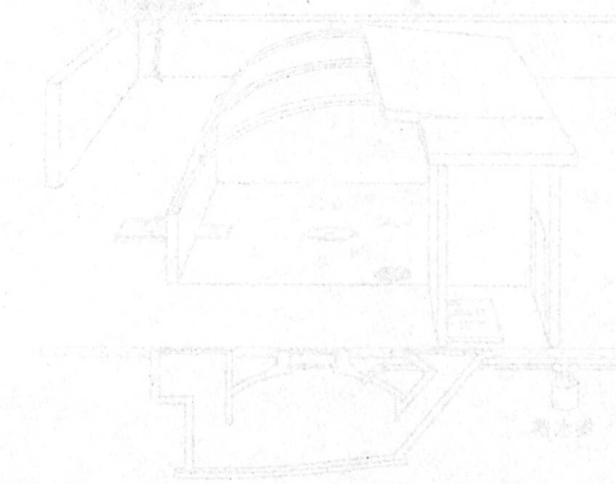

附 录 D
（规范性附录）
完整上下水道水冲式厕所与节水型高压水冲装置

D.1 水冲式厕所

须有完整上下水道系统，为附建式厕所的主要应用的模式。

D.2 节水型高压水冲装置

D.2.1 应用范围

与附建式、独立式户厕的三格化粪池、双瓮漏斗式、三联通沼气池式、水冲粪尿分集式和水冲式厕所配套应用。

D.2.2 基本结构

抽水装置（蓄水缸、抽水机、过滤器）、厕井等。

D.2.3 建筑设计要求

D.2.3.1 厕井建筑要求应与采用的节水型高压水冲装置相符合。

D.2.3.2 冲水量：三格化粪池、双瓮漏斗式、水冲式粪尿分集式厕所每次1 L～3 L；三联通沼气池式厕所不大于1 L。

D.2.3.3 与之配套的三格化粪池建筑要求见附录A、双瓮漏斗式厕所建筑要求见附录B、三联通沼气池式厕所建筑要求见附录C、水冲式粪尿分集式厕所建筑要求见附录E。

D.3 卫生管理

D.3.1 三格化粪池要求见附录A，双瓮漏斗式厕所要求见附录B，三联通沼气池式厕所要求见附录C，水冲式粪尿分集式厕所要求见附录E。

D.3.2 按4.3户厕管理维护的卫生要求进行管理。

附 录 E
（规范性附录）
粪尿分集式厕所

E.1 基本结构

由厕屋、粪尿分集式便器、贮粪池、贮尿池等组成。按结构可分为干燥式粪尿分集式厕所，与双瓮、三格贮粪池，沼气消化池相连接的水冲式粪尿分集式厕所两种类型。

E.2 建筑设计要求

E.2.1 干燥式粪尿分集式厕所

E.2.1.1 便器：首选粪尿分集式瓷质便器，便器分别有粪、尿两个收集口。寒冷地区室外户厕便器排尿口，内径不小于 50 mm，潮湿闷热地区排尿口内径在 30 mm 为宜；排粪口内径 160 mm～180 mm；便器长度 500 mm 为宜。

E.2.1.2 男式小便器：应单独设置并与尿收集管或贮尿池连通。

E.2.1.3 尿收集管：与排尿口器紧密相接，可选用塑料、缸管与陶管；寒冷地区宜用直径 100 mm 的缸管与陶管。

E.2.1.4 贮尿池：容积约为 0.5 m^3，建于阳光非直射面，冻层以下，适用于应用尿肥农户。

E.2.1.5 贮粪池：依据地下水位的高低选择建于地上、地下或半地上。单贮粪池不小于 0.8 m^3，建议长 1 200 mm、宽 1 000 mm、高 800 mm；双贮粪池，长度 1 500 mm，宽 1 000 mm、高 800 mm，每池有效体积应不小于 0.5 m^3。

E.2.1.6 排气管：直径 100 mm 的硬质塑料管，其长度要高于厕屋 500 mm～1 000 mm。

E.2.1.7 晒板：贮粪池安装晒板，应用正反涂黑的金属板制作，斜度 45°左右。

E.2.1.8 注意避免洗浴水进入贮粪池。

E.2.2 水冲式粪尿分集式厕所

E.2.2.1 便器

首选粪尿分集式瓷质便器，便器分别有粪、尿两个收集口。寒冷地区室外户厕便器排尿口，内径不小于 50 mm，潮湿闷热地区排尿口内径在 30 mm 为宜；排粪口与水冲式厕所便器相同；便器长度 500 mm 为宜。

E.2.2.2 男式小便器

应单独设置并与尿收集管或贮尿池连通。

E.2.2.3 尿收集管

与排尿口器紧密相接，可选用塑料、缸管与陶管；寒冷地区宜用直径 100 mm 的缸管与陶管。

E.2.2.4 贮尿池

容积约为 0.5 m^3，建于阳光非直射面，冻层以下，适用于应用尿肥农户。

E.2.2.5 贮粪池

便器与三格、双瓮贮粪池、三联通沼气池用过粪管连接，连接方法、要求与三格化粪池、双瓮漏斗式、三联通沼气池厕所同。

E.2.2.6 排气管

内径 100 mm 的硬质塑料管，其长度要高于厕屋 500 mm～1 000 mm。

E.3 卫生管理

E.3.1 干燥式粪尿分集式厕所应按以下要求管理：

——该厕无害化的途径是覆盖、脱水，要求粪、尿完全分开，避免用水。便后在粪坑内加入干灰(草木灰、炉灰、庭院土等)，用量多于粪量直至贮粪池保持干燥。草木灰的覆盖时间不少于 3 个月，炉灰、黄土等的覆盖时间不少于 10 个月。

——新厕应用前在坑内垫入厚度不少于 100 mm 的干灰。

——单坑在使用过程中，定时将粪坑堆积的粪便向外翻倒，适时将外侧储存的干粪清出。

——尿的贮存期不少于 10 d，疾病流行时按疾病控制部门的要求执行。

——便器要加盖，保持厕所清洁卫生。

——厕坑潮湿时，需大量的加入干灰予以调整。

E.3.2 水冲式粪尿分集式厕所的要求与三格化粪池、双瓮漏斗式、三联通沼气池厕所同。

E.3.3 按 4.3 户厕管理维护的卫生要求进行管理。

附 录 F
（规范性附录）
双坑交替式厕所

F.1 基本结构

双坑交替式厕所由厕屋、两个相同便器与贮粪池组成。

F.2 建筑设计要求

F.2.1 厕房

建筑面积 2.0 m^2 以上。

F.2.2 贮粪坑

建于地平面上，由两个互不相通，但结构完全相同的方形厕坑组成。两坑轮换交替使用，一坑使用时另一坑为粪便封存坑。厕坑高度 600 mm～800 mm。每个厕坑后墙各有一个宽 300 mm、高 300 mm 的方形出粪口，厕坑容积不小于 0.6 m^3。

F.2.3 便器和厕坑盖板

每个厕坑上部设置一个便器。便器可修建为厕坑上部混凝土预制盖板一体式，修建时还应考虑粪便封存阶段的封闭措施。厕坑盖板可用钢筋混凝土预制，厚度 50 mm～60 mm。

F.2.4 排气管

可用内径 100 mm 塑料或其他管材，下端安装在厕坑上部盖板处，管体安装在厕房外墙固定，上端高度以高出厕房顶 500 mm 为宜。

F.3 卫生管理

F.3.1 便后用干细土覆盖，吸收粪尿水分并使粪尿与空气隔开。

F.3.2 贮粪坑应集中使用其中一个，待粪便贮满后，将坑封闭；同时启用另一个厕坑；该坑粪便贮满后时，封闭停用；再将第一坑粪便清掏使用，实现双坑交替使用。

F.3.3 厕坑粪便封存半年以后，可直接用做肥料；如果不足半年需清掏，应进行高温堆肥等方式的无害化处理。

F.3.4 按 4.3 户厕管理维护的卫生要求进行管理。

ICS 13.120
C 51

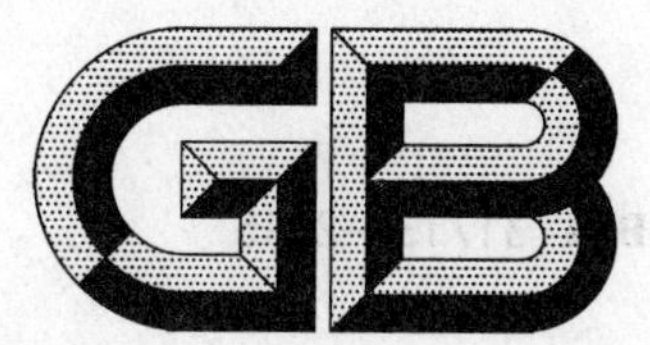

中华人民共和国国家标准

GB/T 31713—2015

抗菌纺织品安全性卫生要求

Hygienic requirement for safety of antibacterial textiles

2015-06-02 发布　　2016-01-01 实施

中华人民共和国国家质量监督检验检疫总局
中国国家标准化管理委员会　发布

前言

本标准按照 GB/T 1.1—2009 给出的规则起草。

本标准由中华人民共和国国家卫生和计划生育委员会提出并归口。

本标准负责起草单位:中国疾病预防控制中心环境与健康相关产品安全所。

本标准参加起草单位:武汉市疾病预防控制中心、中国航天员科研训练中心、武汉纺织大学、解放军总后勤部军需装备研究所、武警后勤装备研究所、解放军总医院第一附属医院、解放军总后军代局质检处、广东省微生物研究所。

本标准主要起草人:金银龙、王俊起、郑华英、邹海清、熊德鑫、白树民、李毅民、应波、王友斌、潘力军、蔡诗文、张流波、易长海、张建春、黄纪明、满向东、刘俊卿、陈仪本、胡权、欧阳友生、刘宝钢、治洪、王芳、刘天纵、陈光。

抗菌纺织品安全性卫生要求

1 范围

本标准规定了抗菌纺织品安全性的卫生要求。

本标准适用于经抗菌剂添加改性或后整理制成的各类抗菌纺织产品。

2 规范性引用文件

下列文件对于本文件的应用是必不可少的。凡是注日期的引用文件，仅注日期的版本适用于本文件。凡是不注日期的引用文件，其最新版本(包括所有的修改单)适用于本文件。

GB 7919 化妆品安全性评价程序和方法

GB 18401 国家纺织产品基本安全技术规范

GB/T 18885 生态纺织品技术要求

GB/T 20944(所有部分) 纺织品 抗菌性能的评价

FZ/T 73023—2006 抗菌针织品

消毒技术规范 卫生部

3 术语和定义

下列术语和定义适用于本文件。

3.1

抗菌纺织品 antibacterial textiles

添加抗菌剂改性或后整理制成的各类抗菌纺织产品。

3.2

抗菌纺织品安全性 safety of antibacterial textiles

人们穿着或使用的抗菌纺织用品，不得有损害人体健康的副作用。

3.3

皮肤正常菌群 normal flora of skin

长期栖居在人体皮肤上的正常菌群与人相互依存，构成了相对恒定的皮肤微生态体系，以其菌群优势对沾染在皮肤上的致病微生物起到自净拮抗作用。

3.4

抗菌物质溶出性 solubility of antibacterial agent

依据抗菌纺织品中溶出的抗菌物质对革兰氏阳性细菌、革兰氏阴性细菌和真菌 3 种标准菌株的最大抑菌圈宽度大小，将抗菌纺织品分为非溶出性、微溶出性、中度溶出性和高溶出性。

4 安全性卫生要求

4.1 抗菌纺织品使用的抗菌剂应经卫生安全性评价；用于抗菌纺织品添加改性或后整理的抗菌剂，安全性应符合《消毒技术规范》的要求。

4.2 抗菌纺织品应首先满足卫生安全性要求;其功能性和其他基本要求应符合 GB 18401、GB/T 18885、GB/T 20944 和 FZ/T 73023 的规定。

4.3 抗菌纺织品的抗菌物质应为非溶出性或微溶出性。经抗菌物质溶出性检测,其抑菌圈宽度(D)应≤5 mm。

4.4 抗菌纺织品对人体健康不应产生损害作用,对人体皮肤无刺激性和致敏作用。动物皮肤刺激试验结果应为无刺激性,动物皮肤变态反应试验结果应为阴性。

4.5 抗菌纺织品对黏膜不应产生刺激性。阴道黏膜刺激性试验结果应为无刺激性。

4.6 抗菌纺织品应无致畸、致突变、致癌作用物质释放,遗传毒性试验(至少应包括 1 项基因突变试验和 1 项染色体畸变试验)检测结果应为阴性。

4.7 与人体皮肤直接接触的抗菌纺织品,对人体皮肤正常菌群不应产生影响作用。特殊行业需要贴身穿着抗菌纺织品连续 3 个月或以上时,需经皮肤正常菌群影响检测。经 30 例志愿人群连续试验穿着 72 h 后,试验组与对照组的皮肤正常菌群各菌种检测结果的平均值不应有显著性差异(统计学检验 $P>0.05$)。

4.8 不应使用抗菌纺织品制作 3 周岁以内婴幼儿的用品。

4.9 由抗菌纺织品制作的妇女贴身用品应有忌用标志:

a) 内裤——孕妇忌用;

b) 内衣、文胸——哺乳期妇女忌用。

4.10 抗菌纺织品产品的标签应注明采用抗菌剂的名称、生产企业、产地、批号、忌用范围等内容。

5 检测指标与方法

5.1 抗菌物质溶出性

5.1.1 抗菌纺织品的抗菌物质溶出性,应按附录 A 检测。

5.1.2 抗菌物质溶出性的判定,依据抗菌物质对革兰氏阳性细菌、革兰氏阴性细菌和真菌 3 种标准菌株的最大抑菌圈宽度(D)大小判定,见表 1。

表 1 抗菌物质溶出性结果的判定

抑菌圈宽度 D mm	抗菌物质溶出性
≤1	非溶出性
>1~≤5	微溶出性
>5~≤10	中度溶出性
>10	高溶出性

5.2 毒理学指标

5.2.1 抗菌纺织品应经过动物急性皮肤(1 次与多次)刺激试验、皮肤变态反应试验检测。检测方法参照 GB 7919 执行。

5.2.2 对于可能与黏膜接触的抗菌纺织品,应进行阴道黏膜刺激试验。检测方法参照《消毒技术规范》执行。

5.2.3 应用不同抗菌剂或应用同种抗菌剂而生产工艺流程不同的抗菌纺织品,应进行遗传毒理学检测,其检测内容应包括 1 项基因突变试验和 1 项染色体畸变试验,若其中 1 项试验结果阳性,则应补充相应试验证实其安全可靠。检测方法参照 GB 7919 执行。

5.2.4 抗菌纺织品在安全性检测之前,需经标准洗涤 1 次后进行。标准洗涤方法参照 FZ/T 73023—2006 的附录 C 执行。

5.3 皮肤菌群

5.3.1 皮肤正常菌群的检测指标菌:丙酸杆菌、表皮葡萄球菌、在厌氧条件下可生长的葡萄球菌。

5.3.2 检测方法参照附录 B、附录 C、附录 D(包括在厌氧条件下可生长的葡萄球菌)执行。

附 录 A
（规范性附录）
抗菌物质的溶出性测试方法

A.1 设备和材料

A.1.1 试样准备

A.1.1.1 试样均应按 FZ/T 73023—2006 附录 B、附录 C 要求进行一次洗涤后测试。

A.1.1.2 分别取已洗涤一次的标准空白试样、抗菌纺织品试样的不同部位 1.5 cm×1.5 cm 的试样各 3 块，在 103 kPa、121 ℃灭菌 15 min，备用。标准空白试样按 FZ/T 73023—2006 附录 A 标准空白样执行。

A.1.1.3 试验菌株 革兰氏阳性菌：金黄色葡萄球菌（ATCC 6538）；革兰氏阴性菌：大肠杆菌（8099 或 ATCC 25922）或肺炎杆菌（ATCC 4352）任选一种；真菌：白色念珠菌（ATCC 10231）。

A.1.2 菌液制备

A.1.2.1 细菌菌液：无菌操作条件下，用接种环从 3～10 代的菌种试管斜面上取菌，营养琼脂培养基上划线，37 ℃±1 ℃培养 20 h～24 h。用接种环挑取典型菌落，接种到 10 mL 营养肉汤管中，37 ℃±1 ℃，130 r/min、振荡培养 18 h～20 h，制成菌悬液。测定活菌数应达到 1×10^{9} CFU/mL～5×10^{9} CFU/mL。菌液应即时制备，不宜在冰箱内保存。

A.1.2.2 真菌菌液：无菌操作条件下，用接种环从 3～10 代的菌种保存管中取菌，转种另一支沙氏琼脂培养基试管斜面，37 ℃±1 ℃培养 18 h～24 h。向新鲜培养物加 5 mL 0.03 mol/L 磷酸盐缓冲液，洗下菌苔，用吸管将菌液移至另一只无菌试管中，振摇 80 次，使其均匀，测定活菌数应达到 1×10^{8} CFU/mL～5×10^{8} CFU/mL。

A.1.2.3 将 A.1.3.1 制备的细菌菌液（或 A.1.3.2 真菌菌液），用 0.03 mol/L 磷酸盐缓冲液 10 倍梯度稀释至 10^{5} CFU/mL～10^{6} CFU/mL 备用。

A.1.3 培养基制备

A.1.3.1 营养琼脂

A.1.3.1.1 成分：

a) 蛋白胨：10.0 g；

b) 氯化钠：5.0 g；

c) 牛肉浸出粉：3.0 g；

d) 酵母膏粉：3.0 g；

e) 琼脂：15.0 g；

f) 蒸馏水：1 000 mL。

A.1.3.1.2 制法：将 A.1.3.1.1 中 a)～e)各成分溶于 1 000 mL 蒸馏水中，调整 pH 为 7.2±0.2，121 ℃灭菌 15 min。

A.1.3.1.3 制皿：冷却至约 50 ℃营养琼脂培养基，灭菌平皿中倾入 15 mL～18 mL，凝固翻转，培养箱无菌试验检测后备用。

A.1.3.2 沙氏琼脂

A.1.3.2.1 成分：

a) 蛋白胨：10.0 g；

b) 葡萄糖：40.0 g；

c) 琼脂：20.0 g；

d) 蒸馏水：1 000 mL。

A.1.3.2.2 制法：将 A.1.3.2.1 中 a)～c)各成分溶于 1 000 mL 蒸馏水中，调整 pH 5.6±0.2，116 ℃灭菌 20 min。

A.1.3.2.3 制皿：冷却至约 50 ℃沙氏琼脂培养基，灭菌平皿中倾入 15 mL～18 mL，凝固翻转，培养箱无菌试验检测后备用。

A.2 操作步骤

A.2.1 接种菌液

取 0.1 mL 待接种菌液，均匀平铺在平皿培养基表面，置室温 5 min。

A.2.2 贴试样

取备用试样平贴在含菌液的培养基上，用无菌镊子轻压样片，使其紧贴于培养基表面。每个平皿贴 1 块标准空白试样及 1 块抗菌织物试样。各样片边缘相距 1.5 cm 以上，距平皿边缘 1 cm，每次试验应作 3 个平行样。

A.2.3 培养

倒置平皿，放入培养箱中，金黄色葡萄球菌、大肠杆菌 37 ℃±1 ℃培养 24 h±2 h，白色念珠菌 37 ℃±1 ℃培养 48 h±2 h。

A.3 报告

A.3.1 结果有效性判定

对照的标准空白试样，抑菌圈宽度 $D=0$，试样与培养基接触部分有菌生长，判定试验有效，否则判定试验无效，需重作试验。

A.3.2 测量

用游标卡尺测量抑菌圈外沿总宽度，取其平均值报告抑菌圈宽度。

A.3.3 报告

抑菌圈宽度 D：$D \leqslant 1$ mm 为非溶出性，1 mm$<D \leqslant 5$ mm 为微溶出性，5 mm$<D \leqslant 10$ mm 为中度溶出性，$D>10$ mm 为溶出性。

附　录　B
（规范性附录）
皮肤正常菌群检测采样方法

B.1　采样部位

腹股沟双侧，每侧 5 cm^2，两侧共 10 cm^2。

B.2　0.03％吐温-80 半胱氨酸磷酸盐缓冲液

B.2.1　成分

无水磷酸氢二钠（Na_2HPO_4）	2.83 g
磷酸二氢钾（KH_2PO_4）	1.36 g
吐温-80（Tween 80）	0.3 mL
L-半胱氨酸	0.4 g
蒸馏水	1 000 mL

B.2.2　制法

将各成分加到蒸馏水中，加热煮沸至完全溶解，无需调节 pH。分别取 10 mL 分装于玻璃试管中，121 ℃灭菌 15 min 备用。

B.3　采样方法

将无菌棉拭子在 10 mL 含 0.03％吐温-80 的胱氨酸磷酸缓冲液试管内浸湿。采样者用左手大拇指和中指或食指绷紧采样部位使其毛囊暴露，右手持浸湿吐温-80 磷酸盐缓冲液的无菌棉拭子在毛囊暴露处皮肤稍用力向内顺时针转动棉签涂抹 20 次，采样部位应无剩余吐温-80 磷酸盐缓冲液，迅速将棉拭子送入试管内，折断杆柄并丢弃手持部分，棉拭子完全浸入该 0.03％吐温-80 半胱氨酸磷酸盐缓冲液管中。两侧采样方法相同，两只棉拭子放入同一试管中。

B.4　运输与保存要求

采集的样品应在 4 ℃保存，并在 2 h 内送试验室检测。

附　录　C
（规范性附录）
表皮葡萄球菌检测方法

C.1　设备和材料

C.1.1　设备及耗材

恒温培养箱(37 ℃±1 ℃)、冰箱(2 ℃～4 ℃)、恒温水浴箱(37 ℃～65 ℃)、天平(感量 0.1 g)、均质器、振荡器、吸管(1 mL 与 10 mL)或可调微量移液器、吸头、培养皿(直径 90 mm)、接种环或涂布棒、pH 计或精密 pH 试纸。

C.1.2　培养基和试剂

C.1.2.1　0.03%吐温-80 半胱氨酸磷酸盐缓冲液

同 B.2。

C.1.2.2　血琼脂平板

C.1.2.2.1　成分

蛋白胨	10.0 g
牛肉膏	3.0 g
氯化钠	5.0 g
琼脂	15.0 g～20.0 g
蒸馏水	1 000 mL
pH	7.2～7.4

C.1.2.2.2　制法

将除琼脂以外的各成分溶解于蒸馏水内，加入 15%氢氧化钠溶液约 2 mL 调节 pH 至 7.2～7.4。加入琼脂，加热煮沸，使琼脂溶化，121 ℃高压灭菌 15 min。用时加热溶化琼脂，冷至 50 ℃，每 100 mL 加入脱纤维羊血 8 mL～10 mL 摇匀后倾注平板。使用前在冰箱 4 ℃储存。

C.1.2.3　Baird-Parker 琼脂平板

C.1.2.3.1　成分

胰蛋白胨	10.0 g
牛肉膏	5.0 g
酵母膏	1.0 g
丙酮酸钠	10.0 g
甘氨酸	12.0 g
六水合氯化锂($LiCl \cdot 6H_2O$)	5.0 g
琼脂	20.0 g
蒸馏水	950 mL
pH	7.0±0.2

C.1.2.3.2　卵黄亚碲酸钾增菌剂的配法

30%卵黄盐水 50 mL 与经过除菌过滤的1%亚碲酸钾溶液 10 mL 混合，保存于冰箱内。

C.1.2.3.3　制法

将各成分加到蒸馏水中，加热煮沸至完全溶解，冷却至 25 ℃，调节 pH。分装每瓶 95 mL，121 ℃高压灭菌 15 min。临用时加热溶化琼脂，冷至 50 ℃，每 95 mL 加入预热至 50 ℃的卵黄亚碲酸钾增菌剂 5 mL 摇匀后倾注平板。培养基应是致密不透明的。使用前在冰箱储存，储存时间不得超过 48 h。

C.1.2.4　革兰氏染色液

C.1.2.4.1　结晶紫染色液

C.1.2.4.1.1　成分

结晶紫	1.0 g
95%乙醇	20.0 mL
1%草酸铵水溶液	80.0 mL

C.1.2.4.1.2　制法

将结晶紫完全溶解于乙醇中，然后与草酸铵溶液混合。

C.1.2.4.2　革兰氏碘液

C.1.2.4.2.1　成分

碘	1.0 g
碘化钾	2.0 g
蒸馏水	300 mL

C.1.2.4.2.2　制法

将碘化钾先行混合，加入蒸馏水少许，待完全溶解后，再加碘充分振摇，补充蒸馏水至 300 mL。

C.1.2.4.3　沙黄复染液

C.1.2.4.3.1　成分

沙黄	0.25 g
95%乙醇	10.0 mL
蒸馏水	90.0 mL

C.1.2.4.3.2　制法

将沙黄溶解于乙醇中，然后用蒸馏水稀释。

C.1.2.4.4　染色法

染色法试验步骤为：

a)　涂片在火焰上固定，滴加结晶紫染液，染 1 min，水洗；

b)　滴加革兰氏碘液，作用 1 min，水洗；

c) 滴加95%乙醇脱色约15 s～30 s,直至染色液被洗掉,不要过分脱色,水洗;

d) 滴加复染液,复染1 min,水洗、待干、镜检。

C.1.2.5 无菌生理盐水

C.1.2.5.1 成分

氯化钠	8.5 g
蒸馏水	1 000 mL

C.1.2.5.2 制法

称取8.5 g氯化钠溶于1 000 mL蒸馏水中,121 ℃高压灭菌15 min。

C.2 检验程序

检验程序见图C.1。

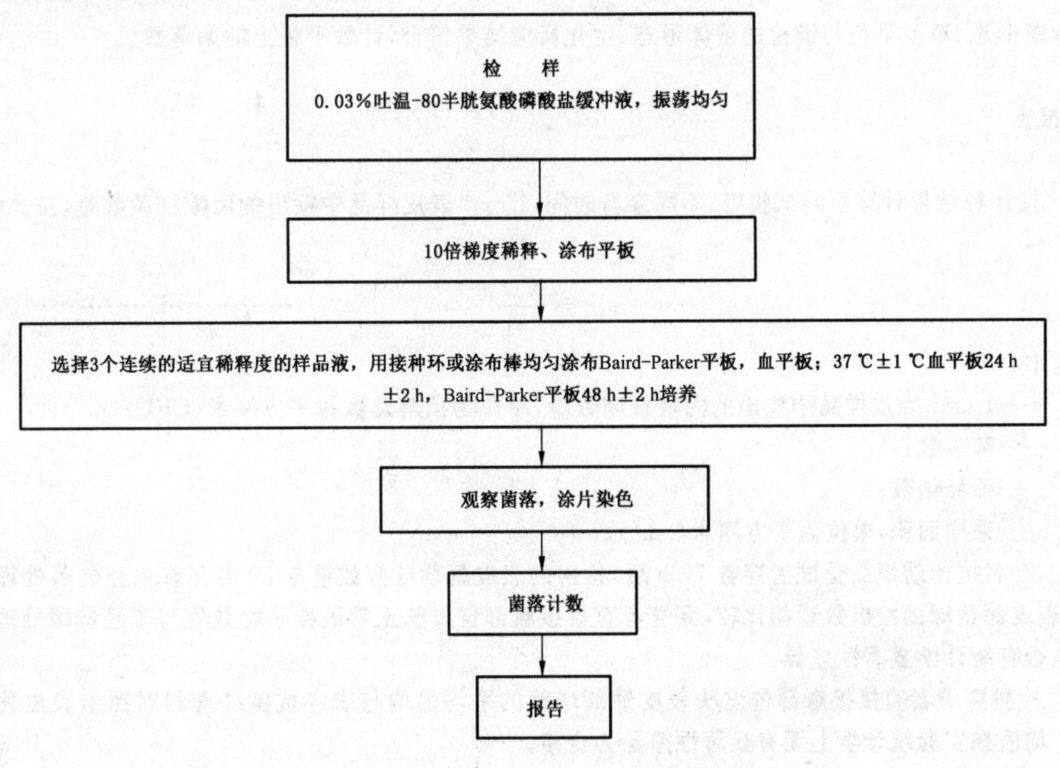

图 C.1 检验程序

C.3 操作步骤

C.3.1 稀释

C.3.1.1 将装有采样拭子的0.03%吐温-80半胱氨酸磷酸盐缓冲液试管置2 800 r/min～3 000 r/min振荡器上震荡1 min。

C.3.1.2 吸取1 mL样品置盛有9 mL 0.03%吐温-80半胱氨酸磷酸盐缓冲液无菌试管中,充分混匀,制成1∶10的稀释液,吸取1∶10样品匀液1 mL,沿管壁缓慢注于另一盛有9 mL 0.03%吐温-80半胱氨酸磷酸盐缓冲液的试管中，制成1∶100的样品匀液。

C.3.2 接种

接种选择10^{-1}、10^{-2}、10^{-3}3个稀释度的样液，分别各吸取0.1 mL样液滴入血平板、Baird-Parker平板，用灭菌L型、三角形玻棒，涂布整个平板，静置10 min。

C.3.3 培养

37 ℃±1 ℃培养，血平板培养24 h±2 h，Baird-Parker平板培养48 h±2 h。

C.3.4 菌落计数

血平板上计数直径2 mm～3 mm、圆形、光滑凸起、湿润、白色，周围可见溶血圈的菌落；Baird-Parker平板菌落直径为2 mm～3 mm、呈灰色到黑色、边缘较淡、周围有一混浊带、外层有一透明圈的菌落。

C.3.5 菌落计数

菌落形态、革兰染色与镜检的菌体形态、生化反应结果符合，计数平板上的菌落数。

C.4 报告

C.4.1 按计数结果计算不同试验组、不同穿着时间，1 cm^2 表皮样品中检出的丙酸杆菌数量，按式(C.1)计算：

$$x=\frac{N\times n}{A} \quad \cdots\cdots\cdots\cdots (C.1)$$

式中：

x ——1 cm^2 表皮样品中检出的丙酸杆菌数量，单位为菌落总数每平方厘米(CFU/cm^2)；

N——菌落数；

n ——稀释倍数；

A ——采样面积，单位为平方厘米(cm^2)。

C.4.2 30名抗菌纺织品受试者穿着72 h后，检出的表皮葡萄球菌数量与30名穿着未经抗菌处理的对照组，表皮葡萄球菌检出数量相比较，穿着者直接接触部位皮肤正常菌群平均数值与未经抗菌处理的对照组是否有统计学显著性差异。

C.4.3 检测穿着者直接接触部位皮肤表皮葡萄球菌的平均值均与未经抗菌处理的对照组表皮葡萄球菌的平均值在实验统计学上无有显著性差异为合格。

附 录 D
（规范性附录）
丙酸杆菌检测方法
（包括在厌氧条件下可生长的葡萄球菌检测）

D.1 设备和材料

D.1.1 设备及耗材

恒温培养箱(37 ℃±1 ℃)，冰箱 (2 ℃～4 ℃)，恒温水浴箱(37 ℃～65 ℃)，智能厌氧系统与厌氧培养室(恒温 37 ℃±1 ℃，气体：二氧化碳 5%、氢气 5%、氮气 90%)，天平(感量 0.1 g)，振荡器，无菌吸管(1 mL 与 10 mL)或微量移液器，吸头，接种环或涂布棒，锥形瓶(容量 100 mL、500 mL)，培养皿(直径 90 mm)，pH 计或精密 pH 试纸、全自动微生物分析系统，厌氧菌鉴定卡。

D.1.2 培养基和试剂

D.1.2.1 0.03%吐温-80 半胱氨酸磷酸盐缓冲液

同 B.2。

D.1.2.2 厌氧琼脂平皿

D.1.2.2.1 成分

蛋白胨	15.0 g
酵母粉	5.0 g
大豆胨	5.0 g
牛肉粉	5.0 g
葡萄糖	5.0 g
氯化钠	3.0 g
可溶性淀粉	0.5 g
L-半胱氨酸	2.5 g
磷酸二氢钾 (KH_2PO_4)	0.005 g
维生素 K_1	0.001 g
琼脂	1.5 g
蒸馏水	1 000 mL
pH	6.8～7.0

D.1.2.2.2 制法

将各成分加到蒸馏水中，加热煮沸至完全溶解，调节 pH。分装锥形瓶，115 ℃高压灭菌 15 min。临用时加热溶化琼脂，冷至 50 ℃，每 100 mL 加入无菌脱纤维羊血 8 mL～10 mL，多粘菌素 B (25 万单位/支) 25 μL，0.5%甲硝唑(灭滴灵)80 μL 摇匀后倾注平板。使用前在冰箱储存。

D.1.2.3 营养琼脂平皿

D.1.2.3.1 成分

蛋白胨	12 g

氯化钠	5 g
牛肉膏粉	3 g
酵母膏粉	3 g
琼脂	12 g
蒸馏水	1 000 mL
pH	7.2±0.2

D.1.2.3.2 制法

取 D.1.2.3.1 成分加入蒸馏水中，溶解后煮沸，调节 pH 为 7.2±0.2。121 ℃ 灭菌 15 min。

D.1.2.4 革兰氏染色液

同 C.1.2.4。

D.2 检验程序

检验程序见图 D.1。

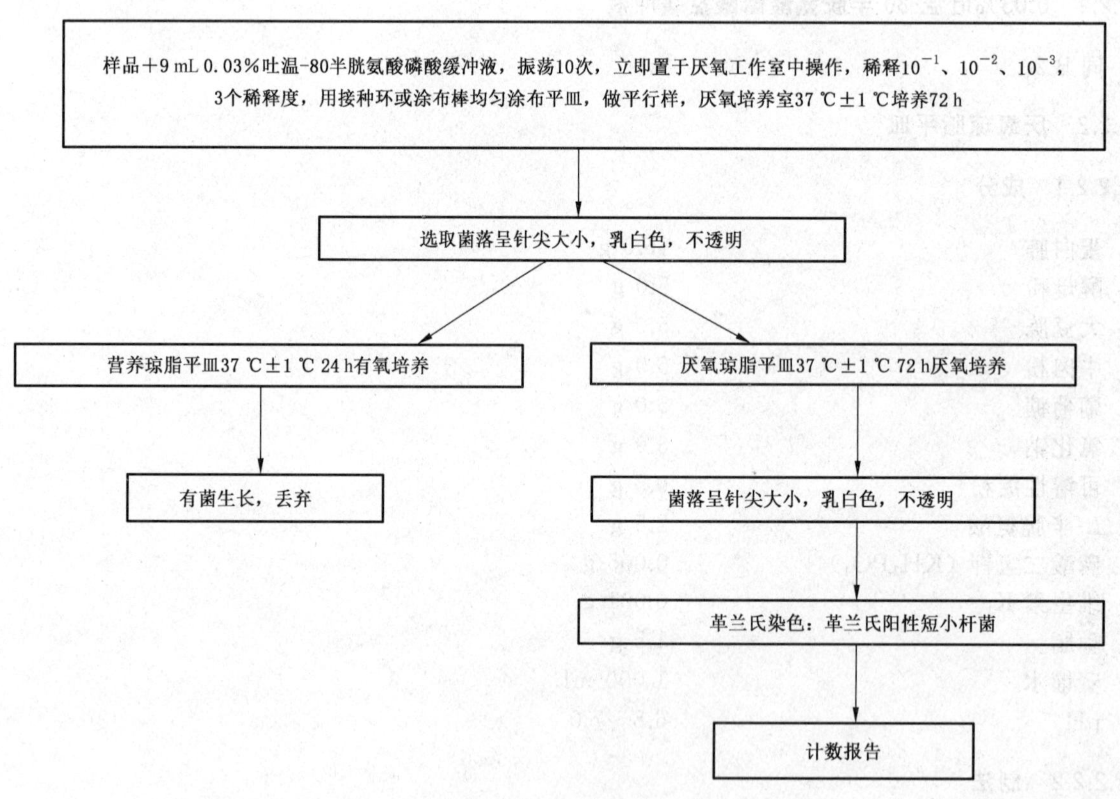

图 D.1 检验程序

D.3 操作步骤

D.3.1 稀释

D.3.1.1 将装有采样拭子的 0.03%吐温-80 半胱氨酸磷酸盐缓冲液试管置 2 800 r/min～3 000 r/min

振荡器上震荡 30 s。

D.3.1.2 立即置厌氧条件下，吸取 1 mL 样品置盛有 9 mL 0.03％吐温-80 半胱氨酸磷酸盐缓冲液无菌试管中，混匀，制成 1∶10 的稀释液，吸取 1∶10 样品匀液 1 mL，沿管壁缓慢注于另一盛有 9 mL 0.03％吐温-80 半胱氨酸磷酸盐缓冲液的试管中，制成 1∶100 的样品匀液。

D.3.2 接种

接种选择 10^{-1}、10^{-2}、10^{-3} 3 个稀释度的样液，分别各吸取 0.1 mL 样液滴入厌氧琼脂平皿，用灭菌 L 型、三角形玻棒，涂布整个平板，做平行样，静置 10 min。

D.3.3 分离培养

D.3.3.1 置厌氧培养室培养 72 h，如无厌氧培养室，也可用智能厌氧系统。

D.3.3.2 丙酸杆菌培养 72 h，在厌氧琼脂平皿上形成直径约为 0.5 mm，颜色呈乳白色，不透明突起，较湿润、用接种针容易挑起的可疑菌落。将菌落分别接种营养琼斯平皿和厌氧琼脂平皿，进行耐氧试验。营养琼脂平皿，置普通温箱 37 ℃±1 ℃进行培养 24 h，如有菌生长弃去；如无菌生长，则继续观察厌氧培养琼脂平皿菌落生长情况。

D.3.3.3 厌氧琼脂平皿置厌氧培养室 37 ℃±1 ℃培养 72 h，如仍有 D.3.2.2 描述菌落生长，挑取上述菌落进行革兰氏染色镜检及生化鉴定试验。

D.3.3.4 染色镜检：丙酸杆菌为革兰氏阳性短杆菌，排列呈多形态，X、Y、V 状，无芽孢、荚膜。

D.3.3.5 在厌氧琼脂平皿上，在厌氧条件下可生长的葡萄球菌菌落为 0.5 mm～1.0 mm、颜色呈白色、乳白色、透明、不透明突起或扁平、较湿润的可疑菌落。染色镜检该菌菌体为革兰氏阳性球菌，多个菌体可呈堆状排列。

D.4 菌落计数

菌体形态、革兰染色与镜检的菌体形态符合，计数平板上的菌落数。丙酸杆菌与在厌氧条件下可生长的葡萄球菌应分别计数。

D.5 报告

D.5.1 按计数结果计算不同试验组、不同穿着时间，1 cm^2 表皮样品中检出的丙酸杆菌数量计算见式(C.1)。

D.5.2 30 名抗菌纺织品受试者穿着 72 h 后，检出的丙酸杆菌数量与 30 名穿着未经抗菌处理的对照组，丙酸杆菌检出数量相比较，穿着者直接接触部位皮肤正常菌群平均数值与未经抗菌处理的对照组是否有显著性差异。

D.5.3 按 D.5.2 的要求比较在厌氧条件下可生长的葡萄球菌试验组与对照组是否存在统计学显著性差异。

D.5.4 检测穿着者直接接触部位皮肤丙酸杆菌、在厌氧条件下可生长的葡萄球菌的平均值均与未经抗菌处理的对照组丙酸杆菌、在厌氧条件下可生长的葡萄球菌的平均值在实验统计学上无有显著性差异为合格。

ICS 13.060
C 51

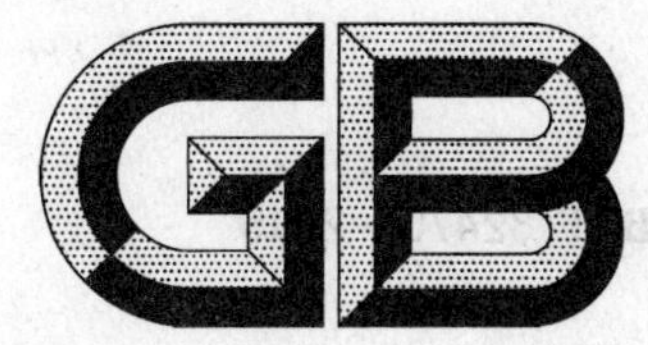

中华人民共和国国家标准

GB/T 32470—2016

生活饮用水臭味物质　土臭素和 2-甲基异莰醇检验方法

Organic compounds in drinking water—Test methods of geosmin and 2-methylisoborneol

2016-06-14 发布　　2016-11-01 实施

中华人民共和国国家质量监督检验检疫总局
中国国家标准化管理委员会　发布

前 言

本标准按照 GB/T 1.1—2009 给出的规则起草。

本标准由国家卫生和计划生育委员会提出并归口。

本标准起草单位：中国疾病预防控制中心环境与健康相关产品安全所、广东省疾病预防控制中心、河南省疾病预防控制中心、云南省疾病预防控制中心、黑龙江省疾病预防控制中心。

本标准主要起草人：张振伟、鄂学礼、张岚、朱炳辉、张榕杰、许瑛华、林佶、张剑峰。

生活饮用水臭味物质　土臭素和 2-甲基异莰醇检验方法

1　范围

本标准规定了测定生活饮用水及其水源水中的土臭素(Geosmin)和2-甲基异莰醇(2-methylisoborneol,简称2-MIB)的顶空固相微萃取-气相色谱-质谱法。

本标准适用于生活饮用水及其水源水中土臭素和2-甲基异莰醇含量的测定。

2　原理

利用固相微萃取纤维吸附样品中的土臭素和2-甲基异莰醇,顶空富集后用气相色谱-质谱联用仪分离测定。

3　试剂和材料

3.1　载气

高纯氦(99.999%)。

3.2　试剂

3.2.1　甲醇:优级纯。
3.2.2　纯水:色谱检验无干扰成分。
3.2.3　氯化钠(NaCl):优级纯,经450 ℃烘烤2 h后置干燥器内备用。
3.2.4　色谱标准物:土臭素、2-甲基异莰醇和内标2-异丁基-3-甲氧基吡嗪均为有证标准溶液。

4　仪器

4.1　气相色谱-质谱联用仪

4.1.1　气相色谱仪

4.1.1.1　记录仪或工作站。
4.1.1.2　色谱柱HP-5(30 m×0.25 mm×0.25 μm)弹性石英毛细管柱,DB-5(60 m×0.25 mm×1 μm)弹性石英毛细管柱,或者同等极性的毛细管色谱柱。
4.1.1.3　固相微萃取专用衬管(78.5 mm×6.3 mm×0.75 mm)。

4.1.2　质谱仪

使用电子电离源(简称EI)方式离子化,标准电子能量为70 eV。

4.2　固相微萃取装置

4.2.1　固相微萃取采样台。

4.2.2 固相微萃取手柄。

4.2.3 固相微萃取纤维:DVB/CAR/PDMS 纤维,或同级品。第一次使用前,应先置于进样口老化萃取纤维。老化温度为 230 ℃~270 ℃,老化时间为 1 h,或者参考厂商建议的温度与时间。

4.2.4 进样导管。

4.3 微量注射器

10 μL、50 μL 和 100 μL。

4.4 采样瓶

60 mL 棕色玻璃瓶,具有用聚四氟乙烯薄膜包硅橡胶垫的螺旋盖,使用前经 120 ℃烘烧 1 h。

4.5 磁力搅拌子

搅拌子长 15 mm,内径 1.5 mm。

5 样品

5.1 样品的稳定性

样品中的待测组分易挥发。

5.2 样品的采集和保存

样品采集使用具有聚四氟乙烯瓶垫的棕色玻璃瓶。采样时,取水至满瓶,瓶中不可有气泡。采集后置于 4 ℃冰箱中密封保存,24 h 内完成测定。

5.3 样品前处理

5.3.1 取出水样瓶放置至室温,测定天然水样的土臭素和 2-甲基异莰醇时,需经 0.45 μm 滤膜过滤。

5.3.2 在 60 mL 采样瓶中置入磁力搅拌子(如图 1),加氯化钠(NaCl)10 g。

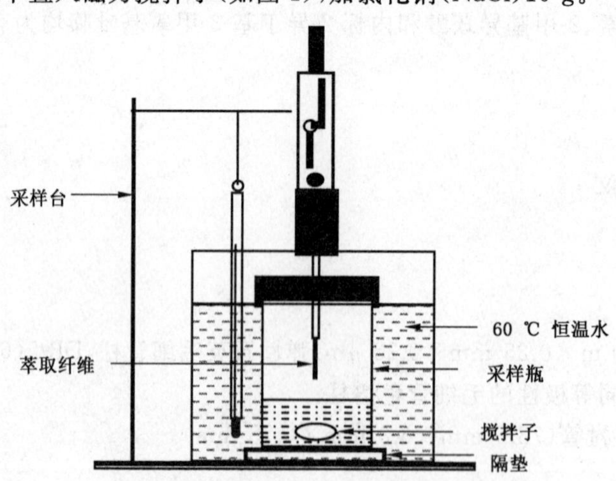

图 1 固相微萃取装置图

5.3.3 加入水样 40 mL 后再加入 10 μL 内标添加液(浓度 40 μg/L),旋紧瓶盖。

5.3.4 将采样瓶置于采样台,60 ℃水浴加热。

5.3.5 经 15 s 加热搅拌均匀后,压下萃取纤维至顶部空间进行吸附萃取。

5.3.6 萃取 40 min 后,取出萃取纤维,擦干吸附针头水分后,将萃取纤维插入气相色谱进样口,在 250 ℃下解吸 5 min。

6 分析步骤

6.1 仪器的调整

6.1.1 气相色谱仪器条件

6.1.1.1 HP-5(30 m×0.25 mm×0.25 μm):

载气:高纯氦;

进样口压力:56.5 kPa;

进样口温度:250 ℃;

进样方式:不分流进样;

程序升温:起始温度 60 ℃保持 2.5 min,以 8 ℃/min 速率升至 250 ℃,保持 5 min。

6.1.1.2 DB-5(60 m×0.25 mm×1 μm):

载气:高纯氦;

进样口压力:144.8 kPa;

进样口温度:250 ℃;

进样方式:不分流进样;

程序升温:起始温度 40 ℃保持 2 min,以 30 ℃/min 速率升至 180 ℃,然后以 10 ℃/min 速率升至 270 ℃,保持 3 min。

6.1.2 质谱仪操作条件

离子源:电子电离源(EI);离子源温度:230 ℃;接口温度:280 ℃;离子化能量:70 eV;扫描模式:选择离子检测(SIM),选择离子检测参数见表 1、表 2。

表 1 选择离子检测参数(HP-5)

化合物	保留时间 min	定性离子 m/z	定量离子 m/z
土臭素	14.50	112,125	112
2-甲基异莰醇	10.65	95,107,135	95
2-异丁基-3-甲氧基吡嗪	10.48	94,124,151	124

表 2 选择离子检测参数(DB-5)

化合物	保留时间 min	定性离子 m/z	定量离子 m/z
土臭素	17.26	112,125	112
2-甲基异莰醇	14.18	95,107,135	95
2-异丁基-3-甲氧基吡嗪	13.45	94,124,151	124

6.2 校准

6.2.1 定量分析中校准方法

内标法。

6.2.2 标准样品

6.2.2.1 标准样品的配制规定

每次分析样品时,标准使用液需现场配制。

6.2.2.2 标准样品的制备

6.2.2.2.1 标准储备溶液的配制:

a) 土臭素标准储备液:可直接购买具有标准物质证书的标准溶液,常用浓度为 100 mg/L。将其置于聚四氟乙烯封口的螺口瓶中或密闭安瓶中,尽量减少瓶内的液上顶空,避光于冰箱保存。

b) 2-甲基异莰醇标准储备液:同 6.2.2.2.1 a)配制。

c) 2-异丁基-3-甲氧基吡嗪标准储备液:同 6.2.2.2.1 a)配制。

6.2.2.2.2 标准中间液的配制:

a) 土臭素标准中间液:用甲醇将土臭素标准储备液[6.2.2.2.1 a)]稀释成浓度为 10.0 mg/L 的中间溶液。将其置于聚四氟乙烯封口的螺口瓶中或密闭安瓶中,尽量减少瓶内的液上顶空,避光于 4 ℃保存,使用前要检查溶液是否变质或挥发。

b) 2-甲基异莰醇标准中间液:同 6.2.2.2.2 a)配制。

c) 2-异丁基-3-甲氧基吡嗪标准中间液:同 6.2.2.2.2 a)配制。

6.2.2.2.3 标准混合使用溶液的配制:将标准中间液放至室温,用甲醇或纯水将 10.0 mg/L 的土臭素、2-甲基异莰醇标准中间液[6.2.2.2.2 a)、b)]稀释成 40.0 μg/L 的标准混合使用液。标准系列可配制 5 个浓度点,一个浓度点在最低检测质量浓度附近,其他 4 个浓度点相应于预计样品浓度的范围内。标准混合使用溶液,现配现用。

6.2.2.2.4 内标添加液的配制:将标准中间液放至室温,用甲醇或纯水将 10.0 mg/L 的 2-异丁基-3-甲氧基吡嗪标准中间液[6.2.2.2.2 c)],稀释成浓度为 40.0 μg/L 的内标添加液。内标添加液,现配现用。

6.2.2.3 气相色谱使用标准样品的条件

6.2.2.3.1 每批样品应制备标准曲线。

6.2.2.3.2 在工作范围内相对标准偏差小于 10% 即可认为仪器处于稳定状态。

6.2.2.3.3 内标物的响应值在每次测定之间的偏离不应大于 30%,否则应说明原因。

6.2.3 标准曲线的绘制

配制 5 种不同浓度的标准混合溶液,最低一点浓度在最低检出质量浓度附近,配制浓度为 5.0 ng/L、10.0 ng/L、20.0 ng/L、50.0 ng/L、100.0 ng/L。取 40 mL 标准混合溶液,加入 10 μL 内标(IBMP)添加液,按照 5.3 前处理后,经气相色谱-质谱联用仪分析。以峰面积为纵坐标,浓度为横坐标,绘制标准曲线。

6.3 试验

6.3.1 进样方式

直接进样。

6.3.2 记录

以标样核对,记录色谱峰的保留时间及对应的化合物。

6.3.3 色谱图的考察

6.3.3.1 标准色谱图:见图 2。

6.3.3.2 定性分析:

a) 各组分出峰次序:2-异丁基-3-甲氧基吡嗪,2-甲基异莰醇,土臭素;

b) 保留时间:

HP-5(30 m × 0.25 mm × 0.25 μm):2-异丁基-3-甲氧基吡嗪 10.48 min,2-甲基异莰醇 10.65 min,土臭素 14.50 min;

DB-5(60 m×0.25 mm×1 μm):2-异丁基-3-甲氧基吡嗪 13.45 min,2-甲基异莰醇 14.18 min,土臭素 17.26 min。

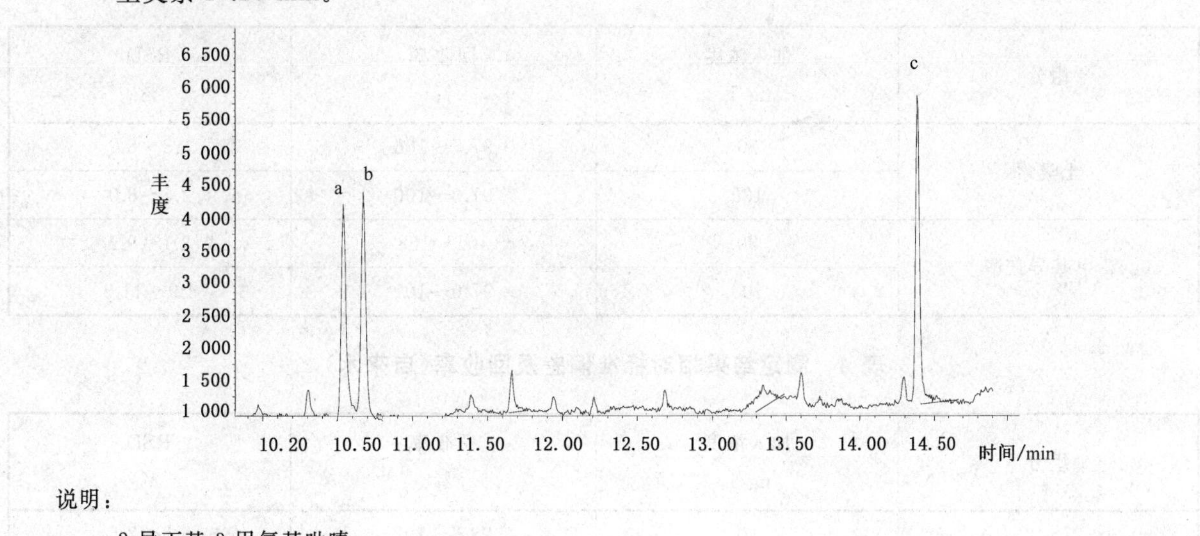

说明:

a ——2-异丁基-3-甲氧基吡嗪;

b ——2-甲基异莰醇;

c ——土臭素。

图 2 生活饮用水中土臭素、2-甲基异莰醇和 2-异丁基-3-甲氧基吡嗪的色谱图

6.3.3.3 定量分析:

a) 色谱峰面积的测量:色谱流出曲线与基线之间所包含的面积即为峰面积;

b) 计算:根据样品中各组分的峰面积在标准曲线上查出样品的质量浓度,按式(1)进行计算。

$$\rho_i = (A_i / A_{is} - a_i) \times \rho_{is} / b_i \quad \cdots\cdots(1)$$

式中:

ρ_i ——样品中土臭素、2-甲基异莰醇的浓度,单位为纳克每升(ng/L);

ρ_{is} ——样品中 2-异丁基-3-甲氧基吡嗪的浓度,单位为纳克每升(ng/L);

A_i ——样品中土臭素、2-甲基异莰醇定量离子峰面积;

A_{is} ——样品中 2-异丁基-3-甲氧基吡嗪定量离子峰面积;

a_i ——标准曲线截距;

b_i ——标准曲线斜率。

6.4 结果处理

6.4.1 定性结果

6.4.1.1 样品中所选择的定性离子和定量离子的丰度比应与标准品的比值基本一致。

6.4.1.2 根据标准色谱图各组分的保留时间确定被测水样中组分的数目和名称。

6.4.2 定量结果

6.4.2.1 含量的表示方法:按式(1)计算土臭素、2-甲基异莰醇的质量浓度,以纳克每升(ng/L)表示。

6.4.2.2 最低检测质量浓度:土臭素、2-甲基异莰醇分别为 3.8 ng/L、2.2 ng/L。

6.4.2.3 精密度和准确度:4 个实验室用本标准测定浓度分别为 20 ng/L、100 ng/L 的纯水、自来水和天然水的加标水样,重复测定 6 次,其相对标准偏差(RSD)及回收率分别见表 3、表 4、表 5。

表 3 测定结果相对标准偏差及回收率(纯水)

组分	加入浓度 ng/L	回收率 %	RSD %
土臭素	20	97.7～106	3.3～8.9
	100	97.0～100	2.5～6.0
2-甲基异莰醇	20	101～108	2.1～9.2
	100	97.6～101	4.9～11.3

表 4 测定结果相对标准偏差及回收率(自来水)

组分	加入浓度 ng/L	回收率 %	RSD %
土臭素	20	93.8～102	5.3～7.6
	100	99.9～104	4.0～7.7
2-甲基异莰醇	20	94.0～104	2.9～7.9
	100	96.1～99.9	2.4～6.6

表 5 测定结果相对标准偏差及回收率(天然水)

组分	加入浓度 ng/L	回收率 %	RSD %
土臭素	20	94.1～106	4.3～7.5
	100	92.9～104	2.4～12.4
2-甲基异莰醇	20	85.1～101	3.7～8.2
	100	97.5～102	1.5～7.9

C 51
备案号:939—2000

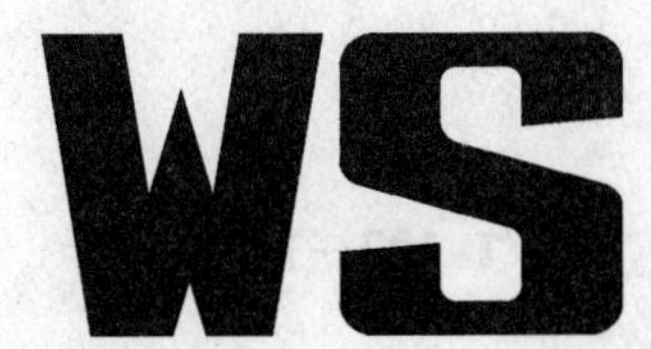

中华人民共和国卫生行业标准

WS/T 182—1999

室内空气中苯并(a)芘卫生标准

Hygienic standard for benzo(a) pyrene〔B(a)P〕 in indoor air

1999-12-09 发布　　　　2000-05-01 实施

中华人民共和国卫生部　发布

前　言

现代人类有80%以上时间是在室内度过的，故室内空气质量的好坏与人民健康密切相关。本标准主要是根据国内近20年来有关室内空气污染对居民健康影响的环境流行病学、环境毒理学、实验病理学、卫生化学等多学科综合性科研成果，参考了我国环境空气质量标准中苯并(a)芘〔B(a)P〕的浓度限值及国内外有关空气中B(a)P健康危险度评价资料综合分析后编制而成。本标准确定的室内空气中B(a)P日平均最高容许浓度值是以B(a)P为代表的致癌性多环芳烃(PAHs)浓度与居民肺癌发病关系为依据而提供的。

本标准由卫生部卫生法制与监督司提出。

本标准起草单位：中国预防医学科学院环境卫生与卫生工程研究所。

本标准主要起草人：何兴舟、梁超轲、马凤。

本标准由卫生部委托中国预防医学科学院环境卫生监测所负责解释。

中华人民共和国卫生行业标准

WS/T 182—1999

室内空气中苯并(a)芘卫生标准

Hygienic standard for benzo(a) pyrene 〔B(a)P〕 in indoor air

1 范围

本标准规定了室内空气中苯并(a)芘的最高容许浓度限值。

本标准适用于室内空气的监测与评价，不适用于工业生产环境。

2 引用标准

下列标准所包含的条文，通过在本标准中引用而构成为本标准的条文。本标准出版时，所示版本均为有效。所有标准都会被修订，使用本标准的各方应探讨使用下列标准最新版本的可能性。

GB 11667—1989 居住区大气中可吸入颗粒物卫生标准

GB/T 15439—1995 环境空气 苯并(a)芘测定 高效液相色谱法

3 定义

本标准采用下列定义。

室内空气中苯并(a)芘 benzo (a) pyrene 〔B(a)P〕 in indoor air

吸附在可吸入颗粒物(质量中值直径为 10.0 μm)上固相部分，不包括气相部分。

4 卫生要求

室内空气中苯并(a)芘日平均最高容许浓度规定为 0.1 μg/100 m^3。

5 监测检验方法

5.1 室内空气中苯并(a)芘采样方法见 GB 11667—1989 标准中的附录 A。

5.2 室内空气中苯并(a)芘化学分析方法见 GB/T 15439。

中华人民共和国卫生部 1999-12-09 批准 2000-05-01 实施

C 51
备案号:940—2000

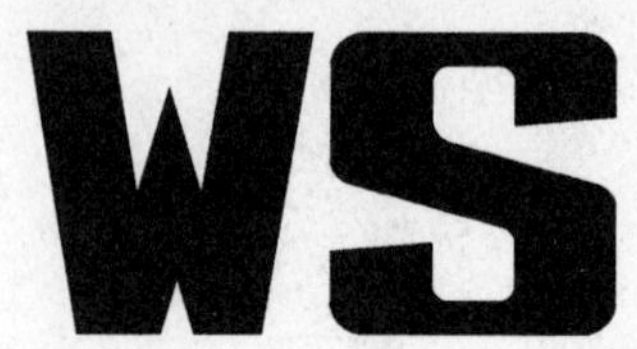

中华人民共和国卫生行业标准

WS/T 183—1999

环境砷污染致居民慢性砷中毒病区判定标准

Standard for identification of area of chronic arsenic poisoning caused by environmental arsenic pollution

1999-12-09 发布　　　　2000-05-01 实施

中华人民共和国卫生部　发布

前　言

砷是我国最常见的污染物之一，随着工农业的发展，砷化合物的生产发展和广泛利用，导致砷对环境的污染日趋严重，一些厂矿砷污染已经影响了居民的健康。为了贯彻《中华人民共和国环境保护法》，保护人民健康，控制环境污染，特制定本标准。

本标准从 2000 年 5 月 1 日起实施。

本标准的附录 A 是标准的附录。

本标准由卫生部卫生法制与监督司提出。

本标准由北京医科大学公共卫生学院负责起草。

本标准主要起草人：王振刚、何海燕、高兆华、吴传业。

本标准由卫生部委托中国预防医学科学院环境卫生监测所负责解释。

中华人民共和国卫生行业标准

环境砷污染致居民慢性砷中毒病区判定标准

WS/T 183—1999

Standard for identification of area of chronic arsenic poisoning caused by environmental arsenic pollution

1 范围

本标准规定了环境砷污染所致的居民慢性砷中毒病区的判定标准，包括判定方法、个体病例的诊断和慢性砷中毒病区的判定。

本标准适用于环境受到工业砷污染导致居民发生慢性砷中毒的地区。

2 引用标准

下列标准所包含的条文，通过在本标准中引用而构成为本标准的条文。本标准出版时，所示版本均为有效。所有标准都会被修订，使用本标准的各方应探讨使用下列标准最新版本的可能性。

GB/T 5009.11—1996 食品中总砷的测定方法

GB 5749—1985 生活饮用水卫生标准

GB/T 5750—1985 生活饮用水标准检验法

TJ 36—1979 工业企业设计卫生标准

3 定义

本标准采用下列定义。

3.1 环境污染性慢性砷中毒：chronic arsenic poisoning caused by environmental pollution

因工业砷污染，而非职业性的或地球化学性的砷污染，引起的居民长期接触砷，并在机体内蓄积，导致机体发生以皮肤病变为特征的全身性病理改变。主要表现为皮肤色素异常、皮肤过度角化、多发性神经炎、心血管病变及末梢循环障碍，严重者可发生肢端坏疽，还可引发皮肤癌和各种内脏的癌变。

4 标准内容

4.1 判定方法

4.1.1 确定调查地区和人群：根据距污染源的远近，确定 3～4 个污染区和无污染的对照区。在每个调查区选择 10 岁以上长期在当地定居、无职业砷接触历史的居民至少 100 人，男女各半。对照区除了无污染以外，在社会、经济、地理等方面应与污染区一致。

4.1.2 环境砷污染的测量：在每个调查区采集足够数量的环境样品，包括空气、饮用水、食品、土壤等，按标准方法（见 GB 5750—85）测定其砷含量，与卫生标准作比较，并分析其分布特点，以便确定污染范围。

4.1.3 人群生物材料中砷的测量：本标准规定以头发砷含量作为机体砷蓄积的指标。在每个调查区的目标人群采集头发样品，按标准方法（见附录 A）测定其砷含量，并分析其在人群、时间、地区上的分布。

中华人民共和国卫生部 1999-12-09 批准　　2000-05-01 实施

4.1.4 人群健康的测量：在每个调查区的目标人群进行以皮肤为重点的全身体格检查，根据本标准之“个体病例的诊断”，作出慢性砷中毒的诊断，并计算患病率，分析其在人群、时间、地区上的分布。

4.2 判定标准

4.2.1 个体病例的诊断

主要根据：

(1) 长期在砷污染地区生活居住，并且应排除职业性和地球化学性砷暴露；

(2) 必须至少有一项典型的砷性皮肤病变，即躯干、四肢皮肤色素异常（色素沉着或/和脱失），掌、跖部皮肤过度角化或/和鸡眼状角化。

辅助诊断：

(1) 多发性神经炎；

(2) 鼻中膈穿孔；

(3) 皮肤癌或内脏癌；

(4) 头发砷含量超过对照区头发砷含量均值+2 倍标准差。

4.2.2 慢性砷中毒病区的判定

(1) 该地环境中（空气、饮用水、食品、土壤等）单项或多项砷含量超过卫生标准（见 GB 5749 和 TJ 36—79 等），并能确定有排放砷的工业污染源，或曾有排放砷的工业污染源；

(2) 当地定居人群头发砷含量均值超过对照人群头发砷含量均值+2 倍标准差；

(3) 当地定居人群中有典型慢性砷中毒病例，患病率为 5%～10%时定为轻病区，＞10%～30%为中病区，＞30%为重病区。

5 慢性砷中毒病例的诊断应由县级及县级以上卫生防疫站的卫生医师和县级及县级以上医院的临床医师组成的诊断小组根据本标准进行。省(市)卫生行政部门或卫生部聘请卫生专家、临床专家和环境保护专家组成专门委员会，根据本标准，对砷污染致居民慢性砷中毒病区进行研究判定。

附 录 A
（标准的附录）
二乙基二硫代氨基甲酸银法测定头发砷含量

在头后部贴头皮剪下 10 cm 以内头发，1.5～2.0 g，用 0.25 mol/L 氢氧化钠溶液浸泡 10 min，然后用去离子水冲洗过多次后，晾干，恒重。用 2∶5 硫酸硝酸混合酸消化。发砷测定采用二乙基二硫代氨基甲酸银法。参考 GB/T 5009.11。

C 51

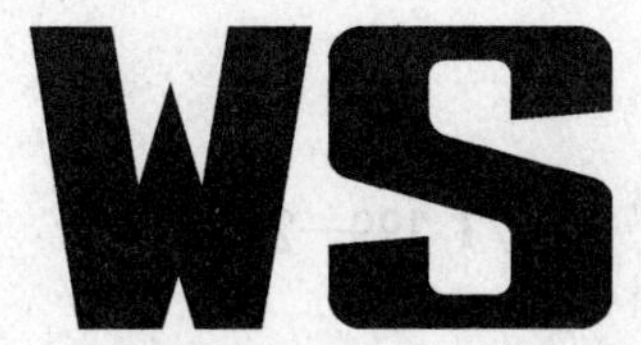

中华人民共和国卫生行业标准

WS/T 199—2001

公共场所卫生综合评价方法

Comprehensive evaluation method of health for public places

2001-07-20 发布　　　　2002-01-01 实施

中华人民共和国卫生部　发布

前　言

公共场所卫生是反映一个国家、一个地区物质文明和精神文明程度的窗口，直接影响着对外开放和对内搞活经济的进程。自从发布《公共场所卫生管理条例》和 GB 9663～9673—1996，GB 16153—1996《公共场所卫生标准》以来，公共场所卫生状况有了明显改善，但一直缺乏科学的综合性评价方法。本标准方法是在借鉴模糊数学和其他科学的综合评价方法的基础上，结合公共场所卫生特点，经过反复实践、大量运算，在综合分析和改进、又经过了有关单位的验证的情况下，历时四年完成。它将为公共场所卫生的科学管理提供重要的评价手段。

本标准从 2002 年 1 月 1 日起实施。

本标准的附录 A、附录 B 都是提示的附录。

本标准由卫生部卫生法制与监督司提出。

本标准起草单位：太原市卫生防疫站、中国预防医学科学院环境卫生监测所。

本标准主要起草人：张燕萍、邓晓为、原田靖、詹立、尹先仁。

本标准由卫生部委托中国预防医学科学院环境卫生监测所负责解释。

中华人民共和国卫生行业标准

公共场所卫生综合评价方法

WS/T 199—2001

Comprehensive evaluation method of health for public places

1 范围

本标准规定了公共场所卫生状况的综合评价方法。

本标准适用于公共场所卫生状况的综合评价。

2 引用标准

下列标准所包含的条文，通过在本标准中引用而构成为本标准的条文。本标准出版时，所示版本均为有效。所有标准都会被修订，使用本标准的各方应探讨使用下列标准最新版本的可能性。

GB 9663～9673—1996 公共场所卫生标准

GB 16153—1996 饭馆(餐厅)卫生标准

3 评价方法

3.1 模糊综合评价方法

3.1.1 设一个因素集合 $U=\{u_1,u_2,\cdots,u_n\}$ 确定一个评价集合 $V=\{v_1,v_2,\cdots v_m\}$。计算 C_i，统一评价指标的方向性，同时计算指标统一后的评价分级标准，见式(1)。

$$C_i = |X_i - Z_i| \qquad \cdots\cdots(1)$$

式中：C_i——方向统一后的 i 指标值；

X_i——i 指标统计代表值；

Z_i——i 指标优限值。

当实测值超出优限值时，以优限值计。当实测值超出劣限值时，以劣限值计。方向统一后，评价指标均成为逆向指标。

3.1.2 将 C_i 转换成质量指数 I_i，见式(2)。

$$I_i = I_{j\min} + \frac{C_i - S_{ij(1)}}{S_{ij(2)} - S_{ij(1)}} \qquad \cdots\cdots(2)$$

式中：I_i——i 指标质量指数；

$I_{j\min}$——i 指标 j 等级质量指数最小值($I_{1\min}=0.0, I_{2\min}=1.0, I_{3\min}=2.0, I_{4\min}=3.0$)；

$S_{ij(1)}, S_{ij(2)}$——i 指标 j 等级分级标准下、上限($S_{ij(1)}$、$S_{ij(2)}$ 为经式(1)方向统一后的分级标准下、上限)。

3.1.3 建立 $U\times V$ 上的模糊子集 R，即计算隶属度 r_{ij}，建立评判矩阵 $R=[r_{ij}]_{mn}$

3.1.3.1 $j=1$

$$r_{i1} = \begin{cases} 1.0 & I_i \in [0, 0.5] \\ \dfrac{m - I_i}{m - 0.5} & I_i \in [0.5, m] \end{cases} \qquad \cdots\cdots(3)$$

3.1.3.2 $j=2,3,\cdots m-1$

$$r_{ij}=\begin{cases}\dfrac{I_i-(j-3m+2)}{3m-2.5} & I_i\in[j-3m+2,0.5]\\ \dfrac{j+m-1-I_i}{m-0.5} & I_i\in[j-0.5,j+m-1]\end{cases} \quad \cdots\cdots(4)$$

3.1.3.3 $j=m$

$$r_{im}=\begin{cases}\dfrac{I_i+2(m-1)}{3m-2.5} & I_i\in[-2m+2,m-0.5]\\ 1.0 & I_i\in[m-0.5,\infty]\end{cases} \quad \cdots\cdots(5)$$

式中：m——评价等级数。

评价等级分为四级($m=4$)时，

$r_1=1.0$	$I_i\leqslant 0.5$
$r_1=(4-I_i)/3.5$	$I_i\geqslant 0.5$
$r_2=(I_i+8)/9.5$	$I_i\leqslant 1.5$
$r_2=(5-I_i)/3.5$	$I_i\geqslant 1.5$
$r_3=(I_i+7)/9.5$	$I_i\leqslant 2.5$
$r_3=(6-I_i)/3.5$	$I_i\geqslant 2.5$
$r_4=(I_i+6)/9.5$	$I_i\leqslant 3.5$
$r_4=1.0$	$I_i\geqslant 3.5$

3.1.4 应用算子(·,+)计算 b_j，得评判行向量 $B=[b_1,b_2,\cdots,b_m]$

$$b_j=\sum_{i=1}^{n}r_{ij}W_i \quad \cdots\cdots(6)$$

式中：b_j——被评价单位 j 等级隶属度；

W_i——i 指标因素权重。

3.1.5 归一化，得 $B'=[b_j']_m$

$$b_j'=\frac{b_j}{\sum_j b_j} \quad \cdots\cdots(7)$$

式中：b_j'——归一化后，被评价单位 j 等级隶属度

$$B'=[b_1',b_2',b_3',b_4'] \quad \cdots\cdots(8)$$

最大隶属度原则判定等级。

3.1.6 计算模糊综合指数 P，进行质量排序

$$P=0.01b_1'+0.34b_2'+0.67b_3'+1.00b_4' \quad \cdots\cdots(9)$$

质量排序：P 越小，被评价单位卫生状况越好。

3.2 指数综合评价方法

3.2.1 确定评价指标，建立分级标准。统一指标方向性，使其均成为逆向指标。

$$C_i=|X_i-Z_i| \quad \cdots\cdots(10)$$

式中：C_i——方向统一后的 i 指标值；

X_i——i 指标实测值；

Z_i——i 指标优限值(逆向指标 $Z_i=0$；正向指标 Z_i＝优限值；双向指标 Z_i＝第一级分级标准中间值)。

注

1 当 X_i 超出优限值时，按优限值计；当 X_i 超出劣限值时，按劣限值计。

2 分级标准同理进行方向性统一。

3.2.2 计算分指数 I_i：

$$I_i = I_{j\min} + \frac{0.5(C_i - S_{ij(1)})}{S_{ij(2)} - S_{ij(1)}} \quad \cdots\cdots(11)$$

式中： I_i——i 指标分指数；

$I_{j\min}$——j 等级分指数最小值($I_{1\min}=0.0$;$I_{2\min}=0.5$;$I_{3\min}=1.0$;$I_{4\min}=1.5$。)；

$S_{ij(1)}$,$S_{ij(2)}$——i 指标 j 等级分级标准下、上限($S_{ij(1)}$,$S_{ij(2)}$为方向统一后的分级标准界限值)。

3.2.3 计算综合指数

$$P = \sqrt{I_{av}(I_{av} + kS)} \quad \cdots\cdots(12)$$

式中：P——综合指数；

I_{av}——分指数算术平均值；

S——分指数算术标准差；

k——常数。

$$k = 1.645\sqrt{(n-1)/n} \quad \cdots\cdots(13)$$

式中：n——评价指标个数。

加指标权重时，I_{av}取加权平均值，其余指标不变。

3.2.4 质量判定标准，见表1。

表 1

等级	卫生质量描述	I_i,P
Ⅰ	良好	≤0.5
Ⅱ	合格	≤1.0
Ⅲ	较差	≤1.5
Ⅳ	很差	≤2.0

附 录 A
（提示的附录）
模糊综合评价方法计算举例

A1 确定公共场所旅店业因素集

U={室温　二氧化碳　一氧化碳　空气细菌总数　台面照度　茶具细菌总数}

太原市五家旅店监测统计结果见表A1。

表A1　太原市五家普通旅店、招待所客房监测值(中位数)

旅店	室温 ℃	二氧化碳(CO_2) %	一氧化碳(CO) mg/m^3	空气细菌总数 个/皿	台面照度 lx	茶具细菌总数 cfu/cm^2
A	20.0	0.06	3.6	25	189	1.8
B	18.0	0.04	2.8	14	105	2.5
C	16.0	0.12	5.0	39	200	4.1
D	13.2	0.11	4.5	46	118	5.2
E	10.0	0.09	6.1	42	80	6.4

确定相应的评价集：$V=\{v_1,v_2,v_3,v_4\}$

表A2　普通旅店、招待所分级评价界限值

分级	冬季室温 ℃	CO_2 %	CO mg/m^3	空气细菌总数 个/皿	台面照度 lx	茶具细菌总数 cfu/mL
优限值	22℃	0.00	0	0	140	0
一级　良好	≥20℃	≤0.07	≤5	≤10	≥120	≤3
二级　合格	≥16℃	≤0.10	≤10	≤30	≥100	≤5
三级　较差	≥12℃	≤0.13	≤15	≤100	≥75	≤10
四级　很差	<12℃	>0.13	>15	>100	<75	>10
劣限值	8℃	0.16	20	200	50	30

注：清洁大气中CO_2浓度和人体肺泡内CO_2浓度均为0.03%～0.04%，因此CO_2优限值应定为0.03或0.04%较为合理；但这样计算量会增加很多，但对评价结果影响却很小；其他一些逆向指标也有类似情况；因此，为简便计算，建议逆向指标优限值均取0.00。

A2 计算C_i

A旅店：按式(1)计算。

温度　　　　$C=|20-22|=2$

二氧化碳　　$C=|0.06-0|=0.06$

一氧化碳　　$C=|3.6-0|=3.6$

空气细菌总数　$C=|25-0|=25$

台面照度　由于$X=189$，大于140，按$X=140$处理

则$C=|140-140|=0$

茶具细菌总数　$C=|1.8-0|=1.8$

将分级标准作同样变换：

表 A3　指标方向统一后的分级标准

分级	冬季室温 ℃	CO_2 %	CO mg/m^3	空气细菌总数 个/皿	台面照度 lx	茶具细菌总数 cfu/mL
优限值	0	0.00	0	0	0	0
一级　良好	≤2	≤0.07	≤5	≤10	≤20	≤3
二级　合格	≤6	≤0.10	≤10	≤30	≤40	≤5
三级　较差	≤10	≤0.13	≤15	≤100	≤65	≤10
四级　很差	>10	>0.13	>15	>100	>65	>10
劣限值	14	0.16	20	200	90	30

A3　计算 I_i

按式(2)计算。

温度

$$I_i = I_{j\min} + \frac{C_i - S_{ij(1)}}{S_{ij(2)} - S_{ij(1)}}$$
$$= 0 + (2-0)/(2-0)$$
$$= 1$$

二氧化碳　$I=0+(0.06-0)/(0.07-0)=0.857\ 1$

一氧化碳　$I=0+(3.6-0)/(5-0)=0.72$

空气细菌总数　$I=1+(25-10)/(30-10)=1.75$

台面照度　$I=0+0/(20-0)=0$

茶具细菌总数　$I=0+(1.8-0)/(3-0)=0.6$

A4　计算 r_{ij}

按式(3)～(5)计算。

温度　$r_1=(4-1)/3.5=0.857\ 1$

$r_2=(1+8)/9.5=0.947\ 4$

$r_3=(1+7)/9.5=0.842\ 1$

$r_4=(1+6)/9.5=0.736\ 8$

同理，得：	r_1	r_2	r_3	r_4
二氧化碳	0.898 0	0.932 3	0.827 1	0.721 8
一氧化碳	0.937 1	0.917 9	0.812 6	0.707 4
空气细菌总数	0.642 8	0.928 6	0.921 0	0.815 8
台面照度	1.000 0	0.842 1	0.736 8	0.631 6
茶具细菌总数	0.971 4	0.905 3	0.800 0	0.694 7

A5　计算 b_i

按式(6)计算。

$$b_j = \sum_{i=1}^{n} r_{ij} W_i = 1/6 \sum_{i=1}^{4} r_{ij}$$

$b_1=1/6(0.857\ 1+0.898\ 0+0.937\ 1+0.642\ 8+1.000\ 0+0.971\ 4)=0.884\ 4$

$b_2=1/6(0.947\ 4+0.932\ 3+0.917\ 9+0.928\ 6+0.842\ 1+0.905\ 3)=0.912\ 3$

$b_3=1/6(0.842\ 1+0.827\ 1+0.812\ 6+0.921\ 0+0.736\ 8+0.800\ 0)=0.823\ 3$

$b_4=1/6(0.736\ 8+0.721\ 8+0.707\ 4+0.815\ 8+0.631\ 6+0.694\ 7)=0.718\ 0$

A6　计算 b_i'

按式(7)、(8)计算。

$\Sigma b=0.884\ 4+0.912\ 3+0.823\ 3+0.718\ 0=3.337\ 95$

$b_1'=0.884\ 4/3.337\ 95=0.265\ 0$

$b_2'=0.912\ 3/3.337\ 95=0.273\ 3$

$b_3'=0.823\ 3/3.337\ 95=0.246\ 6$

$b_4'=0.718\ 0/3.337\ 95=0.215\ 1$

$B=(0.265\ 0\quad \underline{0.273\ 3}\quad 0.246\ 6\quad 0.215\ 1)$

按最大隶属度原则判定A旅店卫生质量等级为二级，A旅店卫生质量合格。

模糊综合指数按式(9)计算。

$P=0.01\times 0.265\ 0+0.34\times 0.273\ 3+0.67\times 0.246\ 6+1.00\times 0.215\ 1=0.475\ 9$

同理对其他4家旅店进行综合评价，评价结果见表A4。

表A4　五家旅店评价结果

旅店	B'	等级	P	排序
A	$(0.265\ 0\quad \underline{0.273\ 3}\quad 0.246\ 6\quad 0.215\ 1)$	Ⅱ	0.475 9	1
B	$(0.248\ 5\quad \underline{0.278\ 5}\quad 0.252\ 1\quad 0.220\ 9)$	Ⅱ	0.486 9	2
C	$(0.209\ 8\quad 0.265\ 6\quad \underline{0.277\ 0}\quad 0.247\ 6)$	Ⅲ	0.525 6	3
D	$(0.190\ 0\quad 0.259\ 3\quad \underline{0.289\ 8}\quad 0.260\ 8)$	Ⅲ	0.545 1	4
E	$(0.163\ 6\quad 0.252\ 2\quad \underline{0.295\ 5}\quad 0.288\ 7)$	Ⅲ	0.574 1	5

附　录　B
（提示的附录）
指数综合评价方法计算举例

B1　选择如下卫生指标作为评价指标：室温、CO_2、CO、空气细菌总数、台面照度、茶具细菌总数

太原市五家旅店监测统计结果见表A1。

B2　根据GB 9663，建立分级标准（见表A2）。

B3　计算 C_i

按式(10)计算。

室温　$C=|20-22|=2$

二氧化碳　$C=|0.06-0.00|=0.06$

一氧化碳　$C=|3.6-0|=3.6$

空气细菌总数　$C=|25-0|=25$

台面照度　$\because X=189$，大于140，按 $X=140$ 计。

$\therefore C=|140-140|=0$

茶具细菌总数　$C=|1.8-0|=1.8$

将分级标准作同样变换，结果见表A3：

B4　计算 I_i

按式(11)计算。

温度　$I=0+0.5(2-0)/(2-0)=0.5$

二氧化碳　$I=0+0.5(0.06-0)/(0.07-0)=0.428\ 6$

一氧化碳　$I=0+0.5(3.6-0)/(5-0)=0.36$

空气细菌总数　$I=0.5+0.5(25-10)/(30-10)=0.875$

台面照度　$I=0+0.5\times 0/(20-0)=0$

茶具细菌总数　　$I=0+0.5(1.8-0)/(3-0)=0.3$

B5 计算 P

按式(12)计算。

设各指标权重相等，

$$I_{av}=0.4106 \qquad S=0.2854$$

$$P=\sqrt{I_{av}(I_{av}+1.5S)}$$

$$=\sqrt{0.4106\times(0.4106+1.5\times0.2854)}$$

$$=0.59$$

B6 五家旅店评价结果

见表 B1。

表 B1　五家旅店评价结果

旅店	P	等级	排序
A	0.59	Ⅰ	1
B	0.70	Ⅰ	2
C	1.08	Ⅱ	3
D	1.18	Ⅱ	4
E	1.41	Ⅱ	5

C 51

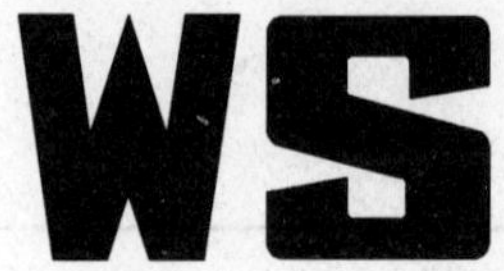

中华人民共和国卫生行业标准

WS/T 206—2001

公共场所空气中可吸入颗粒物(PM10)测定方法　光散射法

Method for determination of inhalable particulate matter (PM10) in air of public place—Light scattering method

2001-11-14 发布　　　　2002-05-01 实施

中华人民共和国卫生部　发布

前　　言

本标准为执行 GB 9663～9673—1996、GB 16153—1996《公共场所卫生标准》而制定。

本标准采用光散射法测定公共场所空气中可吸入颗粒物(PM10)浓度。

本标准采用滤纸(膜)采样-称重法确定光散射法对可吸入颗粒物(PM10)的质量浓度转换系数。滤纸(膜)采样-称重法参照 GB/T 17095—1997《室内空气中可吸入颗粒物卫生标准》。光散射式粉尘仪的计量检定采用 JJG 846—1993《光散射式数字粉尘测试仪检定规程》。

本标准从 2002 年 5 月 1 日起实施。

本标准附录 A、附录 B 是标准的附录。

本标准由卫生部卫生法制与监督司提出。

本标准起草单位：中国预防医学科学院环境卫生监测所、北京市新技术应用研究所、中国预防医学科学院环境卫生与卫生工程研究所、北京市卫生防疫站、常州市卫生防疫站、湖北省卫生防疫站、贵州省卫生防疫站、成都市卫生防疫站、海南省卫生防疫站。

本标准主要起草人：朱一川、迟锡栋、刘凡、张晶、李宝成、崔九思、谈立峰、赵亢、李荣江、王崇东、于慧芳、于传龙。

本标准由卫生部委托中国预防医学科学院环境卫生监测所负责解释。

中华人民共和国卫生行业标准

WS/T 206—2001

公共场所空气中可吸入颗粒物(PM10)测定方法　光散射法

Method for determination of inhalable particulate matter (PM10) in air of public place—Light scattering method

1　范围

本标准规定了用光散射式粉尘仪测定公共场所空气中可吸入颗粒物(PM10)的浓度和质量控制要求。

本标准适用于公共场所空气中可吸入颗粒物(PM10)浓度的快速测定,也适用于其他室内空气中可吸入颗粒物(PM10)浓度的快速测定。

2　引用标准

下列标准所包含的条文,通过在本标准中引用而构成为本标准的条文。本标准出版时,所示版本均为有效。所有标准都会被修订,使用本标准的各方应探讨使用下列标准最新版本的可能性。

GB/T 17095—1997　室内空气中可吸入颗粒物卫生标准

JJG 846—1993　光散射式数字粉尘测试仪检定规程

LD 98—1996　空气中粉尘浓度的光散射式测定法

3　定义

本标准采用下列定义。

3.1　可吸入颗粒物(PM10)　inhalable particulate matter

指能进入呼吸道的质量中值直径为 10 μm 的颗粒物($D_{50}=10$ μm)

3.2　质量浓度　mass concentration

单位体积空气中所含可吸入颗粒物(PM10)的量(mg/m^3)。

3.3　相对质量浓度　relative mass concentration

与质量浓度呈线性相关的仪器测量值(计数/分,CPM)

3.4　质量浓度转换系数 K　conversion coefficient K for transform relative mass concentration into mass concentration

空气中可吸入颗粒物(PM10)质量浓度与仪器测定的相对质量浓度的比值。

3.5　方法总不确定度　relative overall uncertainty,*ROU*

在 0.5～2 倍卫生标准规定浓度范围内,光散射法与滤纸(膜)采样-称重法相比较,总不确定度应小于或等于 25%。

数学表达式见式(1)。

$$ROU=[|b|+2|MRSD|]\leqslant 25\% \qquad (1)$$

式中：　b——两种对比方法配对测定的相对差值的算术平均值;

中华人民共和国卫生部 2001-11-14 批准　　2002-05-01 实施

MRSD——光散射法测定的相对标准差的几何平均值。

4 原理

当光照射在空气中悬浮的颗粒物上时，产生散射光。在颗粒物性质一定的条件下，颗粒物的散射光强度与其质量浓度成正比。通过测量散射光强度，应用质量浓度转换系数 *K* 值，求得颗粒物质量浓度。

5 仪器

测量范围：0.01～100 mg/m³；低浓度场所 0.001～10 mg/m³

检测灵敏度(相对校正粒子)：1 CPM＝0.01 mg/m³；低浓度场所 1 CPM＝0.001 mg/m³

测定精度：±10％(相对校正粒子)；

仪器应内设具有光学稳定性的自校装置，出厂前按 JJG 845 标定。

注：校正粒子：平均粒径 0.3 μm，几何标准偏差 $\sigma \leqslant 1.25$ 的硬脂酸粒子。

平均粒径 0.6 μm，几何标准偏差 $\sigma \leqslant 1.25$ 的聚苯乙烯粒子。

6 测定步骤

6.1 现场测定

按仪器使用说明书进行现场测定。

6.2 结果计算

已知质量浓度的转换系数 *K* 值时，其可吸入颗粒物的质量浓度可按式(2)计算：

$$C = (R - B)K \quad \cdots\cdots(2)$$

式中：*C*——可吸入颗粒物的质量浓度值，mg/m³；

R——仪器测量值，CPM；

B——仪器基底值，CPM；

K——质量浓度转换系数，mg/(m³·CPM)。

6.3 质量浓度转换系数 *K* 值的确定(见附录 A)。

7 质量控制

7.1 光散射式粉尘测定仪按 JJG 846 检定规程进行检定。

7.2 应在相对湿度小于 90％，平均风速小于 1 m/s 的环境中进行。

7.3 测定前应确定与被测场所相应的质量浓度转换系数 *K* 值。

8 精密度和准确度

8.1 仪器测量的重现性误差：平均相对标准差＜±7％。

8.2 光散射法与滤纸(膜)采样-称重法相比较，总不确定度(*ROU*)应≤25％。

附　录　A

（标准的附录）

质量浓度转换系数 *K* 值的确定

A1　质量浓度转换系数 *K* 值

质量浓度转换系数 K 值应用滤纸（膜）采样-称重法和光散射式粉尘仪两者比较确定。滤纸（膜）采样-称重法应按 GB/T 17095 规定执行，光散射式粉尘仪应符合 JJG 846 规定的要求。

A2　测定步骤

将光散射式粉尘测定仪和滤纸（膜）颗粒物采样器置于现场同一测定点和同一高度，平行采样。两仪器的吸气口中心距离应在 10 cm 内。

A3　计算

$$K = C/(R - B) \qquad \cdots\cdots(A1)$$

式中：K——质量浓度转换系数，$mg/(m^3 \cdot CPM)$；

C——滤纸（膜）采样-称重法测得的质量浓度值，mg/m^3；

R——光散射式粉尘测定仪测量值，CPM；

B——光散射式粉尘测定仪基底值，CPM。

A4　确定 *K* 值的平均值

在同一现场，采集 12 个以上有效样品进行数据统计分析，确认质量浓度和相对质量浓度具有线性回归关系，将其转换系数 K 的几何平均值作为该场所可吸入颗粒物（PM10）浓度的转换系数 K 值。

附　录　B

（标准的附录）

质量浓度转换系数 *K* 值

表 B1　质量浓度转换系数 K 值

	密闭空调房间		一般公共场所	
可见光光散射数字粉尘仪 K_1	范　围	建议值	范　围	建议值
	0.013～0.015	0.014	0.016～0.021	0.02
激光光散射数字粉尘仪 K_2	范　围		建议值	
	0.000 7～0.001 1		0.001	

ICS 91.140.30
C 51

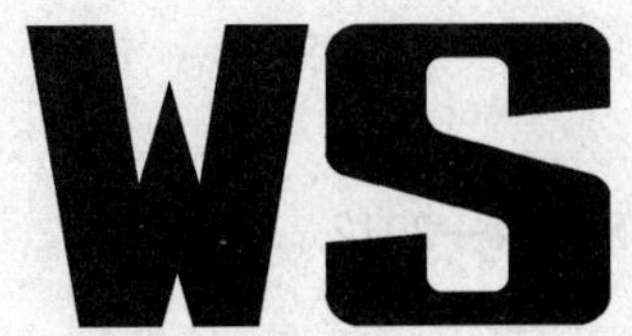

中华人民共和国卫生行业标准

WS 394—2012

公共场所集中空调通风系统卫生规范

Hygienic specification of central air conditioning ventilation system in public buildings

2012-09-19 发布　　2013-04-01 实施

中华人民共和国卫生部　　发布

前言

本标准按照 GB/T 1.1—2009 给出的规则起草。

本标准由卫生部环境卫生标准专业委员会提出。

本标准由中华人民共和国卫生部批准。

本标准负责起草单位：中国疾病预防控制中心环境与健康相关产品安全所、江苏省疾病预防控制中心、深圳市疾病预防控制中心。

本标准主要起草人：姚孝元、金银龙、刘凡、王俊起、戴自祝、张秀珍、于淑苑、孙波、金鑫、王艳、朱文玲、韩旭。

公共场所集中空调通风系统卫生规范

1 范围

本标准规定了公共场所集中空调通风系统(以下简称集中空调系统)的设计、质量、检验和管理等卫生要求。

本标准适用于公共场所使用的集中空调系统,其他场所集中空调系统可参照执行。

2 术语和定义

下列术语和定义适用于本文件。

2.1

新风量 air change flow

单位时间内由集中空调系统进入室内的室外空气的量,单位为 $m^3/(h \cdot 人)$。

2.2

可吸入颗粒物 inhalable particle matter

悬浮在空气中,空气动力学当量直径小于等于 10 μm,能够进入人体喉部以下呼吸道的颗粒状物质,简称 PM_{10}。

2.3

风管表面积尘量 duct surface dust

集中空调风管内表面单位面积灰尘的量,单位为 g/m^2。

3 设计卫生要求

3.1 集中空调系统新风量的设计应符合表1的要求。

表1 新风量要求

场所名称	新风量 $m^3/(h \cdot 人)$
宾馆、饭店、旅店、招待所、候诊室、理发店、美容店、游泳场(馆)、博物馆、美术馆、图书馆、游艺厅(室)、舞厅等	≥30
饭馆、咖啡馆、酒吧、茶座、影剧院、录像厅(室)、音乐厅、公共浴室、体育场(馆)、展览馆、商场(店)、书店、候车(机、船)室、公共交通工具等	≥20

3.2 集中空调系统送风温度的设计宜使公共浴室的更衣室、休息室冬季室内温度达到 25 ℃,其他公共场所在 16 ℃~20 ℃之间;夏季室内温度在 26 ℃~28 ℃之间。

3.3 集中空调系统送风湿度的设计宜使游泳场(馆)相对湿度不大于 80%,其他公共场所相对湿度在 40%~65%之间。

3.4 集中空调系统送风风速的设计宜使宾馆、旅店、招待所、咖啡馆、酒吧、茶座、理发店、美容店及公共浴室的更衣室、休息室风速不大于 0.3 m/s。其他公共场所风速不大于 0.5 m/s。

3.5 对有睡眠、休憩需求的公共场所，集中空调系统运行所产生的噪声对场所室内环境造成的影响不得高于设备设施关闭状态时室内环境噪声值 5 dB(A 计权)。

3.6 集中空调系统应具备下列设施：

a) 应急关闭回风和新风的装置；

b) 控制空调系统分区域运行的装置；

c) 供风管系统清洗、消毒用的可开闭窗口，或便于拆卸的不小于 300 mm×250 mm 的风口。

3.7 集中空调系统宜设置去除送风中微生物、颗粒物和气态污染物的空气净化消毒装置。

3.8 集中空调系统的新风应直接取自室外，不应从机房、楼道及天棚吊顶等处间接吸取新风。

3.9 集中空调系统的新风口应设置防护网和初效过滤器，并符合以下要求：

a) 设置在室外空气清洁的地点，远离开放式冷却塔和其他污染源；

b) 低于排风口；

c) 进风口的下缘距室外地坪不宜小于 2 m，当设在绿化地带时，不宜小于 1 m；

d) 进排风不应短路。

3.10 集中空调系统的送风口和回风口应设置防虫媒装置，设备冷凝水管道应设置水封。

3.11 集中空调系统加湿方式宜选用蒸汽加湿，选用自来水喷雾或冷水蒸发的加湿方式应有控制军团菌繁殖措施。

3.12 集中空调系统开放式冷却塔应符合下列要求：

a) 开放式冷却塔的设置应远离人员聚集区域、建筑物新风取风口或自然通风口，不应设置在新风口的上风向，宜设置冷却水系统持续消毒装置；

b) 开放式冷却塔应设置有效的除雾器和加注消毒剂的入口；

c) 开放式冷却塔水池内侧应平滑，排水口应设在塔池的底部。

3.13 集中空调系统风管内表面应当光滑，易于清理。制作风管的材料不得释放有毒有害物质，宜使用耐腐蚀的金属材料；采用非金属材料制作风管时，必须保证风管的坚固及严密性，具有承受机械清洗设备工作冲击的强度。

4 卫生质量要求

4.1 集中空调系统新风量应符合表 1 的要求。

4.2 集中空调系统冷却水和冷凝水中不得检出嗜肺军团菌。

4.3 集中空调系统送风质量应符合表 2 的要求。

表 2 送风卫生指标

项 目	指 标
PM_{10}	≤0.15 mg/m³
细菌总数	≤500 CFU/m³
真菌总数	≤500 CFU/m³
β-溶血性链球菌	不得检出
嗜肺军团菌 (不作为许可的必检项目)	不得检出

4.4 集中空调系统风管内表面卫生指标应符合表 3 的要求。

表 3 风管内表面卫生指标

项 目	指 标
积尘量	≤20 g/m²
细菌总数	≤100 CFU/cm²
真菌总数	≤100 CFU/cm²

5 卫生管理要求

5.1 应建立集中空调系统卫生档案，主要包括以下内容：

a) 集中空调系统竣工图；

b) 卫生学检测或评价报告书；

c) 经常性卫生检查及维护记录；

d) 清洗、消毒及其资料记录；

e) 空调故障、事故及其他特殊情况记录。

5.2 应定期对集中空调系统进行检查、检测和维护。

5.3 应定期对集中空调系统下列部位进行清洗：

a) 开放式冷却塔每年清洗不少于一次；

b) 空气净化过滤材料应当每六个月清洗或更换一次；

c) 空气处理机组、表冷器、加热(湿)器、冷凝水盘等每年清洗一次。

5.4 集中空调系统出现下列情况时，应对相关部位进行清洗消毒：

a) 冷却水、冷凝水中检出嗜肺军团菌；

b) 送风质量不符合表 2 要求的；

c) 风管内表面积尘量、细菌总数、真菌总数有不符合表 3 要求的。

5.5 应制定集中空调系统预防空气传播性疾病的应急预案，主要包括以下内容：

a) 集中空调系统进行应急处理的责任人；

b) 不同送风区域隔离控制措施、最大新风量或全新风运行方案、空调系统的清洗、消毒方法等；

c) 集中空调系统停用后应采取的其他通风与调温措施等。

5.6 当空气传播性疾病暴发流行时，符合下列条件之一的集中空调系统方可继续运行：

a) 采用全新风方式运行的；

b) 装有空气净化消毒装置，并保证该装置有效运行的；

c) 风机盘管加新风的空调系统，能确保各房间独立通风的。

5.7 当空气传播性疾病暴发流行时，应每周对运行的集中空调系统的开放式冷却塔、过滤网、过滤器、净化器、风口、空气处理机组、表冷器、加热(湿)器、冷凝水盘等设备或部件进行清洗、消毒或者更换。

6 卫生检测要求

6.1 检测样本量

6.1.1 抽样比例不应少于空气处理机组对应的风管系统总数量的 5%；不同类型的集中空调系统，每类至少抽 1 套。

6.1.2　每套应选择 2 个～5 个代表性部位。

6.1.3　集中空调系统的冷却水和冷凝水分别不应少于 1 个部位。

6.2　检验方法

6.2.1　集中空调系统新风量检测方法见附录 A。

6.2.2　集中空调系统冷却水、冷凝水中嗜肺军团菌检验方法见附录 B。

6.2.3　集中空调送风中可吸入颗粒物检测方法见附录 C。

6.2.4　集中空调送风中细菌总数检验方法见附录 D。

6.2.5　集中空调送风中真菌总数检验方法见附录 E。

6.2.6　集中空调送风中 β-溶血性链球菌检验方法见附录 F。

6.2.7　集中空调送风中嗜肺军团菌检验方法见附录 G。

6.2.8　集中空调风管内表面积尘量检验方法见附录 H。

6.2.9　集中空调风管内表面微生物检验方法见附录 I。

6.3　检验结果判定

当检测结果为下列情况之一的，判定该套集中空调系统不符合卫生质量要求：

a)　冷却水或冷凝水中有嗜肺军团菌检出的；

b)　新风量检测结果不符合表 1 要求的；

c)　单个风口送风中细菌总数、真菌总数、β-溶血性链球菌、嗜肺军团菌检测结果有不符合表 2 要求的；

d)　抽取的各个风口送风中 PM_{10} 的平均值不符合表 2 要求的；

e)　风管内表面积尘中细菌总数、真菌总数检测结果有不符合表 3 要求的；

f)　风管内表面各采样点积尘量检测结果的平均值不符合表 3 要求的。

附 录 A
（规范性附录）
集中空调系统新风量检测方法

A.1 总则

本附录规定了用风管法测定集中空调系统的新风量，即直接在新风管上测定新风量的方法。

A.2 原理

在机械通风系统处于正常运行或规定的工况条件下，通过测量新风管某一断面的面积及该断面的平均风速，计算出该断面的新风量。如果一套系统有多个新风管，每个新风管均要测定风量，全部新风管风量之和即为该套系统的总新风量，根据系统服务区域内的人数，便可得出新风量结果。

A.3 仪器

A.3.1 标准皮托管：K_p＝0.99±0.01，或S型皮托管 K_p＝0.84±0.01。

A.3.2 微压计：精确度不低于2%，最小读数不大于1 Pa。

A.3.3 热电风速仪：最小读数不大于0.1 m/s。

A.3.4 玻璃液体温度计或电阻温度计：最小读数不大于1 ℃。

A.4 测点要求

A.4.1 检测点所在的断面应选在气流平稳的直管段，避开弯头和断面急剧变化的部位。

A.4.2 圆形风管测点位置和数量：将风管分成适当数量的等面积同心环，测点选在各环面积中心线与垂直的两条直径线的交点上，圆形风管测点数见表A.1。直径小于0.3 m、流速分布比较均匀的风管，可取风管中心一点作为测点。气流分布对称和比较均匀的风管，可只取一个方向的测点进行检测。

表 A.1 圆形风管测点数

风管直径 m	环数 个	测点数（两个方向共计）
≤1	1～2	4～8
＞1～2	2～3	8～12
＞2～3	3～4	12～16

A.4.3 矩形风管测点位置和数量：将风管断面分成适当数量的等面积矩形（最好为正方形），各矩形中心即为测点。矩形风管测点数见表A.2。

表 A.2　矩形风管测点数

风管断面面积 m^2	等面积矩形数 个	测点数 个
≤1	2×2	4
>1～4	3×3	9
>4～9	3×4	12
>9～16	4×4	16

A.5　测量步骤

A.5.1　测量风管检测断面面积(F)，按表 A.1 或表 A.2 分环(分块)确定检测点。

A.5.2　皮托管法测定新风量测量步骤如下：

a)　检查微压计显示是否正常，微压计与皮托管连接是否漏气；

b)　将皮托管全压出口与微压计正压端连接，静压管出口与微压计负压端连接；

c)　将皮托管插入风管内，在各测点上使皮托管的全压测孔对着气流方向，偏差不得超过 10°，测量出各点动压(P_d)。重复测量一次，取算术平均值；

d)　将玻璃液体温度计或电阻温度计插入风管中心点处，封闭测孔待温度稳定后读数，测量出新风温度(t)；

e)　调查机械通风服务区域内设计人流量和实际最大人流量。

A.5.3　风速计法测定新风量测量步骤如下：

a)　按照热电风速仪使用说明书调整仪器；

b)　将风速仪放入新风管内测量各测点风速，以全部测点风速算术平均值作为平均风速；

c)　将玻璃液体温度计或电阻温度计插入风管中心点处，封闭测孔待温度稳定后读数，测量出新风温度(t)；

d)　调查机械通风服务区域内设计人流量和实际最大人流量。

A.5.4　按要求对仪器进行期间核查和使用前校准。

A.6　结果计算

A.6.1　皮托管法测量新风量的计算见式(A.1)：

$$Q=\frac{\sum_{i=1}^{n}(3\,600\times F\times 0.076\times K_p\times\sqrt{273+t}\times\sqrt{P_d})}{P} \quad \cdots\cdots\cdots\cdots(A.1)$$

式中：

Q ——新风量，单位为立方米每人小时[m^3/(人·h)]；

F ——新风管测量断面面积，单位为平方米(m^2)；

K_p ——皮托管系数；

t ——新风温度，单位为摄氏度(℃)；

P_d ——新风动压值，单位为帕(Pa)；

n ——一个机械通风系统内新风管的数量；

P ——服务区人数，取设计人流量与实际最大人流量 2 个数中的高值，单位为人。

A.6.2 风速计法测量新风量的计算见式(A.2)：

$$Q=\frac{\sum_{i=1}^{n}(3\ 600\times F\times \bar{V})}{P} \quad \cdots\cdots\cdots(\text{A.2})$$

式中：

Q——新风量，单位为立方米每人小时[m^3/(人·h)]；

F——新风管测量断面面积，单位为平方米(m^2)；

$\bar{V}$——新风管中空气的平均速度，单位为米每秒(m/s)；

n——一个系统内新风管的数量；

P——服务区人数，取设计人流量与实际最大人流量2个数中的高值，单位为人。

A.6.3 换气次数的计算见式(A.3)：

$$A=\frac{Q\times P}{V} \quad \cdots\cdots\cdots(\text{A.3})$$

式中：

A——换气次数，单位为次每小时(次/h)；

Q——新风量，单位为立方米每人小时[m^3/(人·h)]；

P——服务区人数；

V——室内空气体积，单位为立方米(m^3)。

A.7 测量范围

皮托管法测量新风管风速范围为2 m/s～30 m/s，电风速计法测量新风管风速范围为0.1 m/s～10 m/s。

附　录　B
（规范性附录）
集中空调系统冷却水、冷凝水中嗜肺军团菌检验方法

B.1　总则

本附录规定了用培养法定性测定集中空调系统冷却水、冷凝水及其形成的沉积物、软泥等样品中的嗜肺军团菌，其他洗浴水、温泉水、景观水等样品中的嗜肺军团菌测定可参照执行。

B.2　术语和定义

下列术语和定义适用于本方法。

B.2.1

嗜肺军团菌　legionella pneumophila

样品经培养在GVPC琼脂平板上生成典型菌落，并在BCYE琼脂平板上生长而在L-半光氨酸缺失的BCYE琼脂平板不生长，进一步经生化实验和血清学实验鉴定确认的菌落。

B.3　仪器和设备

B.3.1　平皿：ϕ90 mm。

B.3.2　CO_2 培养箱：35 ℃～37 ℃。

B.3.3　紫外灯：波长 360 nm±2 nm。

B.3.4　滤膜过滤器。

B.3.5　滤膜：孔径 0.22 μm～0.45 μm。

B.3.6　真空泵。

B.3.7　离心机。

B.3.8　涡旋振荡器。

B.3.9　普通光学显微镜、荧光显微镜。

B.3.10　水浴箱。

B.3.11　广口采样瓶：玻璃或聚乙烯材料，磨口，容积 500 mL。

B.4　培养基和试剂

B.4.1　GVPC 琼脂平板。

B.4.2　BCYE 琼脂平板。

B.4.3　BCYE-CYE 琼脂平板。

B.4.4　革兰氏染色液。

B.4.5　马尿酸盐生化反应管。

B.4.6　军团菌分型血清试剂。

B.5 采样

B.5.1 将广口采样瓶(B.3.11)用前灭菌。

B.5.2 每瓶中加入 $Na_2S_2O_3$ 溶液(c=0.1 mol/L)0.3 mL～0.5 mL,中和样品中的氧化物。

B.5.3 水样采集位置:冷却水采样点设置在距塔壁 20 cm、液面下 10 cm 处,冷凝水采样点设置在排水管或冷凝水盘处。

B.5.4 每个采样点依无菌操作取水样约 500 mL。

B.5.5 采集的样品 2 d 内送达实验室,不必冷冻,但要避光和防止受热,室温下贮存不得超过 15 d。

B.6 检验步骤

B.6.1 样品的沉淀或离心:如有杂质可静置沉淀或 1 000 r/min 离心 1 min 去除。

B.6.2 样品的过滤:将经沉淀或离心的样品通过滤膜(B.3.5)过滤,取下滤膜置于 15 mL 灭菌水中,充分洗脱,备用。

B.6.3 样品的热处理:取 1 mL 洗脱样品,置 50 ℃水浴(B.3.10)加热 30 min。

B.6.4 样品的酸处理:取 5 mL 洗脱样品,调 pH 至 2.2,轻轻摇匀,放置 5 min。

B.6.5 样品的接种:取洗脱样品(B.6.2)、热处理样品(B.6.3)及酸处理样品(B.6.4)各 0.1 mL,分别接种 GVPC 平板(B.4.1)。

B.6.6 样品的培养:将接种平板静置于 CO_2 培养箱(B.3.2)中,温度为 35 ℃～37 ℃,CO_2 浓度为 2.5%。无 CO_2 培养箱可采用烛缸培养法。观察到有培养物生成时,反转平板,孵育 10 d,注意保湿。

B.6.7 菌落观察:军团菌生长缓慢,易被其他菌掩盖,从孵育第 3 天开始每天在显微镜(B.3.9)上观察。军团菌的菌落颜色多样,通常呈白色、灰色、蓝色或紫色,也能显深褐色、灰绿色、深红色;菌落整齐,表面光滑,呈典型毛玻璃状,在紫外灯下,部分菌落有荧光。

B.6.8 菌落验证:从平皿上挑取 2 个可疑菌落,接种 BCYE 琼脂平板(B.4.2)和 L-半光氨酸缺失的 BCYE 琼脂平板(B.4.3),35 ℃～37 ℃培养 2 d,凡在 BCYE 琼脂平板上生长而在 L-半光氨酸缺失的 BCYE 琼脂平板不生长的则为军团菌菌落。

B.6.9 菌型确定:应进行生化培养与血清学实验确定嗜肺军团菌。生化培养:氧化酶(−/弱+),硝酸盐还原(−),尿素酶(−),明胶液化(+),水解马尿酸。血清学实验:用嗜肺军团菌诊断血清进行分型。

附 录 C
（规范性附录）
集中空调送风中可吸入颗粒物(PM_{10})检测方法

C.1 总则

本附录规定了用光散射式粉尘仪测定集中空调系统送风中可吸入颗粒物 PM_{10} 的质量浓度，测量范围 0.001 mg/m^3～10 mg/m^3。

C.2 原理

当光照射在空气中悬浮的颗粒物上时，产生散射光。在颗粒物性质一定的条件下，颗粒物的散射光强度与其质量浓度成正比。通过测量散射光强度，应用质量浓度转换系数 K 值，求得颗粒物质量浓度。

C.3 仪器

颗粒物捕集性能：捕集效率为50％时所对应的颗粒物空气动力学直径 D_{a50} 为 10 $\mu m \pm 0.5$ μm，捕集效率曲线的几何标准差 σ_g 为 1.5 ± 0.1。

测量灵敏度：对于校正粒子，仪器 1 个计数/min＝0.001 mg/m^3。

测量相对误差：对于校正粒子测量相对误差小于±10％。

测量范围：0.001 mg/m^3～10 mg/m^3 以上。

仪器应内设出厂前已标定的具有光学稳定性的自校装置。

注：校正粒子为平均粒径 0.6 μm，几何标准偏差 $\sigma \leqslant 1.25$ 的聚苯乙烯粒子。

C.4 测量步骤

C.4.1 检测点数量与位置

C.4.1.1 每套空调系统选择 3 个～5 个送风口进行检测。送风口面积小于 0.1 m^2 的设置 1 个检测点，送风口面积在 0.1 m^2 以上的设置 3 个检测点。

C.4.1.2 风口设置 1 个检测点的在送风口中心布置，设置 3 个检测点的在送风口对角线四等分的 3 个等分点上布点。

C.4.1.3 检测点位于送风口散流器下风方向 15 cm～20 cm 处。

C.4.2 检测时间与频次

C.4.2.1 应在集中空调系统正常运转条件下进行检测。

C.4.2.2 每个检测点检测 3 次。

C.4.3 仪器操作

C.4.3.1 对粉尘仪光学系统进行自校准。

C.4.3.2 根据送风中 PM_{10} 浓度、仪器灵敏度、仪器测定范围确定仪器测定时间。

C.4.3.3　按使用说明书操作仪器。

C.5　结果计算

C.5.1　数据转换

对于非质量浓度的计数值，按式(C.1)转换为 PM_{10} 质量浓度：

$$c = R \cdot K \qquad \text{(C.1)}$$

式中：

c ——可吸入颗粒物 PM_{10} 的质量浓度，单位为毫克每立方米(mg/m^3)；

R——仪器每分钟计数值，单位为个每分钟(个/min)；

K——质量浓度转换系数。

C.5.2　送风口 PM_{10} 浓度计算

第 k 个送风口 PM_{10} 的质量浓度(c_k)按式(C.2)计算：

$$c_k = \frac{1}{n}\sum_{j=1}^{n}\left(\frac{1}{3}\sum_{i=1}^{3}c_{ij}\right) \qquad \text{(C.2)}$$

式中：

c_{ij} ——第 j 个测点、第 i 次检测值；

n ——测点个数。

C.5.3　集中空调系统送风中 PM_{10} 浓度测定结果

一个系统(a)送风中 PM_{10} 的测定结果(c_a)按该系统全部检测的送风口 PM_{10} 质量浓度(c_k)的算术平均值给出。

附　录　D
（规范性附录）
集中空调送风中细菌总数检验方法

D.1　总则

本附录规定了用培养法测定集中空调系统送风中的细菌总数。

D.2　术语和定义

下列术语和定义适用于本方法。

D.2.1

细菌总数　total bacterial count

集中空调系统送风中采集的样品，计数在营养琼脂培养基上经 35 ℃～37 ℃、48 h 培养所生长发育的嗜中温性需氧和兼性厌氧菌落的总数。

D.3　仪器和设备

D.3.1　六级筛孔撞击式微生物采样器。
D.3.2　高压蒸汽灭菌器。
D.3.3　恒温培养箱。
D.3.4　平皿：ϕ90 mm。

D.4　培养基

D.4.1　营养琼脂培养基成分：

蛋白胨	10 g
氯化钠	5 g
肉膏	5 g
琼脂	20 g
蒸馏水	1 000 mL

D.4.2　制法：将蛋白胨、氯化钠、肉膏溶于蒸馏水中，校正 pH 为 7.2～7.6，加入琼脂，121 ℃，20 min 灭菌备用。

D.5　采样

D.5.1　采样点：每套空调系统选择 3 个～5 个送风口进行检测，每个风口设置 1 个检测点，一般设在送风口下方 15 cm～20 cm、水平方向向外 50 cm～100 cm 处。

D.5.2　采样环境条件：采样时集中空调系统必须在正常运转条件下，并关闭门窗 15 min～30 min 以上，尽量减少人员活动幅度与频率，记录室内人员数量、温湿度与天气状况等。

D.5.3 采样方法：以无菌操作，使用撞击式微生物采样器(D.3.1)以 28.3 L/min 流量采集 5 min～15 min。

D.6 检验步骤

将采集细菌后的营养琼脂平皿置 35 ℃～37 ℃培养 48 h，菌落计数。

D.7 结果报告

D.7.1 送风口细菌总数测定结果：菌落计数，记录结果并按稀释比与采气体积换算成 CFU/m^3(空气中菌落形成单位每立方米)。

D.7.2 集中空调系统送风中细菌总数测定结果：一个系统送风中细菌总数的测定结果按该系统全部检测的送风口细菌总数测定值中的最大值给出。

附 录 E
（规范性附录）
集中空调送风中真菌总数检验方法

E.1 总则

本附录规定了用培养法测定集中空调系统送风中的真菌总数。

E.2 术语和定义

下列术语和定义适用于本方法。

E.2.1

真菌总数 total fungi count

集中空调系统送风中采集的样品，计数在沙氏琼脂培养基上经 28 ℃、5 d 培养所形成的菌落数。

E.3 仪器和设备

见 D.3。

E.4 培养基

E.4.1 沙氏琼脂培养基成分：

蛋白胨	10 g
葡萄糖	40 g
琼脂	20 g
蒸馏水	1 000 mL

E.4.2 制法：将蛋白胨、葡萄糖溶于蒸馏水中，校正 pH 为 5.5～6.0，加入琼脂，115 ℃，15 min 灭菌备用。

E.5 采样

见 D.5。

E.6 检验步骤

将采集真菌后的沙氏琼脂培养基平皿置 28 ℃培养 5 d，逐日观察并于第 5 天记录结果。若真菌数量过多可于第 3 天计数结果，并记录培养时间。

E.7 结果报告

E.7.1 送风口真菌总数测定结果：菌落计数，记录结果并按稀释比与采气体积换算成 CFU/m^3（空气中菌落形成单位每立方米）。

E.7.2 集中空调系统送风中真菌总数测定结果：一个系统送风中真菌总数的测定结果按该系统全部检测的送风口真菌总数测定值中的最大值给出。

附 录 F
（规范性附录）
集中空调送风中β-溶血性链球菌检验方法

F.1 总则

本附录规定了用培养法测定集中空调系统送风中的β-溶血性链球菌。

F.2 术语和定义

下列术语和定义适用于本方法。

F.2.1

β-溶血性链球菌 β-hemolytic streptococcus

集中空调系统送风中采集的样品，经35 ℃～37 ℃、24 h～48 h培养，在血琼脂平板上形成的典型菌落。

F.3 仪器和设备

见D.3。

F.4 培养基

F.4.1 血琼脂平板成分：

蛋白胨	10 g
氯化钠	5 g
琼脂	20 g
脱纤维羊血	5 mL～10 mL
蒸馏水	1 000 mL

F.4.2 制法：将蛋白胨、氯化钠、肉膏加热溶化于蒸馏水中，校正pH为7.4～7.6，加入琼脂，121 ℃ 20 min灭菌。待冷却至50 ℃左右，以无菌操作加入脱纤维羊血，摇匀倾皿。

F.5 采样

见D.5。

F.6 检验步骤

F.6.1 培养方法：采样后的血琼脂平板在35 ℃～37 ℃下培养24 h～48 h。

F.6.2 结果观察：培养后，在血琼脂平板上形成呈灰白色、表面突起、直径0.5 mm～0.7 mm的细小菌落，菌落透明或半透明，表面光滑有乳光；镜检为革蓝氏阳性无芽孢球菌，圆形或卵圆形，呈链状排列，受培养与操作条件影响链的长度在4个～8个细胞至几十个细胞之间；菌落周围有明显的2 mm～4 mm

界限分明、完全透明的无色溶血环。符合上述特征的菌落为β-溶血性链球菌。

F.7 结果报告

F.7.1 送风口β-溶血性链球菌测定结果：菌落计数，记录结果并按稀释比与采气体积换算成 CFU/m^3（空气中菌落形成单位每立方米）。

F.7.2 集中空调系统送风中β-溶血性链球菌测定结果：一个系统送风中β-溶血性链球菌的测定结果按该系统全部检测的送风口β-溶血性链球菌测定值中的最大值给出。

附 录 G
（规范性附录）
集中空调送风中嗜肺军团菌检验方法

G.1 总则

本附录规定了用液体冲击法测定集中空调系统送风中的嗜肺军团菌。

G.2 术语和定义

下列术语和定义适用于本方法。

G.2.1

嗜肺军团菌 legionella pneumophila

样品经培养在GVPG琼脂平板上生成典型菌落，并在BCYE琼脂平板上生长而在L-半光氨酸缺失的BCYE琼脂平板不生长，进一步经生化实验和血清学实验鉴定确认的菌落。

G.3 仪器和设备

G.3.1 微生物气溶胶浓缩器：采样流量≥100 L/min.，对于直径3.0 μm以上粒子其捕集效率≥80%或浓缩比≥8。

G.3.2 液体冲击式微生物气溶胶采样器：采样流量7 L/min～15 L/min.，对于0.5 μm粒子的捕集效率≥90%。

G.3.3 离心管：容积50 mL。

G.3.4 平皿：ϕ90 mm。

G.3.5 CO_2 培养箱：35 ℃～37 ℃。

G.3.6 紫外灯：波长360 nm±2 nm。

G.3.7 涡旋振荡器。

G.3.8 普通光学显微镜、荧光显微镜。

G.3.9 水浴箱。

G.4 试剂和培养基

G.4.1 采样吸收液1-GVPC液体培养基

G.4.1.1 GVPC添加剂成分：

多粘菌素B硫酸盐	10 mg
万古霉素	0.5 mg
放线菌酮	80 mg

G.4.1.2 BCYE添加剂成分：

α-酮戊二酸	1.0 g
N-2酰胺基-2胺基乙烷磺酸(ACES)	10.0 g

氢氧化钾	2.88 g
L-半胱氨酸盐酸盐	0.4 g
焦磷酸铁	0.25 g

G.4.1.3 吸收液成分：

活性碳	2 g
酵母浸出粉	10 g
GVPC 添加剂	见 G.4.1.1
BCYE 添加剂	见 G.4.1.2
蒸馏水	1 000 mL

G.4.1.4 制法：将活性碳、酵母浸出粉加水至 1 000 mL，121 ℃下高压灭菌 15 min，加入 GVPC 添加剂(G.4.1.1)和 BCYE 添加剂(G.4.1.2)，分装于灭菌后的离心管(G.3.3)中备用。

G.4.2 采样吸收液 2-酵母提取液

G.4.2.1 吸收液成分：

酵母浸出粉	12 g
蒸馏水	1 000 mL

G.4.2.2 制法：将酵母浸出粉加水至 1 000 mL，121 ℃下高压灭菌 15 min，分装于灭菌后的离心管(G.3.3)中备用。

G.4.3 盐酸氯化钾溶液[c(HCl·KCl)＝0.01 mol/L]

G.4.3.1 成分：

盐酸(0.2 mol/L)	3.9 mL
氯化钾(0.2 mol/L)	25 mL

G.4.3.2 制法：将上述成分混合，用 1 mol/L 氢氧化钠调整 pH＝2.2±0.2，121 ℃下高压灭菌 15 min 备用。

G.4.4 其他试剂

G.4.4.1 GVPC 琼脂平板。

G.4.4.2 BCYE 琼脂平板。

G.4.4.3 BCYE-CYE 琼脂平板。

G.4.4.4 革兰氏染色液。

G.4.4.5 马尿酸盐生化反应管。

G.4.4.6 军团菌分型血清试剂。

G.5 采样

G.5.1 采样点：每套空调系统选择 3 个～5 个送风口进行检测，每个风口设置 1 个测点，一般设在送风口下方 15 cm～20 cm、水平方向向外 50 cm～100 cm 处。

G.5.2 将采样吸收液 1(G.4.1)20 mL 倒入微生物气溶胶采样器(G.3.2)中，然后用吸管加入矿物油 1 滴～2 滴。

G.5.3 将微生物气溶胶浓缩器(G.3.1)与微生物气溶胶采样器(G.3.2)连接，按照微生物气溶胶浓缩器和微生物气溶胶采样器的流量要求调整主流量和浓缩流量。

G.5.4 按浓缩器和采样器说明书操作，每个气溶胶样品采集空气量 1 m^3～2 m^3。

G.5.5 将采样吸收液 2(G.4.2)20 mL 倒入微生物气溶胶采样器(G.3.2)中,然后用吸管加入矿物油 1 滴～2 滴;在相同采样点重复 G.5.3～G.5.4 步骤。

G.5.6 采集的样品不必冷冻,但要避光和防止受热,4 h 内送实验室检验。

G.6 检验步骤

G.6.1 样品的酸处理:对采样后的吸收液 1(G.4.1)和吸收液 2(G.4.2)原液各取 1 mL,分别加入盐酸氯化钾溶液(G.4.3)充分混合,调 pH 至 2.2,静置 15 min。

G.6.2 样品的接种:在酸处理后的 2 种样品(G.6.1)中分别加入 1 mol/L 氢氧化钾溶液,中和至 pH 为 6.9,各取悬液 0.2 mL～0.3 mL 分别接种 GVPC 平板(G.4.4)。

G.6.3 样品的培养:将接种平板静置于浓度为 5%、温度为 35 ℃～37 ℃的 CO_2 培养箱(G.3.5)中,孵育 10 d。

G.6.4 菌落观察:从孵育第 3 天开始观察菌落。军团菌的菌落颜色多样,通常呈白色、灰色、蓝色或紫色,也能显深褐色、灰绿色、深红色;菌落整齐,表面光滑,呈典型毛玻璃状,在紫外灯下,部分菌落有荧光。

G.6.5 菌落验证:从平皿上挑取 2 个可疑菌落,接种 BCYE 琼脂平板(G.4.5)和 L-半光氨酸缺失的 BCYE 琼脂平板(G.4.6),35 ℃～37 ℃培养 2 d,凡在 BCYE 琼脂平板上生长而在 L-半光氨酸缺失的 BCYE 琼脂平板不生长的则为军团菌菌落。

G.6.6 菌型确定:应进行生化培养与血清学实验确定嗜肺军团菌。生化培养:氧化酶(—/弱+),硝酸盐还原(—),尿素酶(—),明胶液化(+),水解马尿酸。血清学实验:用嗜肺军团菌诊断血清进行分型。

G.7 结果报告

G.7.1 采样点测定结果:两种采样吸收液中至少有一种吸收液培养出嗜肺军团菌,即为该采样点嗜肺军团菌阳性。

G.7.2 一套系统测定结果:一套系统中任意一个采样点嗜肺军团菌检测阳性,即该空调系统送风中嗜肺军团菌的测定结果为阳性。

附 录 H
（规范性附录）
集中空调风管内表面积尘量检验方法

H.1 总则

本附录规定了用称重法测定集中空调系统风管内表面的积尘量。

H.2 原理

采集风管内表面规定面积的全部积尘，以称重方法得出风管内表面单位面积的积尘量，表示风管的污染程度。

H.3 设备和器材

H.3.1 定量采样机器人或手工擦拭采样规格板：采样机器人采样面积为 50 cm^2 或 100 cm^2，采样精度为与标准方法的相对误差小于 20%；采样规格板面积为 50 cm^2 或 100 cm^2，面积误差小于 5%。
H.3.2 采样材料：无纺布或其他不易失重的材料。
H.3.3 密封袋。
H.3.4 必要的采样工具。
H.3.5 分析天平，精度 0.000 1 g。
H.3.6 恒温箱。
H.3.7 干燥器。

H.4 采样

H.4.1 采样点数量：机器人采样每套空调系统至少选择 3 个采样点，手工擦拭采样每套空调系统至少选择 6 个采样点。
H.4.2 采样点布置：机器人采样在每套空调系统的风管中（如送风管、回风管、新风管）选择 3 个代表性采样断面，每个断面设置 1 个采样点。手工擦拭采样在每套空调系统的风管中选择 2 个代表性采样断面，每个断面在风管的上面、底面和侧面各设置 1 个采样点；如确实无法在风管中采样，可抽取该套系统全部送风口的 3%～5%且不少于 3 个作为采样点。
H.4.3 风管开孔：在风管采样时将维修孔、清洁孔打开或现场开孔，在送风口采样时将风口拆下。
H.4.4 采样：使用定量采样机器人或手工法（H.3.1）在确定的位置、规定的面积内采集风管表面全部积尘，表面积尘较多时用刮拭法采样，积尘较少不适宜刮拭法时用擦拭法采样，并将积尘样品完好带出风管。

H.5 检验步骤

H.5.1 将采样材料（H.3.2）放在 105 ℃恒温箱内（H.3.6）干燥 2 h 后放入干燥器（H.3.7）内冷却4 h，或直接放入干燥器中（H.3.7）存放 24 h 后，放入密封袋（H.3.3）用天平（H.3.5）称量出初重。

H.5.2 将采样后的积尘样品进行编号，并放回原密封袋中保管，送实验室。

H.5.3 将样品按 H.5.1 处理、称量，得出终重。

H.5.4 各采样点的积尘样品终重与初重之差为各采样点的积尘重量。

H.6 结果计算

H.6.1 采样点积尘量：根据每个采样点积尘重量和采样面积换算成每平方米风管内表面的积尘量。

H.6.2 风管污染程度：取各个采样点积尘量的平均值为风管污染程度的测定结果，以 g/m^2（风管内表面积尘的重量每平方米）表示。

附 录 I
（规范性附录）
集中空调风管内表面微生物检验方法

I.1 总则

本附录规定了用培养法测定集中空调系统风管内表面的细菌总数和真菌总数。

I.2 术语和定义

下列术语和定义适用于本方法。

I.2.1

细菌总数 total bacterial count

集中空调系统送风中采集的样品，计数在营养琼脂培养基上经 35 ℃～37 ℃、48 h 培养所生长发育的嗜中温性需氧和兼性厌氧菌落的总数。

I.2.2

真菌总数 total fungi count

集中空调系统送风中采集的样品，计数在沙氏琼脂培养基上经 28 ℃、5 d 培养所形成的菌落数。

I.3 仪器和设备

I.3.1 定量采样机器人或采样规格板：采样机器人采样面积为 50 cm^2 或 100 cm^2，采样精度为与标准方法的相对误差小于 20%；采样规格板面积为 25 cm^2。

I.3.2 高压蒸汽灭菌器。

I.3.3 恒温培养箱。

I.3.4 平皿：ϕ90 mm。

I.4 培养基和试剂

I.4.1 营养琼脂培养基：成分与制法见 D.4。

I.4.2 沙氏琼脂培养基：成分与制法见 E.4。

I.4.3 吐温 80（φ=0.01%）。

I.5 采样

I.5.1 采样点数量：见 H.4.1。

I.5.2 采样点布置：见 H.4.2。

I.5.3 采样：使用定量采样机器人或人工法（I.3.1）在确定的位置、规定的面积内采样，表面积尘较多时用刮拭法采样，积尘较少不适宜刮拭法时用擦拭法采样。整个采样过程应无菌操作。

I.6 检验步骤

I.6.1 刮拭法采集的样品：将采集的积尘样品无菌操作称取 1 g，加入到吐温 80 水溶液(I.4.3)中，做 10 倍梯级稀释，取适宜稀释度 1 mL 倾注法接种平皿。

I.6.2 擦拭法采集的样品：将擦拭物无菌操作加入到吐温 80 水溶液(I.4.3)中，做 10 倍梯级稀释，取适宜稀释度 1 mL 倾注法接种平皿。

I.6.3 培养与计数：分别见 D.6 和 E.6。

I.7 结果报告

I.7.1 风管表面细菌总数、真菌总数测定结果：菌落计数，记录结果并按稀释比换算成 CFU/cm^2。

I.7.2 集中空调系统风管表面微生物测定结果：一个系统风管表面细菌总数、真菌总数的测定结果分别按该系统全部检测的风管表面细菌总数、真菌总数测定值中的最大值给出。

ICS 91.140.30
C 51

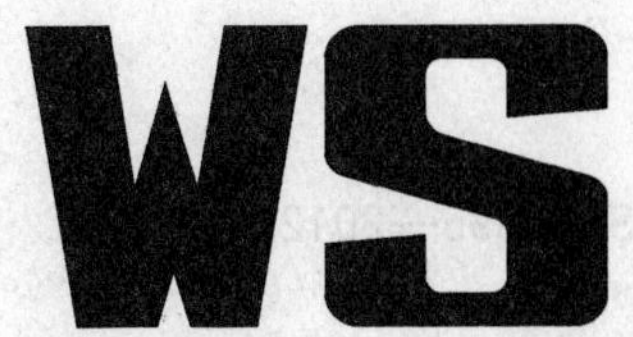

中华人民共和国卫生行业标准

WS/T 395—2012

公共场所集中空调通风系统卫生学评价规范

Hygienic evaluation specification of central air conditioning ventilation system in public buildings

2012-09-19 发布　　　　2013-04-01 实施

中华人民共和国卫生部　　发布

前 言

本标准按照 GB/T 1.1—2009 给出的规则起草。

本标准由卫生部环境卫生标准专业委员会提出。

本标准由中华人民共和国卫生部批准。

本标准负责起草单位:江苏省疾病预防控制中心、中国疾病预防控制中心环境与健康相关产品安全所、深圳市疾病预防控制中心。

本标准主要起草人:张秀珍、姚孝元、金银龙、刘凡、王俊起、戴自祝、陈连生、陈晓东、周连、余淑苑。

公共场所集中空调通风系统
卫生学评价规范

1 范围

本标准规定了新建、改建、扩建的公共场所集中空调通风系统(以下简称集中空调系统)的设计和竣工验收卫生学评价的技术要求。

本标准适用于已投入运行的公共场所集中空调系统,其他场所集中空调系统的卫生学评价参照执行。

2 规范性引用文件

下列文件对于本文件的应用是必不可少的,凡是注日期的引用文件,仅注日期的版本适用于本文件。凡是不注日期的引用文件,其最新版本(包括所有的修改单)适用于本文件。

WS 394 公共场所集中空调通风系统卫生规范

WS/T 396 公共场所集中空调通风系统清洗消毒规范

公共场所卫生管理条例实施细则 卫生部

3 卫生学评价机构

3.1 基本要求

3.1.1 具有独立的法人资格。

3.1.2 拥有固定的办公场所和相应的实验室。

3.1.3 检测项目应当获得省级以上实验室资质认定。

3.2 人员要求

3.2.1 **技术负责人** 应具有副高级以上专业技术职称并从事相关专业工作5年以上。

3.2.2 **专业技术人员** 应有不少于5名与集中空调系统卫生学评价工作相适应的公共卫生、卫生检测专业人员,并具备相应的专业技术能力,其中中级专业技术职称以上人员不少于专业人员总数的40%。

3.2.3 专业人员应经过培训,并考核合格。

3.3 质量管理体系要求

应设立专门的质量管理部门,并有完善的符合集中空调系统卫生学评价质量的管理体系。

3.4 设备要求

3.4.1 拥有量值准确可靠、性能良好,与集中空调系统卫生学评价项目相配套的仪器设备,基本仪器设备见附录A。

3.4.2 仪器设备的配置应能满足工作的需要,并能良好运行。

3.4.3 仪器设备应定期进行计量检定，并贴有检定或校验标识。定量采样机器人应编制自校规程并定期进行不确定度评定。

3.4.4 仪器设备应有完整的操作规程。

4 卫生学评价

4.1 评价依据

4.1.1 国家标准、规范，主要包括：

a) 《中华人民共和国传染病防治法》；

b) 《公共场所卫生管理条例》；

c) 《公共场所卫生管理条例实施细则》；

d) WS 394；

e) WS/T 396；

f) 公共场所卫生标准。

4.1.2 公共场所经营者提供的技术资料，主要包括：

a) 建设项目的审批文件；

b) 建设项目概况资料；

c) 集中空调系统设计资料。

4.1.3 其他相关文件和资料。

4.2 评价内容与方法

4.2.1 设计评价

4.2.1.1 对所提供的技术资料进行基本情况分析，主要包括：

a) 建设项目地点、总投资、平面布局、建筑面积；

b) 建设项目用途、服务人数；

c) 空调类型、气流形式和系统设计参数；

d) 冷却塔的类型和位置；

e) 新风口位置，过滤及防护设施；

f) 其他方面按 WS 394 的要求。

4.2.1.2 在基本情况分析的基础上进行现场调查，主要包括：

a) 周边环境现状及危害因素，必要时进行监测；

b) 建筑物现况及自身卫生状况。

4.2.1.3 结合基本情况分析和现场调查结果，对集中空调系统设计资料进行评价，主要包括：

a) 温度、相对湿度、风速、噪声、新风量等设计参数；

b) 机房、风管、冷却塔、空气净化装置、加湿装置、应急关闭回风的装置、控制集中空调系统分区域运行的装置、清洗用的可开闭窗口等设备、设施；

c) 新风、排风、送回风等通风系统；

d) 空调水系统、气流组织、空调管道材质和保温材料等；

e) 新风口过滤网设置、防护设施等；

f) 冷却塔周边卫生状况等。

4.2.2 竣工验收评价

4.2.2.1 现场调查

现场调查应按下列要求进行：

a) 集中空调系统试运行时卫生状况；

b) 集中空调系统设备设置和布局。

4.2.2.2 卫生检测

4.2.2.2.1 样本量：

a) 抽样比例不应少于空气处理机组对应的风道系统总数量的 5%，不同类型的集中空调系统，每类至少抽 1 套。应具有随机性、代表性和可行性；

b) 每套系统应选择 3 个～5 个代表性部位；

c) 冷却水、冷凝水不少于 1 个部位；冷却水需采集平行样品；

d) 每套空调系统选择 3 个～5 个送风口进行检测。PM_{10}：送风口面小于 0.1 m^2，设置 1 个检测点，送风口面积大于 0.1 m^2，设置 3 个检测点；送风中细菌总数、真菌总数、β-溶血性链球菌：每个送风口设一个采样点。嗜肺军团菌（根据实际情况选测），每个送风口设一个采样点；

e) 新风每个进风管不少于 1 个部位。

4.2.2.2.2 检测指标和方法按 WS 394 要求执行。

4.2.2.3 分析和评估

根据检测结果对可能造成的健康危害进行分析和评估。

4.3 评价结论和建议

根据评价结果分别作出评价结论，并针对发现的卫生问题提出相应的建议。

5 评价报告

5.1 评价报告分为评价报告表、评价报告书两种形式。评价报告表的编制见附录 B，评价报告书的编制见附录 C。

5.2 评价报告是卫生学评价工作的总结性文件，应在基本情况分析、现场调查、卫生检测、评价分析的基础上，全面、真实地反映卫生学评价的全部工作，文字要求简洁、准确，用语规范，结论明确。

5.3 评价报告应包括项目的基本情况、评价依据、评价内容和方法、调查与检测结果分析、评价结论和建议。

附 录 A
（规范性附录）
集中空调系统卫生学评价机构的基本仪器设备要求

A.1 集中空调系统卫生学评价机构的基本仪器设备要求见表 A.1。

表 A.1 集中空调系统卫生学评价机构的基本仪器设备要求

测定项目	仪器设备	技术参数与要求
微生物	真菌检验实验室	
	培养箱	35 ℃±1 ℃或 37 ℃±1 ℃
	厌氧培养装置	
	普通冰箱、低温冰箱	
	紫外灯	波长 360 nm±2 nm
	涡旋振荡器	可达 200 r/min 以上
	离心机	
	滤膜滤器	可装直径 45 mm 滤膜
	恒温水浴	
	普通光学显微镜	
	荧光显微镜	
	体式镜	
	六级筛孔空气撞击式采样器	对空气中细菌的捕获率大于 95%
微小气候及新风量	温、湿度计	温度最小分辨率 0.1 ℃，测量精度±0.5 ℃ 相对湿度最小分辨率 0.1%，测量精度±3%
	热电风速仪（风速计法）	最小读数应不大于 0.1 m/s 测量范围 0.05 m/s～30 m/s
	标准皮托管（皮托管法）	K_p=0.99±0.01（或 S 型皮托管） K_p=0.84±0.01
	微压计（皮托管法）	精确度应不低于 2%，最小读数应不大于 1 Pa
可吸入颗粒物	便携式 PM_{10} 直读仪	仪器测定范围 0.01 mg/m^3～10 mg/m^3
积尘量	分析天平	范围 0 g～80 g，精度 0.000 1 g
风管采样	定量采样机器人（运动系统、采样系统、监视录像系统、操作控制系统）	采样精度：与标准方法之间的相对误差＜20%； 采样一致性：相同积尘量样品之间相对偏差＜10%

附 录 B
（规范性附录）
集中空调系统卫生学评价表的编制

B.1 封面页

封面页应包括：

a) “集中空调系统卫生学评价报告表”名称；

b) 报告表编号；

c) 评价机构名称(加盖公章)；

d) 报告表签发时间。

B.2 首页

首页应包括：

a) 评价项目名称；

b) 评价项目地址；

c) 委托单位名称；

d) 委托单位地址；

e) 委托单位联系人；

f) 委托单位联系电话；

g) 评价技术负责人(包括签字)；

h) 评价人员名单(包括姓名、职称、专业、签字)；

i) 审核人(包括签字)。

集中空调系统卫生学评价表见表 B.1。

表 B.1 集中空调系统卫生学评价表

评价项目名称					
评价项目地址					
项目性质	新建□	改建□		扩建□	已投入运行□
法定代表人		联系电话		传真	
联系人		联系电话		传真/Email	
建设项目用途		服务人数 人		建筑面积 m^2	
总投资概算 万元		集中空调系统投资概算 万元			
评价项目概况：					

表 B.1（续）

空调系统设计（或试运行）情况：	
空调通风系统工艺及基本参数：	
评价目的	
评价依据	
现场调查情况	周边环境现状、建筑物现况及自身污染状况
	空调通风系统卫生状况
	空调通风系统设备设置和布局
	空调通风系统相关管理制度
卫生检测与评价	抽样方法
	检测方法
	检测结果
	检测结果评价
结论与建议	

附　录　C
（规范性附录）
集中空调系统卫生学评价报告书的编制

C.1　封面页

封面页一般包括：

a）评价报告编号；

b）评价项目名称：
××××××集中空调通风系统卫生学评价报告

c）评价机构名称(包括盖章)；

d）报告编制日期。

C.2　首页

首页一般包括：

a）委托单位名称；

b）委托单位地址；

c）评价项目地址；

d）委托单位联系人；

e）委托单位联系电话；

f）评价技术负责人(包括签字)；

g）评价人员名单(包括姓名、职称、专业、签字)；

h）审核人(包括签字)。

C.3　正文

正文一般包括：

a）评价项目名称；

b）任务来源；

c）评价目的；

d）评价范围；

e）评价依据；

f）项目概况；

g）评价内容与方法；

h）分析、调查、检测数据与结果；

i）结论和建议。

ICS 91.140.30
C 51

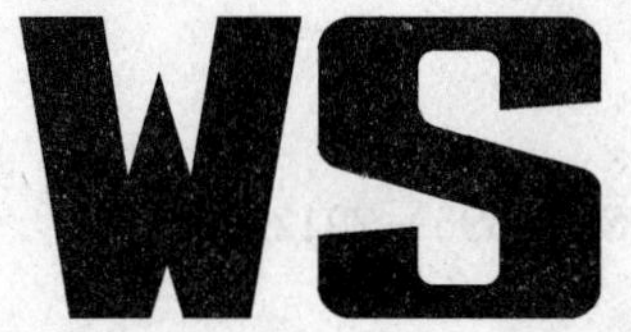

中华人民共和国卫生行业标准

WS/T 396—2012

公共场所集中空调通风系统清洗消毒规范

Specification of cleaning and disinfecting for central air conditioning ventilation system in public buildings

2012-09-19 发布　　　　2013-04-01 实施

中华人民共和国卫生部　发布

前言

本标准按照 GB/T 1.1—2009 给出的规则起草。

本标准由卫生部环境卫生标准专业委员会提出。

本标准由中华人民共和国卫生部批准。

本标准负责起草单位：中国疾病预防控制中心环境与健康相关产品安全所、江苏省疾病预防控制中心、深圳市疾病预防控制中心。

本标准主要起草人：金银龙、刘凡、陈连生、陈晓东、余淑苑、张流波、张志诚、张秀珍。

公共场所集中空调通风系统
清洗消毒规范

1 范围

本标准规定了集中空调系统各主要设备、部件的清洗与消毒方法、清洗过程以及专业清洗机构、专用清洗消毒设备的技术要求和专用清洗消毒设备的检验方法。

本标准适用于公共场所集中空调系统的清洗与消毒，其他集中空调系统的清洗与消毒可参照执行。

2 规范性引用文件

下列文件对于本文件的应用是必不可少的。凡是注日期的引用文件，仅注日期的版本适用于本文件。凡是不注日期的引用文件，其最新版本（包括所有的修改单）适用于本文件。

WS/T 395 公共场所集中空调通风系统卫生学评价规范

3 术语和定义

下列术语和定义适用于本文件。

3.1

集中空调通风系统 central air conditioning ventilation system

为使房间或封闭空间空气温度、湿度、洁净度和气流速度等参数达到设定要求而对空气进行集中处理、输送、分配的所有设备、管道及附件、仪器仪表的总和。

3.2

集中空调系统清洗 central air conditioning system cleaning

采用某些技术或方法清除空调风管、风口、空气处理单元和其他部件内与输送空气相接触表面以及空调冷却水塔内积聚的颗粒物、微生物。

3.3

集中空调系统消毒 central air conditioning system disinfecting

采用物理或化学方法杀灭空调风管、冷却塔、表冷器、风口、空气处理单元和其他部件内与输送空气相接触表面以及冷却水、冷凝水、积尘中的致病微生物。

3.4

专用清洗消毒设备 special equipment for cleaning and disinfection

用于集中空调系统的主要清洗设备、工具、器械，风管内定量采样设备和净化消毒装置、消毒剂等的总称。

3.5

机械清洗 mechanical cleaning

使用物理清除方式的专用清洗设备、工具对集中空调系统进行清洗。

3.6

专业清洗机构 professional cleaning organization

从事公共场所集中空调系统清洗、消毒的专业技术服务单位。

4 清洗技术要求

4.1 清洗范围

风管清洗范围包括：送风管、回风管和新风管。

部件清洗范围包括：空气处理机组的内表面、冷凝水盘、加湿和除湿器、盘管组件、风机、过滤器及室内送回风口等。

开放式冷却水塔。

4.2 现场检查与准备

专业清洗机构应查阅集中空调系统有关技术资料，对需要清洗的集中空调系统进行现场勘察和检查，确定适宜的清洁工具、设备和工作流程。并根据集中空调系统的情况和本标准的技术要求，制定详细的清洗工作计划和清洗操作规程。

4.3 风管清洗

金属材质内表面风管的清洗，应使用可以进入风管内并能够正常工作的清洗设备和连接在风管开口处且能够在清洗断面保持足够风速的捕集装置，将风管内的颗粒物、微生物有效地清除下来并输送到捕集装置中，严禁操作人员进入风管内进行人工清洗。

风管的清洗工作应分段、分区域进行，清洗工作段的长度应保证清洗时风管内污染物不外逸，并在风管清洗工作段与非工作段之间采取气囊密封、在进行清洗的风管与相连通的室内区域之间保持压力梯度等有效隔离空气措施。

4.4 部件清洗

4.4.1 清洗原则

采用专用工具、器械对部件进行清洗，清洗后的部件均应满足有关标准的要求。部件可直接进行清洗或拆卸后进行清洗，清洗后拆卸的部件应恢复到原来所在位置，可调节部件应恢复到原来的调节位置。

4.4.2 清洗方法

4.4.2.1 空气处理机组、新风机组等清洗：机组等的清洗主要包括风机、换热器、过滤器(网)、加湿(除湿器)、箱体、混风箱、风口等与处理(输送)空气相接触的表面，可使用负压吸尘机去除部件表面污染物的干式清洗方式，亦可使用带有一定压力的清水或中性清洗剂配合专用工具清除部件表面污染物的湿式清洗方式，必要时应联合使用干式和湿式清洗方式。

4.4.2.2 风机盘管清洗：风机盘管的清洗主要包括风机叶轮、换热器表面和冷凝水盘等，宜采用湿式清洗方式。湿式清洗时首先要疏通排水管或采取有效收集措施，当发现盘管组件不能有效清洗时，应拆卸后进行清洗。

4.5 冷却塔清洗

按有关操作规程对集水池及相关部位进行清洗，有效去除塔内的沉积物、腐蚀物、藻类、生物膜等污物，使冷却塔内表面及部件湿表面无残留污染物。

4.6 清洗作业过程中的污染物控制

清洗过程中应采取风管内部保持负压、作业区隔离、覆盖、清除的污物妥善收集等有效控制措施，防止集中空调系统内的污染物散布到非清洗工作区域。

4.7 作业出入口

清洗机构可通过集中空调系统风管不同部位原有的清洗(检修)口出入设备,进行相应的清洗与检查工作。必要时可切割其他清洗口,并保证清洗作业后将其密封处理并达到防火要求。切割的清洗口密封分为可开启式清洗门和固定式嵌板两种,其使用的材料和结构应不导致空调系统强度与功能的降低。

5 消毒技术要求

5.1 消毒时机

必要时应对集中空调系统的风管、设备、部件进行消毒处理。

5.2 风管消毒方法

风管应先清洗,后消毒。可采用化学消毒剂喷雾消毒,金属管壁首选季铵盐类消毒剂,非金属管壁首选过氧化物类消毒剂。

5.3 部件消毒方法

5.3.1 冷却水消毒

冷却水宜采用物理或化学持续消毒方法。当采用化学消毒时首选含氯消毒剂,将消毒剂加入冷却水中,对冷却水和冷却塔同时进行消毒。

5.3.2 过滤网、过滤器、冷凝水盘消毒

过滤网、过滤器、冷凝水盘应先清洗,后消毒,采用浸泡消毒方法,部件过大不易浸泡时可采用擦拭或喷雾消毒方法,重复使用的部件首选季铵盐类消毒剂,不再重复使用的部件首选过氧化物类消毒剂。

5.3.3 净化器、风口、空气处理机组、表冷器、加热(湿)器消毒

净化器、风口、空气处理机组、表冷器、加热(湿)器的消毒首选季铵盐类消毒剂,应先清洗,后消毒,采用擦拭或喷雾消毒方法。

5.3.4 冷凝水消毒

在冷凝水中加入消毒剂作用一定时间后排放,首选含氯消毒剂。

6 清洗、消毒效果及安全措施要求

6.1 清洗、消毒效果

6.1.1 清洗效果要求

风管清洗后,风管内表面积尘残留量宜小于 1 g/m^2,风管内表面细菌总数、真菌总数应小于 100 CFU/m^2。

部件清洗后,表面细菌总数、真菌总数应小于 100 CFU/m^2。

6.1.2　消毒效果要求

集中空调系统消毒后，其自然菌去除率应大于90%，风管内表面细菌总数、真菌总数应小于100 CFU/m²，且致病微生物不得检出。

冷却水消毒后，其自然菌去除率应大于90%，且嗜肺军团菌等致病微生物不得检出。

6.1.3　清洗、消毒效果检验

集中空调系统清洗、消毒后7日内，由经培训合格的检验人员按照有关卫生要求进行检验，不具备检验能力的可以委托检验。

6.1.4　清洗效果的影像资料

集中空调系统清洗后，应将所有清洗过程制成影像资料，影像资料中应有区分不同清洗区域的标识。

6.2　安全措施

专业清洗机构应遵守有关的安全规定制定安全制度，清洗现场应设置安全员，加强清洗施工人员的个人防护，采取有效措施保证清洗施工人员及建筑物内人员的安全，并保护好环境。

6.3　污物处理

从集中空调系统的风管清除出来的所有污物均应妥善保存，积尘使用含氯消毒剂直接浇洒致其完全湿润后按普通垃圾处理，其他污染物按有关规定进行处理。

7　清洗机构要求

为方便标准使用者，附录A给出了从事公共场所集中空调系统清洗消毒工作的专业机构的基本技术要求，供参考。

附 录 A
（资料性附录）
专业清洗机构基本技术要求

A.1 机构的基本要求

A.1.1 专业清洗机构应具有独立法人资格。
A.1.2 专业清洗机构应有固定的办公和工作场地。
A.1.3 专业清洗机构应具备相应的技术能力。

A.2 人员要求

A.2.1 从事集中空调系统清洗的专业机构应具有工程技术、空调通风、仪器仪表等专业及技术工人配套的技术人员队伍，从事集中空调系统消毒工作的专业机构还应有消毒技术人员。
A.2.2 清洗、消毒人员上岗前应经过专门知识培训，其比例应不少于全体员工的80%。
A.2.3 从事集中空调系统消毒工作的消毒技术人员应具备大专以上学历，从事相关专业3年以上，掌握消毒基本知识和消毒效果评价方法，以及消毒剂配制、消毒机器人操作等现场消毒技术。

A.3 管理体系要求

A.3.1 清洗质量管理

专业清洗机构应设立专门质量管理部门，建立健全空调风管系统清洗全过程的质量管理规章制度和清洗工程档案、资料保管制度，制定出本机构具体的清洗操作规程、清洗质量保证措施、自检方法等。

A.3.2 安全管理

专业清洗机构应制定严格的安全管理制度，主要包括现场安全员、现场工作人员的人身安全、人员防护、设备安全、环境保护、污染物处理制度等。

A.3.3 安全措施

专业清洗机构应为现场清洗工作人员提供必要的人身安全保护器材、个人防护用品、设备用电用气安全保护装置等。

A.4 实验室要求

A.4.1 集中空调清洗检测实验室

从事集中空调系统清洗效果检测的专业清洗机构应配备经培训合格的检验人员，并满足WS/T 395中质量管理体系、积尘量检验设备及实验室等相关要求。

A.4.2 集中空调消毒检测实验室

从事集中空调系统消毒工作的专业机构应具备使用面积在25 m^2 以上进行消毒效果评价的独立实

验室，以及冰箱、培养箱、压力蒸汽灭菌器、Ⅱ级生物安全柜等微生物检测设备的基本条件。

A.5 专用清洗消毒设备种类

专业清洗机构应具有与其技术水平和服务能力相适应的专用清洗消毒设备（主要设备种类见表A.1）以及其他清洗、消毒所需要的设备、器材、工具和试剂等。

表A.1 空调风管主要专用清洗消毒设备清单

服务能力	设备名称
清洗	风管清洗机器人 捕集装置 风管手持清洗装置 圆形风管清洗装置 非水平风管清洗装置 风管开孔器（机） 部件清洗装置
消毒	风管消毒装置 气动（电动）超低容量喷雾器 消毒剂等

WS/T 396—2012《公共场所集中空调通风系统清洗消毒规范》标准第1号修改单

本修改单经国家卫生和计划生育委员会于2013年5月9日批准，自2013年5月9日起实施。

6.1.1 清洗效果要求中："风管清洗后，风管内表面积尘残留量宜小于1 g/m²，风管内表面细菌总数、真菌总数应小于100 CFU/m²。部件清洗后，表面细菌总数、真菌总数应小于100 CFU/m²。"修改为"风管清洗后，风管内表面积尘残留量宜小于1 g/m²，风管内表面细菌总数、真菌总数均应小于100 CFU/cm²。部件清洗后，表面细菌总数、真菌总数均应小于100 CFU/cm²。"

6.1.2 消毒效果要求中："集中空调系统消毒后，其自然菌去除率应大于90%，风管内表面细菌总数、真菌总数应小于100 CFU/m²，且致病微生物不得检出。"修改为"集中空调系统消毒后，其自然菌去除率应当大于90%，风管内表面细菌总数、真菌总数均应当小于100 CFU/cm²，且致病微生物不得检出。"

ICS 13.100
C 51

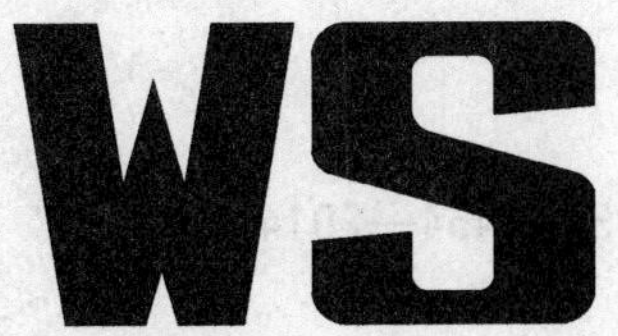

中华人民共和国卫生行业标准

WS/T 454—2014

从业人员预防性健康检查 沙门菌、志贺菌检验方法

Preventive health examination of employees—Examination of Salmonella and Shigella

2014-05-08 发布 2014-10-01 实施

中华人民共和国国家卫生和计划生育委员会 发布

前　言

本标准按照 GB/T 1.1—2009 给出的规则起草。

本标准起草单位：深圳市疾病预防控制中心、广州市疾病预防控制中心、中国疾病预防控制中心传染病预防控制所、河南省疾病预防控制中心、浙江省疾病预防控制中心、广西壮族自治区疾病预防控制中心、上海市疾病预防控制中心等。

本标准主要起草人：程锦泉、扈庆华、石晓路、王鸣、阚飙、夏胜利、张政、王鸣柳、陈敏、吴新伟、窦文祥等。

从业人员预防性健康检查
沙门菌、志贺菌检验方法

1 范围

本标准规定了粪便标本(肛拭子)中沙门菌和志贺菌的检验方法。

本标准适用于公共场所从业人员、食品生产和加工(食品生产)人员、食品流通和餐饮服务(食品经营)人员、饮用水生产、经营人员预防性健康检查项目中,粪便标本(肛拭子)的沙门菌和志贺菌检验。

其他相关行业从业人员,如从事医疗卫生用品生产、经营人员以及化妆品生产人员等,预防性健康检查项目中,粪便标本(肛拭子)的沙门菌和志贺菌检验可参照本标准执行。

2 规范性引用文件

下列文件对于本文件的应用是必不可少的。凡是注日期的引用文件,仅注日期的版本适用于本文件。凡是不注日期的引用文件,其最新版本(包括所有的修改单)适用于本文件。

GB 4789.4—2010 食品微生物学检验 沙门菌检验

GB/T 4789.28—2003 食品卫生微生物学检验 染色法、培养基和试剂

WS/T 230—2002 临床诊断中聚合酶链反应(PCR)技术的应用

WS 280 伤寒和副伤寒诊断标准

WS 287 细菌性和阿米巴性痢疾诊断标准

3 定义、术语和缩略语

3.1 术语和定义

下列术语和定义适用于本文件。

3.1.1

从业人员预防性健康检查 preventive health examination of employees

对公共场所从业人员、从事食品生产和加工(食品生产)人员、食品流通和餐饮服务(食品经营)人员,饮用水生产、经营人员,医疗卫生用品生产、经营人员以及化妆品生产人员等。按国家有关卫生法律、法规规定所进行的从业前、从业期间的健康检查。

3.1.2

实时荧光 PCR real-time PCR

实时荧光聚合酶链反应。

3.1.3

Ct 值 cycle threshold

每个反应管内的荧光信号达到设定的阈值时,所经历的循环数。

3.2 缩略语

下列缩略语适用于本文件。

DNA:脱氧核糖核酸(Deoxyribonucleic Acid)

FAM:6-羧基荧光素(6-carboxyfluorescein)

HEX:六氯-6-甲基荧光素(Hexachlorofluorescein)

LDC:赖氨酸脱羧酶(Lysine Decarboxylase)

MAC:麦康凯琼脂(MacConkey Agar)

NB:营养肉汤(Nutrient Broth)

NP-40:乙基苯基聚乙二醇(Nonidet P-40)

SC:亚硒酸盐胱氨酸(Selenite Cystine)

Taq 酶:Taq DNA 聚合酶(Taq DNA polymerase)

TSI:三糖铁琼脂(Triple Sugar Iron Agar)

UNG 酶:尿嘧啶 DNA 糖基酶(Uracil DNA glycosylase)

XLD:木糖-赖氨酸-胆酸盐琼脂(Xylose-Lysine - Desoxycholate)

4 原理

4.1 筛查试验

依据核酸体外扩增基本原理,针对沙门菌和志贺菌特异靶基因序列设计引物、荧光标记探针,在PCR 反应过程中,当荧光信号达到并超过所设定的阈值时,利用荧光信号强度与 PCR 产物量的正相关关系,即可对 PCR 结果进行分析和判定。

对标本的模板 DNA 进行实时荧光 PCR 扩增,根据其 Ct 值及扩增曲线进行标本结果报告,当 PCR结果呈阴性时直接报告阴性结果;当 PCR 结果呈阳性时,进一步对阳性标本做确诊实验。从而实现对从业人员健康检查粪便标本中的沙门菌和志贺菌的快速筛查。

4.2 确诊试验

PCR 筛查试验结果为阳性时,依据 8.5 确诊试验进行细菌培养和鉴定,包括生化和血清学鉴定,当确诊试验鉴定结果为阳性时报告阳性,为阴性时报告阴性。

5 设备和材料

5.1 实时荧光 PCR 仪。

5.2 生物安全柜。

5.3 高速离心机(离心速度 12 000 r/min 以上)。

5.4 漩涡混匀器。

5.5 恒温培养箱。

5.6 冰箱:2 ℃~8 ℃和-20 ℃。

5.7 电子天平:感量 1 mg。

5.8 pH 计或 pH 比色管或精密 pH 试纸。

5.9 微量可调移液器和配套带滤芯吸头:2.5 μL,10 μL,100 μL,200 μL,1 000 μL。

5.10 恒温金属浴/水浴锅:25 ℃~100 ℃。

5.11 采样管:密闭式,内径≥1.2 cm,高度≥10 cm。

5.12 采样拭子:长度≥10 cm。

5.13 试管架。

5.14 无菌吸管:1 mL(具 0.01 mL 刻度)、10 mL(具 0.1 mL 刻度)或微量移液器及吸头。

5.15 无菌培养皿:直径 90 mm。

5.16 无菌试管:3 mm×50 mm。

5.17 废液缸。

6 培养基和试剂

6.1 营养肉汤(NB)增菌液或其他有效增菌液:按 GB/T 4789.28—2003 中 4.8 规定。
6.2 木糖赖氨酸脱氧胆酸(XLD)琼脂:按 GB 4789.4—2010 中 A.6 规定。
6.3 沙门菌显色培养基。
6.4 麦康凯琼脂(MAC):按 GB/T 4789.28—2003 中 4.24 规定。
6.5 三糖铁琼脂(TSI):按 GB/T 4789.28—2003 中 4.26、4.27 规定。
6.6 亚硒酸盐胱氨酸(SC)增菌液:按 GB 4789.4—2010 中 A.3 规定。
6.7 葡萄糖半固体发酵管:按 GB/T 4789.28—2003 中 4.31 规定。
6.8 糖发酵管:按 GB/T 4789.28—2003 中 3.2 规定。
6.9 赖氨酸脱羧酶试验培养基(LDC):按 GB/T 4789.4—2010 中 A.11 规定。
6.10 5%乳糖发酵管:按 GB/T 4789.28—2003 中 4.32 规定。
6.11 靛基质试剂:按 GB/T 4789.28—2003 中 3.13.3 规定。
6.12 沙门菌属诊断血清。
6.13 志贺菌属诊断血清。
6.14 除特别说明外,PCR 所用试剂为分析纯。所有试剂均用无 DNA 酶污染的容器分装。
6.15 DNA 提取液:Tris-EDTA 缓冲液(0.01 mol/L,pH 8.0)、0.01% NP40。
6.16 实时荧光 PCR 检测试剂:沙门菌、志贺菌荧光 PCR 检测靶基因、反应体系及注意事项见附录 A。

7 检验程序

从业人员预防性健康检查沙门菌、志贺菌检验程序见图 1。

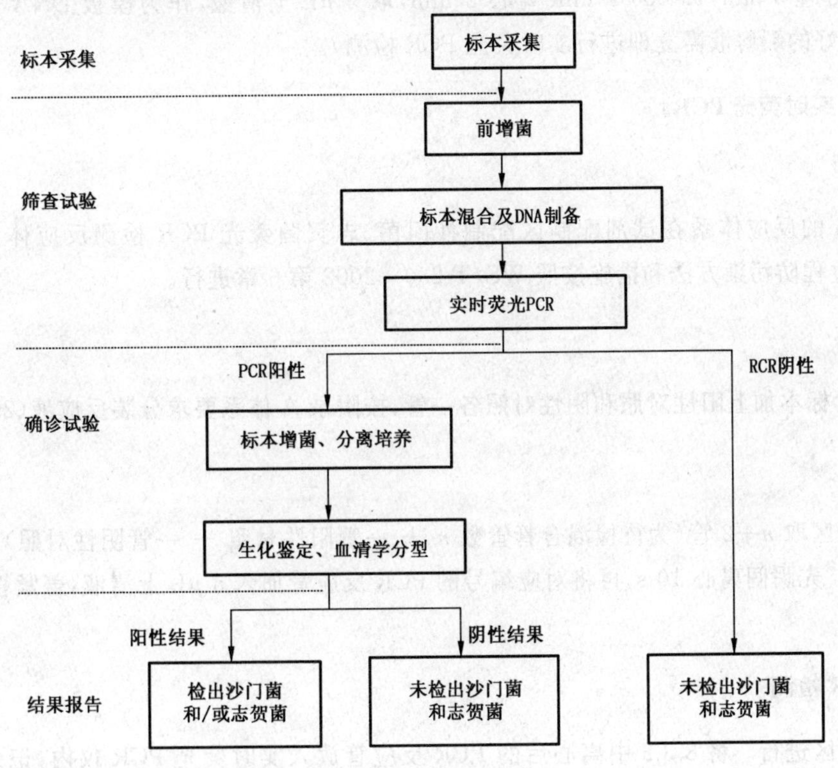

图 1 从业人员预防性健康检查沙门菌、志贺菌检验程序

8 操作步骤

8.1 标本采集、保存及运输

8.1.1 标本采集

用灭菌的采样拭子,由肛门插入直肠内 3 cm～5 cm 处,旋转 360°采集,放入盛有增菌液的采样管内,旋紧管盖,编号备用。

8.1.2 标本的保存和运输

采集的标本放入密闭的采样管内,尽快运送到实验室,在 2 ℃～8 ℃条件下保存不超过 1 d。

8.2 标本的前处理

8.2.1 前增菌

采集的肛拭子标本,需要在营养肉汤中于 36 ℃±1 ℃增菌培养 3 h～6 h。

8.2.2 标本混合

可根据标本数量进行适当混合,再进行实时荧光 PCR 检测。标本混合具体方法见附录 B。

8.2.3 模板 DNA 的制备

取混合后的标本,12 000 r/min 离心 5 min,弃尽上清;加入 50 μL～100 μL DNA 提取液,悬浮沉淀后 100 ℃ 加热处理 5 min,12 000 r/min 离心 2 min,取 5 μL 上清液,作为模板 DNA 用于实时荧光 PCR 检测(制备好的裂解液需立即进行实时荧光 PCR 检测)。

8.3 筛查试验(实时荧光 PCR)

8.3.1 试剂配制

按照附录 A 的反应体系在试剂配制区配制沙门菌、志贺菌荧光 PCR 检测反应体系。实时荧光 PCR 快速检测过程防污染方法和措施按照 WS/T 230—2002 第 6 章进行。

8.3.2 分装体系

制取的 n 管标本加上阳性对照和阴性对照各一管,按附录 A 体系要求分装反应液(20 μL)。

8.3.3 加样

在标本处理区取 $n+2$ 管(为待检混合管管数 n ＋ 一管阳性对照 ＋ 一管阴性对照)分装好反应液的 PCR 反应管。先瞬间离心 10 s,再将对应编号的 PCR 反应管加入 5 μL 上清液,盖紧管盖,瞬间离心 10 s。

8.3.4 荧光 PCR 检测

在核酸扩增区进行。将 8.3.2 中离心后的 PCR 反应管放入实时荧光 PCR 仪内,记录标本摆放顺序,进行核酸扩增和检测。

反应体系为 25 μL:其中 PCR 反应液(含有特异性引物、dNTP、探针及反应所需各种离子)

19.64 μL,UNG 酶 0.06 μL(1 U/μL),Taq 酶 0.3 μL(5 U/μL),模板 DNA 5 μL。

荧光 PCR 检测的反应参数设置为:

第一阶段,UNG 酶处理 50 ℃/2 min,1 个循环;

第二阶段,预变性 95 ℃/3 min,1 个循环;

第三阶段,95 ℃/5 s,55 ℃/60 s,40 个循环。在该阶段的 55 ℃/60 s 采集 FAM 和 HEX 荧光信号。

8.4 结果判断

8.4.1 结果分析条件设定

直接读取检测结果。阈值设定原则根据仪器噪声情况进行调整,以阈值线刚好超过正常阴性样品扩增曲线的最高点为准,不同仪器可根据仪器噪声情况进行调整。

8.4.2 质控标准

8.4.2.1 阴性对照:Ct>36 或无 Ct 值,曲线为直线或轻微斜线,无明显指数增长期。

8.4.2.2 阳性对照:Ct≤22,曲线有明显指数扩增期。

如果阴性对照和阳性对照的荧光 PCR 检测结果不能满足以上条件,此次实验视为无效。

8.4.3 结果判定和报告

8.4.3.1 FAM 通道和(或)HEX 通道 Ct 值>36 或无 Ct 值,可判定标本检测结果为沙门菌和(或)志贺菌阴性,可直接报告未检出沙门菌和(或)志贺菌。

8.4.3.2 FAM 通道和(或)HEX 通道 Ct 值≤33,有明显指数增长期,可判定该标本检测结果为沙门菌和(或)志贺菌阳性。

8.4.3.3 FAM 通道和(或)HEX 通道 33<Ct 值≤36,建议标本重新做荧光 PCR 检测。如果重新检测结果的 Ct 值≤36,曲线有明显指数增长期,则判定为沙门菌和(或)志贺菌阳性,否则判定为沙门菌和(或)志贺菌阴性。

8.4.4 PCR 阳性混合标本确认

对 PCR 结果为阳性的混合标本,依据 8.5 确诊试验做进一步的确认。

8.5 确诊试验

8.5.1 增菌

混合标本 PCR 检测结果为沙门菌阳性时,将混合标本所对应的单管阳性标本挑出,于 SC 增菌液中 36 ℃±1 ℃培养 18 h~24 h。

混合标本 PCR 检测结果为志贺菌阳性时,将混合标本所对应的单管阳性标本挑出,无需增菌,直接分离培养。

8.5.2 分离培养

沙门菌:取 SC 增菌液 1 环,划线接种于沙门菌显色培养基或 XLD 琼脂平板。于 36 ℃±1 ℃培养 18 h~24 h,观察平板上生长的菌落形态特征(见表 1)。

表 1 沙门菌属在沙门菌显色培养基和 XLD 琼脂平板上的菌落特征

选择性琼脂平板	沙 门 菌
沙门菌显色培养基	紫色或紫红色,光滑,湿润,边缘整齐,圆形
XLD 琼脂	菌落呈粉红色,带或不带黑色中心,有些菌株可呈现大的带光泽的黑色中心,或呈现全部黑色的菌落;有些菌株为黄色菌落,带或不带黑色中心

志贺菌:取前增菌液 1 环,划线接种于 MAC 或 XLD 琼脂平板;于 36 ℃±1 ℃培养 18 h～24 h,志贺菌呈现不发酵乳糖的菌落(见表 2)。

表 2 志贺菌属在 MAC 和 XLD 琼脂平板上的菌落特征

选择性琼脂平板	志 贺 菌
MAC 琼脂	形成圆形、隆起、无色、透明、直径 2 mm～3 mm、表面光滑、湿润、边缘整齐的菌落。宋内氏志贺菌菌落较大,不透明,培养时间稍长易形成淡粉红色、扁平的粗糙菌落
XLD 琼脂	红色透明状、表面光滑、湿润、隆起、边缘整齐的菌落

8.5.3 生化试验

8.5.3.1 沙门菌

自沙门菌显色培养基或 XLD 平板上分别挑取 3 个～5 个可疑菌落,接种三糖铁琼脂和赖氨酸脱羧酶试验培养基,于 36 ℃±1 ℃培养 18 h～24 h,必要时可延长到 48 h,反应结果见表 3。

表 3 沙门菌属在三糖铁琼脂和赖氨酸脱羧酶试验培养基内的反应结果

三糖铁琼脂				赖氨酸脱羧酶试验培养基	初步判断
斜面	底层	产气	硫化氢		
K	A	+(−)	+(−)	+	可疑沙门菌属
K	A	+(−)	+(−)	−	可疑沙门菌属
A	A	+(−)	+(−)	+	可疑沙门菌属(罕见)
A	A	+/−	+/−	−	非沙门菌
K	K	+/−	+/−	+/−	非沙门菌

注:K 表示产碱,A 表示产酸;+表示阳性,− 表示阴性;+(−)表示多数阳性(少数阴性);+/−表示阳性或阴性。

8.5.3.2 志贺菌

8.5.3.2.1 自 MAC 或 XLD 平板上分别挑取 3～5 个可疑菌落,接种三糖铁琼脂和葡萄糖半固体各一管。于 36 ℃±1 ℃培养 18 h～24 h,分别观察结果。

8.5.3.2.2 下述培养物可以弃去:

——在三糖铁琼脂斜面上呈蔓延生长的培养物;

——在 18 h～24 h 内发酵乳糖、蔗糖的培养物;

——不分解葡萄糖和只生长在半固体表面的培养物;

——产气的培养物；

——有动力的培养物；

——产生硫化氢等培养物。

8.5.3.2.3 凡是乳糖、蔗糖不发酵，葡萄糖产酸不产气（福氏志贺菌6型可产生少量气体），无动力的菌株判为志贺菌属的培养物，可做血清学鉴定(8.5.4.2)和进一步生化试验(8.5.3.2.4)。

8.5.3.2.4 进一步生化试验：8.5.3.2.3中判定为志贺菌属的培养物，应进一步做5%乳糖发酵，甘露醇、棉子糖、甘油和靛基质试验。志贺菌属四个生化群的培养物，应符合该群的生化特性。但福氏志贺菌6型的生化特性与A群或C群相似(见表4)。

表4 志贺菌属四个群的生化特性

生 化 群	5%乳糖	甘露醇	棉子糖	甘 油	靛基质
A群：痢疾志贺菌	−	−	−	(+)	−/+
B群：福氏志贺菌	−	+	+	−	(+)
C群：鲍氏志贺菌	−	+	−	(+)	−/+
D群：宋内氏志贺菌	+/(+)	+	+	d	−

注：+表示阳性；− 表示阴性；−/+ 表示多数阴性，少数阳性；(+)表示迟缓阳性；+/(+) 表示多数阳性，少数迟缓阳性；d表示有不同生化型。

8.5.3.3 菌株鉴定

根据以上沙门和志贺菌的初步生化反应结果，依据WS 280和WS 287做进一步菌株鉴定。

8.5.4 血清学分型

采用玻片凝集试验，同时用生理盐水做对照。在生理盐水中自凝者为粗糙型菌株，不能分型。

8.5.4.1 沙门菌血清分型

8.5.4.1.1 O抗原检测

利用沙门菌O多价血清进行凝集试验，对于凝集阳性的多价血清，进一步使用其包含的O单因子血清进行凝集检测，多价血清均不凝集时(用Vi血清进行凝集)经煮沸，再与O血清进行凝集试验。

8.5.4.1.2 H抗原检测

利用沙门菌H多价血清进行凝集试验，对于凝集阳性的多价血清，进一步使用其包含的H单因子血清进行凝集检测。对于H双相沙门菌有时需进行位相诱导试验，按GB 4789.4—2010中5.5.4.2执行。

8.5.4.1.3 菌型鉴定

根据血清学分型鉴定的结果，按GB 4789.4—2010附录B部分判定菌型。

8.5.4.2 志贺菌血清分型

8.5.4.2.1 先用四种志贺菌多价血清检查，如果由于K抗原的存在而不出现凝集，应将菌液煮沸后再检查；如果呈现凝集，则用A1、A2、B群多价和D群血清分别试验。如系B群福氏志贺菌，则用群和型因子血清分别检查。福氏志贺菌各型和亚型的型、群抗原见WS 287。可先用群因子血清检查，再根据群因子血清出现凝集的结果，依次选用型因子血清检查。

8.5.4.2.2　四种志贺菌多价血清不凝集的菌株，可用鲍氏多价 1、2、3 分别检查，并进一步用 1～15 各型因子血清检查。如果鲍氏多价血清不凝集，可用痢疾志贺菌 3～12 型多价血清及各型因子血清检查。

8.5.5　**结果报告**

根据确诊试验结果对实时荧光 PCR 阳性标本作出最终结果判定和菌型判定。

附 录 A
（规范性附录）
沙门菌、志贺菌荧光 PCR 检测反应体系及注意事项

A.1 沙门菌、志贺菌荧光 PCR 检测靶基因

分别针对沙门菌 ssaR 基因和志贺菌 ipaH 基因设计特异性引物和探针，引物和探针序列见表 A.1。

表 A.1 沙门菌、志贺菌特异性引物和探针

致病菌名称	引物名称	引物序列	探针名称	探针序列
沙门菌	Sa1	5'-CCGGGATAAAGTCAGAACTC-3'	P1	5'-FAM-AGGCCAGGTAGACTTC-TATCTCATCCAC-Eclipse-3'
	Sa2	5'-CAGTGGAGAGCTGAAGTTTC-3'		
志贺菌	Sh1	5'-GCTCATATTAATTCCGGCATTTAC-3'	P2	5'-HEX-ATAAGTAATCCAATC-CGAAATGCCTGCGT-Eclipse-3'
	Sh2	5'-CAGGTCAATAGCCAGAAAGG-3'		

A.2 反应体系

沙门菌、志贺菌荧光 PCR 检测反应体系见表 A.2。

表 A.2 沙门菌、志贺菌荧光 PCR 检测反应体系

反应液组分	体积 μL
超纯水	10.39
10×PCR buffer	2.50
$MgCl_2$(25 mmol/L)	4.00
dNTPs (2.5 mmol/L each dNTP)	1.00
Sa1(50 μmol/L)	0.40
Sa2(50 μmol/L)	0.40
Sh1(50 μmol/L)	0.40
Sh2(50 μmol/L)	0.40
P1(50 μmol/L)	0.03
P2(50 μmol/L)	0.12
Taq 酶(5 U/μL)	0.30
UNG 酶(1 U/μL)	0.06
模板 DNA	5.00
合计	25.00

A.3 使用注意事项

A.3.1 为防止荧光干扰，应使用无粉手套进行操作。避免用手直接接触 PCR 反应管，勿在反应管上进行标记。

A.3.2 实验后 PCR 反应管应按照医疗废弃物进行处理，防止污染。

A.3.3 实时荧光 PCR 检测试剂如有其他特异性的沙门菌、志贺菌靶基因，也可以使用。

附 录 B
（规范性附录）
标本混合方案

B.1 操作方法

B.1.1 取 n 个灭菌后的 1.5 mL 离心管或合适容量筛选管作为混合管，n 为待检混合管管数，分别编号，并核实标本编号是否正确。

B.1.2 每份标本取 80 μL，分别依次加入到混合管中。根据实际情况，将 5～10 份标本混合成 1 份混合标本。

B.1.3 混合完成后，使用移液器反复抽吸 3～5 次或漩涡振荡器进行标本混匀。

B.2 注意事项

B.2.1 标本混合时，采用不开盖直接滴取标本的采样管，减少操作人员和环境污染。

B.2.2 如混合标本 PCR 检测为阴性，判定混合标本所代表的全部标本为阴性。如混合标本 PCR 检测为沙门菌阳性，则再对混合标本中的每一份标本进行 12 h～18 h 增菌后，进行划线分离，以确定具体阳性标本。如混合标本 PCR 检测为志贺菌阳性，则对混合标本中的每一份标本直接进行划线分离，以确定具体阳性标本。